CARDIAC MECHANO - ELECTRIC FEEDBACK & ARRHYTHMIAS

From Pipette to Patient

心脏机械电反馈与心律失常

从基础到临床

主　编〔美〕PETER KOHL
FREDERICK SACHS
MICHAEL R. FRANZ

主　译　王立群　程龙献　郭继鸿

天津科技翻译出版公司

著作权合同登记号:图字:02-2006-29

图书在版编目(CIP)数据

心脏机械电反馈与心律失常:从基础到临床 /(美)卡尔(Kohl,P.)等主编;王立群等译.
—天津:天津科技翻译出版公司,2010.6

书名原文:Cardiac Mechano-Electric Feedback and Arrhythmias:From Pipette to Patient

ISBN 978-7-5433-2431-2

Ⅰ.①心… Ⅱ.①卡… ②王… Ⅲ.①心脏-电生理学 ②心律失常-诊疗 Ⅳ.①R331.3
②R541.7

中国版本图书馆 CIP 数据核字(2010)第 035585 号

Cardiac Mechano-Electric Feedback and Arrhythmias:From Pipette to Patient,1/E.
Peter Kohl,Frederick Sachs,Michael R.Franz.
ISBN-13:978-1-4160-0034-1
ISBN-10:1-4160-0034-8

ISBN-13:978-981-259-496-9
ISBN-10:981-259-496-5

Elsevier(Singapore)Pte Ltd.
3 Killiney Road,#08-01 Winsland House I,Singapore 239519
Tel:(65)6349-0200 Fax:(65)6733-1817
First Published 2010,2010 年出版

授权单位:Elsevier(Singapore)Pte Ltd.
出　　版:天津科技翻译出版公司
出 版 人:蔡 颢
地　　址:天津市南开区白堤路 244 号
邮政编码:300192
电　　话:(022)87894896
传　　真:(022)87895650
网　　址:www. tsttpc.com
印　　刷:高等教育出版社印刷厂
发　　行:全国新华书店
版本记录:787×1092　16 开本　23.5 印张　彩图 8 页　372 千字　配图 202 幅
2010 年 6 月第 1 版　2010 年 6 月第 1 次印刷
定价:80.00 元

(如发现印装问题,可与出版社调换)

译 者 名 单

主　译　王立群　程龙献　郭继鸿

译　者　(按姓氏笔画排序)

王立群　尹军祥　史钰芳　苏方成

李　莉　吴晶晶　张　涛　赵　芳

郭继鸿　盛富强　程龙献

作者名单

Maurits Allessie, MD, PhD
Professor, Department of Physiology, University of Maastricht, Maastricht, The Netherlands.
The Substrate of Atrial Fibrillation in Chronically Dilated Atria

Angelo Auricchio, MD, PhD
Professor, Division of Cardiology, University Hospital, Magdeburg, Germany.
Cardiac Resynchronization Therapy for Patients with Heart Failure with Ventricular Conduction Delay

Clive M. Baumgarten, PhD
Professor of Physiology, Internal Medicine (Cardiology) and Biomedical Engineering, Department of Physiology, Medical College of Virginia, Virginia Commonwealth University, Richmond, Virginia.
Cell Volume–Sensitive Ion Channels and Transporters in Cardiac Myocytes

Donald M. Bers, PhD
Professor and Chair, Department of Physiology, Loyola University Chicago, Maywood, Illinois.
The Response of Cardiac Muscle to Stretch: The Role of Calcium

Meenakshi A. Bhalla, MD
Internal Medicine Resident, Department of Medicine, SUNY at Buffalo GME Consortium, Buffalo, New York.
Natriuretic Peptide and Sudden Cardiac Death in Patients with Congestive Heart Failure

Vikas Bhalla, MBBS
Postdoctoral, Heart Failure Research Fellow, Department of Medicine, Division of Cardiology, Veterans Affairs Medical Center, University of California San Diego, San Diego, California.
Natriuretic Peptide and Sudden Cardiac Death in Patients with Congestive Heart Failure

Frank Bode, MD
Senior Physician, Medizinische Klinik II, Universitaets Klinikum Schleswig-Holstein Campus Luebeck, Luebeck, Germany.
Stretch Channel Blockers: A New Class of Antiarrhythmic Drugs?

Thomas K. Borg, PhD
Carolina Distinguished Professor and Chair, Department of Cell and Developmental Biology and Anatomy, University of South Carolina, Columbia, South Carolina.
Cardiac Fibroblasts: Origin, Organization, and Function

Christian Boulin, PhD
Unit Coordinator, Senior Scientist, Scientific Core Facilities, Services and Technology, European Molecular Biology Laboratory, Heidelberg, Germany.
Antiarrhythmic Effects of Acute Mechanical Stimulation

Günter Breithardt, MD
Professor of Medicine (Cardiology), Department of Cardiology and Angiology, University of Münster, Münster, Germany.
Drugs Interacting with Mechano-Electric Feedback: Proarrhythmia, Remodeling, and Apoptosis

Daniel Burkhoff, MD, PhD
Associate Professor of Medicine, Department of Medicine, Columbia University, New York, New York.
Cardiac Assist Devices: Effects on Reverse Remodeling

A. John Camm, QHP, BSc, MD, FRCP, FESC, FACC, FAHA, FCGC, CStJ
British Heart Foundation Prudential Chair in Cardiology, Department of Cardiac and Vascular Sciences, St. George's Hospital Medical School, London, United Kingdom.
Atrial Fibrillation and Dilated Cardiomyopathy

Peter Carson, MD
Associate Professor of Medicine, Department of Cardiology, Georgetown University Hospital; Chief, Coronary Care Unit, Department of Cardiology, Washington Veteran's Administration Medical Center, Washington, District of Columbia.
Neurohormonal Antagonists in Relation to Sudden Death in Heart Failure

Barbara Casadei, MD, DPhil, FRCP
Reader in Cardiovascular Medicine; Senior Fellow of the British Heart Foundation, Department of Cardiovascular Medicine, University of Oxford; Honorary Consultant in Cardiovascular Medicine, John Radcliffe Hospital, Oxford, United Kingdom.
Non-neural Component of Respiratory Sinus Arrhythmia

Patricia J. Cooper, MSc, Cand PhD
Senior Research Assistant, The Cardiac Mechano-Electric Feedback Lab, Laboratory of Physiology, University of Oxford, Oxford, United Kingdom.
Mechanical Modulation of Sinoatrial Node Pacemaking

Harry J.G.M. Crijns, MD, PhD
Professor of Cardiology; Head, Department of Cardiology, Cardiovascular Research Institute Maastrict, Academic Hospital Maastrict, Maastricht, The Netherlands.
Electro-Mechanical Remodeling in Hypertrophy

Dirk W. Donker, MD
Resident in Cardiology, Department of Cardiology, Cardiovascular Research Institute Maastrict, Academic Hospital Maastrict, Maastricht, The Netherlands.
Electro-Mechanical Remodeling in Hypertrophy

Harish Doppalapudi, MD
Fellow, Department of Cardiology, University of Alabama at Birmingham, Birmingham, Alabama.
Mechanical Modulation of Defibrillation Efficacy by Preload Changes

N.A. Mark Estes III, MD
Director, Cardiac Arrhythmia Center;
Director, Cardiac Electrophysiology and Pacemaker Laboratory; Department of Medicine, Tufts-New England Medical Center, Boston, Massachusetts.
Ventricular Fibrillation Secondary to Nonpenetrating Chest Wall Impact (Commotio Cordis); Sudden Death Caused by Chest Wall Trauma (Commotio Cordis)

Michael R. Franz, MD, PhD, FACC
Professor, Department of Pharmacology, Georgetown University Medical Center; Director, Arrhythmia Service, Nation Capital Veteran Affairs Medical Center, Washington, District of Columbia.
Preface: Cardiac Mechano-Electric Feedback: From Pipette to Patient; Mechanical Triggers and Facilitators of Cardiac Excitation and Arrhythmias; Stretch Channel Blockers: A New Class of Antiarrhythmic Drugs?; Mechano-Electric Feedback: New Directions, New Tools

Eric Honoré, PhD
Director of Research, Institut de Pharmacologie Moléculaire et Cellulaire, Centre National de la Recherche Scientifique, Valbonne, France.
Potassium-Selective Cardiac Mechanosensitive Ion Channels

Peter J. Hunter, PhD
Professor, Bioengineering Institute, University of Auckland, Auckland, New Zealand.
Distributions of Myocyte Stretch, Stress, and Work in Models of the Normal and Infarcted Ventricles.

Raymond E. Ideker, MD, PhD
Jeanne V. Marks Professor of Medicine, Department of Medicine; Professor, Department of Physiology, Department of Biomedical Engineering, University of Alabama at Birmingham, Birmingham, Alabama.
Mechanical Modulation of Defibrillation Efficacy by Preload Changes

Michiel J. Janse, MD
Professor, Experimental and Molecular Cardiology Group, Academic Medical Center, Amsterdam, The Netherlands.
Mechano-Electric Feedback in Atrial Fibrillation

Jonathan M. Kalman, MBBS, FRACP, PhD, FACC
Professor of Medicine, Department of Medicine, University of Melbourne; Director of Cardiac Electrophysiology, Department of Cardiology, Royal Melbourne Hospital, Melbourne, Australia.
Mechanically Induced Electrical Remodeling in Human Atrium

Pamela Karasik, MD
Assistant Professor of Medicine, Department of Cardiology, Georgetown University Hospital; Assistant Chief of Cardiology, Veterans Affairs Medical Center, Washington, District of Columbia.
Mortality from Heart Failure: Hemodynamics Versus Electrical Causes

David A. Kass, MD
Abraham and Virginia Weiss Professor of Cardiology; Professor of Medicine; Professor of Biomedical Engineering, Department of Medicine, Division of Cardiology, Johns Hopkins University Medical Institutions, Baltimore, Maryland.
Passive Ventricular Containment: A New Treatment Concept for Dilated Cardiomyopathy

Angie M. King, BA
Research Assistant/Lab Manager, The Cardiac Mechano-Electric Feedback Lab, University Laboratory of Physiology, University of Oxford, Oxford, United Kingdom.
Antiarrhythmic Effects of Acute Mechanical Stimulation

Paulus Kirchhof, MD
Fellow, Department of Cardiology and Angiology, Hospital of the University of Münster; Fellow, Institute for Ateriosclerosis Research; Project Leader, Interdisciplinary Center for Clinical Research, University of Münster, Münster, Germany.
Drugs Interacting with Mechano-Electric Feedback: Proarrhythmia, Remodeling, and Apoptosis

André G. Kléber, MD
Professor, Department of Physiology, University of Bern, Bern, Switzerland.
Effects of Mechanical Signals on Ventricular Gap Junction Remodeling

Stefan Klotz, MD
Postdoctoral Research Fellow, Department of Medicine, Division of Circulatory Physiology, Columbia University, New York, New York.
Cardiac Assist Devices: Effects on Reverse Remodeling

Peter Kohl, MD, PhD, RSRF
Reader in Cardiac Physiology, Director of the Cardiac Mechano-Electric Feedback Lab, Oxford University Laboratory of Physiology, Oxford; Adjunct Associate Professor, Medical Biotechnology Center, University of Maryland, Baltimore; Fellow and Tutor in Biomedical Sciences, Balliol College, Oxford.
Preface: Cardiac Mechano-Electric Feedback: From Pipette to Patient; Mechanical Modulation of Sinoatrial Node Pacemaking; Antiarrhythmic Effects of Acute Mechanical Stimulation; Mechano-Electric Feedback: New Directions, New Tools

Andrew Kramer, PhD
Scientific Fellow, Basis Research, Cardiac Rhythm Management, Guidant Corporation, St. Paul, Minnesota.
Cardiac Resynchronization Therapy for Patients with Heart Failure with Ventricular Conduction Delay

Max J. Lab, MD, PhD
Professor, National Heart and Lung Institute, Imperial College; Senior Research Investigator, Clinical Research Centre, Medical Research Council, London, United Kingdom.
Regional Stretch Effects in Pathological Myocardium

Ulrike Laitko, PhD
Postdoc, Department of Neurosciences, Ottawa Civic Hospital; Ottawa Health Research Institute, Ottawa, Ontario, Canada.
The Mechanosensitivity of Voltage-Gated Channels May Contribute to Cardiac Mechano-Electric Feedback

Mark S. Link, MD
Associate Professor of Medicine; Co-Director of the Cardiac Arrhythmia Laboratory, Department of Medicine, Tufts-New England Medical Center, Boston, Massachusetts.
Ventricular Fibrillation Secondary to Nonpenetrating Chest Wall Impact (Commotio Cordis); Sudden Death Caused by Chest Wall Trauma (Commotio Cordis)

Alan Maisel, MD
Professor of Medicine, University of California; Director, CCU and Heart Failure Program, VA Healthcare, System San Diego, California.
Natriuretic Peptide and Sudden Cardiac Death in Patients with Congestive Heart Failure

Vladimir S. Markhasin, MD, PhD, DSc
Professor, Chief Researcher, Laboratory of Mathematical Physiology, Institute of Immunology and Physiology, Ekaterinburg, Russia.
Mechano-Electric Heterogeneity in Physiologic Function of the Heart

Barry J. Maron, MD
Director, Hypertrophic Cardiomyopathy Center, Minneapolis Heart Institute Foundation, Minneapolis, Minnesota.
Ventricular Fibrillation Secondary to Nonpenetrating Chest Wall Impact (Commotio Cordis); Sudden Death Caused by Chest Wall Trauma (Commotio Cordis)

Andrew D. McCulloch, PhD
Professor and Vice Chair of Bioengineering, University of California, San Diego, La Jolla, California.
The Effects of Wall Stretch on Ventricular Conduction and Refractoriness in the Whole Heart

Elliot McVeigh, PhD
Principal Investigator, Laboratory of Cardiac Energetics, NHLBI, National Institutes of Health, DHHS, Bethesda, Maryland.
Evolving Concepts in Measuring Ventricular Strain in the Human Heart

Robert W. Mills, Cand PhD
Graduate Student Researcher, Department of Bioengineering, University of California, San Diego, La Jolla, California.
The Effects of Wall Stretch on Ventricular Conduction and Refractoriness in the Whole Heart

Catherine E. Morris, PhD
Professor, Department of Medicine, University of Ottawa; Senior Scientist, Department of Neuroscience, Ottawa Health Research Institute, Ottawa Hospital, Ottawa, Ontario, Canada.
The Mechanosensitivity of Voltage-Gated Channels May Contribute to Cardiac Mechano-Electric Feedback

Joseph B. Morton, MB, BS, PhD
Senior Fellow, Department of Medicine, University of Melbourne; Cardiologist, Department of Cardiology, Royal Melbourne Hospital, Melbourne, Australia.
Mechanically Induced Electrical Remodeling in Human Atrium

Sanjiv M. Narayan, MB, MD, MRCP
Assistant Professor, Department of Medicine, University of California; Director of Electrophysiology, Department of Medicine/Cardiology, VA Healthcare System, San Diego, California.
The Effects of Wall Stretch on Ventricular Conduction and Refractoriness in the Whole Heart; Natriuretic Peptide and Sudden Cardiac Death in Patients with Congestive Heart Failure

Martyn P. Nash, PhD
Senior Lecturer, Bioengineering Institute, University of Auckland, Auckland, New Zealand.
Distributions of Myocyte Stretch, Stress, and Work in Models of the Normal and Infarcted Ventricles

Michel Ovize, MD, PhD
Professor of Physiology, INSERM E 0226, Laboratoire de Physiologie Lyon-Nord, Université Claude Bernard-Lyon I and Service d'Explorations Fonctionnelles Cardiovasculaires, Hôpital Louis Fradel, Hospices Civils de Lyon, Lyon, France.
Mechanical Versus Ischemic Preconditioning

Amanda Jane Patel, PhD
Senior Research Scientist, Institut de Pharmacologie Moléculaire et Cellulaire, Centre National de la Recherche Scientifique, Valbonne, France.
Potassium-Selective Cardiac Mechanosensitive Ion Channels

Karin Przyklenk, PhD
Professor, Departments of Emergency Medicine and Anesthesiology, University of Massachusetts Medical School, Worcester, Massachusetts.
Mechanical Versus Ischemic Preconditioning

Michael J. Reiter, MD, PhD
Professor of Medicine-Cardiology, University of Colorado Health Sciences Center, Denver, Colorado.
Volume and Pressure Overload and Ventricular Arrhythmogenesis

Espen W. Remme, PhD
Research Scientist, Institute for Surgical Research, Rikshospitalet University Hospital, Oslo, Norway.
Distributions of Myocyte Stretch, Stress, and Work in Models of the Normal and Infarcted Ventricles

John Jeremy Rice, PhD
Research Staff Member, Functional Genomics and Systems Biology Group, IBM T.J. Watson Research Center, Yorktown Heights, New York; Adjunct Faculty Member, Department of Biomedical Engineering, The Johns Hopkins University, Baltimore, Maryland.
The Response of Cardiac Muscle to Stretch: The Role of Calcium

Frederick Sachs, PhD
Distinguished Professor of Biophysics, Centre for Single Molecule Biophysics, Department of Physiology and Biophysics, State University of New York at Buffalo, New York.
Preface: Cardiac Mechano-Electric Feedback: From Pipette to Patient; Stretch-Activated Channels in the Heart; Membrane–Cytoskeleton Interface and Mechanosensitive Channels; Mechano-Electric Feedback: New Directions, New Tools

Jeffrey E. Saffitz, MD, PhD
Paul E. Lacy and Ellen Lacy Professor of Pathology and Immunology, Department of Pathology, Washington University School of Medicine, St. Louis, Missouri.
Effects of Mechanical Signals on Ventricular Gap Junction Remodeling

Prashanthan Sanders, MBBS (Hons), PhD, FRACP
Clinical and Research Associate, Service de Rythmologie, Hôpital Cardiologique du Haut-Levêque, Bordeaux, France.
Mechanically Induced Electrical Remodeling in Human Atrium

Ulrich Schotten, MD, PhD
Assistant Professor, Department of Physiology, University of Maastricht, Maastricht, The Netherlands.
The Substrate of Atrial Fibrillation in Chronically Dilated Atria

Abdulhalim Salim Serafi, MBChB, MSc, FESC
Assistant Professor, Medical Department, Umalqura University; Consultant Cardiologist, Cardiology Department, Alnoor General Hospital, Kingdom of Saudi Arabia; Research Registrar, Cardiology Department, Bristol Royal Infirmary; Doctoral Student, Cardiology Department, University of Bristol, United Kingdom.
Wall Stress and Arrhythmogenesis in Patients with Left Ventricular Hypertrophy, Dilation, or Both

Steven N. Singh, MD
Chief of Cardiology, Veterans Affairs Medical Center; Professor of Medicine and Pharmacology, Georgetown University, Washington, District of Columbia.
Mortality from Heart Failure: Hemodynamics Versus Electrical Causes

Olga Solovyova, PhD
Head, Laboratory of Mathematical Physiology, Institute of Immunology and Physiology, Ekaterinburg, Russia.
Mechano-Electric Heterogeneity in Physiologic Function of the Heart

Peter M. Spooner, PhD
Executive Director, D.W. Reynolds Cardiovascular Clinical Research Center, Johns Hopkins University; Associate Professor, Division of Cardiology, Johns Hopkins University Medical Institutions, Baltimore, Maryland; Director (Emeritus), Arrhythmia, Ischemia and Sudden Cardiac Death Research Program, National Heart, Lung and Blood Institute, NIH, Bethesda, Maryland.
Foreword: Stretching Our Views of Cardiac Control

Thomas M. Suchyna, PhD
Doctor, Department of Physiology and Biophysics, Hughes Center for Single Molecule Studies, SUNY at Buffalo, Buffalo, New York.
Membrane–Cytoskeleton Interface and Mechanosensitive Channels

Borys Surawicz, MD
Professor Emeritus, Department of Medicine, Indiana University School of Medicine, Indianapolis, Indiana.
Is the U Wave in the Electrocardiogram a Mechano-Electric Phenomenon?

Peter Sutton, PhD
Associate Director, Hatter Institute, Department of Cardiology, University College Hospital; Senior Lecturer, Department of Physiology, University College London, London, England.
Load Dependence of Ventricular Repolarization; Termination of Arrhythmias by Hemodynamic Unloading

Toru Suzuki, MD, PhD
Specially Appointed Faculty Member, Departments of Clinical Bioinformatics and Cardiovascular Medicine, The University of Tokyo, Tokyo, Japan.
Stretch Effects on Second Messengers and Early Gene Expression

Peter Taggart, MD, DSc, FRCP
Reader in Cardiology, Hatter Institute, Department of Cardiology, University College Hospital, London, United Kingdom.
Load Dependence of Ventricular Repolarization; Termination of Arrhythmias by Hemodynamic Unloading

John V. Tyberg, MD, PhD
Professor, Department of Medicine and Physiology and Biophysics, University of Calgary, Calgary, Alberta, Canada.
Mechanical Modulation of Cardiac Function: Role of the Pericardium

John Vann Jones, PhD, FRCP
Professor, Department of Cardiology, Bristol Royal Infirmary, Bristol, United Kingdom.
Wall Stress and Arrhythmogenesis in Patients with Left Ventricular Hypertrophy, Dilation, or Both

Paul G.A. Volders, MD, PhD
Co-Principal Investigator, Department of Cardiology, Cardiovascular Research Institute Maastricht, Maastricht University; Medical Doctor, Department of Cardiology, Academic Hospital Maastricht, Maastricht, The Netherlands.
Electro-Mechanical Remodeling in Hypertrophy

Ed White, PhD
Reader in Cellular Cardiology, School of Biomedical Sciences, University of Leeds, Leeds, United Kingdom.
Temporal Modulation of Mechano-Electric Feedback in Cardiac Muscle

Tsutomu Yamazaki, MD
Professor, Department of Clinical Bioinformatics, Graduate School of Medicine, University of Tokyo, Japan.
Stretch Effects on Second Messengers and Early Gene Expression

Shamil Yusuf, BSc (Hons), MbChb (Hons), MCOptom, MRCP
British Heart Foundation Research Fellow in Cardiology, Department of Cardiac and Vascular Sciences, St. George's Hospital Medical School, London, United Kingdom.
Atrial Fibrillation and Dilated Cardiomyopathy

Markus Zabel, MD
Registrar, Head of Cardiac Electrophysiology and Rhythmology, Medical Cardiology and Pulmologie, Free University, Berlin, Germany.
Mechanical Triggers and Facilitators of Cardiac Excitation and Arrhythmias

译者序

虽然本书的译稿已收笔，又轮回我撰写中文版前言，但心中诚惶诚恐的紧张仍无丝毫的减轻和解脱。仍在担心交出的稿样不能通过验收，担心出版后，乘兴而来的读者却扫兴而去，众望所归变成众人失望。

3 年前，天津科技翻译出版公司的编辑同志将此书交给我时，大致浏览了全书后，那些前沿而又与临床紧密结合的内容让我兴奋了，我拍着胸脯自信地说："中国学术界太需要引进这本书了，我们一定用最短时间，用最好的质量完成翻译，不负重托。"结果我失言了，两年过去了，译文仍不能脱稿，几次电话之后，出版社的同志已不好意思启齿催稿了。

译稿的拖延除主观因素外，不少客观因素也严重影响着全书翻译的进度。首先，机械电反馈的研究纯属一个跨学科的新领域，其很多内容都与物理学、机械学、力学等相关，还包括了不少难懂复杂的计算公式，这些对于临床医生是陌生甚至是遥远的。译者对这些内容的理解十分困难，使翻译出现了意想不到的障碍。其次，机械电反馈是近年来才引起医学界关注的前沿科学，这一新兴学科的内容深奥，理论难懂，论述晦涩，内容与文字上的双重困难曾使翻译几乎进入绝境。再者，本书的副标题为"从基础到临床"，说明本书是将基础科学与临床医学有机地作为一个整体而论述。而基础部分占主体，超过了全书的 50%，这些边缘、跨学科的基础研究内容对从事临床医学的译者而言也充满了荆棘与挑战。

有志者事竟成，几位译者凭借百折不挠的毅力，又一次用超人的努力，完成了本书艰辛的翻译工作，再次验证了这一千年古训的魔力。实际上，引进的每本书的译者就是该书在国内的最初读者。在翻译与阅读之中，我们深感到：本书的 3 位主编 Kohl、Sachs 及 Franz 是这一领域的先驱与巨匠，他们卓有成效的研究成果是这门新兴学科乃至本书的基石，他们是名副其实的大师与学术权威，他们深邃的洞察力及犀利的学术敏感性让你感到震撼。我们深感到，机械电反馈的理论与观念对当今传统心律失常的发病机制和有效治疗的选择等方面都有重要的启迪，甚至是冲击。机械电反馈在心脏电和机械的病理性重构中都将起到十分重要作用。很多心律失常，例如心房颤动、室性心律失常的发生中机械电反馈机制都起到了肯定而重要的作用，大量的资料已证实机械电反馈对心脏电活动有着独立的调整作用。因而抑制和减弱这一作用，降低心脏的机械负荷，必然能起到治疗心律失常的作用，近年来应用 RAS 系统的抑制剂(ACEI、ARB)等预防与治疗心房颤动，能有效降低致命性室性心律失常引发的猝死等，都是基于这一新理念。

此外，机械电反馈在心血管病的病理生理学的作用也是异军突起，备受重视，不少的传统概念因此而将被更改或得到补充，以朋氏反射(Bainbridge reflex)为例，过去认为朋氏反射是体内单纯心血管范围的神经反射性调节，但在离体心脏或去神经的动物模型证实朋氏反射依然存在的事实提示机械电反馈在其中的独立作用。本书的最大学术贡献凸显在两个方面：其一，本书把近年来这一领域的进展集为一体，展现给读者；其二，本书通过基础与临床的结合，对原来模糊难懂甚至抽象的机械电反馈做了令人易懂而又令人信服的阐述。

国内的机械电反馈的研究已有近 10 年的历史，但研究都是小规模，零散而不集中，与国外水平相差甚远，需要进一步的提高和发展，而更重要的是国内一般医师对这一新领域的知识几乎还是空白，需要填补，因此，本书中文版的出版有着极其重要而不能低估的意义。

本书出版之际，要特别感谢出版社的果断选题、理解和支持。还要感谢全体译者，是集体的精诚合作使本书最终如愿出版，尤其要感谢主译王立群，其担当了全书约50%的文稿，为本书的出版荣立头功，另一位主译程龙献教授不仅是国内机械电反馈研究的先行者，而且是本书翻译的中流砥柱。

尽管译者已尽了最大努力，但中译本肯定还会有大量的纰漏，甚至错误，恳请读者予以谅解并不吝赐教，以便使谬误能及时纠正。

今天正值上海世博会开幕之日，使本书增添了与世博同行的风采。

郭继鸿

2010年4月30日

于北京

序 言

心脏调控观点的拓展

电冲动的转导引起肌肉收缩频率和机械强度的变化称为兴奋收缩耦联(ECC),这是理解心脏病的基础和临床必不可少的基本概念。兴奋收缩耦联中的神经递质(包括儿茶酚胺和其他许多调质)能够明显影响细胞内钙的调节,从而使心肌行使其功能。钙调节能影响肌动蛋白和肌球蛋白的相互作用,调节血流动力学,以适应心脏年复一年的节律跳动。

有一种观点认为,作为 ECC 的互补调节,心脏机械功能随神经和激素的改变而改变,从而影响心脏兴奋和传导。也就是说,尽管机械电耦联或反馈(MEF)还是一个尚未成熟的理论,但它在生理学和病理生理学中的作用已成为当代生物学上令人感兴趣的内容。机械刺激改变心脏电特性的机制和途径现已成为衡量治疗性心脏调控新方法发展的重要尺度。

下图显示了一个简单而实用的新观点,即双向动力观点。尽管兴奋收缩耦联在当前的治疗策略中已为人们所熟悉,但是机械电反馈直到近些年才引起医学界的兴趣。虽然已经证明兴奋收缩耦联异常是多种心脏疾病(如不同类型的心肌病)的重要发病机制,但尚未证明机械电反馈在其中起着同样重要的作用。随着急慢性心脏重塑机制研究的深入,机械电反馈的作用开始日益显现。舒张性心力衰竭、房颤和心肌梗死后瘢痕形成是引起心脏重塑最为常见的原因。我们推测机械电反馈在电和机械病理性重塑中都在发挥作用,但这种观点却缺乏直接的证据。尽管对某些问题(如 MEF 如何促进正常生理过程)我们已有初步认识,但其如何参与疾病的预防和转归尚未明确。

MEF 相关内容晦涩难懂却又十分重要,本书对其作用的阐述向前迈进了重要一步。书中汇集了当前该领域中许多杰出学者的前沿思

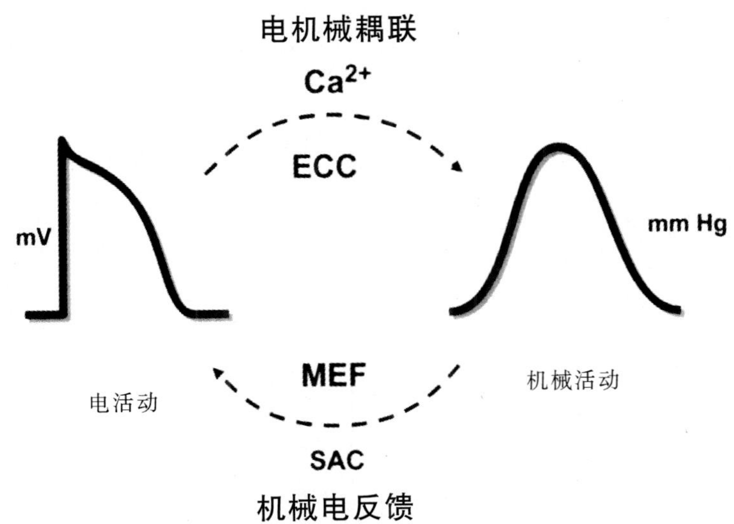

心肌的电机械耦联与机械电反馈关系的概念示意图。电活动和兴奋收缩耦联受众多信号转导途径的调节,这些信号转导途径影响细胞内的钙浓度,并能激活和改变肌动蛋白–肌球蛋白间的相互作用。多数情况下,牵张激活离子通道(SAC)既能调节机械刺激(如张力、长度及方位变化等)改变心脏电功能的途径,又能影响细胞内的电位和电兴奋。(Modified from a figure provided by Michael Franz, with permission.)

想及优秀成果，能让读者明显体会到 MEF 作为重要科研课题的时刻到来了，并为今后的研究指明了方向。本书的三位编者是这个领域的先驱，他们选择相关主题，对当前的研究进行了精辟的总结。MEF 的研究带头人在许多 MEF 重要国际性研讨会中探讨了该领域中的突出问题，本书继续讨论了这些话题。综合和提炼这些内容有利于更好理解文章中涉及的重要观点，这些观点源自基本生理学理论、全面认识心脏调控及新治疗靶点的探索。

MEF 的经典研究及 MEF 如何促进以下事件的发生尚在探讨中，包括斑布里奇(Bainbridge)反应、牵张激活性通道的功能及心脏震荡的致命现象等。此外，新 MEF 指数的测定广泛运用了分子技术、生物物理技术及遗传学技术。书中不仅涵盖了 MEF 潜在的作用、影响及意义，还为未来的研究方向提供了线索。

本书的开头部分阐述了心脏电反馈的核心概念及许多有趣的临床表现。不同的读者可能有不同的阅读重点，有些读者对 MEF 的急、慢性影响感兴趣，而另一些读者则对房颤及其他心律失常的内容感兴趣。书中描述了 MEF 变化如何决定疾病的转归，并且还涉及了一些少见的内容，包括不同心脏细胞(如心肌细胞和心脏成纤维细胞)中 MEF 的作用以及有关部分膜性心脏细胞结构的新问题。

近来人们认为，丝状细胞骨架蛋白结构的改变是单基因遗传性心律失常和少见心肌病的重要致病因素。然而，我们在细胞或生理水平对其基因型的了解还不多。MEF 是否受到细胞表面受体和信号复合物的部分调节、能否与不同的离子通道亚单位相互作用还不十分明确。最后读者会发现，研究者应用新方法解决仍然悬而未决的问题，例如，细胞间电生理的变化如何影响特殊蛋白的表达，从而决定“谁对谁说什么”的信号传递过程。

最后，我想表达一下个人观点：ECC 与MEF 间机械及电调控整合的深入研究可能为顽固性心脏疾病尤其是致命性心律失常的治疗和预防提供新的线索。即便以上观点有失偏颇，但我仍觉得在更大范围和更高水平对心脏 MEF 的科研工作予以关注很有价值。虽然人们对心电紊乱的治疗进行了数十年的尝试，但目前的治疗和预防手段都极其有限，存在的问题主要是治疗方法的有效性及副作用或费用-效益评价的难度逐渐增加。尽管对心律失常的治疗迫切要求改进，但是仍有必要通过心脏调控方面的基础研究来促进临床治疗方法的发展。本书阐述了这些进步如何成功取得及其潜在的应用价值。

PETER M. SPOONER, PHD
于巴尔的摩

前 言

心脏机械电反馈:从基础到临床

Peter Kohl, Frederick Sachs, Michael R. Franz

心脏是机械敏感性器官。

牵拉心肌组织能引起心肌结构和功能特性的改变,包括基因表达、蛋白质周转、结缔组织性质、电机械耦联、收缩性和电生理特性的变化。本书着重讨论机械刺激直接或间接对心率及心律的影响。

牵张心肌可产生多种效应,如心率能随静脉回流量的改变而改变;机械牵张可诱发室性早搏和快速性心律失常;心脏的容量和压力超负荷或机械刺激可引起心律失常。

对心脏机械敏感性的报道可追溯到一个世纪前。1763 年,Akenside 对一例猛击心前区导致心律失常的病例进行了报道,该患者伴有严重的组织创伤[1]。1882 年 Riedinger 等注意到,在没有组织损伤的情况下,猛击胸壁也可以诱发心律失常,如心脏震荡[2]。1915 年,Bainbridge提出了机械刺激加快心率的著名观点[3]。5 年后,Schott 将胸前叩击作为斯–亚病患者在完全性房室传导阻滞期间保持意识清醒的有效方法[4]。

进行过 Langendorff 心脏灌流等实验操作的生命科学系的学生熟悉心脏机械敏感性的概念。从字面上理解 Langendorff 心脏灌流,即心跳在静止状态下可以被手指敲击启动。心外科医生利用类似的敲击能使停跳的心脏重新跳动。

这些现象潜在的机制是什么?是否有方法对它们进行定量研究?心脏机械敏感性是否有概念性框架?

后一个问题最好以调节理论为基础进行解释。调节理论认为,机械敏感性是任何机械电控体系都具有的共性,而非一种特性。如图所示,机械电反馈与兴奋收缩耦联形成一个闭合回路。1967 年,Kaufmann 和 Theophile 首先将这一观点应用于心房和心室多细胞的实验中,在牵张诱导下,细胞的自发自律性及异位自律性增强,他们将观察到的现象称为 MEF[5]。

人们应用细胞内/外电记录的方法探寻心脏机械电反馈的机制。单相动作电位的记录对研究完整心脏的牵张效应最有帮助。跨细胞膜记录能区别不同细胞(包括起搏细胞、心房细胞和心室细胞)的牵张激活离子通道。首个通道选择性阻滞剂的发现让人们开始了解 MEF 机制的临床意义。先进的光成像技术和分子生物学技术有助于进一步研究钙调节和第二信使(例如 NO)在心脏机械电反馈中的作用。

急性牵张效应已得到充分的证明,但是慢性心脏病理变化(包括机械诱导的电重塑和结构重塑)的机理颇为复杂且受多种因素的影响,故建立一条因果链式反应比较困难。

大量的证据证明腔室扩张对房颤的形成起关键作用。同样,心衰和心室超负荷时发生的心律失常与机械刺激有关。由此可知,降低心肌张力(例如使用利尿剂、减轻后负荷以及植入心脏辅助装置)和进行心脏再同步治疗有利于改善心脏泵功能及电生理活动。现已证明心脏功能的各方面都与心脏机械环境相关,所以今后的研究方向应该更多揭示这些现象的特殊机制。

心脏的机械敏感性及其在电活动中的作用无疑形成了一个非常复杂的系统。尽管本书

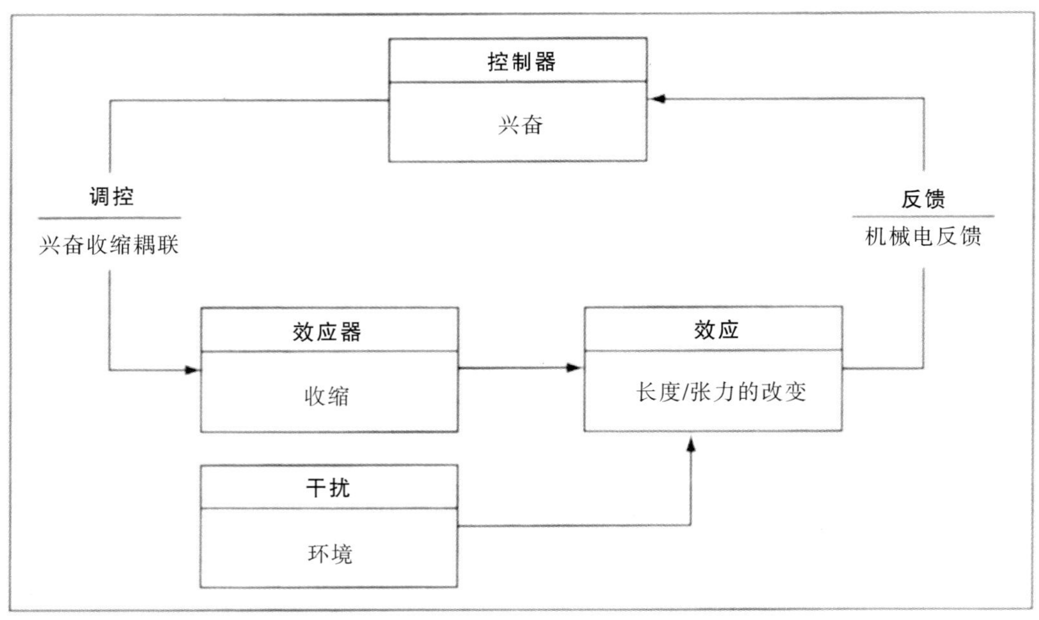

本图显示了心脏电机械调节环。电兴奋调节心脏的兴奋收缩耦联。细胞长度和(或)张力的改变通过机械电反馈影响心肌的兴奋性。MEF 的发生不依赖于机械效应是否由心脏收缩本身引起，而是依赖于心脏自身机械环境的改变。在没有 MEF 的情况下，这个系统将不稳定。(From Kohl P, Hunter P, Noble D: Stretch-induced changes in heart rate and rhythm:Clinical observations,experiments and mathematical models. Prog Biophys Mol Biol 71 (1):91－138,1999,with permission.)

对 MEF 的很多方面进行了整理,但是其详尽的机制、生理作用和临床意义还有待深究。

我们非常感谢在机械电反馈研究中做出贡献的学者们。他们所从事的是跨学科且长期以来不为人们重视的工作。从大肠杆菌到心肌细胞,从建立计算机模型到临床实践,从心律失常原因不明到提供潜在的治疗靶点,MEF 得到了很大的发展。

本书将基础科学与临床研究结合起来,对 MEF 原本模糊的现状进行了最新的论述。这对更好地理解心脏是完整的电机械闭环体系具有潜在而深远的意义。编者希望读者能从中得到启发,并激发人们对机械敏感性心脏的未知领域进行更深入的探索。

参考文献

1. Akenside M: An account of a blow upon the heart, and of its effects. Philos Trans R Soc Lond 53:353-355, 1765.
2. Riedinger F: Über Brusterschütterung. In: Festschrift zur dritten Saecularfeier der Alma Julia Maximiliana Leipzig. Verlag von F.C.W. Vogel: Leipzig. pp 221-234, 1882.
3. Bainbridge FA: The influence of venous filling upon the rate of the heart. J Physiol 50:65-84, 1915.
4. Schott E: Über Ventrikelstillstand (Adams-Stokes'sche Anfälle) nebst Bemerkungen über andersartige Arhythmien passagerer Natur. Deutsches Archiv für Klinische Medizin 131:211-229, 1920.
5. Kaufmann R, Theophile U: Automatie fördernde Dehnung sef-fekte an Purkinjefäden, Papillarmuskeln und Vorhoftrabekeln von Rhesus-Affen. Pflügers Arch 297(3): 174-189, 1967.
6. Franz MR, Cima R, Wang D, et al: Electrophysiological effects of myocardial stretch and mechanical determinants of stretch-activated arrhythmias. Circulation 86:968-978, 1992.
7. Sachs F, Sigurdson W, Ruknudin A, et al: Single-channel mechanosensitive currents. Science 253:800-801,1991.
8. Bode F, Sachs F, Franz MR: Tarantula peptide inhibits atrial fibrillation. Nature 409:35-36, 2001.
9. Kohl P, Hunter P, Noble D: Stretch-induced changes in heart rate and rhythm: Clinical observations, experiments and mathematical models, Prog Biophys Mol Biol 71(1):91-138, 1999

目 录

第一部分　心脏机械电反馈的机制

第 1 章　心脏牵张激活性离子通道 …… 2
第 2 章　心脏机械敏感性钾离子通道 …… 10
第 3 章　心肌细胞容积敏感性离子通道与转运体 …… 19
第 4 章　电压门控通道的机械敏感性与心脏机械电反馈 …… 30
第 5 章　细胞膜–细胞骨架与机械敏感性离子通道 …… 38
第 6 章　心肌对牵张刺激的反应：钙离子的作用 …… 48
第 7 章　牵张对第二信使和即早基因表达的影响 …… 57

第二部分　机械电反馈对心脏细胞电生理的影响

第 8 章　窦房结起搏的机械调节 …… 64
第 9 章　心肌中机械电反馈的短暂调节 …… 74
第 10 章　心脏成纤维细胞：起源、结构和功能 …… 82
第 11 章　机械信号对心室缝隙连接重构的影响 …… 89

第三部分　心脏机械电反馈的实验证据

第 12 章　局部牵张对病理性心肌的影响 …… 96
第 13 章　机械刺激对心肌兴奋和心律失常的触发与易化作用 … 106
第 14 章　室壁牵张对心室传导和不应期的影响 …… 113
第 15 章　非穿透胸壁损伤性室颤（心脏震荡） …… 121
第 16 章　机械电反馈与房颤 …… 129
第 17 章　心房慢性扩张与房颤 …… 137
第 18 章　牵张预适应与缺血预适应 …… 146

第四部分　正常生理条件下心脏的机械电反馈

第 19 章　呼吸性窦性心律不齐的非神经性介导成分 …… 154
第 20 章　心电图 U 波是否为机械电现象 …… 160
第 21 章　心室复极的负荷依赖性 …… 170
第 22 章　心脏生理功能中的机械电异质性 …… 176
第 23 章　心脏功能的机械调节：心包的作用 …… 184

第五部分　作为病理机制的心脏机械电反馈

第 24 章　机械性致心房电学重构 …… 194
第 25 章　心房颤动与扩张型心肌病 …… 202
第 26 章　利钠肽与心力衰竭患者的心脏性猝死 …… 212
第 27 章　神经激素拮抗物与心力衰竭患者的猝死 …… 221
第 28 章　心肌肥厚的电机械重构 …… 230

第 29 章　心脏震荡引起的猝死 …… 240
第 30 章　容量和压力超负荷的致室性心律失常作用 …… 246
第 31 章　心力衰竭的死亡：血流动力学原因还是电学原因 …… 254
第 32 章　左室肥厚、扩张的室壁应力与致心律失常作用 …… 262

第六部分　机械电反馈在治疗中涉及的机制

第 33 章　急性机械刺激的抗心律失常作用 …… 270
第 34 章　减轻血流动力学负荷终止心律失常 …… 280
第 35 章　改变前负荷对除颤有效性的机械调整 …… 286
第 36 章　被动心室遏制：扩张型心肌病治疗的新概念 …… 296
第 37 章　心脏辅助装置：对重构逆转的作用 …… 305
第 38 章　心力衰竭患者的心脏再同步治疗 …… 316
第 39 章　药物与机械电反馈的相互作用：致心律失常作用、重构和凋亡 …… 325

第七部分　展望

第 40 章　心室应变测量的进展 …… 332
第 41 章　正常及梗死心室模型中心肌细胞牵张、压力及功率的分布 …… 339
第 42 章　牵张通道阻滞剂：一种新型的抗心律失常药物 …… 348
结　语　机械电反馈：新方向，新工具 …… 355

第一部分

心脏机械电反馈的机制

心脏牵张激活性离子通道

心脏机械敏感性钾离子通道

心肌细胞容积敏感性离子通道与转运体

电压门控通道的机械敏感性与心脏机械电反馈

细胞膜-细胞骨架与机械敏感性离子通道

心肌对牵张刺激的反应:钙离子的作用

牵张对第二信使和即早基因表达的影响

第 1 章

心脏牵张激活性离子通道

Frederick Sachs

背景

机械敏感性离子通道(MSC)分为牵张激活性通道(SAC)和牵张失活性通道(SIC)两类。随着细胞膜张力的增加 SAC 开放，而 SIC 关闭。虽然 SAC 和 SIC 均归为 MSC，但前者更为常见。细菌的 MSC 分为 MscL(大电导机械敏感性离子通道)和 MscS(小电导机械敏感性离子通道)[1]，不过本书所提到的 MSC 并非特指细菌的 MSC。

除了对机械张力敏感性通道外,还有一些对细胞体积敏感的通道,后者可随细胞体积的增大而被激活(即容积激活性离子通道)。其可能对自身机械刺激敏感,也可能因细胞肿胀时钙离子(Ca^{2+})增加和离子强度减弱而激活(见第 3 章)。

研究发现,某些具有门控特性的通道也表现出一定的机械敏感性,这些通道包括 Shaker 通道、电压依赖性钙通道、电压依赖性钾通道(见第 4 章)、环磷酸腺苷敏感性通道[2]、N-甲基-D-门冬氨酸通道等[3,4]。但是,这些通道的机械敏感性并非都很明显,许多通道仅被机械力量微弱地调节,N-甲基-D-门冬氨酸通道就是其中的一种。本章提到的 MSC 是指那些在适宜的生理刺激下其开放概率可以很明显被改变和反转的通道。图 1-1 为 SAC 激活示意图。

虽然没有直接证据证明细胞器中离子通道具有牵张敏感性,但有间接证据[1,5]提示某些通道可能具有这种特性,如钙释放通道及转运体。

最近的文献提示:牵张可以激活 Na^+-H^+交换器使细胞内 Na^+浓度增加,继而通过 Na^+-Ca^{2+}交换使 Ca^{2+}浓度增加[7-9]。

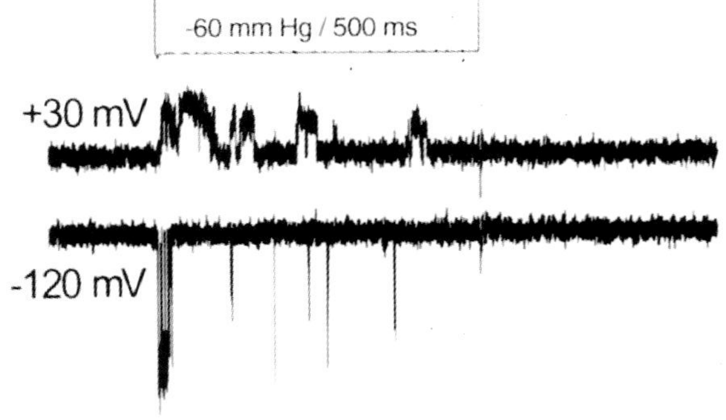

图 1-1 运用细胞贴附式膜片钳技术记录的雏鸡心肌细胞的牵张激活性阳离子通道的活性。通过玻璃微电极抽吸细胞对其进行机械刺激(如顶部的轨迹所示),记录两种膜电位时该通道的活性。随着时间的变化通道失活,而且具有电压敏感性。

结构

MSC 没有共同的分子结构特征。目前已被克隆和复制出的真核生物的机械敏感性离子通道只有 TREK-1 家族(见第 2 章)及雏鸡心脏的钙激活性钾通道[10]。普通的阳离子 SAC 未被克隆出来。研究发现,大肠杆菌中最普通的两种 MSC 都没有同源性,一种是五聚体,另一种是七聚体[1,11],这充分说明 MSC 缺乏同源性。使用定点自旋标记物方法和交联方法 (Site-directed spin labeling and cross-linking)研究发现：大肠杆菌中 MscL 的开放与虹膜的开放类似,其跨膜区域的 α 单环倾斜变平,使通道的直径变大[12,13]。

演化

MSC 在早期活细胞中就形成了[14],并且细菌、真菌、高等植物和动物中均可找到 MSC[15,16]。这种原始的进化起源或许反映了一个需要解决的共性问题:容积调节。渗透压改变是一种非常强的刺激信号,细胞膜两侧渗透克分子浓度的微小变化(约 10mN/m)就能导致细胞膜溶解及细胞死亡(例如,如果大肠杆菌在沙滩上晒干后又淋雨变湿,它就必须适应剧烈的渗透压变化)。随着生物的进化,其在完整细胞膜中进行新陈代谢的能力使得容积调节成为一种基本需要,并能促使特异性离子通道的形成。

动物的上皮细胞承受着大体积流体,例如,肾脏中每 20 秒钟穿过单个上皮细胞的液体流量相当于一个细胞体积。内向流量和外向流量必须持续平衡。然而,没有一种选择性的离子通道可以调节细胞体积。单电荷穿过细胞膜可以迅速改变膜电位(V=Q/C)并且阻止额外的离子流。

机械敏感性离子通道可以感受由渗透压变化引起的细胞肿胀,但是其调节必须由运载中性物质的运载体完成。这些中性物质既可以是不带电的分子(如牛磺酸或糖等),也可以是成对的离子(如 KCl 等),还可以是通过非选择性通道或独立通道的 K^+和 Cl^-混合离子流 (见第 3 章)。细菌的大电导离子通道,如 MscL 和 MSC,并不能很好地区分阴离子和阳离子,因此,它们既能作为感受器又可以作为调节器。已知的 MSC 与容积激活性离子通道的低同源性提示:多数情况下,感受器的进化是独立的。电压依赖性离子通道对牵张敏感也能说明这一点(见第 4 章)。

生理功能

一旦机械敏感性离子通道具有容积调节的功能,它们就有可能起到其他作用。例如,它们可以对植物的生长起指导性作用:植物的根应该向下长而茎则应该向上长。原生动物(如草履虫等)有两套机械感受器,位于前面的有 Ca^{2+}选择性,后面的则有 K^+选择性[17]。当后面的感受器受到刺激时,睫状跳动频率增加,动物就会逃走;当前面的感受器受到刺激时动物则后退,以免自己的"头部"撞墙。

由于人类继承了非寄生微生物祖先的机械敏感性,使人体具有触觉、听觉、局部重力感(前庭系统)、随意肌肉运动反馈以及调节中空脏器填充的系统 (血管、胃和膀胱的填充等等)。

在上述感觉中有些是通过纤维蛋白把冲动从细胞的宏观结构传递到离子通道[18]。然而,有一些低分化的感受器如细菌[19,20]和星型胶质细胞的感受器以及横纹肌感受器似乎是在脂质双分子层通过牵张而激活(见第 5 章)。有证据显示,一些特殊感受器中起作用的离子通道有瞬时受体电位或有线虫的触觉感受器 mec 家族,这一家族与内皮细胞中的钠通道具有同源性[18,21]。

离子通道机械敏感性的原因

通道空间构型(细胞膜表面)在开放和关闭时的显著改变似乎是离子通道具有机械敏感性的关键。SAC 开放时比关闭时要大,这里的大小并非指孔道的口径,而是指通道的外部物理构象(对特定的感受器而言如耳蜗毛细胞和线虫动物的触觉感受器,通道的开放不是由脂质双分子层的张力所致,而是纤维蛋白使得"门"开放约 4nm)。当张力敏感性离子通道受到张力(T)刺激时,其在开放和关闭状态下的能量变化为 $\triangle G=T^*\triangle A$。通道开关的不同状态下$\triangle A$不同,而且当通道扩大变薄时极可能生成继发性的能量[13,20](这就等同于力学中的泊松常数,当牵张使通道变薄时可维持恒定的容积)。除了脂质双分子层外,局部表面张力也受两性分子调节[20]。奇怪的是,在相同的张力下,一些通道是在细胞膜凸起时开放,而另一些是在细胞膜凹陷时开放[22]。

细胞膜张力及其产生机制

尽管张力看似一个简单概念，但细胞表层的非同源性使得张力的概念变得模糊。由于双分子层呈液态，所以它的成分简单且本应有相似的张力而无剪切力。但是，细胞骨架通过加入连接到脂质的能量支撑双分子层，而且在三维空间中支持时间依赖性的静态剪切力（见第5章）。细胞外基质是细胞表层的另一种成分，它似乎对膜结构有一定影响，但其影响程度尚不清楚。另外，胞外的结缔组织对到达细胞表层的张力也有很大的影响。细菌MSC可以被功能性的重建到人造脂质双分子层，因此细胞骨架对细胞的机械敏感性而言并非必需[20]。后文提到的膜张力多指细胞表层的某种平均张力。

在大部分的定量实验中，使用微电极抽吸细胞膜产生流体静力压，张力亦随之产生，这使得细胞膨胀，张力增加。但是研究发现，MSC对张力敏感而对作用于细胞的压力不敏感。根据拉普拉斯定律，均衡曲面（球面的一部分）的张力T=Pr/2，这里P代表跨膜压，r代表曲面的半径。在膜片钳实验中发现，当压力达到25~50mmHg时SAC明显开放（注：弹性膜的张力和压力为非线性关系）[16]。用拉普拉斯定律计算的膜张力忽略了弯曲刚度的影响和细胞骨架的存在。

为了使压力和张力的单位换算更为直观，表1-1提供了它们之间的相互转换关系。红细胞脂质双分子层的溶解张力约为10 dyn/cm，即10 mN/m，我们可以把它作为有用的标度因子。

膜片钳技术研究牵张激活性离子通道的局限性

如果细胞膜没有封接好，膜片钳技术就不能很好地被运用[23,24]；而且细胞膜贴附在玻璃电极上可以产生静息张力，其大小可能达到细胞溶解张力的一半[26]。由于以上因素的存在，判断SAC对原位细胞静息电导的形成是否起作用就成为十分重要的问题。仅用膜片记录技术回答不了这个问题，这需要全细胞或更大范围的记录。

记录膜片绝对校准的张力非常困难，而且几乎不可能完成。计算张力需要了解膜的几何学知识和膜的紧张属性。另外，施加的压力往往难以精确校准。在玻璃电极的末端上部，溶液产生的静息张力必须被补偿掉，最好的校准就是找到消除微电极尖端液体流的压力。尽管有这些困难，但是在人造的脂质双分子层中还是可以完全校准MscL的压力，该门控曲线的中点大约为10 mN/m，而且对20 nm^{2}范围内的变化敏感[27]（平面的脂质双分子层不能对MSC产生压力，因为这种脂质双分子层的分隔区有过多的脂质，虹吸使脂质固定在双分子层中产生了与膜曲率无关的持续性张力）。

通道密度

膜片钳记录可以显示某些MSC活性，提示每平方微米上通道的数量，但是含有高密度通道的组织尚未发现。多数情况下，膜片钳并非测量通道密度的可信赖工具。钳制的细胞膜仅是一小块标本而且极可能不具代表性。以成人的横纹肌（包括心肌）为例，SAC可能分布在T管区，而T管区进入不了玻璃微电极内[28]。另

表1-1 在半径为1μm的细胞膜上常见的压力和张力单位

P(atm)	P(mm Hg)	P(Pa)	P(cm H_2O)	T(mN/m)
1.00	760	101 325	103	200

atm，大气压；P，压力；T，张力。

外,通道可以贴附在玻璃电极壁上,但不能出现在跨越电极的地方[29]。

刺激因素

准备做对照实验时,注意刺激的详细情况很重要。与电压门控及配体门控通道不同,机械通道没有可以信赖的全细胞电流记录。渗透压常被认为是机械刺激(或从某种意义上说是机械刺激),但是它引起的反应与直接压力刺激引起的反应不同。Hu 和 Sachs[30]曾报道,对雏鸡的心肌细胞直接应用机械压力刺激可以激活阳离子电导,但渗透压刺激则不行。与之类似,Kohl 研究小组[31,32]报道,牵张兔的窦房结细胞可以增加起搏频率,但是膨胀窦房结细胞反而减少起搏频率(见第 8 章)。

电压钳是研究电流最准确的方法,但是钳制电压和牵张细胞都很困难。由于要求牵拉细胞的探针既不能刺穿细胞又不能破坏细胞,因此牵拉单个心肌细胞非常困难 [28,33](见第 9 章);另外,用蛋白水解酶分离细胞时,这些酶会破坏胞外细胞间正常的传输力量。因此,即便探针贴附到了单个细胞表面,了解贴附处可能发生什么仍非常重要。回答这个问题需要在完整的组织和器官中应用特殊的药理学方法进行研究。

心脏非选择性阳离子通道的特性

虽然研究 MSC 仍有许多实验性的工作需要完成,但我们还是尽量设法获取 MSC 的相关知识。由于有关心脏的数据缺乏,下文所涉及的数据来源于其他系统的资料及有限的心脏资料。

如前所述,MSC 没有简单的同源性。单细胞中可有多种机械通道,其中大部分是电压门控通道。以鸡胚胎心肌细胞为例,其共有 5 种不同的 MSC,而且在发育过程中各通道的相对数量也会变化[34]。在幼胚(7 天)细胞中有多种非选择性的阳离子 SAC(SAC_{CAT})和钾离子选择性 SAC(SAC_K)。有一种 SAC_K 表现为大电导的钙敏感性钾通道(maxiK 通道)[35]。胚胎成长至 17 天,细胞仅有两种通道类型:高电导(90pS)SAC_K 和低电导(20pS)SAC_{CAT}[30]。在哺乳动物的心脏中可以发现 MSC 的功能是发展变化的。至少有一个实验证明了胚胎心室肌细胞中有 SAC[36],但是遗憾的是还没有一个公开的实验完成成年心室肌细胞 MSC 单通道的记录。成年细胞资料的缺乏或许符合成年 SAC 分布在 T 管的假说[28]。在新生细胞或培养的细胞中,T 管还没有完全形成,因此,此时可以用膜片钳技术记录通道。

在一项研究大鼠心房 SAC 的精确实验中,实验人员仅仅发现了 SAC_K(可能为双孔道通道家族;见第 2 章),这正好和 T 管假设符合,因为心房细胞没有 T 管。但这个结果却和早期的实验结果相冲突,早期实验记录到了非选择性和钾离子选择性电流。所有的这些实验中均没有记录到单通道数据[37]。毫无疑问,我们需要更多的实验来证实。

渗透特性

选择性的钾通道对钾离子的选择远高于对其他阳离子的选择,而且它的电导相对较大。例如,在钾盐溶液中小鼠 TREK-1 通道的电导约为 50pS。TREK-1 表现为强外向整流,此整流是由胞外镁离子的阻滞和自身电压依赖性门控产生的。在雏鸡心脏,阳离子通道的电导约为 25~50 pS,钾通道大约 100~200 pS[34]。很明显,电导由渗透的离子种类决定。

机械敏感性离子通道的时间依赖性

尽管我们研究 MSC 时使用的是恒定刺激,但总的来说,MSC 对刺激时间的长短并没有特殊反应。在大量研究恒稳态刺激的实验中发现,由于通道完全失活,通道可能对刺激无反应。

对于心脏,仅有的单通道动态特性知识是从心房 SAC_K 通道得来的[38]。但是在大鼠和雏鸡的心脏中均可得到有关 MSC 的动态全细胞记录。在一项关于心室肌细胞的研究中,Zeng

等[28]发现，牵张激活性电流并没有太多的失活；但在另外的关于雏鸡细胞的研究中，Bett 和 Sachs[39]，Hu 和 Sachs[30]却观察到失活很常见。Bett 和 Sachs[40]在研究成年大鼠心肌细胞时发现机械刺激的效应表现为滞后。

最初，细胞对机械刺激并不敏感，细胞变形也不产生电流，但如果细胞反复受到机械刺激，机械敏感性就会突然出现。这种转变与一种突然的内向电流相联系，似乎细胞膜中某种物质(可能是并行的细胞骨架间的连接)突然发生了破裂(图 1–2)。当对不同的细胞和组织做对比研究及比较同一标本在不同时期的区别时，研究静息细胞在 MSC 受压力刺激时的内源性保护作用就很重要。观察到的机械敏感性依赖于细胞的刺激史和新陈代谢史。研究细胞的数据提示：重复性刺激比短期刺激引起的机械效应强。牵张可以引起小囊泡的融合、改变局部的压力，还可能把新的通道传送到细胞表面[41]。囊泡的融合或许在心钠素的分泌中也起到一定作用[42]。

目前，关于心脏 SAC 如何对持续性刺激如渗透压等(见第 3 章)起反应还不清楚，但应用 SAC 阻断剂 Gd^{3+}或 GsMTx-4 时发现，渗透压确实可以引起 SAC 持续的低水平激活。

静息活性

使用单通道记录不能测量细胞 SAC 的静息活性，但应用特殊的阻断剂则可以在全细胞水平测量。最精确的测量数据是在分离的兔心房肌细胞中应用膜片钳技术得到的(图 1–3)。SAC_{CAT} 的阻断剂 GsMTx- 4 对动作电位没有影响，这提示在紧张状态时 SAC 几乎没有静息活性[43]。与此一致的是，当完整心脏没有机械负荷时 GsMTx- 4 几乎不影响其单向动作电位[44]。

牵张激活性离子通道的药理学特性

因为 MSC 具有多样性，所以 MSC 没有通用的阻滞剂并不奇怪。但是稀土元素 Gd^{3+}和 La^{3+}可以阻断许多 MSC，包括从细菌到人类的 MSC[45]。由于 Gd^{3+}对其他通道有很大影响，故将有 Gd^{3+}敏感性作为 MSC 通道的标志并不可信。另外，Gd^{3+}可以沉淀多种生理性阴离子包括 PO_4^{3-}、HCO_3^-和蛋白质。Gd^{3+}的激活形式目前还不知

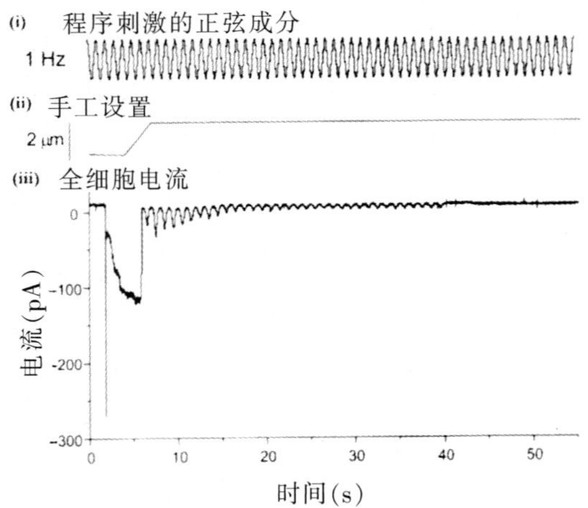

图 1–2 延长刺激可以发现大鼠心室肌细胞的机械敏感性[40]。在载玻片上用玻璃电极的一侧(2μm，1H_Z)对单个心肌细胞进行挤压，就可以记录到全细胞电流。在 1~2min 的持续性刺激后即在记录到电流 2s 后，就出现了内向电流，随后产生持续的内向电流(很明显是机械敏感性电流的饱和值)。实施刺激的微电极平均上抬 2μm，细胞开始对刺激产生同相反应，随后失活。(From Bett GCL and Sachs F:Wholeeell mechanosensitive currents in rat ventricular myocytes activated by direct stimulation. *J Memb Biol* 173:255–263,2000,with permission.)

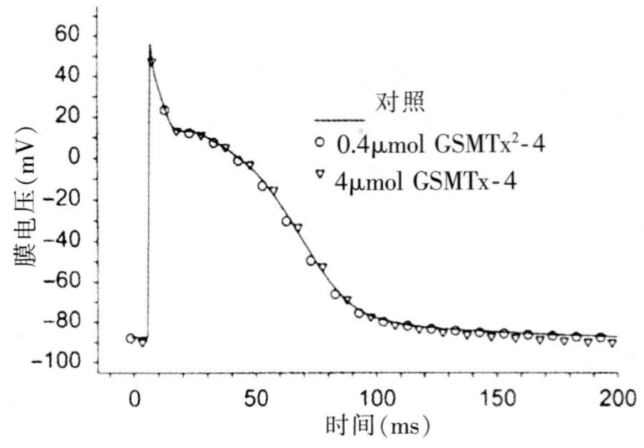

图 1–3 使用 GsMTx-4 后，单个兔心房肌细胞的动作地位不受影响(Baumgarten 和 Clemo，未发表的数据)。

道，它具有+2价和+3价两种效价而且有多种水化形式。尽管曾报道血液中加入Gd^{3+}可以产生Gd^{3+}效应，但是这种效应如何开始还不清楚(在以Gd^{3+}为基础的核磁共振成像中,Gd^{3+}是以螯合形式而非游离形式存在)。

阿米利洛[45]及阳离子抗生素链霉素都曾用来阻断阳离子SAC_{CAT}[47]。但是,这些药物对SAC并无特异性。总之,目前还不能概括SAC的药理学特性,因为这类实验很少。有些SAC对特异的通道阻滞剂(如河豚毒素和地尔硫卓)敏感[34]。

诸如花生四烯酸、氯丙嗪、全麻药物和脂多糖等两性分子复合物也可以影响MSC[20](见第2章),但是几乎无特异性。两性分子通过影响局部细胞膜的曲率起作用,这就允许在缺乏球面张力时MSC也能激活或失活。但也正是由于对两性分子敏感,MSC极易受具有单向传导通路的两性分子调节。随着一种特殊的抑制性肽类物质从狼蛛毒液中分离出来,对MSC的药理学特性的认识也就发展了[48,49],现在这种肽可以批量生产(详见肽类研究所网页:www.pepner.com)。

上面提到的肽类物质就是GsMTx-4,它可以在多种细胞中阻断SAC,如雏鸡和兔的心脏细胞、胶质星形细胞,以及兔、绵羊和狗的心室肌细胞。在兔心实验中,牵张所致的房颤可以用200nmol GsMTx-4来终止[44]。GsMTx-4似乎有很显著的特异性,尚未发现它对其他通道有显著性影响。如图1-3所示:用GsMTx-4作用于分离的兔心房肌细胞,GsMTx-4的剂量相当于阻断兔星形胶质细胞SAC剂量的8倍,但是兔心房肌细胞的动作电位无变化。很明显,GsMTx-4对形成动作电位的离子通道或运载体没有作用。

在心脏和星形胶质细胞中GsMTx-4的确减少了膨胀所引起的电流,这说明GsMTx-4在治疗细胞肥大中可能有作用(见第3章)。

Nuss等[51]曾最先报道GsMTx-4可以阻止自动去极化(SD)[43],Clemo等[50]的观察也有此发现。自动去极化在衰竭的心脏经常出现,它和延迟性后去极化的区别在于对胞内钙的影响不同:前者阻止钙离子进入细胞,后者促使胞内钙增加。影响电压依赖性离子通道的常见药物不会影响自动去极化。它如何产生还不很清楚,但事实上SAC对GsMTx-4敏感,这或许可以说明自动去极化通过SAC产生。毫无疑问,我们要对心脏中SAC的作用给予更多了解。

胞内钙对牵张激活性离子通道的影响

与其他细胞一样[6],心脏细胞受到机械刺激时Ca^{2+}的通透性增加。此时的内向通量足以产生Ca^{2+}波形(图1-4[43,52])。

机械刺激所产生的效应可以被Gd^{3+}阻断,这提示该效应是由钙离子释放区附近的SAC_{CAT}激活所致。机械力量可以通过SAC_{CAT}引起Ca^{2+}直接内流,也可以通过Na^{+}-Ca^{2+}交换使胞内钙增加。这种结合为细胞膜张力转为细胞兴奋和收缩提供了多种途径,这就是机械电反馈(MEF)。

在MEF的最后环节,还有一种不包括MSC的联合通路,那就是自分泌或旁分泌激活嘌呤受体通路。所有的细胞在受到机械刺激时都释放腺苷三磷酸盐,因此P2X和P2Y受体可以间接作为机械传感器[53]。

小结

MEF可以将机械顺应性的多种变化(如舒张的不均一性)转为电活动的变化。当心脏腔室仍处于收缩期时,在复极化过程中电学和力学的不匀称性最大,这种压力可以导致腔室膨出或动脉瘤形成,在室壁变薄的部分引起激动,这是快速心律失常发生的前兆[54]。

MEF的快反应传感器极可能是机械敏感性离子通道(尽管Ca^{2+}结合物对机械刺激的反应也很快;与第22章比较)。与许多其他离子通道不同的是,MSC的敏感性并不受其表达密度的调节,在所有的细胞上其密度均低(约为$1/\mu m^2$)。机械敏感性最有可能受细胞骨架和两性分子(如花生四烯酸,见第2章)的调节。MSC是生物电活动的调节者而非始发

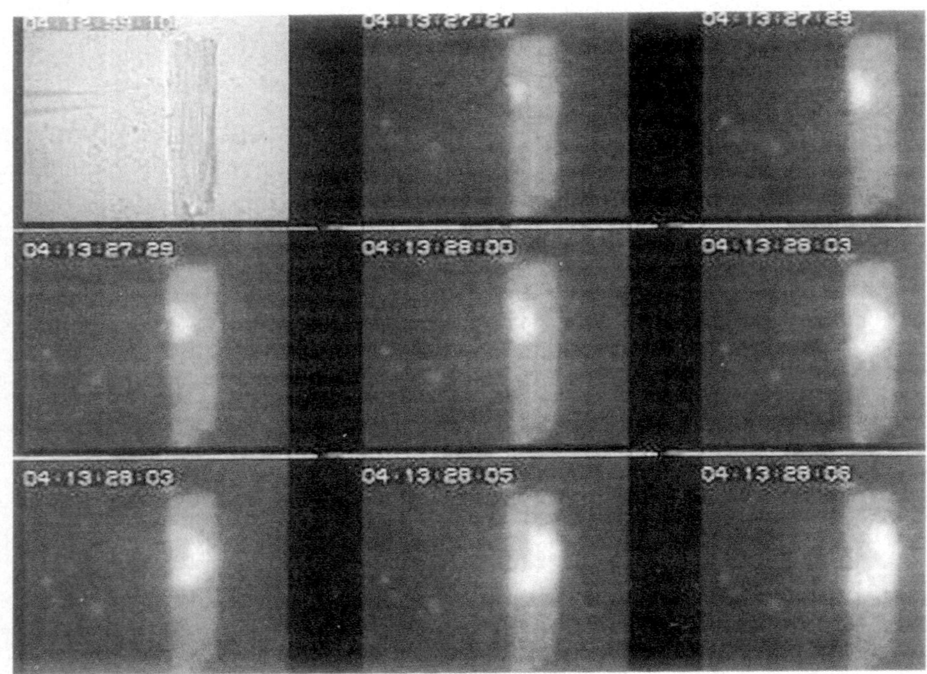

图 1–4　用抛光电极对兔心室肌细胞施压，可以记录到 Ca^{2+}电流。心肌细胞预先载入 Flou-3AM，帧记录时结合微分干涉差。当细胞外 Ca^{2+}被移除或加入 Gd^{3+}来阻断离子通道时，此波就不会出现。时间代码为：小时、分钟、秒、帧。[Sachs F. Mechanoelectric Transduction. In Zipes D, Jalife J(eds): Cardiac electrophysiology: From cell to bedside. Philadelphia, Saunders, 2004, 96–102, with permission.][43]

者，阻断 MSC 对动作电位没有太大的影响，除非细胞受到了牵拉。细胞骨架调节 MSC 的复杂性在对线虫触觉受体的研究中阐述较清楚。饱和诱变提示，大约有 12 种基因参与了机械转导。这些关键的蛋白质包括微管蛋白、胶原以及内皮细胞钠通道家族[21]。纤维蛋白表现出将外部力量传送到离子通道。我们可以预测，心脏中机械转导的基因型同样复杂。在心脏的慢性重塑过程中无疑包括了机械敏感性的改变，这种改变是通过细胞骨架的变化实现的。

MSC 的特殊阻断剂如 GsMTx-4 的发展使得我们可以研究 MSC 对心脏功能的作用。它们或许代表了一类新的抗心律失常药物。研究前景光明。

（赵芳 程龙献　译）

参考文献

1. Chang G, Spencer RH, Lee AT, et al: Structure of the MscL homolog from Mycobacterium tuberculosis: A gated mechanosensitive ion channel. Science 282:2220–2226, 1998.
2. Vandorpe DH, Morris CE: Stretch activation of the Aplysia S-channel. J Membr Biol 127:205–214, 1992.
3. Paoletti P, Ascher P: Mechanosensitivity of NMDA receptors in cultured mouse central neurons. Neuron 13:645–655, 1994.
4. Opsahl LR, Webb WW: Transduction of membrane tension by the ion channel alamethicin. Biophysical J 66:71–74, 1994.
5. Kondratev D, Gallitelli MF: Increments in the concentrations of sodium and calcium in cell compartments of stretched mouse ventricular myocytes. Cell Calcium 34:193–203, 2003.
6. Niggel J, Suchyna TM, Sigurdson W, Sachs F: Mechanically induced calcium movements in astrocytes and C-6 glioma cells. J Membr Biol 174:121–134, 2000.
7. Baartscheer A, Schumacher CA, van Borren MMGJ, et al: Increased Na^+/H^+-exchange activity is the cause of increased $[Na^+]_i$ and underlies disturbed calcium handling in the rabbit pressure and volume overload heart failure model. Cardiovasc Res 57:1015–1024, 2003.
8. Cingolani HE, Perez MG, Pieske B, et al: Stretch-elicited Na^+/H^+ exchanger activation: The autocrine/paracrine loop and its mechanical counterpart. Cardiovasc Res 57:953–960, 2003.
9. von Lewinski D, Stumme B, Maier LS, et al: Stretch-dependent slow force response in isolated rabbit myocardium is Na^+ dependent. Cardiovasc Res 57:1052–1061, 2003.
10. Tang QY, Qi Z, Naruse K, Sokabe M: Characterization of a functionally expressed stretch-activated BKca channel cloned

from chick ventricular myocytes. J Membr Biol 196:185–200, 2003.

11. Bass RB, Strop P, Barclay M, Rees DC: Crystal structure of *Escherichia coli* MscS, a voltage-modulated and mechanosensitive channel. Science 298:1582–1587, 2002.
12. Betanzos M, Chiang CS, Guy HR, Sukharev S: A large iris-like expansion of a mechanosensitive channel protein induced by membrane tension. Nat Struct Biol 9:704–710, 2002.
13. Perozo E, Cortes DM, Sompornpisut P, et al: Open channel structure of MscL and the gating mechanism of mechanosensitive channels. Nature 418:942–948, 2002.
14. Martinac B, Kloda A: Evolutionary origins of mechanosensitive ion channels. Prog Biophys Mol Biol 82:11–24, 2003.
15. Hamill OP, Martinac B: Molecular basis of mechanotransduction in living cells. Physiol Rev 81:685–740, 2001.
16. Sachs F, Morris CE: Mechanosensitive ion channels in nonspecialized cells. Rev Physiol Biochem Pharmacol 132:1–77, 1998.
17. Naitoh Y: Mechanosensory transduction in protozoa. In Colombetti G, Lenci F (eds): Membranes and Sensory Transduction. New York, Plenum Press, 1984, pp 113–134.
18. Corey DP: New TRP channels in hearing and mechanosensation. Neuron 39:585–588, 2003.
19. Hase CC, Le Dain AC, Martinac B: Purification and functional reconstitution of the recombinant large mechanosensitive ion channel (MscL) of *Escherichia coli*. J Biol Chem 270:18329–18334, 1995.
20. Perozo E, Kloda A, Cortes DM, Martinac B: Physical principles underlying the transduction of bilayer deformation forces during mechanosensitive channel gating. Nat Struct Biol 9:696–703, 2002.
21. Ernstrom GG, Chalfie M: Genetics of sensory mechanotransduction. Annu Rev Genet 36:411–453, 2002.
22. Bowman CL, Lohr JW: Mechanotransducing ion channels in C6 glioma cells. GLIA 18:161–176, 1996.
23. Ruknudin A, Song MJ, Sachs F: The ultrastructure of patch-clamped membranes: A study using high voltage electron microscopy. J Cell Biol 112:125–134, 1991.
24. Wan X, Juranka P, Morris CE: Activation of mechanosensitive currents in traumatized membrane. Am J Physiol 276:C318–C327, 1999.
25. Opsahl LR, Webb WW: Lipid-glass adhesion in giga-sealed patch-clamped membranes. Biophysical J 66:75–79, 1994.
26. Akinlaja J, Sachs F: The breakdown of cell membranes by electrical and mechanical stress. Biophysical J 75:247–254, 1998.
27. Sukharev S, Sigurdson W, Kung C, Sachs F: Energetic and spatial parameters for gating of the bacterial large conductance mechanosensitive channel, MscL. J Gen Physiol 113:525–539, 1999.
28. Zeng T, Bett GCL, Sachs F: Stretch-activated whole-cell currents in adult rat cardiac myocytes. Am J Physiol Heart Circ Physiol 278:H548–H557, 2000.
29. Ruknudin A, Song M, Auerbach A, Sachs F: The structure of patch clamped membranes in high voltage electron microscopy. Proceedings of the Electron Microscopic Society of America 47:936–937, 1989.
30. Hu H, Sachs F: Mechanically activated currents in chick heart cells. J Membr Biol 154:205–216, 1996.
31. Cooper PJ, Lei M, Cheng LX, Kohl P: Selected contribution: Axial stretch increases spontaneous pacemaker activity in rabbit isolated sinoatrial node cells. J Appl Physiol 89:2099–2104, 2000.
32. Lei M, Kohl P: Swelling-induced decrease in spontaneous pacemaker activity of rabbit isolated sinoatrial node cells. Acta Physiol Scand 164:1–12, 1998.
33. White E: Length-dependent mechanisms in single cardiac cells. Exp Physiol 81:885–897, 1996.
34. Ruknudin A, Sachs F, Bustamante JO: Stretch-activated ion channels in tissue-cultured chick heart. Am J Physiol 264:H960–H972, 1993.
35. Kawakubo T, Naruse K, Matsubara T, et al: Characterization of a newly found stretch-activated $K_{Ca,ATP}$ channel in cultured chick ventricular myocytes. Am J Physiol 276:H1827–H1838, 1999.
36. Craelius W, Chen V, El-Sherif N: Stretch activated ion channels in ventricular myocytes. Biosci Rep 8:407–414, 1988.
37. Zhang YH, Youm JB, Sung HK, et al: Stretch-activated and background non-selective cation channels in rat atrial myocytes. J Physiol (Lond) 523:607–619, 2000.
38. Niu W, Sachs F: Dynamic properties of stretch-activated K^+ channels in adult rat atrial myocytes. Prog Biophys Mol Biol 82:121–135, 2003.
39. Bett GCL, Sachs F: Activation and inactivation of mechanosensitive currents in the chick heart. J Membr Biol 173:237–254, 2000.
40. Bett GCL, Sachs F: Whole-cell mechanosensitive currents in rat ventricular myocytes activated by direct stimulation. J Membr Biol 173:255–263, 2000.
41. Kohl P, Cooper PJ, Holloway H: Effects of acute ventricular volume manipulation on in situ cardiomyocyte cell membrane configuration. Prog Biophys Mol Biol 82:221–227, 2003.
42. Bilder GE, Schofield TL, Blaines EH: Release of atrial natriuretic factor. Effects of repetitive stretch and temperature. Am J Physiol 251:F817–F821, 1986.
43. Sachs F. Mechanoelectric Transduction. In Zipes D, Jalife J (eds): Cardiac Electrophysiology: From Cell to Bedside. Philadelphia, Saunders, 2004, 96–102.
44. Bode F, Sachs F, Franz MR: Tarantula peptide inhibits atrial fibrillation during stretch. Nature 409:35–36, 2001.
45. Hamill OP, McBride DW: The pharmacology of mechanogated membrane ion channels. Pharmacol Rev 48: 231–252, 1996.
46. Caldwell RA, Clemo HF, Baumgarten CM: Using gadolinium to identify stretch activated channels: Technical considerations. Am J Physiol 275:C619–C621, 1998.
47. Belus A, White E: Streptomycin and intracellular calcium modulate the response of single guinea-pig ventricular myocytes to axial stretch. J Physiol (Lond) 546:501–509, 2003.
48. Oswald RE, Suchyna TM, McFeeters R, et al: Solution structure of peptide toxins that block mechanosensitive ion channels. J Biol Chem 277:34443–34450, 2002.
49. Suchyna TM, Johnson JH, Clemo HF, et al: Identification of a peptide toxin from Grammostola spatulata spider venom that blocks stretch activated channels. J Gen Physiol 115:583–598, 2000.
50. Clemo HF, Hackenbracht JM, Patel DG, Baumgarten CM: Swelling-activated cation current causes spontaneous depolarizations in failing ventricular myocytes. Biophysical J 82:270A–271A, 2002.
51. Nuss HB, Kaab S, Kass DA, et al: Cellular basis of ventricular arrhythmias and abnormal automaticity in heart failure. Am J Physiol Heart Circ Physiol 277:H80–H91, 1999.
52. Sigurdson WJ, Ruknudin A, Sachs F: Calcium imaging of mechanically induced fluxes in tissue-cultured chick heart: Role of stretch-activated ion channels. Am J Physiol 262:H1110–H1115, 1992.
53. Neary JT, Kang Y, Willoughby KA, Ellis EF: Activation of extracellular signal-regulated kinase by stretch-induced injury in astrocytes involves extracellular ATP and P2 purinergic receptors. J Neurosci 23:2348–2356, 2003.
54. Franz MR, Bode F: Mechano-electrical feedback underlying arrhythmias: The atrial fibrillation case. Prog Biophys Mol Biol 82:163–174, 2003.

第2章

心脏机械敏感性钾离子通道

Amanda Jane Patel, Eric Honoré

牵张敏感性钾离子通道在机械电反馈(MEF)和心律失常中起着重要作用。钾通道开放能增加静息膜电位，缩短动作电位时程，因而极大地影响细胞电活动。TREK通道是钾通道中的特殊成员，具有四个跨膜区(TMS)和两个孔道区(2P)。TREK-1在心肌细胞中表达，可因细胞膜的牵拉和细胞肿胀而开放。本章概述TREK通道的分子特征和功能特征，并讨论其在心脏中可能的病理生理作用。

引言

在心房和心室肌细胞中均能发现机械敏感性钾通道(SAK)。作用于细胞膜局部的负压可以激活新生大鼠心肌细胞 K_{ATP} 通道[1]。通道开放剂吡那地尔可以使心脏 K_{ATP} 通道的机械敏感性增强，而内源性ATP和甲苯磺丁脲则起抑制作用。新生大鼠的心房肌细胞在低渗溶液中膨胀，引起其机械敏感性 K_{ATP} 通道可逆性开放[1]。有趣的是，最近有人提出 K_{ATP} 通道和心脏震荡有联系[2]。K_{ATP} 通道应该作为心律失常持续存在的原因，而不是触发心律失常的始动因素[3]。然而，在成年大鼠的心房肌和心室肌中，牵张刺激并不能调节 K_{ATP} 通道的活性[4]。有人报道，在培养的雏鸡心室肌细胞中还发现了一种机械门控 $K_{Ca2+,ATP}$ 通道[5]，这种通道可被细胞内 Ca^{2+} 和ATP激活，但被外源性四乙胺(TEA)和卡律蝎毒素(ChTX)所阻滞。这种机械敏感性钾通道可以归为大电导钾通道。细胞膜牵张还可以增加大鼠心房肌毒蕈碱型钾通道的活性[6]。在缺乏乙酰胆碱(ACh)的情况下，K_{Ach} 通道不能被激活，而且负压亦不能激活这类通道。应用细胞贴附式和内面向外式膜片钳技术(在内源性三磷酸鸟苷存在的情况下)，在玻璃微电极中加入ACh发现：当对细胞膜施加负压(0~-80mmHg)时，离子通道的活性呈现出可逆性压力依赖性增加。心房毒蕈碱型钾通道可以在不依赖于受体/G蛋白的情况下受牵张调节，这可能是牵张直接影响通道蛋白/脂质双分子层所致[6]。与之相反，细胞膜的牵张可以快速而且可逆性地阻滞兔心房 K_{Ach} 通道[7]。爪蟾卵中表达的杂聚肽Kir3.1/Kir3.4和同聚肽Kir3.4对低渗张力反应时表现出相似的机械敏感性。Kir3.4是一种牵张失活性钾通道，在心房的容积敏感性和牵张反应中与生理功能有关。7 GIRK(Kir3)通道的机械敏感性受磷脂酰肌醇二磷酸(PIP_2)交互作用的调节，蛋白激酶C在调节此交互作用中起非常重要的作用，这可能是通过 PIP_2 水解实现的[8]。电压门控钾通道也受膜张力的调节，例如，典型的电压门控通道Shaker在受牵拉时就会出现各种反应：当通道开放率低(Po)时(即在负电位时)，通道可以被牵张激活；但当通道开放率高时(即在去极化电位时)，通道可以因牵张而失活[9]。最后，如Morris等在1987年发现的，心房肌细胞和心室肌细胞受到牵张时均可激活大电导、非 Ga^{2+} 依赖性、花生四烯酸敏感的钾通道(K_{AA})[4,10-15]。SAK/K_{AA} 通道属于哺乳动物2P孔道钾通道的特殊类别(见参考文献16综述)。以下部分将对心脏SAK/K_{AA}/2P通道的分子和功能特征进行概述。

内源性心脏 SAK/K_{AA} 通道

膜片钳技术已用于研究和鉴别软体动物、雏鸡及兔心肌细胞的 SAK/K_{AA} 的特征[4,10-15,17-19]。当通过玻璃微电极对细胞内施加正压时，SAK 在全细胞水平开放[4]。心脏 SAK/K_{AA} 通道表现为 K^+选择性外向整流，同时具有大的单通道电导（对称性 K^+梯度下在 100pS 之内），这类通道的密度约为 0.2/μm^2[18]。使用细胞贴附式膜片钳技术，在+40mV 时通道半数最大激活压力为-12mmHg[4]。激活的潜伏期为 50~100 ms，到达峰值的时间约为 400 ms[18]。牵张的激活作用并不持续，时间依从性电流幅度的减少发生在 1s 以内[18]。当对雏鸡心肌细胞进行等容替换时，全细胞水平也可以观察到时间依从性适应[20]。这种适应是由通道失活引起[21]。SAK/K_{AA} 通道的活性不依赖于细胞内 Ca^{2+}水平，通道开放概率有微弱的电压依从性，大多数通道在达到去极化电位时激活[4]。当部分细胞膜被移除后，机械激活持续存在，这说明细胞的完整性对于牵张激活并非必需[4]。四乙胺（10mmol）、4-氨基吡啶（5mmol）、蜂毒明肽（10nmol）、尼群地平（10μmol）、奎尼丁（100μmol）、河豚毒素（10μmol）、哇巴因（100μmol），矾酸盐（100μmol）、格列苯脲（10μmol）、甲苯磺丁脲（10μmol）和二异硫氰酸二苯代乙烯-2，2'-二磺酸（DIDS）（100μmol）均不能影响大鼠 SAK/K_{AA} 通道[4,10-15,17-19]。Gd^{3+}可以阻断雏鸡心肌细胞 SAK/K_{AA} 通道，但对大鼠心房肌 SAK/K_{AA} 通道却无作用[4,19]。然而，Gd^{3+}的非特异性很强，它可以与二价或多价的阴离子起反应而沉淀，因此从技术而言它难以被应用。SAK 和 K_{AA} 通道具有共同的外向整流、单通道电导（约 100pS）和平均开放时间（约 1.4ms），它们均为爆发式开放，具有 K^+敏感性，而且均对已知的通道阻滞剂不敏感。压力激活 SAK/K_{AA} 通道依赖于白蛋白的存在，而白蛋白又是连接脂肪酸的蛋白，这说明压力和花生四烯酸是通过不同的途径激活钾通道[4]。

有趣的是，SAK 和 K_{AA} 通道均可因细胞内酸中毒而激活，这进一步说明它们属于同一类通道[4-10]。SAK/K_{AA} 通道在偏酸的环境中对压力更为敏感，这种效应类似于 pH 值对花生四烯酸激活的钾通道作用。大鼠心房的 SAK/K_{AA} 通道还可被临床剂量的挥发性全麻药激活，如氯仿、氟烷和异氟烷 [14]。细胞内毫摩尔当量的 ATP 能直接激活心脏 SAK/K_{AA} 通道[13]。对 ATP 的这种反应非常迅速，能发生在排除了激酶作用的单独膜片中。大鼠心室肌细胞 SAK/K_{AA} 通道还可以通过磷脂酶 A_2(PLA_2)途径被细胞外 ATP 激活[22]。嘌呤依从性环磷脂酶 A_2 的激活需要以下通路同时激活，即环磷酸腺苷（cAMP）依赖性 p38 丝裂原活化蛋白激酶（p38MAPK）通路和 p42/44 MAPK 通路[22]。cAMP 激活的蛋白激酶 A（PKA）及过多的异丙肾上腺素均可阻滞大鼠心房肌的 SAK/K_{AA} 通道[14]。

哺乳动物的双孔道钾通道

按照哺乳动物钾通道的膜拓扑结构可以将之分成 3 类，即具有两次跨膜结构（2 TMS）的钾通道、四次跨膜结构（4 TMS）的钾通道和 6 次/7 次跨膜结构（6/7 TMS）的钾通道[16]。钾通道最普遍的特征是它们均有一段称为 P 区（或钾通道标记）的保守序列，这也是 K^+传导通路的一部分。2 TMS（包括内向整流）和 6/7 TMS（包括电压门控外向整流、大电导钾通道和小电导钾通道）组成了单个的 P 区，而最近发现的 4 TMS 通道以具有两个 P 区为特征[16]。钾通道的功能单位是孔道区和跨膜区组成的四聚物[23]。

到目前为止，哺乳动物的 4 TMS 钾通道包括 15 个成员（图 2-1）。它们共同的结构特征是 4 TMS/2P 结构域、位于 M1 和 P1 之间延伸到胞外的环及位于细胞内的氨基端和羧基端，但是它们 P 区的序列同源性非常低。这种特殊的序列与不同的功能特征相关联。根据其结构和功能特征，双孔道钾通道被分为 6 大类（见图 2-1）：(1) 弱内向整流 TWIK-1、TWIK-2 和 KCNK7（未有关于 KCNK7 功能的报道）；(2)酸

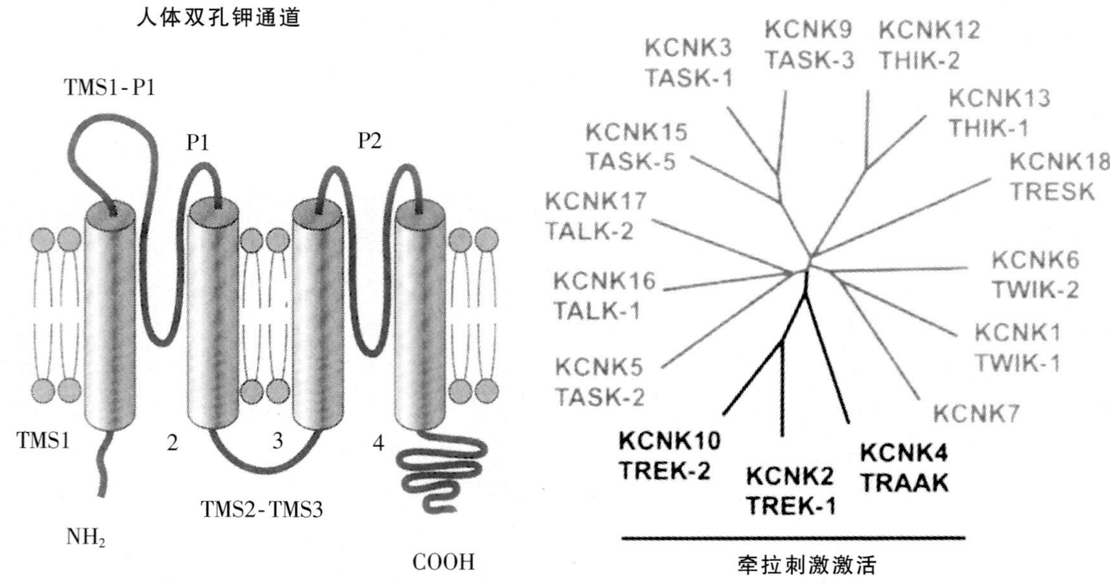

图 2-1 左图为 2P 钾通道 4 个跨膜区域(TMS)的局部解剖图。通道的功能单位是二聚体亚单位。右图示 2P 钾通道的系谱，到目前为止共克隆出 15 个亚型，它们被分为 6 个亚家族。TREK-1、TREK-2 和 TRAAK 均为牵张激活性钾通道。

敏感的 2P 钾通道，TASK-1、TASK-3 和 TASK-5(TASK-5 的功能表达还未见报道)；(3)脂质敏感的机械门控 2P 钾通道，TREK-1、TREK-2 和 TRAAK；(4)氟烷阻断的 2P 钾通道，THIK-1 和 THIK-2(THIK-2 的功能表达还未见报道)；(5)碱激活的 2P 钾通道，TALK-1、TALK-2 和 TASK-2；(6)脊髓 2P 钾通道 TRESK。已有证据说明 TASK-1 和 TASK-2 有异源性多聚体[24,25]。以下章节将重点阐述脂质敏感性机械门控 TREK/TRAAK K^+通道功能和病理生理学作用。

TREK/TRAAK 通道

TREK/TRAAK 通道的表达形式

TREK-1(1q41)、TREK-2(14q31)和TRAAK(11q13)的基因表型非常相似，这提示它们可能源于同一个祖先[26]。人类的脑组织中可以找到 TREK-1、TREK-2 和 TRAAK[26]。除了在中枢神经系统和外周神经系统表达外，人类的 TREK-1 还可在卵巢和胃肠道表达，TREK-2 可在胰腺和肾脏表达，TRAAK 可在胎盘表达[26-28]。已经鉴别出 TREK-1 和 TREK-2 的剪切变体在 N 端有氨基酸外延[29,30]。有趣的是，TREK-2 的剪切变体 TREK-2b 在肾脏和胰腺高表达，但TREK-2c 却在脑组织被发现。

大鼠和小鼠的心脏中均可找到 TREK-1[14,31]。RT-PCR 技术提示，TREK-1 存在于心房、心室和成年大鼠的心脏间隔区[14]。使用 TREK-1 的多克隆抗体行免疫染色发现，TREK-1 存在于大鼠心肌细胞膜上[14]，然而使用半定量 PCR 技术检测人的心脏时却没有发现 TREK-1[32,33]。人类的 TREK-2 和 TRAAK、大鼠的 TREK-2及小鼠的 TRAAK 均未在各自的心脏中找到[26,32,34]。TRAAK 的剪切变体(HKT4.1b)在 N 端有一特别的氨基酸[26]。使用 Northern blot 技术可以检测出人心脏中有该剪切变体[35]。很明显，TREK/TRAAK 在不同心脏细胞中(如起搏细胞或传导组织)中的精确表达有待于进一步谨慎评估。

TREK/TRAAK 的生物物理学特性

TREK-1、TREK-2 和 TRAAK 的活性随着细胞膜机械张力的增加而被激发，而且不依赖于细胞内 Ca^{2+}和 ATP[26,28,34,36,37](图 2–2)。在生理状态和对称性 K^+浓度梯度下，TREK 和 TRAAK 的单通道电导分别约为 50 和 100pS[26,28,36,38]。通道的活性以典型的瞬变行为来表示。在细胞电活动中，整流对单通道功能的影响非常大。例如，在负电位时内向整流的传导速度更快，因为在去极化电位时细胞内 Mg^{2+}和多胺被阻滞。与之相反，外向整流在去极化电位时因变构效应而开放。外向整流可因特殊的门控机制和细胞内外 K^+的浓度差异而产生。排除门控影响可发现：生理 K^+浓度梯度时电流更易从离子浓度高的一侧(即细胞内侧)产生，所以 K^+离子通道的 I-V 曲线表现为外向整流。这种被称为戈德曼–霍其金–卡茨(Goldman-Hodgkin-Katz)的外向整流是外渗钾通道的标志。在对称性 K^+浓度下，这种通道的 I-V 曲线也是对称的。对 TREK-1 而言，强外向整流的产生有以下几个原因：(1)生理状态下 K^+浓度梯度所致的开放整流；(2)负膜电位时对细胞外 Mg^{2+}的阻断；(3)固有的电压门控机制[30,39]。在细胞外 Mg^{2+}存在的情况下，单通道水平也可以观察到外向整流。去极化时 TREK-1 表现出瞬时性和时间依从性[39]。激活时程遵循单指数规律，并且时间常数随去极化呈线性减小。在对称性 K^+梯度条件下，复极化可记录到强内向尾电流。背景钾通道或渗透性钾通道最显著的功能是使静息膜电位与 E_K 相等即约为–90mV。膜的超级化增加静息膜电位与激活阈值之间的距离，因此静息钾通道往往不能重复开放。如果钾通道开放率高，那么细胞在 E_K 时就会表现为电压钳制，以至完全失活。整流机制调节静息时钾通道的影响，随后调节兴奋性。外向整流促使通道在去极化时开放，增加它们在复极化中的作用；去极化时 TREK-1 通道的开放可以减少动作电位时程，刺激重复性活动。曾有人提出：在爪蟾卵母细胞中表达大鼠的 TREK-1 时，电压依从型 TREK-1 及渗漏型 TREK-1 可以因为位于其羧基端的 PKA 即 S333 的磷酸化/去磷酸化而相互转变[30]。但是，我们的研究结果却显示 S333 对哺乳动物细胞中表达的小鼠 TREK-1 无此作用[39]。

运用内面向外式膜片钳技术发现，正压对通道的开放作用远不如负压。这提示，特殊的膜形态(凸出的曲率)可以优先开放这些通道[36,37]。通道开放与压力的关系用–36mmHg 时通道的半数最大激活来表示(见图 2–2)[34,36,37]。

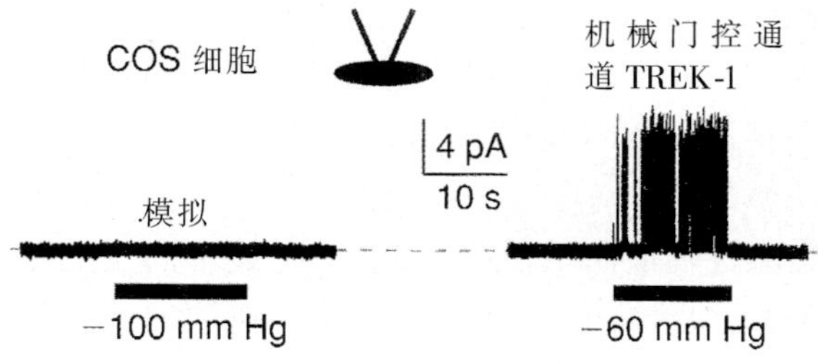

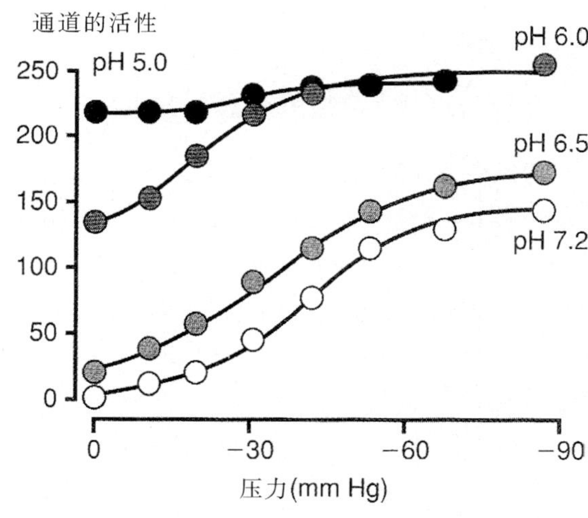

图 2–2　细胞膜牵张激活 TREK-1。用编码 TREK-1 的 DNA 转染 COS 细胞，使用细胞贴附式膜片钳技术在+50mV 检测通道的活性。模拟转染的 COS 细胞中没有机械门控钾通道。使用内面向外式膜片钳技术观察到 TREK-1 的机械敏感性始终存在。通道活性与负压之间的量–效曲线呈 S 型。细胞内 pH 为 7.2 时，50%的 TREK-1 通道在–36mmHg 时开放。细胞内环境逐渐酸化可以观察到量–效曲线向正值方向变化，最后当 pH 值为 5.0 时，即使没有牵张刺激所有的通道也全部开放。细胞内酸中毒可以使机械门控 TREK-1 通道转为结构激活的钾通道。

在全细胞水平，TREK 和 TRAAK 受细胞容积调节[36,40]。当细胞外液的渗透压增加时，TREK-1 和 TRAAK 的电流振幅呈可逆性减小[36,40]。用细胞骨架断裂剂秋水仙碱和细胞松弛素 D 处理细胞后发现，通道的激活数量及机械牵张敏感性都明显增加[37]。内面向外式膜片钳技术研究发现，牵张激活的通道几乎增加了 10 倍[37]。这些数据说明，机械力量可能通过脂质双层并非细胞骨架直接传递给通道[36,37]。细胞骨架可以作为通道激活的抑制物。细胞内 pH 值降低可使 TREK-1 和 TREK-2 的压力激活特性更为明显而且最终会导致通道在大气压下开放，但是 pH 值的变化不会影响 TRAAK (见图 2-2)[37]。细胞内酸中毒可使 TREK 机械门控通道转为变构激活的通道[26,37]。与之相反，TRAAK 通道可因细胞内碱性环境而激活[41]。TREK-1 还可因受热而激活，温度每升高 10℃，TREK-1 电流的振幅就增加约 7 倍[40]。另外，TREK-1 可以因缺氧而被可逆性地阻断[42]。但是我们尚未证实此结果(Buckler 和 Honoré，准备出版的文献)。

TREK/TRAAK 通道的药理学特性

TREK 和 TRAAK 通道对经典的钾通道阻断剂不敏感，包括四乙胺 (10mmol)、4-氨基吡啶(3mmol)、Ba^{2+}(1mmol)、北非蝎毒素(1μmol)和蜂毒明肽 (10μmol)，但是它们均可被 Gd^{3+} (在花生四烯酸存在的情况下 30μmol) 和阿米利洛可逆性的阻断[36-38,43]。神经保护药利鲁唑(100μmol)可以使 TREK-1、TREK-2 和TRAAK 开放，但是另外一种神经保护药西帕曲近(10μmol)却是 TREK-1 和 TRAAK 的有效阻滞剂[44,45]。局麻药布比卡因(1mmol)和丁卡因(0.1mmol)可阻滞 TREK-1，但临床使用剂量的挥发性麻醉药(包括醚、氯仿、氟烷和异氟烷)能激活 TREK-2[27,46,47]。Ca^{2+}拮抗剂五氟利多(2.5μmol)、米拉地尔(2.5μmol)和 La^{3+}(100μmol)均可阻滞 TREK-1[48]。另外，高浓度的格列苯脲(200μmol)能可逆性的阻滞 TREK-1[48]。

在应用环氧合酶阻滞剂和脂氧合酶阻滞剂的情况下观察到，TREK-1、TREK-2 及TRAAK 可在多不饱和脂肪酸(PUFA)(包括 AA)的作用下可逆性开放[26,34,36,38](图 2-3)。这说明该效应不依赖于 AA 的新陈代谢[36,38]。引起通道开放的 PUFA 最小浓度为 100nmol，当浓度高达 100μmol 时通道的开放也没有达到饱和[34,38]。PUFA 的这种激活作用依赖于其羰基长度[34,36,38] (见图 2-3)，其中包括 AA 及二十二碳六烯酸 (DOHA) 在内的长链 PUFA 是最有效的激活剂。因为长链饱和脂肪酸对这类通道不起作用，所以脂肪酸的饱和程度非常关键[36,38](见图 2-3)。除了羰基端的长度和脂肪酸的不饱和部分外，羧基所带的负电荷对通道的活性也非常重要[36,38]。用乙醇或甲酯替代 AA 或 DOHA 的羰基不能激活通道[36,38](见图 2-3)。在切断细胞膜结构的实验中观察到，PUFA 激活 TREK 及 TRAAK。这提示，该效应是通过直接影响通道蛋白和(或)分离脂质双分子层实现的[36-38,43]。微摩尔浓度的 AA 开放 TREK 和 TRAAK 通道的启动或补偿动力学有时间顺序。

由于 TREK 和 TRAAK 是机械门控通道，而且它们的激活在大剂量 AA 作用时也不会饱和，因此，推测 PUFA 的作用可能直接改变了细胞膜的曲率[36,43]。如果这种效应的确存在，那么可以改变膜曲率的化学复合物也应该可以模拟 AA 的作用。带负电荷的两性分子包括三硝基苯酚 (TNP) 可以使红细胞皱缩 (更接近球形)，但带正电荷的两性分子如氯丙嗪(CPZ)和丁卡因可以增加红细胞的典型圆盘状且能反转 crenators 的膜效应[49](图 2-4)。双分子层耦联假说提出，这些效应完全由两性分子和双分子层的交互作用引起，而与细胞骨架无关[49]。带负电荷的两性分子优先插入双分子层的外层(可能由于内层分布带负电荷的磷脂酰丝氨酸)使细胞膜凸起[49](见图 2-4)。与之相反，带正电荷的两性分子优先插入内层，使细胞膜凹陷[49]。假定 TREK 和 TRAAK 在负压下比在正压(如凸起的负曲率)下更易开放，那么带负电荷的两性分子则可使这两种通道开放，而带正电荷的两性分子则使它们关闭。事实上，带负电荷的两性分子 TNP 可使 TREK 开放，但带正

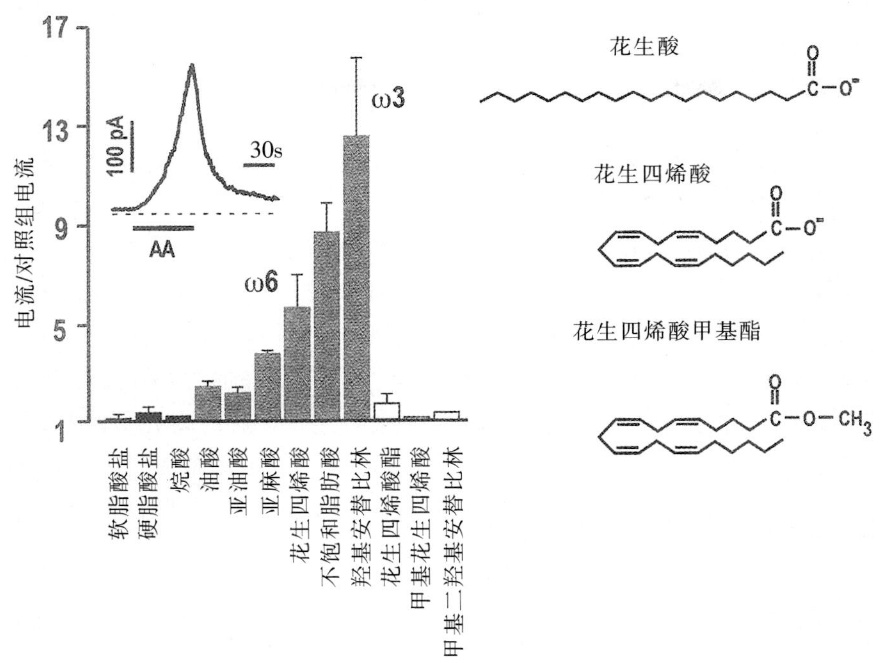

图 2–3　多不饱和脂肪酸激活 TREK-1。使用全细胞膜片钳技术，在 0mV 检测通道的活性。使用的脂肪酸浓度为 10μmol。多不饱和、长链、带负电荷的脂肪酸可以激活 TREK-1、TREK-2 和 TRAAK。

电荷的两性分子 CPZ 可以反转由 TNP 或 AA 所致的 TREK-1 开放(见图 2–4)[36,37]。尽管双分子层耦联假说可以解释 PUFA 引起 TREK 和 TRAAK 开放的现象，但是 PUFA 与通道蛋白的结合部位仍不清楚[36,37]。

与磷脂不同，100nmol 细胞外溶血磷脂(LP)包括溶血磷酯胆碱(LPC)即可使 TREK 和 TRAAK 开放[26,34]，而高浓度时通道却不能全部开

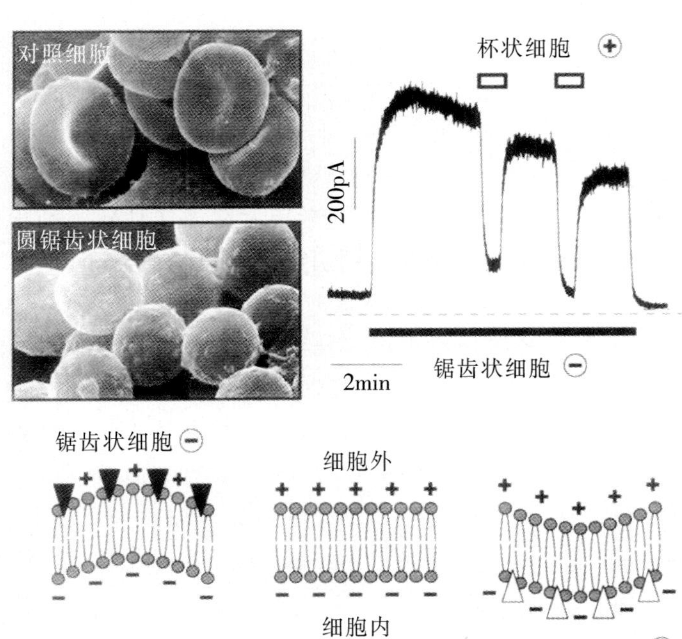

图 2–4　左图示带负电荷的两性分子(包括 AA)可以使红细胞膜的圆锯齿状得到明显改变[49]。右图示带负电荷的两性分子激活 TREK-1（运用全细胞膜片钳技术在 0mV 时记录），但是带正电荷的两性分子则反转通道活性(细胞呈杯状)。底部图显示带负电荷的两性分子优先插入双分子层的外层，故可改变细胞膜的曲率。因为双分子层内层有过多带负电荷的丝氨酸磷酸甘油酯，所以其本身不对称。

放[43]。低剂量的 AA 和 LPC 可以引起通道激活。LP 的作用依赖于羰基链长度(长于 10 碳)和大极性头(胆碱或肌醇)的存在[43]。另外它对通道激活作用依赖于脂质的饱和状态、极性头所带的电荷或极性头有无带乙酰基 [43]。由于认为 TREK 和 TRAAK 可以被中性的 LP 所激活,那么双分子层耦联假说(如前所述 PUFA)就不能解释:为什么分子的圆锥形结构对胞外 LP 刺激反应是重要因素[43]。有趣的是,细胞内的 LP 可以阻滞 TREK 活性[43]。如果 LP 进入脂质双分子层的内层而非外层时,这种效应可能与细胞膜的凹曲率有关。

TREK 羧基域是通道门控的关键区域

用缺失分析法发现,TREK-1 的羧基端在其激活中起非常关键的作用,而氨基端和胞外的 M1P1 环对其激活却没有影响。这里的刺激形式包括牵张、细胞内酸中毒、温度以及 AA、LPC[36,37,40,43]。化学刺激和机械刺激可能通过同一分子途径激活该通道[37]。用 TASK-3 的羧基端替换 TREK-2 的羧基端发现,PUFA 和细胞内酸中毒对 TREK-2 的激活作用被抑制[51]。有趣的是,用 TASK-1 和 TASK-3 的羧基端替换 TRAAK 的羧基端后却没有改变压力、AA 或碱对 TRAAK 的激活作用。这说明 TREK 和 TRAAK 的门控机制根本不同[41]。TREK-1 羧基端附近的一个电荷群 (301KKTKEE306) 和 TREK-2 羧基附近的电荷群(327–332)对于其各自的通道功能很重要[51,52]。去除 TREK-2 的这部分后发现,AA 及细胞内酸中毒对该通道的激活作用受到破坏[51]。TREK-1 的羧基端有一特殊的谷氨酸残基 E306,通道在细胞内酸性环境下开放就是这个残基的质子化在起作用[52]。对于细胞内 pH 的调节而言,TREK-2 羧基端的另一区域即 334GEIKAHAAEW343 也非常重要[51]。缺失分析及嵌合分析的结果说明,对电压和时间依赖性门控起作用的是 TREK-1 的羧基端而不是 PKA 的磷酸化位点 S333[39]。

与 TRAAK 不同,TREK-1 和 TREK-2 的激活可因 PKA 及 PKC 的刺激而逆转[26,31,36,38,40,43]。PKA 介导的羧基端 Ser333 磷酸化可以导致 TREK-1 的关闭[36]。有趣的是,促肾上腺皮质激素通过依赖 PKA 的 cAMP 依赖机制可以在肾上腺皮质细胞表达 TREK-1mRNA[48]。TREK-1 还可以被硝酸钠盐和 8-Br cGMP 激活[53]。位于 S351 的蛋白激酶 G 的序列片段(以前称作 PKAII)抑制了 cGMP 的激活作用[53]。Gs 耦联受体 5-HT4sR 和 Gq 耦联受体 mGluR1 或 mGluR5 可以阻滞 TREK-1 和 TREK-2 的活性,但是不能阻滞 TRAAK 的活性。与之相反的是 Gi 耦联受体 mGluR2 却增加了 TREK-2 的电流[26,36,54]。最近有资料显示,二酯酰甘油和磷脂酸可以直接阻滞 TREK 通道,而且是促代谢受体 I 下调的关键[54]。

SAK/K_{AA}/TREK / TRAAK 和心脏功能

当心房受到牵拉时心率会明显上升(见第 8 章)。钾通道在去极化电位开放不会影响其阈值,但是可以易化其复极和反复放电[30,39]。这与心脏的 SAK 通道类似,TREK-1 在去极化电位时优先开放,同时还有外向整流[39]。因此,TREK-1 的开放将会增加可重复性活性,而且在心房扩张时可以增加心率。

心纳素(ANP)主要因牵张刺激而分泌[55],也可因细胞内 Ca^{2+}的增加而阻滞。牵张刺激引起 TREK-1 开放,并可通过缩短动作电位时程来作为 ANP 分泌的负反馈,从而减少细胞内 Ca^{2+}[14]。β-肾上腺素能刺激通过阻滞 TREK 通道促使心房肌分泌 ANP,这种效应已被实验证实[55]。

在缺血等病理状态下,TREK-1 的开放很重要。缺血损伤导致了 PLA_2 激活、PUFA 及 LP 释放、细胞肿胀及细胞内酸中毒[16,60]。所有这些改变都将开放 TREK-1、恢复膜电位及减少细胞内 Ca^{2+},因此可以保护缺血的心肌细胞。令人感兴趣的是,FCCP (carbonyl cyanide p- trifluoro -methoxyphenyl hydrazone)导致的化学性缺血可使 TREK-1 大量开放[52]。相反,通过开放 TREK-1 通道所增加的 K^+流是有害的,因为它可以触发细胞凋亡，这与曾报道过的酸敏感性的TASK-1/3 2P背景钾通道类似[24]。TREK-1在脑缺血和癫痫情况下更易受损[56]。另外，多不饱和脂肪酸和脂多糖的神经保护作用在TREK-1基因敲除的大鼠身上消失[56]。这些基因敲除鼠对包括氟烷在内的挥发性全麻药更加耐受[56]。但这些大鼠的心血管表型有待进一步明确。

小结

TREK-1、TREK-2和TRAAK编码机械门控的脂肪敏感性SAK/K_{AA}钾通道。TREK-1在啮齿类动物的心脏高表达，但其在人类心脏的表达仍未明确。牵张细胞膜引起TREK通道的开放与心脏的MEF有关。到目前为止，有关人类2P钾通道家族的变异及其与病理改变的关系还未见报道。但是由于TREK/TRAAK的多种特性，我们可以预测这类离子通道将在多种疾病状态下起重要作用。

（赵芳 程龙献 译）

参考文献

1. Van Wagoner DR: Mechanosensitive gating of atrial ATP-sensitive potassium channels. Circ Res 72:973–983, 1993.
2. Link MS: Mechanically induced sudden death in chest wall impact (commotio cordis). Prog Biophys Mol Biol 82:175–186, 2003.
3. Kohl P, Nesbitt A, Cooper PJ, et al: Sudden cardiac death by Commotio cordis: Role of mechano-electric feedback. Cardiovasc Res 50:280–289, 2001.
4. Kim D: A mechanosensitive K+ channel in heart cells. Activation by arachidonic acid. J Gen Physiol 100:1021–1040, 1992.
5. Kawakubo T, Naruse K, Matsubara T, et al: Characterization of a newly found stretch-activated $K_{Ca,ATP}$ channel in cultured chick ventricular myocytes. Am J Physiol 276:H1827–H1838, 1999.
6. Pleumsamran A, Kim D: Membrane stretch augments the cardiac muscarinic K+ channel activity. J Membr Biol 148:287–297, 1995.
7. Ji S, John SA, Lu Y, et al: Mechanosensitivity of the cardiac muscarinic potassium channel. A novel property conferred by Kir3.4 subunit. J Biol Chem 273:1324–1328, 1998.
8. Zhang L, Lee J, John SA, et al: Mechanosensitivity of GIRK channels is mediated by protein kinase C-dependent channel-phosphatidylinositol 4,5-bisphosphate interaction. J Biol Chem 279:7037–7047, 2004.
9. Gu CX, Juranka PF, Morris CE: Stretch-activation and stretch-inactivation of Shaker-IR, a voltage-gated K+ channel. Biophys J 80:2678–2693, 2001.
10. Wallert MA, Ackerman MJ, Kim D, et al: Two novel cardiac atrial K+ channels, IK.AA and IK.PC. J Gen Physiol 98: 921–939, 1991.
11. Kim D, Duff RA: Regulation of K+ channels in cardiac myocytes by free fatty acids. Circ Res 67:1040–1046, 1990.
12. Kim D, Clapham DE: Potassium channels in cardiac cells activated by arachidonic acid and phospholipids. Science 244:1174–1176, 1989.
13. Tan JH, Liu W, Saint DA: TREK-like potassium channels in rat cardiac ventricular myocytes are activated by intracellular ATP. J Membr Biol 185:201–207, 2001.
14. Terrenoire C, Lauritzen I, Lesage F, et al: A TREK-1-like potassium channel in atrial cells inhibited by b-adrenergic stimulation and activated by volatile anesthetics. Circ Res 89:336–342, 2001.
15. Sigurdson W, Morris CE, Brezden BL, et al: Stretch activation of a K+ channel in molluscan heart cells. J Exp Biol 127:191–209, 1987.
16. Patel AJ, Honoré E: Properties and modulation of mammalian 2P domain K+ channels. Trends Neurosci 24:339–346, 2001.
17. Hu H, Sachs F: Mechanically activated currents in chick heart cells. J Membr Biol 154:205–216, 1996.
18. Niu W, Sachs F: Dynamic properties of stretch-activated K+ channels in adult rat atrial myocytes. Prog Biophys Mol Biol 82:121–135, 2003.
19. Ruknudin A, Sachs F, Bustamante JO: Stretch-activated ion channels in tissue-cultured chick heart. Am J Physiol 264:H960–H972, 1993.
20. Bett GC, Sachs F: Whole-cell mechanosensitive currents in rat ventricular myocytes activated by direct stimulation. J Membr Biol 173:255–263, 2000.
21. Suchyna TM, Besch SR, Sachs F: Dynamic regulation of mechanosensitive channels: Capacitance used to monitor patch tension in real time. Phys Biol 1:1–18, 2004.
22. Aimond F, Rauzier JM, Bony C, et al: Simultaneous activation of p38 MAPK and p42/44 MAPK by ATP stimulates the K+ current ITREK in cardiomyocytes. J Biol Chem 15: 39110–39116, 2000.
23. Lesage F, Reyes R, Fink M, et al: Dimerization of TWIK-1 K+ channel subunits *via* a disulfide bridge. EMBO J 15:6400–6407, 1996.
24. Lauritzen I, Zanzouri M, Honore E, et al: K+-dependent cerebellar granule neuron apoptosis: Role of TASK leak K+ channels. J Biol Chem 278:32068–32076, 2003.
25. Czirjak G, Enyedi P: Formation of functional heterodimers between the TASK-1 and TASK-3 two pore domain potassium channel subunits. J Biol Chem 277:5426–5432, 2001.
26. Lesage F, Terrenoire C, Romey G, et al: Human TREK2, a 2P domain mechano-sensitive K+ channel with multiple regulations by polyunsaturated fatty acids, lysophospholipids, and Gs, Gi, and Gq protein-coupled receptors. J Biol Chem 275:28398–28405, 2000.
27. Patel AJ, Honoré E, Lesage F, et al: Inhalational anaesthetics activate two-pore-domain background K+ channels. Nat Neurosci 2:422–426, 1999.
28. Lesage F, Maingret F, Lazdunski M: Cloning and expression of human TRAAK, a polyunsaturated fatty acids-activated and mechano-sensitive K+ channel. FEBS Lett 471:137–140, 2000.
29. Gu W, Schlichthorl G, Hirsch JR, et al: Expression pattern and functional characteristics of two novel splice variants of the two-pore-domain potassium channel TREK-2. J Physiol 539: 657–668, 2002.
30. Bockenhauer D, Zilberberg N, Goldstein SA: KCNK2: Reversible conversion of a hippocampal potassium leak into a voltage-dependent channel. Nat Neurosci 4:486–491, 2001.
31. Fink M, Duprat F, Lesage F, et al: Cloning, functional expres-

sion and brain localization of a novel unconventional outward rectifier K^+ channel. EMBO J 15:6854–6862, 1996.
32. Medhurst AD, Rennie G, Chapman CG, et al: Distribution analysis of human two pore domain potassium channels in tissues of the central nervous system and periphery. Brain Res Mol Brain Res 86:101–114, 2001.
33. Meadows HJ, Benham CD, Cairns W, et al: Cloning, localisation and functional expression of the human orthologue of the TREK-1 potassium channel. Pflugers Arch 439:714–722, 2000.
34. Bang H, Kim Y, Kim D: TREK-2, a new member of the mechanosensitive tandem pore K^+ channel family. J Biol Chem 275:17412–17419, 2000.
35. Ozaita A, Vega-Saenz de Miera E: Cloning of two transcripts, HKT4.1a and HKT4.1b, from the human two-pore K^+ channel gene KCNK4. Chromosomal localization, tissue distribution and functional expression. Mol Brain Res 102:18–27, 2002.
36. Patel AJ, Honoré E, Maingret F, et al: A mammalian two pore domain mechano-gated S-like K^+ channel. EMBO J 17:4283–4290, 1998.
37. Maingret F, Fosset M, Lesage F, et al: TRAAK is a mammalian neuronal mechano-gated K^+ channel. J Biol Chem 274:1381–1387, 1999.
38. Fink M, Lesage F, Duprat F, et al: A neuronal two P domain K^+ channel activated by arachidonic acid and polyunsaturated fatty acid. EMBO J 17:3297–3308, 1998.
39. Maingret F, Honoré E, Lazdunski M, et al: Molecular basis of the voltage-dependent gating of TREK-1, a mechano-sensitive K^+ channel. Biochem Biophys Res Commun 292:339–346, 2002.
40. Maingret F, Lauritzen I, Patel A, et al: TREK-1 is a heat-activated background K^+ channel. EMBO J 19:2483–2491, 2000.
41. Kim Y, Bang H, Gnatenco C, et al: Synergistic interaction and the role of C-terminus in the activation of TRAAK K^+ channels by pressure, free fatty acids and alkali. Pflugers Arch 442:64–72, 2001.
42. Miller P, Kemp PJ, Lewis A, et al: Acute hypoxia occludes hTREK-1 modulation: Re-evaluation of the potential role of tandem P domain K^+ channels in central neuroprotection. J Physiol 548:31–37, 2003.
43. Maingret F, Patel AJ, Lesage F, et al: Lysophospholipids open the two P domain mechano-gated K^+ channels TREK-1 and TRAAK. J Biol Chem 275:10128–10133, 2000.
44. Duprat F, Lesage F, Patel AJ, et al: The neuroprotective agent riluzole activates the two P domain K^+ channels TREK-1 and TRAAK. Mol Pharmacol 57:906–912, 2000.
45. Meadows H, Chapman CG, Duckworth M, et al: The neuroprotective agent sipatrigine (BW619C89) potently inhibits the human tandem pore-domain K^+ channels TREK-1 and TRAAK. Brain Res 892:94–101, 2001.
46. Punke MA, Licher T, Pongs O, et al: Inhibition of human TREK-1 channels by bupivacaine. Anesth Analg 96: 1665–1673, 2003.
47. Patel AJ, Honoré E: Anesthetic-sensitive 2P domain K^+ channels. Anesthesiology 95:1013–1025, 2001.
48. Enyeart JJ, Xu L, Danthi S, et al: An ACTH- and ATP-regulated background K^+ channel in adrenocortical cells is TREK-1. J Biol Chem 277:49186–49199, 2002.
49. Sheetz MP, Singer SJ: Biological membranes as bilayer couples. A molecular mechanism of drug-erythocyte interactions. Proc Natl Acad Sci USA 71:4457–4461, 1974.
50. Patel AJ, Lazdunski M, Honoré E: Lipid and mechano-gated 2P domain K^+ channels. Curr Opin Cell Biol 13:422–428, 2001.
51. Kim Y, Gnatenco C, Bang H, et al: Localization of TREK-2 K^+ channel domains that regulate channel kinetics and sensitivity to pressure, fatty acids and pHi. Pflugers Arch 2001:952–960, 2001.
52. Honoré E, Maingret F, Lazdunski M, et al: An intracellular proton sensor commands lipid- and mechano-gating of the K^+ channel TREK-1. EMBO J 21:2968–2976, 2002.
53. Koh SD, Monaghan KM, Sergeant GP, et al: TREK-1 regulation by nitric oxide and cGMP-dependent protein kinase. J Biol Chem 47:44338–44346, 2001.
54. Chemin J, Girard C, Duprat F, et al: Mechanisms underlying excitatory effects of group I metabotropic glutamate receptors via inhibition of 2P domain K^+ channels. EMBO J 22:5403–5411, 2003.
55. Ruskoaho H: Atrial natriuretic peptide: Synthesis, release, and metabolism. Pharmacol Rev 44:479–602, 1992.
56. Heurteaux C, Guy N, Laigle C, et al: TREK-1, a K^+ channel involved in neuroprotection and general anesthesia. EMBO J 23:2684–95, 2004.

第3章

心肌细胞容积敏感性离子通道与转运体

Clive M. Baumgarten

除了对单纯的机械刺激起反应的牵张激活性离子通道(SAC)外,心脏中还存在可受电压或配体门控的通道及转运体调节的离子通道,而这些电压或配体门控通道及转运体又由细胞容积调控。这些通道对渗透性的细胞肿胀和皱缩起反应,同时对等渗的细胞肿胀也起反应。另外,有些容积激活性离子通道(VAC)在心脏疾病中表现为持续激活。

VAC和SAC可经不同的刺激所区分。与纯粹的机械牵张相比,细胞肿胀所致的牵张是一种更为复杂的干扰。然而,细胞容积和牵张均可改变膜张力及细胞骨架,并可触发一些相同的信号级联。因此,VAC与SAC之间的区别并不绝对。

了解容积敏感性离子通道在心脏病理和病理生理中的作用迫在眉睫。心肌细胞的容积不恒定:在缺血/再灌中心肌细胞的容积迅速增加;在疾病所致的心脏重塑过程中,增加的心肌细胞容积逐渐成为心肌肥大的一部分。心肌细胞容积在生理状态下也受心纳素、自律性刺激和一些药物(包括硝酸盐和利尿剂)的调节。因此,不论在生理还是病理状态下,容积敏感性离子通道都起着重要作用。本章将探讨哺乳动物心脏容积敏感性离子通道和转运体及其调节。

细胞容积转导

一个基本但尚未解决的问题是：心肌细胞的容积变化如何转导为生物反应？这个问题的答案很明显依赖于已知的容积敏感过程。在一些实验中研究人员已经找到了信号转导及传递的参与者，但对于始动步骤的分界仍很混淆。尽管已经考虑检测容积变化(尤其在细胞容积调节的背景下),但是容积变化引发的信号转导及其组织特异性已受到挑战。以下内容对几种可能的转导机制进行了概述(有关综述见参考文献1)。

细胞渗透性肿胀和皱缩可引起胞浆离子及调节分子的稀释或浓缩,并导致离子强度的后续变化。这种干扰可以通过改变离子梯度、细胞内调节性离子的浓度、表面电势及亲和力来影响离子转运体。但对某些VAC而言,无离子浓度及强度改变的等渗性细胞肿胀也是等效刺激。

渗透压的效应依赖于或部分依赖于细胞的完整性。最初,渗透压变化引起的液体流动超过了从微电极中弥散而来的液体流,因而可以维持胞浆内的离子浓度。但是,当细胞容积达到新的稳态时,液体流动减少,离子浓度就与微电极液中的相同。微电极和细胞中阴离子及阳离子流转运体的数目可以影响所获得的容积稳态[2]。

细胞容积的改变还可以通过牵张细胞或改变膜的曲率来影响膜的张力。容积变化产生的力量可以直接作用于离子通道或与膜相连的信号分子(见第4章和第7章)。有些特殊变化如细胞膜穴样凹陷等被看做是激活信号通路的张力感受器。由于肌纤维膜的面积远大于环绕细胞膜的面积，并且有细胞骨架的支持，所以，细胞容积变化对膜张力的影响很难量化。

当容积变化时,细胞骨架就会变形并进行结构重组。离子通道和转运体通过细胞骨架的特殊成分固定在细胞膜上，而且它们的活性可以反应细胞骨架的状态。细胞骨架上的信号分子参与了容积反应并可作为容积感受器。容积对信号的调节是通过改变信号分子及其与连接蛋白的关系而实现。蛋白结构的变化、离子强度或离子浓度均可改变上述关系。另外，通过大分子的相互挤压也能改变连接关系。大分子相互挤压反映了这样的观念，即溶液中蛋白质的作用不能很好地表现出来，大分子浓度的变化可以影响酶促反应，这与通常所说的底物及产物对酶促反应的影响不同。无活性的大分子不包括激酶、磷酸酯合成酶和细胞质中的其他信号酶。因此，无活性大分子浓度的轻微变化也可明显改变反应速度和目标蛋白的功能。

容积激活性离子通道

$I_{Cl,Swell}$

目前研究最为广泛的 VAC 是 $I_{Cl,Swell}$，即 $I_{Cl,VOL}$，包括人类在内的多种物种的心脏中均可以找到该通道[3-5]。其最基本的特征如图 3-1 所示。低渗浴液或低渗电极液中的细胞肿胀、尿素摄取而致的细胞等渗肿胀，或正压导致的细胞肿胀都可以激活 $I_{Cl,Swell}$[6-9]。在生理或对称的 Cl^-下产生的电流为外向整流，该电流在多数生理电压下表现为时间依赖性，但在极强的正电势下部分通道不被激活[10,11]。尽管 Cl^-是基本的电荷携带者，但是很多无机负离子仍可穿过该通道，通道对离子的选择性顺序为：$I^->NO_3^->Br^->Cl^->Asp^-$[8,9]。他莫昔芬和二异硫氰酸二苯代乙烯-2-2'-二磺酸(DIDS)既可以区分 $I_{Cl,Swell}$ 与肌囊性纤维变性跨膜调节因子的跨膜区构成的氯离子通道(CFTR)($I_{Cl,cAMP}$)，又可以区分 Ca^{2+}激活的氯通道；另外它们在区分阴离子电流时可作为选择性阻滞剂。容积增加与选择性较低的阴离子阻滞剂一起可以用来鉴别 $I_{Cl,Swell}$[3,4,12]。$I_{Cl,Swell}$ 的激活可以缩短动作电位时程，使静息膜电位去极化，还可影响细胞容积的调节并导致心律失常的发生[3,4,12]。

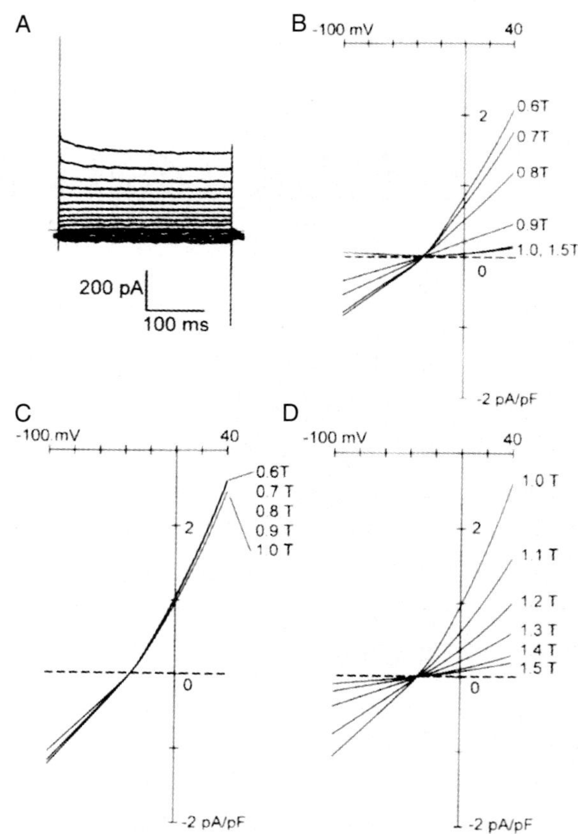

图 3-1 用穿孔膜片钳技术记录 $I_{Cl,Swell}$ 和 I-V 曲线。(A)钳制电位-80mV，从-100mV 到+60mV 兔心室肌细胞的 $I_{Cl,Swell}$。(B)$I_{Cl,Swell}$ 的激活程度。狗心室中，从 0.6T 到 1.0T 和 1.5T 时的 9-蒽甲酸(9.AC)敏感的电流。(C)在快速起搏致心力衰竭的狗心脏中，1T 时 $I_{Cl,Swell}$ 持续激活。从 0.9T 至 0.6T 的渗透性肿胀不能引发额外的电流。(D)渗透性皱缩(1.1~1.5T)可以阻滞心衰时的 $I_{Cl,Swell}$。(Modified from Baumgarten CM, Clemo HF: Swelling - activated chloride channels in cardiac physiology and pathophysiology. Prog Biophys Mol Biol82:25, 2003; and clemo HF, Stambler BS Baumgarten CM: Swelling - activated chloride current is persistently activated in ventricular myocytes from dogs with tachycardia- induced congestive heart failure. Circ Res 84:157, 1999, with permission.)

背景 Cl^-电流和 $I_{Cl,Swell}$ 有相同的生物物理特性及药理特性[4]。在没有渗透梯度的断裂细胞膜上，$I_{Cl,Swell}$ 可以瞬间激活并产生背景电流[7]。这可能是由于胞浆调节分子被洗脱或瞬时细胞肿胀所致。Donna 系统含有带电荷的蛋白质，存在于胞浆和电极内移动的离子之间；它引起的离子及水的分布可以导致细胞肿胀。另外，不同的离子渗透性也可导致细胞肿胀。这就是紧张性和渗透性之间的区别。

$I_{Cl,Swell}$除了对细胞容积变化敏感，还对细胞膜的形状、张力及机械牵张敏感，因此，它既是VAC又是SAC。用带电荷的两性分子可以改变细胞膜的张力和形状。带负电荷的两性分子优先插入细胞膜双分子层的外层，使细胞膜凹陷（锯齿状），细胞肿胀减轻；带正电荷的两性分子优先插入双分子层的内层，使细胞膜凸起（杯状），细胞皱缩减轻。心室肌细胞中，凹陷可以激活$I_{Cl,Swell}$，凸起可以阻滞$I_{Cl,Swell}$，但其中均无细胞体积的变化[6]。两性分子对机械门控2P钾通道（TREK和TRAAK）的调节与对$I_{Cl,Swell}$的调节相同，这种调节可以改变细胞膜的张力。尽管两性分子的作用非常复杂，但这些数据均提示$I_{Cl,Swell}$或者其上游的调节通路对细胞膜张力或形状的变化敏感。

鉴别SAC的经典方法是对细胞膜局部施加正压或负压。通过这种方法，多数研究者发现的是阳离子SAC，但Sato和Koumi[13]却在人心房肌细胞的膜片中找到了8.6pS的Cl^- SAC。运用外面向外式膜片钳技术，通过微电极施加正压可以激活该通道；运用内面向外式膜片钳技术施加负压可以激活该通道；在4.5~20mmHg时，通道的开放概率从0.03增加到0.94。Cl^- SAC的单一电流可以被9-蒽甲酸（9AC）和DIDS阻滞。

牵拉与羊多克隆抗体磁珠相连的β_1黏合素可以激活$I_{Cl,Swell}$[14]。以下情况不能激活电流：只与磁珠相连而不行牵拉，牵拉另外一种膜蛋白或磁场单独存在。$I_{Cl,Swell}$选择性阻滞剂他莫昔芬[14]和低渗所致的细胞皱缩都可阻滞Cl^- SAC（Browe和Baumgarten，未发表的数据）。因此，牵拉与肿胀都能调节同一通道。

Clemo等[15,16]发现，在快速起搏所致的狗扩张型心肌病模型的心室肌细胞中，$I_{Cl,Swell}$持续激活。这种激活，在兔主动脉缩窄模型的心室肌细胞，在狗心肌梗死区及梗死区周围的细胞，以及在右房扩大人的心房肌细胞都可观察到[3]。当心力衰竭或心肌梗死的心肌细胞处于等渗状态时，心肌细胞对他莫昔芬和9AC敏感的Cl^-通道产生的是外向整流，该通道对I^-的通透大于对Cl^-的通透。但在正常细胞或对照细胞中却没有这种外向整流产生。病态心肌细胞的$I_{Cl,Swell}$在细胞渗透性皱缩（0.9~0.6T）时可翻转，然而在细胞渗透性肿胀（0.6~0.9T）时却不能产生更多的电流。心力衰竭时心肌细胞$I_{Cl,Swell}$的最大激活量比正常心肌细胞多约40%[16]。

对于$I_{Cl,Swell}$的分子鉴定仍在争论中。Hume等[4]曾给出有力的证据说明ClC-3是心脏$I_{Cl,Swell}$的基础。但这篇综述受到了很多人的置疑，研究者认为ClC-3只是胞内的一种离子通道，而且强调敲除了ClC-3后仍不能消除非心脏组织中的$I_{Cl,Swell}$[17]。在$Clcn^{3-/-}$大鼠的心肌细胞中仍可以引发$I_{Cl,Swell}$。尽管这种$I_{Cl,Swell}$的生物特性没有改变，但它的调节及抗体敏感性与$Clcn^{3+/+}$大鼠有明显区别[18]。ClC-3敲除后可以上调35种还未鉴别的蛋白及其他ClC通道的信使，这或许会促成$I_{Cl,Swell}$的产生。这些数据证明，不同的通道蛋白可以产生具有$I_{Cl,Swell}$表型的电流。$I_{Cl,Swell}$的组织特异性调节、抗体敏感性和单电导均曾有报道[3]。

在细胞容积变化后约1min，$I_{Cl,Swell}$才激活。这说明刺激的转导需要信号通路。心脏$I_{Cl,Swell}$的调节非常复杂，包括了多种信号级联，但是尚有许多没有解决的问题。

对肿胀和牵张最早的反应是激活蛋白酪氨酸激酶（PTK），这发生在5s内[19]。Sorota[20]发现用染料木素（genistein）或除莠霉素（herbimycin）阻滞PTK可抑制狗心房肌$I_{Cl,Swell}$激活。使用ATPγS透析可以阻止染料木素的阻滞作用但不能激活$I_{Cl,Swell}$，而且细胞皱缩不能清除ATPγS的作用。这说明调节$I_{Cl,Swell}$仅有PTK是不够的。

与之相反，在人心房肌和兔心室肌中观察到了两种PTK家族的不同效应。这两种PTK家族分别是Src和表皮生长因子受体（EGFR）激酶（Ren和Baumgarten未发表的数据）[21]。实际上，染料木素和Src阻滞剂可以增强$I_{Cl,Swell}$，但选择性的EGFR激酶却能抑制$I_{Cl,Swell}$活化。只有在细胞渗透肿胀时Src的阻滞剂才能够刺激通道，而且这种作用可被他莫昔芬、DIDS 和渗透皱缩所阻断。另外，蛋白酪氨酸磷酸化激酶(PTP)阻滞剂原钒酸(orthovanadate)与 PTK 阻滞剂的作用相反。因此，PTK 和 PTP 引起的酪氨酸磷酸化或去磷酸化可以调节 $I_{Cl,Swell}$，但在等张溶液中还不足以激活它[20,21]。

目前，蛋白激酶 A(PKA)的作用尚在争论中。最初的研究显示，PKA 的有机阻滞剂和高特异性肽阻滞剂均可阻滞 $I_{Cl,Swell}$ [6,8]。然而，Sorota 等[5]使用 cAMP 后发现，$I_{Cl,Swell}$ 快速激活不依赖于 PKA，但其慢性阻滞却依赖于 PKA[3]。Hume 等[4]对 Sorota 的解释提出了置疑，他们认为 PKA 的作用可能被调节 ClC-3 的蛋白激酶 C(PKC)所替代。

Duan 等[3,4]发现，ser/thr 蛋白磷酸酶(PP)使 ClC-3 去磷酸化可以激活 $I_{ClSwell}$，而且当PKA 磷酸化 ClC-3 时，$I_{Cl,Swell}$ 就失活。Duan 等[10]还发现，α1a-肾上腺素能刺激可通过百日咳毒素敏感的信号通路阻滞 $I_{Cl,Swell}$。阻滞 PKC 可以排除去氧肾上腺素的作用，激活 PKC，从而激活 $I_{Cl,Swell}$。该研究小组认为 ClC-3 ser51 位点是一个关键的氨基酸残基。对狗和兔正常或心衰的心肌细胞研究证实，α-肾上腺素能刺激、PKC 和 PP 可以调节 $I_{Cl,Swell}$[3]。在正常心肌细胞中，PP2a 只能够激活 $I_{Cl,Swell}$ 通道，且不依赖于胞内钙离子的浓度。然而，在衰竭心脏的心肌细胞中，一种 Ca^{2+}依赖性 PP 即神经钙调蛋白(PP2b)也可以调节 $I_{Cl,Swell}$，而且这种作用可被 PP2b 阻滞剂环孢素 A、FK506 和钙螯合剂 BAPTA-AM 所阻断。另外，阻断胞外信号调节蛋白激酶 1/2 (ERK1/2)也可阻滞心衰心肌细胞的 $I_{Cl,Swell}$。但曾有报道，狗的心房肌细胞中 PKC 对 $I_{Cl,Swell}$ 激活作用强于其对 $I_{Cl,Swell}$ 的阻滞作用[23]。得到一致认同的是 PKC 对 $I_{ClSwell}$ 有阻滞作用，PP2a、PP2b 和 ERK1/2 对 $I_{Cl,Swell}$ 有激活作用。

最近对牵拉整合素引起 $I_{Cl,Swell}$ 激活的研究揭开了另一种调节机制[14,24]。牵拉可以激活自分泌/旁分泌途径，包括血管紧张素 I(AngI)受体及其下游 NADPH 氧化酶的激活，从而激活他莫昔芬敏感的 Cl-SAC 和 $I_{Cl,Swell}$。阻断 Src、FAK、AngI 受体、EGFR 激酶及 NADPH 氧化酶均可抑制 Cl-SAC 的激活。NADPH 氧化酶可以产生超氧化物(O_2^-)，在超氧化物歧化酶的作用下 O_2^-转化为 H_2O_2。过氧化氢酶可以破坏和阻滞 Cl^- SAC，而且内源性的 H_2O_2 可以反转他莫昔芬敏感的Cl^-电流。另外，牵拉激活的 Cl^- SAC 可以被渗透性皱缩所阻滞，而且在低渗介质里的 $I_{Cl,Swell}$ 可被 NADPH 氧化酶和过氧化氢酶所阻滞。以上提示，信号级联参与了牵拉和渗透性肿胀对这些通道的激活(Ren 和 Baumgarten，未发表的数据)。

在心房和心室肌细胞中，除了 $I_{Cl,Swell}$ 之外还有一种内向整流性 Cl^-VAC 即 $I_{Cl,IR}$[25]。这种通道在负电位时以双指数时程缓慢激活，对离子的通透顺序为 $Cl^- > I^- > Asp^-$。该通道可以被 9AC 所阻滞，但他莫昔芬和 DIDS 对它不起作用。渗透性肿胀可以增加 $I_{Cl,IR}$ 的振幅，加速其激活；皱缩则使之阻滞。但是 $I_{Cl,IR}$ 的电流密度比 $I_{Cl,Swell}$ 小。基于 $I_{Cl,IR}$ 的生物物理特征和转录的结果，它应该归于 ClC-2。

非选择性容积激活性阳离子通道

尽管研究 VAC 的焦点放在了 $I_{Cl,Swell}$，但有几种弱选择性阳离子通道(CAT)也可以被渗透性肿胀激活，如图 3-2 所示。在大鼠的心房肌细胞中，VAC_{CAT} 对 Na^+、K^+和 Cs^+的通透性相同，P_{Ca}/P_K 的比率为 0.13。在等 K^+浓度的肿胀细胞中，产生了单电导为 36pS 的单通道电流，且通道开放率增加了。奇怪的是，使用膜片钳技术对细胞施加负压时发现，VAC_{CAT} 的开放概率在一些细胞膜上增加，在另一些细胞膜上却减少。并且发现，VAC_{CAT} 对 Gd^{3+}敏感，而且其单通道生物物理特性与阳离子 SAC 不同（见第 1 章）。然而，豚鼠的心室肌细胞肿胀可以迅速激活 VAC_{CAT}，其 I-V 曲线呈线性关系，并且可以被 Gd^{3+}阻滞[27]。

在肿胀的兔或狗心室肌细胞中可以发现另一种 VAC_{CAT}，即 $V_{ACCIR,Swell}$，这是与那些 I-V 呈线性关系的 VAC_{CAT}不同的内向整流（图 3-3）[2,15]。该通道的 P_K/P_{Na} 比率为 6~8，可以被 SAC 的阻

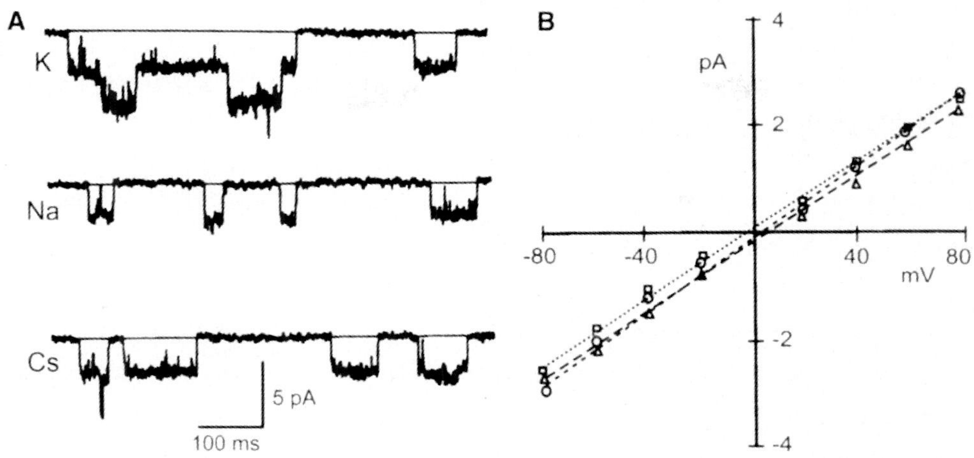

图 3–2 大鼠心房肌细胞中，容积激活性阳离子通道在 Na^+、K^+和 Cs^+中不能区分。(A) 玻璃微电极中分别充灌 140mmol KCl、NaCl、CsCl，运用细胞贴附式膜片钳技术，在–60mV 记录到的渗透性肿胀细胞(0.73T)中的整体电流。(B)浴液分别含有 140mmol KCl、NaCl、CsCl，向玻璃微电极中充灌 140 mmol KCl，运用膜内面向外式膜片钳技术记录到的 I-V 曲线呈线性，而且在 0mV 时翻转。阳离子选择性对整体电流的振幅、翻转电位和电导均无影响。(Modified from Kim D, Fu C: Activation of a nonselective cation channel by swelling in atrial cells. J Membr Biol 135: 27, 1993, with permission.)

滞剂 Gd^{3+}和 GsMTX-4 所阻滞[2,15,28]，但是对内向整流钾通道阻滞剂 Ba^{2+}不敏感。重要的是，在快速起搏及主动脉缩窄所致的扩张型心肌病的模型中，VAC_{CAT} 和 $VAC_{CIR,Swell}$ 均表现为持续激活；在衰竭的心肌细胞中，渗透性皱缩可关闭这些通道[15,16]。

$VAC_{CIR,Swell}$ 参与了心房肌细胞 4 相的自动去极化，或者说至少参与了部分自动去极化，可以导致疾病模型的心律失常。这种自动去极化和自动激活可以被 SAC 阻滞剂 GsMTX-4、Gd^{3+}或渗透性皱缩所阻断[3]。另外，这种电流可以参与正常及衰竭心脏心肌细胞的容积调节[12,15]，

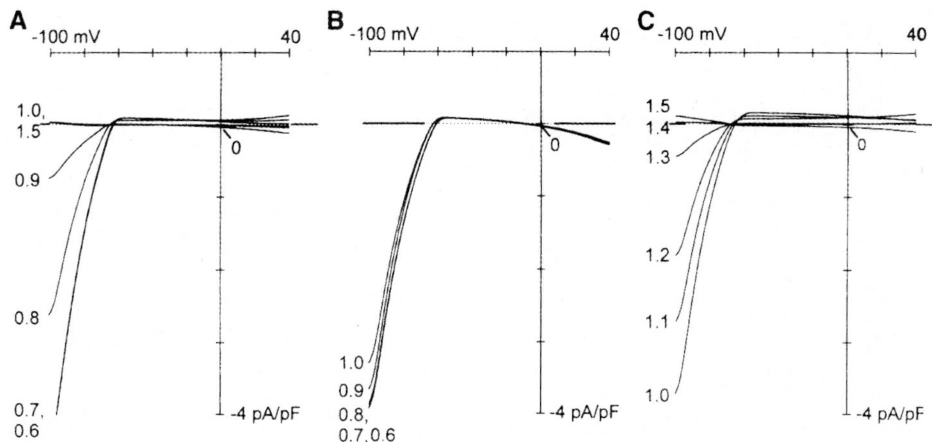

图 3–3 运用穿孔膜片钳技术，在狗心室电压变速时，容积敏感性阳离子内向整流 $I_{Cl,Swell}$ 作为 Gd^{3+}敏感性电流被记录到。(A)渗透性肿胀时(0.9~0.6T)的激活分级。(B)在起搏致心衰的心肌细胞中，$I_{Cir,Swell}$ 持续激活。从 0.9T 到 0.6T 的肿胀仅引起电流轻微增加。(C)在心衰时，渗透性皱缩阻滞 $I_{Cir,Swell}$。SAC 阻滞剂 GsMTx-4 可以阻滞 $I_{Cir,Swell}$，但 Ba^{2+}却不行。(Modified from Clemo HF, Stambler BS, Baumgarten CM: Persisten activation of a swelling-activated cation current in ventricular myocytes from dogs with tachycardia -induced congestive heart failure. Circ Res 83:147, 1998, with permission.)

并且能影响其他的容积敏感性离子通道和转运体。

细胞肿胀对电压门控离子通道的影响

I_{Ks}

Sasaki 等[29]最先研究了细胞容积对心脏延迟整流性 K^+电流(I_K)的影响。他们观察到:对豚鼠的心室肌细胞行低渗肿胀(0.7T)时,I_K 增加 170%,这时没有对电流细分为 I_{Kr} 和 I_{Ks};对豚鼠的心室肌细胞行渗透性皱缩(1.3T)时,I_K 可以减少 44%[30]。以上的结果也得到了其他研究人员的证实[31-33]。只要细胞容积发生变化,这种效应就可立即出现。从肿胀性 I_K 激活到等渗溶液中恢复时间 $t_{1/2}$ 为 20~50s,对渗透性皱缩的反应在 20s 内即可出现[30,34]。对尾电流的分析及对 I_{Kr} 和 I_{Ks} 选择性阻滞剂的研究提示:肿胀引起的豚鼠[27,35,36]和犬[37]心室肌的 I_K 增加是由于刺激了 I_{Ks}。通过玻璃微电极对细胞施加正压(5~20 mmHg)造成细胞等渗性增大,I_K 可以得到类似的增加[34]。与肿胀相反,渗透性皱缩可以阻滞 I_{Kr} 和 I_{Ks}[33]。

肿胀所致的 PTK 激活[19]可以引起 I_{Ks} 增加。广谱的 PTK 阻滞剂染料木素可以阻断肿胀对 I_{Ks} 的刺激作用,但其非激活的类似物大黄豆素(daidzein)却没有这种作用[37,38]。在等渗环境下染料木素也可以减少 I_{Ks},这就说明 PTK 的基本活性对于增强 I_{Ks} 是必需的[37,38]。但由于染料木素没有特异性效应,所以对于这一点须谨慎对待。大黄豆素对 I_{Ks} 而言是一种小分子量的非依赖 PTK 阻滞剂[37]。其他 PTK 阻滞剂如薰草菌素 A、tyrphostin A51 等均不能影响 I_{Ks},但染料木素和大黄豆素对于 cAMP 激活的 I_{Ks} 均有阻滞作用[38]。综合分析以上资料不禁提出一个疑问,即染料木素究竟如何阻断肿胀激活的 I_{Ks}?

心脏 I_{Ks} 由 6TM1P Kv 通道 KCNQ1(也称作 KvLQT1 或 Kv7.1)及其附属亚单位 KCNE1(MinK)聚集而成。当 KCNQ1 单独或与 KCNE1 同时表达于 COS-7 细胞时,0.7T 外液可使 COS-7 中的电流增加 2 倍,这简要说明了肌细胞肿胀 I_{Ks} 的激活[39]。同侧或异侧通道对渗透细胞肿胀的反应相同,提示 KCNQ1 是渗透性反应成分。然而,与原始细胞的研究结果相反[37,38],该表达系统没有 PTK 的参与[39]。肿胀引起的电流不受染料木素、原矾酸及 AMP-PNP[一种 ATP 的非水解氮(nonhydrolyzable)类似物]的影响。天然的信号级联或许不能在该表达系统中被概括出来。

与 PTK 相反,肌细胞渗透性肿胀或等渗膨胀引发的电流不能被 PKC、PKA 及其他丝氨酸/苏氨酸阻断剂阻滞[34,36,37]。用细胞松弛素 D 和 B 破坏细胞骨架肌动蛋白,或用长春碱和秋水仙碱破坏微管均不能影响该电流[34]。另外,胞内钙离子浓度增加对此信号级联而言并非必需[30,34,35,37]。

I_{Kr}

肿胀对 I_{Kr} 的影响与对 I_{Ks} 的影响不同。曾有报道,心室肌细胞在 0.65T 进行渗透性肿胀时 I_{Kr} 减少 25%[35],但在 0.76T 中 I_{Kr} 无变化[36]。兔窦房结细胞(SAN)渗透性肿胀也能抑制 I_{Kr},这可以减慢 SAN 的自发性节律[40]。

渗透性肿胀降低了 I_{Kr} 对几种药物的敏感性。低渗状态下,0.2μmol 多非利特可完全阻断 I_{Kr};但若发生细胞肿胀,0.2μmol 多非利特仅能阻断 50%的 I_{Kr},10μmol 的多非利特才能完全阻断 I_{Kr}[35]。类似于容积所致的敏感性降低也发生在 La^{3+}。肿胀阻滞了 E-4031 对动作电位的延长作用,但其主要参与了肿胀对多重平台电流的影响,并非对 I_{Kr} 起特异性作用[36]。在缺血/再灌注及其他包括肌细胞容积改变的事件中,细胞容积所致的药物效能及效价的改变可能是抗心律失常药物起作用的重要因素[41]。肿胀所致的药物结合改变或动作电位轨道变化所致的其他传导的继发性改变,可能导致上述现象的发生。

$I_{Ca,L}$

有关渗透性肿胀如何改变 $I_{Ca,L}$ 的文献报道了相互矛盾的结果。曾有报道，渗透性肿胀可以刺激兔心房肌[42]、窦房结[42]及心室肌细胞[43]的 $I_{Ca,L}$；渗透性肿胀可以阻滞大鼠[44]和兔[43]的心室肌细胞 $I_{Ca,L}$；但在豚鼠[29,36,45]及狗[37]的心肌细胞中却没检测到变化。用fura-2检测新生大鼠心肌细胞的地尔硫卓敏感性钙电流，支持渗透性肿胀可增大 $I_{Ca,L}$[46]。然而，至少兔心室中肿胀对 $I_{Ca,L}$ 的效应呈双向。穿孔膜片钳记录到 $I_{Ca,L}$ 最初增加，随后减少[43]。因此，肿胀后检测时间的不同可能促成了目前结果的不一致，正如其他实验条件不同造成的结果不同一样[43]。

Matsuda 等[42]比较了 0.6T 浴溶与 1.4T 浴液引起的细胞肿胀及微电极施正压引起的细胞膨胀。在每个实验中，$I_{Ca,L}$ 都增加约 35%，而且肿胀引起的电流可被二氢吡啶所阻滞。$I_{Ca,L}$ 增加并不改变 I-V 曲线、失活动力学及稳态激活；当 Ba^{2+} 作为载流子时，可观察到 $I_{Ca,L}$ 峰值与之相同。全细胞电流噪音分析提示，肿胀使开放概率由 0.27 增加到 0.36，且不改变整体电流幅度或激活的通道数量。

$I_{Ca,L}$ 激活有几种潜在机制[42]。用 PKI 特异性阻断 PKA 及使用非特异性的丝氨酸/苏氨酸阻断剂处理均不能阻滞 $I_{Ca,L}$ 增加。cAMP 及福斯高林使钙通道最大磷酸化可以剧烈刺激 $I_{Ca,L}$，但肿胀可进一步增大 $I_{Ca,L}$。用 EGTA 或 BAPTA 缓冲过的电极内液也不能阻断细胞膨胀引起的 $I_{Ca,L}$。

在 T 小管处钙通道大量存在，T 小管夹断或许可以解释某些实验中观察到的心肌细胞 $I_{Ca,L}$ 减少。然而，用 di-8-ANNEPS 染色大鼠心肌细胞膜观察到的情况却不尽相同[44]。这些研究者发现，在断裂的膜状态下细胞膜随肿胀发生严重的起泡，这与 $I_{Ca,L}$ 的明显抑制一致。与之相反，穿孔膜片钳状态下肿胀所致的细胞起泡并不明显，此时 $I_{Ca,L}$ 的减少较小[43]。

高渗性细胞皱缩也调节 $I_{Ca,L}$。断裂或穿孔状态下的皱缩均引起 $I_{Ca,L}$ 幅度减小并导致其缓慢失活[31]。与对照组相比，1.5T 中的电流幅度减少约 30%，失活时间常数从 120%增加到 150%。

$I_{Ca,T}$

渗透压对 $I_{Ca,T}$ 的影响尚未被广泛研究。Pascarel 等[45]发现，对豚鼠心室行 0.7T 的灌注可使 $I_{Ca,T}$ 增加 6 倍，而 $I_{Ca,L}$ 却不受影响。实验中为了检测 $I_{Ca,T}$，胞内钙离子浓度必须增加到 5.4mmol，而且 $I_{Ca,T}$ 及肿胀致 $I_{Ca,T}$ 的增加可被 40μmol Ni^{2+}阻断。另外还发现细胞骨架参与了 $I_{Ca,T}$ 的激活，用细胞松弛素 D 破坏细胞骨架肌动蛋白或用秋水仙碱破坏微管可阻断 $I_{Ca,T}$ 的激活，微管稳定剂紫木醇却无此作用。虽然目前尚无资料能够说明肿胀对心房细胞和窦房结细胞的 $I_{Ca,T}$ 有影响，但是该电流确实具有很强的生理作用。

其他的阳离子通道

细胞肿胀使胞内 K^+稀释并在某些情况下可能改变 E_K，但 I_{K1} 在渗透性肿胀[29,35-37,42]或细胞膨胀时却无明显变化[34,37]。I_{to} 对容积变化也不甚敏感，在+60mV 时对细胞施加 0.6T 的压力使细胞肿胀，仅有 10%的 I_{to} 被阻滞[37]。另外，I_f 亦不受兔窦房结细胞肿胀的影响[42]。

配体门控离子通道

I_{K-ATP}

Van Wagoner[48]发现，运用穿孔膜片钳技术，在低渗(0.83T)环境下使培养的新生大鼠心房肌细胞和成年大鼠的心房肌细胞发生肿胀，能导致 ATP 敏感的钾通道(I_{K-ATP})出现延迟性激活。运用细胞贴附式或膜内面向外式膜片钳技术，对细胞施加负压也可使单通道开放。VAC I_{K-ATP} I-V 曲线的振幅和形状均与吡那地尔激活的电流(10μmol)相似，而且都可被格列苯脲阻滞。在新生大鼠心房肌细胞[49]和豚鼠心室肌细胞[50]的研究中也有类似报道。在缺血状态下,I_{KATP}激活增强,并且在2mmol[ATP]$_i$时低渗溶液对动作电位时程缩短作用比5mmol [ATP]$_i$时强。这提示,在缺血和再灌注过程中渗透压变化激活I_{K-ATP}可能起着特别重要的作用。

渗透性肿胀调节I_{K-ATP}的机制目前仍不清楚。细胞骨架肌动蛋白的破坏或许是机制之一。I_{K-ATP}可受F-actin的调节[51],DNase I形成了复杂的G-actin,因此通过破坏F-actin和使用细胞松弛素B来减少它们对ATP的敏感性均可激活I_{K-ATP}。

I_{K-Ach}

心脏毒蕈碱样钾通道亦对机械敏感。在胆碱能兴奋剂存在的情况下,对细胞膜施加负压可以增加该通道的开放概率,同时不改变胆碱能兴奋剂的活性[52]。由于使用GTPγS使通道最大激活后牵拉仍然可以增加通道活性,因此这种结果不是Gi的机械敏感性所引起。然而I_{K-Ach}对肿胀的反应有所不同。快速膨胀(<500ms)兔心房肌细胞可使卡巴胆碱引起的电流减少15%[53]。为明确其中的机制,Ji等[53]进行了如下研究:在卵母细胞中表达心脏毒蕈碱样钾通道Kir3.1(GIRK1)和Kir3.4(GIRK4),使用大量的$G_{\beta\gamma}$后,以0.5T的张力对上述卵母细胞进行渗透性肿胀并记录电流变化。结果显示,渗透性肿胀可使Kir3.1/Kir3.4电流减少18%,但对表达Kir2.1(IK1的重要成分)的卵母细胞没有影响。与Kir3.1相同,具有胆碱能敏感性受G蛋白调节的Kir3.4通道同源异构体也能够受渗透性肿胀的调节[53,54]。最近,对同样系统的研究已经阐明了在Kir3.4的容积敏感调节中PKC和PIP_2的具体作用[54]。PKC被认为是通过影响PIP_2的产量来调节I_{K-ATP}的,阻滞PKC后Kir3.4的容积敏感性就消失了。为了验证PIP_2的作用,可用Kir2.1的同源片段替代Kir3.4与PIP_2的连接区域或者在连接处模拟Kir2.1突变体,导致与Kir3.4连接的PIP_2增加。增加PIP_2和Kir3.4嵌合体或突变体的交互作用既减小了机械敏感性又减弱了PKC的调节作用[54]。与之相反,被认为能减弱与PIP_2连接的Kir2.1双突变体可减小Kir2.1的机械敏感性,这种作用在野生型通道中没有表现出来[54]。Zhang等[54]还进一步阐述,在家兔的心房肌细胞中阻滞PKC可以抑制对I_{K-ATP}的阻滞作用。

离子泵和交换体

Na^+-K^+泵

Na^+-K^+泵在渗透性肿胀时能被快速激活,而在渗透性皱缩时被阻滞[30,55]。Whalley等[55]认为,这是由于容积变化引起胞内Na^+变化的结果。在低渗溶液(0.8T)中,Na^+的$K_{0.5}$从等渗时的21.4mmol下降到12.8mmol,在高渗溶液(1.5T)中,Na^+的$K_{0.5}$升高到39.0mmol;但是最大泵电流I_P和Na^+的希尔系数却没有改变。肿胀时去磷酸化PP1和皱缩时磷酸化PKC均能改变亲和力,并且不依赖于Na^+和Ca^{2+}的流入[56]。PP1是PTK的下游产物,在肿胀或磷脂酰肌醇3激酶(PI3K)的作用下可迅速激活,PTK和PI3K的阻滞剂可以阻断该效应。尽管大家一致认为渗透性肿胀对I_P的大小有影响,但有详细的资料显示,在兔[55]和豚鼠[30]的心肌细胞中,刺激的电压依赖性和[Na^+]$_i$依赖性明显不同。另外,肿胀对豚鼠Na^+-K^+泵的刺激和对$I_{Cl,Swell}$的刺激相互排斥[30]。

在渗透性变化中调节Na^+-K^+泵的磷酸化位点还没有找到,但研究显示磷酸神经膜(PLM)似乎有调节作用。PLM是FXYD蛋白家族的成员,和Na^+-K^+泵的γ亚单位具有同源性。PLM仅是肌肉Na^+-K^+泵的调节因子,而且与$\alpha_1\beta$泵、$\alpha_2\beta$泵均紧密相连($\alpha_1\beta > \alpha_2\beta$)[58]。PLM和$\alpha_1\beta$或PLM和$\alpha_2\beta$的共同表达可使$Na^+$的亲和力减小2倍,同时可以轻微减少$K^+$的亲和力,导致$I_P$减小。因此,肿胀引起的PLM和αβ的分离(可能是改变磷酸化所致)可以解释渗透性肿胀对I_P的影响[59]。

值得注意的是,在恒定的[Na^+]$_i$下使用全细胞电压钳所测到的I_P不能完全反映完整心肌I_P。肿胀使[Na^+]$_i$持续减少,皱缩使[Na^+]$_i$增加。$[Na^+]_i$ 作为泵渗漏系统被调节，在这个系统中 Na^+始终保持动态平衡。如果 Na^+持续内流，那么在渗透性改变中泵的 Na^+亲和力的变化对维持泵的初始转运速度非常必要。因此，肿胀和皱缩对 Na^+流的影响必须完全控制泵的速度和 I_P。然而，调节泵速度补漏所需的$[Na^+]_i$ 变化幅度将影响其他转运过程。

Na^+-Ca^{2+}交换体

Na^+-Ca^{2+}交换体（NCX）也受心肌细胞容积的调节。I_{NCX} 作为 Ni^{2+}敏感性电流检测时，低渗肿胀（0.5T）可使其减少约 30%，高渗皱缩（1.3T）则可以使其增加约 15%[60]。容积敏感的 I_{NCX} 可以被含 EGTA 的无钙浴液所阻滞，胞内渗入 NCX 的阻断肽 XIP 也能阻滞 I_{NCX}。更强的渗透皱缩最初可以对细胞 NCX 有很大的影响，但这种作用是短暂的，在 5~10 分钟后 I_{NCX} 开始衰退。在电位峰值时更强的皱缩（2.2T）也可以激活 INX[31]。心脏 NCX 受非等渗溶液调节的机制目前还不清楚，但可能是由于$[Na^+]_i$ 的部分改变所致[31]。

Na^+-H^+交换体

Whalley 等[61,62]发现，低渗性皱缩可使胞内 pH 值下降 0.1。尽管在高渗介质中胞浆的电导可增加近 50%，但由于皱缩时，短暂暴露于 NH_4Cl 所致胞内酸中毒的 pH_i 的恢复速度提高了 60%，因此他们认为这种碱化是 Na^+-H^+交换体的刺激所造成。另外，$[Na^+]_i$ 的变化和交换体的激活是一致的[61]。通过减少$[Na^+]o$ 使 H^+的渗透梯度减少到 15mmol 或者使用 Na^+-H^+交换体的特异性阻滞剂甲基丙烯酸 N，N-二甲基胺已酯（DMA）后发现，高渗溶液中的碱化作用转为酸化作用，而且在阻滞了 Na^+-H^+泵后暴露于高渗溶液中的$[Na^+]_i$ 的 DMA 敏感性增加。然而，对高渗皱缩的反应还取决于激活的范围。当渗透性增加 2 倍时，胞内酸化比碱化更多见[62]。无论如何，在所有的高渗溶液中均可以观察到 Na^+-H^+交换体的激活。强烈的细胞皱缩引起的酸化可以导致肌浆网释放 Ca^{2+}，还可以增加 Ca^{2+}和 H^+在阴离子结合位点的竞争。用斯里兰卡肉桂碱（ryanodine）阻止 Ca^{2+}的释放后，渗透性增加两倍可以增加 pH_i，这正如刺激 Na^+-H^+交换体所预想的一样。

Whalley 等[62]还研究了渗透性肿胀对 Na^+-H^+交换体功能的影响。尽管在心肌细胞肿胀时 pH_i 没有改变，但是胞浆的缓冲指数增加，暴露于 NH_4Cl 后 pH_i 的恢复速度明显减慢。因此，渗透性肿胀可阻滞 Na^+-H^+交换体，而渗透性皱缩可激活 Na^+-H^+交换体。调节 Na^+-H^+交换体必然影响 $[Na^+]_i$，但 pH_i 的调节更为复杂，不能把 pH_i 的变化都归为 Na^+-H^+交换体的功能。

在培养的新生大鼠心肌细胞中加入BCEBF-AM 荧光，可以证实高渗介质中的碱化作用以及 H^+流激活[63]。在这个体系中，Na^+-H^+交换体的激活是钙依赖性的。移除胞内钙，暴露于钙调蛋白和 CaMKII 阻断剂时均可阻断刺激，就像阻断了肌球蛋白的轻链激酶一样。使用 31P 核磁共振可以观察到肿胀对完整心脏 pH_i 的影响。与其他研究一致，肿胀和皱缩可以分别使pH_i 增加 0.14U 和下降 0.02U。但由于使用 Na^+-H^+交换体的阻滞剂不能阻断渗透性变化引起的胞内碱化，因而研究人员就得到这样的结论：容积变化时 Na^+-H^+交换体不能控制 pH_i。取而代之的是，他们认为 pH_i 的变化是$[HCO^{3-}]_i$ 的改变引起的，无 HCO^{3-}溶液不会发生容积引起的 pH_i 的变化。

有趣的是，机械牵张和肥大均可通过自分泌–旁分泌机制来激活心脏的 Na^+-H^+交换体，其中包括血管紧张素Ⅱ受体、内皮素 A 受体和 PKC[65]。这条通路对渗透压变化的反应有无作用尚不清楚。

小结

已有确凿的证据说明：在心脏，细胞容积的变化可以调节多种阴离子通道、阳离子通道和离子转运体，而且此调节过程是多种多样的并且复杂。由此引起的膜电流和离子梯度的改变可以影响心脏功能。容积敏感性为机械电反馈增加了新的内容。

(赵芳 程龙献 译)

参考文献

1. Baumgarten CM, Feher JJ: Osmosis and the regulation of cell volume. In Sperelakis N (ed): Cell Physiology Source Book: A Molecular Approach. New York, Academic Press, 2001, pp 319–355.
2. Clemo HF, Baumgarten CM: Swelling-activated Gd^{3+}-sensitive cation current and cell volume regulation in rabbit ventricular myocytes. J Gen Physiol 110:297–312, 1997.
3. Baumgarten CM, Clemo HF: Swelling-activated chloride channels in cardiac physiology and pathophysiology. Prog Biophys Mol Biol 82:25–42, 2003.
4. Hume JR, Duan D, Collier ML, et al: Anion transport in heart. Physiol Rev 80:31–81, 2000.
5. Sorota S: Insights into the structure, distribution and function of the cardiac chloride channels. Cardiovasc Res 42:361–376, 1999.
6. Tseng GN: Cell swelling increases membrane conductance of canine cardiac cells: Evidence for a volume-sensitive Cl channel. Am J Physiol Cell Physiol 262:C1056–C1068, 1992.
7. Sorota S: Swelling-induced chloride-sensitive current in canine atrial cells revealed by whole-cell patch-clamp method. Circ Res 70:679–687, 1992.
8. Hagiwara N, Masuda H, Shoda M, et al: Stretch-activated anion currents of rabbit cardiac myocytes. J Physiol (Lond) 456:285–302, 1992.
9. Vandenberg JI, Yoshida A, Kirk K, et al: Swelling-activated and isoprenaline-activated chloride currents in guinea pig cardiac myocytes have distinct electrophysiology and pharmacology. J Gen Physiol 104:997–1017, 1994.
10. Duan D, Fermini B, Nattel S: α-adrenergic control of volume-regulated Cl^- currents in rabbit atrial myocytes: Characterization of a novel ionic regulatory mechanism. Circ Res 77:379–393, 1995.
11. Shuba LM, Ogura T, McDonald TF: Kinetic evidence distinguishing volume-sensitive chloride current from other types in guinea-pig ventricular myocytes. J Physiol (Lond) 491:69–80, 1996.
12. Sorota S: Pharmacologic properties of the swelling-induced chloride current of dog atrial myocytes. J Cardiovasc Electrophysiol 5:1006–1016, 1994.
13. Sato R, Koumi S: Characterization of the stretch-activated chloride channel in isolated human atrial myocytes. J Membr Biol 163:67–76, 1998.
14. Browe DM, Baumgarten CM: Stretch of beta1 integrin activates an outwardly rectifying chloride current via FAK and Src in rabbit ventricular myocytes. J Gen Physiol 122:689–702, 2003.
15. Clemo HF, Stambler BS, Baumgarten CM: Persistent activation of a swelling-activated cation current in ventricular myocytes from dogs with tachycardia-induced congestive heart failure. Circ Res 83:147–157, 1998.
16. Clemo HF, Stambler BS, Baumgarten CM: Swelling-activated chloride current is persistently activated in ventricular myocytes from dogs with tachycardia-induced congestive heart failure. Circ Res 84:157–165, 1999.
17. Jentsch TJ, Stein V, Weinreich F, et al: Molecular structure and physiological function of chloride channels. Physiol Rev 82:503–568, 2002.
18. Yamamoto-Mizuma S, Wang GX, Liu LL, et al: Altered properties of volume-sensitive osmolyte and anion channels (VSOACs) and membrane protein expression in cardiac and smooth muscle myocytes from $Clcn3^{-/-}$ mice. J Physiol (Lond) 557:439–456, 2004.
19. Sadoshima J, Qiu ZH, Morgan JP, et al: Tyrosine kinase activation is an immediate and essential step in hypotonic cell swelling-induced ERK activation and c-*fos* gene expression in cardiac myocytes. EMBO J 15:5535–5546, 1996.
20. Sorota S: Tyrosine protein kinase inhibitors prevent activation of cardiac swelling-induced chloride current. Pflugers Arch 431:178–185, 1995.
21. Du XL, Gao Z, Lau CP, et al: Differential effects of tyrosine kinase inhibitors on volume-sensitive chloride current in human atrial myocytes: Evidence for dual regulation by Src and EGFR kinases. J Gen Physiol 123:427–439, 2004.
22. Duan D, Cowley S, Horowitz B, et al: A serine residue in ClC-3 links phosphorylation-dephosphorylation to chloride channel regulation by cell volume. J Gen Physiol 113:57–70, 1999.
23. Du XY, Sorota S: Protein kinase C stimulates swelling-induced chloride current in canine atrial cells. Pflugers Arch 437:227–234, 1999.
24. Browe DM, Baumgarten CM: Angiotensin II (AT1) receptors and NADPH oxidase regulate a Cl^- current elicited by β1 integrin stretch in ventricular myocytes. J Gen Physiol 124:273–287, 2004.
25. Duan D, Ye L, Britton F, et al: A novel anionic inward rectifier in native cardiac myocytes. Circ Res 86:E63–E71, 2000.
26. Kim D, Fu C: Activation of a nonselective cation channel by swelling in atrial cells. J Membr Biol 135:27–37, 1993.
27. Kocic I, Hirano Y, Hiraoka M: Ionic basis for membrane potential changes induced by hypoosmotic stress in guinea-pig ventricular myocytes. Cardiovasc Res 51:59–70, 2001.
28. Suchyna TM, Johnson JH, Hamer K, et al: Identification of a peptide toxin from *Grammostola spatulata* spider venom that blocks cation-selective stretch-activated channels. J Gen Physiol 115:583–598, 2000.
29. Sasaki N, Mitsuiye T, Noma A: Effects of mechanical stretch on membrane currents of single ventricular myocytes of guinea-pig heart. Jpn J Physiol 42:957–970, 1992.
30. Sasaki N, Mitsuiye T, Wang Z, et al: Increase of the delayed rectifier K^+ and Na^+K^+ pump currents by hypotonic solutions in guinea pig cardiac myocytes. Circ Res 75:887–895, 1994.
31. Ogura T, You Y, McDonald TF: Membrane currents underlying the modified electrical activity of guinea-pig ventricular myocytes exposed to hyperosmotic solution. J Physiol (Lond) 504:135–151, 1997.
32. Kasamaki Y, Guo AC, Shuba LM, et al: Potassium current and sodium pump involvement in the positive inotropy of cardiac muscle during hyperosmotic stress. Can J Cardiol 14:285–294, 1998.
33. Ogura T, Matsuda H, Shibamoto T, et al: Osmosensitive properties of rapid and slow delayed rectifier K^+ currents in guinea-pig heart cells. Clin Exp Pharmacol Physiol 30:616–622, 2003.
34. Wang ZR, Mitsuiye T, Noma A: Cell distension-induced increase of the delayed rectifier K^+ current in guinea pig ventricular myocytes. Circ Res 78:466–474, 1996.
35. Rees SA, Vandenberg JI, Wright AR, et al: Cell swelling has differential effects on the rapid and slow components of delayed rectifier potassium current in guinea pig cardiac myocytes. J Gen Physiol 106:1151–1170, 1995.
36. Groh WJ, Gibson KJ, Maylie JG: Hypotonic-induced stretch counteracts the efficacy of the class III antiarrhythmic agent E-4031 in guinea pig myocytes. Cardiovasc Res 31:237–245, 1996.
37. Zhou YY, Yao JA, Tseng GN: Role of tyrosine kinase activity in cardiac slow delayed rectifier channel modulation by cell swelling. Pflugers Arch 433:750–757, 1997.
38. Washizuka T, Horie M, Obayashi K, et al: Does tyrosine kinase modulate delayed-rectifier K channels in guinea pig ventricular cells? Heart Vessels (Suppl 12):173–174, 1997.

39. Kubota T, Horie M, Takano M, et al: Role of KCNQ1 in the cell swelling-induced enhancement of the slowly activating delayed rectifier K^+ current. Jpn J Physiol 52:31–39, 2002.
40. Lei M, Kohl P: Swelling-induced decrease in spontaneous pacemaker activity of rabbit isolated sino-atrial node cells. Acta Physiol Scand 164:1–12, 1998.
41. Wright AR, Rees SA: Targeting ischaemia—cell swelling and drug efficacy. Trends Pharmacol Sci 18:224–228, 1997.
42. Matsuda N, Hagiwara N, Shoda M, et al: Enhancement of the L-type Ca^{2+} current by mechanical stimulation in single rabbit cardiac myocytes. Circ Res 78:650–659, 1996.
43. Li GR, Zhang M, Satin LS, et al: Biphasic effects of cell volume on excitation-contraction coupling in rabbit ventricular myocytes. Am J Physiol Heart Circ Physiol 282: H127[illegible]–H1277, 2002.
44. Brette F, Calaghan SC, Lappin S, et al: Biphasic effects of hyposmotic challenge on excitation-contraction coupling in rat ventricular myocytes. Am J Physiol Heart Circ Physiol 279:H1963–H1971, 2000.
45. Pascarel C, Brette F, Le Guennec JY: Enhancement of the T-type calcium current by hyposmotic shock in isolated guinea-pig ventricular myocytes. J Mol Cell Cardiol 33:1363–1369, 2001.
46. Taouil K, Giancola R, Morel JE, et al: Hypotonically induced calcium increase and regulatory volume decrease in newborn rat cardiomyocytes. Pflugers Arch 436:565–574, 1998.
47. Du XY, Sorota S: Cardiac swelling-induced chloride current depolarizes canine atrial myocytes. Am J Physiol Heart Circ Physiol 272:H1904–H1916, 1997.
48. Van Wagoner DR: Mechanosensitive gating of atrial ATP-sensitive potassium channels. Circ Res 72:973–983, 1993.
49. Baron A, van Bever L, Monnier D, et al: A novel K_{ATP} current in cultured neonatal rat atrial appendage cardiomyocytes. Circ Res 85:707–715, 1999.
50. Priebe L, Beuckelmann DJ: Cell swelling causes the action potential duration to shorten in guinea-pig ventricular myocytes by activating I_{KATP}. Pflugers Arch 436:894–898, 1998.
51. Terzic A, Kurachi Y: Actin microfilament disrupters enhance K_{ATP} channel opening in patches from guinea-pig cardiomyocytes. J Physiol (Lond) 492:395–404, 1996.
52. Pleumsamran A, Kim D: Membrane stretch augments the cardiac muscarinic K^+ channel activity. J Membr Biol 148: 287–297, 1995.
53. Ji S, John SA, Lu Y, et al: Mechanosensitivity of the cardiac muscarinic potassium channel. A novel property conferred by Kir3.4 subunit. J Biol Chem 273:1324–1328, 1998.
54. Zhang L, Lee JK, John SA, et al: Mechanosensitivity of GIRK channels is mediated by protein kinase C-dependent channel-phosphatidylinositol 4,5-bisphosphate interaction. J Biol Chem 279:7037–7047, 2004.
55. Whalley DW, Hool LC, Ten Eick RE, et al: Effect of osmotic swelling and shrinkage on Na^+-K^+ pump activity in mammalian cardiac myocytes. Am J Physiol Cell Physiol 265: C1201–C1210, 1993.
56. Bewick NL, Fernandes C, Pitt AD, et al: Mechanisms of Na^+-K^+ pump regulation in cardiac myocytes during hyposmolar swelling. Am J Physiol Cell Physiol 276:C1091–C1099, 1999.
57. Sadoshima J, Izumo S: Tyrosine kinases mediation of *c-fos* expression by cell swelling in cardiac myocytes. Heart Vessels (Suppl 12):194–197, 1997.
58. Crambert G, Fuzesi M, Garty H, et al: Phospholemman (FXYD1) associates with Na,K-ATPase and regulates its transport properties. Proc Natl Acad Sci USA 99:11476–11481, 2002.
59. Moorman JR, Jones LR: Phospholemman: A cardiac taurine channel involved in regulation of cell volume. Adv Exp Med Biol 442:219–228, 1998.
60. Wright AR, Rees SA, Vandenberg JI, et al: Extracellular osmotic pressure modulates sodium-calcium exchange in isolated guinea-pig ventricular myocytes. J Physiol (Lond) 488: 293–301, 1995.
61. Whalley DW, Hemsworth PD, Rasmussen HH: Sodium-hydrogen exchange in guinea-pig ventricular muscle during exposure to hyperosmolar solutions. J Physiol (Lond) 444:193–212, 1991.
62. Whalley DW, Hemsworth PD, Rasmussen HH: Regulation of intracellular pH in cardiac muscle during cell shrinkage and swelling in anisosmolar solutions. Am J Physiol Heart Circ Physiol 266:H658–H669, 1994.
63. Moor AN, Murtazina R, Fliegel L: Calcium and osmotic regulation of the Na^+-H^+ exchanger in neonatal ventricular myocytes. J Mol Cell Cardiol 32:925–936, 2000.
64. Befroy DE, Powell T, Radda GK, et al: Osmotic shock: Modulation of contractile function, pH_i, and ischemic damage in perfused guinea pig heart. Am J Physiol Heart Circ Physiol 276:H1236–H1244, 1999.
65. Cingolani HE, Alvarez BV, Ennis IL, et al: Stretch-induced alkalinization of feline papillary muscle: An autocrine-paracrine system. Circ Res 83:775–780, 1998.

第 4 章

电压门控通道的机械敏感性与心脏机械电反馈

Catherine E. Morris, Ulrike Laitko

被描述为广泛存在的牵张激活的非选择性阳离子通道 (stretch-activated cation nonselective channel, SAC_{CAT})并没有在成年哺乳动物心肌细胞膜上检测到(见第 1 章)。它们的分子结构特征也一直不清楚[1,2]。相反,在心肌细胞膜上却存在许多分子结构清楚的电压门控通道(voltage-gated channel, VGC), 它们中有些像 SAC_{CAT} 一样对细胞膜的牵张力敏感。目前已对天然 VGC[3]和重组 VGC[4]的机械敏感特性进行了研究, 它们可能参与了机械电反馈 (mechano-electric feedback, MEF)过程。但是,同 SAC_{CAT} 一样,目前已发表的关于生物细胞 VGC 机械敏感特性的记录还很少, 且其中还有些矛盾之处。

电压门控通道的机械敏感特性

如果认为机械门控特性是象征进化过程中为传递细胞膜张力而形成的特征, 那么 VGC 对细胞膜牵张力的反应敏感性令人惊讶。但是如此考虑这个问题的方式或许是错误的,因为在维持膜构象平衡时,细胞膜上的通道对膜变形一点都不敏感是不太可能的。膜蛋白能与其周围的脂类分子相互作用,现已知双层分子结构的细胞膜中的脂类成分能明显影响通道的功能[5]。此外,特殊脂类-蛋白间的相互影响或许起着将较远区域的细胞膜脂类分子张力转变为分子内张力的作用,膜蛋白同样也不可避免地能感受作用在细胞膜表面的张力。此作用力在穿过数纳米厚的细胞膜时会表现出多种突然的变化形式,任何改变作用力曲线的因素都不可避免地会影响细胞膜的构象平衡(图 4-1,上),这也同时说明不同的蛋白镶嵌在细胞膜中的构象不同。从这一点就不难理解,互不相关的通道从一种构象到另一种构象都可以具有机械敏感性[10-12]。不同构象通道的机械敏感性或许能在膜受到明显张力时起到保护作用[13],机械敏感性也是一种中性特征。

激活牵张敏感性钾通道(如 TREK[15])或前面提到的分子结构还不清楚的 SAC_{CAT} 所需要的作用于细胞膜的牵张力同样也可活化 VGC[9,14]。图 4-1(下左)列举了卵母细胞膜本身的 SAC_{CAT} 和重组的 VGC 的记录数据, 它们都可被相似的牵张刺激所激活。活化细菌的渗透敏感性通道“-MscL-”需要 20~50kT 的机械力[16],明显高于能使 VGC, Shaker[17]内 Po 显著升高的机械力 2~3kT(这里的 T 不代表张力而是指温度; kT 是指每分子的热量值,也就是 RT/阿伏伽德罗常数)。这是否说明 Shaker 就是高度特异性的机械力传递介质,而 MscL 却不是呢? 回答是否定的。机械门控能量大小的生物学意义与其所影响的通道的作用相关;细菌生命周期中通常产生 20~50kT 作用于 MscL 的机械门控能量(相当于渗透膨胀时的膜张力),Shaker 型通道在生理条件下很少经历 2~3 KT 机械门控能量。如果 MscL 对能活化 Shaker 型通道的中等量级的门控能量产生反应,那它就不是一个安全的阀门,将会导致细胞的持续渗漏。在几个 kT 的构象能量作用下,Shaker(或其他的 VGC)

仍保持关闭状态[18]。尽管电能(除极)是这些通道开放的正常能量来源,但是机械能(膜双分子层的牵张)同样能增加 Shaker 开放的概率(图 4–1,下右)。如果牵张仅仅只是干扰通道的关闭和开放的正常平衡状态,那么它的作用是可逆性和作用力大小依赖性的。

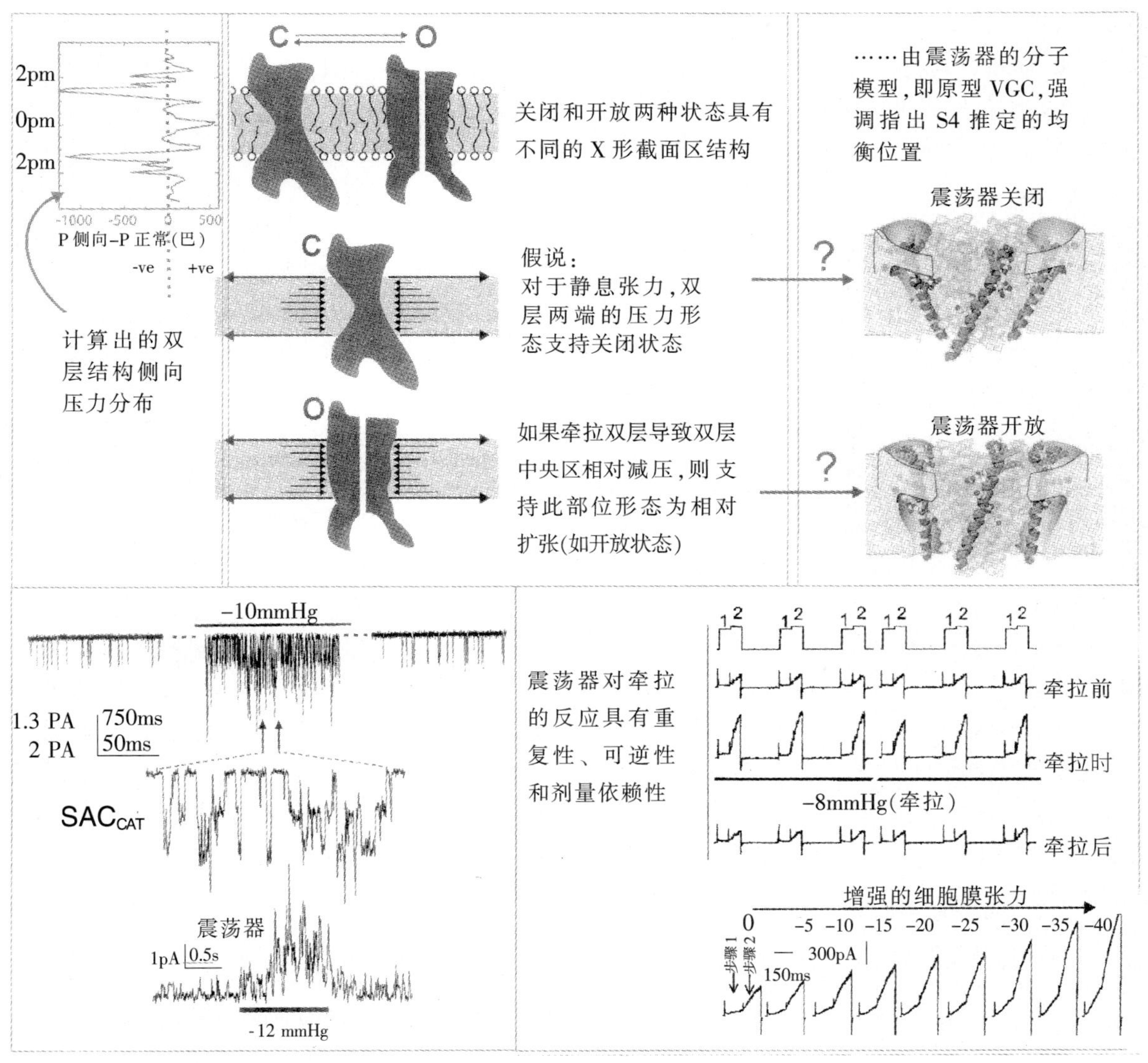

图 4–1　Shaker 与 VGC 的机械敏感特性。左边并列的是模拟分子动力学侧面压力曲线[6]与引自 R.Cantor 的网页的通道构象草图;R.Cantor 强调了麻醉剂和脂类成分对双分子层结构细胞膜的压力曲线以及膜镶嵌蛋白的分子构象平衡的影响[7],描述了膜镶嵌蛋白两种不同的构象之间的平衡转换关系。蛋白跨膜部分的构象是不同的(如:在双分子层细胞膜的中间部分 C 要比 O 小)。正是 C 和 O 的构象的区别才使得横截面压力曲线不同,任何时候侧面压力曲线的变化都会引起 C 和 O 之间的转换,以达到相适应状态。牵张能影响膜的侧面压力曲线,因此会影响 C-O 之间的平衡关系。最右边:关闭和开放状态的 Shaker 分子模型(Modified with permission from Ahern and Horn[8] with emphasis the putative locations of the voltage sensor regions of the channel);说明通道镶嵌于双分子层膜中的部分结构区别。下面两栏引自 Gu 等[9]研究结果。(C,关闭状态;O,开放状态)

心肌细胞电压门控通道(VGC)的机械敏感性

心肌细胞上有电压门控钙通道(VGC_{Ca})、电压门控钠通道、电压门控钾通道和阳离子渗透(起搏)通道。通过全细胞记录技术,已经在兔心房肌细胞和窦房结细胞上证实了L型钙通道的机械敏感特性[3](图4-2,下)。类似的有关机械刺激诱发的L型钙通道反应已经在许多平滑肌标本中得到证实[19,20],包括利用穿孔膜片钳技术检测机械刺激的完整心肌细胞[21]。Matsude等[3]指出:在他们的实验数据中,不管是SAC_{CAT}还是机械敏感的延迟整流电流或起搏电流都不是很显著(图4-3)。然而,他们的实验中观察这些通道作用的条件并不是最佳的(图4-3),因此还不能断然提出上述观点。有报道[22]指出:在渗透膨胀豚鼠心室肌细胞(与血管内皮细胞一样具有机械敏感特性)时,其延迟整流电流增加;但是在全细胞膨胀(whole-cell inflation)时该电流并没有表现出持续的增强。该实验中L型钙电流也未出现对刺激的持续反应[22]。Belus和White[23]认为心室肌细胞的L型钙电流对牵张刺激并不敏感。在平滑肌中[21],流体静力膨胀(hydrostatic swelling)和渗透膨胀都能增强L型钙电流,但它们并不能看做是等同的刺激(见第1章)。

电压门控钙通道

图4-2显示的是重组L型和N型VGC_{Ca}的机械敏感电流,图下面列举的是兔窦房结细胞天然L型电流的实验数据,上述不同通道的实验结果一致。重组L型和N型通道对机械刺激产生类似的反应(在所有电压的条件下,峰值电流均增加,没有监测到I-V关系曲线的漂移)。不管是L型通道还是N型通道,受牵张影响的部分仅为α亚单位,因为在其他共同表达的辅助亚单位缺失的情况下,α亚单位仍然存在。我们推测心肌细胞L型通道的机械敏感特性也在于其α亚单位。

图4-2列举的主要是N型通道的实验数据,因为N型通道比L型能更全面地检测VGCca通道的机械敏感特性。将膜电压钳制在产生经典动作电位波形时(与之相对照的是利用逐步除极方式),每一次的牵张脉冲都能可逆性的增加通道电流(图中所示)。心肌细胞上的L型通道也应进行类似的实验。通过N型通道的实验数据,我们可以推测:当对原位心肌细胞进行牵张时,心肌细胞在搏动时的胞内钙浓度变化会被增大。问题是牵张的力度是否足够?如果是,那么是通过肌细胞膜哪部分发生作用的呢?现已报道的对膜双分子层敏感的膜染料不能像测量心肌细胞膜电位时所用的对膜力学敏感的电压染料一样对心肌细胞膜完全无损伤,这也限制了我们的研究。

为了评价L型钙通道的机械敏感特性在心肌动作电位过程中的作用,Yasuda等[26]对Ca^{2+}信号和心肌收缩性进行了进一步研究。当牵张可逆性地增加N型峰值电流的同时,也增加了通道失活率[14];如果这些情况也出现在L型钙电流(Matsude等[3]并未解决的问题,见图4-2和4-3),那就有助于解释所谓的非负荷缩短方式能增加细胞内钙的峰值电流,同时也加速它们的衰减[26]。Yasuda等[26]指出,心肌在此种收缩方式的过程中,细胞所受牵张的急性变化能引发L型钙通道的机械敏感性反应的现象需要进一步证实。

需要关注的其他电压门控通道

目前已发现心脏钠通道的同工亚型$Na_V1.5$,也存在于一些平滑肌细胞上。剪切力可使Cajal间质细胞(一种平滑肌细胞)的$Na_V1.5$电流增加,这可能表示该通道具有机械敏感性[28,29]。然而不同于VGC_{Ca},在全细胞膨胀或局部牵张等已经很确定的细胞膜牵张刺激方式作用下,$Na_V1.5$并没有表现出类似于在受到剪切力时作出的反应。血流引发的对电流的影响作用可能是剪切力诱导的三磷酸腺苷释放或自分泌抑制物清除后的继发现象。

如果骨骼肌钠通道同工亚型($Na_V1.4$)的α

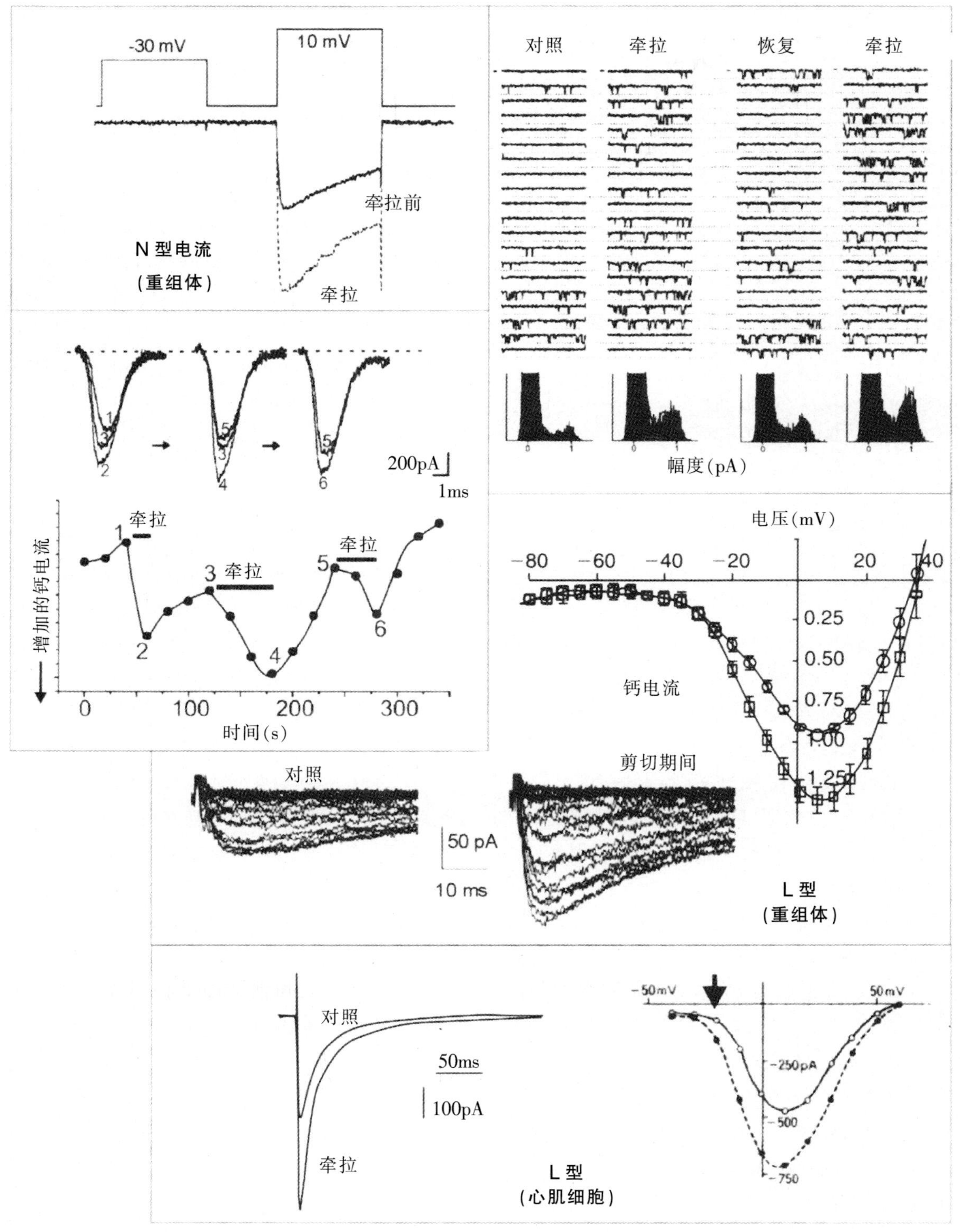

图 4-2　重组电压门控钙通道和天然电压门控钙通道的机械敏感性有关重组 N 型通道的数据引自 Calabrese 等[14]，重组 L 型通道的数据引自 Lyford 等[25]，天然通道电流数据引自 Matsuda 等[3]。见图 4-4 对指示箭头处的解释。

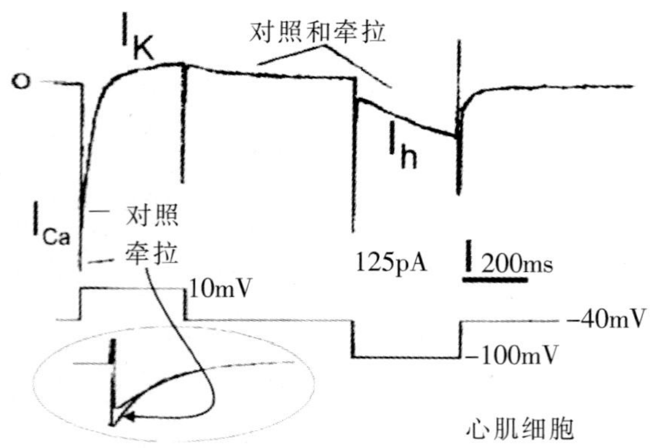

图 4-3 兔心肌细胞电压门控通道的不同机械敏感特性。对照和牵张曲线引自 Matsuda 等[3];振幅压缩,时间延长的插图显示的是有和无牵张的情况下 L 型 I_{Ca}。能增强 I_{Ca} 的相同牵张力,对延迟整流电流(I_K)和起搏电流(I_h)却没有影响。在排除牵张对 I_K 和 I_h 的影响作用之前,有必要对每种通道以更接近激活曲线的电压进行验证[9,14,42]。Matsuda 等[3]指出:在应用 50mM 钙溶液的条件下,SAC_{CAT} 电流是不明显的,因为当存在高 Ca^{2+}浓度时,SAC_{CAT} 是低电导的,这只会产生微弱的 SAC_{CAT} 电流(见参考文献 27)。

亚单位受到膜牵张,它就会不可逆性地转换成快速门控模式,同时伴随电压曲线的左移[30,31]。有趣的是,当 α 亚单位与辅助性 β 亚单位共同表达时,牵张也发挥相同的作用。更有意思的是,N_{aV} 的 β 亚单位属于细胞黏附分子[32]。$Na_V1.5$ 的 α 亚单位是否具有相似的机械敏感特性还不得而知。然而在有或无 β 亚单位时,$Na_V1.5$ 和 $Na_V1.4$ 的行为表现出的一致性[33]提示还需要进一步研究。$Na_V1.5$α 亚单位需要部分 β 亚单位的参与才能插入到肌膜中,这一点非常重要。人类心脏内质网的 α 亚单位需要 $β_1$ 而不是 $β_2$ 亚单位[34];新插入的通道可能缺少 β 亚单位。如果这样就使得它们发生牵张诱导的门控模式的不可逆性转变时,不管是在内质网(内质网中的雷诺定受体——一种 VGC_{Ca} 的变异——被认为也具有机械敏感特性[35])还是在肌膜,都会出现明显的效应。

我们已经开始在爪蟾卵母细胞上通过观察对牵张前、牵张过程中、牵张后等不同时间宏观电流变化从而重组起搏通道(超极化激活的循环核苷酸门控通道,或 HCN 通道)进行研究。HCN 电流具有阳离子选择性和内向整流特性;它还有微小的单次电导性,通常在超极化电压时通道的电流较明显。我们以前的研究(C. Morris, U.Laitke, W.Lin, 结果尚未发表)证实,牵张时 HCN 电流增加。这与 Hisada 等[36]报道的平滑肌的超极化激活、牵张激活的阳离子通道(目前还不明确的单次大电导通道)之间有何关系,还不甚清楚。心室肌细胞上表达两种 HCN 同功亚型[37],它们都产生内向整流电流和膨胀激活的阳离子电流,根据毒素敏感性其被有意归为 SAC_{CAT}[38]。由于在这些细胞上利用单通道记录技术没有 SAC_{CAT} 电流,因此起搏通道并没参与形成膨胀激活的心室肌细胞电流。

展望

为了能严格地验证有关心脏 VGC 的机械–电生理特性的假设,必须澄清它们的分子结构。如果有辅助亚单位或者通道的特殊部位影响心脏 VGC 的机械敏感特性,那么就有可能缩小、扩大或是控制牵张对 VGC 的调节作用,却同时保留它们的电压门控特性。精确的改变转基因细胞和/或心肌细胞通道的结构可以验证它们的电生理特性。对于 L 性钙通道来说,通过转基因小鼠的方式则有可能[39],但是以往的文献提示该方案困难重重。对于起搏通道的可行性会更大,因为已有研究报道在靶向基因敲除小鼠和心脏分离的窦房结细胞中 HCN 同工亚型的重要性[40]。

如果 VGC 的机械敏感特性归因于通道的局部结构因素,那么在哺乳动物细胞中监测机械作用力对简单或复杂的重组通道(见 Altier 等[41]对 L 型 VGC_{Ca} 通道的讨论)的影响就会有很大收获,然而这样的机械门控通道是不存在的。电压依赖门控通道 Shaker 似乎具有内在的机械敏感特征,因为任何时候细胞膜除极导致的通道电压感受器的移动,都会使通道在双分子层细胞膜中扩展。

选择性的去除 VGC 的机械敏感特性或许可能,也许根本不可能。但是通过观察牵张和除极时心肌细胞的电压变化范围，以及对心肌细胞所产生的类似影响，可能会有助于理解VGC 机械敏感特性的重要生理意义。图 4-4 列举了卵母细胞突变 Shaker 的研究结果，牵张和除极导致的电压变化的范围相似。细胞膜在亚阈值电位时（图 4-4 星号所示）很少引起通道开放；然而牵张细胞膜后，同样的亚阈值电位引发了明显的电流。同样的结果不可能出现在重组 L 型电流中，因为阻断卵母细胞膜 SAC_{CAT} 的阻滞剂同样也会阻断 L 型电流。但我们可以利用穿孔膜片钳技术钳制心肌细胞，在有和无 L 型电流阻断剂（双氢吡啶）的情况下，通过一

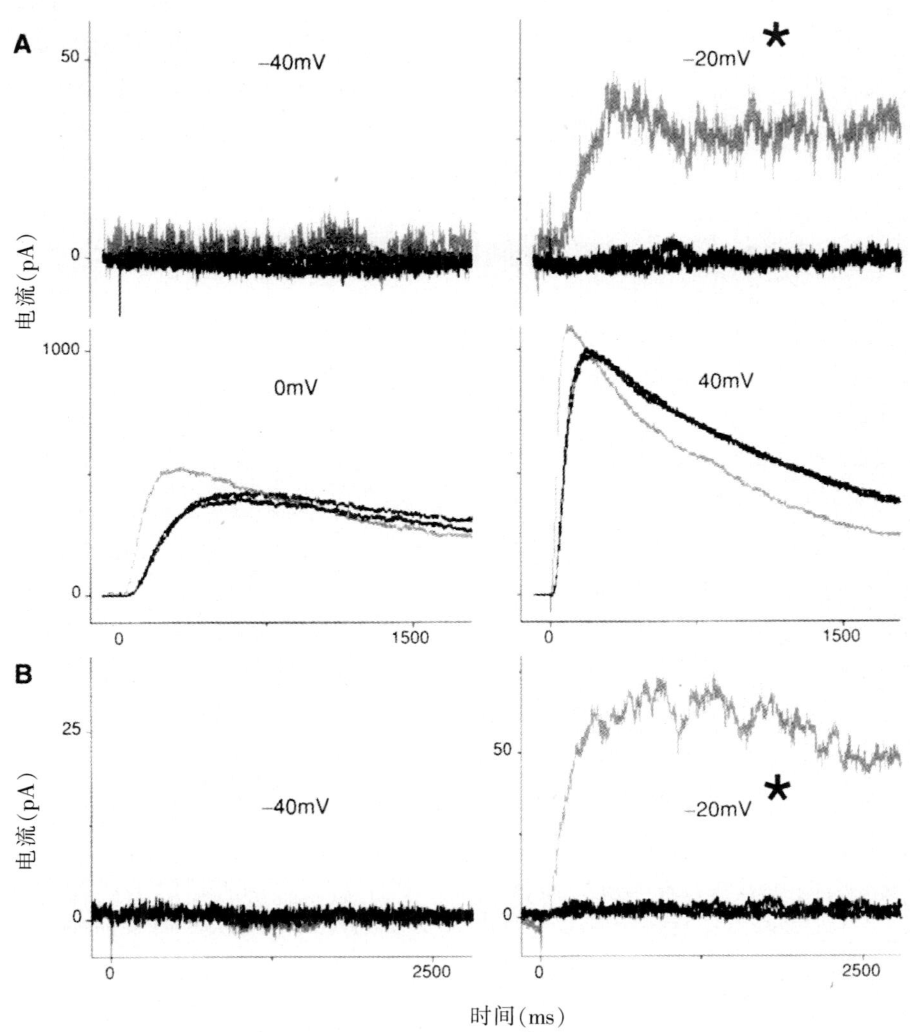

图 4-4　近激活曲线时的机械敏感性反应。记录牵张前、牵张过程中和牵张后突变 Shaker 通道激活与失活时的数据组成图 A 与图 B，牵张能增强通道不同状态时的电流（引自 Laitko 和 Morris[42]）。实验数据显示在近激活曲线（该突变通道接近-20mV）的一定电压范围内，牵张和除极能引发出一电流，而无牵张只存在除极时却不行。如同图 4-2 中 I-V 关系（见图中箭头所示），心肌细胞的 L 型电流也可出现类似反应。但这需要进行深一步的研究，因为动作电位过程中，在电压上升之前会出现最大的成比例的牵张增强的 I_{Ca} 电流，从而产生机械增强的正反馈效应电流。

对碳纤维棒对细胞进行机械牵张刺激。通过这些标本获得的牵张诱导的双氢吡啶敏感性电流,可以验证心肌动作电位过程中牵张对 L 型电流的可能影响。

小结

心肌细胞的牵张敏感通道是一个含义广泛的描述词,包括一部分甚至全部 VGC。现有一个合理的假设就是:心肌细胞产生的明显的机械敏感性电流是由许多对牵张具有易感性的通道共同形成, 包括未明确的非 VGC 以及电压门控钙通道、钾通道、钠通道和起搏通道。尽管天然 VGC 和重组 VGC 都有机械敏感特征,但是并不清楚这是其生理特性还是病理生理结果。毫无疑问的是,能增加 VGC_{Ca} 通道和电压门控钾通道活性的细胞膜张力与控制 SAC_{CAT} 和 SAC_{K} 活性的细胞膜张力并无区别。已经明确,心肌细胞膜存在许多 VGC,对 SAC_{CAT} 虽进行了孜孜不倦的寻找,但是目前仍未发现。

除此之外,还有疑惑之处:虽然窦房结细胞和心室肌细胞都有 L 型通道的广泛表达,但是只有窦房结细胞的 L 型通道产生机械敏感性电流。有实验室报道,机械敏感性 L 型电流中未曾监测到机械敏感性阳离子电流成分,并且该电流对其他 VGC 并无影响。由于钙通道的孔道亚单位(重组 L 型和 N 型)具有稳定的机械敏感性,因此窦房结 L 型通道的机械敏感性并不会消失。可以推断:心室肌细胞膜通道对牵张具有"免疫力",并不是另有实验室所报道的那样 SAC_{CAT} 是主要电流成分。

蜘蛛毒素能阻断牵张诱导的心房颤动和心室膨胀激活的阳离子电流,但是对心脏动作电位却没有影响;这一报道就削弱了有关 VGC 参与 MEF 的假设。该毒素的电生理特性是阻断了 SAC_{CAT}, 但在哺乳动物心肌细胞并没有发现这样的情况。

更多的实验数据还需要从心肌细胞获得,尤其有意义的是得到牵张前、牵张过程中以及牵张后窦房结细胞的钳制动作电位。由于 VGC 的机械敏感性是通道(如重组起搏通道)的生物物理特征,心肌细胞的钳制动作电位数据将会提供一个具有特殊意义的参考框架。为验证具有生物物理特征的机械力对特异性心肌细胞数学模型动作电位的影响提供了一条途径。

目前有关 VGC 对心脏动作电位影响的多种理解是过去几十年不懈努力的结果。早在 10 年前就已提出机械负荷可能会改变 VGC 的电流输出,而 5 年前才开始对重组 VGC 进行认真的关注。尽管现在要准确解释 VGC 的机械敏感性是如何调节心脏动作电位还有困难,但否认存在这种调节作用的存在及其在 MEF 中作用的做法是不可取的。

(苏方成 张涛 程龙献 译)

参考文献

1. Kanzaki M, Nagasawa M, Kojima I, et al: Report clarification (re: 1999 Science 285:882–886) Science 288:1347, 2000.
2. Juranka PF, Haghighi AP, Gaertner T, et al: Molecular cloning and functional expression of Xenopus laevis oocyte ATP-activated P2X4 channels. Biochim Biophys Acta 1512: 111–124, 2001.
3. Matsuda N, Hagiwara N, Shoda M, et al: Enhancement of the L-type Ca^{2+} current by mechanical stimulation in single rabbit cardiac myocytes. Circ Res 78:650–659, 1996.
4. Morris CE, Juranka PF, Lin W, Laitko U: Studying the mechanosensitivity of voltage-gated channels using oocyte patches. In Liu XJ (ed): Xenopus Protocols: Cell Biology and Signal Transduction (Meth Mol Biol series). The Humana Press Inc. Tototwa, NJ, 2004 (In press).
5. Tillman T, Cascio M: Effects of membrane lipids on ion channel structure and function. Cell Biochem Biophys 38:161–190, 2003.
6. Gullingsrud J, Schulten K: Gating of MscL studied by steered molecular dynamics. Biophys J 85:2087–2099, 2003.
7. Cantor RS: The influence of membrane lateral pressures on simple geometric models of protein conformational equilibria. Chem Phys Lipids 101:45–56, 1999.
8. Ahern CA, Horn R: Specificity of charge-carrying residues in the voltage sensor of potassium channels. J Gen Physiol 123:205–216, 2004.
9. Gu CX, Juranka PF, Morris CE: Stretch-activation and stretch-inactivation of Shaker-IR, a voltage-gated K+ channel. Biophys J 80:2678–2693, 2001.
10. Sachs F, Morris CE: Mechanosensitive ion channels in nonspecialized cells. Rev Physiol Biochem Pharmacol 132:1–77, 1998.
11. Morris CE: Mechanosensitive ion channels in eukaryotic cells. In Sperelakis N (ed): Cell Physiology Source Book, 3rd ed. San Diego, Academic Press, 2001, pp 745–760.
12. Hamill OP, Martinac B: Molecular basis of mechanotransduction in living cells. Physiol Rev 81:685–740, 2001.
13. Morris CE: Mechanoprotection of the plasma membrane in neurons and other non-erythroid cells by the spectrin-based

membrane skeleton. Cell Mol Biol Lett 6:703–720, 2001.
14. Calabrese B, Tabarean IV, Juranka P, Morris CE: Mechanosensitivity of N-type calcium channel currents. Biophys J 83:2560–2574, 2002.
15. Patel AJ, Lazdunski M, Honore E: Lipid and mechano-gated 2P domain K(+) channels. Curr Opin Cell Biol 13:422–428, 2001.
16. Chiang CS, Anishkin A, Sukharev S: Gating of the large mechanosensitive channel in situ: Estimation of the spatial scale of the transition from channel population responses. Biophys J 86:2846–2861, 2004.
17. Tabarean IV, Morris CE: Membrane stretch accelerates activation and slow inactivation in Shaker channels with S3-S4 linker deletions. Biophys J 82:2982–2994, 2002.
18. Yifrach O, MacKinnon R: Energetics of pore opening in a voltage-gated K(+) channel. Cell 111:231–239, 2002.
19. Langton PD: Calcium channel currents recorded from isolated myocytes of rat basilar artery are stretch sensitive. J Physiol 471:1–11, 1993.
20. Holm AN, Rich A, Sarr MG, Farrugia G: Whole cell current and membrane potential regulation by a human smooth muscle mechanosensitive calcium channel. Am J Physiol 279: G1155–G1161, 2000.
21. Chang XF, Zeng YJ, Hu JL: Mechanosensitive channel currents recorded in rat brain microvascular endothelial cells with whole-cell mode. Sheng Wu Hua Xue Yu Sheng Wu Wu Li Xue Bao (Shanghai). 32:529–532, 2000.
22. Sasaki N, Mitsuiye T, Noma A: Effects of mechanical stretch on membrane currents of single ventricular myocytes of guinea-pig heart. Jpn J Physiol 42:957–970, 1992.
23. Belus A, White E: Streptomycin and intracellular calcium modulate the response of single guinea-pig ventricular myocytes to axial stretch. J Physiol 546:501–509, 2003.
24. Rohr S, Salzberg BM: Characterization of impulse propagation at the microscopic level across geometrically defined expansions of excitable tissue: Multiple site optical recording of transmembrane voltage (MSORTV) in patterned growth heart cell cultures. J Gen Physiol 104:287–309, 1994.
25. Lyford GL, Strege PR, Shepard A, et al: •(1C) (Ca(V)1.2) L-type calcium channel mediates mechanosensitive calcium regulation. Am J Physiol 283:C1001–1008, 2002.
26. Yasuda S, Sugiura S, Yamashita H, et al: Unloaded shortening increases peak of Ca2+ transients but accelerates their decay in rat single cardiac myocytes. Am J Physiol 285:H470–H475, 2003.
27. Yang XC, Sachs F: Block of stretch-activated ion channels in Xenopus oocytes by gadolinium and calcium ions. Science 243:1068–1071, 1989.
28. Strege PR, Holm AN, Rich A, et al: Cytoskeletal modulation of sodium current in human jejunal circular smooth muscle cells. Am J Physiol 284:C60–C66, 2003.
29. Strege PR, Ou Y, Sha L, et al: Sodium current in human intestinal interstitial cells of Cajal. Am J Physiol 285:G1111–G1121, 2003.
30. Tabarean IV, Juranka P, Morris CE: Membrane stretch affects gating modes of a skeletal muscle sodium channel. Biophys J 77:758–774, 1999.
31. Shcherbatko A, Ono F, Mandel G, Brehm P: Voltage-dependent sodium channel function is regulated through membrane mechanics. Biophys J 77:1945–1959, 1999.
32. Isom LL: The role of sodium channels in cell adhesion. Front Biosci 7:12–23, 2002.
33. Baroudi G, Carbonneau E, Pouliot V, Chahine M: SCN5A mutation (T1620M) causing Brugada syndrome exhibits different phenotypes when expressed in Xenopus oocytes and mammalian cells. FEBS Lett 467:12–16, 2000.
34. Zimmer T, Biskup C, Bollensdorff C, Benndorf K: The beta1 subunit but not the beta2 subunit colocalizes with the human heart Na+ channel (hH1) already within the endoplasmic reticulum. J Membr Biol 186:13–21, 2002.
35. Ji G, Barsotti RJ, Feldman ME, Kotlikoff MI: Stretch-induced calcium release in smooth muscle. J Gen Physiol 119:533–544, 2002.
36. Hisada T, Ordway RW, Kirber MT, et al: Hyperpolarization-activated cationic channels in smooth muscle cells are stretch sensitive. Pflugers Arch 417:493–499, 1991.
37. Fernandez-Velasco M, Goren N, Benito G, et al: Regional distribution of hyperpolarization-activated current (If) and hyperpolarization-activated cyclic nucleotide-gated channel mRNA expression in ventricular cells from control and hypertrophied rat hearts. J Physiol 553:395–405, 2003.
38. Suchyna TM, Johnson JH, Hamer K, et al: Identification of a peptide toxin from Grammostola spatulata spider venom that blocks cation-selective stretch-activated channels. J Gen Physiol 115:583–598, 2000.
39. Song LS, Guia A, Muth JN, et al: Ca(2+) signaling in cardiac myocytes overexpressing the alpha(1) subunit of L-type Ca(2+) channel. Circ Res 90:174–181, 2002.
40. Stieber J, Herrmann S, Feil S, et al: The hyperpolarization-activated channel HCN4 is required for the generation of pacemaker action potentials in the embryonic heart. Proc Natl Acad Sci USA 100:15235–15240, 2003.
41. Altier C, Spaetgens RL, Nargeot J, et al: Multiple structural elements contribute to voltage-dependent facilitation of neuronal alpha 1C (CaV1.2) L-type calcium channels. Neuropharmacology 40:1050–1057, 2001.
42. Laitko U, Morris CE: Membrane tension accelerates rate-limiting voltage-dependent activation and slow inactivation steps in a shaker channel. J Gen Physiol 123:135–154, 2004.

第 5 章

细胞膜-细胞骨架与机械敏感性离子通道

Thomas M. Suchyna, Frederick Sachs

机械敏感性通道(mechanosensitive channel, MSC)参与了心脏心律失常和其他病理生理过程。它主要受所在细胞膜的机械物理特性的影响。不同于电压门控通道和配体门控通道,MSC 的功能明显依赖于局部“机械-物理”环境。调节细胞膜的机械特征的因素有:细胞膜的脂类成分以及细胞膜与细胞骨架、细胞外基质(extracellular matrix,ECM)的相互作用。组织细胞间的附着物和组织的张力影响细胞膜和细胞骨架的相互作用以及细胞骨架和 ECM 的结构。

我们现在对脊椎动物 MSC 功能作用的理解不是来自于组织的研究,而是来自实验中分离的细胞,它们贴附在盖玻片等硬介质上使细胞骨架结构受到一定的影响。此外,单通道门控特性也已经在细胞膜片上进行了研究,但是膜片贴附在微电极壁上受到的是非生理环境下的牵张。为了更好地理解 MSC 的功能,需要加深对通道机械学、脂类、细胞骨架和 ECM 的了解。

在探究细胞膜-细胞骨架界面的结构之前,有必要复习一下脂质膜的基本物理特性(见下一部分)。后续部分主要讨论细胞膜-细胞骨架界面是一合成物结构,该结构的外源干扰因素及其对 MSC 门控特点的影响。

同质细胞膜的力学特性

MSC 有两种类型:一类是由通道相关的蛋白传递的张力激活[1];另一类是由通道周围的双分子层产生的张力激活[2]。本章主要讨论后一种类型通道的力学特性和门控特性。脂质双分子层可看作是平面液态结构,所有的通道镶嵌在其中,围绕通道的是外层细胞骨架(cortical cytoskeleton,CSK)和ECM 等细胞膜支撑成分。对双分子层张力敏感的通道会与膜的动力力学反应紧密相关。双分子层主要有 4 种变形方式,如图 5-1 所示。

有 1/5 的变形方式是膜的压缩。如同绝大多数液体一样,细胞膜也是相对不能压缩的(10^9~10^{10} N/m^2,见参考文献 3),因此在多数生理情况下,细胞膜的变形方式并不是很重要。常见的假设是:液体细胞膜是一恒定容积结构,由于双极性脂质界面的高表面张力(约 70mN/m)使得细胞膜能抵抗牵张力,同时脂质双极性也使它们的头端紧靠在一起(见图 5-1,方式 1)。在未溶解的稳定情况下,脂质膜能够承受的最大面积张力($\Delta A/A$)小于 4%。为了维持恒定的容积,细胞膜面积改变时必须以适当膜厚度的减少(约 3.6%溶解张力)作为补偿。在某些小变形(如在 Hookean spring)时,细胞膜张力(membrane tension,T)和面积张力(area strain)之间存在着线性关系:$T=K_A\times\Delta A/A$,K_A 指面积扩展常数(生物膜为 10^2~10^3mN/m),Δ_A 指面积变化值,A 指初始面积。在低渗膨胀和置于膜上的微电极压力变化时,细胞膜就会发生扩张。本章后面将介绍一种测量膜电容变化的方法,以评价膜片被牵张时其面积的变化。对于恒定容积的细胞膜来说,牵张时电容变化值是面积变化值的 2 倍,因为牵张时膜的厚度必须减少。

细胞膜具有抗弯曲的能力(见图 5-1,方式 2),因为双分子层膜的弯曲会使其中一层膜牵张并且挤压另一层膜。然而，弯曲双分子层膜的力量太小，不会使细胞膜曲度发生明显的波动。由于头端基团和酰基链分布的区别，使得细胞膜也有自然的曲度[5]（见“Membrane Modifier：Amphipaths, Polyvalent Cations, and Peptides”）。膜屈曲硬度取决于双分子层间耦联和剪切力程度大小（见图 5–1，方式 4，单层间滑动）。黏性牵拉力对于缓慢变形来说力度非常微小，但是它可能产生显著的动力学影响[6]。

图 5–1 中所有的变形方式对胆固醇浓度、脂质饱和程度、酰基链长度[7–9]以及头端基团的物理特性敏感。当胆固醇浓度、脂质饱和度、酰基链长度增加时，细胞膜间剪切力和屈曲硬度会相应增加。细胞膜中的神经鞘脂能聚合成有序的结构域——筏样结构（raft）[10]。筏样结构和膜张力在膜小凹的形成中起着重要作用。筏样结构周边或其内的蛋白会受到来自细胞膜液态成分的不同牵张力。除此之外，双分子层和细胞骨架的相互作用能够显著的增加细胞膜的剪切力和屈曲硬度（参见下一节“异质细胞膜的力学特征：外层细胞骨架的支撑作用”）。

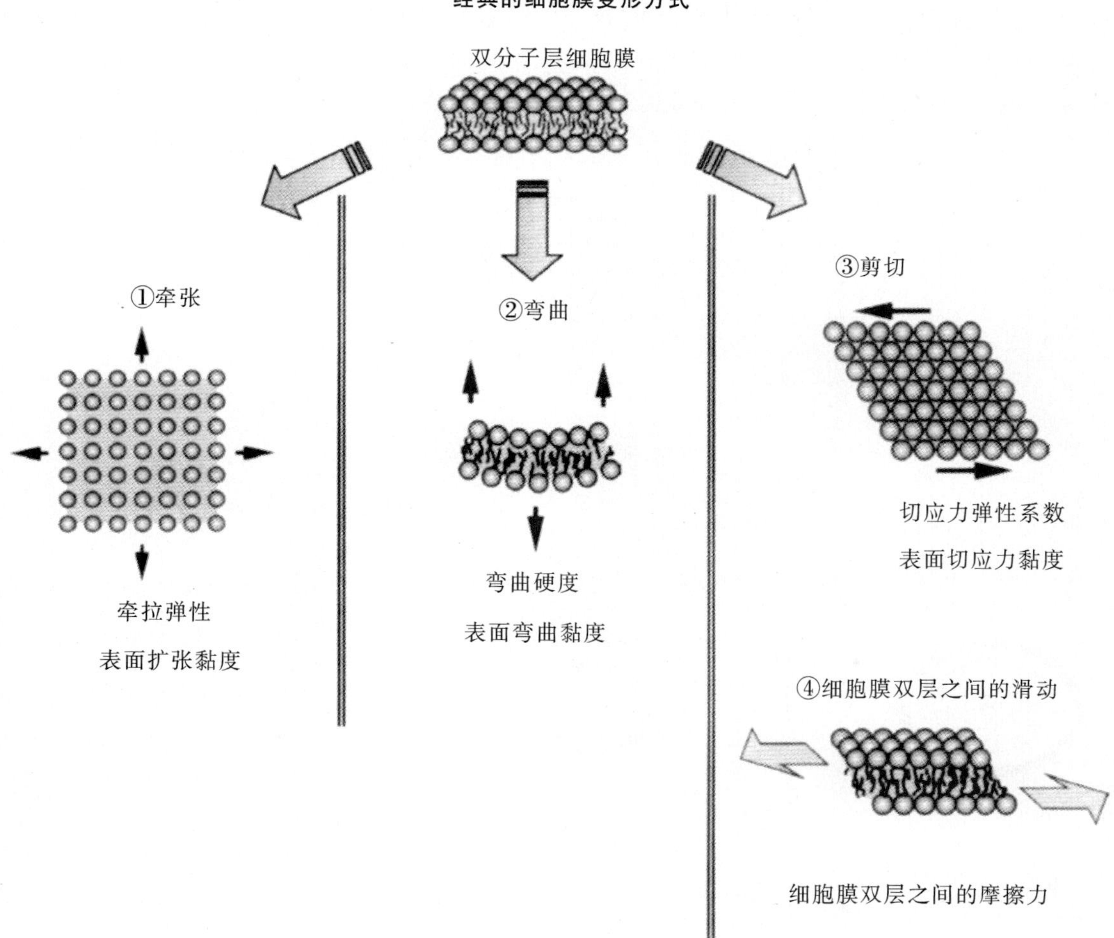

图 5–1　可能影响机械敏感性通道门控的 4 种生理性相关的细胞膜变形方式。（Courtesy Rumiana Dimova, Lipids and Membrane Mechanics, Max Planck Institute of Colloids and Interfaces, Golm; http://www.mpikg-golm.mpg.de/th/people/dimova/courses/handouts/13handouts.pdf）

如果通道对细胞膜牵张力作出强烈的反应，那么该通道在开放和关闭两种状态间一定发生了显著的变化（见第1章和参考文献13）。图5-2A展示的是通道在关闭状态和开放状态间转换过程中可能要经历的主要构象变化类型。图5-2B总结的是平面双分子层所产生的作用力以及由此导致的通道构象的变化。远区域膜的张力(far-field membrane tension)也就是牵张力，多作用于面积大的区域，在这样的地方能量的变化和通道的面积成正比关系（线性长度的平方，见图5-2A，标号a）。离子通道和它周边的脂质间还存在着接触界面线性张力，它与通道的周长成正比。张力引起面积变化时，通道周长会由小变大，但是这一变化和通道的尺寸呈线性关系。若通道蛋白与它周围脂质的面积扩展模块间存在差别，那么就会在它们之间产生线性张力。该张力能反映双分子层所有的物理化学特性，如膜厚度、屈曲硬度(bending stiffness)、膜与通道的疏水性不匹配以及其他特征等。牵张时，细胞膜厚度相应的减小也可以引起通道跨膜区域和其周围的脂质间出现疏水性不匹配，进而导致通道蛋白构象的改变(见图5-2A，标号c)。

除了面积和线性张力外，细胞膜的屈曲(同时或由压力诱导所致）能产生对通道的跨膜转力矩(见图5-2A，标号b)。

通道构象的变化以及导致该构象变化的细胞膜作用力是与真核细胞MSC开放概率最相关的两个因素，这也是当前研究的热点。

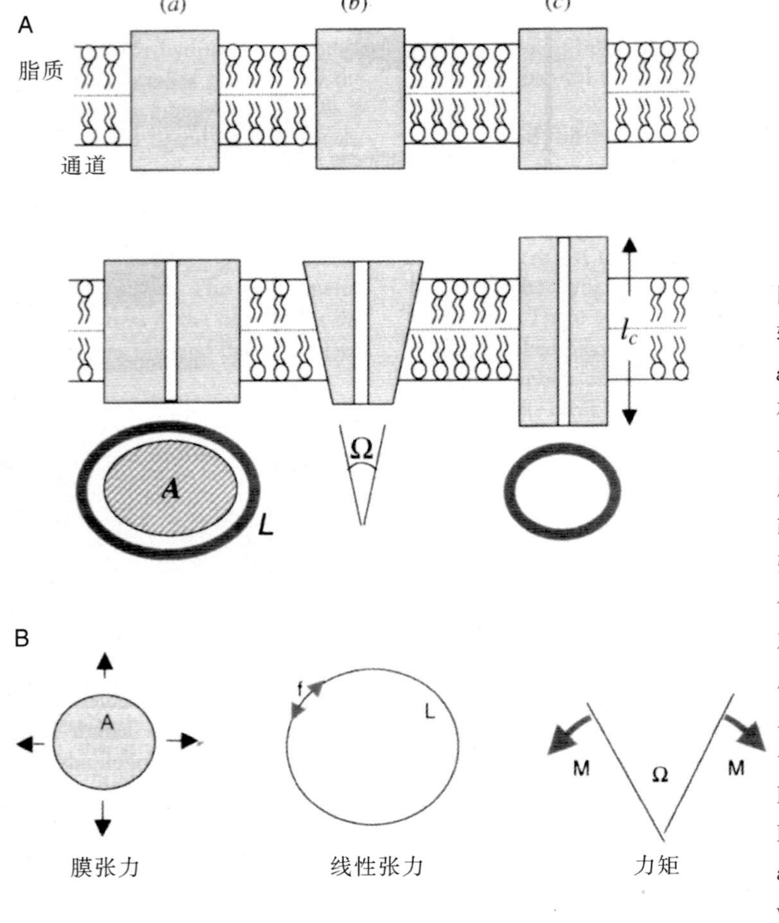

图5-2 (A)开放状态和关闭状态之间转换过程中，MSC变形的3种基本类型。a，细胞膜平面中A区域被通道占据，当存在线性张力f时，该部分的变化就会导致通道复合体与它周边脂质间边界长度L的改变，而复合体的“形状”未发生改变。复合体和脂质的交界处存在线性张力。b，MSC形状变化产生体角Ω，复合体的平均平面面积未发生变化。c，对细胞膜来说，机械敏感性复合体长度lc的正常变化，就可引起线性张力的改变。(B)导致A中构象变化的一般作用力。(From Markin VS, Sachs F:Thermodynamics of mechanosensitivity: Lipid shape, membrane deformation and anesthesia. Biophysical J 86:370A, 2004, with permission.)

异质细胞膜的力学特征：外层细胞骨架的支撑作用

双分子层细胞膜和细胞骨架是一复合结构。前面叙述的各种物理方式的细胞膜变形能根据与细胞骨架相互作用的细胞膜的长度和排列的不同而增强或减弱。因此，牵张激活的离子通道的门控特征（激活和失活）依赖于细胞骨架和细胞膜作用的大小[14-16]。外层细胞骨架是一薄层（200nm，见参考文献 17）蛋白网格，它为细胞膜和更内面的细胞骨架提供支撑作用，并控制两者之间相互作用力的大小。细胞骨架黏附于细胞膜后形成机械复合体，其屈曲常数和剪切硬度会增加。

例如，红细胞没有内层细胞骨架，仅有的外层细胞骨架使弹性剪切力常数增加到 10^{-2} mN/m，因此不同于同质脂质双分子层，红细胞可从明显扩展状态迅速恢复至原状[18]。此外，更高的屈曲常数影响红细胞自发性弯曲[19]。细胞骨架还能使细胞膜得到加强，否则即使在正常循环血流剪切力的作用下，细胞膜也会被冲裂成小囊。

对单独的黏附细胞，在分散的细胞-细胞、细胞-细胞外基质的结合位点强的局部黏附附着点是很少的。在非黏附面，强的局部黏附附着点的密度只有 0.2~1 μm[20]。大部分细胞膜-细胞骨架的黏附是一个快速、动态的过程，两者的结合连续不断地重新形成[21]。

通过测量拔除细胞膜双分子层附着物所需的力的大小，我们已经对双分子层与细胞骨架间的黏附进行了研究。成纤维细胞的黏附能量密度相对较小（约 9.1×10^{-19} J/μm^2），相当于几百相互结合力每平方微米[22]。因此，双分子层变形主要受许多弱的蛋白-脂质表面相互作用力所控制，根据与细胞骨架黏附程度和张力变化率的不同，不同的区域受到的牵张力也有差异[15]。通常情况下，生物膜是液态的，因此在平衡状态下不存在张力梯度的问题，这一点很重要。

一系列的膜相关蛋白［整合素、小 GTP 酶、（肌）营养不良（蛋白）聚糖］和纤维性成分［如光谱性血小板溶素、埃兹蛋白-根蛋白-膜突蛋白（ERM），黏着斑蛋白］促进了细胞骨架和细胞膜间的相互作用。许多分子信号传递因子如：二磷酸磷脂酰肌醇（PIP2）、溶血磷脂酸、Ca^{2+}等会影响它们相互作用的力度，并且膜间受体酶也可被外界信号所活化[22-24]。PIP2 的是控制细胞膜-细胞骨架间动态的相互作用（如：细胞膜边缘波动）和促进形成更持久的微绒毛和局部黏附结构的重要因子[25]。PIP2 的增加可以增强细胞膜-细胞骨架间的黏附能量，并通过补充蛋白促进肌动蛋白交叉相连、成束和集结以加固细胞骨架。与细胞膜相连的大多数细胞骨架蛋白都有阳离子结合位点，这一特点使得细胞骨架易于和带有阴离子电荷的 PIP2 发生相互作用。

细胞骨架交叉连接蛋白不但是调节 MSC 门控特性的特别重要的成分，还能定位离子通道、运载体以及它们的杆样结构，后者拥有的易曲结构域使得它们能够接受机械牵张刺激。这些连接蛋白还是形成和稳定微绒毛、T 管和细胞膜穴样凹陷等结构的关键成分。这些肉眼可见的结构具有集中或缓冲机械力传递到离子通道的物理特性。已报道，两种家族的交叉连接蛋白光谱血小板溶素和 ERM 能以直接的方式或通过其他辅助亚基与众多通道和转运体发生相互作用。

Costamere 膜和 T 管

骨骼肌和心肌细胞中都存在 Costamere/T 管系统，它们是细胞骨架-细胞膜发生相互作用的部位。Costamere 定位于 Z 线位置（图 5-3），在细胞骨架交叉连接蛋白（定形素、抗肌萎缩蛋白和肌联蛋白）中广泛存在。它们与肌膜及 ECM 有强的黏附力[28]。当肌肉收缩时，在 Costamere 中间区的肌膜和细胞骨架的连接较弱。

相邻肌纤维间 Costamere 的相互作用会干扰纤维的横向作用力。在骨骼肌细胞中，抗肌萎缩蛋白和 Costamere 聚合在一起[29]，负责

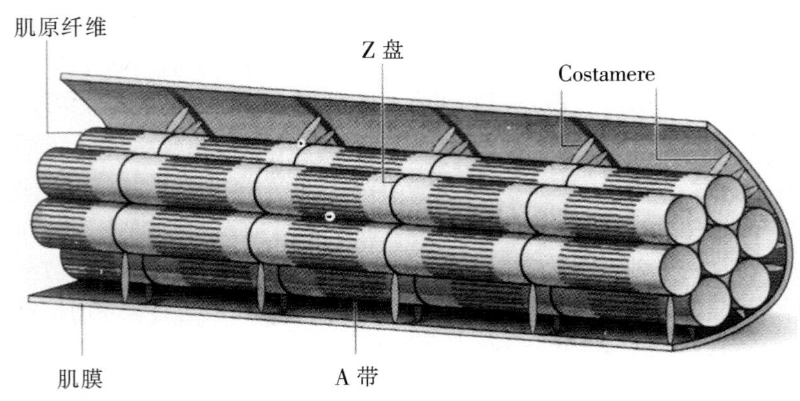

图 5–3 围绕 Z 盘的 Costamere 成分（多蛋白外层细胞骨架复合体）的结构与分布[28]。

Costameric 蛋白和肌膜的紧密连接[30]。在抗肌萎缩蛋白缺乏的肌细胞中，细胞膜–Costamere 的连接很差，并且细胞膜的剪切弹性明显减小[31]，这导致细胞膜的微损害和 MSC 的高活性[14]。在心脏中，抗肌萎缩蛋白并不定位于 Costamere[32]，遗传突变会将其特异性破坏并导致室壁变弱和扩张型心肌病[33]。

肌联蛋白是光谱血小板溶素家族的另一个成员，位于肌小节上，并与其在功能上相互影响，因此肌联蛋白在肌膜的机械变形过程中起着重要的调节作用。根据所在肌纤维的不同，肌联蛋白具有多种变化长度的同功亚型[34]。它是一种大的杆状蛋白，将 Costamere（Z 盘）连接到 I 带，并调节肌小节的长度（见图 28–4A）。它所含有的有许多定形素能可逆性的开放，并吸收负荷状态下收缩结构和细胞膜之间的额外张力。

肌联蛋白将 KvLQT1 通道固定于 T 管上，并与其发生相互影响[35]。KvLQT1 可能也具有机械敏感特性[36]（见第 3 章），肌联蛋白可能通过与该通道的辅助亚单位 MinK 和 T-cap 的相互作用而影响 KvLQT1 的机械门控特性（见图 28–4B）。

Costamere 位于 T 管进入纤维的位置。T 管膜含有大量胆固醇，局部膜屈曲率很高，其直径只有 200~300nm。Z 线处和 T 管系统内的肌膜具有多种 Ca^{2+}转运结构（L 型钙通道、Na^+- Ca^{2+}交换器、Na^+- H^+交换器）和许多电压门控通道[37]。细胞骨架的强交互作用、高胆固醇含量、肌联蛋白对张力吸收的能力等现象似乎提示 T 管区域的通道能受到机械保护。与之相反，当肌肉收缩局部屈曲增加和牵张使肌小节静息长度延长时，Costamere 间内质膜可能对机械性刺激尤其敏感。

然而，需要谨慎对待这些有关肌膜的机械保护区和机械敏感区的假设。T 管的高屈曲状态可能在静息状态时使通道受到牵张，并且 T 管和收缩结构有着密切的关联，在心肌收缩时可能会受到明显的牵拉。T 管内通道的门控特性也会受到细胞骨架成分的直接作用。与细胞膜穴样凹陷一样，肌膜的明显内陷能增加其数目，并且在受到牵张时能可逆性的开闭[12]。

自从 Morris 和 Horn[38]提出膜片 MSC 电流（不是全细胞电流）观点以来，关于细胞膜超微结构如何影响 MSC 门控特性的问题一直是研究的焦点。通过卵母细胞很容易观察到膜片 MSC 电流，但是多种形式的机械变形作用不能导致明显的全细胞电流[39]。Zhang 等[40]指出，在完整的卵母细胞上有过剩的微绒毛膜，而在膜片上却不存在。这些过剩的微绒毛膜会缓冲完整卵母细胞的张力。然而，他们还发现通道也可在缺少细胞骨架的囊泡（blebs）中激活。原位机械保护作用可能是过剩的膜折叠或者细胞骨架缓冲的结果。在心室肌细胞，上述差异正好相反，可以从成年大鼠细胞记录到阳离子电流，却没见到单通道电流。可能因为成年细胞 MSC 位于 T 管，因此不会受到微电极的影响；还可能由于细胞骨架的破坏或强的机械保护作用。

阳离子选择性机械敏感性通道的门控因素：细胞膜张力和完整的细胞骨架

生物体的所有组织中都存在阳离子选择性 MSC(MSC_{CAT})。在心脏中，过度的机械负荷能激活这些通道，导致胞浆背景 Ca^{2+}浓度一过性升高[42,43]。MSC_{CAT} 的激活是一快速、电压敏感性过程，在持续压力刺激过程中，会出现失活相[16,44,45](图 5–4)。失活是大多数通道的一个基本特征，可以调节离子信号的持续时间，对刺激变化表现出更强的敏感性。在信号转导的研究中，测试通道失活的动力学特征具有重要作用，因为稳态反应可能与动力学反应没有关联[46]。这也同样用于药理学研究。我们发现通道失活机制和细胞骨架的完整性密切相关，机械性或化学性分解破坏细胞骨架可消除通道失活状态(表 5–1)。

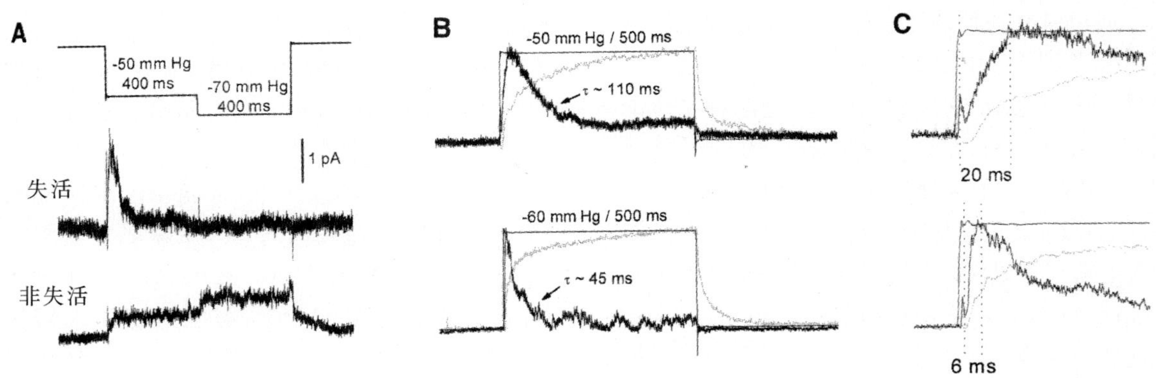

图 5–4 高速压力刺激时 MSC 激活、失活的分析和膜片电容。(A)失活态 MSC_{CAT}(阳离子选择性机械敏感通道)电流对增强的刺激没有反应，但是在非失活态时有相应的反应。(B)大鼠星形胶质细胞(上)MSC_{CAT} 平均失活电流(黑色代表正常后的)，鸡心脏细胞(下)相应的 ΔC_P 记录(灰色)和压力刺激(方波)。两种情况下，膜片电位均保持在–90mV。鸡心脏 MSC 激活和失活动力学速度(C)大约是大鼠星形胶质细胞 MSC 的 3 倍。在两种情况下，通道激活速率基本上随电容变化速率而改变，后者在鸡心脏细胞上变化更快一些。

表 5–1 破坏成年大鼠星形胶质细胞骨架后，阳离子选择性机械敏感性通道的失活特性消失

	膜片(n)	激活 MSC(n)	失活 MSC(n)
细胞贴附式，未加干预	123	41(33%)	17
外膜向外式	42	21(50%)	1
细胞贴附式，丙烯酰胺/秋水仙碱 细胞松弛素 D	36	17(47%)	0

MSC，机械敏感通道。

From Suchyna TM, Besch SD, Sachs F: Dynamic regulation of Mechanosensitive channels; capacitance used to monitor patch tension in real time. *Physical Biology* 1:1–18, 2004, with permission.

在哺乳动物细胞中，随时间延长 MSC 通道活性下降是其失活的表现，而不是对环境适应[16]；这也同样见于两栖动物细胞和细菌的 MSC[45,47]。此结论的依据有以下两点：第一，激活机制要比失活机制强烈，因此可将激活和失活区分开来。一旦失活后，增加刺激强度也不会使失活态通道作出反应(见图 5-4A)。而同样的刺激可使非失活态通道的开放概率增加；第二,细胞膜面积和厚度变化时,膜电容也会相应的改变。利用面积变化和张力之间的关系,我们可通过 $\Delta C/C=2\Delta A/A$ 将电容和面积的变化联系起来,ΔC 指电容变化,C 指总电容。通过时相锁定放大器(phase lock amplifier)测量通道电流就可计算膜片电容 (patch capacitance, C_p)[16]。这样就可以分析压力作用下膜面积的变化(膜电容变化:ΔC_p)和通道间的关系。膜片平均电流减小时,膜片面积却能继续增加 (见图 5-4B)。

通道时相性反应动力学对电压和细胞膜环境敏感。图 5-4B和 C 比较了鸡心脏细胞和大鼠星形胶质细胞的时相性反应。这两种系统的通道都显示出电压敏感性和对压力的时相反应,都属于阳离子选择性通道,并对同一范围内的压力敏感, 具有几乎相同的单次电导和内向整流电流 (大鼠星形胶质细胞:1.25pA 在+50mV/1.75pA 在-50mV;鸡心脏细胞:1.1pA 在+50mV/1.75pA 在-50mV)。尽管这些通道来源于不同种属, 但都是在脊椎动物系统广泛存在的相同通道。它们之间的一个显著区别就是对类似的压力刺激的反应速度不同。鸡心脏细胞通道失活(见图 5-4B)和激活(见图 5-4C)速度几乎是大鼠星形胶质细胞的 3 倍(21℃)。有趣的是,鸡心脏细胞膜对压力刺激的反应速度也几乎是大鼠星形胶质细胞的 3 倍, 这提示反应速度的差别是由于细胞膜-细胞骨架松弛时间不同,而不是通道内在结构存在差异。鸡心脏细胞骨架要比星形胶质细胞骨架更坚固一些, 因为在外膜向外式膜片形成时不会破坏心肌细胞通道的失活机制,而在星形胶质细胞却相反。

细胞膜修饰因子：亲水脂分子、多价阳离子和肽段

MSC 对双分子层物理特性修饰因子特别敏感。亲水脂分子是具有极性和非极性区域的化学物质。亲水脂分子的物理-化学特性决定了它是如何分割进入膜双分子层以及对膜自发性屈曲、厚度和硬度的影响[48]。外层的亲水脂分子能导致膜复合时相分离。除了修饰细胞膜的机械特性外,它还能与细胞膜内蛋白相互作用。

亲水脂分子活性是由其形状(圆锥形或圆柱形)、所带电荷和疏水区域大小等因素决定。如果亲水脂分子的疏水区和亲水区面积之比不等于 1,它就成近似圆锥形,插入双分子层后会导致膜内外面之间的面积差异,使膜的屈曲率改变,并且产生对膜内蛋白的转力矩[48]。其中例子之一就是磷脂酶 A_2 (phospholipase A_2, PLA_2)分解磷脂酰胆碱的产物:溶血磷脂酰胆碱(lysophosphatidycholine,LPC)。PLA_2 去掉其中一个酰基链,仍保留一个头端面积要比剩余的单酰基链大的亲水脂分子。

胞浆和胞外形式的 PLA_2 能在膜内层或膜外层产生 LPC。LPC 插入到外层膜之中后激活钾离子选择性 MSC TREK 和 TRAAK (见第 2 章)和细菌通道 MscL[48,50],但是当它插入到膜内小叶时无此作用。这样看来,通道的激活需要圆锯齿状(图 5-5)[51],或者外界屈曲作用力。

小的亲水脂分子可以跨过双分子层,头端电荷可以影响它所支持的膜片层。正常情况下,生物膜的内面带有负电荷,因此带负离子的亲水脂分子会分散插入到膜外层(见图 5-5,圆锯齿状,例如:三硝基苯酚,水杨酸盐)。带阳离子的亲水脂分子往往插入到膜内层(图 5-5,杯样结构;例如:氯丙嗪,丁卡因)。

酰基链疏水部分的大小将影响它在疏水结构内的分布。具有更短的疏水部分的亲水脂分子能降低平均细胞膜厚度,这会引起屈曲常数和表面剪切力常数的变化。此外,细胞膜厚度的改变能导致双分子层膜和其内部蛋白的疏水性不匹配,这会驱使蛋白构象变化[48]以减少膜-蛋白间的连接能量。TREK、TRAAK 不但对弯曲敏感,对 LPC 的酰基链也非常敏感[49]。

在多价阳离子中,Gd^{3+}是 MSC 的阻断剂[52,53]。与亲水脂分子相反,多价阳离子是通过和脂质头端基团的接触而发挥影响作用。此作用包

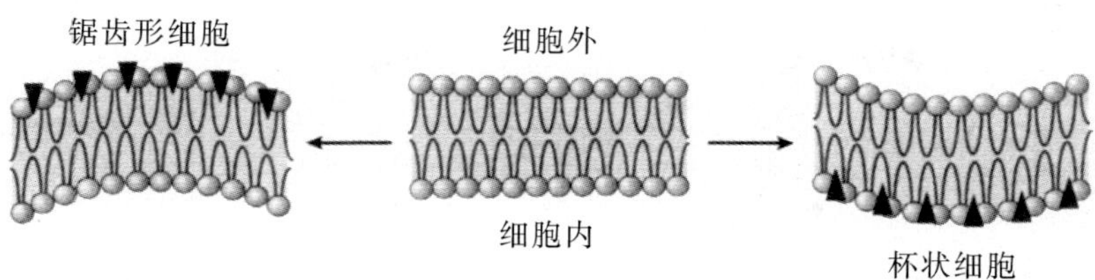

图 5–5 带阳离子和阴离子电荷的亲水脂分子影响作用的差异。(From Kim Y, Bang H, Gnatenco C, et al: Synergistic interaction and the role of C-terminus in the activation of TRAAK K^+ channels by pressure, free fatty acids and alkali. Pflügers Arch 442:64–72,2001, with permission.)

括:脂质表面的脱水、膜脂质的有序化、跨膜偶极子电位的改变[54]等。稀土元素的 3 价结构使得它们善于浓缩磷脂头端基团、减少细胞膜面积、增加膜屈曲度。脂质囊泡外面暴露于 Gd^{3+} 时会形成杯状结构，然而脂质和 Gd^{3+}的结合可能对线性张力的影响会更大[13],并能抑制通道激活。多价阳离子还能够转换细胞膜内侧的带电区，进而对电压敏感性通道产生显著影响。这就可以解释 Gd^{3+}对不同通道的作用。

前面提到的细胞膜修饰因子同样也能通过多种方式对膜片上的 MSC 门控特性进行调节(图 5–6)。Gd^{3+}可以完全性的阻滞通道活性，而 Ca^{2+}能使通道激活率和失活率增加。由于通道失活机制呈电压敏感性，因此 Ca^{2+}对失活的影响可能是通过转换细胞膜的偶极子实现的。升高 LPC 浓度会增加通道开放概率,降低通道电导。

令人惊讶的是,所有修饰 MSC 门控的因素对 ΔCp 却没有影响,这提示它们对细胞膜弹性并无明显作用。但是,它们确实能减少膜片总电容,增加膜片总电阻。

这些结果说明各种因素影响了膜片封接部位。Gd^{3+}降低膜片总电容的能力是 Ca^{2+}的 10 倍,它使膜与玻璃电极的接触更紧密[16]。这也有可能是因为机械牵拉膜片使面积的变化太小以至于不能测量到。外膜向外式膜片不是形成鼓状膜片,而是一软泡(Cp 和 Rp 变化的时间常数不同说明不是同种膜片)。

具有 +5 价疏水表面的小肽段阻滞剂 GsMTx-4 可能同时具有多价阳离子和亲水脂分子的分子特性。它是 MSC 的门控修饰剂而不是孔道的阻滞剂[55]。

镜像结构氨基酸(D-氨基酸)与 L-氨基酸一样具有阻滞 MSC 的能力,已经证实它们和被阻滞的通道之间并没有肽段–肽段之间的相互作用。这是令人惊讶的,因为 GsMTx-4 对通道的阻滞潜力是 Gd^{3+}的 10 倍之多,其 K_D 为 200~500nmol。此外,在阻滞过程中,GsMTx-4 与通道之间表现为紧密接触,剩余通道的内向电流减小,然而外向电流没有受到影响。这暗示通道肽段带电荷的区域在一个德拜长度(Debye length,约 10Å)之内。与 Gd^{3+}不同,GsMTx-4 是 MSC_{CAT} 的选择性阻滞剂[55],在毫摩尔浓度时对许多其他通道无影响作用[44,56,57]，包括 TREK 和 TRAAK 等一些 MSC。GsMTx-4 的特异性可能是因为它与 MSC_{CAT} 脂质界面特殊的屈曲或(和)带电荷脂质分布有关。有趣的是,5μmol 的 GsMTx-4 可以完全阻断外膜向外式膜片上的通道,对 Cp 却没有影响,与图 5–6 中所列的因素的作用不同，提示这是一种不同的作用方式。

GsMTx-4 可能会是一种有效的抗心律失常药[56],或用来治疗和预防充血性心力衰竭[44]。由于 D-肽的有效性,通过降低其免疫原性和易降解性,可能会成为更有效的药物。

小结

MSC 处于一个具有复杂力学特征的环境中，其中每个独立成分的特性并不容易控制。

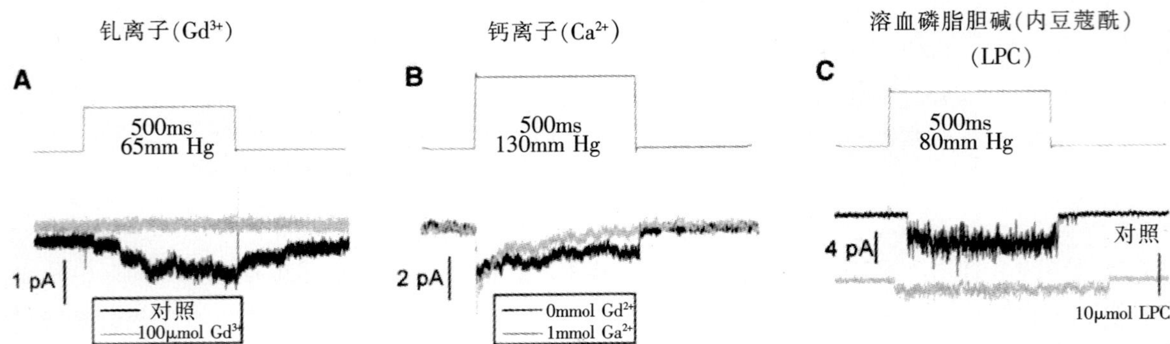

图 5-6 具有细胞膜修饰作用的化学试剂对 MSC_{CAT} 门控的变化影响作用。对于每种修饰剂(A–C)的数据包括:压力刺激、有修饰剂(灰色)或无修饰剂(黑色)时平均膜片电流、有关 Gd^{3+} 和 Ca^{2+} 记录的是平均电流,而 LPC 曲线显示的单通道记录结果强调了通道电导和门控特性的改变。

我们还不能预测干预措施对 MSC 活性的影响,除非能预先知道干预对通道所处环境的影响。由于细胞外层的复杂和精细结构,现在还没有可用来进行有效分析的模型。然而,察觉各种趋势和对实验数据进行缜密的分析并不是难题。

例如:如果药物能降低 MSC 电流,那么抑制作用是由于阻断了通道孔道,通道门控特征的改变,局部脂质特性的改变,或者细胞骨架的变化。MSC 输入方式的多样化说明了大自然并没有忽视这一事实,并且提供亲水脂分子第二信使被 MSC 所接受。我们现在仍不清楚在膜片中见到的 MSC 的机械敏感特征是否是生理性的。或许在进化过程中,通道的作用就是作为亲水脂分子受体并具有机械敏感性。

或许在不远的将来,通过在组织和动物体内使用特异性肽段试剂可能会理解 MSC 的生理作用。一旦能实现,那么我们就能知晓通过细胞骨架、ECM 和第二信使对通道的多种多样的调节作用。

(苏方成 程龙献 译)

参考文献

1. Gillespie PG, Walker RG: Molecular basis of mechanosensory transduction. Nature 413:194–202, 2001.
2. Sachs F, Morris CE: Mechanosensitive ion channels in non-specialized cells. Rev Physiol Bioch P 132:1–78, 1998.
3. Evans EA, Hochmuth RM: Mechanical properties of membranes. Curr Top Membr Trans 10:1–64, 1978.
4. Hamill OP, Martinac B: Molecular basis of mechanotransduction in living cells. Physiol Rev 81:685–740, 2001.
5. Petrov AG: The Lyotropic State of Matter. Amsterdam, Gordon and Breach Science Publishers, 1999.
6. Evans E, Yeung A: Hidden dynamics in rapid changes of bilayer shape. Chem Phys Lipids 73:39–56, 1994.
7. Rawicz W, Olbrich KC, McIntosh T, et al: Effect of chain length and unsaturation on elasticity of lipid bilayers. Biophys J 79:328–339, 2000.
8. Olbrich K, Rawicz W, Needham D, Evans E: Water permeability and mechanical strength of polyunsaturated lipid bilayers. Biophys J 79:321–327, 2000.
9. Hill WG, Zeidel ML: Reconstituting the barrier properties of a water-tight epithelial membrane by design of leaflet-specific liposomes. J Biol Chem 275:30176–30185, 2000.
10. Alonso MA, Millan J: The role of lipid rafts in signalling and membrane trafficking in T lymphocytes. J Cell Sci 114:3957–3965, 2001.
11. Anderson RG: The caveolae membrane system. Annu Rev Biochem 67:199–225, 1998.
12. Kohl P, Cooper PJ, Holloway H: Effects of acute ventricular volume manipulation on in situ cardiomyocyte cell membrane configuration. Prog Biophys Mol Biol 82:221–227, 2003.
13. Markin VS, Sachs F: Thermodynamics of mechanosensitivity: Lipid shape, membrane deformation and anesthesia. Biophysical J 86:370A, 2004.
14. Franco-Obregon A, Lansman JB: Changes in mechanosensitive channel gating following mechanical stimulation in skeletal muscle myotubes from the mdx mouse. J Physiol 539:391–407, 2002.
15. Morris CE: Mechanoprotection of the plasma membrane in neurons and other non-erythroid cells by the spectrin-based membrane skeleton. Cell Mol Biol Lett 6:703–720, 2001.
16. Suchyna TM, Besch SD, Sachs F: Dynamic regulation of mechanosensitive channels; capacitance used to monitor patch tension in real time. Physical Biology 1:1–18, 2004.
17. Masuda T, Fujimaki N, Ozawa E, Ishikawa H: Confocal laser

microscopy of dystrophin localization in guinea pig skeletal muscle fibers. J Cell Biol 119:543–548, 1992.
18. Discher DE, Mohandes N, Evans EA: Molecular maps of red cell deformation: Hidden elasticity and in situ connectivity. Science 266:1032–1036, 1994.
19. Mukhopadhyay R, Lim HWG, Wortis M: Echinocyte shapes: Bending, stretching, and shear determine spicule shape and spacing. Biophys J 82:1756–1772, 2002.
20. Sheetz MP: Cell control by membrane-cytoskeleton adhesion. Nat Rev Mol Cell Biol 2:392–396, 2001.
21. Dai J, Sheetz MP: Membrane tether formation from blebbing cells. Biophys J 77:3363–3370, 1999.
22. Raucher D, Stauffer T, Chen W, et al: Phosphatidylinositol 4,5-bisphosphate functions as a second messenger that regulates cytoskeleton-plasma membrane adhesion. Cell 100:221–228, 2000.
23. Hall A: Rho GTPases and the actin cytoskeleton. Science 279:509–514, 1998.
24. Togo T, Krasieva TB, Steinhardt RA: A decrease in membrane tension precedes successful cell-membrane repair. Mol Biol Cell 11:4339–4346, 2000.
25. Sechi AS, Wehland J: The actin cytoskeleton and plasma membrane connection: PtdIns(4,5)P(2) influences cytoskeletal protein activity at the plasma membrane. J Cell Sci 113(pt 21):3685–3695, 2000.
26. Roper K, Gregory SL, Brown NH: The 'spectraplakins': cytoskeletal giants with characteristics of both spectrin and plakin families. J Cell Sci 115:4215–4225, 2002.
27. Bretscher A, Edwards K, Fehon RG: ERM proteins and merlin: Integrators at the cell cortex. Nat Rev Mol Cell Biol 3:586–599, 2002.
28. Ervasti JM: Costameres: The Achilles' heel of Herculean muscle. J Biol Chem 278:13591–13594, 2003.
29. Porter GA, Dmytrenko GM, Winkelmann JC, Bloch RJ: Dystrophin colocalizes with beta-spectrin in distinct subsarcolemmal domains in mammalian skeletal muscle. J Cell Biol 117:997–1005, 1992.
30. Rybakova IN, Patel JR, Ervasti JM: The dystrophin complex forms a mechanically strong link between the sarcolemma and costameric actin. J Cell Biol 150:1209–1214, 2000.
31. Pasternak C, Wong S, Elson EL: Mechanical function of dystrophin in muscle cells. J Cell Biol 128:355–361, 1995.
32. Stevenson S, Rothery S, Cullen MJ, Severs NJ: Dystrophin is not a specific component of the cardiac costamere. Circ Res 80:269–280, 1997.
33. Muntoni F, Torelli S, Ferlini A. Dystrophin and mutations: One gene, several proteins, multiple phenotypes. Lancet Neurol 2:731–740, 2003.
34. Tskhovrebova L, Trinick J: Titin: Properties and family relationships. Nat Rev Mol Cell Biol 4:679–689, 2003.
35. Furukawa T, Ono Y, Tsuchiya H, et al: Specific interaction of the potassium channel beta-subunit minK with the sarcomeric protein T-cap suggests a T-tubule-myofibril linking system. J Mol Biol 313:775–784, 2001.
36. Vandenberg JI, Rees SA, Wright AR, Powell T: Cell swelling and ion transport pathways in cardiac myocytes. Cardiovasc Res 32:85–97, 1996.
37. Brette F, Orchard C: T-tubule function in mammalian cardiac myocytes. Circ Res 92:1182–1192, 2003.
38. Morris CE, Horn R: Failure to elicit neuronal macroscopic mechanosensitive currents anticipated by single-channel studies. Science 251:1246–1249, 1991.
39. Zhang Y, Hamill OP: On the discrepancy between whole-cell and membrane patch mechanosensitivity in Xenopus oocytes. J Physiol (Lond) 523(pt 1):101–115, 2000.
40. Zhang Y, Gao F, Popov VL, et al: Mechanically gated channel activity in cytoskeleton-deficient plasma membrane blebs and vesicles from Xenopus oocytes. J Physiol 523(pt 1):117–130, 2000.
41. Zeng T, Bett GCL, Sachs F: Stretch-activated whole-cell currents in adult rat cardiac myoctes. Am J Physiol Heart Circ Physiol 278:H548–H557, 2000.
42. Salmon AH, Mays JL, Dalton GR, et al: Effect of streptomycin on wall-stress-induced arrhythmias in the working rat heart. Cardiovasc Res 34:493–503, 1997.
43. Tatsukawa Y, Kiyosue T, Arita M: Mechanical stretch increases intracellular calcium concentration in cultured ventricular cells from neonatal rats. Heart Vessels 12:128–135, 1997.
44. Suchyna TM, Johnson JH, Clemo HF, et al: Identification of a peptide toxin from Grammostola spatulata spider venom that blocks stretch activated channels. J Gen Physiol 115:583–598, 2000.
45. Hamill OP, McBride DW Jr: Rapid adaptation of single mechanosensitive channels in Xenopus oocytes. Proc Natl Acad Sci USA 89:7462–7466, 1992.
46. Sachs F, Qin F, Palade P: Models of Ca2+ release channel adaptation [letter]. Science 267:2010–2011, 1995.
47. Koprowski P, Kubalski A: Voltage-independent adaptation of mechanosensitive channels in *Escherichia coli* protoplasts. J Membr Biol 164:253–262, 1998.
48. Perozo E, Kloda A, Cortes DM, Martinac B: Physical principles underlying the transduction of bilayer deformation forces during mechanosensitive channel gating. Nat Struct Biol 9:696–703, 2002.
49. Maingret F, Patel AJ, Lesage F, et al: Lysophospholipids open the two-pore domain mechano-gated K(+) channels TREK-1 and TRAAK. J Biol Chem 275:10128–10133, 2000.
50. Martinac B, Adler J, Kung C: Mechanosensitive ion channels of *E. coli* activated by amphipaths. Nature 348:261–263, 1990.
51. Kim Y, Bang H, Gnatenco C, et al: Synergistic interaction and the role of C-terminus in the activation of TRAAK K^+ channels by pressure, free fatty acids and alkali. Pflügers Arch 442:64–72, 2001.
52. Bode F, Katchman A, Woosley RL, Franz MR: Gadolinium decreases stretch-induced vulnerability to atrial fibrillation. Circulation 101:2200–2205, 2000.
53. Caldwell RA, Clemo HF, Baumgarten CM: Using gadolinium to identify stretch-activated channels: Technical considerations. Am J Physiol 275:C619–C621, 1998.
54. Ermakov YA, Averbakh AZ, Yusipovich AI, Sukharev S: Dipole potentials indicate restructuring of the membrane interface induced by gadolinium and beryllium ions. Biophys J 80: 1851–1862, 2001.
55. Suchyna TM, Tape SE, Koeppe RE, et al: Bilayer-dependent inhibition of mechanosensitive channels by neuroactive peptide enantiomers. Nature 430:235–240, 2004.
56. Bode F, Sachs F, Franz MR: Tarantula peptide inhibits atrial fibrillation: A peptide from spider venom can prevent the heartbeat from losing its rhythm. Nature 409:35–36, 2001.
57. Ruta V, MacKinnon R: Localization of the voltage-sensor toxin receptor on KvAP. Biochemistry 43:10071–10079, 2004.
58. Gottlieb PA, Suchyna TM, Ostrow L, Sachs F: Mechanosensitive ion channels as drug targets. Curr Drug Targets CNS Neurol Disord 3:287–295, 2004.

第 6 章

心肌对牵张刺激的反应:钙离子的作用

John Jeremy Rice ,*Donald M. Bers*

哺乳动物肌肉对牵张表现为双时相力学反应(双向力学反应)。正像 Parmley 和 Chuck[1]首先描述的那样,牵张最初引起离体心肌颤搐张力(twitch force)的急剧增加[急性收缩力反应,immediate force response,(IFR)],紧接着是缓慢进行的第二时相 [缓慢张力反应,slow force response,(SFR)]。IFR 是心肌肌丝的 Ca^{2+}敏感性呈长度依赖性增加的结果。尽管 Ca^{2+}敏感性通常被认为是 Frank–Starling 机制的细胞基础,但是对于长度依赖的机制仍然存在不同的观点。心肌收缩力急剧增加之后,SFR 表现为收缩力缓慢增加, 到达平台期后持续数分钟。此过程可能有 Anrep 效应的参与,因为它与全心继发收缩力的增加相符。收缩力的增强和 Ca^{2+}电流振幅的升高相平行[2],但是对于增高的 Ca^{2+}来源还存在争议。多种机制可能参与 SFR 过程, 包括跨膜 Ca^{2+}内流的变化和肌浆网 Ca^{2+}摄取或释放的改变。本章将对这些机制进行评述。

急性收缩力反应(IFR)

长度依赖的钙离子敏感性的变化

心肌长度变化时,激活剂Ca^{2+}能影响肌丝收缩力的产生,这通常被认为是心脏 Frank-Starling 机制的细胞基础。图 6–1 显示的是收缩力–钙离子[Force-Ca^{2+}(F-Ca)relationship]的量化关系。F-Ca 功能中长度依赖性变化可分为两种主要类型: 平台期或最大收缩力的变化和 Ca^{2+}敏感性变化。高 Ca^{2+}浓度时平台期收缩力的改变可能是肌节几何形态的变化(心肌长度改变了粗细肌丝的重叠程度)的结果,然而,并不是所有的证据都支持此观点。来自于 Gordon 等[3]对骨骼肌研究最经典的数据表明, 在长度–张力关系曲线中,长度增加时张力随之增加,当肌节长度(sarcomere length,SL)达到 2.0μm 后,肌肉最大激活张力不会再增加。与之相反,SL 在2.2~2.3μm 范围时, 心肌仍然表现出最大收缩力的增加[4,5](见图 6–1A);这一不同点在以前就已经被提出[6,7]。可以想象心肌细肌丝更长一些,因此心肌 SL 要比骨骼肌的长。尽管心肌细肌丝和骨骼肌细肌丝在解剖形态上没有这种系统差异,但是心肌存在更大易变性的观点已有报道,这可能是其有更长平台区域的原因[7]。正是由于缺少骨骼肌中的类似模板的伴肌动蛋白 (nebulin), 才使得心肌具有更大的易变性。虽然缺少解剖证据,但是对于最大兴奋心肌收缩力[5,8]以及 ATP 酶比率[9]是对 SL 功能变化的线性反应这一观察说明了 SL 和重叠粗细肌丝间的横桥之间存在着简单的线性关系。

第二个主要的长度依赖性变化是 Ca^{2+}敏感性的增强, 表现为图 6–1A 中 F-Ca 曲线的左移。长度敏感性的来源问题一直存在争论。一个假说是: 长度改变了粗细肌丝间的格构空间,并以此作为心脏细胞的等容特性。肌动蛋白和肌球蛋白格构空间的变化能调节横桥结合与分离的比例,改变心肌收缩力。然而,近来通过同步加速器 X 线衍射技术对肌丝格构空间评价的结果提示,生理范围内格构空间的变化不能导致心肌 Ca^{2+}敏感性长度依赖性的变化[11]。其他的研究者利用相似的方法却发现横桥弱连接的部分需依靠于格构空间[12]。如果认为从弱连接状态到产生收缩力的强连接状态的速率保持恒定，那么这一证据就支持格构空间是调节收缩力的机制。需要说明的是，上面提到的所有 X 线衍射研究是在非生理情况下进行的，因为格构空间是在心肌松弛时测定的，这与激动状态时测定的结果不一致，此时连接的横桥也会修饰格构空间。还需更多的工作去进一步评价格构空间对产生收缩力的肌肉的影响。

如果格构空间的假说不能解释长度依赖性 Ca^{2+}敏感性的现象，那么其他的假说可能更加难以成立。有作者认为肌联蛋白可能起到一定的作用[13]，该蛋白位于粗肌丝和 Z 线之间，因此其长度能受 SL 的调节。另一种假说是 SL 依赖的 Ca^{2+}敏感性可能取决于多种机制相互作用（将在下面讨论）和长度依赖的肌丝重叠时重新补充的横桥数目[14]。

尽管对于长度依赖性 Ca^{2+}敏感性变化的基础还不甚清楚，但是它与为何心肌每一长度的改变都依赖于激活 Ca^{2+}这一问题密切相关。尤其是肌钙蛋白的独立调节结合位点的 Hill 常数的预计值应该为 1，而已报道的 Hill 常数的范围是 7~8（如参考文献 8 的图 6-1 所示）。

为了说明导致大 Hill 常数的原因，研究者提出了几种类型的联合机制来解释这种明显的依赖关系（见参考文献 14）。结合的横桥能增加 Ca^{2+}与肌钙蛋白的亲和已经得到证实。因此这形成一种反馈，即从横桥形成（肌动蛋白–肌球蛋白结合）到肌钙蛋白 C 结合 Ca^{2+}（目前认为

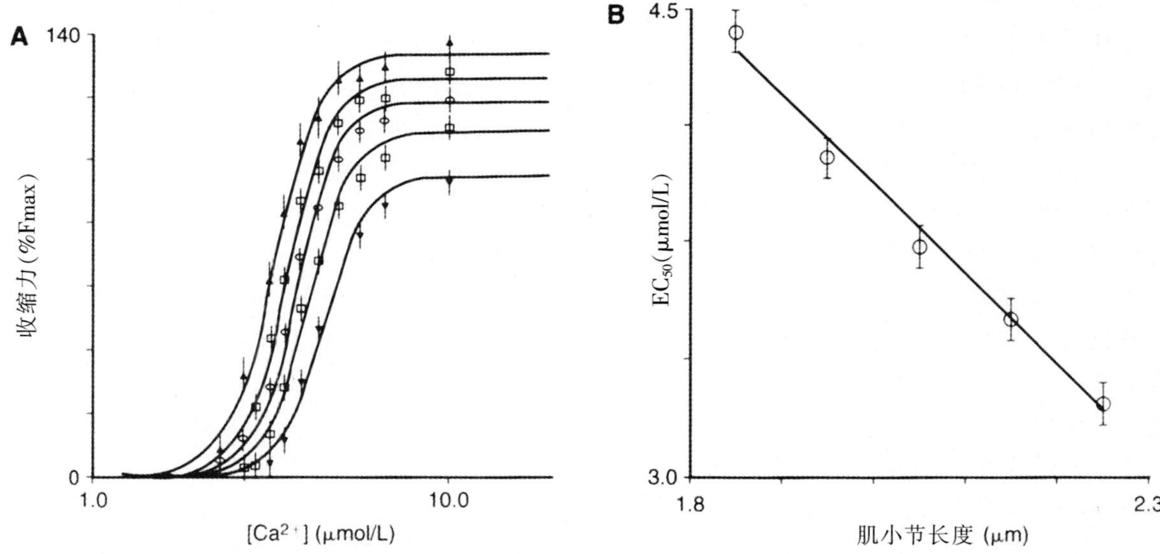

图 6-1 大鼠肌小梁（n=10）在 5 种肌节长度（SL=1.85，1.95，2.05，2.15，2.25μm）时的平均 F-Ca 关系曲线。（A）不同 Ca^{2+}浓度情况下，上述 5 种长度的肌小梁在稳定激活状态时的收缩力变化。当 SL=1.9μm 时收缩力恢复到最大状态（曲线未给出）。实验数据遵循修改过的独立 Hill 关系（single Hill relationship）：

$$F=F_{max}[Ca^{2+}]^{nH}/(EC_{50}^{nH}+[Ca^{2+}]^{nH})$$

SL 的增加会导致最大 Ca^{2+}饱和收缩力（FMAX：平均值=49.1，56.8，60.6，65.3 和 72.9）和 Ca^{2+}敏感性（EC_{50}）的显著提高。然而通过 Hill 常数（nH：平均值=7.4，7.2，7.3，7.0 和 6.9）评价后认为 F_{MAX} 和 EC_{50} 的协同水平并没有受到 SL 的影响。有关稳定激活状态下控制肌节长度时收缩力测量的详细情况见参考文献 8。（B）Ca^{2+}敏感性用参数 EC_{50} 表示，后者是 SL 功能的线性、反向反映指标。实验数据用均数±标准差表示。（From Dobesh DP，Konhilas JP，de Tombe PP: Cooperative activation in cardiac muscle: impact of sarcomere length of sarcomere length. Am J physiol Heart Circ Physiol 282:H1055–H1062，2002，with permission.）

钙离子结合到肌钙蛋白的低亲和独立调节位点而不是高亲和双 Ca^{2+}-Mg^{2+}位点时,更不容易受到横桥结合的影响)。调节蛋白中另一类型的协同是:沿细肌丝分布的相毗邻的重叠原肌球蛋白与离它们最近的蛋白之间的相互作用。第三种协同调节类型是在相邻的横桥之间,也就是说横桥的结合使得与它相邻的横桥结合的速率增加,使调节蛋白维持在更有力的构形状态。

对瞬间钙流的影响

尽管导致明显的 F-Ca 关系的协同机制还存争议,但是精确的机制对于理解长度依赖性变化对瞬时钙流的影响作用并不重要。Ca^{2+}与调节蛋白的亲和力受到结合的或者产生收缩力的横桥的调节,而不是长度变化本身[2,15]。因此,肌钙蛋白的 Ca^{2+}亲和力随结合的横桥数目的变化而变化,其中结合横桥受协同激活的细肌丝、肌节几何形态或两者之间的相互作用等因素的影响。

Ca^{2+}的变化对长度的缓冲能对细胞内瞬时钙流产生继发性影响(图 6-2 所示),这在其他的研究中也有报道[2,16,17]。然而此继发性影响往往比较小,有的报道并没有发生变化[18,19]。这些观察说明收缩力的改变、对长度的继发性调节等因素不可能对细胞内钙浓度产生很大的干扰,其中后者能激活 Ca^{2+}依赖性内向电流而致心律失常(如:通过 Na^{+}- Ca^{2+}交换)。例如:在心力衰竭等一些病理条件下,我们不期望肌丝释放 Ca^{2+}触发延迟后除极[20]。并且肌浆网 Ca^{2+}释放和 L 型 Ca^{2+}电流内流所导致的钙激活电流的意义远大于肌丝中的 Ca^{2+}所致的电流意义(见第 22 章)。

缓慢收缩力反应(SFR)

收缩力在急性增加以后,便呈现阶梯式缓慢增加的过程直至达到平台期。瞬时钙流振幅的升高能密切反应收缩力增加的过程[2]。图 6-2 显示的是此类似反应,进一步的研究结果证实,在肌丝水平并没有出现 Ca^{2+}敏感性的缓慢的时间依赖性变化。此外,研究还显示单独舒张期心肌长度的变化足以产生 SFR[16,21]。然而,有的研究者提出肌丝对 Ca^{2+}反应的增强和细胞内碱性化有关[22],尽管这些结果可能是由实验误差所引起(见“血管紧张素 II 和内皮素-1 的作用”)。下面将讨论 SFR 的始动因素作为瞬时钙流增加的机制,以及其他可能的机制。

牵张诱导的内质膜离子内流的变化

心肌细胞 Ca^{2+}内流主要通过 L 型通道,但在许多实验标本中这些通道都未显示出机械牵张敏感性(如:大鼠[23],兔[24]),反而出现对细胞膜牵张反应降低(详细讨论见第 4 章)。动作电位全程中 Ca^{2+}内流都是通过 L 型通道实现的,因此动作电位时程(APD)延长可能是 Ca^{2+}内流增加的另一机制。这是一复杂的过程,因为瞬时钙流的变化也能影响 APD[27]。尽管牵张诱导的 APD 的改变并不是本章讨论的范围,但足以说明 SFR 过程中经常但并非总伴随 APD 的变化。

例如,用碳纤维轴向牵张豚鼠心肌细胞,当 SL 延长大约 10%时,APD_{90}(90%复极水平 APD)延长了 16%;该影响作用能被 40μmol SAC 阻滞剂链霉素所抑制,说明了牵张敏感性膜电流在 APD_{90} 延长中的作用;用 5μmol 的 bis- (aminophenoxy)- ethane-tetraacetic 预处理后,细胞膜的 acetomethoxy ester form(BAPRA-AM)对 $[Ca^{2+}]_i$ 的缓冲也能阻断 APD 的变化;因此这些结果很难解释瞬时钙离子流和 APD 间固有的独立关系。在此研究中[9],整个复极过程都是延长的。其他的研究也运用了相似的方法,即以玻璃棒轴向牵张豚鼠心肌细胞膜,其反应首先出现复极加速,而后减慢,最终出现更长的 APD_{90}[25]。此作用归因于具有-5mV 反转电位牵张敏感的阳离子非特异性电流,并能够被 30μmol 链霉素所阻断。

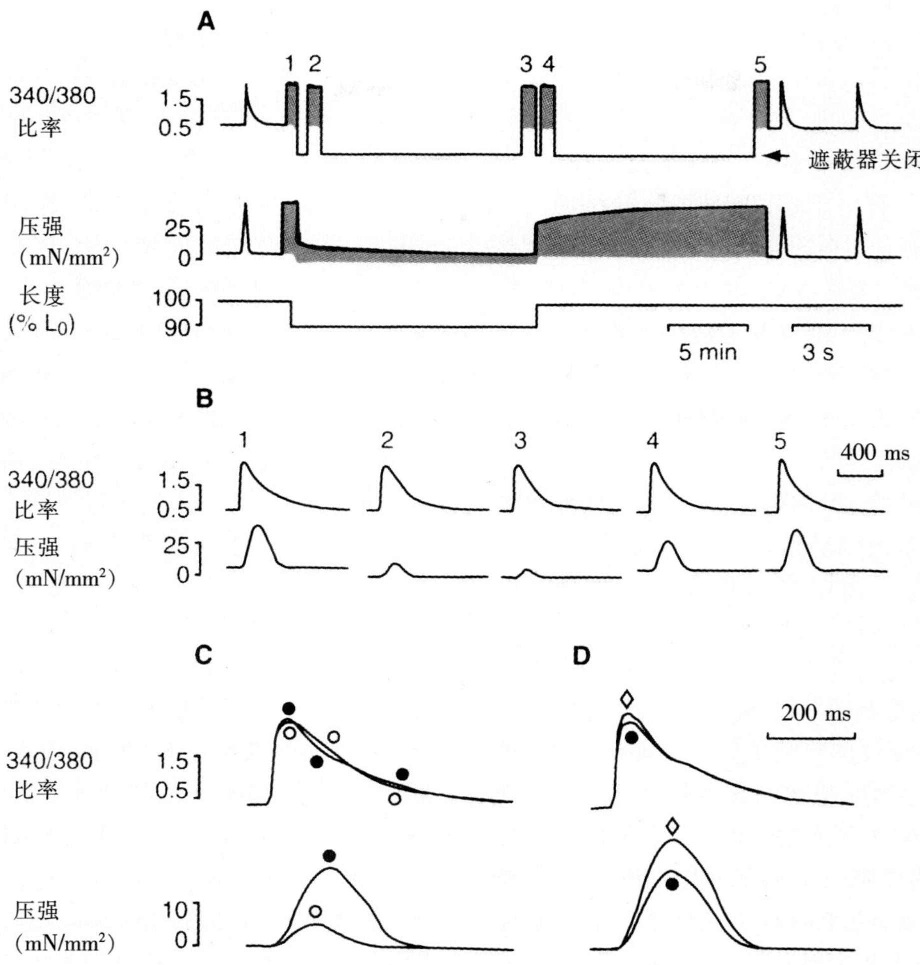

图 6–2　大鼠肌小梁缩短 10%持续 15min 过程中记录到的 fura-2 荧光比例和收缩力变化情况。(**A**)340:380nm 荧光比例和收缩力记录图表，表示自初长度(L_0)起长度的变化。荧光激活后摄像机快门仅仅是间断的开放 48s 作记录(标号 1–5)。在肌肉长度调整时通过微操纵器使快门关闭。对原始记录(15Hz 滤过)进行数字化扫描得到相应曲线。肌肉长度改变后颤搐收缩力(twitch force)缓慢变化。(**B**)在图 A 间期 1 至间期 5 过程中测量的荧光比例和收缩力的平均记录结果，非滤过记录。(**C**)间期 3(闭环)和间期 4(开环)过程中平均荧光比例和收缩力的重叠曲线，以此说明肌节长度增加后的急性影响作用。静息收缩力已从上面曲线中减去。(**D**)在间期 4(开环)和间期 5(开放菱形)过程中类似的平均重叠曲线，以说明肌节长度增加后的延迟影响作用 (24℃，1mmol 细胞外钙，0.33Hz 的刺激速率)。(Reproduced From Kentish JC, Wrzosek A: Changes in force and cytosolic Ca^{2+}concentration after length changes in isolated rat ventricular trabeculae. J Physiol 506[pt 2]:431–444，1998，with permission.)

其他的报告说明：离体兔肌小梁[29]、绵羊浦肯野纤维[30]、Langendorff 灌流的犬心脏[31] APD 几乎没有变化。因此并不是在所有的种属和组织中 SFR 前都出现 APD 的变化。

牵张激活性通道(SAC)的作用

有些证据表明细胞内 Ca^{2+}增高源于 SAC。机械刺激或牵拉培养的心肌细胞引起的内向 Ca^{2+}流能导致钙诱导的钙释放 (CICR)[32](见第

1 章)。研究者将此作用归因于具有 Ca^{2+}通透性的 SAC，因为去除细胞外 Ca^{2+}或添加 Gd^{3+}都能阻断该作用。其他说明 SAC 作用的证据是链霉素能使大鼠心肌细胞 SFR 减少 80%[33]。然而另一研究却显示 Gd^{3+}对兔心肌细胞 SFR 几乎没影响[29](尽管由于 Gd^{3+}和碳酸氢盐缓冲液的相互作用，使得游离的Gd^{3+}要比期望的要少[34])。虽然我们已经关注 SAC 对于 SFR 的作用，但是 Gd^{3+}敏感性离子通道并不是将机械牵张传入到细胞内引起肥厚相关基因表达所必需的通道，这提示可能存在其他的机械感受机制(见第 7 章)。

尽管一些早期的报告[32]指出 Ca^{2+}通过 SAC 内流，但是大多数的报告[25,36]显示非选择性阳离子 SAC 的内向电流主要是由 Na^{+}形成的。SAC 对 Na^{+}的通透性会增加 $[Na^{+}]_{i}$ 或者局部亚内肌质膜$[Na^{+}]_{i}$。例如，利用荧光显像和电子探针分析显示，牵张诱导的$[Na^{+}]_{i}$ 热区大于24mmol，而且靠近表面细胞膜和 T 管[25]。细胞内钠离子浓度的升高会通过 NCX 对增加的$[Ca^{2+}]_{i}$ 发挥继发性影响。NCX 是细胞内钙离子外流的主要途径。增加的细胞内钠离子会限制钙离子的外流，并且通过与之相反的方式促进钙离子通过 NCX 进入细胞内。此运载体 3:1 化学计量转运比例使得对细胞内外的钠离子浓度呈 3 次方的依赖关系；因此，细胞内很小的钠离子浓度的变化就会使 NCX 前向转运方式减小，从而导致钙内流的逆向转运方式增强。

血管紧张素Ⅱ和内皮素-1 的作用

另一种能增加细胞内钠离子的方法是通过细胞内信号转导机制激活 Na^{+}- H^{+}交换器(NHE)。在新生大鼠心肌细胞上最早发现牵张依赖的血管紧张素Ⅱ(AngⅡ)的释放[37]，并导致心肌肥厚相关的即早基因表达和蛋白质合成。以后对离体猫和大鼠心肌的研究表明：通过自分泌/旁分泌方式释放的牵张诱导的 AngⅡ和内皮素 - 1(ET- 1)能使钠离子通过 NCX 内流并进而引起细胞内钙增加[22,38]。最初的报告证实 AT1 受体拮抗剂络沙坦或者内皮素受体 A 拮抗剂 BQ123 能够阻断牵张依赖的细胞内碱性化。后来 Calaghan 和 White[39]以及 von Lewinski 等[29]分别在雪貂乳头肌和兔心室乳头肌中加用络沙坦或 BQ123 并没有阻断 SFR。Calaghan 和 White 的研究还发现阻断内皮素受体 B 能减少 50% SFR，去除心内膜能完全消除 SFR，他们指出在大鼠和猫心肌中，心内膜是内皮素 - 1 的来源，而不是心室肌细胞本身。von Lewinski 等[29] 还提出自分泌/旁分泌方式释放的血管紧张素和内皮素对大鼠和猫心肌 SFR 的调节作用要强于对兔和雪貂心肌的作用。

SFR 对激活的 NCX 逆向转运方式的依赖性首先由 Perez 等[40]通过该转运方式的特异性阻滞剂 KB-R7943 所证实。NCX 逆向转运方式激活后会导致细胞内钙增加（增强收缩力）和钠离子外流（依赖于 $[Na^{+}]_{i}$)。该解释与 von Lewinski 等[29]所证实的 SFR 能被 KB-R7943 所阻断的实验结果相一致。然而，由于 KB-R7943 还能阻断其他的转运系统如 K^{+}通道、Na^{+}通道、Ca^{2+}通道和瞬时钙离子流，甚至 NCX 敲除的心脏，故 KB-R7943 并不是理想的试剂，有研究提出肌丝对钙离子敏感性的提高是因为细胞内的碱性化[22]，近来这一机制的重要性受到了挑战，主要的问题在于实验中使用的是非生理性的非碳酸氢盐缓冲液[42]。Alvarez 等[38]证实：室温利用 CO_2/HCO_3^-缓冲体系的条件下，牵张激活 NHE 能导致细胞内钠离子和钙离子浓度持续升高和颤搐收缩力的持续增加，而 pH 值并没有改变。推测在 CO_2/HCO_3^-溶液中，Na^+-HCO_3^- 协同转运和 Cl^- - HCO_3^- 的交换抵消了 NHE 的激活，抑制了明显的碱性化。其他对兔心肌的研究也得到类似结果，提示 pH 值的变化并不是 SFR 的必要条件[29]。

AngⅡ 和 AT_1 受体的确切作用非常复杂，因为其对于 SFR 的任何作用与它们在心肌肥厚信号传递中的作用相比都是很小的。AngⅡ诱导的即早基因、晚基因和生长因子基因的表达能被 AT_1 受体拮抗剂而非 AT_2 受体拮抗剂阻断[37]。Ang Ⅱ活化后的 G 蛋白偶联受体 AT_1 能迅速增加丝裂原激活蛋白激酶(MAPK)和 90-KD S6 激酶的活性[43]。该研究中利用 BAPTA-AM 螯合细胞内钙离子，这样可完全取消 AngⅡ对这些酶的诱导激活，说明钙离子在此通路中发挥了至关重要的作用(见第 7 章有关基因调控部分)。

对舒张期钙离子浓度的影响

假设 SFR 由钙离子内流增加或是外流减少所引起，那么可以推测舒张期[Ca^{2+}]$_i$ 是增加的。然而，牵张对舒张期[Ca^{2+}]$_i$ 的影响作用众说纷纭。有的报道认为[Ca^{2+}]$_i$ 增加，而有的认为其没有改变。例如，舒张期[Ca^{2+}]$_i$ 在豚鼠心室肌细胞内升高[13,19]，而在大鼠肌小梁中没有变化[23,26]。这可能由于种属的差异。这些种属的舒张期[Ca^{2+}]$_i$ 可能主要由从肌浆网漏出的钙所决定[44]，并能被肌浆网钙 ATP 酶泵快速泵入到肌浆网中。与其他的种属相比较，大鼠需要通过更高水平的舒张期钙离子循环来掩盖少量内质膜钙离子内流导致的对舒张期[Ca^{2+}]$_i$ 的更小干扰。

肌丝缓冲作用的改变

有人可能揣测 IFR 过程中肌丝缓冲力量的增强会增加 SFR 中的肌浆网钙负荷，进而产生继发性影响。这需要 IFR 过程中更多的与肌钙蛋白结合的钙离子变成游离状态后进入肌浆网以增加其负荷。然而，这样的情况不可能发生。Steele 和 Smith 等[19]报道，用 2，3-butane-dione monoxime 阻断收缩力的产生后，在快速冷却挛缩时没有发现肌浆网负荷的变化，因此对于肌钙蛋白结合钙离子的调节不会影响肌浆网负荷。在其他研究中，利用大鼠心房 SFR 精确模型也显示，尽管缓冲力量的改变会有其他的作用，并且需要和 SAC 结合才能最好地再现此实验中的所有长度变化的影响。肌钙蛋白和钙离子亲和力的变化对于瞬时钙流或者 APD 几乎没有影响[45]。

牵张诱导的肌浆网对钙离子摄取和释放的变化

假如 SFR 是瞬时钙流增加的结果，那么可认为是肌浆网释放 Ca^{2+}的作用发生改变，因为肌浆网是绝大多数瞬时钙流的来源。可能的机制是 SFR 过程中肌浆网 Ca^{2+}负荷增加，这样的结果在兔心室上已经报道过[29,46]。另外一种说法是肌浆网钙离子负荷未变，而释放钙的肌浆网所占比例增加。但是目前有限的数据并不支持该观点。在大鼠心室中，参与钙释放的肌浆网比例是 32%~35%，并且与肌节长度无关。有趣的是，舒张期肌节长度变短时肌浆网的负荷能力反而增加[47]。这与 SFR 时的特点正好相反，肌节长度延长时肌浆网释放才增加，并不是在舒张期肌节长度较短时。

尽管产生瞬时钙流需要功能性肌浆网，但是肌浆网的作用是和 SFR 同时出现，而并不是导致 SFR 的主要因素。用斯里兰卡肉桂碱[46]或者咖啡因[48]阻断肌浆网的释放，并没有对 SFR 的相对数值产生影响。另一种加载肌浆网的方式可能是增加通过肌浆网钙 ATP 酶泵的摄取。通过斯里兰卡肉桂碱和肌浆网钙 ATP 酶泵的阻滞剂环匹阿尼酸分别阻断肌浆网钙的释放和摄取，以达到破坏 CICR 系统的目的，但是并没有对 SFR 产生影响[26,46]。目前依靠这些结果还不能认为肌浆网没有发挥作用，也就是说尽管肌浆网钙离子并不是产生 SFR 所必需的，但是有效的去除肌浆网的确能改变 SFR 的时程[26]，并能加大舒张期[Ca^{2+}]$_i$ 的变化或增加细胞外钙离子内流。

一氧化氮的作用

SFR 信号转导通路中的另一参与者是 NO，它能影响兴奋收缩偶联的许多方面，包括：与钙离子转运蛋白 [L 型通道和雷诺定受体(RYR)]、收缩肌丝、细胞呼吸链复合体的相互影响(见参考文献 49、50 的评述)。对于这些影响作用并不是本章所涉及的范围，这里只是对与 SFR 有关的一些方面进行讨论。

直接测量跳动的兔和大鼠心脏产生的NO证实:NO浓度随心动周期发生亚摩尔范围的波动[51]。尽管这种随心率的调节提示NO的生理作用,但事情远没有这么简单,因为NO从明确的一氧化氮合酶(nitric oxide synthase, NOS)中就有多种来源,并通过多种第二信使途径使其下游信号转导成分间发生相互作用,许多产物对兴奋收缩耦联产生相反或双相的影响[50]。NOS1位于肌浆网(影响RYR和肌浆网钙ATP酶泵),NOS3位于肌质膜小凹并与膜表面受体、L型通道相间分布。电子显微扫描结果提示牵张时小凹并入到细胞膜中[52]。第三种类型NOS2是由炎症或细胞因子诱导产生,可能在心衰等病理情况下发挥重要作用,在健康组织中并不存在,也不依赖于钙离子;因此本章并不对NOS2作详细讨论。

NOS1定位于肌浆网。有证据显示,RYR上的S-亚硝酰化蛋白的下游调节作用使得RYR的开放概率增加[53]。RYR通道被认为是牵张诱导NO激活的3-磷脂酰肌醇激酶的最终效应器,激活后的通路导致Akt蛋白激酶的磷酸化和NOS3内皮同功亚型产生NO[54]。活化的Akt(也被称为蛋白激酶B)能减少心肌细胞死亡,诱导心肌肥厚,也能调节代谢物质的利用和心肌细胞的功能[55]。此级联信号转导的最终效应之一就是增加钙火花(Ca^{2+}sparks)和电生理刺激时的瞬时钙流。然而正如其他研究者指出的那样[56],单独改变RYR的特性对瞬时钙流的持续变化几乎没有影响,如同对SFR的作用一样。尤其是单独改变RYR的释放特征仅仅对瞬时钙流产生短暂的影响[57]。另一种可能性是肌浆网摄取功能受NO的调节,这可能通过调节与肌浆网钙ATP酶泵的硫醇基团的反应[58],或者是通过抑制受磷蛋白(phospholamban)的磷酸化,进而降低肌浆网钙ATP酶泵的摄取[59]等途径而实现的。

NOS3定位在肌质膜小凹和T管,连接于小窝蛋白-3并能被其所激活。激动剂诱导钙离子增加后,Ca^{2+}-钙调素引起NOS3从小窝蛋白-3解离。NOS3来源的NO另外的下游靶点是激活鸟苷酸环化酶产生cGMP,后者活化蛋白激酶G(PKG)和其他级联信号转导途径。其他影响作用是非cGMP依赖的,由S-亚硝基-谷胱甘肽调节。当受到S-亚硝基-谷胱甘肽刺激后,L型通道的电流增加了60%[60]。相反,PKG的磷酸化能导致L型电流减小,由此证明NO信号转导通路的复杂性。此外,L型通道和RYR的位置特点提示它们之间的联系可能由位于这二联体之间区域的NOS1和NOS3所产生的NO所介导[50]。还需要进一步的研究来区分NO信号转导通路中的这些复合体。

小结

哺乳动物肌肉对机械牵张表现出双时相的收缩力反应。在第一时相,牵张导致颤搐张力的即刻增加,这是心肌对钙离子的长度依赖性敏感性提高的结果,也被认为是Frank-Starling机制的细胞基础。关于由何种联合机制激活钙离子产生强烈的F-Ca^{2+}关系的问题还存在很大的争议。此外,对于何种肌肉长度分子感受器导致肌丝对钙离子敏感性增强的问题,还没有达成共识。

收缩力急剧增加之后,第二时相的特点是收缩力的缓慢增加,达到平台期并持续一段时间。大多数报道认为该时相收缩力的增强继发于钙离子的释放增加,但是对于更多钙释放的问题尚存在不同的观点。尽管目前有关牵张对钙离子转运的直接调节机制还不清楚,但是对牵张的敏感性要归功于专门的机制。相关的推测机制有:钙离子通过SAC内流,钠离子经SAC内流后通过NCX导致[Ca^{2+}]继发性升高。另外推测的机制是:牵张诱导自分泌/旁分泌方式释放的Ang Ⅱ和ET-1激活NHE,进而引起钠离子内流。NO可能作用于一个或更多的靶点如L型通道、RYR或肌浆网钙ATP酶泵,从而直接增加钙离子循环。还需更深入的研究来阐明上述情况对SFR的作用,或者发现其他的机制。对不同组织和种属研究结果的明显差异说明可能有多种机制参与了 SFR 过程。可能的情况为:钙离子的一些变化或许和 SFR 本身并没有联系,但这却可能是钙离子对诱导基因表达或对其他细胞信号通路影响的附带现象。

(苏方成 赵芳 程龙献 译)

参考文献

1. Parmley WW, Chuck L: Length-dependent changes in myocardial contractile state. Am J Physiol 224:1195–1199, 1973.
2. Allen DG, Kurihara S: The effects of muscle length on intracellular calcium transients in mammalian cardiac muscle. J Physiol 327:79–94, 1982.
3. Gordon AM, Huxley AF, Julian FJ: The variation in isometric tension with sarcomere length in vertebrate muscle fibres. J Physiol (Lond) 184:170–192, 1966.
4. ter Keurs HE, Rijnsburger WH, van Heuningen R, Nagelsmit MJ: Tension development and sarcomere length in rat cardiac trabeculae. Evidence of length-dependent activation. Circ Res 46:703–714, 1980.
5. Stuyvers BD, McCulloch AD, Guo J, et al: Effect of stimulation rate, sarcomere length and Ca^{2+} on force generation by mouse cardiac muscle. J Physiol 544(pt 3):817–830, 2002.
6. Allen DG, Kentish JC: The cellular basis of the length-tension relation in cardiac muscle. J Mol Cell Cardiol 17:821–840, 1985.
7. Robinson TF, Winegrad S: The measurement and dynamic implications of thin filament lengths in heart muscle. J Physiol 286:607–619, 1979.
8. Dobesh DP, Konhilas JP, de Tombe PP: Cooperative activation in cardiac muscle: Impact of sarcomere length. Am J Physiol Heart Circ Physiol 282:H1055–H1062, 2002.
9. Wannenburg T, Heijne GH, Geerdink JH, et al: Cross-bridge kinetics in rat myocardium: Effect of sarcomere length and calcium activation. Am J Physiol Heart Circ Physiol 279: H779–H790, 2000.
10. McDonald KS, Moss RL: Osmotic compression of single cardiac myocytes eliminates the reduction in Ca^{2+} sensitivity of tension at short sarcomere length. Circ Res 77:199–205, 1995.
11. Konhilas JP, Irving TC, de Tombe PP: Length-dependent activation in three striated muscle types of the rat. J Physiol 544(pt 1):225–236, 2002.
12. Martyn DA, Adhikari BB, Regnier M, et al: Response of equatorial x-ray reflections and stiffness to altered sarcomere length and myofilament lattice spacing in relaxed skinned cardiac muscle. Biophys J 86:1002–1011, 2004.
13. Le Guennec JY, White E, Gannier F, et al: Stretch-induced increase of resting intracellular calcium concentration in single guinea-pig ventricular myocytes. Exp Physiol 76:975–978, 1991.
14. Rice JJ, De Tombe PP: Approaches to modeling crossbridges and calcium-dependent activation in cardiac muscle. Prog Biophys Mol Biol 85:179–195, 2004.
15. Bremel RD, Weber A: Cooperation within actin filament in vertebrate skeletal muscle. Nature New Biol 238:97–101, 1972.
16. Allen DG, Nichols CG, Smith GL: The effects of changes in muscle length during diastole on the calcium transient in ferret ventricular muscle. J Physiol 406:359–370, 1988.
17. Janssen PM, de Tombe PP: Uncontrolled sarcomere shortening increases intracellular Ca^{2+} transient in rat cardiac trabeculae. Am J Physiol 272(4 pt 2):H1892–H1897, 1997.
18. Saeki Y, Kurihara S, Hongo K, Tanaka E: Tension and intracellular calcium transients of activated ferret ventricular muscle in response to step length changes. Adv Exp Med Biol 332: 639–648, 1993.
19. Steele DS, Smith GL: Effects of 2,3-butanedione monoxime on sarcoplasmic reticulum of saponin-treated rat cardiac muscle. Am J Physiol 265(5 pt 2):H1493–H1500, 1993.
20. Pogwizd SM, Bers DM: Cellular basis of triggered arrhythmias in heart failure. Trends Cardiovasc Med 14:61–66, 2004.
21. Nichols CG: The influence of 'diastolic' length on the contractility of isolated cat papillary muscle. J Physiol 361:269–279, 1985.
22. Cingolani HE, Alvarez BV, Ennis IL, Camilion de Hurtado MC: Stretch-induced alkalinization of feline papillary muscle: An autocrine-paracrine system. Circ Res 83:775–780, 1998.
23. Hongo K, White E, Le Guennec JY, Orchard CH: Changes in Ca^{2+}i, [Na+]i and Ca^{2+} current in isolated rat ventricular myocytes following an increase in cell length. J Physiol 491(pt 3):609–619, 1996.
24. Kentish JC, Davey R, Largen P: Isoprenaline reverses the slow force responses to a length change in isolated rabbit papillary muscle. Pflugers Arch 421:519–521, 1992.
25. Isenberg G, Kazanski V, Kondratev D, et al: Differential effects of stretch and compression on membrane currents and [Na+]c in ventricular myocytes. Prog Biophys Mol Biol 82(1-3):43–56, 2003.
26. Kentish JC, Wrzosek A: Changes in force and cytosolic Ca^{2+} concentration after length changes in isolated rat ventricular trabeculae. J Physiol 506(pt 2):431–444, 1998.
27. duBell WH, Boyett MR, Spurgeon HA, et al: The cytosolic calcium transient modulates the action potential of rat ventricular myocytes. J Physiol 436:347–369, 1991.
28. Belus A, White E: Streptomycin and intracellular calcium modulate the response of single guinea-pig ventricular myocytes to axial stretch. J Physiol 546(pt 2):501–509, 2003.
29. von Lewinski D, Stumme B, Maier LS, et al: Stretch-dependent slow force response in isolated rabbit myocardium is Na+ dependent. Cardiovasc Res 57:1052–1061, 2003.
30. Dominguez G, Fozzard HA: Effect of stretch on conduction velocity and cable properties of cardiac Purkinje fibers. Am J Physiol 237:C119–C124, 1979.
31. Calkins H, Maughan WL, Kass DA, et al: Electrophysiological effect of volume load in isolated canine hearts. Am J Physiol 256(6 pt 2):H1697–H1706, 1989.
32. Sigurdson W, Ruknudin A, Sachs F: Calcium imaging of mechanically induced fluxes in tissue-cultured chick heart: Role of stretch-activated ion channels. Am J Physiol 262(4 pt 2):H1110–H1115, 1992.
33. Calaghan SC, White E: Signaling pathways which underlie the slow inotropic response to myocardial stretch. J Physiol 544P:23S, 2002.
34. Caldwell RA, Clemo HF, Baumgarten CM: Using gadolinium to identify stretch-activated channels: Technical considerations. Am J Physiol 275(2 pt 1):C619–C621, 1998.
35. Sadoshima J, Takahashi T, Jahn L, Izumo S: Roles of mechanosensitive ion channels, cytoskeleton, and contractile activity in stretch-induced immediate-early gene expression and hypertrophy of cardiac myocytes. Proc Natl Acad Sci USA 89: 9905–9909, 1992.
36. Naruse K, Sokabe M: Involvement of stretch-activated ion channels in Ca^{2+} mobilization to mechanical stretch in endothelial cells. Am J Physiol 264(4 pt 1):C1037–C1044, 1993.
37. Sadoshima J, Izumo S: Molecular characterization of angiotensin II–induced hypertrophy of cardiac myocytes and hyperplasia of cardiac fibroblasts. Critical role of the AT1 receptor subtype. Circ Res 73:413–423, 1993.
38. Alvarez BV, Perez NG, Ennis IL, et al: Mechanisms underlying

the increase in force and Ca^{2+} transient that follow stretch o cardiac muscle: A possible explanation of the Anrep effect. Cir Res 85:716–722, 1999.

39. Calaghan SC, White E: Contribution of angiotensin II endothelin 1 and the endothelium to the slow inotropi response to stretch in ferret papillary muscle. Pflugers Arcl 441:514–520, 2001.
40. Perez NG, de Hurtado MC, Cingolani HE: Reverse mode o the Na+-Ca^{2+} exchange after myocardial stretch: Underlyin mechanism of the slow force response. Circ Res 88:376–382 2001.
41. Reuter H, Henderson SA, Han T, et al: Knockout mice fo pharmacological screening: Testing the specificity of Na+-Ca^{2} exchange inhibitors. Circ Res 91:90–92, 2002.
42. Mattiazzi A, Perez NG, Vila-Petroff MG, et al: Dissociatio between positive inotropic and alkalinizing effects o angiotensin II in feline myocardium. Am J Physiol 272(3 pt 2) H1131–H1136, 1997.
43. Sadoshima J, Qiu Z, Morgan JP, Izumo S: Angiotensin II an other hypertrophic stimuli mediated by G protein-couple receptors activate tyrosine kinase, mitogen-activated protei kinase, and 90-kD S6 kinase in cardiac myocytes. The critica role of Ca^{2+}-dependent signaling. Circ Res 76:1–15, 1995.
44. Satoh H, Blatter LA, Bers DM: Effects of Ca^{2+}i, SR Ca^{2+} load and rest on Ca^{2+} spark frequency in ventricular myocytes. Am Physiol 272(2 pt 2):H657–H668, 1997.
45. Tavi P, Han C, Weckstrom M: Mechanisms of stretch-induced changes in Ca^{2+}i in rat atrial myocytes: Role of increased troponin C affinity and stretch-activated ion channels. Circ Res 83:1165–1177, 1998.
46. Bluhm WF, Lew WY: Sarcoplasmic reticulum in cardiac length-dependent activation in rabbits. Am J Physiol 269(3 pt 2): H965–H972, 1995.
47. Gamble J, Taylor PB, Kenno KA: Myocardial stretch alters twitch characteristics and Ca^{2+} loading of sarcoplasmic reticulum in rat ventricular muscle. Cardiovasc Res 26:865–870, 1992.
48. Chuck LH, Parmley WW: Caffeine reversal of length-dependent changes in myocardial contractile state in the cat. Circ Res 47:592–598, 1980.
49. Hare JM: Nitric oxide and excitation-contraction coupling. J Mol Cell Cardiol 35:719–729, 2003.
50. Ziolo MT, Bers DM: The real estate of NOS signaling: Location, location, location. Circ Res 92:1279–1281, 2003.
51. Kanai AJ, Mesaros S, Finkel MS, et al: Beta-adrenergic regulation of constitutive nitric oxide synthase in cardiac myocytes. Am J Physiol 273(4 pt 1):C1371–C1377, 1997.
52. Kohl P, Cooper PJ, Holloway H: Effects of acute ventricular volume manipulation on in situ cardiomyocyte cell membrane configuration. Prog Biophys Mol Biol 82(1-3):221–227, 2003.
53. Stoyanovsky D, Murphy T, Anno PR, et al: Nitric oxide activates skeletal and cardiac ryanodine receptors. Cell Calcium 21:19–29, 1997.
54. Petroff MG, Kim SH, Pepe S, et al: Endogenous nitric oxide mechanisms mediate the stretch dependence of Ca^{2+} release in cardiomyocytes. Nat Cell Biol 3:867–873, 2001.
55. Matsui T, Nagoshi T, Rosenzweig A: Akt and PI 3-kinase signaling in cardiomyocyte hypertrophy and survival. Cell Cycle 2:220–223, 2003.
56. Calaghan SC, Belus A, White E: Do stretch-induced changes in intracellular calcium modify the electrical activity of cardiac muscle? Prog Biophys Mol Biol 82(1-3):81–95, 2003.
57. Trafford AW, Diaz ME, Sibbring GC, Eisner DA: Modulation of CICR has no maintained effect on systolic Ca^{2+}: Simultaneous measurements of sarcoplasmic reticulum and sarcolemmal Ca2+ fluxes in rat ventricular myocytes. J Physiol 522(pt 2):259–270, 2000.
58. Wawrzynow A, Collins JH: Chemical modification of the Ca(2+)-ATPase of rabbit skeletal muscle sarcoplasmic reticulum: Identification of sites labeled with aryl isothiocyanates and thiol-directed conformational probes. Biochim Biophys Acta 1203:60–70, 1993.
59. Stojanovic MO, Ziolo MT, Wahler GM, Wolska BM: Anti-adrenergic effects of nitric oxide donor SIN-1 in rat cardiac myocytes. Am J Physiol Cell Physiol 281:C342–C349, 2001.
60. Campbell DL, Stamler JS, Strauss HC: Redox modulation of L-type calcium channels in ferret ventricular myocytes. Dual mechanism regulation by nitric oxide and S-nitrosothiols. J Gen Physiol 108:277–293, 1996.

第 7 章

牵张对第二信使和即早基因表达的影响

Toru Suzuki, Tsutomu Yamazaki

心肌肥厚是心脏对血流动力学超负荷的适应性反应。由于心脏的病理性肥厚及失代偿最终导致心力衰竭,因此许多工作集中于理解压力刺激如何进行转导。如果心脏上存在机械-化学受体,那么到现在应该已经被证实。目前,我们利用体外牵张的心肌细胞来探讨机械信号的转导过程。牵张硅胶盘上培养的心肌细胞会发现,第二信使如蛋白激酶 C(PKC)、Raf-1 激酶及丝裂原激活蛋白激酶(MAPK)等激活,且伴有蛋白合成增加。有趣的是,AT_1 受体拮抗剂能降低牵张所致的心肌细胞蛋白合成增加、MAPK 激活及 c-fos 基因的表达。这提示压力超负荷心肌肥厚过程中有肾素-血管紧张素系统的参与。AngⅡ介导的信号转导过程在心肌细胞和心脏成纤维细胞中不相同,成纤维细胞中 AngⅡ激活 MAPK 的途径包括 G_i 蛋白的 $G_{\beta\gamma}$ 亚单位、Src、Shc、Grb2 和 Ras;在心肌细胞中需要 GP 和 PKC 的激活。机械牵张还使 ET-1 释放增加,激活 Na^+-H^+交换体。此外,去甲肾上腺素(NE)激活 Raf-1 激酶和 MAPK,使心肌摄取的氨基酸增加。NE 诱导的 MAPK 激活过程中有 β-肾上腺素能受体和 α_1 肾上腺素能受体刺激的参与[需要说明的是,活化的 PKC 及活化的蛋白激酶 A(PKA)均能增加心肌细胞中 Raf-1 激酶和 MAPK 的活性]。β-肾上腺素能受体诱导的 MAPK 激活过程中,需要 G_s/cAMP/PKA 和 G_i/Src/Ras 两条信号通路的参与,其中 β-肾上腺素能受体的磷酸化在这两条通路间的联系中起到关键作用。因此,机械牵张引发的细胞信号转导通路在心脏的机械转导过程中起到主要作用。

机械超负荷与心肌肥厚

机械超负荷能引起心肌细胞适应性变化。这些变化包括:蛋白表达(如肌球蛋白重链)和细胞增大[1]。血流动力学超负荷诱导的肥厚心肌中,肾上腺素能受体激活。首先,实验室研究表明,乳头肌的机械超负荷可以加速蛋白的合成[2];随后,研究人员发现,提高跳动灌流心脏的升主动脉压力也能增加蛋白合成[3]。切断乳头肌的肌腱释放张力后,心肌肥厚相关的变化消失,但周边未切断的乳头肌中发生了明显的改变[4]。培养的心肌细胞中得到类似结果说明:在没有神经或体液因素调节的情况下,牵张也能诱导心肌蛋白合成[5,6]。这些数据表明牵张本身就能导致心肌肥厚改变。

蛋白激酶的级联反应是外界超负荷导致心肌肥厚的分子机制[7]。机械牵张心肌细胞可以激活磷脂酰肌醇、PKC、Raf-1 激酶及细胞外信号调节蛋白激酶(ERK)等第二信使。这些蛋白参与许多基因的再表达,包括心房利钠肽、骨骼肌 α-肌动蛋白及 β-肌球蛋白重链表达的增加[8-10]。

肾素-血管紧张素系统参与心肌肥厚过程

许多证据显示,压力超负荷诱导的心肌肥厚与心脏的肾素-血管紧张素系统有关。血流动力学超负荷诱导的左心室肥厚中有肾素-血管紧张素系统的激活[11-14]。血管紧张素转换酶抑制剂(ACEI)能够在后负荷和血浆肾素活性未发生改变的情况下完全抑制缩窄腹主动脉导致的左室肥厚指数的增加[15]。值得注意的是，心脏局部组织中存在肾素-血管紧张素系统（如：肾素、血管紧张素原、血管紧张素转换酶和 AngⅡ受体）。所有上述成分已经在 mRNA 水平和蛋白水平得到证实[14]。实际上，体外实验已经表明机械牵张能诱导新生大鼠心肌细胞分泌 AngⅡ[16]。

为了解 AngⅡ在机械负荷诱导的心肌肥厚中的作用，在有或无 AngⅡ抑制剂沙拉新(saralasin，AngⅡ1 型和 2 型受体拮抗剂)、坎地沙坦(candesartan，AngⅡ1 型受体特异性拮抗剂)和 PD123319(AngⅡ2 型受体特异性拮抗剂)的情况下对心肌细胞进行牵张[17]。牵张组细胞的 Raf-1 激酶和 MAPK 的活性迅速增强；沙拉新和坎地沙坦对这两种酶的活性发挥了部分抑制作用，而 PD123319 却没有此作用。此外，坎地沙坦还能部分减少牵张所致心肌对氨基酸摄取的增加。牵张条件下培养的心肌细胞能使非牵张的心肌细胞 MAPK 活性增强，这一作用可以被沙拉新和坎地沙坦完全阻断。这些实验说明，局部激活的肾素-血管紧张素系统在压力超负荷诱导的心肌肥厚过程中起到了重要作用。Ang Ⅱ可能通过自分泌机制促进了心肌细胞的生长。

为了更好地评价 AngⅡ的作用，对已经敲除了 AngⅡ1a 型受体的小鼠心肌细胞进行牵张[18]。当心肌细胞被牵张延长 10%并持续 10 分钟后，基因敲除型和野生型细胞中的 ERK 活性明显增强。但在基因敲除鼠的细胞中，ERK 的基线水平和刺激后水平都高于野生型细胞。广谱的酪氨酸激酶抑制剂与选择性的表皮生长因子受体抑制剂能抑制基因敲除小鼠的心肌细胞的 ERK 激活，但对野生型细胞无影响。表皮生长因子受体被酪氨酸残基磷酸化，因此，在缺少 AngⅡ1 型受体信号转导通路的情况下，机械牵张可能通过酪氨酸激酶激活途径引发心肌肥厚反应。

AngⅡ诱导肥厚时并没有增加血管阻力或心脏后负荷[11]。我们利用多种抑制剂验证了 AngⅡ引发的心肌细胞信号转导通路中 MAPK 的激活[19]。用 calphostin C 抑制 PKC 或者用佛波醇酯预处理细胞 24 小时以下调 PKC，可以消除 AngⅡ诱导的 Raf-1 激酶及 MAPK 的激活。与之相反，用酪氨酸激酶抑制剂金雀异黄素和酪氨酸磷酸化抑制剂进行预处理并没有减弱 AngⅡ诱导的 MAPK 激活。过度表达 c-src 酪氨酸激酶(CSK)以抑制 Src 家族酪氨酸激酶，也没有影响 AngⅡ诱导的 MAPK 激活。用一种 Ras 法酰基转移酶即手霉素预处理，或者使 Ras 的明显抑制结构区域过度表达，都能抑制胰岛素诱导的 MAPK 活化，却不能抑制 AngⅡ诱导的 MAPK 激活。相反，若过度表达有明显抑制[dominant-negative，(DN)]区域的 Raf-1 蛋白激酶则可以完全抑制 AngⅡ导致的 MAPK 激活。这些结果和以往的实验数据[10]提示，AngⅡ诱导的心肌细胞肥大是通过 PKC-Raf-1 激酶-MAPK 级联放大途径完成的。

AngⅡ还能引发多种信号转导以及心脏成纤维细胞的增殖[20]。与其在心肌细胞作用机制不同，酪氨酸激酶抑制剂能够抑制成纤维细胞中 AngⅡ诱导的 MAPK 激活，但并不受 PKC 下调的影响[21](图 7-1)。抑制酪氨酸激酶而不是抑制 PKC 能消除 AngⅡ诱导的心脏成纤维细胞中 MAPK 的激活。CSK、DN Ras、DN Raf-1 的过度表达能完全阻断心脏成纤维细胞中 MAPK 的激活（图 7-2 至 7-4）。AngⅡ能迅速诱导心脏成纤维细胞的 Shc 磷酸化以及 Shc 与 Grb2 连接蛋白的解离，但对心肌细胞却无此作用。这说明，AngⅡ引发的信号转导途径在不同类型的细胞中存在差别。AngⅡ激活心脏成纤维细胞中 MAPK 的信号通路中包括：G_i 蛋白、酪氨酸激酶包括 Src 家族酪氨酸激酶、Shc、Grb2、Ras 和 Raf-1 激酶。而在心肌细胞中，Gp 和 PKC 具有重要作用(图 7-5)。

内皮素在机械牵张诱导肥厚反应中的作用

可以影响血管的肽段 ET-1 参与了机械牵张诱导的心肌肥厚反应过程[22]。用 BQ123[ET-1 受体 A(ETA)亚型的选择型阻滞剂]预处理心

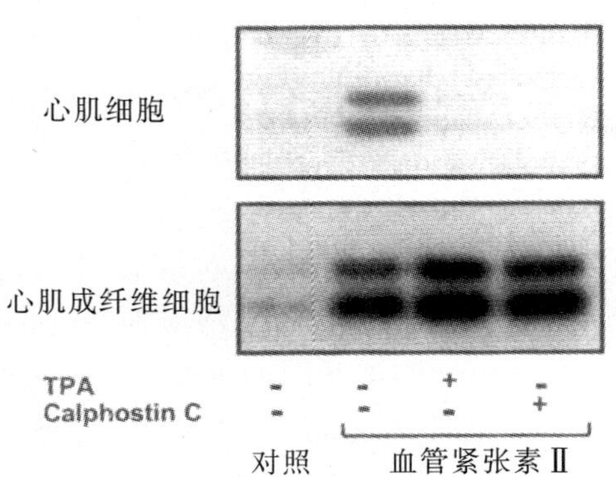

图 7-1　PKC 参与 AngⅡ诱导的细胞外信号调节蛋白激酶（ERK）的激活过程。TPA（12-0-tetradecanoylphorbol-13-acetate）及calphostin C 对 AngⅡ诱导心脏成纤维细胞 ERK 的激活无影响，但影响心肌细胞的 ERK 激活。

肌细胞后，牵张导致 MAPK 激活及苯丙氨酸摄取增加的现象消失，但 ETB 特异性阻滞剂 BQ788 却无此作用。

ET-1 由心肌细胞分泌，牵张心肌细胞 10 分钟后心肌细胞培养基内 ET-1 浓度明显升高。若牵张 24 小时，ET-1 的浓度是未牵张时的 3 倍。ET-1 mRNA 表达水平也在牵张 30 分钟后上调。心肌细胞中 ET-1 和 AngⅡ能同步激活 Raf-1 激酶与 MAPK。因此，除了 AngⅡ外，ET-1 也调节机械牵张诱导的心肌肥厚。

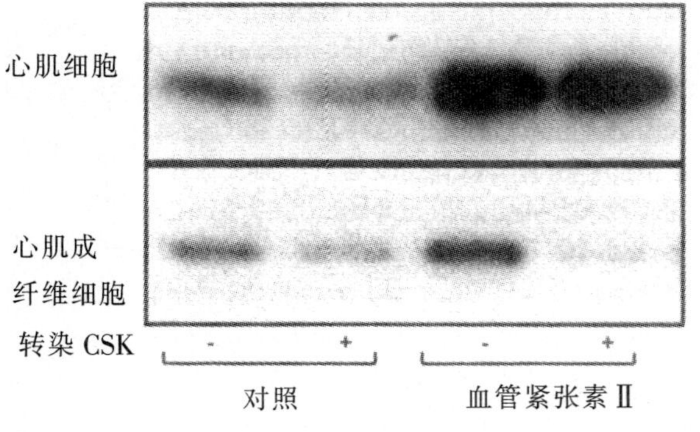

图 7-2　Src 在 AngⅡ诱导 ERK 激活中的作用。转染的 c-src 酪氨酸激酶（CSK）能抑制心脏成纤维细胞的 ERK 激活，在心肌细胞中与此相反。

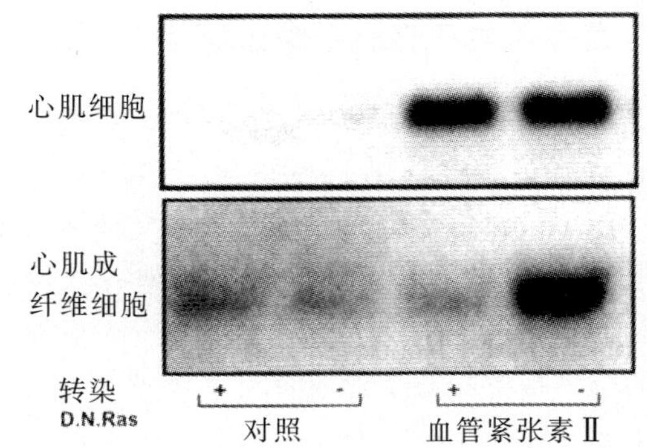

图 7-3　Ras 在 AngⅡ诱导 ERK 激活中的作用。转染 DN Ras 能抑制心脏成纤维细胞 ERK 的激活，在心肌细胞中与此相反。

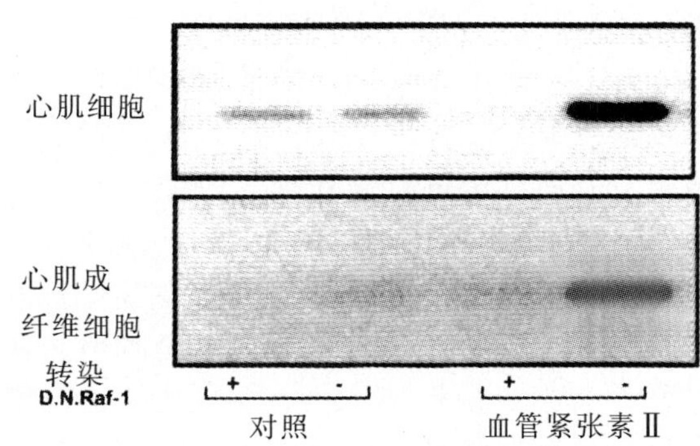

图 7-4　Raf-1 在 AngⅡ诱导 ERK 激活中的作用。转染 DN Raf-1 能抑制心脏成纤维细胞 ERK 的激活，在心肌细胞中与此相反。

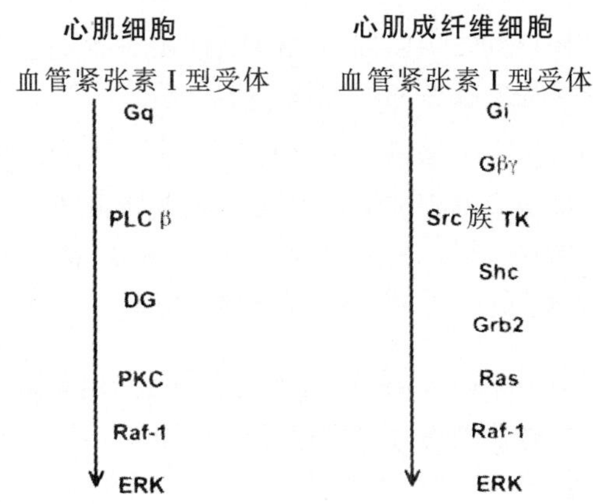

图 7-5　心脏成纤维细胞与心肌细胞中 AngⅡ信号转导通路的比较。PKC，蛋白激酶 C；PLC，磷脂酶 C；TK，酪氨酸激酶。

离子通道在心肌肥厚过程中的作用

机械敏感性离子通道的激活早被认为是心肌肥厚过程中连结机械负荷与蛋白质合成的机制[23]。许多细胞通过离子通道对环境刺激作出应答。利用单通道记录技术,研究人员已经对原核生物、植物、真菌及动物的30多种细胞的机械敏感性离子通道进行了观察[24]。当心肌细胞暴露于钠离子载运体时,c-fos表达增加,这可能通过提高Na^+-Ca^{2+}交换体对钙离子的摄取而实现的[25]。但是Na^+的增加并没有导致胚胎基因的表达(实验数据未发表)。Na^+-H^+交换体介导机械牵张诱导的肥厚性反应,例如Raf-1激酶及MAPK的激活[26,27]。

为了确认机械敏感性离子通道及交换体是否参与了牵张诱导的肥厚反应,牵张之前用试剂对心肌细胞进行预处理。所使用的试剂有:Gd^{3+}(牵张敏感性离子转运体的相对非特异性阻滞剂)、链霉素(阳离子非选择性牵张激活性离子通道阻滞剂)、格列本脲(ATP敏感性钾通道阻滞剂)、CsCl(超极化激活的内流通道阻滞剂)及HOE 694(Na^+-H^+交换体阻滞剂)。Gd^{3+}、链霉素、格列本脲和CsCl都不能抑制机械牵张诱导的MAPK激活,但HOE 694却能明显降低牵张导致的Raf-1激酶和MAPK的激活,减少牵张诱导的苯丙氨酸的渗入。

HOE 694联合AngⅡ1型受体拮抗剂(坎地沙坦)和ETA拮抗剂(BQ123)几乎能完全抑制机械牵张诱导的MAPK激活。

Na^+-H^+交换体及以AngⅡ和ET-1为代表的自分泌方式释放的血管活性肽至少通过两种不同的信号转导通路参与了牵张诱导的MAPK的激活,并最终导致心肌肥厚。

Rho家族GTP结合小蛋白在机械牵张诱导肥厚心肌中的作用

为了更进一步地阐明机械牵张如何导致肥厚反应,研究人员对Rho家族GTP结合小蛋白(G蛋白)的作用进行了研究[28]。

利用C3外酵素干预新生大鼠心肌细胞以阻断Rho的功能,可以抑制牵张诱导的MAPK激活。过度表达Rho GDP解离抑制物(Rho-GDI)以及RhoA和Racl的DN突变(DN RhoA,DN Racl)能显著地抑制牵张诱导的MAPK激活。

相反,过度表达DN Ras对牵张导致的MAPK活化没有影响。牵张可以增加骨骼肌α-肌动蛋白基因和c-fos基因的增强子活性,这一影响能被共转染的Rho-GDI及C3外酵素预处理完全消除。机械牵张诱导的苯丙氨酸的摄取也能被C3外酵素预处理所抑制。然而,过表达Rho-GDI和DN RhoA并不能影响AngⅡ诱导的MAPK的激活。MAPK也能被心肌细胞牵张组的培养基所活化,若是先用C3外酵素预处理,那么该激活作用消失。Rho家族的小G蛋白在牵张诱导的心肌肥厚反应中表现出重要作用,包括参与AngⅡ的释放过程。

心肌细胞中去甲肾上腺素诱导的信号转导通路

心肌肥厚时常伴有心内交感神经活性增强和血浆儿茶酚胺增多。用儿茶酚胺干预心肌细胞不仅能加快心率和增强收缩力,而且还能导致典型的肥厚性反应。肾上腺素能受体(AR)有两种亚型:α和β。已报道AR激动剂如:去甲肾上腺素(NE,α和β)、去氧肾上腺素(PHE;α)及异丙肾上腺素(ISO,β)都能导致心肌肥厚。在亚升压剂量下,延长灌注NE能增加心肌肥厚指数和左心室室壁厚度,这提示NE能在不影响后负荷的情况下直接引起心肌肥厚[11]。

尽管NE分别通过β-AR及α_1-AR激活PKA和PKC而诱导心肌肥厚,但在其他细胞中PKA则抑制细胞的生长。我们使用培养的新生大鼠心肌细胞以阐明NE诱导肥厚反应的细胞机制、PKA与PKC对Raf-1激酶、MAPK及蛋白合成速率的影响。NE导致的MAPK激活可被α_1-AR阻滞剂哌唑嗪及β-AR阻滞剂普萘洛尔部分抑制。同时使用这两种阻滞剂能完全抑制MAPK的活化。β-AR激动剂ISO及α_1-

AR 激动剂 PHE 能提高 Raf-1 激酶和 MAPK 的活性,加快苯丙氨酸结合到蛋白质中即提示增加了蛋白的合成。ISO 和 PHE 能协同性激活这些酶并增加蛋白合成[29,30]。

抑制 cAMP 和 PKA 能消除 ISO 诱导的 MAPK 活化,说明 G_s 蛋白参与了激活过程[31]。利用百日咳毒素也能抑制 ISO 诱导的 MAPK 活化。过度表达 β-AR 激酶 1 的 $G_{\beta\gamma}$ 亚单位的结合区域(能抑制 $G_{\beta\gamma}$ 的功能)同样也可以抑制 ISO 诱导的 MAPK 激活。

过度表达 DN Ras 和 DN Raf-1 或者是 β-AR 的突变(缺少 PKA 的磷酸化位点)能消除 ISO 诱导的 MAPK 活化。ISO 导致的蛋白合成的增加也能被 PKA 的抑制剂、G_i、酪氨酸激酶包括 Src 和 Ras 所抑制。这些结果说明 ISO 导致的 MAPK 激活及心肌细胞肥大是通过两种不同的 G 蛋白即 G_i 和 Gs 来完成的。突变的 β_2-AR 缺少 PKA 的磷酸化位点,因此抑制 β_2-AR 的磷酸化就能抑制 ISO 导致的 MAPK 激活。总而言之,cAMP 依赖的 PKA 激活通过 Gs 完成;磷酸化 β-AR 导致受体由结合 Gs 变为 G_i。活化的 G_i 并通过 $G_{\beta\gamma}$、酪氨酸激酶的 Src 家族、Ras 和 Raf-1 刺激 MAPK(图 7-6)。

细胞外基质和细胞骨架的作用

机械牵张负荷从细胞外基质(ECM)传递到细胞[32]。跨膜 ECM 受体如整合素被称为是机械受体。整合素受体复合体位于细胞外较大的区域并与多种 ECM 蛋白相结合,其胞浆内部分和细胞骨架发生相互作用[32]。整合素是由 α 和 β 两个亚单位构成的二聚体蛋白,能通过细胞骨架传送信息。它们也能使蛋白酪氨酸磷酸化而改变细胞的生物化学特性,例如:磷酸化整合素连接的局部黏附激酶 pp125FAK[33]。此外,细胞骨架蛋白能调节血浆细胞膜蛋白,刺激第二信使系统。在这方面,已经报道 pp125FAK 具有 ECM 依赖的酪氨酸磷酸化作用,并且通过它们的 Src 同源性 2 结构域与非受体蛋白激酶发生物理性联系[34]。整合素在受到机械应激时充当机械传递者。

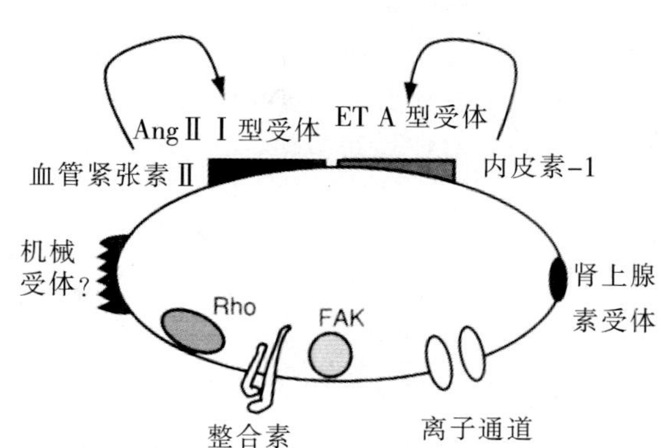

图 7-6 心脏机械-化学感应过程中的细胞信号转导途径。

参与机械超负荷心肌肥厚的信号因子

结扎升主动脉造成大鼠心脏的压力超负荷,TGF-βmRNA 表达水平上调[25]。由于此现象只是出现在结扎后 12 小时,因此 TGF-β 很可能是机械负荷的转导介质。醛固酮也可能在不依赖于血压的情况下影响心肌肥厚[35]。外周注射醛固酮,同时脑室内注射盐皮质激素受体拮抗剂能抑制血压的升高,但对心肌肥厚和纤维化没有影响。未来有必要对激肽在心肌肥厚中的作用进一步研究。

小结

机械牵张诱导释放的 AngⅡ及 ET-1 可以导致心脏肥厚。Na^+-H^+交换体可以被机械牵张刺激直接激活,在不依赖于自分泌的 AngⅡ和 ET-1 的情况下引发肥厚性反应。而肥厚性反应又依次被激活的 Rho 家族的 G 蛋白调节。AngⅡ诱导的信号转导途径和由此所致的 MAPK 活化在不同类型的细胞中存在差异。通过信号转导途径,AngⅡ能导致心肌细胞肥大及成纤维细胞增殖(见图 7-5 和 7-6)。

NE 通过 α_1-AR 和 β-AR 激活 MAPK 引发级联放大反应,导致蛋白合成增加。由 β-AR 介导的导致 MAPK 激活的信号转导通路存在着细胞类型的差异。心肌细胞中,ISO 激活 MAPK 的途径中包括 Gs/cAMP 依赖的 PKA 导致的

TGF-β-AR的磷酸化、来自于G_i的$G_{\beta\gamma}$、Src及Shc-Grb2-Sos复合体的形成、Ras和Raf-1激酶等。对信号转导系统的进一步理解将有助于寻找心血管病治疗的新策略。

(苏方成 赵芳 程龙献 译)

参考文献

1. Morgan HE, Gordon EE, Kita Y, et al: Biochemical mechanisms of cardiac hypertrophy. Annu Rev Physiol 49:533–543, 1987.
2. Peterson MB, Lesch M: Protein synthesis and amino acid transport in isolated rabbit right ventricular muscle. Circ Res 31:317–327, 1972.
3. Kira Y, Kochel PJ, Gordon EE, et al: Aortic perfusion pressure as a determinant of cardiac protein synthesis. Am J Physiol 246:C247–258, 1984.
4. Cooper G, Kent RL, Uboh CE, et al: Hemodynamic versus adrenergic control of cat right ventricular hypertrophy. J Clin Invest 75:1403–1414, 1985.
5. Komuro I, Kaida T, Shibazaki Y, et al: Stretching cardiac myocytes stimulates proto-oncogene expression. J Biol Chem 265:3595–3598, 1990.
6. Komuro I, Katoh Y, Kaida T, et al: Mechanical loading stimulates cell hypertrophy and specific gene expression in cultured rat cardiac myocytes. J Biol Chem 266:1265–1268, 1991.
7. Yamazaki T, Komuro I, Yazaki Y: Molecular mechanism of cardiac cellular hypertrophy by mechanical stress. J Mol Cell Cardiol 27:133–140, 1995.
8. Sadoshima J, Izumo S: Mechanical stretch rapidly activates multiple signal transduction pathways in cardiac myocytes: Potential involvement of an autocrine/paracrine mechanism. EMBO J 12:1681–1692, 1993.
9. Yamazaki T, Tobe K, Hoh E, et al: Mechanical loading activates mitogen-activated protein kinase and S6 peptide kinase in cultured rat cardiac myocytes. J Biol Chem 268:12069–12076, 1993.
10. Yamazaki T, Komuro I, Kudoh S, et al: Mechanical stress activates protein kinase cascade of phosphorylation in neonatal rat cardiac myocytes. J Clin Invest 96:438–446, 1995.
11. Baker KM, Booz GW, Dostal DE: Cardiac actions of angiotensin II: Role of an intracardiac renin-angiotensin system. Annu Rev Physiol 54:227–241, 1992.
12. Schunkert H, Dzau VJ, Tang SS, et al: Increased rat cardiac angiotensin converting enzyme activity and mRNA expression in pressure overload left ventricular hypertrophy: Effect on coronary resistance, contractility, and relaxation. J Clin Invest 86:1913–1920, 1990.
13. Shiojima I, Komuro I, Yamazaki T, et al: Molecular aspects of the control of myocardial relaxation. In Lorell BH Grossman W (eds): Diastolic Relaxation of the Heart. Boston Kluwer Academic Publishers. 1994, pp 25–32.
14. Suzuki J, Matsubara H, Urakami M, et al: Rat angiotensin II (type 1A) receptor mRNA regulation and subtype expression in myocardial growth and hypertrophy. Circ Res 73:439–447 1993.
15. Baker KM, Chernin MI, Wixon SK, et al: Renin-angiotensin system involvement in pressure-overload cardiac hypertrophy in rats. Am J Physiol 259:H324–332, 1990.
16. Sadoshima J, Xu Y, Slayter HS, et al: Autocrine release of angiotensin II mediates stretch-induced hypertrophy of cardiac myocytes in vitro. Cell 75:977–984, 1993.
17. Yamazaki T, Komuro I, Kudoh S, et al: Angiotensin II partly mediates mechanical stress-induced cardiac hypertrophy. Circ Res 77:258–265, 1995.
18. Kudoh S, Komuro I, Hiroi Y, et al: Mechanical stretch induces hypertrophic responses in cardiac myocytes of angiotensin II type 1a receptor knockout mice. J Biol Chem 273:24037–24043, 1998.
19. Zou Y, Komuro I, Yamazaki T, et al: Protein kinase C, but not tyrosine kinases or Ras, plays a critical role in angiotensin II-induced activation of Raf-1 kinase and extracellular signal-regulated protein kinases in cardiac myocytes. J Biol Chem 271:33592–33597, 1996.
20. Schorb W, Booz GW, Dostal DE, et al: Angiotensin II is mitogenic in neonatal rat cardiac fibroblasts. Circ Res 72:1245–1254, 1993.
21. Zou Y, Komuro I, Yamazaki T, et al: Cell type-specific angiotensin II-evoked signal transduction pathways. Critical roles of Gbg subunit, Src family, and Ras in cardiac fibroblasts. Circ Res 82:337–345, 1998.
22. Yamazaki T, Komuro I, Kudoh S, et al: Endothelin-1 is involved in mechanical stress-induced cardiomyocyte hypertrophy. J Biol Chem 271:3221–3228, 1996.
23. Kent RL, Hoober K, Cooper G IV: Load responsiveness of protein synthesis in adult mammalian myocardium: Role of cardiac deformation linked to sodium influx. Circ Res 64:74–85, 1989.
24. Morris CE: Mechanosensitive ion channels. J Membr Biol 113:93–107, 1990.
25. Komuro I, Katoh Y, Hoh E, et al: Mechanisms of cardiac hypertrophy and injury: Possible role of protein kinase C activation. Jpn Circ J 55:1149–1157, 1991.
26. Takewaki S, Kuro-o M, Hiroi Y, et al: Activation of Na+-H+ antiporter (NHE-1) gene expression during growth, hypertrophy and proliferation of the rabbit cardiovascular system. J Mol Cell Cardiol 27:729–742, 1995.
27. Yamazaki T, Komuro I, Kudoh S, et al: Role of ion channels and exchangers in mechanical stretch-induced cardiomyocyte hypertrophy. Circ Res 82:430–437, 1998.
28. Aikawa R, Komuro I, Yamazaki T, et al: Rho family small G proteins play critical roles in mechanical stress-induced hypertrophic responses in cardiac myocytes. Circ Res 84:458–466, 1999.
29. Yamazaki T, Komuro I, Zou Y, et al: Protein kinase A and protein kinase C synergistically activate the Raf-1 kinase/mitogen-activated protein kinase cascade in neonatal rat cardiomyocytes. J Mol Cell Cardiol 29:2491–2501, 1997.
30. Yamazaki T, Komuro I, Zou Y, et al: Norepinephrine induces the raf-1 kinase/mitogen-activated protein kinase cascade through both alpha 1- and beta-adrenoceptors. Circulation 95:1260–1268, 1997.
31. Zou Y, Komuro I, Yamazaki T, et al: Both Bs and Gi are critically involved in isoproterenol-induced cardiomyocyte hypertrophy. J Biol Chem 274:9760–9770, 1999.
32. Juliano RL, Haskill S: Signal transduction from the extracellular matrix. J Cell Biol 120:577–585, 1993.
33. Hynes RO. Integrins: Versatility, modulation and signaling in cell adhesion. Cell 69:11–25, 1992.
34. Schaller MD, Hildebrand JD, Shammon JD, et al: Autophosphorylation of the focal adhesion kinase, pp125FAK, directs SH2-dependent binding of pp60Src. Mol Cell Biol 14:1680–1688, 1994.
35. Young M, Head G, Funder J: Determinants of cardiac fibrosis in experimental hypermineralocorticoid states. Am J Physiol 269:E657–E662, 1995.

第二部分

机械电反馈对心脏细胞电生理的影响

窦房结起搏的机械调节

心肌中机械电反馈的短暂调节

心脏成纤维细胞:起源、结构和功能

机械信号对心室缝隙连接重构的影响

第 8 章

窦房结起搏的机械调节

Patricia J. Cooper, Peter Kohl

众所周知，当静脉回流增加时静脉压升高,心输出量增加;与此同时,心率(BR)也增加而且脉搏明显增快[1]。

Francis A. Bainbridge 在研究心脏对牵张的正性变时效应时观察到以上现象,这个观察结果促进了对静脉回流导致心率变化的机制以及它们相关性的研究。本章回顾了这些研究,并提供了不属于最初神经反射理论而倾向于心脏固有机械调节机制和机械电反馈(MEF)在起作用的证据。

Bainbridge 反射

在这项研究中,Bainbridge[1]使用的是容量负荷,他从麻醉狗的颈静脉输入液体以增加其静脉回流;与此同时监测狗的动静脉压、呼吸和脉搏。这一研究发现在动脉血压不变的情况下,升高静脉压可以提高心率。这归结于迷走神经反射,现在被称做 Bainbridge 反射。

有些研究者重复了 Bainbridge 的实验。尽管有人发现当静脉回流增加时心率变化不大甚至得到相反的变化,但大多数人的确观察到静脉回流增加时心率增加了[2]。

Bainbridge 反射和人类生理学的关系仍在争论中,然而该反射的理论应用曾在一个实验中得到证实。在该实验中,人体志愿者取仰卧位,下肢被动抬高,观察到心率增加。这是由于静脉回流增加(自身输血)导致的可由中心静脉压增高、动脉血压不变来证实(这一点与直立倾斜实验有重要区别:后者的动静脉压力均升高,导致了相反的结果)[3]。

有趣的是,在此之后分离的心脏[4]和窦房结 (SAN)[5] 组织也观察到牵张可导致心率增加——这与前述的效应是等效的。这就提示 Bainbridge 反射可能或者至少部分由窦房结起搏细胞所决定。

生理刺激

静脉回流到心房的变化不仅影响心室快速充盈期和心房收缩,还影响了心房舒张期容积。右房充盈增加扩张了心房壁,其中包括窦房结。

和心室一样,心房的充盈大部分是由于房室交界易位所致。与心室充盈相比,这是一个主动过程。在此过程中房室交界推向心脏的顶部,因而心房膨胀,充满从腔静脉回流的血液(例如,心脏是一个可抽吸和压缩的泵)。心房充盈膨胀关键是依赖于可用的静脉血容量-静脉回流。

影响静脉回流的机制包括:导致静脉压波动的干扰因素、静脉系统半月瓣的功能以及直接回流到心脏的血液。动脉搏动波对相邻静脉、骨骼肌活动和胸腹压力梯度下的呼吸运动均有影响，因而可以影响静脉回流压力的变化。后者可能涉及到非神经因素参与的呼吸性窦性心律失常(RAS)[6]。吸气时,胸腹压力梯度促使静脉回流入心,呼气时则相反。这些由呼吸导致的静脉回流波动,可能引起了窦房结牵张和心率的相应变化:吸气时增加而呼气时减少。无论静息状态下这种非神经因素参与的 RAS 起了多大作用(<1%),但在剧烈运动时它所起的作用超过了 1/3(详见第 19 章)。

因此,机械刺激影响了窦房结起搏。为讨论这种心脏机械电反馈的潜在机制,以下部分简要回顾窦房结的电生理。

窦房结

窦房结起搏的电生理

哺乳动物心脏中,窦房结是心脏基本起搏活动的起始部位[7]。心脏其他部位也可自发产生节律性动作电位,例如房室结和浦肯野纤维,但是其固有节律较低,无法决定正常心脏的心率。窦房结位于上腔静脉和右心房的交界处,朝向下腔静脉长轴与界嵴平行。随种族不同窦房结的精确分布也不尽相同。图 8-1A 示兔窦房结分布。

起搏细胞以缺乏稳定的静息膜电位为特征(见图 8-1B,左)。取而代之的是它们在最大舒张电位(MDP)自动除极,达到阈值后产生动作电位。尽管窦房结中央的细胞动作电位升支速率最小,但其 MDP 负值最小,舒张期除极速率最大,因而产生心率[8]。

窦房结自发性电活动的周期由许多离子转运过程交互作用的很好平衡而引起。这些过程高度相互依赖且均受时间和电压的调节。图 8-2 描述了 SAN 中央区的起搏从去极化开始的整个动作电位过程。

外向(例如,超极化时)K^+电流(包括不同类型:快速型 I_{Kr} 和缓慢型 I_{Ks},延迟激活整流性钾通道的活化部分)使膜电位朝最大舒张电位变化。当 SAN 细胞的膜电位更负时,这些通道失活,但超极化激活内向(去极化)电流-I_f;同时,随着膜电位负值加大,内流的钠离子和钙离子的背景电流-$I_{b,Na}$ 和 $I_{b,Ca}$,达到最大(由这些电流的实际膜电位和翻转电位的差异所决定)。这些电流的共同作用是净电流从出到进(见 I_{Cell}),膜电位从超极化到去极化。

渐进的舒张期除极激活内向慢钙电流-$I_{Ca,T}$,使胞内局部钙离子浓度增加,从而导致肌浆网(SR)释放钙离子。胞内钙离子增加,随即通过钠-钙交换,激活其他的内向电流[11-12]。

以上的内向电流最终使得 SAN 膜电位达到阈电位、激活 L 型钙通道,同时 SR 全面释放钙离子[13]。在 SAN 基本起搏细胞中,快速化除极到最大收缩电位(MSP)主要由 $I_{Ca,L}$ 电流所致。[尽管快钠电流-I_{Na}-可能对于周边 SAN 以及心跳较快的物种(如老鼠[14])的下位起搏起作用。]

除极到 MSP 导致电压敏感性内向电流失活,降低除极背景电流,激活 I_{Kr}、I_{Ks} 和 I_{to},维持外向电流 I_{sus}。这些就导致膜电位复极,直到开始随后的 SAN 周期。

随物种和 SAN 位置不同,独立电流的相对作用也不同[15]。SAN 起搏频率主要受自主神经系统、循环血流中的激素(见参考文献 15、16)以及周围心房肌电紧张影响。

起搏细胞结构和传导通路

SAN 起搏细胞的兴奋通过电紧张作用使整个心房和心室兴奋。中央 SAN 细胞通过缝隙连接使细胞激活同步,因而允许电化学信息在邻近细胞间交换(见第 11 章)。这种缝隙连接主要由 Connexin45 形成。相邻细胞间的直接耦联范围和周围组织的影响决定了起搏位点的稳定和电信号迅速而安全的传播[8-15]。

心房和结区细胞间电活动的相互作用对 SAN 起搏有关键性的影响。分离的周围 SAN 细胞的固有心率较中央区快;周围心房组织稳定的静息电位中和其除极,因而,在体内由于受周围心房组织电效应的影响,周边 SAN 细胞活性被抑制[18]。将 SAN 自心房组织中游离,开始起搏位点自中央区转换为周围区,且心率增快,证实了上述说法[19]。

中央 SAN 细胞间的耦联距离远,耦联水平低,因而不受心房电紧张失活影响。有迹象表明中央 SAN 有限的电耦联是低传导速率的(2~8cm/s,见参考文献 8)。当波峰移至 SAN 周边区时,由于相邻细胞间的连接增加,传导速度加快(20~80 cm/s,见图 8-1B)。兴奋最终传到心房肌,主要是通过细胞连接依从性更好的界嵴实现的[20]。

SAN 内的缝隙连接并不限于单细胞模式:

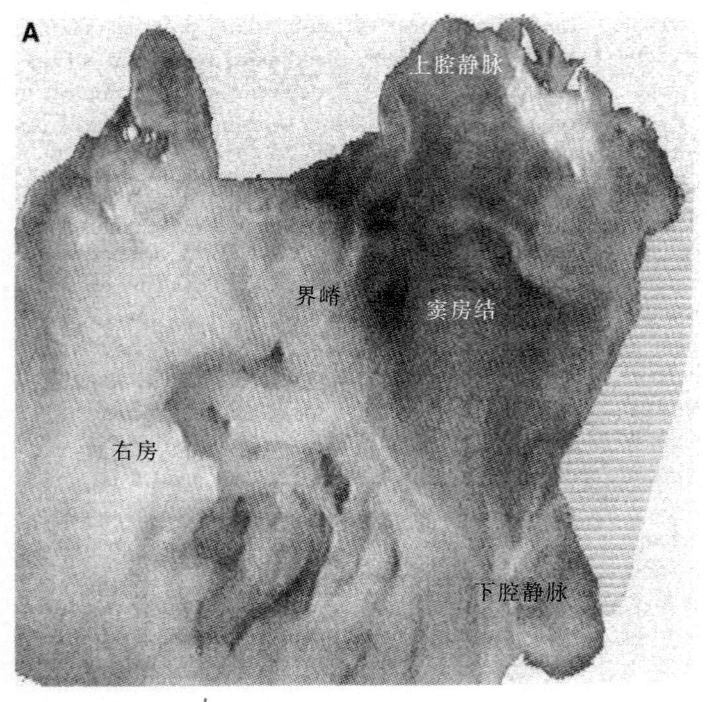

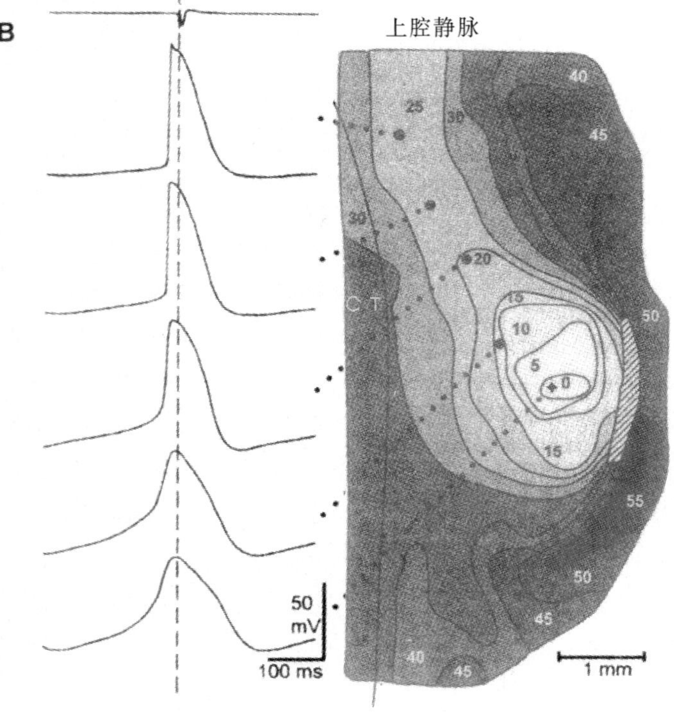

图 8-1 兔窦房结(SAN)和原位起搏细胞活动。(A)SAN 的内面观,位于上腔静脉和下腔静脉之间,与界嵴(CT)比邻;RA,右房。(B)用微电极穿刺后测量的单个 SAN 细胞跨膜电位(左)和 SAN 间隙激动模型(右);圈(0 ms)表示位于 SAN 中央区的引导起搏细胞。(From Bleeker WK, Mackaay AJC, Masson-pēvet M, et al: Functional and morphological organization of the rabbit sinus node. Circ Res 46:11-22,1980,with permission.)

起搏细胞可以和广泛的 SAN 成纤维细胞网状结构形成电连接(通过 Connexin45)[17]。这种和原始 SAN 耦联的异质细胞的功能目前还不清楚,但有趣的是,在 MEF 背景下可以提示心脏成纤维细胞是机械敏感性细胞[21,22]。

窦房结的机械刺激

前面已经强调,心脏表现为具有对静脉回流增加产生随后的早期收缩反应的能力。对于

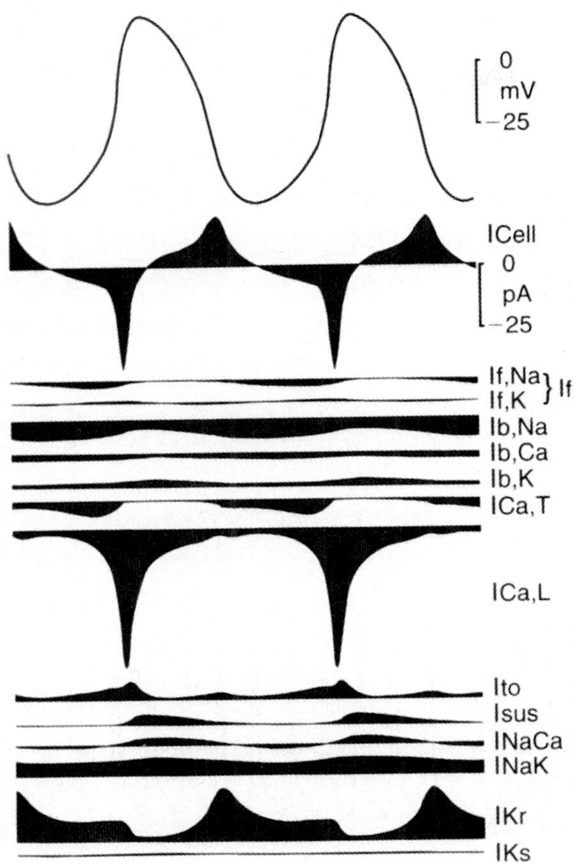

图 8–2　SAN 动作电位数字模型和主要离子流。最上面是兔中央 SAN 细胞的动作电位。下面是利用 COR 估算的主要离子流。每一种电流放大相同倍数，显示 $I_{Ca,L}$ 和 I_{Kr} 最大。

潜在机制的研究采取了一系列的试验模式，从人的志愿者到独立的 SAN 细胞，这些均有着独有的优势和缺陷。

在体心脏

在体研究模式有最大的相关性，但是可重复性小[23]。自这种研究中得出的实验证据在本章开头已经强调过。历史上它使更多的人认为牵张导致心率增加。

为了研究潜在机制，在体模型需要利用低依从性的实验工具从而具有更高可控性和更低的变异度。

离体心脏或心房

离体器官标本允许运用生理条件下的牵张，如在保存迷走神经的支配下[24]控制心房容量。这样的条件下，右心房压力自 8 mmHg 增加到 20mmHg，可观察到心率增加而且建立了牵张可引起心率变化的概念[4,24]。

离体窦房结组织

SAN 组织剥离提供了单一来源的 SAN，因而允许同时记录多种电生理和机械参数（这两种参数均可用来验证心率）[5,25]。牵张通常单独应用且与界嵴平行（通过机械探针和腔静脉接触）。

Deck[5]在其探索性研究中，利用照相膜片给离体 SAN 同心牵张，这可能在在体机械刺激中更具代表性。利用微电极记录，他观察到牵张导致的心率增加伴随着 MSP 和 MDP 降低（见图 8–3）。

Wilson 和 Bolter[24] 在深入研究后，排除了这个反应中心脏内二乙基溴乙酰胺途径（壁内反射）的潜在作用。然而，原始组织有这样一个主要缺点：由于心脏组织具有黏弹性，外部控制机械性干涉与在体细胞水平的范围和时程

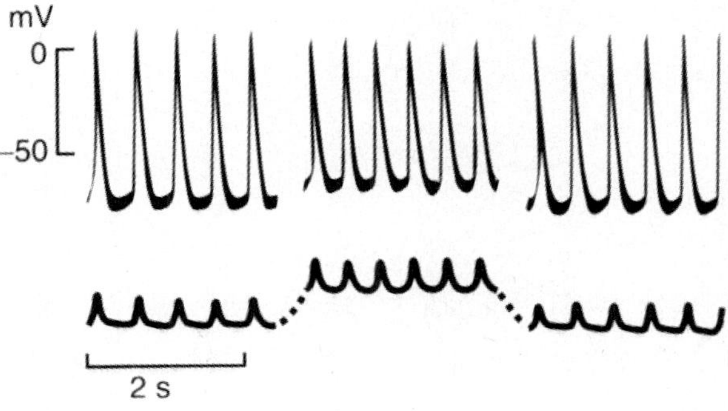

图 8–3　牵张猫离体 SAN 起搏细胞的效果。上图：记录的 AP 显示牵张诱发的最大舒张电位降低，AP 幅度降低，BR 增加。下图：伴收缩的机械活动，被动张力上移提示为牵张时间。(From Deck KA: Dehnumgsffekte am spontanschlagenden, isolierten Sinusknoten. P flügers Arch 280:120–130, 1964, with permission.)

存在差异，这样，难以对原始组织进行渐变的、持续的和重复的机械刺激。

离体窦房结起搏细胞

细胞肿胀

自发心跳的独立、耐 Ca^{2+} 性，SAN 细胞和维持稳定的电生理 AP 记录均很重要。最初应用渗透作用和细胞肿胀来进行额外的机械刺激时并不需要额外的探针，也不会导致记录电极下细胞膜显著的外侧移位。

经 Hagiwara 等[26]鉴定，兔窦房结细胞中肿胀激活的 Cl^- 通道–$I_{CL,Swell}$ 的电生理特性以及细胞容量相关性的 $I_{Ca,L}$ 开放概率增加，是牵张引起的心脏 BR 增加的基础。

但是 Lei 和 Kohl[27]随后的研究表明，高渗透性肿胀实际降低了 SAN 细胞的自发性心率(图 8–4A)。用药物阻滞 $I_{CL,Swell}$ 后，BR 进一步降低(仅见于肿胀细胞)，再一次证实这个电流实际上有正性变时作用。因此，细胞肿胀并不是适合研究涉及 SAN 对牵张正性变时效应机制的模型。

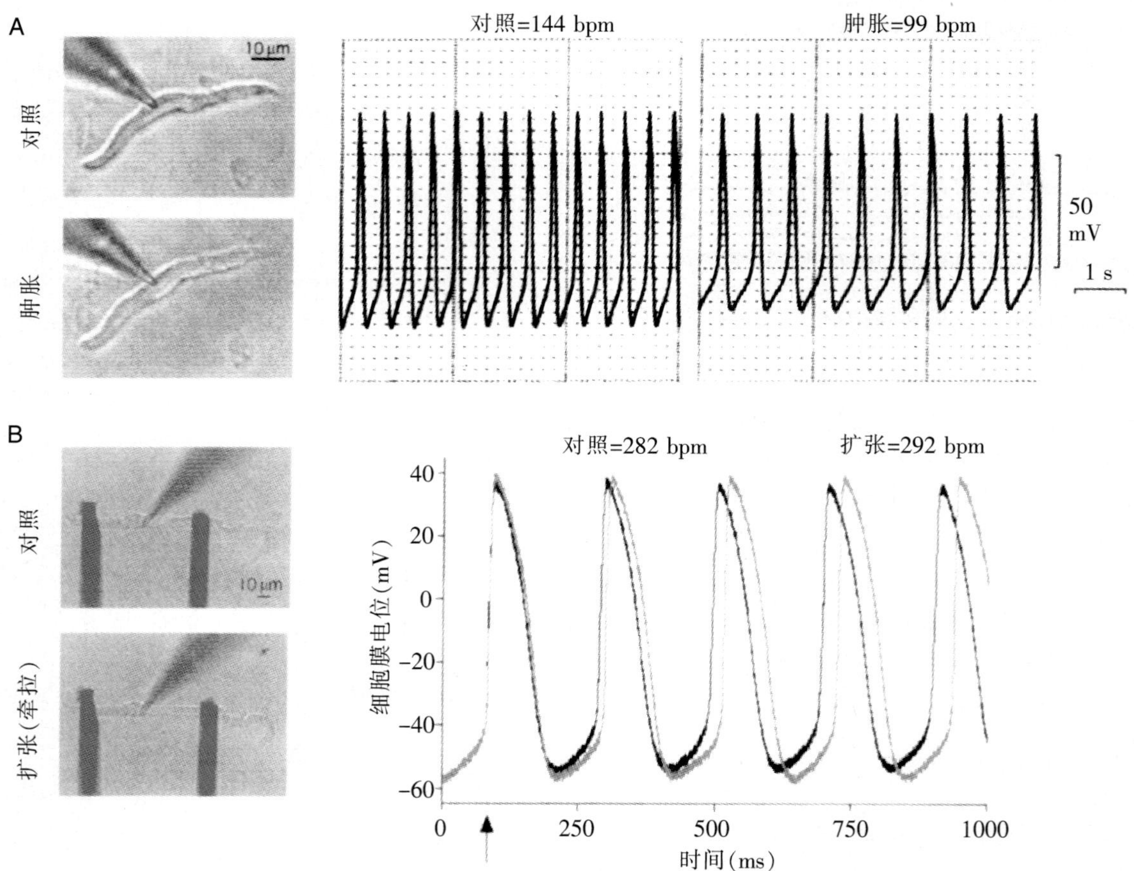

图 8–4 肿胀和轴性牵张导致兔 SAN 细胞自发性 BR 改变的比较。(A)用 75%高渗溶液灌流导致肿胀，引起细胞面积增加 32%，SAN 细胞 BR 减慢。(B)轴性牵张使细胞长度增加 7%，SAN 细胞自发性 BR 增加。(灰迹：对照组；黑迹：牵张组)(From Lei M, Kohl P: Swelling-induced decrease in spontaneous pacemaker activity of rabbit isolated sino-atrial node cells. Acta physiol Scand 164: 1–12, 1998; and Cooper, PJ, Lei M, Cheng L-X, et al: Axial stretch increases spontaneous pacemaker activity in rabbit isolated sinoatrial node cells. J Appl Physiol 89:2099–2104, 2000, with permission.)

实际上，细胞肿胀和牵张均导致不同的微型力学改变：肿胀增加 SAN 细胞直径而不是长度，但是牵张增加细胞长度降低细胞直径（因细胞体积不变）。另外，细胞容量敏感的离子通道激活通常伴有时间滞后（和细胞容量动力学相比≥1 分钟），这就提示这些通道对机械刺激的反应中，存在中介的反应步骤（详见第3章）。

细胞牵张

可用多种方法牵张心肌细胞，包括使用吸附于细胞对侧端的玻璃微管、使局部变形的玻璃探针或支架以及磁珠（尽管后者目前不用于产生轴性牵张，而是导致离心的膜变形，这可能更类似于细胞肿胀）。探针因负压、组织不同的黏性和表面静电作用而贴附于细胞表面。特别是碳纤维技术，可使细胞适当均一的变形，这可以通过心室肌细胞肌小节长度的一致来判断[28]。

Cooper 等[29]利用碳纤维技术，对单个自发跳动的 SAN 细胞进行轴性牵张。牵张前、中、后（细胞长度较对照组增加 5%~10%，见图 8-4B）记录 AP。牵张导致瞬时的、可逆的 BR 增加大约为 5%，伴 MDP 和 MSP 降低。这同 Deck[5]在完整窦房结中观测到的结果一致。这些和前面所提到的离体心脏及 SAN 组织的实验一起，证实了 Brainbridge 效应至少部分是心脏固有的，且在单个 SAN 起搏细胞水平编码。

窦房结牵张反应强度

牵张单个兔 SAN 细胞导致 BR 增加(5%[25])显著小于在多细胞组织中观察到的结果（通常 15%~40%[4,5]）。在整体动物实验中观察的增加值各异，但一般倾向于较对照 BR 增加 10%。

牵张所致 SAN 反应强度差异的产生有很多原因。SAN 组织中单个起搏细胞的隔离引起细胞外基质的消化，随后可能会有机械电转导系统基本组成元素的消除或拆散（可想象某些被消除的成分可能保护激动的机械敏感性通路，从而在离体细胞中产生潜在的假阳性结果）。在体 SAN 细胞间的相互作用也加强了对刺激的力学反射。在这个背景下，正常 SAN 组织结构，通过牵张激活的成纤维细胞[21]与起搏细胞[17]的电耦联可以产生额外的机械敏感性。

大量张力可逆地作用于单个 SAN 细胞（细胞长度增加 5%~8%）和 SAN/右房组织，其结果有很大的差异。组织块牵张的幅度明显超过单个细胞[25]。Kamiyama 等[30]观察到 SAN 周边区较中央区易扩张，这大概是因为中央区结缔组织较多。即便如此，在体的 SAN 起搏细胞实际被牵张的程度尚不可知。

设定 SAN 组织很大程度上不可压缩，每个在体细胞承受的牵张都是三维的，因而包括正性或负性的牵张。这进一步受到解剖学位置（例如心包）的限制，可影响静脉回流、心房充盈和跨壁压(见 23 章)的相互关系。例如，自1915 年以来人们已知静脉回流增多引起 BR 增加，这在心包完整时更显著，提示：侧面组织受压对 BR 升高的积极作用。

牵张方式是 SAN 反应里另一种重要的决定因素。作用于离体 SAN 组织的向心性牵张对 BR 作用（+16%）较非轴性牵张（+9%）大[5]。同样，迅速牵张增加 BR 的作用强于缓慢的牵张，发生在电舒张期的牵张较收缩期效果显著[25,32,33]。

窦房结组织对牵张反应的固有机制

目前的证据

作用于离体窦房结细胞的轴向牵张可使 BR 瞬时地可逆性增加，这种效应紧随牵张诱发的全细胞电流之后。该电流的翻转电位为-11mV，电导为 6nS/pF[29]。此电流的幅度和电流-电压特性与非选择性牵张敏感性阳离子通道(SAC_{CAT})激活的电流一致。在 SAN 起搏细胞活性的定量数学模型中，匹配的离子流-$I_{SAC,CAT}$ 证实：这个电生理机制足以引起离体细胞 BR 的改变[29]。

究竟 $I_{SAC,CAT}$ 激活到何种程度才能和预先的观察结果一致呢？$I_{SAC,CAT}$ 对起搏的作用不仅仅取决于机械敏感性通道的开放概率(这是通过有效的全细胞电导 $G_{SAC,CAT}$ 表示的)，还取决于离子通过通道的有效驱动力。这很大程度上由电流的翻转电位 $E_{SAC,CAT}$ 和实际膜电位 E_M 间的电压差决定，可由公式 $I_{SAC,CAT}=G_{SAC,CAT}(E_{SAC,CAT}-E_M)$ 计算。此电流的电压依赖性有助于解释为什么舒张期的牵张在增加 BR 方面较收缩期的牵张或持续牵张有效[25]。从负向的 E_M 到 $E_{SAC,CAT}$ 可以激活SAC_{CAT} 而引发除极。如果这和 SAN 细胞自发性舒张期除极一致，达到继发 AP 激活的阈值速度较快，就可以增加 BR。

普遍的观察发现，当减慢组织的背景 BR 时 SAN 对牵张的正性变时反应提高[22,34]，这与该数学模式是一致的（在 1882 年，Sewall 和 Donaldson[35]的研究中有所反映，他们发现牵张 SAN 时，BR 的增加较刺激迷走神经时显著）。其中的原理是 BR 减少主要延长了舒张期，在此期内 SAC_{CAT} 激活会有最大的正性变时作用。

更精确而言，膜电位时 SAC_{CAT} 的激活同内向电流是不同的。$E_{SAC,CAT}$ 通过增强电压改变来起到正性变时效应(↑△V，例如在自发性舒张期除极时，图 8-5 所示)，而 SAC_{CAT} 在所有其他时相的激活有相反的效果(↓△V)且有负性变时作用。

这表明 SAN AP 的实际形态主要影响牵张所致的 BR 变化。图 8-5 比较了兔(图 8-5A)和鼠(图 8-5B)的 SAN AP，这与 $E_{SAC,CAT}$ 相关(在-11mV)。

如前所述，↑△V 是电舒张期的特征。在收缩期，↑△V 和↓△V 都可观察到，尽管它们相对持续时间存在物种依赖性的差异。兔收缩期↑△V 和↓△V 持续时间近似相等；而在鼠，↓△V 占了整个 SAN 收缩期。

通过计算↑△V 和↓△V 时相E_M 和 $E_{SAC,CAT}$ 间的电势差异($I_{SAC,CAT}$ 的驱动力)，可近似估计 SAC_{CAT} 激活所致的实际净电荷的转移。表 8-1，列出了这些时相的相对关系及时间和驱动力的乘积(图 8-5 中 E_M 和 $E_{SAC,CAT}$ 间的面积)。

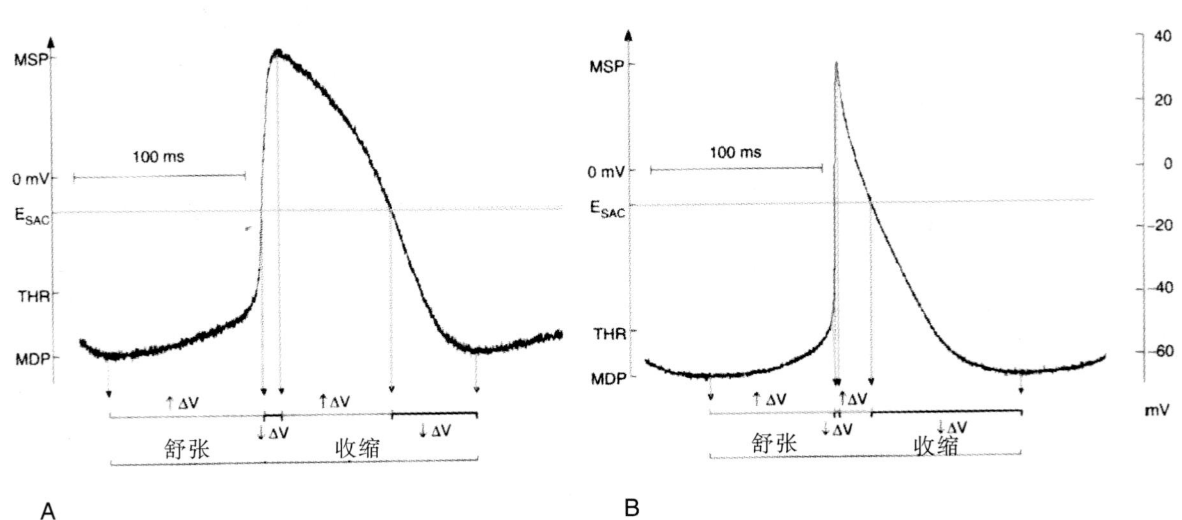

图 8-5 非选择性牵张激活性阳离子通道影响 SAN 细胞 AP 的物种差异性。膜电势记录显示了细胞电生理参数(最大收缩电位 MSP，最大舒张电位 MDP，产生 AP 的阈电位 THR)和 E_{SAC} 之间的关系。电活动的舒张期、收缩期和 E_{SAC} 激动的时限，会导致正性变时(↑△V)或者负性变时(↓△V)作用。(A)兔 SAN 细胞；(B)鼠 SAN 细胞。

表 8-1　非选择性牵张敏感性阳离子通道对窦房结电生理影响的物种依赖性

物种	$T_{\uparrow \Delta V}:T_{\downarrow \Delta V}$	$\Delta Q_{\uparrow \Delta V}:\Delta Q_{\downarrow \Delta V}$
兔 SAN	70.8 : 29.2	72.7 : 27.3
鼠 SAN	46.4 : 53.6	47.5 :52.5

持续时程 T 和净电荷转运能力 ΔQ、正性(↑ΔV)和负性(↓ΔV)变时效应的关系。SAN,窦房结。

这些数据显示，鼠类 SAN 是这样一种模型:依赖于实际↑ΔV:↓ΔV 比率的牵张,可能对 BR 作用不大，或者甚至引起负性变时作用(假如比率<1.0 时)。这些现象均在离体的鼠 SAN 组织中观察到:非轴性牵张从 40%增加到 80% 时 BR 从增加(8%)到没有变化(8%),或者 BR 降低(84%,n=25,据作者观察,所有变化均可逆)。

尽管大多数牵张引起的 SAN 变化可以由基于 SAC_{CAT} 激活的数学方法计算出,但牵张仍有其他的直接或者间接的作用。这些牵张所致的 SAN 活动变化作用于其他的离子转导系统和第二信使，例如通过 $I_{SAC,CAT}$,Na^+内流可能导致局部 Na^+浓度增高，于是减少了 Na^+- Ca^{2+}交换[36],减少了排 Ca^{2+}的能力(或者有可能激活了反向的 Na^+- Ca^{2+}交换模式)。这将增加胞内 Ca^{2+}水平,影响起搏(牵张影响离子通道,通常并不认为仅是 SAC,这已在第 4 章详细讨论)。

此外,牵张可引起 NO[37]释放。NO 增加 SR 释放 Ca^{2+}[38]，这可能通过斯里兰卡肉桂碱敏感性 SR Ca^{2+}释放通道 S-亚硝基化来实现。SAN 细胞中没有 NO 合酶合成[39]。阻滞了 SRCa^{2+}释放后心脏对牵张的正性变时反应降低[25],这可能是由 NO 介导作用于兰尼碱敏感性 SR Ca^+释放通道的结果。

未来的研究

NO 在 SAN 牵张反应中的作用尚未明确。牵张和 NO 释放的关系还不清楚。在体心脏,牵张促进细胞膜穴样内陷(内皮 NO 合酶的位置[40])结合到肌膜[41]。这种效应和 NO 在 SAN 中出现的关系也不为人所知。

牵张所致正性变时作用的另一个可能的机制是 SAN 起搏细胞和机械敏感性[21,22]心脏成纤维细胞[17]间直接的电交互作用,这仅在数学模型[42]中得到了评估而非直接实验所得到。

为在组织、器官功能的(亚)细胞水平上完善这些发现,在体内需要使用选择性药理学工具来调节从机械刺激到电生理相关信号的转导。尽管钆离子(Gd^{3+})是有效的 $I_{SAC,CAT}$ 阻滞剂,但它的使用因属非选择性[43,44]和在缓冲液中易沉淀[45]而受到限制。在兔 SAN 剥离实验中,Gd^{3+}对牵张所致的 BR 增加没有作用[25]。有资料表明在离体心肌中,浓度低于 50μmol[36,46]的氨基糖甙类抗生素链霉素能有效阻滞 SAC_{CAT}(浓度更高时,链霉素也能影响 $I_{Ca,L}$[47])。令人失望的是,链霉素通过冠脉循环或表面灌流应用到 SAN 组织中时,阻滞 SAC_{CAT} 的效果不明显(图 8-6)。Sung 等[48]也观察到离体全心中,200μmol 的链霉素对牵张引起的传导速率减慢效果不明显,这提示它的效应局限在离体细胞。

最近,一种从智利狼蛛的毒液中分离的肽-GsMTx-4,已被证实可阻滞 $I_{SAC,CAT}$[49]。它具有高特异性(100nmol 范围)且尚未报道对心脏其他

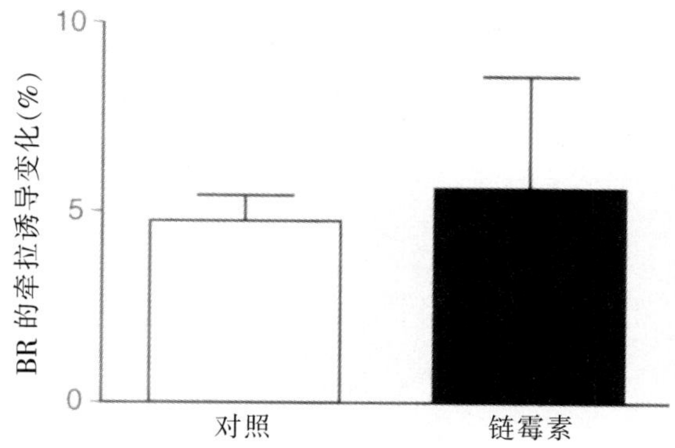

图 8-6　离体豚鼠心脏中,未用链霉素时牵张引起 BR 增加。牵张 SAN 组织,平均长度较自然长度增加 50%~55%,可引起 BR 增加 4.8%~5.2%(n=6)，这个反应并不因应用 40μmol 链霉素消失。在保持对 $I_{Ca,L}$ 的影响时，高浓度(200μmol)的链霉素对 SAN BR 作用缓慢,仍然不影响 BR 对牵张的反应。这表明,与 L 型钙通道相比,原位的 SAC_{CAT} 可能被胞内某些成分保护而免受链霉素作用,而这些成分可能在细胞分离的过程中丢失。

离子的调控机制有副作用。离体心脏压力超负荷时[50]有证据表明这种肽能抑制房性心律失常;在有导向性的实验中发现这种肽可以阻滞SAN BR对牵拉的反应(作者未发表的数据)。

小结

牵张所致SAN BR增加在不同的心脏实验中都可观察到,如在交感神经和副交感神经控制途径存在或缺失的情况下或利用多种方法进行机械刺激的情况下。1880年的实验数据表明,在两栖动物和哺乳动物(包括人类),均可观察到这个反应。SAN对牵张反应的程度,取决于多种不同的条件,包括背景BR、机械刺激的模式和起搏AP的形态。尽管心脏MEF表现形式的确切细胞机制需进一步研究,但SAC_{CAT}在其中起到了关键性作用。

(吴晶晶 赵芳 程龙献 译)

参考文献

1. Bainbridge FA: The influence of venous filling upon the rate of the heart. J Physiol 50:65–84, 1915.
2. Hakumäki MO: Seventy years of the Bainbridge reflex. Acta Physiol Scand 130:177–185, 1987.
3. Donald DE, Shepherd JT: Reflexes from the heart and lungs: Physiological curiosities or important regulatory mechanisms. Cardiovasc Res 12:449–469, 1978.
4. Blinks JR: Positive chronotropic effect of increasing right atrial pressure in the isolated mammalian heart. Am J Physiol 186:299–303, 1956.
5. Deck KA: Dehnungseffekte am spontanschlagenden, isolierten Sinusknoten. Pflügers Arch 280:120–130, 1964.
6. Kohl P, Hunter P, Noble D: Stretch-induced changes in heart rate and rhythm: Clinical observations, experiments and mathematical models. Prog Biophys Mol Biol 71:91–138, 1999.
7. Keith A, Flack MW: The form and nature of the muscular connections between the primary divisions of the vertebrate heart. J Anat Physiol 41:172–189, 1907.
8. Bleeker WK, Mackaay AJC, Masson-Pévet M, et al: Functional and morphological organization of the rabbit sinus node. Circ Res 46:11–22, 1980.
9. Garny A, Kohl P, Noble D: Cellular Open Resource (COR): A public CellML based environment for modeling biological function. Int J Bifur Chaos 13:3579–3590, 2003.
10. Garny A, Kohl P, Hunter PJ, et al: One-dimensional rabbit sinoatrial node models: Benefits and limitations. J Cardiovasc Electrophysiol 14:S121–S132, 2003.
11. Kimura J, Noma A, Iriswara H: Na-Ca exchange current in mammalian heart cells. Nature 319:596–597, 1986.
12. Bogdanov KY, Vinogradova TM, Lakatta EG: Sinoatrial nodal cell ryanodine receptor and Na^+-Ca^{2+} exchanger: Molecular partners in pacemaker regulation. Circ Res 88:1254–1258, 2001.
13. Hüser J, Blatter LA, Lipsius SL: Intracellular Ca^{2+} release contributes to automaticity in cat atrial pacemaker cells. J Physiol 524:415–422, 2000.
14. Mangoni ME, Nargeot J: Properties of the hyperpolarization-activated current (I_f) in isolated mouse sino-atrial cells. Cardiovasc Res 52:51–64, 2001.
15. Boyett MR, Honjo H, Kodama I: The sinoatrial node, a heterogeneous pacemaker structure. Cardiovasc Res 47:658–687, 2000.
16. Beaulieu P, Lambert C: Peptidic regulation of heart rate and interactions with the autonomic nervous system. Cardiovasc Res 37:578–585, 1998.
17. Camelliti P, Green CR, LeGrice I, et al: Fibroblast network in rabbit sinoatrial node: Structural and functional identification of homogeneous and heterogeneous cell coupling. Circ Res 94:828–835, 2004.
18. Garny A, Noble D, Kohl P: Dimensionality in cardiac modelling. Prog Biophys Mol Biol 87:47–66, 2005.
19. Kirchhof CJHJ, Bonke FIM, Allessie MA, et al: The influence of the atrial myocardium on impulse formation in the rabbit sinus node. Pflügers Arch 410:198–203, 1987.
20. Verheule S, van Kempen MJA, Postma S, et al: (2001) Gap junctions in the rabbit sinoatrial node. Am J Physiol 280:H2103–H2115, 2001.
21. Stockbridge LL, French AS: Stretch-activated cation channels in human fibroblasts. Biophys J 54:187–190, 1988.
22. Kohl P, Kamkin AG, Kiseleva IS, et al: Mechanosensitive fibroblasts in the sino-atrial node region of rat heart: Interaction with cardiomyocytes and possible role. Exp Physiol 79:943–956, 1994.
23. Hearse DJ, Sutherland FJ: Experimental models for the study of cardiovascular function and disease. Pharmacol Res 41:597–603, 2000.
24. Wilson SJ, Bolter CP: Do cardiac neurons play a role in the intrinsic control of heart rate in the rat? Exp Physiol 87:675–682, 2002.
25. Arai A, Kodama I, Toyama J: Roles of Cl^- channels and Ca^{2+} mobilization in stretch-induced increase of SA node pacemaker activity. Am J Physiol 270:H1726–H1735, 1996.
26. Hagiwara N, Masuda H, Shoda M, et al: Stretch-activated anion currents of rabbit cardiac myocytes. J Physiol 456:285–302, 1992.
27. Lei M, Kohl P: Swelling-induced decrease in spontaneous pacemaker activity of rabbit isolated sino-atrial node cells. Acta Physiol Scand 164:1–12, 1998.
28. Le Guennec J-Y, Peineau N, Argibay JA, et al: A new method of attachment of isolated mammalian ventricular myocytes for tension recording: Length dependence of passive and active tension. J Mol Cell Cardiol 22:1083–1093, 1990.
29. Cooper PJ, Lei M, Cheng L-X, et al: Axial stretch increases spontaneous pacemaker activity in rabbit isolated sinoatrial node cells. J Appl Physiol 89:2099–2104, 2000.
30. Kamiyama A, Niimura I, Sugi H: Length-dependent changes of pacemaker frequency in the isolated rabbit sinoatrial node. Jap J Physiol 34:153–165, 1984.
31. Kuno Y: The significance of the pericardium. J Physiol 50:1–46, 1915.
32. Brooks CM, Lu H-H, Lange G, et al: Effects of localized stretch of the sinoatrial node region of the dog heart. Am J Physiol 211:1197–1202, 1996.
33. Lange G, Lu H-H, Chang A, et al: Effect of stretch on the isolated cat sinoatrial node. Am J Physiol 211:1192–1196, 1966.
34. Barrett CJ, Bolter CP, Wilson SJ: The intrinsic rate response of the isolated right atrium of the rat, Rattus norvegicus. Comp Biochem Physiol A 120:391–397, 1998.
35. Sewall H, Donaldson F: On the influence of variations of intracardiac pressure upon the inhibitory action of the vagus nerve. J Physiol 3:358–368, 1882.
36. Gannier F, White E, Lacampagne A, et al: Streptomycin reverses

a large stretch induced increase in $[Ca^{2+}]_i$ in isolated guinea pig ventricular myocytes. Cardiovasc Res 28:1193–1198, 1994.

37. Pinsky DJ, Patton S, Mesaros S, et al: Mechanical transduction of nitric oxide synthesis in the beating heart. Circ Res 81:372–379, 1997.
38. Vila-Petroff MG, Kim SH, Pepe S, et al: Endogenous nitric oxide mechanisms mediate the stretch dependence of Ca^{2+} release in cardiomyocytes. Nat Cell Biol 3:867–873, 2001.
39. Han X, Kobzik L, Severson D, et al: Characteristics of nitric oxide-mediated cholinergic modulation of calcium current in rabbit sino-atrial node. J Physiol 509:741–754, 1998.
40. Feron O, Belhassen L, Kobzik L, et al: Endothelial nitric oxide synthase targeting to caveolae: Specific interactions with caveolin isoforms in cardiac myocytes and endothelial cells. J Biol Chem 271:22810–22814, 1996.
41. Kohl P, Cooper PJ, Holloway H: Effects of acute ventricular volume manipulation on in situ cardiomyocyte cell membrane configuration. Prog Biophys Mol Biol 82:221–227, 2003.
42. Kohl P, Noble D: Mechanosensitive connective tissue: Potential influence on heart rhythm. Cardiovasc Res 32: 62–68, 1996.
43. Lacampagne A, Gannier F, Argibay J, et al: The stretch-activated ion channel blocker gadolinium also blocks L-type calcium channels in isolated ventricular myocytes of the guinea-pig. Biochim Biophys Acta 1191:205–208, 1994.
44. Pascarel C, Hongo K, Cazorla O, et al: Different effects of gadolinium on I(KR), I(KS) and I(K1) in guinea-pig isolated ventricular myocytes. Br J Pharmacol 124:356–360, 1998.
45. Caldwell RA, Clemo HF, Baumgarten CM: Using gadolinium to identify stretch-activated channels: Technical considerations. Am J Physiol 275:C619–C621, 1998.
46. Belus A, White E: Streptomycin and intracellular calcium modulate the response of single guinea-pig ventricular myocytes to axial stretch. J Physiol 546:501–509, 2003.
47. Belus A, White E: Effects of streptomycin sulphate on I_{CaL}, I_{Kr} and I_{Ks} in guinea-pig ventricular myocytes. Eur J Pharmacol 445:171–178, 2002.
48. Sung D, Mills RW, Schettler J, et al: Ventricular filling slows epicardial conduction and increases action potential duration in an optical mapping study of the isolated rabbit heart. J Cardiovasc Electrophysiol 14:739–749, 2003.
49. Suchyna TM, Johnson JH, Hamer K, et al: Identification of a peptide toxin from Grammostola spatulata spider venom that blocks cation-selective stretch-activated channels. J Gen Physiol 115:583–598, 2000.
50. Bode F, Sachs F, Franz MR: Tarantula peptide inhibits atrial fibrillation. Nature 409:35–36, 2001.

第 9 章

心肌中机械电反馈的短暂调节

Ed White

正常心动周期中的机械影响

正常心脏受到不断变化的机械力量的影响：舒张期充盈时心房和心室扩张；等容收缩期时心室压力增加；射血期心肌缩短。肌肉伸长和缩短都是很重要的机械刺激。在增加心输出量的条件下，如运动时，舒张期充盈增加，射血分数增加（即肌肉伸长和缩短的程度都增加）。病理条件下，常有明显的机械和电学的重塑（见第 24~32 章）。这在本章的某些地方也将提到，包括舒张期负荷增加而收缩期射血减少。

心腔的压力–容量关系和心脏电活动及心电图（ECG）相联系。然而，室壁应力[1]和张力[2,3]自最薄处开始变化，机械刺激作用于独立心肌的效果受到心肌层方向的影响，它们都沿着心室壁变化[4,5]。这些因素的特征很难在实验中实现，但在 Hunter 的猪心模型中有所表现（见第 41 章）。图 9–1 显示心动周期中左心室张力在不同点的变化。

除了这些机械异质性外，还有电异质性。据报道心肌内膜下动作电位持续时间（APD）较心外膜 APD 长。这些差异是心室去极和复极透壁摆动的结果[6]。不管这个系统有多复杂，正常心脏都具有机械敏感性和电稳定性。机械电反馈（MEF）是这种正常功能的一部分。

因为作用于心脏的机械刺激随心动周期而变化，故有理由推测它们对电活动的作用会随时间而变化。本章的主要目的是概述 MEF 在心动周期中的变化特性。

舒张期刺激

瞬时的舒张期牵拉可以产生短暂的除极。除极的幅度常与牵拉的程度成比例。快速牵拉比慢速牵拉更易触发除极。假如强度足够大，除极达阈上就可引发动作电位。这个现象已在兔[7]（见图 9–2）和犬类[8]的心室得到证实：在这些实验中，将一个被液体充盈的气囊置于左室，它的容积增加可以牵拉心室肌；通过记录单相动作电位（MAP）检测电活动的变化。虽然 MAP 不能测量细胞的跨膜电位，但精确地反映了记录区局部膜电位的变化，故有利于显示静息电位和动作电位的形态改变。触发这种牵张诱发兴奋的能力被用来研究产生这种效应的机制和条件。例如，有资料表明病理组织较健康组织更易触发兴奋（见参考文献 9）。

静息的单个心肌中，牵拉能够引起静息钙离子大量增加[10,11]，此被认为与牵张诱发的动作电位不能完全复极有关（这些细胞去极化后随即出现稳定膜电位[12,13]）。这些除极作用的机制被认为和牵张激活性通道的开放有关（图 9–2）。

收缩期刺激

在收缩期短时牵拉蛙心室时[14]，可产生短暂的复极；当在动作电位平台期早期行牵张刺激时，对中期复极几乎效果甚微；当牵张作用于动作电位晚期，延长了复极的最后时相。牵张贯穿收缩期可以缩短蛙心室组织的 APD，但不缩短乳头肌的 APD[15]。早期复极和晚期复极

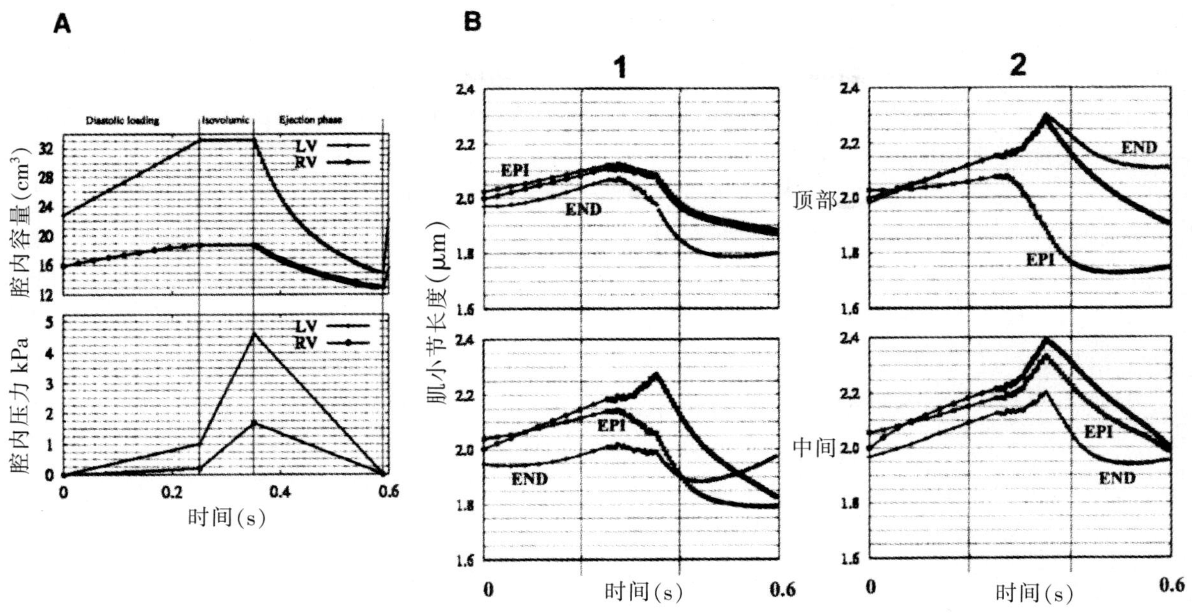

图 9-1　(A)猪心的计算机模型中,在心动周期最初 0.6s 内左心室(LV)和右心室(RV)容量及压力的变化。(B)适应 A 中容量和压力变化的肌小节长度的模拟变化。1 和 2 对应 LV 游离壁不同的位置:纵坐标是肌小节长度,横坐标是心室在 1 和 2 的位置;外膜下(EPI)、内膜下(END)和心肌中(未标记)。很明显心动周期中张力不均一性很大(见第 41 章)。(From Stevens C,Hunter PJ: Sarcomere length changes in a 3D mathematical model of the pig ventricles.Prog Biophys Mol Biol 82:229–241,2003,with permission.)

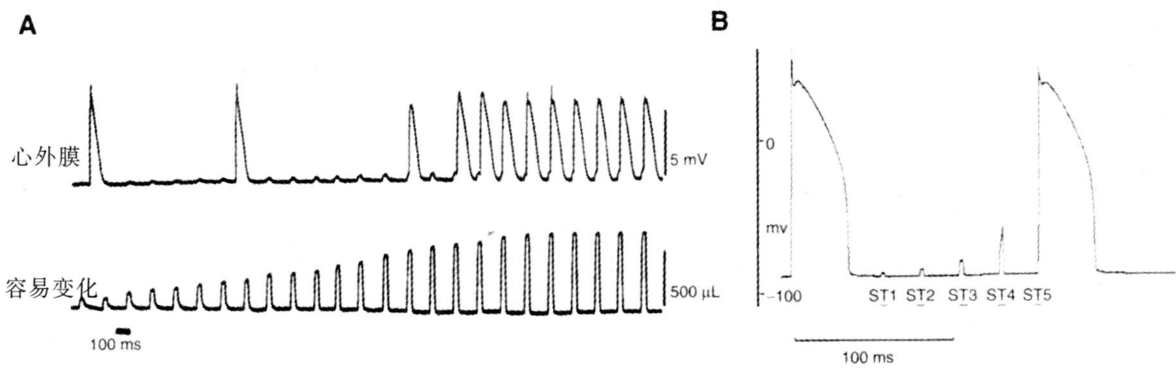

图 9-2　舒张期牵张:牵张激活的通道(SAC)。(A)自兔心外膜表面记录的单相动作电位,左心室静止(上图)。心室容量增加(下图)小于阈值导致短暂除极。超过这个阈值的容量增加可触发动作电位。(B)A 显示的实验观察与激活非特异性阳离子 SAC 相似。ST1 到 ST5 代表 SAC 短暂和长期的激活,这引起膜除极水平增加直到 ST5 时触发动作电位。(A,From Franz MR, Cima R, Wang D, et al: Electrophysiological effects of myocardial stretch and mechanical deter minans of stretch-activated arrhythmias. Circulation 86: 968–978,1992, with permission; B,From Kohl P, Day K, Noble D: Cellular mechanisms of cardiac mechano-electric feedback in a mathematical model. Can J Cardiol 14: 111–119,1998, with permission.)

在兔心[16]的研究中都有报道(见图 9-3),并被归因于“交叉”作用。收缩晚期的效应和早期后复极相似,可能发展为额外收缩[17]。将犬左室收缩模型从等容收缩(高容量时)变为收缩期射血,可消除晚期除极[18,19]。

机制

牵张激活性离子通道

上述“交叉”作用的重要性在于它(和先前提到的舒张期除极)在膜电位为正时可以被牵张激活的电导所解释。这种牵张激活的电导可以产生外向(复极)电流,在复极中期水平产生电势翻转(典型者在-30~0mV 之间)和在电位更负时产生内向电流(除极)。这种电导所产生的明显的翻转电位表明它是一个非特异性阳离子电导。1988 年 Craelius 等[20]第一次报道了在哺乳动物心脏发现的非特异性阳离子 SAC(见第 1 章)的单通道记录可能符合这种作用。图 9-4 示如何在单个成熟心肌细胞进行全细胞牵张激活电流的测量。

利用 OXSOFT HEART (Oxsoft ltd,Oxsoft UK) 模型发现 SAC 激活对心室具有长平台期的动作电位有作用(在人类和大多数哺乳动物的实验中均有发现,但是在成年大鼠和小鼠却没发现)。这个模型包括豚鼠左室心肌细胞膜通道的特性、交换体和钙离子调控的过程。阳离子 SAC 和在实验性研究中发现的特征一起,可产生与实验观察一致的结果,[16,21](见图 9-2 和 9-3)。

另外,有一类选择性 K^+SAC 也被报道[22,23]。舒张期、膜电位和这些通道的翻转电位非常接近,因此人们推测这些通道开放时可产生弱电流;相反,收缩期这些通道的激活预示着 APD 缩短,且有报道表明,在某些研究中[24]牵拉可缩短晚期 APD。

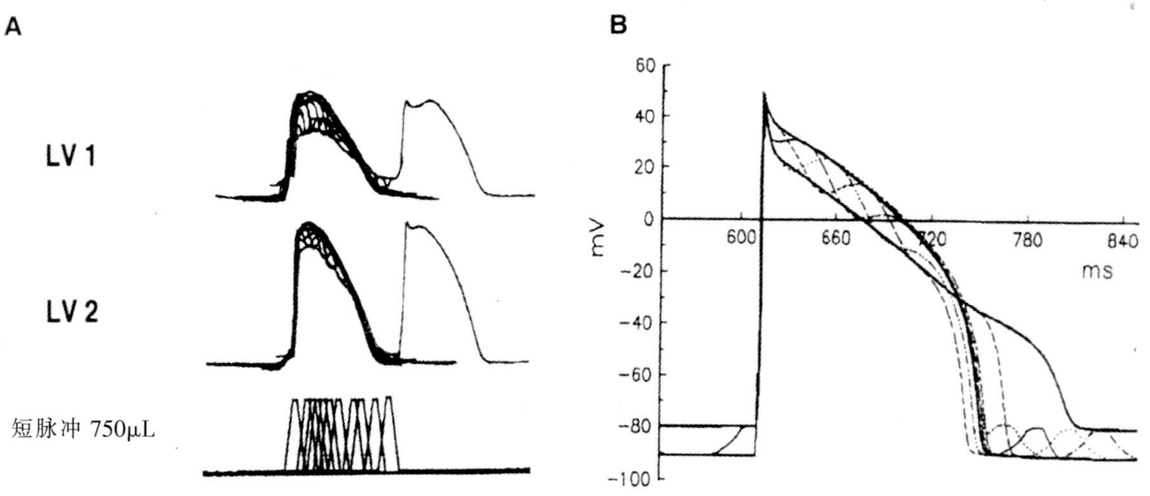

图 9-3 收缩期牵张:牵张激活通道(SAC)。(A)自兔左室两个位点(上图和中图)记录的单相动作电位。在收缩期心室容量短暂的增加导致 MAP 平台期早期复极和除极延迟,其中存在一个中介的交叉效应。短暂扩张的外膜描记了一个幅度减低和时间延长的 MAP,这和持续牵张所致的结果一致(未显示)。(B)A 中显示的实验结果和翻转电位是-20mV 的非特异性阳离子 SAC 的激活效果一致。粗线表示早期复极和晚期除极,代表稳定情况(持续的)激活。细线代表动作电位过程中每 20ms 一次,总共 50ms 的短暂激活。短暂激活导致的反应和激活发生在收缩晚期,动作电位早期出现的稳定情况下的波形相似, 但有偏移。(From Zabel M, Koller BS, Sachs F, Franz MR : Stretch-induced voltage changes in the isolated beating heart: Importance of timing of stretch and implications for stretch-activated ion channels. Cardiovasc Res 32:120-130,1996, with permission.)

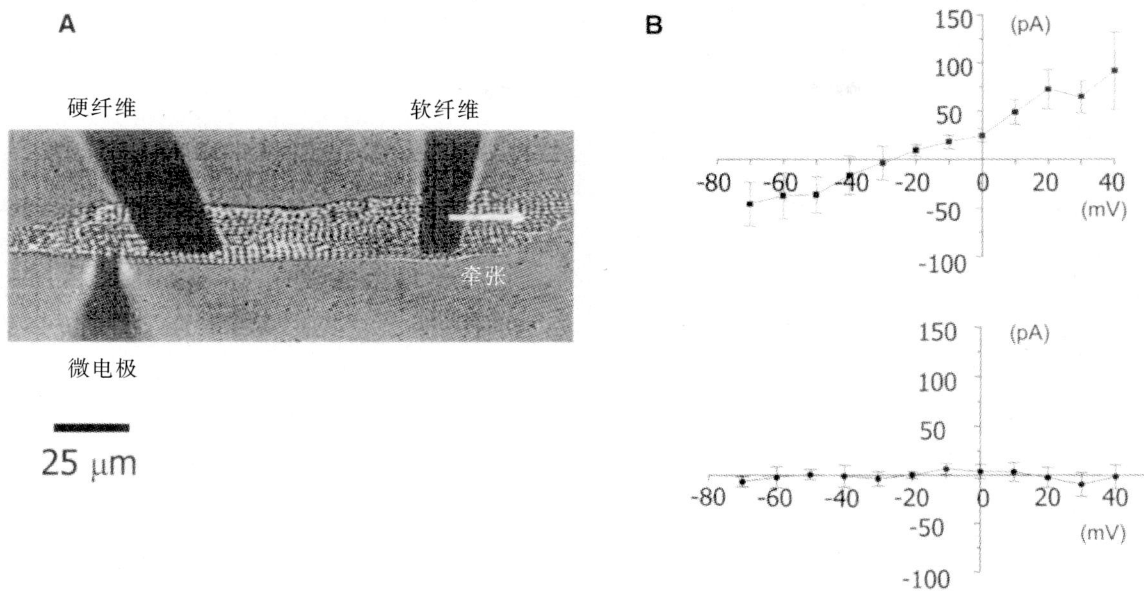

图 9–4　单个心肌细胞中牵张激活的离子流。(A)牵张单个心肌细胞技术，碳纤维贴附在肌细胞表面，质硬的纤维用来固定心肌细胞，柔软的纤维用来牵张，当肌细胞收缩时则会弯曲。在紧张增加的收缩中，可弯曲的软纤维使收缩长度缩短，计算张力，微电极用来记录电活动。(B)电流–电压(IV)曲线，表示在单个豚鼠心室细胞中利用 A 中技术记录的牵张激活电流。轴性牵张增加肌小节长度大约 8%。上图，对照溶液中 IV 关系(n=10 个细胞)；记录的牵张诱发的电流，翻转电位接近–30mV。下图，(40μmol)链霉素阻断牵张激活的通道(n=8 个细胞)后，无牵张激活的电流。(From Belus A ,White E: Streptomycin and intracellular calcium modulate the response of single guinea-pig ventricular myocytes to axial stretch.J Physiol 546:501–509,2003, with permission.)

其他膜通道

当然，牵张也可能会影响动作电位期间的正常电流或者其他刺激产生的电流。被胞内低水平三磷酸腺苷激活的 K^+流(I_{KAPT})[25]不是特异性机械敏感性通道，但有报道表明它受机械的调节。相反，电压钳实验发现轴性牵张(与细胞膨胀相反)对 L-型钙离子流的影响非常小[26,27]。牵张可能对内向整流(I_{K1})有作用。(见第 4 章)

值得注意的是，SAC 引起 AP 形状的任何改变都会影响动作电位期间通过其他通道的离子流的形状。这应该是通过电压敏感性通道而非机械敏感性通道激活或失活，并随驱动力的电压依赖性变化而产生。机械刺激所致的钙离子的变化也可以影响任何通道和交换体的依赖 Ca^{2+}的特性(见后)。这样的变化很难在实验中完成，因为测量电流必须用电压钳，但是电压钳消除了刺激，改变了膜电位。先前描述的一种模型可以阐述膜电位、胞内离子浓度和生电性交换体以及离子通道的相互依赖性。

Ca^{2+}

本章着重介绍等容收缩期后由于心肌缩短而出现射血。将乳头肌的负荷条件(长度接近 Lmax，产生最大张力)从等长(产生张力，肌肉不缩短)变为等张(肌肉缩短，不产生张力)的过程中发现 AP 延长[30]。当接近最大张力时松弛肌肉，这种效果尤为显著且和动作电位复极的快速期一致。当胞内钙瞬时下降时可发现类似的延迟，这是被牵拉的肌肉松弛所致[31]。Lab 等[32](图 9–5)的研究把这些现象联系起来，发现钙瞬变对肌肉松弛的反应比对动作电位的反应更快。这一系列的事件支持这样一个假说，即肌肉突然缩短导致与肌钙蛋白 C(TnC)结合的钙离子迅速释放到胞浆，这些额外的钙离子通过生电性的 Na^+-Ca^{2+}交换被排出细胞，每进入 3 个 Na^+就交换出一个 Ca^{2+}，这样产生的内向除极电流，可延长动作电位。Janvier 和 Boyett 的研究[33](见图 9–5)支持该假说。研究表明，牵张所致钙离子瞬变在早期是减少的，但这远不如对钙离子释放的作用[31]。Kohl 等[21]的研究发现，由于钙离子和 TnC 亲和力的改变，持续整个收缩期的牵张会延长 APD，而作用在动作电位晚期的牵张会通过钙离子的自身稳定来缩短 APD。钙离子的自身稳定是通过游离钙离子、肌浆网钙离子释放和钙离子激活电流的相互作用实现的。

然而值得注意的是，可产生胞内钙瞬变和动作电位改变的机械状态的变化常出现于从 Lmax 的等长收缩到自由回缩这段时间内。Franz 等[18]和 Hansen[19]已经报道：从等容收缩期到射血期，收缩模式的变化削弱了犬类心室 MAP 的晚期除极。这两个研究中的发现与因射血有关的肌肉缩短导致阳离子 SAC 失活相一致，而不是与 Ca^{2+}-依赖性电流的激活一致。

另外很重要的一点是，影响肌膜交换体和离子通道的是肌膜下钙离子(和 Na^+，在 Na^+-Ca^{2+}交换时)，而不是大量的细胞溶质中的离子浓度。牵张引起的肌膜“模糊空间”离子浓度增加，围绕在开放的离子通道内表面，可能比细胞溶质的离子浓度变化更大[34]。假如 SAC 和交换分子共定位，那么 Na^+-Ca^{2+}交换离子流就会受到通过 SAC 进入的 Na^+和 Ca^{2+}的影响，那么测量收缩期离子浓度的实验技术可能不够直接。相反，其他改变如 Ca^{2+}自肌丝中游离会显著地首先出现在细胞浆中。

刺激时限的含义

假如以上讨论描述了“正常”的 MEF 效应，那么同样可以理解这些效应如何被破坏。例如，衰弱的无主动收缩或者受损的区域在收缩

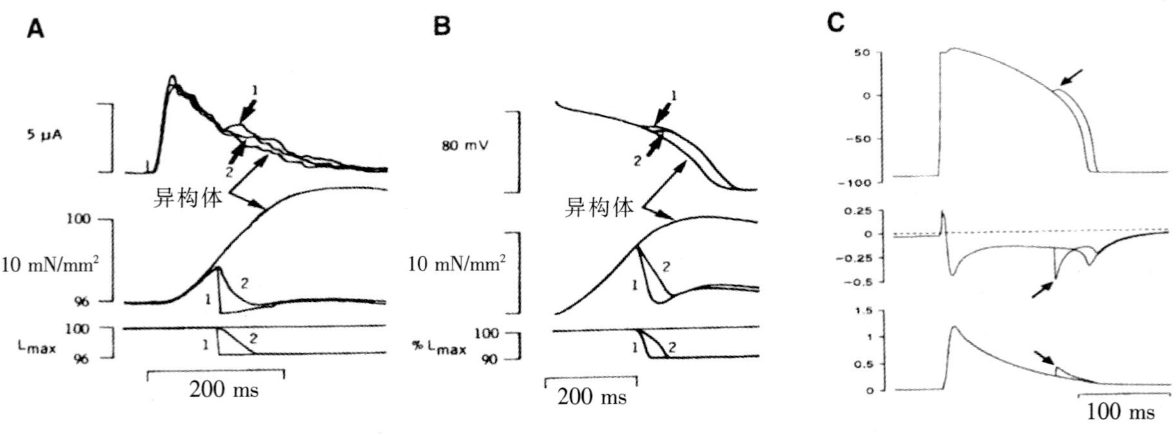

图 9–5 收缩期的释放：Na^+-Ca^{2+}交换。雪貂(**A**)和猫(**B**)的乳头肌中，通过水母素测定的胞内钙瞬变(A，上图)、动作电位(B，上图)、张力(中图)和肌肉长度(下图)。重影是在等长条件下和张力逐渐增加时乳头肌或快或慢的松弛。释放导致胞内钙瞬变和动作电位的延长。假如快速释放则效果迅速。(**C**)利用豚鼠心室肌细胞的 OXSOFT HEART 模型，A 和 B 基本效果相似。箭头示模拟肌肉松弛的效果，TnC 和钙离子的亲和力降低，胞内钙离子浓度短暂释放(下图)产生额外的内向的 Na^+-Ca^{2+}交换电流(中图)，延长了动作电位(上图)。(A ，From Lab M, Allen D, Orchard CH: The effect of shortening on myoplasmic calcium concentration and on action potential in mammalian ventricular muscle. Circ Res 55: 825–829，1984；B ，From Janvier NC ，Boyett MR ：The role of Na^+-Ca^{2+} exchange current in the cardiac action potential. Cardiovasc Res 32:69–84, 1996，with permission.)

期可能被邻近的健康组织牵拉[35]，而 Ca^{2+}-激活的离子流和 SAC 在健康组织和非健康组织中存在差异，这可能导致被牵拉区 APD 的缩短，同时伴有 APD 离散度增加并且增加折返和心律失常风险[36]。

心脏震荡是表明急性机械刺激时限非常重要的很好例子(见第 15 章和第 29 章)。心脏震荡是指突然压迫心前区触发心律失常，而此时并没有明显心脏损伤，典型人群是青年运动员。利用猪的模型发现，有一段时间特别容易触发室颤，即在 ECG 上 T 波波峰出现前的 10~30ms(即心室易损期)。这段时间之外的压迫会导致 ST 段上抬和短暂的心脏阻滞[37]。有趣的是，这些研究发现，使用格列本脲后，通过压迫胸壁(但无心脏阻滞)导致的室颤和 ST 段上抬显著减少。在这种结果的基础上，有人推断：$I_{K\text{-}ATP}$ 的激活在这些反应中是非常重要的细胞机制。格列本脲对其他阳离子 SAC 作用还不知道，而且 K^+通道自身激活可能无法解释心室复极化时节律障碍的触发[39,40]。相反，胸部重击或者更多可控的等效刺激纠正电活动异常的能力受其时限影响(见第 33 章)。

持续刺激

早期反应

心室扩张增加(如运动时)导致舒张期心肌受牵张增加。根据 Frank-Starling 机制，这引起收缩期心肌更显著的缩短。对于这一点的讨论提示：SAC 对电活动机械敏感性的影响将出现在舒张期除极和动作电位的复极早期。在平台期晚期，将出现矛盾的效应：SAC 既运送非特异性阳离子流(除极)又运送 K^+流。但是在心室射血期，这些效果可能比因肌肉缩短激活钙离子流的除极效果强。心脏 SAC 的时间依赖性尚不明了(见第 1 章)，如 SAC 或者膜/细胞骨架能否适应长期稳定的牵张(见第 5 章)，而且众所周知，胞内钙离子在牵张后会改变，因此以上的作用可能不是一个稳定的反应。

实际上，大量多细胞和全心脏的研究在全收缩期和舒张期进行了持续的刺激。物种影响和反应详见本书其他各章节。总的说来，持续的牵张对 APD[24]的作用包括缩短(原位人类心室[41])、不变化(犬类心室[42])、交互变化(豚鼠心房[43])以及延长(兔心室[44])等几种结果。事实上即使在同样的实验条件下，对牵张的反应也存在差异[45]。

在单个肌细胞研究中，通过柔韧的碳纤维牵拉以增加舒张期肌小节长度，但同时可使收缩期肌小节缩短更显著。实验结果包括 20℃~40℃时 APD 缩短[46]及 37℃时 APD 延长[26]。Kamkin 等[27]用不同的牵拉技术，报道了交换效应。对蛙肌细胞施加正弦牵张时发现 APD 的改变很小[47]。有趣的是，正弦挤压引发的电流随着压迫刺激的变化而增加或减少[48]，这提示SAC 活动可能随心动周期而波动。

机械刺激对 APD 影响的多样性，很可能是 SAC 的影响，和膜电位直接的短时依赖 Ca^{2+}的电流所产生(正如给定的机械和电生理状态所决定的一样)。这些作用随后被胞内离子浓度(基本是 Na^+和 Ca^{2+})和电压依赖性通道及生电性离子交换体所调节。

“慢”反应

对资料的讨论集中在发生机械刺激后最先出现的典型反应上。当持续牵张 10~15 分钟时，张力和胞内钙瞬变(见第 49 章)的幅度又一次增加[49]。早期的文献提示，这些胞内钙离子缓慢的改变依赖舒张期牵张而不是收缩期牵张[50]。后期的文献推断，在每个周期中而不是在某个特殊的时相中张力均成比例变化，这非常重要[51]。人们推测此时胞内钙离子缓慢的增加影响了电活动。有趣的是，Allen[52]报道，在乳头肌，牵张引起的最早的 APD 缩短继发于 APD 缓慢延长之后。Tavi[53]也报道，持续牵张的力量缓慢增加可延长 APD。然而，von Lewinski[54]并没有发现张力缓慢增加和 APD 之间的联系。

小结

当认为实验数据和MEF有关时必须牢记心脏复杂的电机械的相互作用(本章仅简单讨论)。这是因为:技术上的局限要求整合不同实验条件(如对原位整体心脏的牵张)和不同机械刺激下(如膜变形压力、非轴性牵张和全心扩张)的发现。另外,大多数的研究是应用持续的机械刺激——刺激持续几个收缩和舒张期。这种类型的刺激,通常需要专门的实验设备,而且这种机械刺激只能模拟部分而不是全部的条件。尽管存在这些问题,但证实心脏机械刺激的细胞机制已经取得了成果。很多研究在心动周期的特殊阶段对心肌给予精确的机械刺激,这就为MEF的细胞机制提供了精妙的论证和令人瞩目的证据。

结合有关机械刺激短暂效应的参考文献发现,相互作用的结果受心动周期的时限影响。大多数人认为,舒张期时间依赖性效应机制是SAC引起。收缩期,短时依赖钙离子的激活电流、SAC和对电压敏感性影响的后继效应均相互交结。目前的挑战是明确这些机制在给定实验条件下的相对重要性,以及把这些知识和对APD的影响联系起来。

(吴晶晶 赵芳 程龙献 译)

参考文献

1. Novak VP, Yin FC, Humphrey JD: Regional mechanical properties of passive myocardium. J Biomech 27:403–412, 1994.
2. Mazhari R, Omens JH, Pavelec BS, et al: Transmural distribution of three-dimensional systolic strains in stunned myocardium. Circulation 104:336–341, 2001.
3. Stevens C, Hunter PJ: Sarcomere length changes in a 3D mathematical model of the pig ventricles. Prog Biophys Mol Biol 82:229–241, 2003.
4. Streeter DD, Spotnitz HM, Patel DP, et al: Fiber orientation in the canine left ventricle during diastole and systole. Circ Res 24:339–347, 1969.
5. Bovendeerd PH, Huyghe JM, Arts T, et al: Influence of endocardial-epicardial crossover of muscle fibers on left ventricular wall mechanics. J Biomech 27:941–951, 1994.
6. Antzelevitch C, Fish J: Electrical heterogeneity within the ventricular wall. Basic Res Cardiol 96:517–527, 2001.
7. Franz MR, Cima R, Wang D, et al: Electrophysiological effects of myocardial stretch and mechanical determinants of stretch-activated arrhythmias. Circulation 86:968–978, 1992.
8. Stacy GP, Jobe RL, Taylor K, Hansen DE: Stretch-induced depolarisations as a trigger of arrhythmias in isolated canine left ventricles. Am J Physiol 263:H613–H621, 1992.
9. Wang Z, Taylor LK, Denny WD, Hansen DE: Initiation of ventricular extrasystoles by myocardial stretch in chronically dilated and failing canine left ventricle. Circulation 90:2022–2031, 1994.
10. Gannier F, White E, Lacampagne A, et al: Streptomycin reverses a large stretch-induced increase in $[Ca^{2+}]_i$ in isolated guinea-pig ventricular myocytes. Cardiovasc Res 28:1193–1198, 1994.
11. Gannier F, White E, Garnier D, Le Guennec J-Y: A possible mechanism for large, stretch-induced increases in $[Ca^{2+}]_i$ in isolated guinea-pig ventricular myocytes. Cardiovasc Res 32:158–167, 1996.
12. Calaghan SC, White E: The role of calcium in the response of cardiac muscle to stretch. Prog Biophys Mol Biol 71:59–90, 1999.
13. Gadsby D, Cranefield P: Two levels of resting potential in cardiac Purkinje fibres. J Gen Physiol 70:725–746, 1977.
14. Lab MJ: Mechanically dependent changes in action potentials recorded from the intact frog ventricle. Circ Res 42:519–528, 1978.
15. Lab MJ: Transient depolarisations and action potential alterations following mechanical changes in isolated myocardium. Cardiovasc Res 14:624–637, 1980.
16. Zabel M, Koller BS, Sachs F, Franz MR: Stretch-induced voltage changes in the isolated beating heart: Importance of timing of stretch and implications for stretch-activated ion channels. Cardiovasc Res 32:120–130, 1996.
17. Levine JH, Guarnieri T, Kadish AH, et al: Changes in myocardial repolarization in patients undergoing balloon valvuloplasty for congenital pulmonary stenosis: Evidence for contraction-excitation feedback in humans. Circulation 77:70–77, 1988.
18. Franz, MR, Burkhoff D, Yue DT, Sagawa K: Mechanically induced action potential changes and arrhythmia in isolated and in situ canine hearts. Cardiovas Res 23:213–231, 1989.
19. Hansen DE: Mechanoelectric feedback effects of altered preload, afterload, and ventricular shortening. Am J Physiol 264:H423–H432, 1993.
20. Craelius W, Chen V, El-Sherif N: Stretch activated ion channels in ventricular myocytes. Biosci Rep 8:407–414, 1988.
21. Kohl P, Day K, Noble D: Cellular mechanisms of cardiac mechano-electric feedback in a mathematical model. Can J Cardiol 14:111–119, 1998.
22. Kim D: A mechanosensitive K^+ channel in heart cells: Activation by arachidonic acid. J Gen Physiol 100:1021–1040, 1992.
23. Niu W, Sachs F: Dynamic properties of stretch-activated K^+ channels in adult rat atrial myocytes. Prog Biophys Mol Biol 82:121–136, 2003.
24. Cazorla O, Pascarel C, Brette F, Le Guennec J-Y: Modulation of ion channels and membrane receptor activities by mechanical interventions in cardiomyocytes: Possible mechanisms for mechanosensitivity. Prog Biophys Mol Biol 71:29–59, 1999.
25. Van Wagoner DR: Mechanosensitive gating of atrial ATP-sensitive potassium channels. Circ Res 72:973–983, 1993.
26. Belus A, White E: Streptomycin and intracellular calcium modulate the response of single guinea-pig ventricular myocytes to axial stretch. J Physiol 546:501–509, 2003.
27. Kamkin A, Kiseleva I, Isenberg G: Stretch-activated currents in ventricular myocytes: Amplitudes and arrhythmogenesis effect increase with hypertrophy. Cardiovasc Res 48:409–420, 2000.
28. Sasaki N, Mitsuiye T, Noma A: Effects of mechanical stretch on membrane currents of single ventricular myocytes of guinea-pig heart. Jpn J Physiol 42:957–970, 1992.
29. Isenberg G, Kazanski V, Kondratev D, et al: Differential effects

of stretch and compression on membrane currents and [Na+]c in ventricular myocytes. Prog Biophys Mol Biol 82:43–56, 2003.

30. Hennekes R, Kaufmann R, Lab M: The dependence of cardiac membrane excitation and contractile ability on active muscle shortening (cat papillary muscle). Pflugers Arch 392:22–28, 1981.
31. Allen DG, Kurihara S: The effects of muscle length on intracellular calcium transients in mammalian cardiac muscle. J Physiol 327:79–94, 1982.
32. Lab M, Allen D, Orchard CH: The effect of shortening on myoplasmic calcium concentration and on action potential in mammalian ventricular muscle. Circ Res 55:825–829, 1984.
33. Janvier NC, Boyett MR: The role of Na-Ca exchange current in the cardiac action potential. Cardiovasc Res 32:69–84, 1996.
34. Bers BM: Cardiac excitation-contraction coupling. Nature 415:198–205, 2002.
35. Moulton MJ, Downing SW, Creswell LL, et al: Mechanical dysfunction in the border zone of an ovine model of left ventricular aneurysm. Ann Thorac Surg 60:986–998, 1995.
36. Babuty D, Lab MJ: Mechanoelectric contributions to sudden cardiac death. Cardiovasc Res 50:270–279, 2001.
37. Link MS, Wang PJ, Pandian NG, et al: An experimental model of sudden death due to low-energy chest-wall impact (commotio cordis). N Engl J Med 338:1805–1811, 1998.
38. Link MS, Wang PJ, Vanderbrink BA, et al: Selective activation of the K^+(ATP) channel is a mechanism by which sudden death is produced by low-energy chest-wall impact (commotio cordis). Circulation 100:413–418, 1999.
39. Kohl P, Nesbitt A, Cooper PJ, Lei M: Sudden cardiac death by *Commotio cordis*: Role of mechano-electric feedback. Cardiovasc Res 50:280–289, 2001.
40. Garny AG, Kohl P: Mechanical induction of arrhythmias during ventricular repolarization: Modeling cellular mechanisms and their interaction in two dimensions. Ann N Y Acad Sci 1015:133–143, 2004.
41. Taggart P, Sutton PM, Treasure T, et al: Monophasic action potentials at discontinuation of cardiopulmonary bypass: Evidence for contraction-excitation feedback in man. Circulation 77:1266–1275, 1988.
42. Calkins H, Maughan WL, Kass DA, et al: Electrophysiological effect of volume load in isolatedcanine hearts. Am J Physiol 256:H1697–H1706, 1989.
43. Nazir SA, Lab MJ: Mechanoelectric feedback in the atrium of isolated guinea-pig heart. Cardiovasc Res 32:112–119, 1996.
44. Sung S, Mills RW, Schettler J, et al: Ventricular filling slows epicardial conduction and increases action potential duration in an optical mapping study of the isolated rabbit heart. J Cardiovasc Electrophysiol 14:1–11, 2003.
45. Babuty D, Lab MJ: Heterogeneous changes of monophasic action potential induced by sustained stretch in atrium. Cardiovasc Electrophysiol 12:323–329, 2001.
46. White E, Le Guennec J-Y, Nigretto JM, et al: The effects increasing cell length on auxotonic contractions, membrane potential and intracellular calcium transients in single guinea-pig ventricular myocytes. Exp Physiol 78:65–78, 1993.
47. Reimer TL, Tung L: Stretch-induced excitation and action potential changes in single cardiac cells. Prog Biophys Mol Biol 82:97–110, 2003.
48. Bett GCL, Sachs F: Whole-cell mechanosensitive currents in rat ventricular myocytes activated by direct stimulation. J Membr Biol 173:255–263, 2000.
49. Calaghan SC, Belus A, White E: Do stretch-induced changes in intracellular calcium modify the electrical activity of cardiac muscle? Prog Biophys Mol Biol 82:81–95, 2003.
50. Allen DG, Nichols CG, Smith GL: The effects of changes in muscle length during diastole on the calcium transient in ferret ventricular muscle. J Physiol 406:359–370, 1988.
51. Hongo K, White E, Orchard CH: The effect of stretch on contraction and the Ca^{2+} transient in ferret ventricular muscles during acidosis and hypoxia. Am J Physiol 269:C690–C697, 1995.
52. Allen DG: On the relationship between action potential duration and tension in cat papillary muscle. Cardiovasc Res 11:210–218, 1977.
53. Tavi P, Han C, Weckstrom M: Mechanisms of stretch-induced changes in $[Ca^{2+}]_i$ in rat atrial myocytes: Role of increase troponin C affinity and stretch-activated ion channels. Circ Res 83:1165–1177, 1998.
54. von Lewinski D, Stumme B, Maier LS, et al: Stretch-dependent slow force response in isolated rabbit myocardium is Na^+ dependent. Cardiovasc Res 57:1052–1061, 2003.

第 10 章

心脏成纤维细胞：起源、结构和功能

Thomas K. Borg

包括心脏在内的大多数器官的经典组织学认为，结缔组织由细胞部分和非细胞部分组成。其中非细胞部分包括细胞外基质(ECM)成分：胶原、蛋白多糖、糖蛋白、蛋白酶、细胞因子和生长因子。ECM 的大部分是由胞内成分产生，细胞内成分进一步分为永久细胞和过渡细胞。永久细胞由实质构成，在心脏中包括肌细胞、脉管系统的细胞和结缔组织细胞(如成纤维细胞)。心脏中过渡细胞包括巨噬细胞、肥大细胞和淋巴细胞。我们已明确这些不同类型细胞的功能和谱系，很明显这些名称太过随意。最近 10 年里，我们对心脏成纤维细胞的起源、功能以及它们对病理生理刺激的反应方面的认识有令人瞩目的进展。本章旨在描述心脏成纤维细胞的不同功能。

心脏成纤维细胞

多年来心脏成纤维细胞一直被认为是起源于间质且存在于间质中的。这些细胞常常被认为是产生胶原和 EMC 其他成分。成纤维细胞的形态学特点多变而且明显依赖于周围组织的生理性状。然而，人们仍然不清楚它的起源、转归以及同肌细胞之间的相互作用。最初，成纤维细胞主要和胶原产生相联系。在早期发育阶段，间质细胞形成胶原组织、心脏框架、瓣膜、腱索和网状结缔组织。成纤维细胞产生其他 EMC 成分(如黏蛋白、生长因子和细胞因子)的作用最近才开始研究[1,2]。

ECM 成分的主要来源是成纤维细胞，另外它还来源于心肌细胞膜上的层黏蛋白、Ⅳ型胶原、系统循环的液体(纤维结合素，玻连蛋白)以及过渡细胞(如肥大细胞和巨噬细胞)[3]。但是这些 EMC 成分来源的动态调节却很难理解。成纤维细胞很明显是这个调节的中心，被定义为间质中的前哨细胞[4,5]。就这个概念而言，成纤维细胞能对多种局部刺激和系统刺激做出反应。这些反应包括免疫调节物和生长因子的化学分泌，另外还包括机械力量的生成[6]。

大部分研究没有涉及到心脏成纤维细胞，同时也没涉及它们对心脏的特有作用。有研究发现成纤维细胞可产生生长因子如可调节肿瘤上皮细胞产生转化生长因子(TGF)-β[6]。这些和调节相关的成纤维细胞在表达肽类生长因子、细胞因子和趋化因子中十分关键。这些研究均明显地表明成纤维细胞可调节其胞外环境和周围的实质[4-6]。

心脏中，不同类型细胞间动态相互作用的性质正在开始被人们所认识。对心脏永久细胞成分的研究表明，心脏主要由肌细胞、成纤维细胞、内皮细胞和少量平滑肌细胞构成。心肌细胞构成心脏的大部分，但心脏成纤维细胞在数量上大约占所有细胞的 70%~80%[2]。大多数研究采用复位方法且主要集中在心肌细胞的分子生物学、生物化学和细胞生物学上。很少有研究关注成纤维细胞和它们通过与心肌细胞的相互作用来调节心脏功能的作用。在某种程度上，缺乏研究是由于缺乏对心脏成纤维细胞的特殊标记。

心脏成纤维细胞的起源

人们认为，构成心脏成纤维细胞的间质细胞主要有两个来源：其一是前心外膜器官；另一个则是心脏瓣膜形成期时[7]上皮-间质转化的结果。几乎没有实验验证成纤维细胞的其他来源，如骨髓或者脉管壁的分化对其谱系的潜在作用。研究胚胎时期的心脏来寻找成纤维细胞和胶原沉积，但因为这个时期几乎没有心脏结缔组织[8]，所以找到的这些细胞很少。大多数结缔组织与心脏框架的形成以及不同瓣膜结构的形成有关。

Aossu 和 Bianco[9]已经阐明中间成血管细胞是中胚层组织的始祖。这些多能的始祖能够分化成一系列的脉管和间质组织[10-12]。中间成血管细胞指那些既能分化为内皮细胞又能分化为间质细胞（成纤维细胞）的来源于骨髓的细胞。这些骨髓中的祖细胞起源于造血干细胞[12]。对中间成血管细胞进行谱系分析发现，它们有早期内皮标记物、FLk1、CD34、VE 钙黏蛋白及 α-平滑肌细胞[9]。这些资料表明，间质和脉管壁有相似的发育过程，中间成血管细胞在间质和脉管壁里充当外膜细胞和成纤维细胞的前体。

尽管成纤维细胞精确的谱系尚不清楚，但有迹象表明始祖群可能存在脉管壁中[10,11]。脉管壁中的这些细胞可形成多种细胞，包括分化为成纤维细胞、平滑肌细胞和内皮细胞的潜质。然而，人们还不清楚刺激如何驱使这些始祖细胞分化成不同的细胞类型。

新生儿和婴幼儿胶原沉积方面的研究表明：新生儿生长期胶原沉积率高，成年人的胶原沉积率很低甚至接近零[13]。然而，在心脏肥大、心力衰竭及心肌梗死的模型中均可发现胶原含量明显上调[15]。Weber[16]的研究将这种模型分为两组：心肌细胞间弥散的修复性纤维化组和初伴毛细血管遍布心肌的反应性纤维化组。人们相信这两个组是起源于不同的信号且性质不同的两个过程。两种情况下，成纤维细胞数量均增加，但是尚不清楚它们究竟是现有的种群还是始祖细胞分化而来。有研究用许多探针来标记划分的细胞种群，发现仅有一种成纤维细胞能够被标记[14]。大多数资料显示接近脉管处标记较强。这些资料意味着仅有一些成纤维细胞具有分化能力。

在对肿瘤胶原沉积的研究中发现，产生胶原的细胞可能起源于与脉管系统相关的周细胞。周细胞对血小板源性生长因子的系统信号是这样起反应的：它们移行远离血管壁，进入细胞间隙并且在细胞间隙中产生胶原[16]。近期研究表明，与脉管内膜相关的细胞和周细胞均具有形成成纤维细胞或者平滑肌细胞的能力[10,11]。而且，有资料提示起源于骨髓的单核细胞能够影响这种内膜种群[12]。这些均提示成纤维细胞可能起源于骨髓的干细胞种群。

成纤维细胞研究的关键是缺乏能够指示细胞谱系的不同水平或是确定成熟的成纤维细胞的特异性标记物。有人利用弹性蛋白标记在体的胶原纤维，但是这种标记在体外缺乏特异性表达。而利用钙结合蛋白或成纤维细胞特异性蛋白-1 进行标记则被证实缺乏特异性[17]。更有可能的是 Goldsmith 等[18]最近的研究工作，这项研究证实了胶原受体和盘状区受体 2(DDR2)是成纤维细胞的特异性标记物。在这个初期的研究中，DDR2 仅在成纤维细胞中发现，而在内皮细胞、平滑肌细胞和心肌细胞中均未找到。DDR2 最开始被定义为间质细胞上的胶原受体，存在于白细胞和肿瘤细胞。近期证据表明，心肌梗死后定居在心脏内的骨髓源性细胞的 DDR2 为阳性。然而，需要注意的是，除心脏外，DDR2 并没有在其他健康和病理组织中得到证实。

盘状区受体、DDR1 和 DDR2 代表了特异性胶原受体酪氨酸激酶的较新的家族[19]。受体酪氨酸激酶是一个蛋白质家族，影响胞外刺激所致细胞反应的基因转化[20]。这些受体调节多种细胞功能，包括细胞的生长、迁移、形态和分化。而组织中的 DDR1 和 DDR2 作用不同且相互排斥[21]，大鼠和小白鼠心脏都可检测到DDR2 的表达[22]。

人们刚刚开始研究 DDR2 的功能。在发育期，尽管胶原表达增加但是皮肤成纤维细胞 DDR2 的短暂表达却保持恒定[23]。用Ⅰ型胶原刺激 DDR2 发现，这个受体能够上调基质金属蛋白酶 1[19]的表达，而该酶可以影响胶原型Ⅰ、

II、III、VII 和 X 的降解[22]。资料表明，DDR2 的表达对心脏成纤维细胞具有特异性，在心肌细胞、内皮细胞和平滑肌细胞并没有检测到 DDR2[18]。

成纤维细胞的结构

由肌外膜、肌束膜和肌内膜构成的三维胶原网状结构在胎儿发育晚期开始形成，在新生儿发育期基本构建完成[24]。成纤维细胞存在于结缔组织网状结构中，而且它对该网状结构的形成必不可少[18,24]。在网状结构形成期间，胶原和包括整联蛋白的心肌细胞形成特殊的连接[25]。在这个排列中，成纤维细胞和胶原网状结构一起以成片层状结构围绕心肌细胞群[18,26]。

随着共聚焦显微镜技术的发明，现在人们可观察到成纤维细胞的三维结构。最近的研究表明，成纤维细胞位于结缔组织网状结构中，并且以多种方式进行彼此间的连接以及和 ECM 的连接[18,24]。成纤维细胞和 ECM 通过整联蛋白和其他受体包括 DDR 家族连接。有资料表明，连接蛋白 40、43 和 45 在这些连接中起作用并提供电接触。另外，细胞-细胞分子例如钙黏蛋白可能也对形成连接很重要，最近的研究表明，钙黏蛋白充当细胞-细胞间联系的接触点。成纤维细胞似乎成为了其他成纤维细胞和心肌细胞间的连接[24]。WesternBlot 法分析成纤维细胞膜蛋白时发现了钙黏蛋白 11 和 N-钙黏蛋白的存在(图 10-1)。尽管对心脏成纤维细胞组织的功能仍不十分了解，但电、机械和化学信号的重要关联显而易见。

胞外基质信号和成纤维细胞

ECM 成分的调节是特殊的细胞表面受体、ECM 成分或其降解产物和细胞之间的动态的相互作用。这个相互作用是发育过程以及对病理生理刺激起反应的关键部分[27]。一些 ECM 成分通常分子量比较大，如胶原、糖蛋白或蛋白多糖等；而其他小分子量成分如生长因子、蛋白酶或者细胞

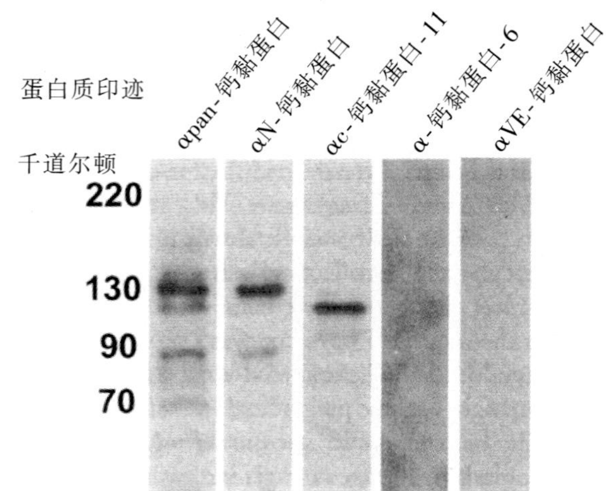

图 10-1 WesternBlot 法示从心肌成纤维细胞中提取的钙黏蛋白。特异性对比显示成纤维细胞中 N-钙黏蛋白与钙黏蛋白 11 而不是钙黏蛋白 6 或者 VE 钙黏蛋白的存在。

因子等可能是隐性的，需要激活。这些成分的释放或激活，被定义为基质化(matrikines)。很多例子均为 matrikines，包括生长因子的激活如 TGF-β、纤维结合蛋白的片断或者是蛋白多糖的寡聚糖片断[6,28]。

ECM 组分的感知，无论是整个组分还是 matrikines，通常和细胞表面特殊的受体有关。这些受体通常是跨膜受体，它们形成二聚体或者聚集，通过胞质面激活信号[25]。不同类型的受体对 ECM 组分包括整联蛋白[25]、生长因子[29]和细胞因子[30]等具有特异性。ECM、膜受体和基因表达之间的动态作用长期被认为是生长发育过程中以及对疾病信号起反应的重要因素[31]。信号既可以是由外向内的又可以是由内向外的[25,32]。

由于这个动态的相互作用，那么实际上区分化学信号和机械信号就不太可能[32]。来自ECM 的大多数类型的化学信号产生迁移、细胞支架的再塑，或者引起机械张力增加的收缩等反应[33]。理解产生机械性张力的关键是理解传递机械张力、细胞必须通过细胞间联接彼此相连，细胞必须和 ECM 组分连接或两者兼而有之。这种关键作用在心脏中显而易见：心脏中

成纤维细胞在结缔组织网状结构构成的合胞体网状结构中，它们通过连接蛋白彼此连接，通过整联蛋白和 DDR2 受体与胶原连接[33]。信号转导通路包括生长因子、细胞因子、机械张力和电活动，涉及到连接蛋白的表达，强调这些连接的动态性质[33]。通过表达增加和肌动蛋白的装配(例如在肌成纤维细胞)生成的机械力量可以使胶原网状结构机械张力增加；这个张力传递到被胶原网状结构包围的肌细胞(图 10-2)。通过心脏成纤维细胞产生的张力及其对肌细胞的作用虽然还没有得到很好的研究，但却非常重要。

心脏成纤维细胞和 ECM 之间的相互作用和离体胶原凝胶中成纤维细胞的研究类似。胶原凝胶的收缩可以被很多作用于细胞外或者是细胞内的试剂阻断。广泛的研究发现，ECM 的排列和密度影响产生的机械张力[34-37]。这个复杂的过程又包括了单个 ECM 组分的动态功能、特异性受体和细胞反应。

成纤维细胞对心脏机械电反馈的作用

心脏全部的电活动产生于心肌细胞。因此机械电反馈(MEF)是在临界点活动机械引发心肌电生理的变化。这个过程中任何成纤维细胞的作用都需要在某种程度上改变心肌细胞的电活动。这个过程既可以是被动的如通过改变心肌细胞 MEF 反应存在的机械环境来实现(见前述机械诱导的成纤维细胞活动的变化，该活动能影响心肌细胞的机械特性)，又可以是主动的。激活成纤维细胞介导的 MEF 效应需要：(1)成纤维细胞能够将机械刺激翻译为电生理信号；(2)翻译的电生理信号能够传播到心肌细胞(见图 10-3)。那么证据是什么呢？

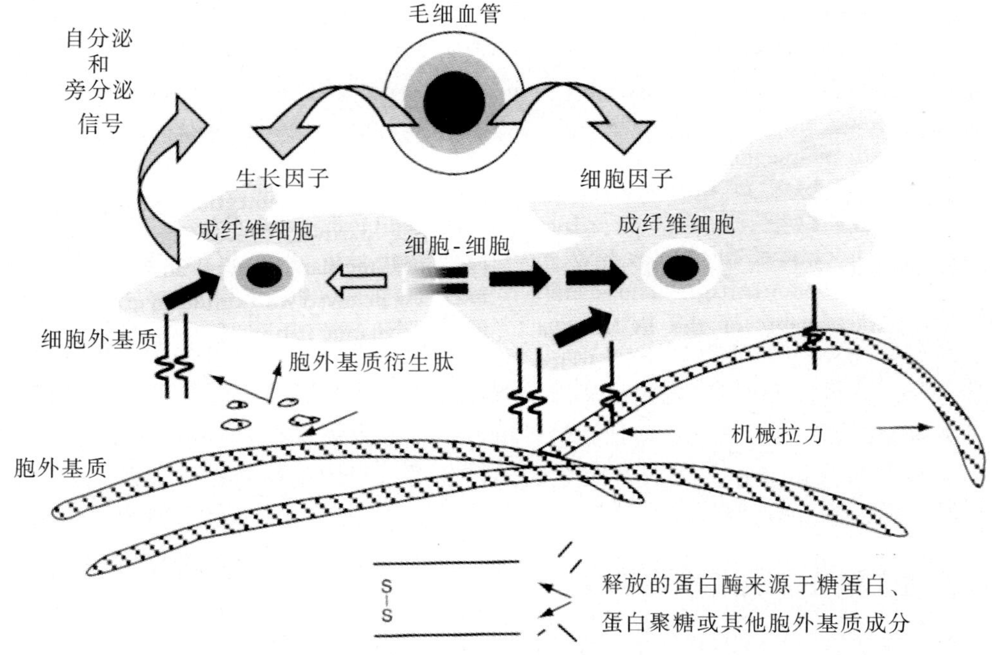

图 10-2 非细胞胞外基质(ECM)和心脏成纤维细胞间动态相互作用的简图。MMP，基质金属蛋白酶；S-S，成纤维细胞二硫化物结合物。(见彩色插图)

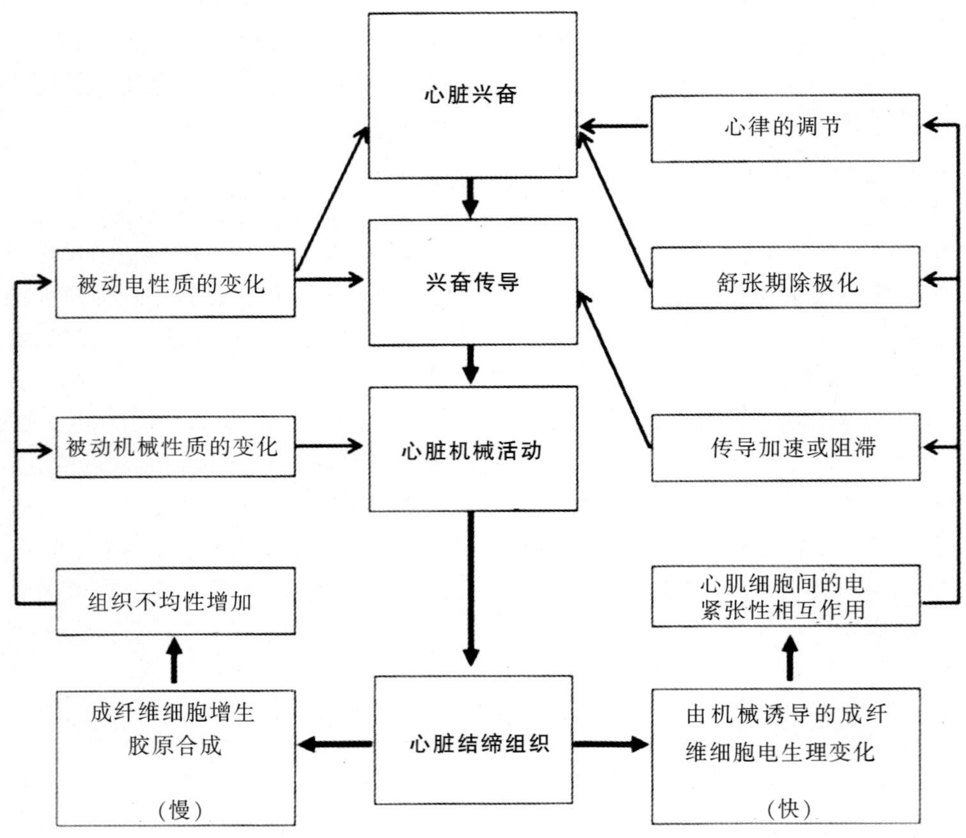

图 10-3 简图反映了成纤维细胞与心脏机械电反馈可能的关联，包括慢/被动（左）和快/主动（右）机制。(From Kohl, P, Noble D: Mechanosensitive connective tissue : Potential influence on heart rhythm. Cardiovasc Res 32:62-68,1996, with permission.)

成纤维细胞是机械电反馈的传感器

有资料表明成纤维细胞有牵张激活性离子通道[38-40]。20 世纪 90 年代原位心肌成纤维细胞机械-电转导作用的第一个证据在蛙[41]和鼠[38]的心脏窦房区被发现。成纤维细胞 MEF 随后在人类心房组织中得到证实[42,43]。

成纤维细胞/心肌细胞的电耦联

心脏成纤维细胞具有高膜阻抗（在 GΩ 范围)，这使得它们成为理想的长程导体。然而，在体成纤维细胞的电生理和临近心肌细胞存在电耦联，因为它们可以模拟心肌细胞动作电位形态，这在单个心肌细胞中也得到证实[44]。

在细胞培养中，成纤维细胞心肌细胞电耦联很常见，远距心肌细胞仅通过成纤维细胞相互连接和近处的心肌细胞同步活动[45]。这样的耦联可以连接 300μm 的距离[46]。但离体观察能否代表健康心脏组织仍在争论中[47]。

直到现在，人们仍然不知道心肌细胞和成纤维细胞电耦联组织学基础[48]，但在哺乳动物心脏组织中，连接蛋白 45 是支持功能异源性细胞间相互连接的有力竞争者[49]。

因此，已有的证据强烈支持成纤维细胞在心脏 MEF 中的作用，它可通过缓慢机制（增殖、基因表达和基质蛋白循环等)、中间机制（旁分泌对心肌细胞的作用）和快速机制（直接电耦联)来实现。

小结

心脏 ECM 的细胞和非细胞成分性质相似，但是和其器官相比存在数量差异。心脏这些成分之间的动态联系是正常生长发育和对病理生理信号包括机械性压力和牵张的反应基础。这些复杂的信号转导产生自外-内和内-外传递，与心脏 MEF 的关联性相似。理解这个动态相互作用既是一个挑战，也是治疗的希望。

致谢

感谢因篇幅限制未能提及的其他参考文献的作者。特别要感谢 Drs. Wayne Carver,Edie Goldsmith 和 Robert Price 的大量的批评指正。感谢 Dr. Ron Heimark 对钙黏蛋白 Western blot 的帮助。感谢以下机构给予的支持：HL-37669，HL-72160，HL-68038 和 COBRE NIH GRANT P20 RR16434。

(吴晶晶 赵芳 程龙献 译)

参考文献

1. Harvey RP, Rosenthal N (eds): Heart Development. New York, Academic Press, 1999.
2. Manabe I, Sindo T, Nagai R: Gene expression in fibroblasts and fibrosis. Circ Res 91:1103–1113, 2002.
3. Janicki JS, Brower GL, Gardner JD, et al: The dynamic interaction between matrix metalloproteinase activity and adverse myocardial remodeling. Heart Fail Rev 9:33–42, 2004.
4. Smith RS, Smith TJ, Blieden TM, Phipps RP: Fibroblasts as sentinel cells. Am J Path 151:317–322, 1997.
5. Silzle T, Randolph GJ, Kreutz M, Kunz-Schughart LA: The fibroblast: Sentinel cell and local immune modulator in tumor tissue. Int J Cancer 108:173–180, 2004.
6. Schor SL, Schor AM: Tumour-stroma interactions. Phenotypic and genetic alterations in mammary stroma: Implications for tumour progression. Breast Cancer Res 3:373–379, 2001.
7. Perez-Pomares JM, Carmona R, Gonzalez-Iriarte M, et al: Origin of coronary endothelial cells from epicardial mesothelium in avian embryos. Int J Dev Biol 46:1005–1013, 2002.
8. Borg TK, Gay R, Johnson LD: Changes in the distribution of fibronectin and collagen during development of the neonatal heart. Coll Relat Res 2:211–218, 1982.
9. Cossu G, Bianco P: Mesoangioblasts-vascular progenitors for extravascular mesodermal tissues. Curr Opin Genet Dev 13:537–542, 2003.
10. Satore S, Chiavegato A, Faggin E, et al: Contribution of adventitial fibroblasts to neointima formation and vascular remodeling. Circ Res 89:1111–1121, 2001.
11. Kinnaird T, Stablile E, Burnett MS, et al: Marrow derived stromal cells express genes encoding a broad spectrum of arteriogenic cytokines and promote in vitro and in vivo arteriogenesis through paracrine mechanisms. Circ Res 94:1–8, 2004.
12. Abe R, Donnelly SC, Peng T, et al: Peripheral blood fibrocytes: Differentiation pathway and migration to wound sites. J Immunol 166:7556–7562, 2001.
13. Kusachi S, Ninomiya Y: Myocardial infarction and cardiac fibrogenesis. In Razzaque MS (ed): Fibrogenesis: Cellular and Molecular Basis. New York, Eurekah Press, 2003.
14. Bing OHL, Ngo HQ, Humphries DE, et al: Localization of α1(I) collagen mRNA in myocardium from the spontaneously hypertensive rat during the transition from compensated hypertrophy to failure. J Mol Cell Cardiol 29:2335–2344, 1997.
15. Weber KT: Cardiac interstitium in health and disease: The fibrillar collagen network. J Am Coll Cardiol 13:1637–1652, 1989
16. Sundberg C, Branting M, Gerdin B, Rubin K: Tumor cell and connective tissue cell interactions in human colorectal adenocarcinoma. Transfer of platelet-derived growth factor-AB/BB to stromal cells. Am J Pathol 151:479–492, 1997.
17. Strutz F, Okada H, Lo CW, et al: Identification and characterization of a fibroblast marker: FSP1. J Cell Biol 130:393–405, 1995.
18. Goldsmith EC, Hoffman A, Morales MO, et al: Organization of fibroblasts in the heart. Dev Dyn 230:787–794, 2004.
19. Vogel W, Gish GD, Alves F, Pawson T: The discoidin domain receptor tyrosine kinases are activated by collagen. Mol Cell 1:13–23, 1997.
20. Schlessinger J: Direct binding and activation of receptor tyrosine kinases by collagen. Cell 91:869–872, 1997.
21. Alves F, Vogel W, Mossie K, et al: Distinct structural characteristics of discoidin I subfamily receptor tyrosine kinases and complementary expression in human cancer. Oncogene 10:609–618, 1995.
22. Lai C, Lemke G: Structure and expression of the Tyro 10 receptor tyrosine kinase. Oncogene 9:877–883, 1994.
23. Chin GS, Lee S, Hsu M, et al: Discoidin domain receptors and their ligand, collagen, are temporally regulated in fetal rat fibroblasts in vitro. Plast Reconstr Surg 107:769–776, 2001.
24. Borg TK, Caulfield JB: The collagen matrix of the heart. Fed Proc 40:2037–2041, 1981.
25. Ross RS, Borg TK: Integrins and the myocardium. Circ Res 88:1112–1119, 2001.
26. LeGrice IJ, Hunter PJ, Smaill BH: Laminar structure of the heart: A mathematical model. Am J Physiol 272(5 Pt 2):H2466–H2476, 1997.
27. Eckes B, Zigrino P, Kessler D, et al: Fibroblast-matrix interactions in wound healing and fibrosis. Matrix Biol 19:325–332, 2000.
28. Labat, RJ: Fibronectin in malignancy. Semin Cancer Biol 12:187–195, 2003.
29. Werner S, Grose R: Regulation of wound healing by growth factors and cytokines. Physiol Rev 83:835–870, 2003.
30. Atamas SP, White B: The role of chemokines in scleroderma. Curr Opin Rheumatol 15:772–777, 2003.
31. Bissell MJ, Hall HG, Perry G: How does the ECM direct gene expression? J Theor Biol 99:31–68, 1982.
32. Sussman MA, McCulloch A, Borg TK: Dance band on the Titanic: Biomechanical signaling in cardiac hypertrophy. Circ Res 91:888–898, 2002.
33. deMali Kam, Wennerberg K, Burridge K: Integrin signaling to actin cytoskeleton. Curr Opin Cell Biol 15:572–582, 2003.
34. Saffitz JE, Kleber AG: Effects of mechanical forces and mediators of hypertrophy on remodeling of gap junctions in the heart. Circ Res 94:585–591, 2004.
35. Ehrlich HP, Gabbiani G, Meda P: Cell coupling, CX43, expression and fibroblast populated collagen lattice contraction. J Cell Physiol 184:86–92, 2000.

36. Grinnell F: Fibroblast-collagen matrix contraction: Growth factor signaling and mechanical loading. Trends Cell Biol 10:362–365, 2000.
37. Borg KT, Burgess W, Terracio L, Borg TK: Expression of metalloproteases by cardiac myocytes and fibroblasts in vitro. Cardiac Pathol 6:261–269, 1997.
38. Kohl P, Kamkin AG, Kiseleva IS, Noble D: Mechanosensitive fibroblasts in the sino-atrial node region of rat heart: Interaction with cardiomyocytes and possible role. Exp Physiol 79:943–956, 1994.
39. Stockbridge LL, French AS: Stretch-activated cation channels in human fibroblasts. Biophys J 54:187–190, 1988.
40. Kamkin A, Kiseleva I, Isenberg G: Activation and inactivation of a non-selective cation conductance by local mechanical deformation of acutely isolated cardiac fibroblasts. Cardiovasc Res 57:793–803, 2003.
41. Kohl P, Kamkin AG, Kiseleva IS, Streubel T: Mechanosensitive cells in the atrium of frog heart. Exp Physiol 77:213–216, 1992.
42. Kamkin A, Kiseleva I, Wagner KD, et al: Mechanically induced potentials in fibroblasts from human right atrium. Exp Physiol 84:347–356, 1999.
43. Kohl P, Noble D: Mechanosensitive connective tissue: Potential influence on heart rhythm. Cardiovasc Res 32:62–68, 1996.
44. Rook MB, Jongsma HJ, De Jonge B: Single channel currents of homo- and heterologous gap junctions between cardiac fibroblasts and myocytes. Pflugers Arch 414:95–98, 1989.
45. Goshima K, Tonomura Y: Synchronized beating of embryonic mouse myocardial cells mediated by FL cells in monolayer culture. Exp Cell Res 56:387–392, 1969.
46. Gaudesius G, Miragoli M, Thomas SP, Rohr S: Coupling of cardiac electrical activity over extended distances by fibroblasts of cardiac origin. Circ Res 93:421–428, 2003.
47. Kohl P: Heterogeneous cell coupling in the heart: An electrophysiological role for fibroblasts. Circ Res 93:381–383, 2003.
48. De Mazière AMGL, van Ginneken ACD, Wilders R, et al: Spatial and functional relationship between myocytes and fibroblasts in the rabbit sinoatrial node. J Mol Cell Cardiol 24:567–578, 1992.
49. Camelliti P, Green CR, LeGrice I, Kohl P: Fibroblast network in rabbit sino-atrial node: Structural and functional identification of homo- and heterologous cell coupling. Circ Res 94:828–835, 2004

第 11 章

机械信号对心室缝隙连接重构的影响

André G. Kléber, Jeffrey E. Saffitz

细胞整合成组织包括细胞外基质的连接、细胞-细胞黏附和细胞-细胞功能交通。细胞-基质连接和细胞-细胞连接不仅能够锚定细胞,而且可以决定组织形态的结构和被动机械特征。细胞-基质相互作用对成熟组织的稳态和发育过程中的信号也非常重要。

由正常心脏功能向心肌肥大、心力衰竭的转变和基因表达及表型的改变有关。除内在的基因疾病导致心力衰竭外,来自上游的额外刺激包括慢性增加的交感紧张和机械超负荷等也可导致心肌肥大。下游细胞功能的改变发生在全细胞水平,包括新陈代谢、机械电耦联、收缩装置和电活动的变化。

电活动的改变伴随着快速型心律失常,而快速型心律失常是心肌肥大和心力衰竭时患者猝死的主要原因。心肌肥大或心力衰竭时电活动受到某些异常情况的影响而改变,缝隙连接的重构则是这些异常情况的主要部分。细胞黏附和电连接如何相互作用以及机械信号如何影响缝隙连接表达直至最近才得到论述。然而,大部分文献是论述细胞黏附分子作为转导信号从胞外传递胞内的作用。本章对该领域进行评述。

细胞黏附和缝隙连接的相互作用

细胞间的机械连接由连接相邻细胞膜的黏附分子簇构成。另外,它们和胞内细胞骨架一起形成连续介质。细胞外连接呈 Ca^{2+}依赖性,而胞内和细胞骨架的连接是通过构成部分膜支架的连接蛋白而实现。

如图 11-1 所示,心脏内的黏附连接有两种形式:黏着面连接(闰盘)和桥粒连接。跨闰盘膜的黏附分子主要是 N-钙黏蛋白(黏着面连接)、桥粒核心糖蛋白和桥粒糖蛋白(桥粒连接)。主要连接蛋白包括连环蛋白成员和血小板溶素家族。心肌细胞的黏着面连接中,N-钙黏蛋白通过 β-连环蛋白和 γ-连环蛋白(盘状球蛋白)与肌小节中的肌动蛋白结合。桥粒中,桥粒的钙黏蛋白和胞内桥粒蛋白、盘状蛋白有关,这两种蛋白都包括心肌细胞骨架内的中间体单纤维蛋白-结蛋白[1]。

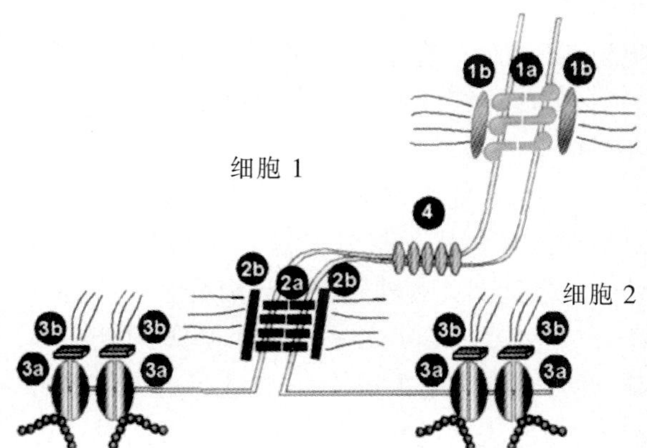

图 11-1 相邻心肌细胞的细胞膜通过黏着面(1)、桥粒(2)、缝隙连接(4)而连接在一起。膜表面通过细胞黏附分子和胞外基质相连(3)。黏着面连接由跨膜的依赖钙离子的黏附蛋白(N-钙黏素,1a)组成,这些蛋白存在于部分膜性支架中(1b),由几种蛋白组成(盘状球蛋白和链蛋白)。部分膜性复合体和细胞骨架(肌球蛋白)的微丝相结合。桥粒由跨膜蛋白-桥粒糖蛋白和桥粒核心蛋白(2a)形成,而且定位于盘状球蛋白和桥粒蛋白的部分膜性支架中(2b),桥粒蛋白和介质纤维(结蛋白)相连。缝隙连接(4)由聚集的缝隙连接通道组成,每个通道均由两个并列的半球通道(由 6 个连接蛋白组成)构成。细胞外基质通过纤维结合素和整合蛋白(3a)相连。胞外,整合蛋白通过大量的媒介蛋白(3b)和细胞骨架蛋白相连,这些媒介蛋白富集整合分子并且当受到胞外机械刺激时可产生胞内信号。(见彩色插图)

对狗心室肌细胞闰盘的超微结构分析显示，缝隙连接斑和黏着面连接有很近的空间联系[2,3]。在心室肌细胞末梢所谓的终端闰盘中，大的带状缝隙连接和交互的黏着面连接交替垂直于细胞长轴。

缝隙连接的方向和收缩装置[2]的长轴平行，一般解释为缝隙连接斑(由通道高浓度聚集形成)对抗收缩的反射性机械保护[3]。

对心脏组织和非心脏组织的大量研究提示，聚集在缝隙连接斑处的通道数量和黏附连接的功能及完整性之间在某种程度上相互调节。例如，表皮的CA3/7癌细胞缝隙和黏附连接比正常老鼠同类型(3PC)[4]表皮细胞数量少。肿瘤启动因子如巴豆醇酯和苯甲酰基过氧化物减少3PC和CA3/7中连接蛋白和E-钙黏蛋白的表达。这提示肿瘤中的细胞生长失调和细胞–细胞间的黏附及交流减少有关[4]。

心脏中，细胞–细胞黏附和功能性细胞–细胞耦联间存在密切的相互作用，这可从以下资料得到证实：(1)在实验性细胞添附中细胞–细胞连接的形成；(2)包括心肌细胞机械牵张的实验；(3)黏着面连接或桥粒中连接蛋白突变导致的人类罕见病。

在细胞–细胞耦联新生时期，通过观察分离培养的成年鼠心室肌细胞，人们来研究新生的细胞黏附和缝隙连接[5-8]。分离的心肌细胞在接种后24小时内开始丧失它们典型的杆状形状，并且重塑细胞内结构[9]。在这个去分化的过程中，与原先闰盘相对应的膜区变得光滑和无组织。随着培养时间(培养时间3~4天)增加，闰盘再形成，其特征表现为胞内纤维结构开始形成和随后内膜下斑块的出现，这些新生的黏附连接随后分化为闰盘。早期阶段免疫组织化学分析发现，此阶段存在N-钙黏蛋白、β-连环蛋白和盘状球蛋白的阳性信号，而连接蛋白数量较少。包含连接蛋白43(Cx43)的缝隙连接成为黏附连接完全建立时的证据。培养6~12天后新的缝隙连接稳定地和黏附连接相连。

几项研究表明β-连环蛋白在黏附连接和缝隙连接的装配或(和)维持中以及调节连接蛋白的表达中起重要作用。β-连环蛋白在早期胚胎发育中充当转录因子，是黏附连接的部分膜性支架成分，如前所述(见图11–1)。Ai等[10]利用免疫组织化学分析和生物化学方法发现Cx43和β-连环蛋白共同存在于心肌细胞中，Cx43/β-连环蛋白复合体可自Triton X100可溶性裂解液中形成免疫沉淀物，这说明细胞膜层的共定位。近期，WU等[11]发现细胞膜上的α-连环蛋白、β-连环蛋白和Cx43按照一致的顺序重现：首先通过在低钙水平培养新生大鼠心肌细胞，使α-连环蛋白、β-连环蛋白和Cx43的免疫反应信号重新分布在胞内；随后使钙浓度增加到生理浓度，10分钟内α-连环蛋白和β-连环蛋白出现在细胞–细胞接触的细胞膜表面；仅在这些连环蛋白聚集成明显的连接后，才可在细胞表面观察到Cx43。

将生长在胶原基质内的新生大鼠心肌细胞给予搏动性牵张发现，可诱导Cx43、N-钙黏蛋白[12]、盘状球蛋白和桥黏蛋白[13]快而显著地上调。这进一步提示机械牵张信号介导的缝隙连接和黏附连接之间的联系十分紧密。然而，确切的机械信号转导通路至今尚不清楚[14]。

黏附连接蛋白基因编码缺陷的临床表现

从盘状球蛋白和桥黏蛋白变异导致的家族性心肌疾病的分析中可知，黏附连接和缝隙连接表达之间的相互作用非常明显(见图11–1)。Naxos疾病是一种心脏表面综合征，其临床表现包括羊毛状发、掌跖角化和右室心肌的节律运动障碍[15]，这是由于盘状球蛋白基因的第2157核苷酸和第2158核苷酸隐性缺失造成的。这个缺失导致翻译提前结束和盘状球蛋白C端56个氨基酸丢失[16]。

在心脏水平，Naxos疾病导致右室心肌逐渐损耗并由脂肪和结缔组织取代，这在临床则表现为威胁生命的室性心律失常和心脏骤停[17,18]。尽管病理学检查发现病变以右室为主，但左室也可有同样病变。因为盘状球蛋白变异，人们假设这个缺失干扰了胞内黏附分子和细胞因子之间的联系。这个机械性细胞–细胞耦联的潜在缺陷引起的连接蛋白表达调节的改变以及所致的心律失常的程度尚未得到阐述。

Carvajal 综合征,由 Luis Carvajal-Huerta[19] 在 1998 年提出,是心脏表面综合征的第二种类型。其由桥粒蛋白基因的隐性突变所致,此突变是由单个核苷酸缺失导致对桥粒蛋白平截的编码过早停止构成[20]。Carvajal 综合征的临床表现包括羊毛状发、掌跖角化和扩张性心肌病。此心肌病的特点是左室功能显著降低;心电图显示低电压、病态的 QRS 波、多形性室性早搏和(或)室性心动过速[21]。心脏病理解剖发现病变涉及心室并且没有纤维脂肪的取代。和基因缺陷一致,对患者手掌皮肤的分析显示桥粒蛋白异常分布[20]。心脏中,最近的免疫组织化学分析报道:在闰盘水平,桥粒蛋白、盘状球蛋白和 Cx43 的表达减少[22]。这些罕见的基因缺陷,支持细胞–细胞接触和机械牵张新生的实验结果,表明缝隙连接和黏附连接的调节存在相互作用。然而,潜在的分子机制仍不清楚。最近有报道,在常见的心衰模型中,黏附连接和缝隙连接的重构没有联系[23]。

肥大和机械牵张重构缝隙连接的介质

缝隙连接中连接蛋白的表达数量取决于连接蛋白综合体、通道装配和连接蛋白降解之间的平衡。连接斑内连接蛋白的循环半衰期很快,约为 1 小时到数小时[24-27]。新的连接蛋白在内质网和高尔基体内装配,通过囊泡运送到质膜,释放到现存的连接斑末梢。蛋白质从末梢不断地向中心移动,在中心处蛋白质被移除[28],随即移除的蛋白质通过溶酶体和蛋白酶[26,27]降解,这样稳态得以维持。这种不断的运输与连接蛋白 C 端特定氨基酸的磷酸化有关[29,30]。

整个连接蛋白的磷酸化还没有完全阐明。然而,已有研究表明,特定磷酸化位点对影响信号级联放大的代表性分子敏感[29,30]。促进连接蛋白丝氨酸残端磷酸化的酶包括丝裂原活化蛋白激酶(MAPK)[31]、蛋白激酶 C[32]、蛋白激酶 A[33]和酪氨酸激酶。胞内酪氨酸磷酸化可激活酪氨酸激酶而且常可导致连接处的传导降低[34-37]。

有关连接蛋白表达转录调节方面的资料很少,这些资料和转录因子有关,而这些转录因子包括早期发育时期细胞命运的决定因素。Nkx2.5 是早期发展阶段决定胚胎细胞分化为前心肌细胞的同源结构域转录因子之一[38],在胚胎期表现为调节 Cx40 基因表达[39]。在成年心肌病中,Nkx2.5 减少了 Cx43 的表达[40],这个变化可能引起房室结传导紊乱和心动过缓[41]。Wnt1,另一个和胚胎发育有关的重要因子,可诱导 Cx43 表达,这可能是它作为转录因子[10]通过含有 β-连环蛋白的转导通路实现的。人们需要进一步的研究来解释成年心肌病中连接蛋白表达的转录调节的确切作用[42]。

心肌肥厚和心力衰竭与冲动起源及传导异常所致的电学功能变化相联系,这导致快速性心律失常的发生率增加。在肥厚的心室中电传播速率最初是增加,但随着肥厚加重,电传导速率也就降低[43-45]。传导速率减慢和传导阻滞可能和间质纤维化导致的胞外电阻不连续[46-48]、连接蛋白表达降低导致的胞内电阻增加有关[49-51]。在患有慢性缺血性心脏病的患者中,心室肌细胞缝隙连接中 Cx43 表达减少[52]。

这些结果表明慢性心肌病(如治疗后的心肌梗死[49-51]、慢性冬眠心肌[52]、晚期的主动脉狭窄[53]等)出现缝隙连接通道蛋白减少是普遍规律。在心脏肥大和心力衰竭时,信号转导机制引起连接蛋白下调,原因仍不清楚。c-Jun 激活的 N 端激酶(JNK)可能在该过程中起重要作用。实际上,在培养的心肌细胞或在体时均可持续观察到 Cx43 表达的迅速大量下降(达到 90%)是和 JNK 的激活一起的[54]。

和心衰早期的观察结果不同的是:代偿性心肌肥厚导致连接蛋白水平增加、缝隙连接数量增加、细胞间耦联增加。作为心肌肥厚的介质,环磷酸腺苷(cAMP)和血管紧张素 II(Ang II)可上调缝隙连接。

将新生大鼠心室肌细胞暴露于可透膜的cAMP 24小时后，发现组织内Cx43增加接近两倍，细胞间缝隙连接数量也增加[55]。这些改变伴有电传导速率的显著增加[55]。培养新生大鼠心室肌细胞，用Ang II处理24小时后，Cx43含量增加了两倍，细胞间缝隙连接数量也增加[56]。

大量研究已经给出在体机械负荷处理心肌细胞后的特征性变化。早期的研究阐明，对新生大鼠心肌细胞行简短静止的牵张可导致肥厚反应，此肥厚反应的特征包括原癌基因和收缩蛋白的表达(见第7章)。

更多最近的实验是对心肌细胞进行搏动性牵张。实验发现大量的信号转导途径包括MAPK家族的3个成员、局部黏附激酶(FAK)和JAK/ATAT途径均被激活[57,58]。机械牵张培养的新生大鼠心室肌细胞，可引起生长诱导因子的释放，其中包括Ang II、内皮素I、血管内皮生长因子(VEGF)和转化生长因子-β(TGF-β)[59-63]。Shyu等[60]报道，牵张培养基内新生大鼠心肌细胞1小时，Ang II增加3倍。Seko等[61]发现5分钟的搏动性牵张足以引起培养的心肌细胞中VEGF快速分泌，VEGF和VEGF受体的mRNA表达增加。

近期我们实验室开展的实验表明：前述的大量信号转导通路同样影响了缝隙连接中连接蛋白的表达。以3Hz的频率牵张单层的新生大鼠心室肌细胞，细胞长度是静息长度的110%，仅1小时后Cx43上调[12]。牵张6小时后，Cx43进一步增加。缝隙连接Cx43的增加伴随电传导速率显著增加[12]，这提示传导速率的改变主要和电耦联增强有关[12]。

VEGF和TGF-β都是心肌细胞受搏动性牵拉时反应性分泌的[61]。同样的分子如加到培养基中也可以上调Cx43[64]。因此，在没有受到牵张作用的新生大鼠心室肌细胞中添加外源性TGF-β(10ng/mL)或者VEGF(100ng/mL)作用1小时，和细胞接受搏动性牵张作用1小时相比，前者Cx43表达比后者增加1.8倍。牵张产生的效果可以被抗VEGF抗体或抗TGF-β抗体阻断，这一观察结果提示了牵张所致的Cx43上调和VEGF或者TGF-β之间有紧密联系[64]。抗VEGF抗体同样可以对抗牵张诱发的电传导速率增加。另外，牵张可引起VEGF释放到基质，这也证实了VEGF或TGF-β的参与。外源性TGF-β刺激的Cx43表达上调可以被抗-VEGF抗体阻断，但是VEGF刺激产生的Cx43表达上调不能被抗-TGF-β抗体阻断，这说明TGF-β作用于VEGF上游。在对AngII类似的研究中，Shyu等[60]发现在牵张数小时后出现的Cx43表达上调可被加入的血管紧张素1受体阻滞剂氯沙坦所阻断。有可能细胞在受到牵张后除了释放前述的物质外，还释放大量的化学信号，这些化学信号通过复杂的相互作用的信号转导通路作用于连接蛋白的调节。

整联蛋白信号及其对牵张激活性Cx43上调的潜在作用

整联蛋白和胞外基质蛋白的相互作用对牵张激活的心肌细胞结构和功能的改变起了关键作用。β_1整联蛋白的自身过度表达可以导致在体新生大鼠心室肌细胞反应性肥大，可以增强α_1-肾上腺素能刺激的效果[65]。抑制β_1整联蛋白的功能和信号传递可以减低心肌反应性肥大[65]。FAK是整联蛋白信号转导的主要介质，它也在培养的新生大鼠心室肌细胞的肥大和黏着反应中起重要作用[66-69]。心肌细胞受到牵张时，FAK同样是由VEGF[66]激活并且转移到costameres[70]。胞外刺激可以产生多种协调反应，进一步的研究有望揭示该刺激的精确特性。通过胞内复杂信号转导途径的相互作用，机械刺激可以改变缝隙连接中细胞-细胞间的联络，而胞内复杂信号转导途径相互作用的结果可以在疾病演变的不同时期改变。

小结

最近的研究工作提示，对心脏组织行机械牵张可以迅速上调缝隙连接和黏附连接。尽管这种效应表现为由整联蛋白信号途径介导，但是包括TGF-β和VEGF调节的所有通路仍不清楚。有些证据提示黏附连接蛋白和缝隙连接蛋白的调节有密切联系。因此,细胞培养中细胞-细胞连接的新生最初是以黏附蛋白的形成为特征。然而,缝隙连接蛋白仅在后期才出现在细胞膜的连接处。Carvajal 综合征是一种有桥粒蛋白缺失的疾病,在此综合征可观察到缝隙连接蛋白表达的改变。这证实在实验中发现的黏附连接调节和缝隙连接调节的紧密关系。我们还需要做进一步实验来阐明:在机械压力作用于心肌产生改变后,连接蛋白调节的确切机制。这些发现或许对理解心衰中细胞-细胞耦联的重构非常重要。

(吴晶晶 赵芳 程龙献 译)

参考文献

1. Gumbiner BM: Cell adhesion: The molecular basis of tissue architecture and morphogenesis. Cell 84:345–357, 1996.
2. Fawcett DW, McNutt NS: The ultrastructure of the cat myocardium. I. Ventricular papillary muscle. J Cell Biol 42:1–45, 1969.
3. Hoyt RH, Cohen ML, Saffitz JE: Distribution and three-dimensional structure of intercellular junctions in canine myocardium. Circ Res 64:563–574, 1989.
4. Jansen LA, Mesnil M, Jongen WM: Inhibition of gap junctional intercellular communication and delocalization of the cell adhesion molecule E-cadherin by tumor promoters. Carcinogenesis 17:1527–1531, 1996.
5. Hertig CM, Butz S, Koch S, et al: N-cadherin in adult rat cardiomyocytes in culture. II. Spatio-temporal appearance of proteins involved in cell-cell contact and communication. Formation of two distinct N-cadherin/catenin complexes. J Cell Sci 109:11–20, 1996.
6. Hertig CM, Eppenberger-Eberhardt M, Koch S, Eppenberger HM: N-cadherin in adult rat cardiomyocytes in culture. I. Functional role of N-cadherin and impairment of cell-cell contact by a truncated N-cadherin mutant. J Cell Sci 109:1–10, 1996.
7. Kostin S, Hein S, Bauer EP, Schaper J: Spatiotemporal development and distribution of intercellular junctions in adult rat cardiomyocytes in culture. Circ Res 85:154–167, 1999.
8. Zuppinger C, Schaub MC, Eppenberger HM: Dynamics of early contact formation in cultured adult rat cardiomyocytes studied by N-cadherin fused to green fluorescent protein. J Mol Cell Cardiol 32:539–555, 2000.
9. Lipp P, Huser J, Pott L, Niggli E: Spatially non-uniform Ca^{2+} signals induced by the reduction of transverse tubules in citrate-loaded guinea-pig ventricular myocytes in culture. J Physiol 497:589–597, 1996.
10. Ai Z, Fischer A, Spray DC, et al: Wnt-1 regulation of connexin43 in cardiac myocytes. J Clin Invest 105:161–171, 2000.
11. Wu JC, Tsai RY, Chung TH: Role of catenins in the development of gap junctions in rat cardiomyocytes. J Cell Biochem 88:823–835, 2003.
12. Zhuang J, Yamada KA, Saffitz JE, Kleber AG: Pulsatile stretch remodels cell-to-cell communication in cultured myocytes. Circ Res 87:316–322, 2000.
13. Yamada K, Cole EB, Green KG, et al: Coordinated regulation of intercellular junction proteins in cardiac myocytes. Circulation 106:II-309, 2002.
14. Gopalan SM, Flaim C, Bhatia SN, et al: Anisotropic stretch-induced hypertrophy in neonatal ventricular myocytes micropatterned on deformable elastomers. Biotechnol Bioeng 81:578–587, 2003.
15. Protonotarios N, Tsatsopoulou A, Patsourakos P, et al: Cardiac abnormalities in familial palmoplantar keratosis. Br Heart J 56:321–326, 1986.
16. McKoy G, Protonotarios N, Crosby A, et al: Identification of a deletion in plakoglobin in arrhythmogenic right ventricular cardiomyopathy with palmoplantar keratoderma and woolly hair (Naxos disease). Lancet 355:2119–2124, 2000.
17. Marcus FI, Fontaine GH, Guiraudon G, et al: Right ventricular dysplasia: A report of 24 adult cases. Circulation 65: 384–398, 1982.
18. Thiene G, Nava A, Corrado D, et al: Right ventricular cardiomyopathy and sudden death in young people. N Engl J Med 318:129–133, 1988.
19. Carvajal-Huerta L: Epidermolytic palmoplantar keratoderma with woolly hair and dilated cardiomyopathy. J Am Acad Dermatol 39:418–421, 1998.
20. Norgett EE, Hatsell SJ, Carvajal-Huerta L, et al: Recessive mutation in desmoplakin disrupts desmoplakin-intermediate filament interactions and causes dilated cardiomyopathy, woolly hair and keratoderma. Hum Mol Genet 9:2761–2766, 2000.
21. Duran M, Avellan F, Carvajal L: Miocardiopatia dilatada en las displasias del ectodermo. Observaciones electroechocardiograficas en la hiperqueratosis palmpplantar con perlo lanoso. Rev Esp Cardiol 53:1296–1300, 2000.
22. Kaplan SR, Gard JJ, Carvajal-Huerta L, et al: Structural and molecular pathology of the heart in Carvajal syndrome. Cardiovasc Pathol 13:26–32, 2004.
23. Hein S, Kostin S, Heling A, et al: The role of the cytoskeleton in heart failure. Cardiovasc Res 45:273–278, 2000.
24. Darrow BJ, Laing JG, Lampe PD, et al: Expression of multiple connexins in cultured neonatal rat ventricular myocytes. Circ Res 76:381–387, 1995.
25. Laird DW, Puranam KL, Revel JP: Turnover and phosphorylation dynamics of connexin43 gap junction protein in cultured cardiac myocytes. Biochem J 273:67–72, 1991.
26. Laing JG, Tadros PN, Westphale EM, Beyer EC: Degradation of connexin43 gap junctions involves both the proteasome and the lysosome. Exp Cell Res 236:482–492, 1997.
27. Beardslee MA, Laing JG, Beyer EC, Saffitz JE: Rapid turnover of connexin43 in the adult rat heart. Circ Res 83:629–635, 1998.
28. Gaietta G, Deerinck TJ, Adams SR, et al: Multicolor and electron microscopic imaging of connexin trafficking. Science 296:503–507, 2002.
29. Goodenough DA, Goliger JA, Paul DL: Connexins, connexons, and intercellular communication. Annu Rev Biochem 65:475–502, 1996.
30. Lampe PD, Lau AF: Regulation of gap junctions by phosphorylation of connexins. Arch Biochem Biophys 384:205–215, 2000.
31. Lau AF, Kurata WE, Kanemitsu MY, et al: Regulation of connexin43 function by activated tyrosine protein kinases. J Bioenerg Biomembr 28:359–368, 1996.
32. Lampe PD, TenBroek EM, Burt JM, et al: Phosphorylation of connexin43 on serine368 by protein kinase C regulates gap junctional communication. J Cell Biol 149:1503–1512, 2000.
33. TenBroek EM, Lampe PD, Solan JL, et al: Ser364 of connexin43 and the upregulation of gap junction assembly by

cAMP. J Cell Biol 155:1307–1318, 2001.

34. Crow DS, Beyer EC, Paul DL, et al: Phosphorylation of connexin43 gap junction protein in uninfected and Rous sarcoma virus-transformed mammalian fibroblasts. Mol Cell Biol 10:1754–1763, 1990.
35. Giepmans BN, Hengeveld T, Postma FR, Moolenaar WH: Interaction of c-Src with gap junction protein connexin-43. Role in the regulation of cell-cell communication. J Biol Chem 276:8544–8549, 2001.
36. Lin R, Warn-Cramer BJ, Kurata WE, Lau AF: v-Src phosphorylation of connexin 43 on Tyr247 and Tyr265 disrupts gap junctional communication. J Cell Biol 154:815–827, 2001.
37. Toyofuku T, Yabuki M, Otsu K, et al: Functional role of c-Src in gap junctions of the cardiomyopathic heart. Circ Res 85:672–681, 1999.
38. Moorman A, Webb S, Brown NA, et al: Development of the heart: (1) Formation of the cardiac chambers and arterial trunks. Heart 89:806–814, 2003.
39. Bruneau BG, Nemer G, Schmitt JP, et al: A murine model of Holt-Oram syndrome defines roles of the T-box transcription factor Tbx5 in cardiogenesis and disease. Cell 106:709–721, 2001.
40. Kasahara H, Ueyama T, Wakimoto H, et al: Nkx2.5 homeoprotein regulates expression of gap junction protein connexin 43 and sarcomere organization in postnatal cardiomyocytes. J Mol Cell Cardiol 35:243–256, 2003.
41. Wakimoto H, Kasahara H, Maguire CT, et al: Cardiac electrophysiological phenotypes in postnatal expression of Nkx2.5 transgenic mice. Genesis 37:144–150, 2003.
42. Akazawa H, Komuro I: Too much Csx/Nkx2-5 is as bad as too little? J Mol Cell Cardiol 35:227–229, 2003.
43. McIntyre H, Fry CH: Abnormal action potential conduction in isolated human hypertrophied left ventricular myocardium. J Cardiovasc Electrophysiol 8:887–894, 1997.
44. Winterton SJ, Turner MA, O'Gorman DJ, et al: Hypertrophy causes delayed conduction in human and guinea pig myocardium: Accentuation during ischaemic perfusion. Cardiovasc Res 28:47–54, 1994.
45. Cooklin M, Wallis WR, Sheridan DJ, Fry CH: Changes in cell-to-cell electrical coupling associated with left ventricular hypertrophy. Circ Res 80:765–771, 1997.
46. Spach MS, Dolber PC: Relating extracellular potentials and their derivatives to anisotropic propagation at a microscopic level in human cardiac muscle. Evidence for electrical uncoupling of side-to-side fiber connections with increasing age. Circ Res 58:356–371, 1986.
47. Spach MS, Josephson ME: Initiating reentry: The role of nonuniform anisotropy in small circuits. J Cardiovasc Electrophysiol 5:182–209, 1994.
48. Peters NS, Coromilas J, Severs NJ, Wit AL: Disturbed connexin43 gap junction distribution correlates with the location of reentrant circuits in the epicardial border zone of healing canine infarcts that cause ventricular tachycardia. Circulation 95:988–996, 1997.
49. Luke RA, Saffitz JE: Remodeling of ventricular conduction pathways in healed canine infarct border zones. J Clin Invest 87:1594–1602, 1991.
50. Peters NS: New insights into myocardial arrhythmogenesis: Distribution of gap-junctional coupling in normal, ischaemic and hypertrophied human hearts. Clin Sci (Lond) 90:447–452, 1996.
51. Smith JH, Green CR, Peters NS, et al: Altered patterns of gap junction distribution in ischemic heart disease. An immunohistochemical study of human myocardium using laser scanning confocal microscopy. Am J Pathol 139:801–821, 1991.
52. Kaprielian RR, Gunning M, Dupont E, et al: Downregulation of immunodetectable connexin43 and decreased gap junction size in the pathogenesis of chronic hibernation in the human left ventricle. Circulation 97:651–660, 1998.
53. Peters NS, Green CR, Poole-Wilson PA, Severs NJ: Reduced content of connexin43 gap junctions in ventricular myocardium from hypertrophied and ischemic human hearts. Circulation 88:864–875, 1993.
54. Petrich BG, Gong X, Lerner DL, et al: c-Jun N-terminal kinase activation mediates downregulation of connexin43 in cardiomyocytes. Circ Res 91:640–647, 2002.
55. Darrow BJ, Fast VG, Kleber AG, et al: Functional and structural assessment of intercellular communication. Increased conduction velocity and enhanced connexin expression in dibutyryl cAMP-treated cultured cardiac myocytes. Circ Res 79: 174–183, 1996.
56. Dodge SM, Beardslee MA, Darrow BJ, et al: Effects of angiotensin II on expression of the gap junction channel protein connexin43 in neonatal rat ventricular myocytes. J Am Coll Cardiol 32:800–807, 1998.
57. Ruwhof C, van der Laarse A: Mechanical stress-induced cardiac hypertrophy: Mechanisms and signal transduction pathways. Cardiovasc Res 47:23–37, 2000.
58. Seko Y, Takahashi N, Tobe K, et al: Pulsatile stretch activates mitogen-activated protein kinase (MAPK) family members and focal adhesion kinase (p125(FAK)) in cultured rat cardiac myocytes. Biochem Biophys Res Commun 259:8–14, 1999.
59. Sadoshima J, Izumo S: Mechanical stretch rapidly activates multiple signal transduction pathways in cardiac myocytes: Potential involvement of an autocrine/paracrine mechanism. EMBO J 12:1681–1692, 1993.
60. Shyu KG, Chen CC, Wang BW, Kuan P: Angiotensin II receptor antagonist blocks the expression of connexin43 induced by cyclical mechanical stretch in cultured neonatal rat cardiac myocytes. J Mol Cell Cardiol 33:691–698, 2001.
61. Seko Y, Takahashi N, Shibuya M, Yazaki Y: Pulsatile stretch stimulates vascular endothelial growth factor (VEGF) secretion by cultured rat cardiac myocytes. Biochem Biophys Res Commun 254:462–465, 1999.
62. Ruwhof C, van Wamel AE, Egas JM, van der Laarse A: Cyclic stretch induces the release of growth promoting factors from cultured neonatal cardiomyocytes and cardiac fibroblasts. Mol Cell Biochem 208:89–98, 2000.
63. Sadoshima J, Xu Y, Slayter HS, Izumo S: Autocrine release of angiotensin II mediates stretch-induced hypertrophy of cardiac myocytes in vitro. Cell 75:977–984, 1993.
64. Pimentel RC, Yamada KA, Kleber AG, Saffitz JE: Autocrine regulation of myocyte Cx43 expression by VEGF. Circ Res 90:671–677, 2002.
65. Ross RS, Pham C, Shai SY, et al: Beta1 integrins participate in the hypertrophic response of rat ventricular myocytes. Circ Res 82:1160–1172, 1998.
66. Takahashi N, Seko Y, Noiri E, et al: Vascular endothelial growth factor induces activation and subcellular translocation of focal adhesion kinase (p125FAK) in cultured rat cardiac myocytes. Circ Res 84:1194–1202, 1999.
67. Pham CG, Harpf AE, Keller RS, et al: Striated muscle-specific beta(1D)-integrin and FAK are involved in cardiac myocyte hypertrophic response pathway. Am J Physiol Heart Circ Physiol 279:H2916–H2926, 2000.
68. Taylor JM, Rovin JD, Parsons JT: A role for focal adhesion kinase in phenylephrine-induced hypertrophy of rat ventricular cardiomyocytes. J Biol Chem 275:19250–19257, 2000.
69. Eble DM, Strait JB, Govindarajan G, et al: Endothelin-induced cardiac myocyte hypertrophy: Role for focal adhesion kinase. Am J Physiol Heart Circ Physiol 278:H1695–H1707, 2000.
70. Torsoni AS, Constancio SS, Nadruz W Jr, et al: Focal adhesion kinase is activated and mediates the early hypertrophic response to stretch in cardiac myocytes. Circ Res 93:140–147, 2003.

第三部分

心脏机械电反馈的实验证据

局部牵张对病理性心肌的影响

机械刺激对心肌兴奋和心律失常的触发与易化作用

室壁牵张对心室传导和不应期的影响

非穿透胸壁损伤性室颤(心脏震荡)

机械电反馈与房颤

心房慢性扩张与房颤

牵张预适应与缺血预适应

第 12 章

局部牵张对病理性心肌的影响

Max J. Lab

目前对于突发心律失常性死亡和多种相关心脏因素之间的病理生理联系还不甚清楚。有关心脏电生理因素(图 12–1A,左)包括晚电位、QT 离散度、电交替;相关的机械或血流动力学指标有射血分数、血压。非线性动力学(混沌)、心率变异性、社会心理因素、自主神经功能失衡也有一定关联。对于各种机制的解释更多集中在实验中观察到的局部心肌缺血和细胞外钾的聚集(图 12–1A,右),但意见也不统一。

众多研究对这些现象给出的相关解释应该只有其中一种比较合理。

主张

目前对于机械电反馈(MEF)已形成了统一的认识(以往的评述[1,2]已对其机制和牵张敏感性离子通道[3]讨论过)。本章主要集中讨论实验中观察到的 3 个特征性现象,同以往熟悉的对 MEF 的解释有所不同,认为局部心脏负荷的变化具有重要作用。讨论中提及的实验依据来自我们实验室,主要观察细胞外钾离子浓度 $[K^+]_O$、MEF 的病理性增强以及电交替现象。

主张的立论条件

为验证以往的主张,需模拟病因学因素产生心肌机械性变化,通过 MEF 了解与之相联系的细胞外钾离子浓度与致命性心律失常的变化。观察与心律失常有关的多种电生理因素是否在细胞水平与电机械反馈相关?

主要方法

模型与电生理测量

对 MEF 的研究是通过改变对心脏的机械作用力的输入(如:改变心肌长度、收缩力、压力),观察心脏电生理的变化(如:细胞膜电流、动作电位)。本章引用的是急性局部心肌缺血时整体心脏的研究结果。

实验中,哺乳动物预先给予氯胺酮(ketamine)和阿扎哌隆(azaperone),然后用 5%氟烷(混于 1:1 氧化亚氮和氧气中)深麻醉,接着开胸暴露心脏。

分别记录:(1)预计缺血区;(2)缺血周边区;(3)远离缺血区(对照区)(图 12–2A),或者同时记录以上 3 种区域。利用左心室外膜吸附电极与张力测量电极分别同时记录单向动作电位(MAP)、心肌长度(图 12–2B)(并与微电极记录的 MAP 时程进行比较)。通过结扎左前降支动脉的一分支造成心肌缺血和左室收缩功能不全(心肌运动障碍)。

机械力测量

检测心房、心室内压力,测量其舒张末期长度(时间在动作电位上升支时期),最大长度变化值(舒张末期长度减去其最大离差)。在对照区该值为正值,说明该区域在收缩期缩短。在缺血区为负值,说明该区域收缩期延长。每个心动周期中压力和长度的变化反映局部心肌的工作能力。

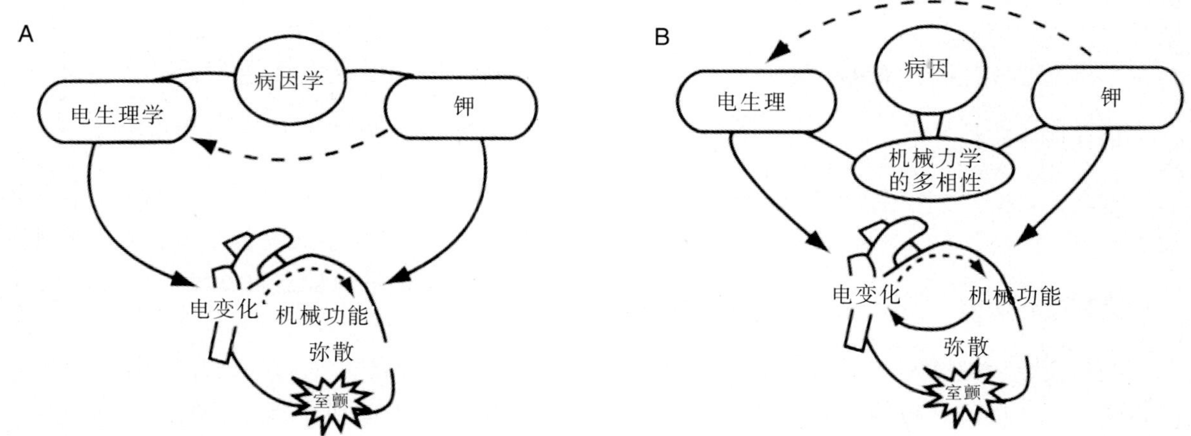

图 12-1　与机械电反馈/传导相关的致病因素、心律失常机制、钾离子。(A)致病因素触发心律失常的电生理机制和钾离子的聚集。钾浓度的改变引起电生理变化(虚线箭头)。电生理改变影响心脏的机械收缩功能。心脏电离散易导致室颤的发生。(B)心律失常的 MEF 机制。各种致病因素通过改变心脏机械力学特征,进而导致心律失常和钾离子浓度的变化。MEF引起的电离散化,使室颤的发生概率增加。(Modified from Lab MJ:Mechanoelectric transduction / feedback: Prevalence and pathophysiology. In Zipes DP,Jalife J (eds): Cardiac Electrophysiology from Cell to Bedside,4th ed. Philadelphia,WB Saunders,2004,pp242-253,with permission.)

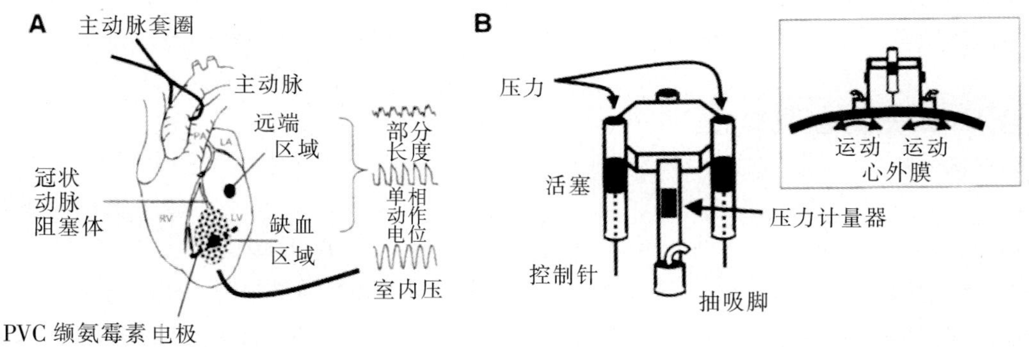

图 12-2　实验模型图解(A),三脚架记录装置(B),六角型记录装置的 3 个面配有吸附脚,当吸附在心脏外膜时,3 个脚内的张力测量器可记录心肌的移动。其中一个脚还能同时记录单相动作电位(或使用一个独立的吸附电极)。另外 3 个面配有 3 个三棱针,可插入到心肌组织中。

钾离子浓度测定

将一柔软的氯化缬氨霉素包裹的聚乙烯电极插到预计发生缺血区域的心肌中层,以测量细胞外钾离子浓度。而后,把一限制性装置(见图 12-2B) 吸附在缺血区域的心外膜上,测定局部心肌的功能障碍。该装置配有 3 个三棱针,在舒张期动脉未关闭前插入到心肌中。

实验研究方案

细胞外钾离子浓度的研究

具体方案如下:(1)记录对照区电机械信号;(2)固定装置于缺血区观察对该区域的后继限制效应;(3)详细观察记录心肌损伤的电变化;(4)记录缺血前的信号;(5)选择性结扎冠状动

脉的分支,并记录细胞外钾离子浓度和电机械信号的改变;(6)再灌注该缺血区并记录对照数值;(7)再牵拉该区域后重复步骤[5]。

增强效应研究

方案为:部分结扎冠状动脉和完全结扎冠状动脉。

交替变化研究

交替变化研究采用下述方案:增加起搏速率以确定交替脉的起搏阈值;结扎所选定的冠状动脉,等待30分钟后给予能产生交替脉的短阵起搏10~15s,间歇5分钟后再重复起搏。

交替刺激的模拟

将一充气的圈套器绕在升主动脉的近端,以450~500ms的间期快速起搏右心房,收缩期升主动脉扩张受限,因此每个心动周期心室内的压力高峰都有波动,这就模拟了起搏诱导的脉搏交替的现象。

MEF和缺血心肌细胞外钾离子浓度变化

MEF是否是心肌缺血时的动作电位变化和缺血区细胞外钾离子浓度升高的机制之一?急性局部心肌缺血时,特定时间内局部细胞外钾离子浓度的升高可导致心律失常的形成[4]。例如:已在目前的实验中提到的动作电位时程(APD)的变化[5],细胞外钾离子浓度的升高。这些变化可能是源于细胞膜转运功能降低或细胞外空间的减少,或者两者兼而有之,对于其确切机制还不清楚。目前还没有一个假说对上述变化以及它们在致命性心律失常中的复杂作用提出满意解释。可能的假说包括Na^+-K^+泵的抑制、细胞内代谢性酸中毒导致阳离子的丢失、ATP敏感性钾通道的激活。

疑问:急性缺血时局部心肌收缩功能障碍(收缩期缺血区域被牵张“膨出”)激活的机械敏感性离子通道能促进心肌细胞外钾的聚集吗?为验证该假设,实验采用的模型必须在缺血区稳定地产生收缩功能障碍(以此使收缩期缺血区域被牵张)[7],并且该模型还需易于操作。

结果与讨论

实验中要确保插入心肌组织的探针能有效地限制和减低心肌长度的变化。装在限制装置上的三脚牵张测量器可检测心肌片段的移动,根据测量值绘制压力–长度环[4]。正常情况下,应为直立的顺时针方向的近似矩形的压力/长度环,收缩时心肌缩短。限制装置既能减少正常心肌收缩时长度,使环形面积减小(图12–3A),也可以减少缺血区域心肌(无收缩能力)的收缩期被动性的牵张,顺时针环形面积减少(图未给出)。

急性局部心肌缺血时,APD缩短呈时间依赖性(如图12–4和12–5)[8]。在连续6个实验中(图12–3B),以动作电位复极50%的时程记为动作电位持续时间($MAPD_{50}$),心肌缺血10分钟时$MAPD_{50}$减少55±8ms,心肌缺血10分钟后再灌注,待心肌恢复后机械牵张,使$MAPD_{50}$降至25±9ms。

心肌缺血未给予牵张干预时,缺血区心肌收缩功能下降[8],心肌收缩末期长度从7.0±0.2mm增加到8.0±0.3mm(图12–3C),细胞外钾离子浓度相应的由3.8±0.1mmol增加到5.7±0.2mmol。缺血再灌注后,再行短暂的心肌缺血,并且对缺血区域进行牵张,心肌收缩末期长度增加了0.25mm(7.0±0.2~7.25±0.2mm)。给予抑制后,细胞外钾离子浓度的增加值较未抑制时减少(图12–3C,从3.8±0.1mmol至4.7±0.4mmol)。更短时间的心肌缺血(2分钟)有类似结果。所有上述作用都可逆。

评论

以上结果还未曾发表,因此,还需要进一步讨论。相关评述如下:

1.相对于被测量的心肌,测定钾离子浓度的电极体积过大。电极插入心肌时造成的损伤能影响记录结果。答:这些电极已在猪[5]及大鼠

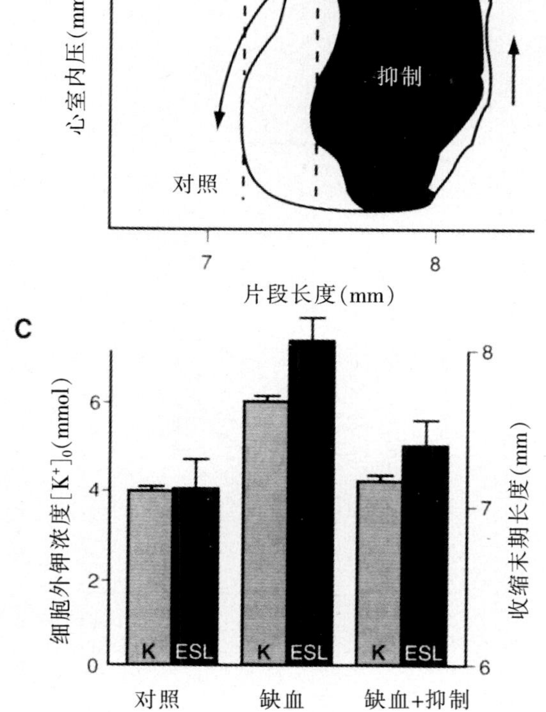

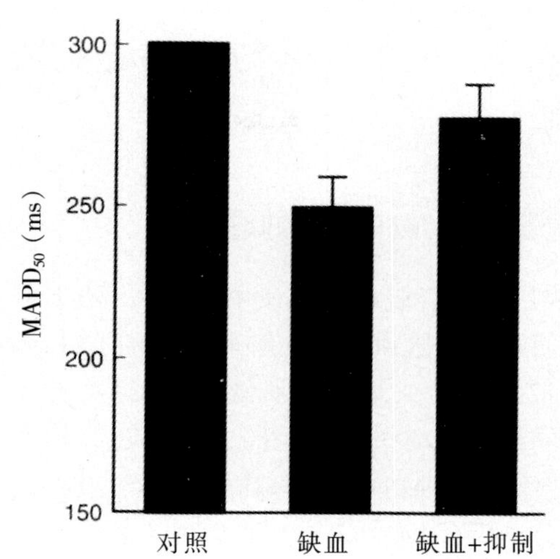

图 12-3　测量装置获得的资料。(**A**) 压力-长度环。(**B**)对照组、缺血组、缺血+牵张组 $MAPD_{50}$ 变化条形图。(**C**)对照组、缺血组、缺血+牵张组细胞外钾离子浓度和收缩末期肌节长度变化的条形图。在缺血组两者都增加,而在缺血+牵张组两者增加的幅度减少。(ESL:收缩末期长度)

的心室用过,并没有对实验结果造成影响。

2.心肌预适应可能会混淆实验结果的解释(见参考文献 9)。短时间的缺血预适应可减轻随后再次心肌缺血造成的损伤。再次缺血时观察到的实验现象可能和预适应有关,而不是机械牵张。答:有实验表明,缺血和牵张产生的作用是可逆的,对结果无影响。

3. 实验中插入的针头本身而不是其对心肌活动的限制作用改变了细胞外钾离子浓度。答:通过直接测量发现,针头插入时并未发现钾浓度发生明显变化。

4. 针头插入时不可避免地会造成局部心肌的损伤,影响结果的解释。答:记录被限制区的心外膜心电图未发现 ST 段、T 波、APD 的变化,插入的针头也未对心血管的压力产生影响。

5. 相关性并不意味着因果关系。缺血时心肌存在侧支循环供血或再灌注。机械牵张时,心肌室壁张力增加,使侧支循环的再灌注减少,减少牵张力可增加缺血区心肌的再灌注。答:上述实验模型中结扎的动脉为终末支,很少或无侧支循环血管,因此不存在再灌注增加的情况。

牵张缺血区的心肌可活化牵张激活的 ATP 敏感性钾通道[10](见第 12 章),使钾离子外流增加。这就为治疗缺血性心律失常提供了新的途径,或许这可以解释为什么 ATP 敏感性钾通道阻滞剂能够治疗心律失常[11]。

在临床,低钾血症能导致心律失常[12],在实验中,低钾可促进机械刺激诱发的心律失常[1,2]。

MEF、电生理学与局部心肌缺血

局部心肌 MEF 作用的增强

结扎在体心脏的升主动脉引起的 MEF 作用,可使正常冠脉血流灌注心肌组织的 APD 缩短(图12-4A,上),局部心肌缺血时,结扎升主动脉,同样缩短动作电位(图 12-4A,下)。但是与对照组比较,APD 缩短净作用增加,尤其在缺血 10 分钟后(图 12-4B)。在心肌发生缺血的前 30 分钟内,MEF 对动作电位的影响是变化的[8],在前 10 分钟内影响最大,而到 30 分钟时影响作用逐渐衰减为零。对心衰患者的研究也得到类似结果[1,2]。MEF 作用增强与 IA 相心律失常(phase IA arrhythmia)发生及猪局部心肌急性缺血时伴随的心律失常增加相一致[13]。

缺血能否改变 MEF 的敏感性?或 MEF 作用仅与改变的被动机械力有关?尽管我们和 Horner 等[8]的实验结果有相似之处,但 APD 的变化的特点及时相还是有些不同。在对照组和缺血组给予相同的牵张条件下,我们发现在冠脉结扎后 2 小时,APD 呈现进行性单时相的缩短。而 Horner 等却发现 APD 的变化为双时相的。因此,MEF 作用的改变不能简单地归因于心脏负荷条件的改变。

缺血时 MEF 作用增强的可能解释有:(1)缺血早期交感活性增加[14](β 受体激动剂可以模拟心脏负荷诱导的电生理变化和心律失常发生[1,2]);(2)急性缺血时心肌细胞的膨胀激活机械敏感性离子通道[15](见第 3 章);(3)细胞内钙变化[16](见第 6 章和第 22 章);(4)细胞外钾离子浓度变化。

虽然缺血心肌组织的传导速度减慢,激动和除极时间延迟(比较图 12-4A 中动作电位上升支的时间),但其复极时间较非缺血区提前。MEF 使缺血心肌动作电位缩短的程度加剧,这将增加电生理离散度,产生有害作用。此外,在该心脏标本中 APD 和不应期缩短程度的不平衡以及传导速度的降低会促进折返。

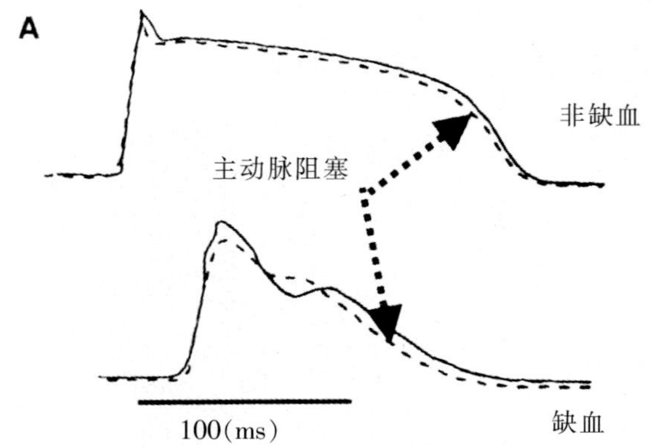

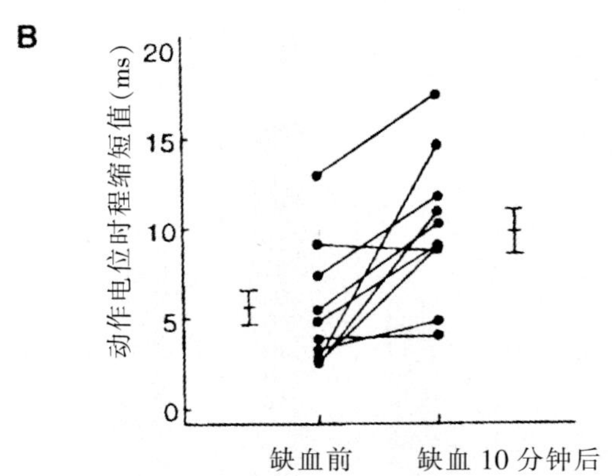

图 12-4 缺血与非缺血状态下结扎升主动脉对 APD 的影响。(A)动作电位,结扎升主动脉后,非缺血对照区(上曲线)和缺血区(下曲线)APD 缩短。(B)缺血 10 分钟后,结扎腹主动脉则 APD 缩短更明显。(A,Modified from:Horner SM,Lab MJ,Murphy CF,et al: Mechanically induced changes in action potential duration and left ventricular segment length in acute regional ischaemia in the in situ porcine heart,Cardiovasc Res 28:528-534,1994,with permission.)

交替变化的异质性(Heterogeneous alternans)

交替变化是指心率稳定情况下,连续每次心跳时心脏相关参数的交替改变的现象。它可以是电生理参数、力学参数或者两者都有。电机械交替变化既可以指心脏收缩期压力和APD 关系的非协调性(低压力/长动作电位,如图 12-

5A),也可以指两者关系的协调性(低压力/短动作电位,如图 12-5B)。此外,将心室两个不同区域进行比较，会发现交替变化可在同一时相(如:大/小/大),或者不在同一时相(如:一区域为大/小/大;另一区域为小/大/小,图 12-5)。

实验中，对正常心脏行快速心房起搏,所有模型都能产生脉搏的持续非协调性交替变化(图 12-5A)。局部心室壁运动方式呈高度异质性区域收缩模式[17]。

急性局部心肌缺血可使单相动作电位发生特征性变化——时程缩短 (图 12-4A,12-5B),局部心肌收缩功能不全[4]。反映局部心肌工作状态的压力-长度环(图 12-3A)减小或呈逆时针方向，与灌注区心肌的顺时针压力-长度环不同。

对照区心肌收缩期的压力高峰和 APD 呈现非协调性的交替变化关系(图 12-5A),而在缺血区，两者开始为协调性交替变化关系,10 分钟后变为非协调性(图 12-5B)。20 分钟后,单相动作电位减小或电交替变化现象消失[18,19]。

利用环绕在升主动脉的程控充气圈套器,每间隔一次心跳,并随下一次心跳阻断动脉血流,以此来模拟脉搏交替现象。随心跳交替性的阻断升主动脉,对照区域心肌始终为非协调性交替变化,MAPD 也出现交替性的延长和缩短[17];在缺血区,没有出现 MAPD 的交替性改变及协调性变化。对照区伴随心跳的电生理离散同自发性或起搏诱导的交替变化一致[19]。

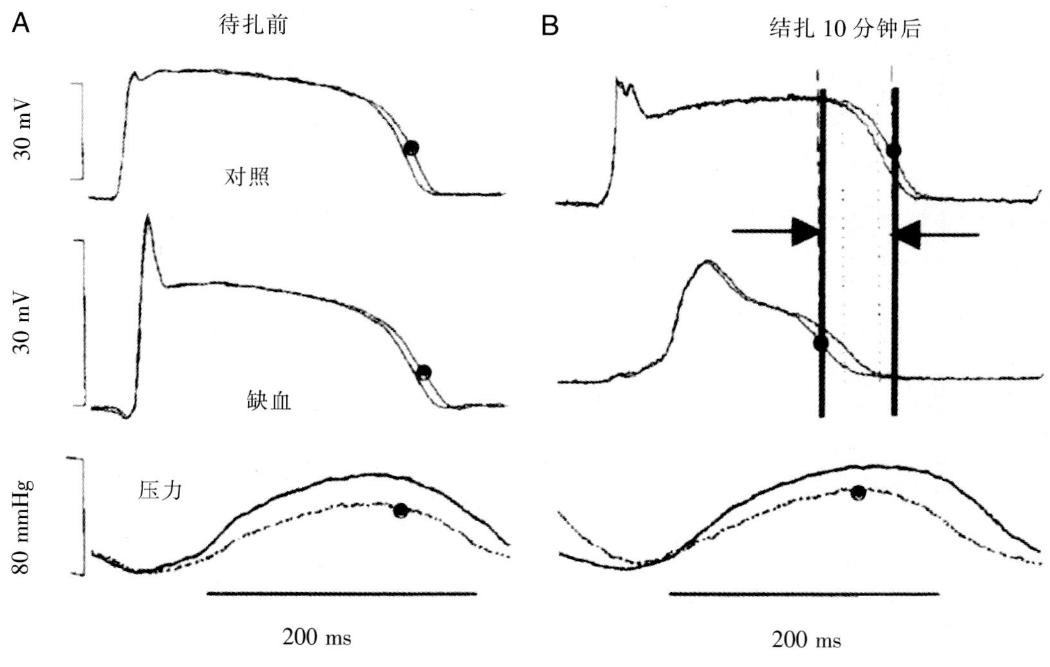

图 12-5 局部心肌缺血前后心肌电-机械交替变化关系。上图:远离缺血区心肌的对照区；中图:缺血区;下图:心室内压力。(A)心肌缺血前(结扎前) 对照区和预缺血区心肌表现出非协调性电-机械关系,即长动作电位-低心室内压力。(B)缺血后(结扎后)对照区仍表现为非协调的电-机械关系(右侧三列曲线),而缺血区变为协调性电-机械关系 (左侧三列曲线)，即短动作电位-低心室内压力。(Modified from Murphy CF,Lab MJ,Horner SM,et al: Regional electromechanical alternans in anesthetized pig hearts: Modulation by mechanoelectric feedback. Am J Physiol 267: H1726-H1735,1994,with permission.)

MEF和心律失常机制

心电生理的异质性(electrophysiologic heterogeneity)

既往研究表明:MEF能导致心肌电生理的异质性、复极离散化、兴奋/折返(图12-6,左)。复极离散化会促发具有不同膜电位的心肌细胞之间的异常电流;该电流导致异常除极,尤其对病理性心脏而言[20]。

电生理的异质性和折返是心律失常发生的最重要病理因素。形成折返的主要因素包括:传导速度减慢、不应期缩短、兴奋性增加。以往的综述[1,2]指出:心脏所受机械力改变可引起心肌不应期和兴奋性的变化,但证明这个观点的实验依据说服力稍弱,可能的原因是不同部位心肌组织的MEF有差异。处于不应期细胞再次恢复其完全兴奋性的现象称心电重建(electrical restitution)。重建曲线的变化在理论上能导致心脏颤动;通过机械电反馈/传导,机械负荷的改变也能产生类似的作用[1,2]。

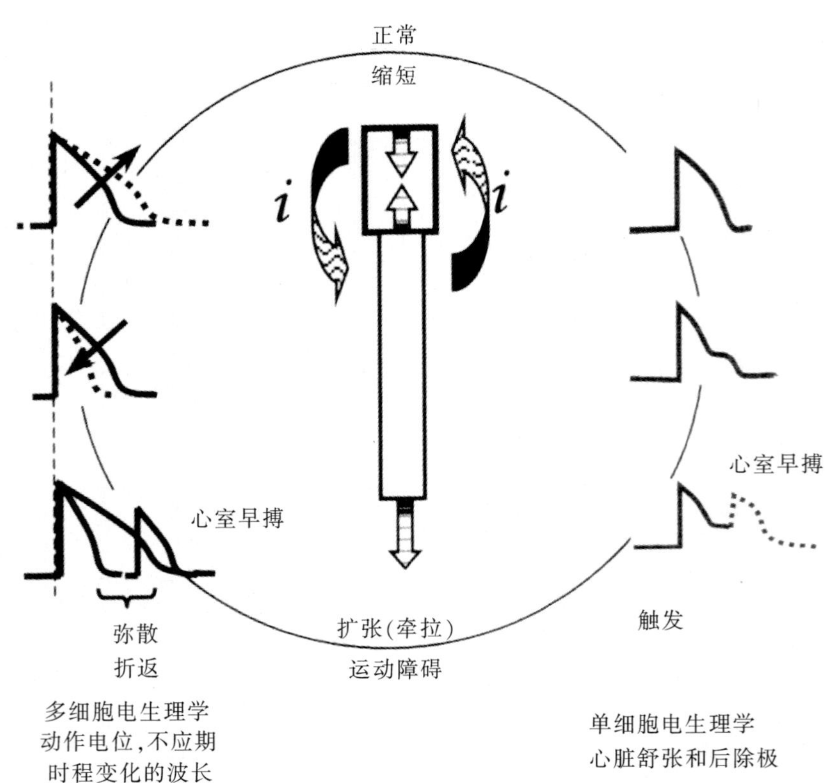

图12-6 心律失常的常见机制包括:机械-电变化及其异质性。该图中间位置所示为两条心肌片段,正常心肌与正常心肌相互牵拉(上),能产生正常收缩力,动作电位也正常(时钟2点位置)。正常心肌与收缩力弱的心肌(如缺血所致)相牵拉(下),则正常心肌收缩时缩短更明显,动作电位会延长(10点位置点线所示);而收缩力弱的心肌其动作电位与不应期缩短(9点位置点线所示)。被动牵拉会触发心肌后除极(3点位置)和室性早搏。复极时间的离散会使正常心肌与收缩力弱的心肌间产生复极电流变化(图中曲箭头、i所示)。复极离散在图中8点位置也可见到。不应期的离散会促使折返波波长和折返的改变,及伴发室性早搏(图底左)。(From Lab MJ:Mechanoelectric transduction /feedback: Prevalence and pathophysiology. In Zipes DP,Jalife J (eds): Cardiac Electrophysiology from Cell to Bedside,4th ed. Philadelphia,WB Saunders,2004,pp 242-253,with permission.)

电交替现象

在实验与临床中，缺血心肌的电交替现象常发生在室颤以前[19,21,22]。心力衰竭本身可调节或产生电–机械交替作用[24]。重要的是，电–机械交替存在异质性(heterogeneous)，这在以前的研究中已得到证实 [17,18]；MEF 也具有异质性和促心律失常的特点。

触发所致后除极

目前认为，触发后除极能引起心律失常。实验中发现：机械作用力诱发的心肌后除极(图 12–6，右)能达到阈电位引发期前收缩；该峰在动作电位中被称为早期后除极，而在机械电反馈的范畴内更确切的叫法或许是"机械激活性除极"(mechanically activated depolarization)或"牵张诱发性除极"(stretch -induced depolation)。

细胞机制

不同心律失常原因和心律失常发生机制之间是否有一致性？如 Hu 和 Sachs[3]所述，牵张敏感性离子通道可能是机械电传导(Mechano-electric transduction)的主要机制。牵张使心肌离子通道开放，细胞膜电位变为相对平衡电位，这使细胞的电生理特点发生了改变。此外，有研究发现，收缩期电机械耦联涉及心肌纤维与细胞内钙离子的变化。

细胞内钙离子的改变可能在心律失常的发生过程中起到关键作用，在 MEF 中也有此现象[26]。重要的是，机械作用力和电生理变化中都有细胞内钙离子的改变。或许 MEF 是通过改变细胞内钙而诱发心律失常。

MEF 和心律失常的相关性

以往实验中已讨论过的心律失常机制，是否也参与临床患者的心律失常发生？见表 12–1 总结的内容。临床相关性是指 MEF 性心律失常机制的可能临床后果[1,2]。

既往研究认为，MEF 产生 MEF (MEF begets MEF)。病理状态下，MEF 的作用会放大，预示

表 12–1 MEF 的测量、方法及临床相关性

方法	MEF	临床相关性	病理/评论
机械性	心肌收缩力和长度的增加会改变其电生理特性	功能不全，心律失常[28,29]，射血功能下降	不全性重构
循环负荷	外周血管扩张剂(硝基氰酸盐) 升主动脉阻断	ACE 抑制剂有益于心律失常 高血压，主动脉狭窄	降低室壁张力和牵张力 与心律失常相关
电生理	缺血心肌的电–机械交替 可引起 EAD 和 U 波[30,31]	电–机械交替 异常 U 波[32](低钾[12])	预示室颤发生 EAD，心律失常
ANS	β 受体激动剂/阻滞剂可影响心律失常[33–35] 甲苯磺酸溴苄铵减少 MEF 性心律失常[36]	β 受体阻滞剂降低心律失常死亡率 甲苯磺酸溴苄铵有类似作用	负荷变化/ANS 共存 儿茶酚胺耗竭
低血钾	低钾促发 MEF 性心律失常	利尿，低钾可导致心律失常	患者补钾治疗
长期负荷	牵张改变立早期基因表达和动作电位[37]	慢性牵张，肥厚，重构	电–机械异质性

ACE，血管紧张素转换酶；ANS，自主神经系统；EAD，早期去极化；MEF，机械电反馈。

机械作用诱发心律失常的可能性增加。

结论：主张是否合理？

事实上，多种因素参与心律失常的发生及相关临床事件，并可导致心律失常相关性猝死。本章我们提出的主张最主要的观点就是：与致命性心律失常相关的多种临床和电生理因素中都有 MEF 的参与，换句话说，伴随病理性机械作用力的改变，能导致心肌电活动的变化。一方面，缺血引起心脏功能障碍或心肌梗死时伴有严重的机械–电离散；另一方面，重构时心肌不全性机械–电耦联有减小机械–电离散的作用。此外，电解质紊乱、自主神经功能失调也与电–机械离散现象有联系。室壁张力和牵张力的变化能促发延迟后除极、电离散化，并改变折返波长促使折返发生，以上几点也是心律失常发生机制的一部分。生理状态下，MEF 可能是维持机体平衡的自我控制反馈系统；在病理情况下其作用被放大，而成为不稳定因素。一种可能的论点是：心律失常发生机制中的一些常见因素以及与心律失常性死亡有关的危险因子中都会有 MEF 作用的致命性增强。

（苏方成 张涛 程龙献 译）

参考文献

1. Lab MJ: Mechanosensitivity as an integrative system in heart: An audit. Prog Biophys Mol Biol 71:7–27, 1999.
2. Lab MJ: Mechanoelectric transduction/feedback: Prevalence and pathophysiology. In Zipes DP, Jalife J (eds): Cardiac Electrophysiology from Cell to Bedside, 4th ed. Philadelphia, WB Saunders, 2004, pp 242–253.
3. Hu H, Sachs F: Stretch-activated ion channels in the heart. J Mol Cell Cardiol 29:1511–1523, 1997.
4. Kleber AG: Resting membrane potential, extracellular potassium activity, and intracellular sodium activity during acute global ischemia in isolated perfused guinea pig hearts. Circ Res 52:442–450, 1983.
5. Hill JL, Gettes LS: Effect of acute coronary artery occlusion on local myocardial extracellular K^+ activity in swine. Circulation 61:768–778, 1980.
6. Wilde AA, Escande D, Schumacher CA, et al: Potassium accumulation in the globally ischemic mammalian heart. A role for the ATP-sensitive potassium channel. Circ Res 67:835–843, 1990.
7. Lab MJ, Woollard KV: Monophasic action potentials, electrocardiograms and mechanical performance in normal and ischaemic epicardial segments of the pig ventricle in situ. Cardiovasc Res 12:555–565, 1978.
8. Horner SM, Lab MJ, Murphy CF, et al: Mechanically induced changes in action potential duration and left ventricular segment length in acute regional ischaemia in the in situ porcine heart. Cardiovasc Res 28:528–534, 1994.
9. Lawson CS, Downey JM: Preconditioning: State of the art myocardial protection. Cardiovascular Res 27:542–550, 1993.
10. Van Wagoner DR, Lamorgese M: Ischemia potentiates the mechanosensitive modulation of atrial ATP-sensitive potassium channels. Ann N Y Acad Sci 723:392–395, 1994.
11. D'Alonzo AJ, Sewter JC, Darbenzio RB, Hess TA: Effects of cromakalim or glibenclamide on arrhythmias and dispersion of refractoriness in chronically infarcted in anesthetized dogs. Naunyn Schmiedebergs Arch Pharmacol 352:222–228, 1995.
12. Podrid PJ: Potassium and ventricular arrhythmias. Am J Cardiol 65:33E–44E, 1990.
13. Dilly SG, Lab MJ: Changes in monophasic action potential duration during the first hour of regional myocardial ischaemia in the anaesthetised pig. Cardiovasc Res 21:908–915, 1987.
14. Sakai K, Abiko Y: Acute changes of myocardial norepinephrine and glycogen phosphorylase in ischemic and non-ischemic areas after coronary ligation in dogs. Jpn Circ J 45:1250–1255, 1981.
15. Clemo HF, Stambler BS, Baumgarten CM: Persistent activation of a swelling-activated cation current in ventricular myocytes from dogs with tachycardia-induced congestive heart failure. Circ Res 83:147–157, 1998.
16. Steenbergen C, Murphy E, Levy L, London RE: Elevation in cytosolic free calcium concentration early in myocardial ischemia in perfused rat heart. Circ Res 60:700–707, 1987.
17. Murphy CF, Lab MJ, Horner SM, et al: Regional electromechanical alternans in anesthetized pig hearts: Modulation by mechanoelectric feedback. Am J Physiol 267:H1726–H1735, 1994.
18. Murphy CF, Horner SM, Dick DJ, et al: Electrical alternans and the onset of rate-induced pulsus alternans during acute regional ischaemia in the anaesthetised pig heart. Cardiovasc Res 32:138–147, 1996.
19. Dilly SG, Lab MJ: Electrophysiological alternans and restitution during acute regional ischaemia in myocardium of anaesthetized pig. J Physiol (Lond) 402:315–333, 1988.
20. Janse MJ, van Capelle FJ, Morsink H, et al: Flow of "injury" current and patterns of excitation during early ventricular arrhythmias in acute regional myocardial ischemia in isolated porcine and canine hearts. Evidence for two different arrhythmogenic mechanisms. Circ Res 47:151–165, 1980.
21. Janse MJ, Kleber AG, Capucci A, et al: Electrophysiological basis for arrhythmias caused by acute ischemia. Role of the subendocardium. J Mol Cell Cardiol 18:339–355, 1986.
22. Rosenbaum DS, Jackson LE, Smith JM, et al: Electrical alternans and vulnerability to ventricular arrhythmias. N Engl J Med 330:235–241, 1994.
23. Lab MJ, Allen DG, Orchard CH: The effects of shortening on myoplasmic calcium concentration and on the action potential in mammalian ventricular muscle. Circ Res 55:825–829, 1984.
24. Cannon RD, Schenke WH, Bonow RD, et al: Left ventricular pulsus alternans in patients with hypertrophic cardiomyopathy and severe obstruction to left ventricular outflow. Circulation 73:276–285, 1986.
25. Tavi P, Han C, Weckstrom M: Mechanisms of stretch-induced changes in $[Ca^{2+}]_i$ in rat atrial myocytes: Role of increased troponin C affinity and stretch-activated ion channels. Circ Res 83:1165–1177, 1998.
26. Calaghan SC, White E: The role of calcium in the response of cardiac muscle to stretch. Prog Biophys Mol Biol 71:59–90, 1999.

27. Lab MJ, Lee JA: Changes in intracellular calcium during mechanical alternans in isolated ferret ventricular muscle. Circ Res 66:585–595, 1990.
28. Siogas K, Pappas S, Graekas G, et al: Segmental wall motion abnormalities alter vulnerability to ventricular ectopic beats associated with acute increases in aortic pressure in patients with underlying coronary artery disease. Heart 79:268–273, 1998.
29. Perticone F, Ceravolo R, Maio R, et al: Mechano-electric feedback and ventricular arrhythmias in heart failure. The possible role of permanent cardiac stimulation in preventing ventricular tachycardia. Cardiologia 38:247–252, 1993.
30. Lepeschkin E: Role of myocardial temperature: electrolyte and stress gradients in the genesis of the normal T-wave. In Schlant RC, Hurst JW (eds): Advances in Electrocardiography. New York, Grune & Stratton, 1976, pp 339–352.
31. Choo MC, Gibson DG: U-waves in ventricular hypertrophy: Possible demonstration of mechano-electric feedback. Br Heart J 55:428–433, 1986.
32. el Sherif N, Bekheit SS, Henkin R: Quinidine-induced long QTU interval and torsade de pointes: Role of bradycardia-dependent early afterdepolarizations. J Am Coll Cardiol 14:252–257, 1989.
33. Horner SM, Murphy CF, Coen B, et al: Sympathomimetic modulation of load-dependent changes in the action potential duration in the in situ porcine heart. Cardiovasc Res 32:148–157, 1996.
34. Lab MJ, Dick D, Harrison FG: Propranolol reduces stretch arrhythmia in isolated rabbit heart [abstract]. J Physiol (Lond) 446:539P, 1992.
35. Lab MJ: Contraction-excitation feedback in myocardium: Physiological basis and clinical relevance. Circ Res 50:757–766, 1982.
36. Dick DJ, Lab MJ, Harrison FG, et al: A possible role of endogenous catecholamines in stretch induced premature ventricular beats in the isolated rabbit heart. J Physiol 479:133P, 1994.
37. Meghji P, Nazir SA, Dick DJ, et al: Regional workload induced changes in electrophysiology and immediate early gene expression in intact in situ porcine heart. J Mol Cell Cardiol 29:3147–3155, 1997.

第 13 章

机械刺激对心肌兴奋和心律失常的触发与易化作用

Markus Zabel, Michael R. Franz

早期利用跨膜动作电位(AP)记录技术研究发现:牵张可使离体心肌组织动作电位持续时间(APD)缩短[1-5]。此后其在无损犬心脏上也得到证实[6]。牵拉蛙[7]、猪[8]和豚鼠心脏[9]都能导致室性心律失常。这种机械活动和电活动之间的关联称为收缩-兴奋耦联或 MEF，并已成为一个新的研究领域[12-15]。在细胞水平,利用膜片钳技术对鸡[16]和兔[17]心肌细胞膜牵张敏感性离子通道(SAC)的研究,有助于解释牵张对心肌细胞的直接电生理影响作用。由于体表心电图对牵张心肌的电生理变化不太敏感,因此绝大多数实验资料是通过接触电极的单相动作电位记录技术获得[18-20]。本章主要对机械牵张诱导和易化心律失常的各种机制进行总结,尤其对短时、动态和长时间、持续的机械刺激的作用进行重点讨论。

急性牵张对心肌电生理的影响

最初细胞水平的研究发现牵张可缩短 APD[1-3]。记录离体犬左心室心外膜单相动作电位[6,21,22],急性增加的机械负荷能导致 APD 和不应期缩短。离体兔心脏的研究也发现类似结果[22]。然而,有些研究者却报道,直接牵张心肌能延长 APD[7,23]。牵张诱导的心肌电生理变化的差异依赖于急性机械牵张是增加心脏的前负荷还是后负荷[6,23-25]。测量 APD 时心肌复极水平和心室收缩方式的不同似乎可以解释上述矛盾结果。Franz 等[23]对等容收缩的犬心室的牵张作用进行研究证实,增加心室的容量负荷,使心室内压力升高,在早期复极水平缩短 APD,而在复极终末期 APD 却延长(图 13-1)。

Hansen 在离体犬心脏上也发现相似的结果[24],他和 Franz 都指出等容收缩期负荷的增加会因早后除极而使 APD 延长。以后通过计算机模拟和实验资料对 SAC 的时间依赖性和电压依赖性的特征比较分析,对上述不同研究的矛盾结果提出了解释[26]。

各种条件下增加狗[23]和兔[27]心脏等容收

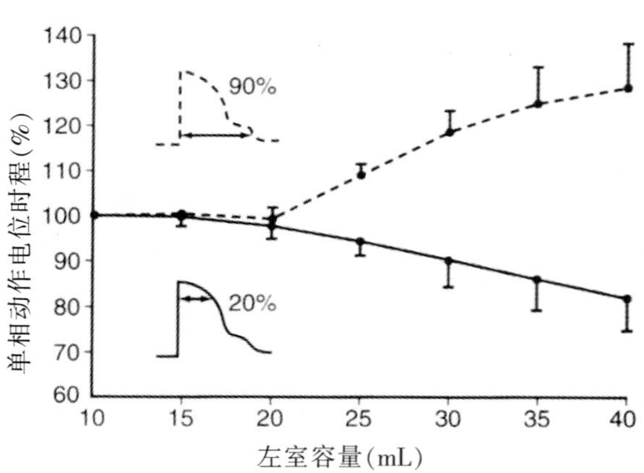

图 13-1 随动装置控制室内球囊以牵张交叉灌注的犬离体左心室，心外膜记录单相动作电位,6 个灌流离体心脏等容收缩心动周期为 500ms,每个心脏分别给予 7 种不同容量负荷的干预措施。实验资料以均数±标准差表示。根据动作电位水平的不同,APD 发生多种变化。随心室容积的增加,平台期(20%复极水平 APD)缩短;由于后除极的出现,90%复极水平 APD 却延长(见图 13-2)。(From: Franz MR, Burkhoff D, Yue DT, Sagawa K: Mechanically induced action potential changes and arrhythmia in isolated and in situ canine hearts. Cardiovasc Res 23:213–223, 1989, with permission.)

缩期负荷，心肌细胞静息电位和动作电位幅度降低；牵张浦肯野纤维和心室肌纤维也发现同样结果[2,28]。Franz[23]和 Hansen[24]也提出：究竟是前负荷（即舒张期容量负荷）还是收缩期血流阻抗（即后负荷）在诱导牵张导致的电生理改变过程中起着更重要的作用？他们的研究结果提示：只有增加前负荷才能产生急性牵张诱导的电生理变化，这在前文已提及。在不同等容收缩状态下，尽管此时也伴随心脏前负荷增加[23]（图 13–2），心肌早期后除极却会消失。

突然增加的后负荷对单相动作电位的影响在开胸在体狗的心脏上得到进一步证实。短暂钳夹阻断升主动脉后，急剧升高的左室内压能导致后除极和期前收缩（图 13–3）。在此实验中，紧随钳夹动脉后第一次心跳，发生一次心肌提前除极，其代偿间期后出现的心搏发生期前收缩的能力增强，而后除极又可以诱发另外的提前除极。此现象重复出现 3 次，直到解除

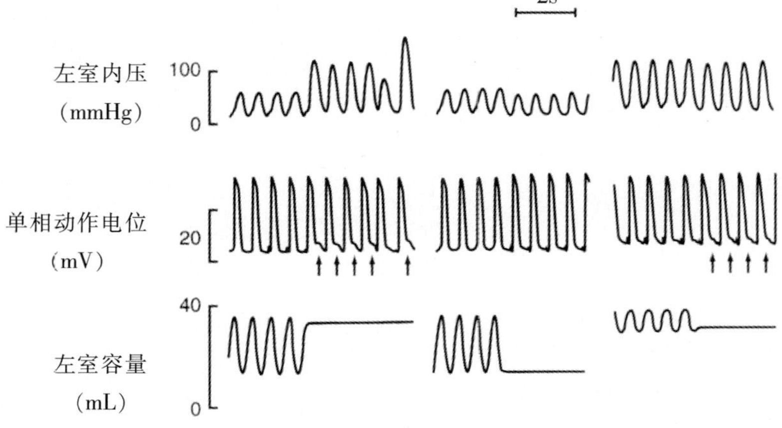

图 13–2　交叉灌流离体犬左心室，心外膜记录单相动作电位（标本同 图 13–1）。通过在充满液体的心室内，由随动活塞泵控制的球囊改变左室容积（LVV）和血流阻抗。左图：心室自由收缩情况下，记录的单相动作电位正常；但是在收缩末期突然钳夹球囊，改变左室容积，可见到后除极即刻发生（箭头处）。中图：钳夹球囊，改变左室容积，单相动作电位未出现后除极。右图：当心肌在舒张期高容量负荷状态下收缩时，记录到小的后除极电位，同时心肌还要克服增加的后负荷而射血。当在收缩期末钳夹球囊时，后除极增多。左室内压力由插在球囊内的导管顶端的传感器测量。（From Franz MR, Burkhoff D, Yue DT, Sagawa K: Mechanically induced action potential changes and arrythmia in isolated and in situ canine hearts. Cardiovasc Res 23:213–223, 1989, with permission.）

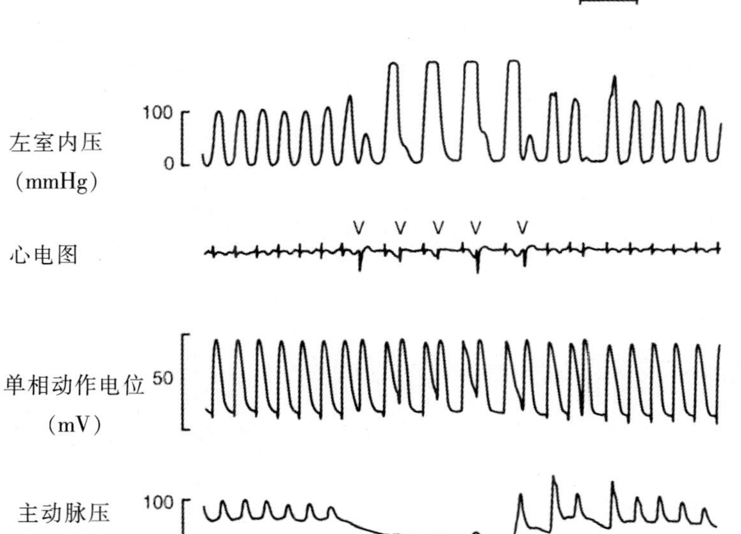

图 13–3　升主动脉在短暂阻断过程中的后除极和室性早搏二联律。（V，异位心室搏动）（From Franz MR, Burkhoff D, Yue DT, Sagawa K: Mechanically induced action potential changes and arrhythmia in isolated and in situ canine hearts. Cardiov-asc Res 23:213–223, 1989, with permission.）

动脉的钳夹[23]。

收缩期或舒张期的适时短暂牵张对心肌电生理的影响

将一个内充液体的乳胶球囊塞到离体兔的左心室，Franz 等[27]通过改变由计算机控制的马达驱动的球囊容积，产生连续增加的容积脉冲。随着容积脉冲的增加，舒张末期除极也相应增加。在一定的阈值之上，每次短暂的除极都可以引起期前收缩，也就是说，试验中兔心脏被容积脉冲起搏(图 13–4)。

牵张也能诱发蛙[7]、猪[8]、犬[9,10]心脏的室性期前收缩。Franz 等[27]通过改变急性牵张脉冲的发生速度，发现牵张脉冲速度是诱发期前收缩的独立因素。

Zebel 等[26]对心室收缩期和舒张期的短时容量脉冲和相同幅度的较长时间容量脉冲刺激对心脏的影响作用进行比较研究时发现，牵张导致的除极和复极变化与刺激所处的动作电位的时相显著相关。收缩期末或是舒张期给予短暂的牵张刺激可触发暂时除极；若刺激时间在 MAP 平台期，则能导致暂时复极。若在 MAP 平台末期给予牵张刺激可引起心肌早期后除极，MAP 后给予刺激则引起延迟后除极。若牵张诱发的后除极达到一定的阈值，则可诱发室性期前收缩，这与以前的研究结果一致(见前文讨论)。

Stacy 等[10]的研究同样证实了上述观点，不过他们推测：浦肯野纤维 4 相自发化除极增强能导致期前收缩的发生。不同于经典的早期后除极和延迟后除极，牵张诱发的除极并不依赖于其前的动作电位。Zabel 等[26]和 Stacy 等[10]的研究都证实牵张诱发的后除极的幅度和牵张刺激脉冲的幅度成线性相关关系。Zabel 等[26]还发现发生在 MAP 平台期的牵张相关性复极的幅度与牵张刺激脉冲的幅度也呈相似的线性相关关系(图 13–5)。牵张刺激在 MAP3 相早期诱发的复极变化，要小于平台期的改变。同样，非完全复极时牵张刺激诱发的除极幅度要比完全复极时诱发的幅度小。牵张刺激诱发除极和复极期间内再次刺激不能再次引起变化(牵张耐受，stretch immunity)(见图 13–5)。动作电位下降支对应心室内压力高峰，同时心肌也处在电生理耐受期 (electrophysiologic “immunity”)(见图 13–5D)。

牵张诱发电生理变化时单相动作电位记录的有效性

Lab[7]的早期研究是利用蔗糖间隔绝缘的电极或吸附电极记录单相动作电位。插入到细胞内的电极在组织收缩运动活跃或是机械刺激时，具有在细胞内移动的趋势。因此，牵张诱发的电位变化是否就是电极在细胞的移动伪迹的问题，很早就已提出。由于插入细胞内的玻璃微电极与细胞膜接触之处的易碎性以及维持电极在细胞内位置固定的技术的限制，到目前一直没有发现能够消除电极移动的“金标

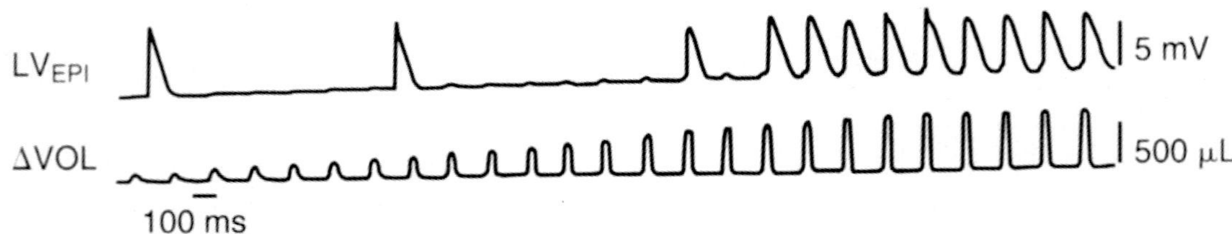

图 13–4 利用兔心室内的充满液体的球囊容积的逐渐增加，对心室给予相应容量负荷刺激。阈下刺激时导致明显的舒张期除极，而阈上刺激可导致期前收缩。ΔVOL，表示球囊容积的变化；LV_{EPI} 表示心外膜 MAP 记录。(From Franz MR, Cima R, Wang D, et al: Electrophysiological effects of myocardial stretch and mechanical determinants of stretch-activated arrhythmias. Circulation 86:968–978, 1992, with permission.)

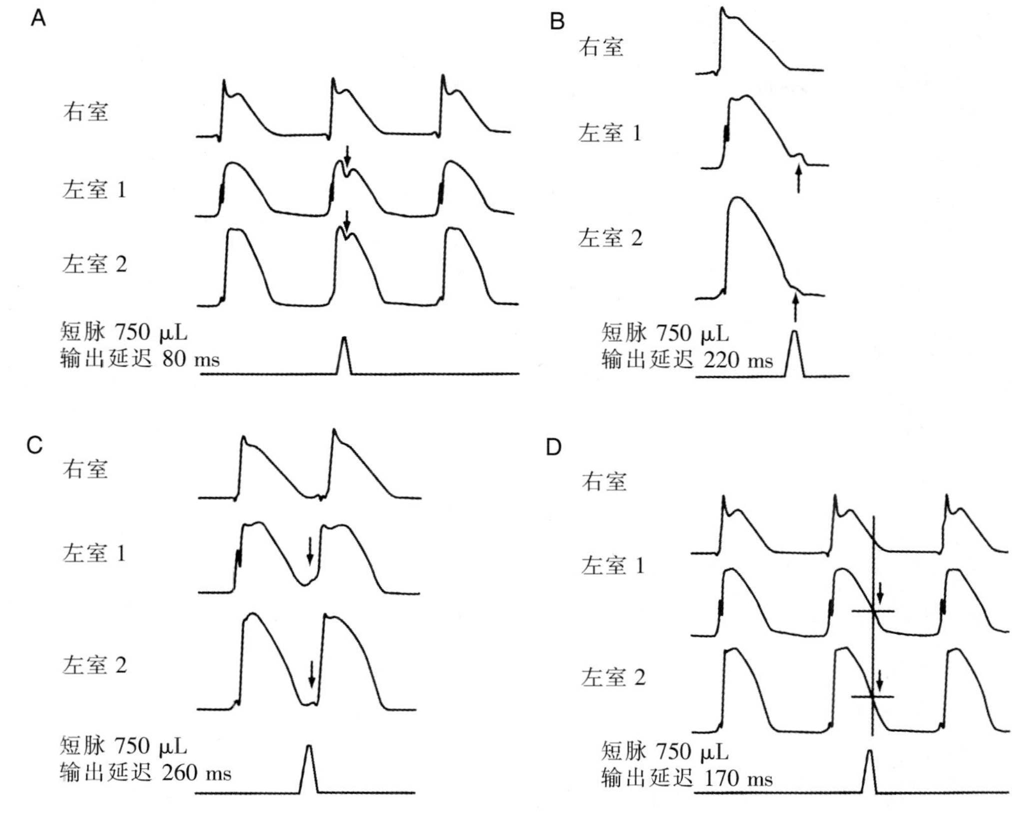

图 13–5 短时牵张刺激引起动作电位平台期的复极(A)以及动作电位 3 相晚期的除极(B)和舒张期除极(C)。在动作电位 3 相中期,牵张刺激引起微小的变化(D),箭头于横线指示。LV1 和 LV2 分别表示左心室心外膜两个不同位置记录的单相动作电位;RV,表示记录的右心室 MAP。(From Zabel M, Koller BS,Sachs F, Franz MR: Stretch-induced voltage changes in the isolated beating heart: Importance of the timing of stretch and implications for stretch-activated ion channels. Cardiovasc Res 32: 120–130, 1996, with permission.)

准"MAP 记录技术。然而,下述在 Franz [27]和 Zabel[26]的研究中观察到的现象提示目前 MAP 记录技术的可靠性。首先,给予左心室短时或持续的牵张刺激时,由于左心室的影响而使右心室发生不同程度的被动移动,但是记录到的右心室 MAP 并未发生明显的改变[26]。其次,短时牵张刺激和持续牵张刺激的影响作用的相似性,并具有重要意义。在没有突然的机械刺激干扰时,持续牵张对心脏 MAP 的净影响作用几乎等同于短时牵张作用。第三,还没有简洁的解释来说明为什么在不同时期的短时牵张刺激时,电极运动微伪迹的极性会改变。第四,众多试验模型和标本已经证实牵张时诱发的电位变化能引发室性期前收缩[7-10,26,27],这强有力的说明记录到的电位变化是真实的。不管是否进行电生理记录,机械诱导的早搏都会发生,并且与 MEF 诱导的电生理现象一致。当然,对于所有的记录技术都需要足够的耐心,以确保记录的稳定性和高效性。

牵张对心脏影响的离子基础:牵张敏感性离子通道

首先在多种非心脏组织 [31-33] 继而在心脏[16,34-36]上证实牵张敏感性离子通道(SAC)的存在。根据受影响细胞的实际膜电位情况,心肌细胞的 SAC 既可以产生内向电流也能产生外向电流[16,35,36]。在35℃条件下,用全细胞技术记录阳离子非选择性SAC电流,发现其反转电位是处于−15±4mV范围。将通过膜片钳技术获得的SAC的特性添加到心脏计算机模型中来模拟短时、波动性牵张刺激对MAP的影响作用,计算机模拟实验和兔心脏实验的结论高度一致[26](图13-6)。

计算机模拟实验提示:在舒张期静息电位时激活的SAC能产生内向电流(即除极),相反,在AP平台期激活的SAC会产生外向电流(即复极)。实验资料和计算机模拟结果的分歧主要在复极晚期,该时期对电压变化的敏感性最强[18,38]。

急性持续牵张对心肌电生理的影响:复极离散化

有研究认为慢性持续的牵张并不能诱发心律失常[26,27]。电压依赖性离子通道失活后要再次除极前,需要钠通道的激活。因此,Zabel等[39]对持续牵张的电生理作用进行研究时发现:持续固定的牵张力,可以影响离体兔心脏的多个电生理参数,包括复极和兴奋性。增加左心室容

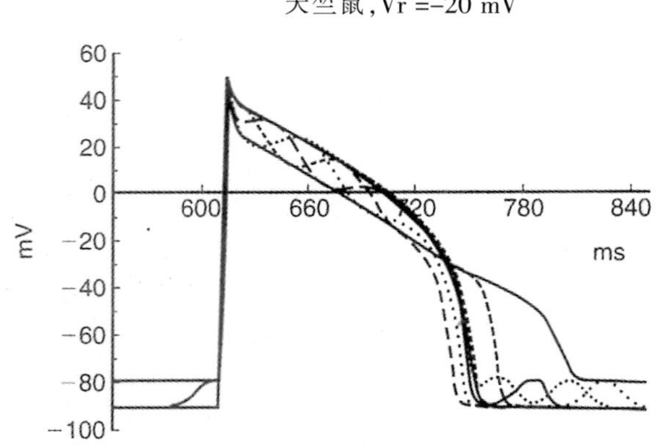

图 13-6 HEART程序(OxSoft, Oxford, UK)中模拟心脏的SAC反转电位(Vr)为−20mV,给予梯形牵张刺激脉冲(分别有20ms的上升期和下降期,10ms的平台期),观察对动作电位的影响。(From Zabel M, Koller BS, Sachs F, Franz MR: Stretch -induced voltage changes in the isolated beating heart: Importance of the timing of stretch and implications for stretch -activated ion channelsl. Cardiovasc Res 32:120–130, 1996, with permission.)

量负荷,能缩短APD_{90}(APD at 90% repolarization)及心脏不应期。同样情况下,机械负荷对心脏的电生理影响作用是缩短APD和不应期,但是我们发现在心脏的一些部位APD_{90}延长。牵张对心脏不同部位,尤其是对负荷左心室和非牵张的右心室的影响差异,会导致心室复极的离散度增加,许多实验认为这就是心律失常的原因[40-42]。心肌的激活时间(自起搏刺激开始到最早MAP上升支出现的最长时间间隔)出现延长,尤其发生期前收缩时。Dominguez和Fozzard[43]发现牵张引起浦肯野纤维的传导时间延长,Calkins等[21]在犬心脏也发现同样的结果;传导时间是牵张或负荷影响心律失常发生的第二个生理参数。持续牵张的致心律失常作用在狗的心脏上得到证实[9,21,22],机械负荷对持续室性心律失常起到了易化作用。

牵张诱发心电生理变化和心房颤动

临床的许多房颤患者经常伴有因血流负荷增加导致的心房扩大[44,45]。同样,窦性心律的维持与心房的直径有着密切关系[46]。心房的SAC或许也参与了房颤发生的病理生理过程(见第16章、17章)。Franz和Bode[47]对这一假设进行了验证。将SAC阻断剂钆(Gd^{3+})应用到牵张的离体兔心脏模型,结果发现,房颤的易感性呈Gd^{3+}剂量依赖性的降低。Bode等[48]在其他实验中用GsMTx-4(特异性SAC阻断肽段)也证实了上述结论。因此,高机械负荷状态也可抑制房颤发生。

小结

SAC的存在可解释波动性牵张、增加的前负荷和后负荷对心脏的牵张以及急性持续性牵张对心肌电生理的影响作用。通过SAC的特性可以得知:收缩期对心脏的牵张可导致心肌复极;AP 3相中期即接近SAC反转电位时的牵张为中性作用;舒张期的牵张可引起心肌

的除极，以此能模拟早期后除极的发生，这能导致心室兴奋性增强。持续性牵张时心室兴奋离散度、不应期和电负荷增加，这使传导速度变化，易于发生折返性心律失常。众多的实验证据表明：机械负荷所改变的心肌电生理特性，使室性和房性心律失常易于发生和(或)维持。

(苏方成 盛富强 程龙献 译)

参考文献

1. Dudel J, Trautwein W: Das Aktionspotential und Mechanogramm des Herzmuskels unter dem Einfluss der Dehnung. Cardiologie 25:344, 1954.
2. Penefsky ZJ, Hoffman BF: Effects of stretch on mechanical and electrical properties of cardiac muscle. Am J Physiol 204:433, 1963.
3. Kaufmann R, Lab MJ, Hennekes R, Krause H: Autoregulation of contractility in the myocardial cell. Displacement as a controlling parameter. Pflugers Arch 332:96–116, 1972.
4. Kaufmann R, Theophile U: Automatie-foerdernde Dehnungseffekte an Purkinjefaeden, Papillarmuskeln und Vorhoftrabekeln von Rhesusaffen. Pflügers Arch 291:174–189, 1967.
5. Kaufmann RL, Lab MJ, Hennekes R, Krause H: Feedback interaction of mechanical and electrical events in the isolated mammalian ventricular myocardium (cat papillary muscle). Pflügers Arch 324:100–123, 1971.
6. Lerman BB, Burkhoff D, Yue DT, et al: Mechanoelectrical feedback: Independent role of preload and contractility in modulation of canine ventricular excitability [published erratum appears in J Clin Invest 77(6):2053, Jun 1986]. J Clin Invest 76:1843–1850, 1985.
7. Lab MJ: Mechanically dependent changes in action potentials recorded from the intact frog ventricle. Circ Res 42:519–528, 1978.
8. Dean JW, Lab MJ: Effect of changes in load on monophasic action potential and segment length of pig heart in situ. Cardiovasc Res 23:887–896, 1989.
9. Hansen DE, Craig CS, Hondeghem LM: Stretch-induced arrhythmias in the isolated canine ventricle. Evidence for the importance of mechanoelectrical feedback. Circulation 81:1094–1105, 1990.
10. Stacy GP Jr, Jobe RL, Taylor LK, Hansen DE: Stretch-induced depolarizations as a trigger of arrhythmias in isolated canine left ventricles. Am J Physiol 263:H613–H621, 1992.
11. Lab MJ: Contraction-excitation feedback in myocardium. Physiological basis and clinical relevance. Circ Res 50:757–766, 1982.
12. Franz MR: Stretch-activated arrhythmias. In Zipes DP, Jalife JW (eds): Cardiac Electrophysiology: From Cell to Bedside. New York, WB Saunders, 1994, pp 597–606.
13. Franz MR: Bridging the gap between basic and clinical electrophysiology: What can be learned from monophasic action potential recordings? J Cardiovasc Electrophysiol 5:699–710, 1994.
14. Franz MR: Mechano-electrical feedback in ventricular myocardium. Cardiovasc Res 32:15–24, 1996.
15. Kohl P, Hunter P, Noble D: Stretch-induced changes in heart rate and rhythm: Clinical observations, experiments and mathematical models. Prog Biophys Mol Biol 71:91–138, 1999.
16. Ruknudin A, Sachs F, Bustamante JO: Stretch-activated ion channels in tissue-cultured chick heart. Am J Physiol 264:H960–H972, 1993.
17. Hagiwara N, Masuda H, Shoda M, Irisawa H: Stretch-activated anion currents of rabbit cardiac myocytes. J Physiol 456:285–302, 1992.
18. Franz MR, Burkhoff D, Spurgeon H, et al: In vitro validation of a new cardiac catheter technique for recording monophasic action potentials. Eur Heart J 7:34–41, 1986.
19. Franz MR: Method and theory of monophasic action potential recording. Prog Cardiovasc Dis 33:347–368, 1991.
20. Franz MR, Chin MC, Sharkey HR, et al: A new single catheter technique for simultaneous measurement of action potential duration and refractory period in vivo. J Am Coll Cardiol 16:878–886, 1990.
21. Calkins H, Maughan WL, Kass DA, et al: Electrophysiological effect of volume load in isolated canine hearts. Am J Physiol 256:H1697–H1706, 1989.
22. Calkins H, Maughan WL, Weisman HF, et al: Effect of acute volume load on refractoriness and arrhythmia development in isolated, chronically infarcted canine hearts. Circulation 79:687–697, 1989.
23. Franz MR, Burkhoff D, Yue DT, Sagawa K: Mechanically induced action potential changes and arrhythmia in isolated and in situ canine hearts. Cardiovasc Res 23:213–223, 1989.
24. Hansen DE: Mechanoelectrical feedback effects of altering preload, afterload, and ventricular shortening. Am J Physiol 264:H423–H432, 1993.
25. Coulshed DS, Cowan JC: Contraction-excitation feedback in an ejecting whole heart model—dependence of action potential duration on left ventricular diastolic and systolic pressures. Cardiovasc Res 25:343–352, 1991.
26. Zabel M, Koller BS, Sachs F, Franz MR: Stretch-induced voltage changes in the isolated beating heart: Importance of the timing of stretch and implications for stretch-activated ion channels. Cardiovasc Res 32:120–130, 1996.
27. Franz MR, Cima R, Wang D, et al: Electrophysiological effects of myocardial stretch and mechanical determinants of stretch-activated arrhythmias [published erratum in Circulation 86:1663, 1992]. Circulation 86:968–978, 1992.
28. Boland J, Troquet J: Intracellular action potential changes induced in both ventricles of the rat by an acute right ventricular pressure overload. Cardiovasc Res 14:735–740, 1980.
29. Benditt DG, Kriett JM, Tobler HG, et al: Electrophysiological effects of transient aortic occlusion in intact canine heart. Am J Physiol 249:H1017–H1023, 1985.
30. Levine JH, Guarnieri T, Kadish AH, et al: Changes in myocardial repolarization in patients undergoing balloon valvuloplasty for congenital pulmonary stenosis: Evidence for contraction-excitation feedback in humans. Circulation 77:70–77, 1988.
31. Yang X-C, Sachs F: Block of stretch-activated ion channels in Xenopus oocytes by gadolinium and calcium ions. Science 243:1068–1071, 1989.
32. Yang XC, Sachs F: Characterization of stretch-activated ion channels in Xenopus oocytes. J Physiol 431:103–122, 1990.
33. Naruse K, Sokabe M: Involvement of stretch-activated ion channels in Ca^{2+} mobilization to mechanical stretch in endothelial cells. Am J Physiol 264:C1037–C1044, 1993.
34. Craelius W, Chen V, El-Sherif N: Stretch activated ion channels in ventricular myocytes. Biosci Rep 8:407–414, 1988.
35. Bustamante JO, Ruknudin A, Sachs F: Stretch-activated channels in heart cells: Relevance to cardiac hypertrophy. J Cardiovasc Pharmacol 17:S110–S113, 1991.
36. Sigurdson W, Ruknudin A, Sachs F: Calcium imaging of mechanically induced fluxes in tissue-cultured chick heart:

Role of stretch-activated ion channels. Am J Physiol 262:H1110–H1115, 1992.
37. Sasaki N, Mitsuiye T, Noma A: Effects of mechanical stretch on membrane currents of single ventricular myocytes of guinea-pig heart. Jap J Physiol 42:957–970, 1992.
38. Ino T, Karagueuzian HS, Hong K, et al: Relation of monophasic action potential recorded with contact electrode to underlying transmembrane action potential properties in isolated cardiac tissues: A systematic microelectrode validation study. Cardiovasc Res 22:255–264, 1988.
39. Zabel M, Portnoy S, Franz MR: Electrocardiographic indexes of dispersion of ventricular repolarization: An isolated heart validation study. J Am Coll Cardiol 25:746–752, 1995.
40. Han J, Moe GK: Nonuniform recovery of excitability in ventricular muscle. Circ Res 14:44–60, 1964.
41. Kuo CS, Munakata K, Reddy CP, Surawicz B: Characteristics and possible mechanism of ventricular arrhythmia dependent on the dispersion of action potential durations. Circulation 67:1356–1367, 1983.
42. Opthof T, Misier AR, Coronel R, et al: Dispersion of refractoriness in canine ventricular myocardium. Effects of sympathetic stimulation. Circ Res 68:1204–1215, 1991.
43. Dominguez G, Fozzard HA: Effect of stretch on conduction velocity and cable properties of cardiac Purkinje fibers. Am J Physiol 237:C119–C124, 1979.
44. Henry WL, Morganroth J, Pearlman AS, et al: Relation between echocardiographically determined left atrial size and atrial fibrillation. Circulation 53:273–279, 1976.
45. Vasan RS, Larson MG, Levy D, et al: Distribution and categorization of echocardiographic measurements in relation to reference limits: The Framingham Heart Study: Formulation of a height- and sex-specific classification and its prospective validation. Circulation 96:1863–1873, 1997.
46. Verhorst PM, Kamp O, Welling RC, et al: Transesophageal echocardiographic predictors for maintenance of sinus rhythm after electrical cardioversion of atrial fibrillation. Am J Cardiol 79:1355–1359, 1997.
47. Franz MR, Bode F: Mechano-electrical feedback underlying arrhythmias: The atrial fibrillation case. Prog Biophys Mol Biol 82:163–174, 2003.
48. Bode F, Sachs F, Franz MR: Tarantula peptide inhibits atrial fibrillation. Nature 409:35–36, 2001.

第 14 章

室壁牵张对心室传导和不应期的影响

Robert W. Mills, Sanjiv M. Narayan, Andrew D. McCulloch

许多研究认为容量负荷或室壁牵张与房性和室性心律失常的发生有关[1]。尽管机械负荷诱发心律失常的确切机制还不清楚,但是通常认为有触发或折返活动的参与[2]。其中折返是心脏机械功能异常时出现的室性心律失常的主要机制[3]。传导的减慢和不应期的缩短能引发和维持折返,因此,传导速度和不应期的离散化是发生折返的基础[4]。由于实验标本、机械负荷条件和实验测量技术等条件的差别,在不同实验中,急性心室牵张对传导速度的影响作用差别很大;然而,牵张依赖性的有效不应期变化却一致。尽管在不干扰心肌机械特性和电生理特性的情况下,测量局部心肌的机械特性和传导速度存在一定难度,但是不同实验结果的分歧可能是实验方法和定义的差异。

牵张对心肌传导速度的影响

传导速度是指单位时间内激动波传导的距离。它并不是心肌的内在特性,而是一种功能性参数。影响传导速度的因素有:激动传导区心肌细胞的特性、激动波的波峰曲率(影响激动波的传播)、心肌组织的几何形状、各向异性以及刺激位置(影响传导的途径)。由于非线性、时间变异性、心肌机械特性的异质性等因素的参与,使体内牵张对传导速度的影响变得更加复杂。

传导速度的影响因素

细胞的电传导取决于细胞膜被动变化电容、纵向阻抗、电压依赖性细胞膜电导[5]。细胞膜电容是指膜的绝缘功能以及膜表面积和容积的比值。增加电容能降低静息电位到阈值的除极速度,从而降低传导速度。细胞内和细胞外阻抗能决定在激动传导方向上离子的运动速度,并受离子运动所经过的细胞内和细胞外的膜的横截面积大小的影响。

激活电压依赖性快钠通道通常决定局部细胞膜的除极速度(动作电位 0 相),其建立的电化学梯度会驱使离子纵向弥散。这些传导受通道动力学特性和其他调节因素如:通道配体及自主神经兴奋性的影响[6]。膜电位的变化对传导速度产生双向影响[7],实验提示此影响是通过细胞膜兴奋性的改变实现的[8]。除极时,静息膜电位与阈值电位间的差距减小,需要较小的膜电流,因此传导速度增快。同时,随着静息膜电位的除极,失活的钠通道数量增加,使得能激活的通道数量减少,使传导速度减慢。正常情况下,缝隙连接阻抗决定了细胞间离子的运动和传导速度。缝隙连接的开放对缺血、pH 值、细胞内镁离子和钙离子浓度、跨缝隙连接电压较敏感[9]。尽管耦联细胞之间的传导速度增加,且下游细胞会带走上游细胞的电荷,但缝隙连接还是能增加除极细胞的电负荷。激动波波峰的曲率会影响其传播速度。前突面的波峰能激动更大面积的心肌组织,使被激动的组织具有更大的电负荷和更慢的传导速度[10]。

牵张能通过多种方式对传导速度的决定要素进行影响。细胞的几何构形的变化能改变膜面积和细胞间阻抗。牵张激活性离子通道电流通过改变细胞膜静息电位而影响细胞间传导速度和细胞的兴奋性。目前还不清楚急性机械刺激是否能改变缝隙连接的渗透性,但是延长对培养细胞的牵张刺激时间,能出现连接蛋白43表达的明显上调[11]。

传导路径的影响因素

局部传导速度是相应部位心肌结构的最快传导通路的反应。由于心肌细胞间存在缝隙连接[9],因此沿心肌纤维方向传导速度最快,是垂直于心肌纤维长轴走向的横向传导速度的2~10倍。组织传导的各向异性是由于缝隙连接的分布、心肌纤维分支、心肌纤维角的离散化、心肌纤维的片层结构分布、间质内结缔组织隔的存在。心室组织中,在心外膜呈左手螺旋的心肌纤维角逐渐变为心内膜右手螺旋状态。因此,激动跨壁传导时,沿纤维角螺旋式的传导速度最快,并且激动波的波形也随之发生改变。心肌横截面上,肌纤维堆积呈片层束状,每4~6个肌细胞被肌束膜围成一簇。通过重建组织微结构模型发现,心肌纤维这种排列特点使垂直于心肌纤维长轴走向的横向传导比沿心肌纤维方向的纵向传导减慢约40%[12]。

牵张通过改变局部肌纤维的走向而使激动传导的路径发生变化。例如,Penefsky和Hoffman等[13]指出:牵张离体乳头肌时纤维传导速度增加,可能与牵张改变了心肌纤维角有关。舒张早期,心肌片层内肌纤维的剪切和旋转方向变化[14],能影响跨壁传导时间和室壁内电紧张耦联。

局部室壁张力和牵张力的决定因素

反复的机械负荷刺激时,心肌会表现出机械预适应和室壁张力减低的情况[15]。激活肌纤维同样也能引起整个心动周期内室壁张力的变化[16]。在正常心脏研究MEF对传导速度的影响时发现:因为电活动早于收缩期心肌的收缩,所以舒张期机械力是决定传导速度最重要的因素;此影响作用在快心率时,由于心肌舒张不充分,心肌细胞间的交互作用将受到干扰。在心率较慢时,心脏后负荷的改变对传导速度几乎没有影响,但能明显影响心肌复极和不应期。心脏的几何形态和肌纤维的走向能导致明显的心脏机械力各向异性和异质性[16]。室壁张力能决定传导路径的变化,但是细胞的反应是否也受此影响,这取决于细胞机械传导子SAC的顺应性。

牵张心肌时传导速度的测量

垂直于激动波传导路径的两个记录电极之间的距离除以激动波在两电极之间的传导时间即为传导速度。给予心肌机械负荷干预时,记录点之间的距离和单位长度内心肌细胞的数目会发生改变。牵张状态下,传导速度可定义为:单位时间内冲动所经过的细胞数或非牵张时组织的长度除以牵张时冲动在该组织内的传导时间(表14-1)。若细胞间耦联明显减少,那么传导时间和传导速度就更加依赖于记录点之间相互连接的细胞数目。

冲动非连续性传导时,若室壁张力对心肌没有其他的影响,那么牵张时细胞间的传导速度就不会变化;由于单位长度内细胞间的阻抗减小,组织传导速度和空间传导速度则会增加。

相反,冲动正常的连续性传导依赖于细胞膜的电容和阻抗[5]。若牵张对心肌没有其他影响,那么组织传导速度和空间传导速度不会变化;由于传导路径的延长,细胞间传导速度会降低。被测量的组织内部结构特性决定了该组织的传导速度[13],于是,组织传导速度能说明MEF对某一组织片段的影响。要对牵张前和牵张过程中的传导速度进行精确比较,在组织传导速度的定义中传导路径的长度应当恒定。但牵张时心肌会在多个方向上发生长度变化,因此在二维或三维空间对传导速度进行研究,用空间传导速度描述应当最准确。因为这种方法能将组织特性改变导致的传导速度的变化和冲动传导方向的变化均考虑在内(图14-1)。实践中,为了确定冲动在二维空间的传导方向,要记录冲动传导到不同位置的时间,由此画出等时线,该线就指示激动波的位置。计算单位时间内激动波从起点到等时线的距离即为传导速度。

表 14–1　一维空间传导速度的定义

	未牵张时	牵张时
细胞间传导速度		$CV=\frac{L_0}{\Delta t(L_l)}$
空间传导速度	$CV=\frac{L_0}{\Delta t(L_0)}$	$CV=\frac{L_0}{\Delta t(L_0)}$
组织传导速度		$CV=\frac{L_l}{\Delta t(L_l)}$

CV 指传导速度；$\Delta t(X)$指经过两电极间距离 X 所需时间；L_0 指未牵张时电极间距离；L_l 指牵张时电极间距离。

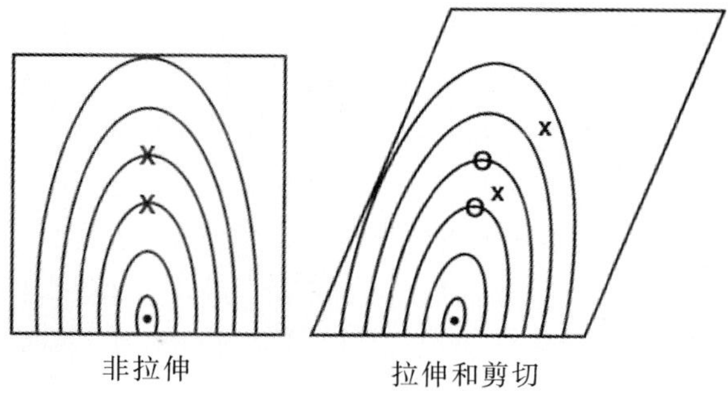

图 14–1　等时线图解，X 代表记录电极的最初位置。X 代表电极随牵张移动后的位置；只有测量从电极的最初位置到等时线的距离，计算的组织传导速度才是正确的；从任何位置（如中心点）或电极的最初位置到等时线的距离计算的数值，以空间传导速度描述更为确切。

牵张对心脏传导速度的影响

早期有关牵张对心脏传导速度影响的研究只局限在一维空间。把多种标本的心室和心房切成条带状，对其进行牵拉，条状心肌从松弛状态到最大张力时，其空间传导速度成比例地加快，而组织传导速度几乎没变。但是额外的牵拉可使两者都减慢[13]。牵张绵羊浦肯野纤维时，冲动的空间传导速度会更快[17,18]。对犬的浦肯野纤维进行牵张时，空间传导速度和组织传导速度先增快，后降低。冲动在猫的肌小梁内的传导并没有类似变化[19]。牵拉大鼠乳头肌时，激动的空间传导速度减慢，而在其他种属动物的乳头肌却未发现此现象[20]。尽管牵张对不同结构、不同组织类型和不同种属的影响有差异，但多数的研究还是提示机械牵张能加快传导速度。然而，以上所述只是对特殊的心肌组织进行的离体研究，这些组织不可能像在体内那样受到多方位的牵拉作用。

有些研究观察了生理性负荷对心房和心室激动时间的影响。在体犬左心室内急性升高的压力同 QRS 波时限有一定的联系[21]，左心房扩大时其激动时间延长[22]，增加离体兔心室容量负荷，其激动时间也相应延长[23]。有研究却指出，在体犬心室容量负荷的增加对空间传导速度并无影响[24]，大鼠心房细胞间传导速度随心房容量负荷的增加而加快[25]。上述研究提示机械牵张能减慢组织传导速度；然而，并未考虑传导路径可能也发生了变化。

为了能直接了解激动传播路径，近年来，更多的实验观察了牵张对心外膜表面二维空间传导的影响。先利用冷冻消融方法处理离体的兔左心室壁，使其只剩一层薄的近心外膜心肌层。未给予容量负荷干预时，沿心肌纤维长轴方向的轴向传导速度和垂直于心肌纤维长轴走向的横向传导速度分别是 76cm/s 和 26cm/s[26]，不管是分级递增容量负荷还是递减起搏刺激周期的长度都对以上两数值产生明显影响。研究者认为冷冻消融方法使心室变硬，可能在机械刺激时对未消融的近心外膜心肌层起到保护作用。用球囊膨胀离体兔右心房，相当于以各向同性方式使心房受到约 40%的牵张，结果发现空间传导速度从 73cm/s 下降到 55cm/s，刺激周期为 250ms[27]。在一项类似研究中，10.33mmHg 的房内压使空间传导速度比对照值（65cm/s，刺激周期 240ms）下降了 3%[28]。心房膨胀的效应有：刺激周期越短传导速度下降更多；局部功能性传导阻滞（传导速度小于 10cm/s）发生率增加；传导速度离散度增加；传播方向改变等。心房内压力恢复正常时，传导速度也随之恢复正常。

电极与心肌的直接接触可能引起局部机械性伪差[29]。Sung 等[29]在增加离体兔左心室容量负荷时，使用了非接触的光学定位方法，通过依赖模型性分析技术 [30] 解释心外膜曲率和传导路径的变化，并对传导速度和局部心肌纤维走行方向进行比较。心室内压力增至30mmHg时，平均心外膜纤维张力约3%，平均跨纤维张力接近1.5%。然而，局部张力的分布不均衡[29]。图14-2举例说明心室容量负荷导致激动时间延长及其产生的速度矢量区。它还同时阐明通过牵张可改变激动的传导路径。激动沿垂直于心肌纤维长轴走向的横向传导时，其空间传导速度平均下降16%，接近起搏位置（主要是心外膜传导）的非负荷区其空间传导速度为20cm/s，而远离起搏位置区域（包括传导更快的心内膜）为60cm/s。去除干预的负荷后，传导速度回到基线值。

上述在整个心房或心室的研究显示：牵张在减慢传导的同时也能改变传导路径。心房壁张力的增加与心房空间传导速度的下降并不成比例，张力增加40%而传导速度下降25%[27]，而在近乎相同的周期长度时，超过23%的张力只使传导下降3%。这或许说明在心房组织中传导减慢有牵张依赖性，而生物组织的被动牵张与张力之间呈非线性比例关系[16]。与之类似，在心室内压力30mmHg时，增加1.5%的跨心外膜对心肌纤维的张力，则空间传导速度下降16%[29]，心房内压为9mmHg时，张力增加23%能导致传导下降3%[28]，这提示传导速度下降和牵张的联系更密切而不是心肌张力。

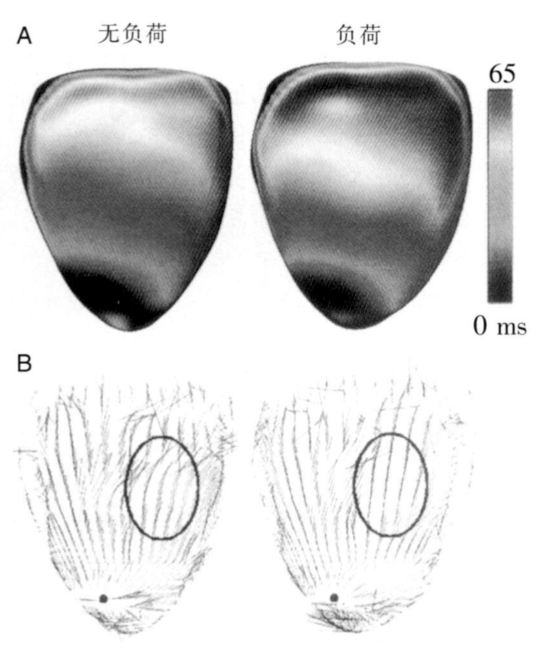

图14-2 (A)激动时间区。(B)传导速度矢量区。使用Sung等[29]方法，对离体兔心室施加30mmHg的容量负荷。小黑点指示起搏的位置。椭圆区表示增加负荷后传导方向明显改变的区域。（见彩色插图）

牵张与传导速度影响因素间的可能相互作用

牵张对传导速度的影响可能仅因为心肌几何形态或结构的变化。Penefsky和Hoffman[13]推测某一维空间传导速度的增加是由于该方向上成列纤维增多，而Deck[17]认为由于牵张减小了局部膜电容；但是，近期的数据却提示牵张会导致电容增加[31]。Dominguez和Fozzard[18]认为牵张能使细胞膜伸展（近期已证实[32]）；在不改变全细胞膜面积的前提下，减小单位长度内的膜面积，这些改变使局部细胞膜的电容减低。牵张心肌纤维能使细胞的截面积减小，而保持其容积不变；且能在不改变局部细胞膜物理特性的情况下，明显降低特异性膜电容。然而，减小的细胞截面积能使纵向胞浆阻抗增加，进而使传导减慢。Rosen等[19]观察到，牵张使犬浦肯野纤维细胞膜明显伸展，而细胞外空间只是轻度受压增加。这些微结构的变化伴随的结果是空间传导速度和组织传导速度的减慢。

已有报道指出：牵张也能使静息膜电位除极[33]，快钠通道失活而减慢传导。非选择性阳离子SAC的反转电位为-70~30mV（见第1章），其内向电流可引起静息膜电位除极。SAC的非特异性阻断剂能消除MEF对心脏的多种影响，包括钆阻止牵张大鼠心房使细胞传导速度增加的效应[25]。然而，Sung等[29]却发现链霉素对膨胀心室引起的空间传导速度的减低作用并无影响。持续的牵张可通过改变细胞的钙转运，进而增加静息电位[34]。牵张时肌丝对钙的敏感性增加，延长牵张时间，能导致钙电流的缓慢升高,从而和其他电流相互影响[有关"负荷依赖性钙转运"(Load-dependent calcium handling)详见第 6 章]。静息电位升高后其除极所需阈电位会减低,但是膨胀心室并不对阈电位产生影响[23,26,35]。SAC、牵张有关的钙转运的变化或牵张敏感性细胞信号转导也能调节与动作电位 0 相有关的电导,进而使膜电位上升的最大速率降低[6]。

Spear 和 Moore 等[20]指出,牵张可以增加细胞间阻抗,降低传导。细胞间耦联下降的异质性和各向异性还可能使传导路径改变。缝隙连接渗透性受多种快速因素的调节,已发现细胞内钠离子、镁离子,尤其是钙离子浓度升高的数秒钟内就可出现其作用的下降[9]。牵张能通过激活 SAC 或改变钙转运,提高细胞内阳离子浓度,而减小缝隙连接的电导。蛋白激酶 A 和蛋白激酶 C 能提高和降低缝隙连接的渗透性,经前二者磷酸化修饰的缝隙连接能减少细胞间的信号转导[9]。牵张通过激活上述通路可在 1~3 分钟内降低细胞间的电导。

牵张也通过另一种机制减少细胞间耦联。虽然在心肌细胞的侧面也能见到缝隙连接,但是它主要与黏着小带一起定位于闰盘位置,再通过黏着小带将闰盘和肌动蛋白、桥粒相连接,后者再与中间丝连接[36]。这样一来,缝隙连接与细胞间最主要的机械力传导区衔接,则有可能受到机械牵张的调节。而且,连接复合体与黏着小带处于交叉位置。因此,细胞间纵向的机械力会使缝隙连接受到很强的剪切力,此作用能有效地降低细胞间的电耦联。

小结

传导速度受细胞多种特性的影响,如细胞膜的兴奋性、细胞间耦联和激动波波峰的曲率等。而传导路径依赖于局部细胞和心肌的结构特性。有证据表明:牵张能影响多种心肌组织的传导速度,但是其下降的程度之大,不可能完全以牵张引起传导路径的改变来解释。单纯心脏几何形态和结构的改变也能减慢传导,尽管多数上述情况也有加快传导的倾向。此外,激活 SAC、长度依赖性钙转运或局部心肌细胞阻抗的增加都能降低传导。

牵张对心肌有效不应期的影响

有效不应期的决定因素与测定

有效不应期(ERP)是指心肌兴奋后,再给予上次相等的刺激不能引起再次兴奋的一段时间;它也能反映再复极时细胞膜的兴奋性。由于 ERP 受快钠通道从失活状态到静息状态的电压依赖性转换的影响,因此,它也依赖于复极时程的长短。因此 ERP 与 APD 密切相关,并且也是周期长度依赖性的。有研究观察到:尽管 APD 减少 60%,但是 ERP 与 APD_{90} 的比值却保持不变[25]。测量 ERP 的经典方法是:设定刺激周期,给予连续的起搏刺激,使 APD 和其他细胞动力学的动态变化减小到最低,经过这一稳定期后,再给予周期更短的刺激。ERP 是指不能再次引起动作电位的刺激最长配对间期。

牵张对全心有效不应期的影响

研究在体心房 MEF 对 ERP 影响时, 机械负荷的作用结果不尽相同。近期 Ravelli[4]对有关牵张对心房 ERP 影响的相关论文进行了评述,他认为实验结果的差异主要是实验时给予牵张作用的时间和持续时间的不同,这在模型实验研究中可见到[37];但有些差别可能归因于机体自身的调节或种属间的差异。尽管结论存在不同点,但所有实验都提示急性心房牵张可使 ERP 的离散度增加。

牵张犬离体右心房[38],或增加犬在体左心室的容量负荷[24]都能延长 ERP,这些结果与以往的研究一致;不过膨胀犬心房时,却出现 ERP 的缩短[22]。持续增加兔心房的压力,ERP 也缩短, 这可能是种属特异性的原因。刺激周期为 250ms, 当房内压为 15cmH_2O 或使心房肌长度增加 40%时,ERP 从 80ms 减至 50ms[27,39-41]。

尽管实验方法和动物不同,但是不同实验有关牵张对左心室 ERP 影响的结论都是一致的。增加猪在体心脏的后负荷，心尖部 ERP 的缩短程度明显大于心底部，并使复极离散度增加[42]。离体兔左心室容量负荷升高后，同样能使 ERP 缩短[23,43]。通过评价舒张末压和心室形态后发现，ERP 的缩短与升高前负荷后舒张期室壁张力的增加明显相关，而与收缩期室壁张力以及舒张期心室周长的关系不大。膨胀也可导致心内膜和心外膜 ERP 的缩短程度不同，而前者多于后者[35]。这提示牵张或张力在心肌纤维横截面方向时要比沿纤维方向时对 ERP 的影响大；这是因心脏充盈时，心肌扭转及其剩余张力使得顺纤维方向张力的跨壁分布在负荷状态下趋向一致，而横跨心肌纤维方向的张力梯度却升高。

增加心脏前负荷对兔心室造成牵张，随着刺激周期的缩短，ERP 的缩短可更明显[26]；此后在等容收缩兔心室上也得到类似结果[35]。Reiter 等[26]指出，这种心率依赖性变化可能会受牵张敏感性延迟钾电流的影响。

这些实验还观察了 MEF 对 APD 末期（尤其是 APD_{90}）和 ERP 的影响，尽管牵张心房和心室能引起它们的延长[24]或缩短[23,35,39,42]，但是 ERP 与晚期 APD(late APD)的比值并未改变。其他研究也指出牵张可引起羊、猪、豚鼠、兔和人的心肌晚期 APD 缩短。然而，有些研究者报道牵张犬和其他种属动物的心肌时，其晚期 APD 却是延长的，并与阳离子非选择性 SAC 有关，ERP 大概能反映该延长的情况。Nilius 和 Boldt[44]牵张兔肌小梁可使 APD_{90} 延长，他们认为这是因为靠近静息电位时钾电流的减少所致。增加左心房的容量负荷使 APD_{50} 和 APD_{90} 受到不同程度的影响，牵张过程中约 1/4 出现 APD 的延长[45]。与此相反，轴向牵张豚鼠的离体心室，APD_{20}、APD_{50} 和 APD_{90} 都出现延长；膨胀兔离体心室 APD_{20} 和 APD_{80} 也都发生延长[29]。这些研究说明牵张非犬心肌组织，能使 ERP 延长。Franz[33]观察到牵张使犬和兔晚期 APD 延长，但使早期 APD 缩短；其认为依赖于刺激力度的大小，MEF 对 ERP 的影响可能是仅反映不同复极水平 APD 的变化；牵张使 ERP 缩短和延长分别反映早期 APD 的缩短和晚期 APD 的延长(有关牵张对 APD 的影响，详见第 21 章)。

牵张与 ERP 影响因素间的相互作用

SAC 和改变的钙转运都参与牵张诱导的 APD 缩短[4]，进而影响心肌的 ERP。两者对牵张作用的时机和强度非常敏感[37,46]。Zabel 等[46]证实：牵张可重复多种实验中观察到的现象，早期 APD 缩短和晚期 APD 延长，包括出现反转电位是-30mV 的长度依赖的非特异性阳离子电导。Kohl 等[37]认为中等强度的牵张力可使 APD 全程延长，进一步研究发现，动作电位早期或全程，等强度的牵张力以及肌小节长度依赖性钙转运能导致 APD 全程延长，但在 APD 晚期，却引起 APD 缩短。

药物干预后，牵张能引起 ERP 缩短，但对于其机制的研究结果并不一致。链霉素(阳离子 SAC 的阻断剂)能抑制急性牵张导致的兔心室 ERP 的缩短，但是对持续牵张的作用无影响[3]。相反，特异性更强的 SAC 阻断剂 GsMTx-4 并不能阻断牵张引起的兔心房 ERP 的缩短，此现象可能是因该药阻断了钾离子选择性 SAC 的缘故[41]。Zarse 等[40]发现 L 型钙通道阻断剂维拉帕米可消除牵张引起的心房 ERP 的缩短，这说明长度依赖性的钙转运机制的参与，但是其他研究却认为维拉帕米对兔心室 ERP 的缩短无影响[35]。

牵张力或室壁张力分布的不均质性会使牵张时 ERP 的离散度增加。将研究生理性肌纤维及肌纤维间张力的心室实验模型与研究牵张依赖性电流的动作电位模型结合来看，许多晚期 APD 离散度的结果有时相互矛盾。但细胞耦联的减少可导致复极异质性增加，细胞各自的电活动会更加独立。

小结

增加前负荷、后负荷或持续的牵张会使 ERP 缩短，但 ERP 随 APD 的变化而变化，并且有证据表明复极全过程都有 APD 的延长。牵张如何影响 ERP 的呢？可能是 SAC(阳离子选择性或钾离子选择性，详见第 2 章）、改变的钙转运和牵张力作用的时机与强度等决定因素相互竞争与平衡的结果。对于不同的种属以及施加干预方式的差别，牵张的激活作用也会有所不同。

结论

近期的研究为解释牵张引发心律失常，特别是折返形式的心律失常，提供了理论依据。心房和心室的牵张都能减慢空间传导，牵张心房还能增加传导速度的离散度，并且提高局部功能性传导阻滞的发生率。牵张的这些作用可能和舒张期的机械负荷有关，与张力的关系还不甚清楚，因为心脏几何形态、结构、时间依赖的物质特性存在局部的异质性。牵张影响传导速度的方式有：降低细胞间有效耦联，减小细胞水平的几何形态变化，改变细胞兴奋性，尤其是通过激活 SAC 或改变钙转运提高静息电位水平。

一般而言，牵张能缩短心房和心室的 ERP，增加其离散度，两者都与折返性心律失常的发生相关。牵张对不应期和 APD 的影响是一致的，这种影响可能会因 SAC 和钙转运的相互竞争性激活而发生变化。

致谢

感谢美国自然科学基金委员会（National Science Foundation，BES-0086482），美国国家卫生院（National Institute of Health，RR08605），美国国家起搏生物医学研究院（National Space Biomedical Research Institute，CA00216），以及美国心脏协会（American Heart Associ-ation，02651208Y）的支持。

（苏方成 盛富强 程龙献 译）

参考文献

1. Stevenson WG, Stevenson LW: Prevention of sudden death in heart failure. J Cardiovasc Electrophysiol 12:112–114, 2001.
2. Taggart P, Sutton PM: Cardiac mechano-electric feedback in man: Clinical relevance. Prog Biophys Mol Biol 71:139–154, 1999.
3. Kuo CS, Munakata K, Reddy CP, et al: Characteristics and possible mechanism of ventricular arrhythmia dependent on the dispersion of action potential durations. Circulation 67:1356–1367, 1983.
4. Ravelli F: Mechano-electric feedback and atrial fibrillation. Prog Biophys Mol Biol 82:137–149, 2003.
5. Kootsey JM: Electrical propagation in distributed cardiac tissue. In: Glass L, Hunter P, McCulloch AD (eds): Theory of Heart: Biomechanics, Biophysics, and Nonlinear Dynamics of Cardiac Function. New York, Springer-Verlag, 1991, pp 391–403.
6. Roden DM, Balser JR, George AL Jr, et al: Cardiac ion channels. Annu Rev Physiol 64:431–475, 2002.
7. Rohr S, Kucera JP, Kleber AG: Slow conduction in cardiac tissue. I: Effects of a reduction of excitability versus a reduction of electrical coupling on microconduction. Circ Res 83:781–794, 1998.
8. Nygren A, Giles WR: Mathematical simulation of slowing of cardiac conduction velocity by elevated extracellular [K⁺] in a human atrial strand. Ann Biomed Eng 28:951–957, 2000.
9. Dhein S: Cardiac Gap Junctions. New York, Karger, 1998.
10. Cabo C, Pertsov AM, Baxter WT, et al: Wave-front curvature as a cause of slow conduction and block in isolated cardiac muscle. Circ Res 75:1014–1028, 1994.
11. Zhuang J, Yamada KA, Saffitz JE, et al: Pulsatile stretch remodels cell-to-cell communication in cultured myocytes. Circ Res 87:316–322, 2000.
12. Hooks DA, Tomlinson KA, Marsden SG, et al: Cardiac microstructure: Implications for electrical propagation and defibrillation in the heart. Circ Res 91:331–338, 2002.
13. Penefsky ZJ, Hoffman BF: Effects of stretch on mechanical and electrical properties of cardiac muscle. Am J Physiol 204:433–438, 1963.
14. Ashikaga H, Criscione JC, Omens JH, et al: Transmural left ventricular mechanics underlying torsional recoil during relaxation. Am J Physiol Heart Circ Physiol 286:H640–H647, 2004.
15. Emery JL, Omens JH, McCulloch AD: Strain softening in rat left ventricular myocardium. J Biomech Eng 119:6–12, 1997.
16. McCulloch AD, Omens JH: Factors affecting the regional mechanics of the diastolic heart. In: Glass L, Hunter P, McCulloch AD (eds): Theory of Heart: Biomechanics, Biophysics, and Nonlinear Dynamics of Cardiac Function. New York, Springer-Verlag, 1991, pp 87–119.
17. Deck KA: [Changes in the resting potential and the cable properties of purkinje fibers during stretch]. Pflügers Arch Gesamte Physiol Menschen Tiere 280:131–140, 1964.
18. Dominguez G, Fozzard HA: Effect of stretch on conduction velocity and cable properties of cardiac Purkinje fibers. Am J Physiol 237:C119–C124, 1979.
19. Rosen MR, Legato MJ, Weiss RM: Developmental changes in impulse conduction in the canine heart. Am J Physiol 240:H546–H554, 1981.
20. Spear JF, Moore EN: Stretch-induced excitation and conduction disturbances in the isolated rat myocardium. J Electrocardiol 5:15–24, 1972.
21. Sideris DA, Toumanidis ST, Kostopoulos K, et al: Effect of acute ventricular pressure changes on QRS duration. J Electrocardiol 27:199–202, 1994.
22. Solti F, Vecsey T, Kekesi V, et al: The effect of atrial dilatation on the genesis of atrial arrhythmias. Cardiovasc Res 23:882–886, 1989.

23. Zabel M, Portnoy S, Franz MR: Effect of sustained load on dispersion of ventricular repolarization and conduction time in the isolated intact rabbit heart. J Cardiovasc Electrophysiol 7:9–16, 1996.
24. Zhu WX, Johnson SB, Brandt R, et al: Impact of volume loading and load reduction on ventricular refractoriness and conduction properties in canine congestive heart failure. J Am Coll Cardiol 30:825–833, 1997.
25. Tavi P, Laine M, Weckström M: Effect of gadolinium on stretch-induced changes in contraction and intracellularly recorded action- and afterpotentials of rat isolated atrium. Br J Pharmacol 118:407–413, 1996.
26. Reiter MJ, Landers M, Zetelaki Z, et al: Electrophysiological effects of acute dilatation in the isolated rabbit heart: Cycle length-dependent effects on ventricular refractoriness and conduction velocity. Circulation 96:4050–4056, 1997.
27. Chorro FJ, Egea S, Mainar L, et al: [Acute changes in wavelength of the process of auricular activation induced by stretching. Experimental study]. Rev Esp Cardiol 51: 874–883, 1998.
28. Eijsbouts SC, Majidi M, van Zandvoort M, et al: Effects of acute atrial dilation on heterogeneity in conduction in the isolated rabbit heart. J Cardiovasc Electrophysiol 14:269–278, 2003.
29. Sung D, Mills RW, Schettler J, et al: Ventricular filling slows epicardial conduction and increases action potential duration in an optical mapping study of the isolated rabbit heart. J Cardiovasc Electrophysiol 14:739–749, 2003.
30. Sung D, Omens JH, McCulloch AD: Model-based analysis of optically mapped epicardial activation patterns and conduction velocity. Ann Biomed Eng 28:1085–1092, 2000.
31. Suchyna TM, Besch SR, Sachs F: Dynamic regulation of mechanosensitive channels: Capacitance used to monitor patch tension in real time. Phys Biol 1:1–18, 2004.
32. Kohl P, Cooper PJ, Holloway H: Effects of acute ventricular volume manipulation on in situ cardiomyocyte cell membrane configuration. Prog Biophys Mol Biol 82:221–227, 2003.
33. Franz MR: Mechano-electrical feedback in ventricular myocardium. Cardiovasc Res 32:15–24, 1996.
34. Calaghan SC, Belus A, White E: Do stretch-induced changes in intracellular calcium modify the electrical activity of cardiac muscle? Prog Biophys Mol Biol 82:81–95, 2003.
35. Eckardt L, Kirchhof P, Monnig G, et al: Modification of stretch-induced shortening of repolarization by streptomycin in the isolated rabbit heart. J Cardiovasc Pharmacol 36:711–721, 2000.
36. Gutstein DE, Liu FY, Meyers MB, et al: The organization of adherens junctions and desmosomes at the cardiac intercalated disc is independent of gap junctions. J Cell Sci 116:875–885, 2003.
37. Kohl P, Day K, Noble D: Cellular mechanisms of cardiac mechano-electric feedback in a mathematical model. Can J Cardiol 14:111–119, 1998.
38. Huang JL, Tai CT, Chen JT, et al: Effect of atrial dilatation on electrophysiologic properties and inducibility of atrial fibrillation. Basic Res Cardiol 98:16–24, 2003.
39. Ravelli F, Allessie M: Effects of atrial dilatation on refractory period and vulnerability to atrial fibrillation in the isolated Langendorff-perfused rabbit heart. Circulation 96:1686–1695, 1997.
40. Zarse M, Stellbrink C, Athanatou E, et al: Verapamil prevents stretch-induced shortening of atrial effective refractory period in Langendorff-perfused rabbit heart. J Cardiovasc Electrophysiol 12:85–92, 2001.
41. Bode F, Sachs F, Franz MR: Tarantula peptide inhibits atrial fibrillation. Nature 409:35–36, 2001.
42. Dean JW, Lab MJ: Regional changes in ventricular excitability during load manipulation of the in situ pig heart. J Physiol 429:387–400, 1990.
43. Halperin BD, Adler SW, Mann DE, et al: Mechanical correlates of contraction-excitation feedback during acute ventricular dilatation. Cardiovasc Res 27:1084–1087, 1993.
44. Nilius B, Boldt W: Stretching-induced changes in the action potential of the atrial myocardium. Acta Biol Med Ger 39:255–264, 1980.
45. Babuty D, Lab M: Heterogeneous changes of monophasic action potential induced by sustained stretch in atrium. J Cardiovasc Electrophysiol 12:323–329, 2001.
46. Zabel M, Koller BS, Sachs F, et al: Stretch-induced voltage changes in the isolated beating heart: Importance of the timing of stretch and implications for stretch-activated ion channels. Cardiovasc Res 32:120–130, 1996.
47. Vetter FJ, McCulloch AD: Mechanoelectric feedback in a model of the passively inflated left ventricle. Ann Biomed Eng 29:414–426, 2001.

第 15 章

非穿透胸壁损伤性室颤(心脏震荡)

Mark S. Link, Barry J. Maron, N.A. Mark Estes Ⅲ

由没有肋骨、胸骨及心脏损伤的非穿透性胸壁撞击引起的猝死 (或自行中止的猝死)称为心脏震荡。7 年前开始有临床病例报道,迄今为止已有 150 多例临床病例的报道[1-3],现在每年新增病例数约 5~20 例。我们已建立了心脏震荡的实验模型,即用棒球击打已被麻醉的幼猪胸部,进而诱发室颤。通过这一模型,我们可以测量与室颤发生相关的一些参数。重要指标包括撞击时间,只有撞击发生在复极这一段短暂时间窗时才能导致室颤。撞击速度也十分重要,实验模型中棒球撞击速度为 17.8m/s 时更易发生室颤。另外,坚硬物体直接撞击胸部中间更易诱发室颤。撞击胸部产生的左室压力峰值高度也与室颤的发生密切相关,两者相关性吻合呈正态分布曲线。K_{ATP} 通道的激活也有一定作用。有效的心肺复苏可以起到早期除颤的作用。本章主要探讨动物模型与心脏震荡事件发生机制之间的关系,而心脏震荡的临床特征将在第 29 章讨论。

实验模型

早期很多实验研究了一些相对严重的胸壁损伤,比较典型的有车祸、从高处坠落和炸弹爆炸所致等[4,5]。这些模型中都有典型的心脏形态学损伤。Riedinger 和 Kummell[5]认为"挫伤"表示心脏有结构性损伤,而"震荡"则是指心脏仍然保持形态学完整,他们只观察到 2 例真正的心脏震荡损伤。1934 年 Schlomka[6]报道了他的多种实验,包括用锤子击打不同动物的胸壁导致损伤。他的实验报道中,心电图改变主要表现为 ST 段异常,偶有室颤发生,击打心前区更易导致心电图异常。击打力量的强度仅凭主观定量,击打力越大,心电图改变越容易出现。实验中大多数击打的力量都很大,足以产生明显的心脏损伤。99%的实验动物出现心脏扩张[2],跟踪观察 80 天的动物中有 60%产生不可逆的心脏损伤。阻断迷走神经不会对心电图或存活率有影响。综合这些实验结果,Schlomka [6] 认为心脏震荡与心脏挫伤有所区别,心脏震荡是由冠状动脉痉挛引起,而挫伤则是心脏创伤引起。Bright 和 Beck[8]也得到了类似结果,他们在实验模型中将狗的胸廓打开,直接击打其心脏,所有受试动物都有心电图变化(包括 ST 段异常及 25 例中 2 例出现室颤)。所有受试狗都有心肌出血的组织学证据,将血液注射到心肌中可以产生类似的心电图改变。他们认为心脏的心电异常是心肌挫伤而非冠状动脉痉挛引起。

20 世纪 60 年代中期开始出现更多的对击打力量进行分级的复杂实验。Louhimo[7]在实验中将击打力量分级为受试老鼠自身体重的 1/3、1/4、1/6、1/8,击打力量为自身重量 1/3 的实验组动物全部死亡,而 1/8 组的动物则全部存活。死亡的 47 例动物中有 43 例立即发生室性心动过速,但没有一例恶化成室颤;仅有一例动物在呼吸停止时发生室颤。有室性心动过速的死亡老鼠全部检查了致死的结构改变。

9 例出现一过性心室停搏，但这并不是动物的死因。尸检发现死亡的 51 例动物都有损伤，包括 48 例胸骨骨折、19 例主动脉破裂、23 例心脏破裂或损伤。

最近，Liedtke 等[9]和 Cooper 等[10]运用定量而易重复的高能量诱发室性心律失常。Liedtke 的实验模型中，650J 的冲撞（相当于 101.4m/s 速度的棒球）可导致所有实验动物出现室速及一半动物发生心脏阻滞。Cooper 实验中的损伤能量为 88~363J(平均 188J)，损伤可导致心脏停搏、心脏阻滞、室上性心动过速、室颤等心律失常。然而，大多数受试动物都有严重的心脏损伤，包括心肌挫伤及心肌断裂等，所以这些实验实际上是心脏挫伤的实验模型。20 世纪 90 年代早期，Viano 等[11]以 42.5m/s 速度击打猪的胸廓，可以导致心动过缓及室性心动过速，然而所有实验动物都有严重的心脏挫伤。

心脏震荡实验模型

以前的胸壁损伤实验主要针对心肌损伤的研究，因此我们用猪建立一种实验模型，其主要用来模拟心脏震荡的临床情况，即可以在无心肌损伤的情况下出现心脏猝死。我们的实验中运用了类似棒球大小及重量的球形物体直接以各种速度击打已麻醉的猪胸廓，击打位置为解剖上的左心室位置[13]（图 15–1）。

损伤时间的重要性

胸壁损伤的发生和影响与心动周期有时间相关性，击打胸壁导致的电生理结果与发生的击打处于心动周期的精确时间密切相关（图 15–1）。研究发现，T 波易损期（T 波前 10~30ms）时产生的损伤可立即诱发室颤[13,14]（图15–2）。在心动周期易损期时段以 13.3m/s 击打胸壁，大约 30%可以产生室颤，而另有 10%可以导致非持续性多形性室性心动过速。击打损伤出现在 T 波前 31~40ms 时，可有 16%产生室颤，而击打在 T 波前 0~9ms 则室颤发生率为 3%。击打如果在心动周期的其他时段发生，则不会产生室颤，也没有多形性室速。但 ST 段抬高和一过性完全心脏阻滞则很常见，心脏阻滞为非永久性，持续时间常少于 5 个心动周期。

形态学改变

心前区损伤后在距其较远的区域—胸廓顶部出现局部一过性的运动异常[13]。击打后 60 秒内即行冠状动脉造影未见心外膜冠状动脉异常[13]。小于 22m/s 的击打速度很少导致心肌损伤，但速度越快越易引起心肌损伤，以 31.1m/s 或更快的速度击打几乎可 100%造成损伤[13,16]。同样，22m/s 的击打速度不会产生诱发心律失常或致死性结构性心脏异常。

击打物体的硬度

为评价击打所用物体硬度在心脏震荡中的作用，我们用了 3 种硬度不同的物体进行比较，结果发现越硬的物体越易诱发室颤，而且物体的坚硬程度与发生室颤的危险率呈线性相关[13]（图 15–3）。击打物体的硬度与室颤诱发相关，不仅在 13.3m/s 速度下而且在 17.8m/s 的速度（此速度与棒球手引发心脏震荡的速度一致）下均成立[17]。

击打损伤部位

为研究击打部位在心脏震荡中的作用，我们在实验中选择了几个部位分别进行击打，其中有 5 个部位在左侧胸壁（包括 3 个直接击打对应心脏部位的胸壁），两个在右侧胸壁。只有直接击打心脏对应位置才会导致室颤，而且击打心脏中心的相应位置最易发生室颤（30%），击打左室底部和顶部的相应位置引起室颤的发生率分别为 13%、4%[15]。

击打速度

我们进一步用不同速度的物体（包括 8.9、11.1、13.3、17.8、22.2、26.9、31.1m/s 等多个速度）击打胸壁。正如我们预料的，速度越慢的击打越难产生室颤，8.9m/s 的击打速度完全不会发生室颤[16]，击打速度越快，室颤发生的危险

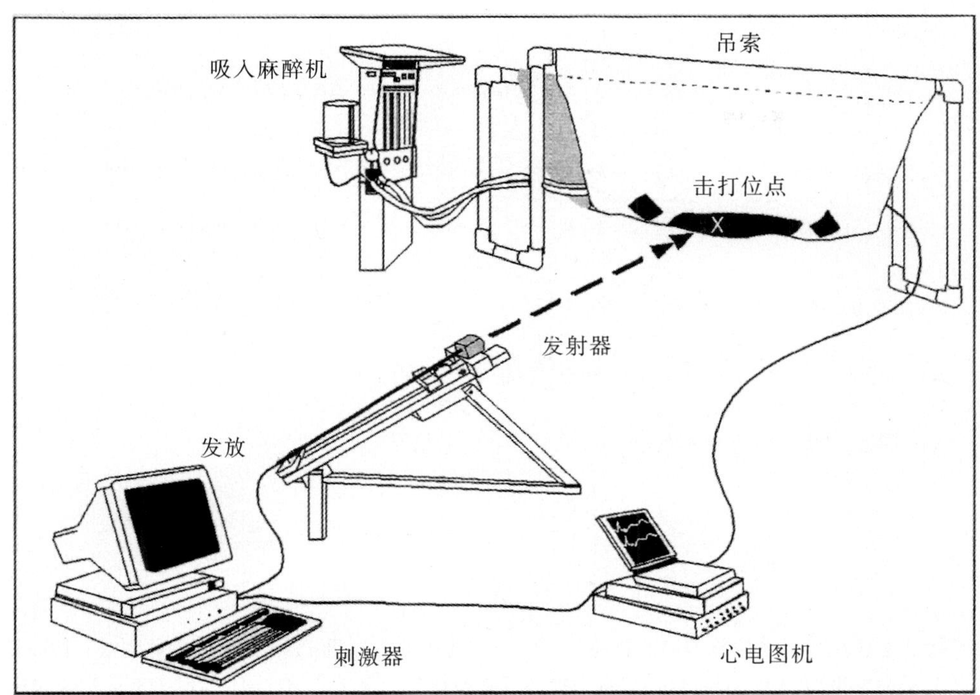

图 15-1　心脏震荡模型的实验设计图。将猪悬挂于吊索上,用一棒球在 1m 的远处以 13.3 m/s 速度击打左室中心。击打装置通过感受体表心电信号输入的电生理刺激器与心电周期相关联，用一个调整好的低速计时器(Oehler Research, Austin, TX)测定棒球的速度[12]。(From Link MS, Wang PJ, VanderBrink BA, et al: Selective activation of the K_{ATP} channerl is a mechanism by which sudden death is produced by low- energy chest- wall impact [commotio cordis]. Circulation 100:413-418, 1999, with permission from the American Heart Association.)

表 15-1　速度为 13.3m/s 和 17.8 m/s 的击打发生室颤(VF)和非持续性多形性室速(NSPMVT)的发生率

	QRS	ST	T 波前 40~31ms	T 波前 30~21ms	T 波前 20~10 ms	T 波前 9~1 ms	T 波下降时段
VF							
总损伤例数	58	93	74	516	384	31	47
VF 例数	0	0	12	148	113	1	0
%	0%	0%	16%	29%	29%	3%	0%
NSPMVT							
总损伤例数	58	93	62	368	271	30	47
NSPMVT 例数	1	1	4	39	28	0	0
%	2%	1%	6%	11%	10%	0%	0%

实验模型中根据击打时间分组。
VF,室颤；NSPMVT,非持续性多形性室速。
Reproduced from: Link MS: Mechanically induced sudden death in chest wall impact. Prog Biophys Mol Biol 82:175-186, 2003, with permission.

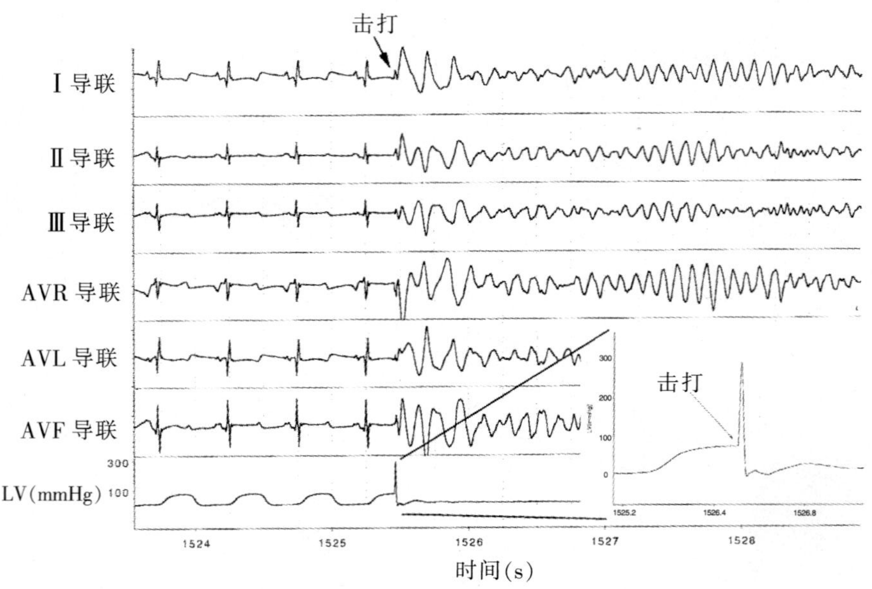

图 15-2 形状及重量都与标准棒球相同的物体以 13.3 m/s 的速度击打重 11kg 实验用猪的胸壁，同时记录六导心电图。发生在复极易损期(T 波前 10~30ms)的胸壁损伤可立即致室颤发生[15]。LV：左室压。(From Link MS, Maron BJ, VanderBrink BA, et al: Impact directly over the cardiac silhouette is necessary to produce ventricular fibrillation in an experimental model of commotio cordis. J Am Coll Cardiol 37:649-654, 2001, with permission from Journal of American College of Cardiology.)

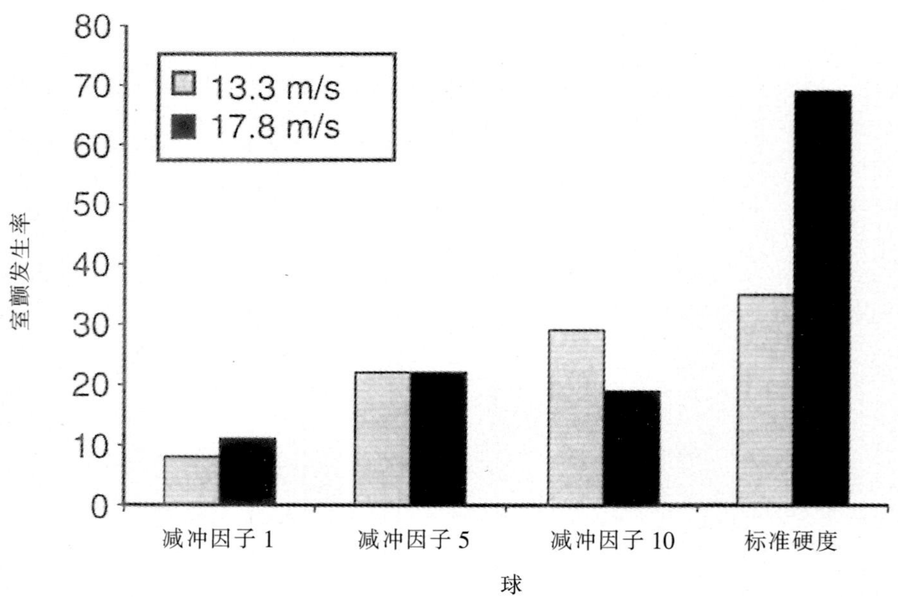

图 15-3 以 13.3m/s(灰条)和 17.8m/s(黑条)的速度击打胸壁所致室颤的发生率[17]。击打所用球的硬度从最软的减冲因子 1(RIF1)到最硬(标准硬度)。可见击打物体越硬，室颤发生率越高。[From Link MS, Maron BJ, Wang PJ, et al: Reduced risk of sudden death from chest wall blows (commotion cordis) with safety baseballs. Pediatrics 109:873-877, 2002, with permission.]

率越高，17.8m/s 的速度对应的室颤发生率为70%。然而，当击打速度≥22.2m/s 时相应的室颤发生率则降低，而心脏结构性损伤，包括左室破裂和乳头肌断裂等更易出现。特别用高速度击打致心脏震荡损伤减少的机制还不清楚，可能原因有：大部分心肌维持折返性心律失常、击打胸壁导致左室压的巨大波动。

心脏震荡的分子学机制

大量动物实验和临床数据揭示，心脏震荡发生时击打胸壁所致的室颤可以诱发心源性猝死。室颤既可以是原发的电生理事件，也可以是由心脏阻滞、心肌缺血等引起的继发事件。临床患者遭受撞击后立刻倒下，实验模型中动物遭受击打后室颤也是马上出现，因此我们认为心脏震荡是原发的电生理事件而不是继发于一些非电学因素。Brugada 综合征和长 QT 综合征等也能发生原发性室颤，其发生机制主要是离子通道异常（与心脏复极有关）导致了不稳定的电生理状态，而患者的心肌大致正常。

我们推测心脏震荡可能引起的机械力致离子通道(主要是与复极相关的通道)功能异常[18]，除此之外，室颤的发生也需要心室提早除极来触发。我们的假设可用来解释 R on T 现象，即心室提早除极发生在 T 波易损期即可诱发室颤[19,20]。然而 R on T 现象主要在心肌缺血状态时发生。急性心肌梗死或冠脉缺血时，一个适时的心室提前除极可以触发室颤。然而，在非心肌缺血时(如持续性非同步心室起搏)，在 T 波易损期出现的心室除极并不容易导致室颤，而高能 T 波震荡(1~10J)可致室颤。现在认为这些心脏电生理的刺激可导致通道和细胞膜的功能异常[21-23]。

我们推测击打胸壁既可致通道功能异常，也可产生心室过早除极。异常复极如果发生恰当的时间窗则会触发室颤。而我们关于击打速度的实验显示单个胸壁撞击（例如非同步起搏)并不足以导致折返性心律失常。击打未出现室颤的 287 例中有 199 例(69%)发生心室早除极：8.8m/s 组中 80 例有 36 例(45%)、11.1m/s 组中 86 例有 63 例（73%)、13.3m/s 组中 68 例有 51 例（75%)、17.8m/s 组中 17 例有 16 例(94%)，上述各组心室早除极的发生率均等于或大于 22.2m/s 组[18]。虽有室性早除极但并未发生室颤的原因可能是击打胸壁并未完全改变心室复极。

因为心脏震荡和心肌缺血具有相似的电生理改变，包括 ST 段抬高和 R on T 致室颤的发生，因此我们推测可能有特异性离子通道的激活在起作用。

一个可能的通道是 K_{ATP} 通道，因为它与 ST 段抬高及心肌缺血时室颤发生关系密切[24,25]。在我们的实验模型中，我们发现格列本脲(K_{ATP} 通道阻断剂)可降低击打后 ST 段的抬高程度，亦可降低 T 波上升段时出现的击打所致室颤的发生率[12](图 15-4)。这些提示心脏震荡中击打胸壁时 K_{ATP} 通道的激活对室颤的发生和持

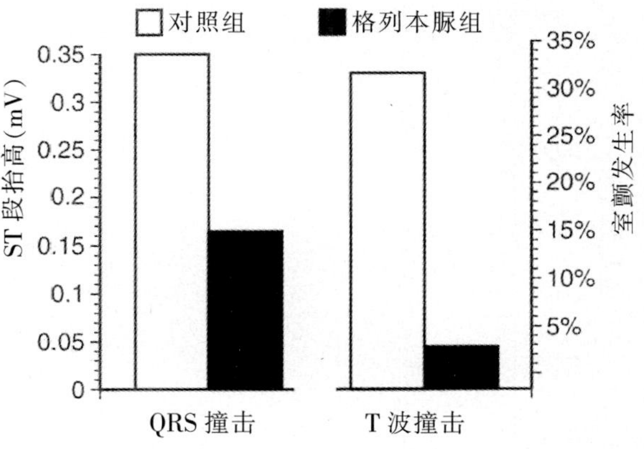

图 15-4　心脏震荡模型中用大小和重量与棒球类似的圆形物体以 13.3 m/s 的速度击打胸壁所致的 ST 段抬高的幅度和室颤的发生率。对比组(白条)和格列本脲(K_{ATP} 通道阻断剂，黑条）组两组在 QRS 波时击打胸壁的 ST 段抬高幅度和 T 波时击打的室颤发生率等指标都存在显著差异[12]。[From Link MS, Wang PJ, VanderBrink BA, et al: Selective activation of the K_{ATP} channel is a mechanism by which sudden death is produced by low-energy chest-wall impact (commotio cordis). Circulation 100:413-418, 1999, with permission from the American Heart Association.]

续十分重要。

虽然 K_{ATP} 通道可减少室颤的发生,但击打所致的室性早除极的发生率并未减少(格列本脲组及对照组分别为 85%、83%), 以上再次揭示单个室性除极不足以诱发室颤。我们认为格列本脲并非阻断了室性早搏,而是通过阻断异常复极的作用,从而阻断击打胸壁致 K_{ATP} 通道激活,进而阻止室颤的发生。

左室压力

在实验模型中我们测量了击打瞬间左室内压的变化,用其评价室内压的升高对心脏震荡的电生理变化有无调节作用。击打部位[15]和击打速度[16]的实验结果显示,击打所致的左室压升高与室颤发生的危险率有关联。并且发现左室峰压在 250~450mmHg 范围内室颤的发生率最高 (图 15-5 和 15-6), 腔内压高于 450mmHg 或小于 250mmHg 时与室颤的发生关系不大。上述结果提示胸壁击打后瞬间出现的快速室内压增高可能诱发室颤,快速室内压增高可通过牵拉心肌、细胞膜变形或可能直接活化离子通道本身来调节通道功能。

除了心肌缺血外,大鼠心房模型中牵拉心肌亦可激活 K_{ATP} 通道[26]。

我们看到 K_{ATP} 通道的激活与心脏震荡密切相关,可能是模型中牵拉心肌激活 K_{ATP} 通道所致。牵拉也可能激活其他离子通道,从而参与击打胸壁时室性心律失常的产生[27-29]。

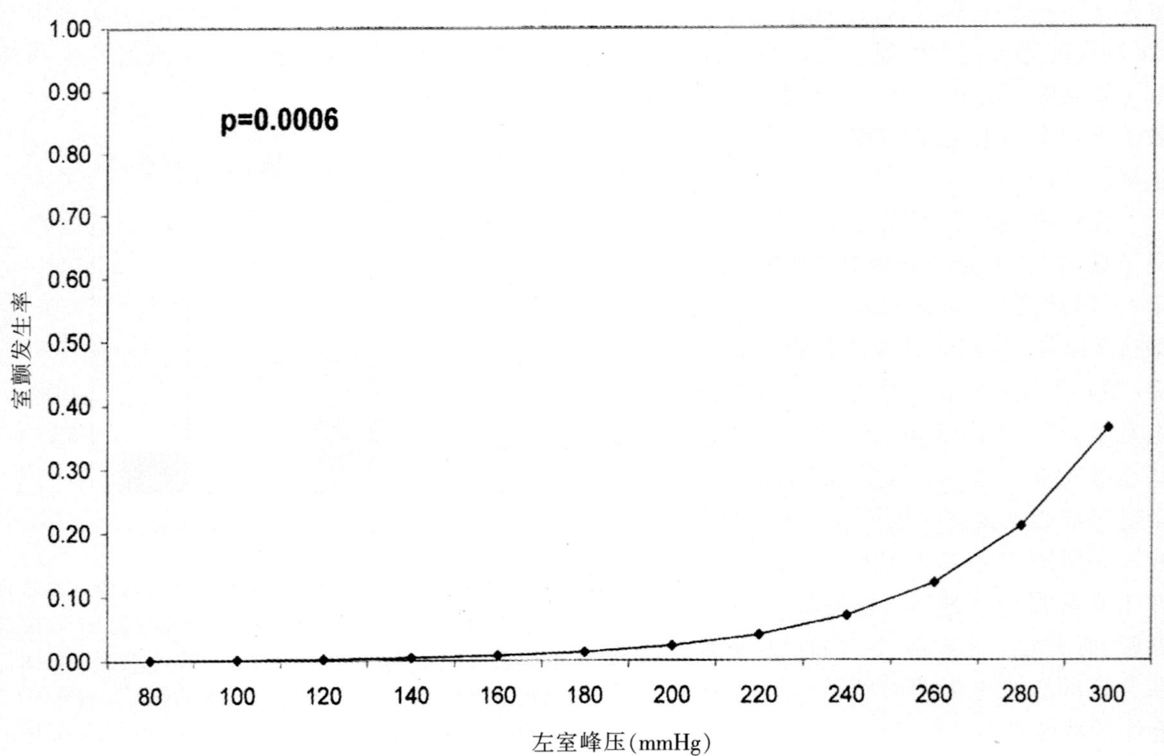

图 15-5 评价击打胸壁部位的实验中,用速度为 13.3m/s 的棒球击打胸壁产生的左室峰压与室颤发生有关[16]。左室峰压增至 300mmHg 时,室颤发生的可能性大幅增加。[From Link MS, Maron BJ, Wang PJ, et al: Upper and lower limits of vulnerability to sudden arrhythmic death with chest wall impact (commotio cordis). J Am Coll Cardiol 41:99–104, 2003, with permission of Journal of the American College of Cardiology.]

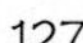

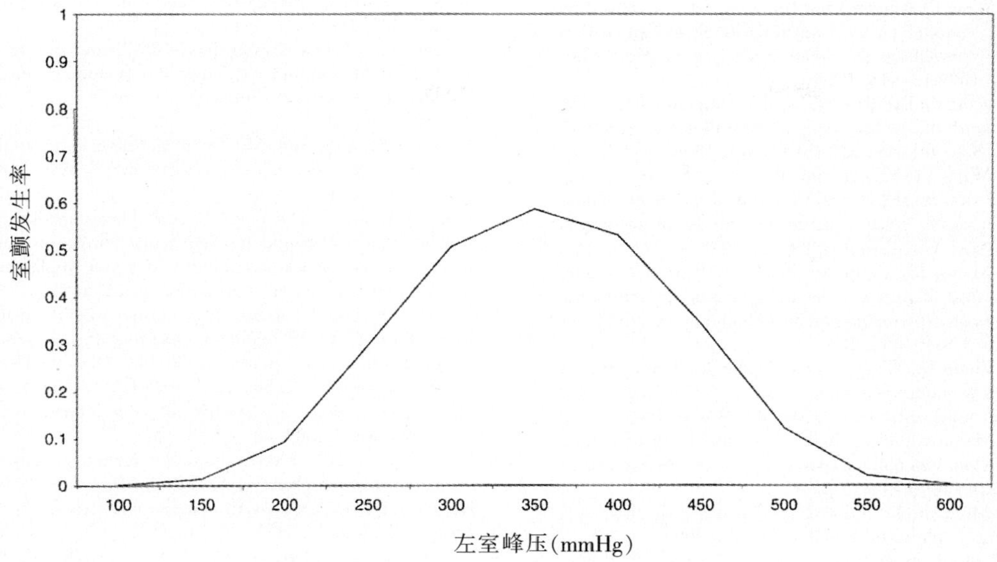

图 15-6 评价击打速度的实验发现击打胸壁后的左室峰压与室颤发生有关[12]。左室峰压在 250~450mmHg 范围内室颤发生的可能性最大。[From Link MS, Wang PJ, VanderBrink BA, et al: Selective activation of the K_{ATP} channel is a mechanism by which sudden death is produced by low-energy chest-wall impact (commotio cordis). Circulation 100: 413–418, 1999, with permission from the American Heart Association.]

小结

心脏震荡是年轻人在体育活动或日常活动中很罕见但却是致死性的事件。击打胸部后出现室颤的重要决定因素包括：(1) 损伤恰好发生在 T 波上升之前 10~30ms 时间窗内；(2) 击打物体越硬越易发生室颤；(3)击打的速度；(4)击打部位。室颤的发生还与击打后左室内压的升高有关。击打胸壁产生室颤和 ST 段抬高可能与心脏特异性离子通道尤其是 K_{ATP} 通道激活有关。我们的动物实验模型记录了心脏震荡的发生并寻找到其产生机制，同时对心脏震荡相对少见的原因做出了解释。

（李莉 盛富强 程龙献　译）

参考文献

1. Maron BJ, Poliac LC, Kaplan JA, Mueller FO: Blunt impact to the chest leading to sudden death from cardiac arrest during sports activities. N Engl J Med 333:337–342, 1995.
2. Maron BJ, Link MS, Wang PJ, Estes III NAM: Clinical profile of commotio cordis: An under-appreciated cause of sudden death in the young during sports and other activities. J Cardiovasc Electrophysiol 10:114–120, 1999.
3. Maron BJ, Gohman TE, Kyle SB, et al: Clinical profile and spectrum of commotio cordis. JAMA 287:1142–1146, 2002.
4. Meola F: La commozione toracica. Gior Internaz Sci Med 1:923–937, 1879.
5. Riedinger F, Kümmell H: Die Verletzungen und Erkrankungen des Thorax und seines Inhaltes. In: von Bergman E, von Bruns P (eds): Handbuch der Praktischen Chirurgie, 2nd ed. Stuttgart, Ferd. Enke, 1903, pp 373–456.
6. Schlomka G: Commotio cordis und ihre Folgen. Die Einwirkung stumpfer Brustwandtraumen auf das Herz. Ergebn Inn Med Kinderheilk 47:1–91, 1934.
7. Louhimo I: Heart injury after blunt thoracic trauma. An experimental study on rabbits. Acta Chir Scand 380:7–60, 1967.
8. Bright EF, Beck CS: Nonpenetrating wounds of the heart. A clinical and experimental study. Am Heart J 10:293–321, 1935.
9. Liedtke AJ, Gault JH, Demuth WE: Electrocardiographic and hemodynamic changes following nonpenetrating chest trauma in the experimental animal. Am J Physiol 226:377–382, 1974.
10. Cooper GJ, Pearce BP, Stainer MC, Maynard RL: The biomechanical response of the thorax to nonpenetrating impact with particular reference to cardiac injuries. J Trauma 22:994–1008, 1982.
11. Viano DC, Andrzejak DV, Polley TZ, King AI: Mechanism of fatal chest injury by baseball impact: Development of an experimental model. Clin J Sports Med 2:166–171, 1992.

12. Link MS, Wang PJ, VanderBrink BA, et al: Selective activation of the K^+_{ATP} channel is a mechanism by which sudden death is produced by low-energy chest-wall impact (commotio cordis). Circulation 100:413–418, 1999.
13. Link MS, Wang PJ, Pandian NG, et al: An experimental model of sudden death due to low energy chest wall impact (commotio cordis). N Engl J Med 338:1805–1811, 1998.
14. Link MS, Wang PJ, VanderBrink BA, et al: Timing of chest impact is critical for the vulnerability to ventricular fibrillation and sudden death in an experimental model of commotio cordis [abstract]. Circulation 100:4612, 1999.
15. Link MS, Maron BJ, VanderBrink BA, et al: Impact directly over the cardiac silhouette is necessary to produce ventricular fibrillation in an experimental model of commotio cordis. J Am Coll Cardiol 37:649–654, 2001.
16. Link MS, Maron BJ, Wang PJ, et al: Upper and lower limits of vulnerability to sudden arrhythmic death with chest wall impact (commotio cordis). J Am Coll Cardiol 41:99–104, 2003.
17. Link MS, Maron BJ, Wang PJ, et al: Reduced risk of sudden death from chest wall blows (commotio cordis) with safety baseballs. Pediatrics 109:873–877, 2002.
18. Link MS: Mechanically induced sudden death in chest wall impact. Prog Biophys Mol Biol 82:175–186, 2003.
19. El-Sherif N, Myerburg RJ, Scherlag BJ, et al: Electrocardiographic antecedents of primary ventricular fibrillation. Br Heart J 38:415–422, 1976.
20. Naito M, Michelson EL, Kaplinsky E, et al: Role of early cycle ventricular extrasystoles in initiation of ventricular tachycardia and fibrillation: Evaluation of the R on T phenomenon during acute myocardial ischemia in a canine model. Am J Cardiol 49:317–322, 1982.
21. Wiggers CJ, Wegria R: Ventricular fibrillation due to single, localized induction and condenser shocks applied during the vulnerable phase of ventricular systole. Am J Physiol 128:500–505, 1940.
22. Hoffman BF, Gorin EF, Wax FS, et al: Vulnerability to fibrillation and the ventricular-excitability curve. Am J Physiol 167:88–94, 1951.
23. Hou CJ, Chang-Sing P, Flynn E, et al: Determination of ventricular vulnerable period and ventricular fibrillation threshold by use of T-wave shocks in patients undergoing implantation of cardioverter/defibrillators. Circulation 92:2558–2564, 1995.
24. Kubota I, Yamaki M, Shibata T, et al: Role of ATP-sensitive K^+ channel on ECG ST segment elevation during a bout of myocardial ischemia. Circulation 88:1845–1851, 1993.
25. Kondo T, Kubota I, Tachibana H, et al: Glibenclamide attenuates peaked T wave in early phase of myocardial ischemia. Cardiovasc Res 31:683–687, 1996.
26. Van Wagoner DR: Mechanosensitive gating of atrial ATP-sensitive potassium channels. Circ Res 72:973–983, 1993.
27. Hu H, Sachs F: Stretch-activated ion channels in the heart. J Mol Cell Cardiol 29:1511–1523, 1997.
28. Niu W, Sachs F: Dynamic properties of stretch-activated K^+ channels in adult rat atrial myocytes. Prog Biophys Mol Biol 82:121–135, 2003.
29. Kohl P, Nesbit AD, Cooper PJ, Lei M: Sudden cardiac death by commotio cordis: Role of mechano-electric feedback. Cardiovasc Res 50:280–289, 2001.

第 16 章

机械电反馈与房颤

Micbiel J. Janse

心房颤动中电重塑和收缩重塑的关系

1982 年 Attuel 等[1]记录到，阵发性房颤的患者心房不应期变短而且不再与心率的变化相适应。此后，Le Herzey 及同事[2]也证实了上述结果，他们发现，窦性心律患者心房标本的细胞动作电位有明显的平台期，而 97%的房颤患者心肌细胞的动作电位呈三角形且时程很短。那时不少学者认为动作电位的这些变化可能是房颤进展的原因。具有里程碑意义的是 Wijffels 等人[3]的研究工作，他们发现不应期的这些变化不是导致房颤的原因，而是房颤所致的结果。他们在实验中将一个能够重复短阵超速起搏产生房颤的仪器植入有知觉的山羊体内，最初心律失常仅维持了数秒钟，但经重复短阵起搏多次后，房颤持续时间越来越长，数星期后变成持续超过 24 小时的慢性房颤，心房不应期缩短至 60ms，且不应期对于心率的适应性也消失。通过较快起搏心率规律地起搏心脏也会产生上述类似的改变。尤为明显的是，持续 24 小时的快速心率起搏心脏后，心房不应期至少需要 24 小时才能恢复到原来水平。

还有许多研究相继证实上述结果[4-7]。不论是犬还是人类，使心房肌细胞动作电位和心房不应期缩短的离子电流变化都被证实[6,8]。研究发现，一过性外向电流（I_{to}）和 L 型钙通道电流（$I_{Ca,L}$）的密度都减少，但是电流的电压依赖性和时间依赖性没有改变。实验中使用这些电流的阻断剂和激动剂后发现，I_{to} 的减少对动作电位时程没有显著影响，导致动作电位缩短的主要原因是 $I_{Ca,L}$ 减少。

房颤患者经过心脏转复后出现明显的心房收缩功能异常，根据房颤持续的时间不同，收缩功能的恢复可能需要数天至数月不等。心房收缩功能异常在房颤或超速起搏的数分钟到数小时就可以发生[9-11]。Leistad 等[11]认为，较短时间的房颤产生机械功能异常的原因可能是细胞内钙超载。Nattel 等[9]最先测量快速心脏起搏后分离出的心房细胞内钙离子的浓度。快速起搏 3 分钟能增加舒张期细胞内钙浓度，减小胞内钙电流及减弱心脏收缩。恢复到慢起搏心率时，收缩减弱和胞内钙电流起初有改善，但随后便减少到快速心率起搏前的 60%，大约 15 分钟后才恢复正常。心动过速后的收缩功能减退可能是胞内钙超载所致的肌浆网钙释放减少。Schotten 等[10]将山羊作为实验动物，分别测量了房颤持续 5 分钟、3 小时、5 天的心房收缩功能和不应期。即使是 5 分钟的房颤都能明显减弱心房收缩功能，房颤后立即行心脏转复，10 分钟后收缩功能才恢复。房颤持续时间越长，心房功能异常就越严重。不应期时间的缩短和心房收缩功能的减弱一致，钙通道拮抗剂 BAY Y5959 增加收缩功能的同时也延长了不应期。总之，电重构和收缩重构同时发生”，都是因 $I_{Ca,L}$ 减弱引起[10]。长期房颤（数月至数年）的电重塑在数天内可完全恢复；而收缩功能则需更长时间恢复。以上资料提示，慢性房颤中除了 $I_{Ca,L}$ 还有别的机制起作用，可能包括心房肌细胞的缺失、兰尼碱受体（见第 17 章）的活性改变及释放功能抑制等[10]。

收缩功能减弱的后果之一是促使心房扩张，从而促进了电重构。快速心房起搏的电重构与经 5 周快速心室起搏引起心衰伴房颤的电重构不同[12]。后者在慢心率时没有心房不应期的改变，而在快心率时心房不应期延长[13]。快速起搏模型中出现了 $I_{Ca,L}$ 的减弱，而延迟整流性钾电流(I_K)的减弱和 Na^+-Ca^{2+}交换内向电流的增加在一定程度上对其进行了弥补[13]。心衰模型的心房远大于快速起搏模型,有人认为心房扩张可能通过激活牵张激活性通道来诱发房颤[14]。心房增大和房内压的增加都能导致房性心律失常发生。心房内压的快速增加(包括急性心肌梗死[15]、房室折返性心动过速和房室结折返性心动过速[16]等)与心房缓慢出现扩大和心房压力增加（包括心脏瓣膜病、心衰[12,17,18]等)是有区别的。下面主要讨论急性牵张的影响,慢性牵张的影响将在第 17 章讨论。

急性心房牵张的影响

对不应期的影响

急性心房牵张对心房不应期影响的诸多研究结果各不相同。用各种方法增加人类和犬类的心房压力,包括膨胀球囊导管、同时刺激心房和心室、改变房室间期等,分别得到不应期缩短[19-21]、延长[16,22-25]、没有变化[26]的结果。在有意识的山羊体内增加容量负荷并不能改变心房有效不应期[27]。Ravelli[28]总结了在体实验的研究结果(表 16-1)。可以看到心房压力的轻度增高对不应期没有影响或使其延长,而压力的明显增加可使不应期缩短。施加牵张的时间也很重要;Calkins 等[19]的研究显示,压力的一过性增加能缩短不应期,而持续牵张不能使不应期发生改变[26]。

急性牵张离体标本得到的结果基本一致。用 Langendorff 法灌流离体心脏时发现[29-35],急性牵拉心房可缩短不应期(图 16-1)和单向动作电位时程(MAP)。关于以上不同研究结果产生的原因,Ravelli 和 Allessie[29]认为相比于离体心脏,完好实验动物的在体心房压力很难有明显变化,神经体液因素的改变部分中和了牵拉产生的电生理变化。然而,最近同一个实验室的研究发现,阿托品或普萘洛尔对房颤患者心房不应期的缩短并没有作用[27]。Satoh 和 Zipes[23]提出了另一种解释:“如果被牵张心房的动作电位在复极早期缩短(比如复极的 50%~70%)，但是在终末期却延长（比如复极的 90%~100%),那么一个相对微弱的刺激(比如应用舒张阈值的 2 倍)，并不能发现有效不应期(ERP)的延长,而较高强度的刺激就可能使 ERP 缩短。”实际上,Nazir 等[31]发现,在Langendorff 灌流的离体豚鼠心脏上，牵张能缩短 MAP 的复极至 50%的时段，延长复极至 90%的时段，其原因是早后除极的发生。微电极研究[32,36]也能发现这些“交互”作用的存在。

在体比离体更可能通过容量负荷等方式逐步对心房产生牵张。Nazir 等[33]解释:“心房牵张的速度(不是牵张本身)是产生机械电反馈的决定因素。”

不管研究结果显示不应期缩短或延长,牵张刺激都是通过期前刺激诱导房颤的发生[23-25,29,30,34,37];只有一项研究[26]结果显示无影响。牵张离体豚鼠心脏,可立即产生房性早搏。虽然牵张可导致迟后除极[36],但牵张所致的房早多数是早后除极所致。Satoh 和 Zipes[23]等指出,期前电刺激诱发的房颤可能是牵张致心脏不应期离散度增加所促使,心房壁薄处细胞的不应期远比壁厚处的界嵴末端细胞的不应期要长。牵张缩短不应期的研究发现,激动波长的缩短可诱发折返[38]。Franz、Bode[30]和 Bode 等[34]的研究中应用牵张激活性离子通道阻断剂钆,能减少牵张对房颤的诱发,但对牵张导致的不应期缩短没有明显改善。作者认为钆可能改变了不应期的离散度,但这一观点暂无证据支持。鉴于钆可阻断心室肌细胞上的 $I_{Ca,L}$ 电流[39],Bode 等[34]研究了钙通道阻断剂维拉帕米在牵张致房颤中的作用,结果发现其无任何作用。在急性牵张兔心模型中,应用特异性较高的牵张激活通道阻断剂狼蛛多肽 GsMTx-4[40],发现其能明显抑制房颤的发生,但不能改善牵张所致的不应期缩短[41]。由此看来,牵张心脏导致房颤

表 16-1　急性牵拉对在体心脏心房不应期影响的总结

牵张模型	动物种类	△P(mmHg)	心房 RP	离差	参考文献
AV 同步起搏	狗	5	↑	…	Kaseda 等[22](1988)
	人	3.5	↑	…	Klein 等[16](1990)
	人	4	↑	↑	Chen 等[25](1999)
	人	4	⟷	…	Calkins 等[26](1992)
	人	8	↓	…	Calkins 等[19](1992)
	人	7.4	↓	↑	Tse 等[21](2001)
SVT	人	2.7	↑	…	Klein 等[16](1990)
	人	4.5	↑	↑	Chen 等[24](1998)
容量超负荷	狗	≥4	↑	…	Siders 等[37](1994)
	狗	1.2	↑	↑	Satoh 等[23](1996)
	山羊	4.5	⟷	…	Wijffels 等[27](1997)
球囊扩张	狗	8	↓	…	Solti 等[20](1989)

参数显示增加(↑),减少(↓),没变化(⟷),没数据(…)。

AV,房室;△P,平均心房压变化;RP,不应期;SVT,室上性心动过速。

From Ravelli F:Mechano - electric feedback and atrial fibillation. Prog Biophys Mol Biol 82:137 -149,2003,with permission.

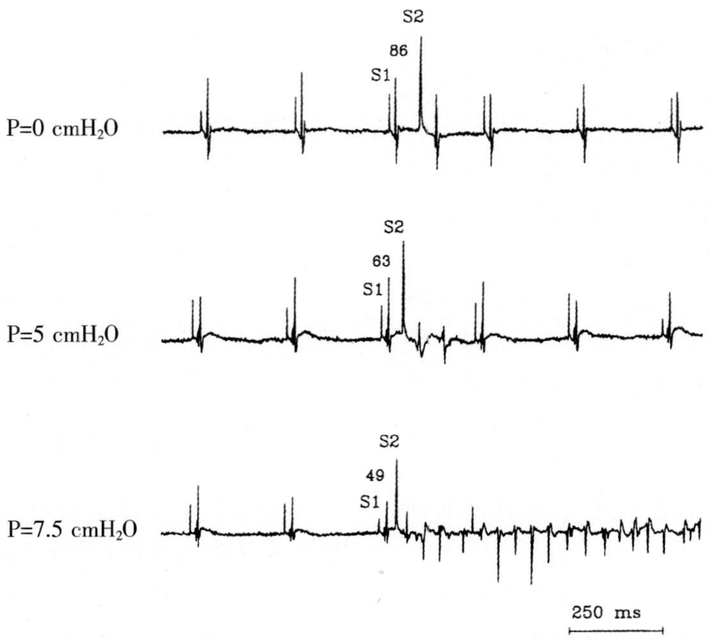

图 16-1　不同心房压力最早出现的房性早搏。以 250ms 为间期规律起搏离体 Langendorff 灌流的兔心,记录其右房单极心电图。房内压为 0 cmH_2O 时,出现房早的最短 S_1-S_2 间期为 86ms。当房内压升高至 7.5cmH_2O 时,S_1-S_2 的联律间期缩短至 49ms 并诱发房颤。P,心房内压;S_1,基础刺激;S_2,期前刺激。(From Ravelli F,Allessie MA:Effects of atrial dilatation on refractory period and vulnerability to atrial fibrillation in the isolated Langendorff-perfused rabbit heart. Circulation 96:1686-1695,1997,with permission.)

易发的原因不能完全归于不应期缩短。

对传导性的影响

牵张可能也会影响传导性。牵张心室肌能减慢传导速度[42]。急性膨胀心脏可延长房间传导时间或右心房传导时间[20]。最近 Eijsbourts 的研究[43]证实急性牵张离体兔左、右心房可出现心房传导的空间不均一性，校正后的传导速度(传导时间/牵张前距离)下降了 50%。更重要的是，他们发现急性牵张可增加传导时的空间不均一性：传导缓慢的区域（如<20cm/s)由 6.0%增至 11.5%，传导阻滞区域（传导速度<10cm/s）由 1.6%增至 6.6%，这些都可诱发折返。

房颤时牵张可增加左房与上肺静脉连接处的子波形成率和子波的整合。很多研究显示，这些子波是房颤的产生因素[44]。

牵张仅能通过牵张激活性离子通道起作用吗?

牵张激活性离子通道阻断剂能减少牵张心房致房颤的发生率，但不能改变牵张引起的不应期缩短[30,34,41]，这些提示 SAC 并不是牵张所致心电生理改变的唯一原因。牵张还可通过细胞骨架连接调节其他离子通道和受体的功能。

正如 Boyden[45]指出，牵张增加了起源于收缩和被牵张区域连接处钙波的发生和传导[46]。这些钙波可产生内向电流、迟后除极和触发活动[47]。Tavi 等人[36]证示钆能抑制迟后除极，这可能是钆能阻断牵张时立即发生的房颤。牵张通过内源性一氧化氮机制调节兰尼碱受体增加肌浆网的钙释放[48]。

牵张极可能是 $I_{Ca,L}$ 的增强[50]而增加胞内钙浓度，并且最终阻断钙内流[51]并激活外向钾电流[52]，从而使动作电位缩短。

牵张可以直接影响通道蛋白/脂质二聚体[53]，进而激活乙酰胆碱敏感性钾通道(I_{K-Ach})，此通道的激活也能缩短心房动作电位时程。

最后，还有许多机械敏感性 TREK 钾通道对动作电位时程也有调节作用[54]。

钙拮抗剂的作用

细胞内钙超载似乎是电重构的重要原因，由此我们推测阻断钙内流可减轻电重构。然而实验中却产生了大量新的矛盾结果[55]。维拉帕米可以消除牵张人类心脏发生的不应期的改变[35]。快速起搏前或房颤发生前给予维拉帕米能减少牵张引起的心房不应期缩短[56,57]，维拉帕米也能减轻短时间房颤后的心房收缩功能异常[11]。Tieleman[56]的研究明显提示，维拉帕米除了对电重构有影响外，还能导致对房颤的诱导作用轻度减少。临床有些心脏电转复后的患者服用钙拮抗剂后，房颤的复发率减少[58]。然而长时间房颤或快速起搏后，维拉帕米不再具有保护作用[59,60]。对重构的心房进行反复诱发房颤后 24 小时，维拉帕米对其实际上已有潜在致心律失常作用，能将阵发性房颤转变为持续性房颤[61]，也缩短了房颤间隔间期[61]。因此，房颤的持续时间和给予钙拮抗剂的时间都能影响结果。但仍有一些实验结果难以解释：维拉帕米能增加短阵超速起搏导致的犬心脏发生房颤的时间，而地尔硫卓则无此作用[62]。维拉帕米仅使不应期轻度缩短，而一些区域的传导加速会抵消部分作用。

T 型钙通道可能也有作用，因为这类通道一个很强的阻断剂米贝拉地尔不仅阻止了电重构，也降低了房颤的诱发率[63]。维拉帕米相比而言对房颤诱发性影响很小[56]。

血管紧张素的作用

机械牵张离体心肌细胞能增加血管紧张素 II 受体的表达[64]；房颤患者血管紧张素转化酶(ACE)表达亦有增加[65]。ACE 抑制剂川多普利能减少急性心肌梗死后伴发左室功能异常患者的房颤发生率[66]。很多研究者试图揭示血管紧张素受体拮抗剂或 ACE 阻断剂在房颤中的作用，但他们的研究多数集中在长期慢性房颤对心脏结构重构(例如纤维化)的作用[67-69]。

就我们所知，仅有一项研究报道了血管紧

张素 II 受体拮抗剂(坎地沙坦)和 ACE 阻断剂(卡托普利)对快速心房起搏 3 小时心脏的电重构影响[70]。坎地沙坦和卡托普利阻断了牵张所致的心房不应期缩短,而血管紧张素 II 则能进一步缩短不应期。血管紧张素 II 能明显增加心房压,而我们知道血管紧张素 II 受体拮抗剂氯沙坦能降低患者的心房压[71]以减低牵张刺激的程度,从而部分阻止了电重构的发生[70]。然而实验中快速起搏心房 3 小时心房压没有明显增加,因此心房电重构主要是心房的快速活动而不是心房牵张所致。有趣的是,持续快速心房起搏 7 天[69]或 5 周[68],ACE 阻断剂或血管紧张素 II 受体拮抗剂对心房不应期都不再有影响。这些药物对长期慢性房颤或快速心房起搏有抗心律失常作用,似乎主要是减少心脏纤维化所致。

小结

房颤早期或快速心房起搏时,电重构和收缩功能重构同时发生,主要的改变是不应期的缩短和收缩功能的减弱消失,这些都是由于 I_{CaL} 电流减弱所致。心脏收缩功能减弱或消失,比如急性心肌梗死、房室折返性心动过速或房室结折返性心动过速等可使心房扩张而发生急性牵张心房,从而产生电重构诱发房颤。

足够程度的急性牵张可以缩短心房不应期、产生不应期的离散、增加传导的不均一性、产生迟后除极和早后除极等改变。这些改变都可促使房颤的发生和维持(图 16–2)。

牵张激活性离子通道的阻断剂能减少房颤的发生,但不能改善牵张所致的不应期缩短,这提示心房不应期缩短并不能完全解释牵张容易诱发房颤的原因,除牵张激活性离子通

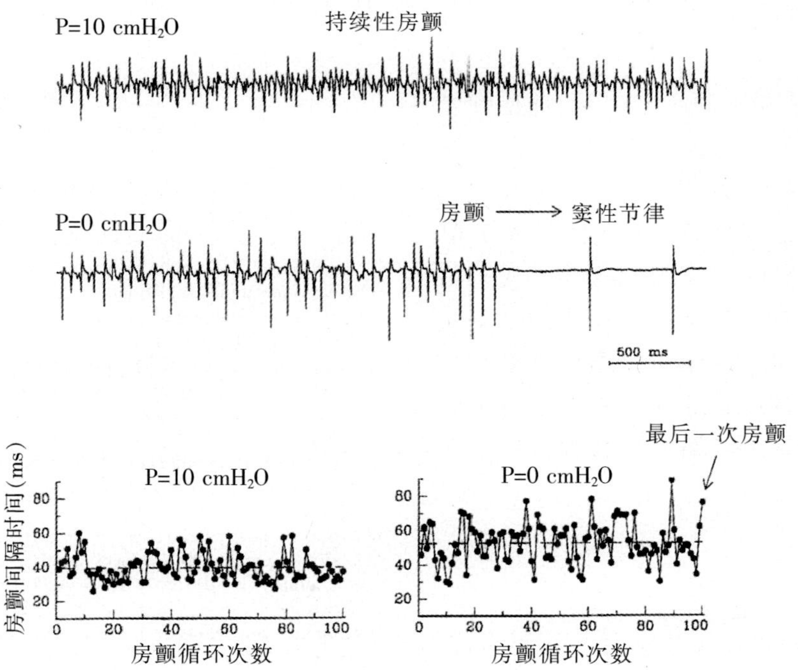

图 16–2 降低离体 Langendorff 灌流兔心的心房压进行房颤转复。上图示,持续房颤的房内压为 10cmH$_2$O 时的单极心房心电图;中图示,牵张心房(房内压为 0cmH$_2$O)后 40s 的心电图,停止牵张后房颤的中止与房颤心率的减慢有关;下图示,持续房颤(左)和房颤中止前(右)的心动周期长度。(From Ravelli F, Allessie MA:Effects of atrial dilatation on refractory period and vulnerability to atrial fibrillation in the isolated Langendorff-perfused rabbit heart. Circulation 96: 1686–1695,1997,with permission.)

道外还有其他因素参与和影响了牵张所致的电生理改变。这些因素使肌浆网钙释放增加，产生内向电流、迟后除极、触发活动和激活外向钾电流(其中包括 I_{K-ACh})，从而使动作电位缩短(图 16-3)。

在心脏快速起搏或房颤发生前给予钙拮抗剂，能减少或消除牵张所致不应期缩短的影响。而这些药物在长期房颤或长期快速起搏后再给予患者，则有致心律失常作用，能使阵发性房颤转变为持续性房颤，并进一步缩短心脏不应期。

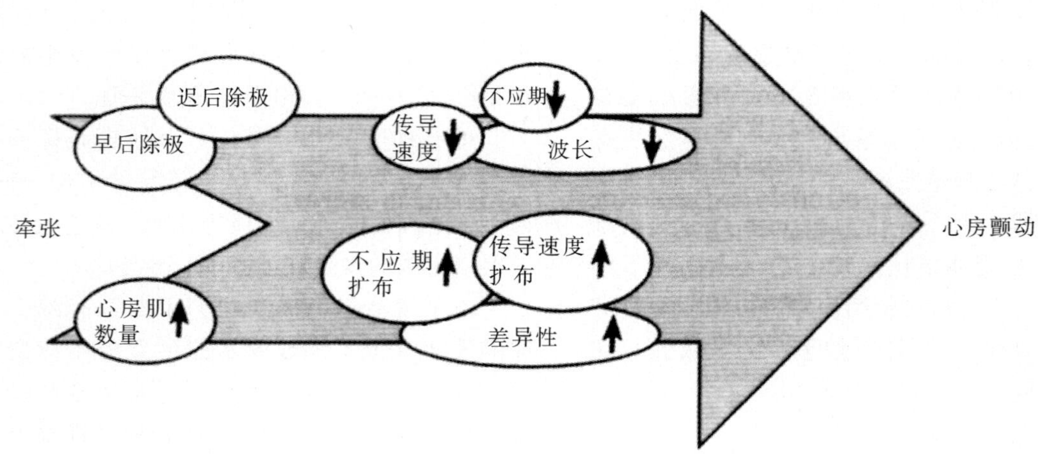

图 16-3 急性牵张心房可通过对电生理参数的改变诱导房颤发生。(From Ravelli F:Mechano- electric feedback and atrial fibrillation. Prog Biophys Mol Biol 82:137–149,2003,with permission.)

牵张可激活血管紧张素 II 受体和 ACE 的表达。ACE 抑制剂和血管紧张素Ⅱ受体拮抗剂能阻断 3 小时快速心脏起搏所产生的电重构效应，然而尚不清楚是否是牵张程度的减弱所致。而 1~5 周的快速起搏后，这些药物对不应期无影响，但对减弱心脏纤维化程度确实有效。

(李莉 盛富强 程龙献 译)

参考文献

1. Attuel P, Childers R, Cauchemez B, et al: Failure in rate adaptation of the atrial refractory period: Its relationship to vulnerability. Int J Cardiol 2:179–197, 1982.
2. Le Heuzey J-Y, Boutjdir M, Gagey S, et al: Cellular aspects of atrial vulnerability. In: Attuel P, Coumel P, Janse MJ (eds): The Atrium in Health and Disease. Mount Kisco, NY, Futura Publishing, 1989, pp 81–94.
3. Wijffels MC, Kirchhof CJ, Dorland R, et al: Atrial fibrillation begets atrial fibrillation: A study in awake chronically instrumented goats. Circulation 92:1954–1968, 1995.
4. Morillo CA, Klein GJ, Jones DL, et al: Chronic rapid atrial pacing: Structural, functional and electrophysiological characteristics of a new model of sustained atrial fibrillation. Circulation 91:1588–1595, 1995.
5. Gaspo R, Bosch RF, Talajic M, et al: Functional mechanisms underlying tachycardia-induced atrial fibrillation in a chronic dog model. Circulation 96:4027–4035, 1997.
6. Bosch RF, Zeng X, Grammer JB, et al: Ionic mechanisms of electrical remodelling in human atrial fibrillation. Cardiovasc Res 44:121–131, 1999.
7. Daoud EG, Bogun F, Goyal R, et al: Effects of atrial fibrillation on atrial refractoriness in humans. Circulation 94:1600–1606, 1996.
8. Yue L, Feng J, Gaspo R, et al: Ionic remodeling underlying action potential changes in a canine model of atrial fibrillation. Circ Res 81:512–525, 1997.
9. Sun H, Chartier D, Leblanc N, Nattel S: Intracellular calcium changes and tachycardia-induced contractile dysfunction in canine atrial myocytes. Cardiovasc Res 49:751–761, 2001.

10. Schotten U, Duytschaever M, Ausma J, et al: Electrical and contractile remodelling during the first days of atrial fibrillation go hand in hand. Circulation 107:1433–1439, 2003.
11. Leistad E, Aksnes G, Verburg E, et al: Atrial contractile dysfunction after short-term atrial fibrillation is reduced by verapamil but increased by BAY K8644. Circulation 93:1747–1754, 1996.
12. Li D, Fareh S, Leung KT, et al: Promotion of atrial fibrillation by heart failure in dogs: Atrial remodeling of a different sort. Circulation 100:87–95, 1999.
13. Li D, Melnyk P, Feng J, et al: Effects of experimental heart failure on atrial cellular and ionic electrophysiology. Circulation 101:2631–2638, 2000.
14. Shi Y, Ducharme A, Li D, et al: Remodeling of atrial dimensions and emptying function in canine models of atrial fibrillation. Cardiovasc Res 52:217–225, 2001.
15. Cristal N, Peterburg I, Szwarcberg J: Atrial fibrillation developing in the acute phase of myocardial infarction: Prognostic implications. Chest 70:8–11, 1976.
16. Klein LS, Miles WM, Zipes DP: Effect of atrioventricular interval during pacing or reciprocating tachycardia on atrial size, pressure, and refractory period. Contraction-excitation feedback in human atrium. Circulation 82:60–68, 1990.
17. Boyden PA, Tilley LP, Pham TD, et al: Effects of left atrial enlargement on atrial transmembrane potentials and structure in dogs with mitral valve fibrosis. Am J Cardiol 49:1896–1908, 1982.
18. Manyari DE, Patterson C, Johnson D, et al: Atrial and ventricular arrhythmias in asymptomatic active elderly subjects: Correlation with left atrial size and left ventricular mass. Am Heart J 119:1069–1076, 1990.
19. Calkins H, El-Atassi R, Kalbfleisch S, et al: Effects of an acute increase in atrial pressure on atrial refractoriness in humans. Pacing Clin Electrophysiol 15:1674–1680, 1992.
20. Solti F, Vecsey T, Kekesi V, et al: The effect of atrial dilatation on the genesis of atrial arrhythmias. Cardiovasc Res 23:882–886, 1989.
21. Tse HF, Pelosi F, Oral H, et al: Effects of simultaneous atrioventricular pacing on atrial refractoriness and atrial fibrillation inducibility: Role of atrial mechanoelectrical feedback. J Cardiovasc Electrophysiol 12:43–50, 2001.
22. Kaseda S, Zipes DP: Contraction-excitation feedback in the atria: A cause of changes in refractoriness. J Am Coll Cardiol 11:1327–1336, 1988.
23. Satoh T, Zipes DP: Unequal atrial stretch in dogs increases dispersion of refractoriness conducive to developing atrial fibrillation. J Cardiovasc Electrophysiol 7:833–842, 1996.
24. Chen YJ, Chen SA, Tai CT, et al: Role of atrial electrophysiology and autonomic nervous system in patients with supraventricular tachycardia and paroxysmal atrial fibrillation. J Am Coll Cardiol 32:732–738, 1998.
25. Chen YJ, Tai CT, Chiou CW, et al: Inducibility of atrial fibrillation during atrioventricular pacing with varying intervals: Role of atrial electrophysiology and the autonomic nervous system. J Cardiovasc Electrophysiol 10:1578–1585, 1999.
26. Calkins H, El-Atassi R, Leon A, et al: Effect of the atrioventricular relationship on atrial refractoriness in humans. Pacing Clin Electrophysiol 15:771–778, 1992.
27. Wijffels MCEF, Kirchhof CJHJ, Dorland R, et al: Electrical remodeling due to atrial fibrillation in chronically instrumented goats. Roles of neurohumoral changes, ischemia, atrial stretch, and high rate of electrical activation. Circulation 96:3710–3720, 1997.
28. Ravelli F: Mechano-electric feedback and atrial fibrillation. Prog Biophys Mol Biol 82:137–149, 2003.
29. Ravelli F, Allessie MA: Effects of atrial dilatation on refractory period and vulnerability to atrial fibrillation in the isolated Langendorff-perfused rabbit heart. Circulation 96:1686–1695, 1997.
30. Franz MR, Bode F: Mechano-electrical feedback underlying arrhythmias: The atrial fibrillation case. Prog Biophys Mol Biol 82:163–174, 2003.
31. Nazir SA, Lab M: Mechanoelectric feedback in the atrium of the isolated guinea-pig heart. Cardiovasc Res 32:112–119, 1996.
32. Kamkin A, Kiseleva I, Wagner KD, et al: Mechano-electric feedback in right atrium after left ventricular infarction in rats. J Mol Cell Cardiol 32:465–477, 2000.
33. Nazir SA, Lab M: Mechanoelectric feedback and atrial arrhythmias. Cardiovasc Res 32:52–61, 1996.
34. Bode F, Katchman A, Woosley RL, et al: Gadolinium decreases stretch-induced vulnerability to atrial fibrillation. Circulation 101:2200–2208, 2000.
35. Zarse M, Stellbrink C, Athanatou F, et al: Verapamil prevents stretch-induced shortening of atrial effective refractory period in Langendorff-perfused rabbit heart. J Cardiovasc Electrophysiol 12:85–92, 2001.
36. Tavi P, Laine M, Weckstrom M: Effect of gadolinium on stretch-induced changes in contraction and intracellularly recorded action- and afterpotentials of rat isolated atrium. Br J Pharmacol 118:407–413, 1996.
37. Sideris DA, Toumanidis ST, Thodorakis M, et al: Some observations on the mechanism of pressure related atrial fibrillation. Eur Heart J 15:1585–1589, 1994.
38. Smeets JL, Allessie MA, Lammers WJ, et al: The wavelength of the cardiac impulse and reentrant arrhythmias in isolated rabbit atrium: The role of heart rate, autonomic transmitters, temperature, and potassium. Circ Res 58:96–108, 1986.
39. Lacampagne A, Gannier F, Argibay J, et al: The stretch-activated ion channel blocker gadolinium also blocks L-type calcium channels in isolated ventricular myocytes of the guinea-pig. Biochim Biophys Acta 1191:205–208, 1994.
40. Suchyna TM, Johnson JH, Hamer K, et al: Identification of a peptide toxin from Grammostola spatula spider venom that blocks cation-selective stretch activated channels. J Gen Physiol 115:583–598, 2000.
41. Bode F, Sachs F, Franz MR: Tarantula peptide inhibits atrial fibrillation. Nature 409:35–36, 2001.
42. Penefsky ZJ, Hoffman BF: Effects of stretch on mechanical and electrical properties of cardiac muscle. Am J Physiol 204:433–438, 1963.
43. Eijsbouts SCM, Majidi M, van Zandvoort M, et al: Effects of acute atrial dilatation on heterogeneity in conduction in the isolated rabbit heart. J Cardiovasc Electrophysiol 14:269–279, 2003.
44. Kalifa J, Jalife J, Zaitsev AV, et al: Intra-atrial pressure increases rate and organization of waves emanating from the superior pulmonary veins during atrial fibrillation. Circulation 108:668–673, 2003.
45. Boyden PA: It's still a BIT of a stretch. J Cardiovasc Electrophysiol 14:279–280, 2003.
46. Wakayama Y, Miura M, Sugal Y, et al: Stretch and quick release of rat cardiac trabeculae accelerates Ca^{2+} waves and triggered propagated contractions. Am J Physiol 281:H2133–H2142, 2001.
47. Ter Keurs HEDJ, Boyden PA: Ca^{2+} and arrhythmias. In: Spooner PM, Rosen MR (eds): Foundations of Arrhythmias. Basic Concepts and Clinical Arrhythmias. New York, Marcel Dekker, 2000, pp 287–317.
48. Petroff MGV, Kim SH, Pepe S, et al: Endogenous nitric oxide mechanisms mediate the stretch dependence of Ca^{2+} release in cardiomyocytes. Nat Cell Biol 3:867–873, 2001.
49. Calaghan SC, White E: The role of calcium in the response of cardiac muscle to stretch. Prog Biophys Mol Biol 71:59–90, 1999.
50. Matsuda N, Hagiwara N, Shoda M, et al: Enhancement of the L-type Ca^{2+} current by mechanical stimulation in single rabbit myocytes. Circ Res 78:650–659, 1996.
51. Sun H, Leblanc N, Nattel S: Mechanisms of inactivation of L-type calcium channels in human atrial myocytes. Am J Physiol 272:H1625–H1635, 1997.
52. Shibata EF, Drury T, Refsum H, et al: Contributions of a transient outward current to repolarization in human atrium. Am J

Physiol 257:H1773–H1781, 1989.

53. Pleumsamran A, Kim D: Membrane stretch augments the cardiac muscarinic K+ channel activity. J Membr Biol 148:287–297, 1995.

54. Terrenoire C, Lauritzen I, Lesage F, et al: A TREK-1-like potassium channel in atrial cells inhibited by beta-adrenergic stimulation and activated by volatile anesthetics. Circ Res 89:336–340, 2001.

55. Zipes DP: Electrophysiological remodelling of the heart owing to rate. Circulation 95:1745–1748, 1997.

56. Tieleman RG, de Langen CDJ, van Gelder IC, et al: Verapamil reduces tachycardia-induced electrical remodeling of the atria. Circulation 95:1945–1953, 1997.

57. Goette A, Honeycutt C, Langberg JJ: Electrical remodeling in atrial fibrillation. Time course and mechanism. Circulation 94:2968–2974, 1996.

58. Daoud EG, Knight BP, Weiss R, et al: Effect of verapamil and procainamide on atrial fibrillation-induced electrical remodelling in humans. Circulation 96:1542–1550, 1997.

59. Tieleman RG, van Gelder IC, Crijns HJ, et al: Early recurrences of atrial fibrillation after electrical cardioversion: A result of fibrillation-induced electrical remodeling of the atria? J Am Coll Cardiol 31:167–173, 1998.

60. De Simone A, Stabile G, Vitale DF, et al: Pretreatment with verapamil in patients with persistent or chronic atrial fibrillation who underwent electrical cardioversion. J Am Coll Cardiol 34:810–814, 1999.

61. Duytschaever MF, Garratt CJ, Allessie MA: Profibrillatory effects of verapamil but not of digoxin in the goat model of atrial fibrillation. J Cardiovasc Electrophysiol 11:1375–1385, 2000.

62. Bénardeau A, Fareh S, Nattel S: Effects of verapamil on atrial fibrillation and its electrophysiological determinants in dogs. Cardiovasc Res 50:85–96, 2001.

63. Fareh S, Bénardeau A, Thibault B, et al: The T-type Ca^{2+} channel blocker mibefradil prevents the development of a substrate for atrial fibrillation by tachycardia-induced atrial remodelling in dogs. Circulation 100:2191–2197, 1999.

64. Kijima K, Matsubara H, Murasawa S, et al: Mechanical stretch induces enhanced expression of angiotensin II receptor subtypes in neonatal cardiac myocytes. Circ Res 79:887–897, 1996.

65. Goette A, Staack T, Rocken C, et al: Increased expression of extracellular signal-regulated kinase and angiotensin-converting enzyme in human atria during atrial fibrillation. J Am Coll Cardiol 35:1669–1677, 2000.

66. Pedersen OD, Bagger H, Kober L, et al: Trandolapril reduces the incidence of atrial fibrillation after acute myocardial infarction in patients with left ventricular dysfunction. Circulation 100:376–380, 1999.

67. Klein HU, Goette A: Blockade of atrial angiotensin II type 1 receptors. A novel antiarrhythmic strategy to prevent atrial fibrillation? J Am Coll Cardiol 41:2205–2206, 2003.

68. Kumagai K, Nakashima H, Urata H, et al: Effects of angiotensin II type 1 receptor antagonist on electrical and structural remodeling in atrial fibrillation. J Am Coll Cardiol 41:2197–2204, 2003.

69. Shinagawa K, Mitamura H, Ogawa S, et al: Effects of inhibiting Na^+/H^+-exchange or angiotensin-converting enzyme on atrial tachycardia-induced remodelling. Cardiovasc Res 54:438–446, 2002.

70. Nakashima H, Kumagai K, Urata H, et al: Angiotensin II antagonist prevents electrical remodeling in atrial fibrillation. Circulation 101:2612–2617, 2000.

71. Gottlieb SS, Dickstein K, Fleck E, et al: Hemodynamic and neurohormonal effects of the angiotensin II antagonist losartan in patients with congestive heart failure. Circulation 88:1602–1609, 1993.

第 17 章

心房慢性扩张与房颤

Ulrich Schotten, Maurits Allessie

心房扩大是发生房颤的危险因素

自 1907 年 Cushny 和 Edmunds 首次描述临床出现的房颤(AF)以来[1],我们发现患者的房颤持续的时间越长,房颤愈发持久而不易消失。对大部分患者而言,房颤发生的频率及持续时间会不断增加, 直到最后成为永久性房颤。近 20 年来,房颤自我维持及不断进展的特性吸引了越来越多研究者的注意,都试图了解房颤如何发生、持续,以及为何最后会变得更加持久。

1995 年有两个实验组指出,房颤可以改变心房的电生理特性。在持续快速心房起搏的犬类动物模型中,Morillo 等人[2]发现心房不应期缩短了 15%;在人工造成的山羊房颤动物模型中,心房不应期从 150ms 缩短到 80ms(缩短了 45%)[3]。更重要的是,两个实验都发现房颤的稳定性明显增加。山羊模型中没有出现传导速度的明显改变。实验观察到心房不应期缩短最终导致心房激动波长的缩短,这或许可以更好地解释房颤易发性和稳定性的增加。激动波长的缩短可致小范围的房间传导阻滞,而这些被阻滞的地方很可能成为折返的激动灶。另外,波长的缩短也能使更多的子波同时出现在心房的表面区域,从而使房颤更易维持(“房颤引发房颤”)[3]。

然而,除了不应期缩短外,还有其他因素对慢性房颤的进展起着重要作用。在最早研究房颤的山羊模型中已经发现,心房不应期改变与房颤稳定性增加出现的时间并不一致,而房颤波的间期在 3~5 天才能达到稳定,再需要大概 1~2 周的时间才能成为持续性房颤[3]。这些都使我们推测在进展成为持续性房颤的过程中有所谓的第二因子。

我们最近的研究认为,房颤中有正反馈环的存在(图 17-1)[4]。其中心房的牵张和扩张起到重要作用。一方面,心房的牵张和扩张是房颤患者心房收缩功能消失导致的结果;另一方面,它也是结构重构过程的触发机制,而结构重构可以导致心房组织重构、纤维化以及传导紊乱,从而使房颤更加稳定。现在许多研究者认为心房扩大是最有可能的“第二因子”。

50 年前就已经有临床研究发现,心房大小与房颤有关。1955 年 Fraser 和 Turner[5]发现二尖瓣瓣膜疾病的患者左右心房的增大与房颤的发生有关。大型前瞻性研究确认了左房扩大是房颤发生和发展的独立危险因素 [6,7]。Psaty 等人[8] 的 CHS 研究 (Cardiovascular Health Study)包括约 5000 人,研究对象全部为正常的窦性心律,经过 3 年的随访发现基线左房大小与房颤发生有很强的关联且与其他因素无关。最近一项研究[9]发现,左房大小是对二尖瓣反流患者房颤发生的唯一有预测性的参数(除年龄外)。这些数据显示心房扩大可能是房颤的一个起因,许多人认为“左房大小的干预对于阻止房颤发生十分重要”[8]。

然而心房扩大也可以是房颤的结果。1990 年 Sanfilippo 等人[10]对房颤患者进行了一项小规模前瞻性研究, 入选患者基线心房大小正常,无其他心脏异常的证据,平均 20.6 个月后,左右心房都出现了显著扩大。

上述研究都没有确立心房扩大和房颤间

的因果关系，但他们都明确描述了房颤与心房扩大的相互依赖性。

房颤患者心房扩张的原因

心房扩张常见于瓣膜病、高血压、冠状动脉疾病及心力衰竭等疾病的患者。这些患者的心房扩大主要是房室瓣反流或舒张末心室压力升高导致的机械负荷增加而引起。随着心脏疾病严重程度的增加，这些患者中 50% 会发生房颤。一旦出现房颤，进一步的心房扩大可反映基础心脏疾病的进展，或由房颤自身引起。房颤相关的心房增大有多种机制，其中心房收缩功能的消失和心室率的改变十分重要。

我们最近应用超声压电晶体测量心房直径及在右房放置压力传感器测压等方法评估慢性房颤对心房收缩性、顺应性和心房大小的影响。持续 5 天房颤的动物心房压力曲线振幅及心房壁运动程度下降到不足对照组动物的 15%，可以认为心房收缩功能几乎完全消失。为研究心房收缩消失对房颤心房顺应性的影响，我们分别在快速襻利尿剂去除心房负荷后及 10 分钟内输入 1 升盐水增加心房负荷后测量心房的压力和直径(图 17–2)[11]。房颤开始几天内顺应性曲线变平，提示心房顺应性增加，这导致效应点右移，平均心房直径 (D_{mean}) 增加 10%，实验中平均心房压力(P_{mean})没有改变，房颤心房顺应性和大小随着心房收缩功能消失而改变，房颤持续 2 天内可完全恢复窦律。这些数据均提示房颤发生几天内的心房扩张是心房收缩功能消失的直接后果。

心脏超声研究结果显示，房颤患者的心房扩大是一个可能持续数月甚至数年的不断进展过程[9]。而我们的实验发现，心房收缩功能在房颤持续数天后几乎完全消失。显然除了心房收缩功能消失外，还有其他因素导致持续性房颤的心房不断扩张。收缩功能消失通过心房牵张导致胶原纤维的延长、结缔组织的合成和细胞肥大都可导致心房腔的慢性扩大。

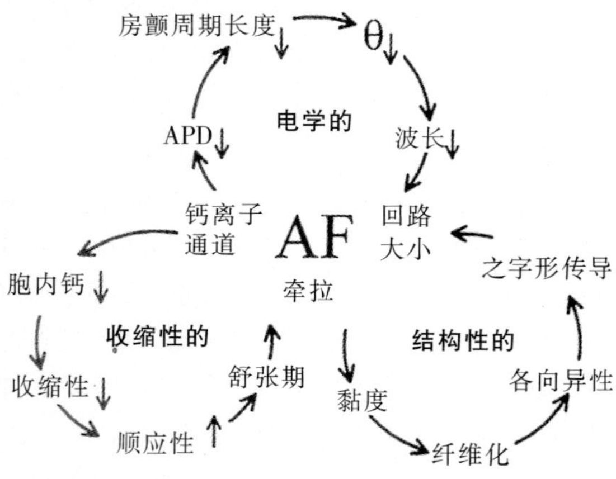

图 17–1 房颤(AF)患者心房重构的 3 个正反馈环。L 型钙通道的下调可能是电重构和收缩功能重构的主要原因。心房收缩功能的消失可增加房颤心房的并发症，并促使心房扩大。心房扩大产生的牵张作用是心房结构性重构的刺激因素。同时存在电重构和结构重构，可使波长(WL)缩短(不应期缩短和传导速度减慢)和组织各向异性增加(zigzag conduction)，从而导致较小范围的房间折返环路的出现。APD，动作电位时程；θ，传导速度。(From Allessie MA, Ausma J, Schotten U: Electrical, contractile and structural remodeling during atrial fibrillation. Card - iovasc Res 54:230–246，2002，with permission.)

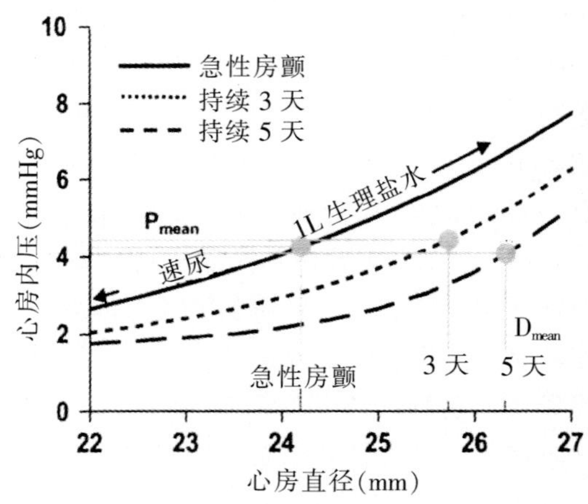

图 17–2 急性房颤发生以及 3 天后、5 天后的典型右房顺应性曲线。分别在快速襻利尿剂去心房负荷后和 10 分钟内输入 1 升盐水予心房负荷后测量顺应性。心房直径小的顺应性增加 (顺应性曲线变平)，房颤心房效应点右移。D_{mean}，平均心房直径；P_{mean}，平均心房压力。(From Schotten U, Neuberger HR, Allessie MA: The role of atrial dilatation in the domestication of atrial fibrillation. Prog Biophys Mol Biol 82:151–162，2003，with permission.)

房颤导致心房扩大的另一个原因是心室率的增加。大多数房颤患者的心室率比正常人快得多。这种不恰当心室率的增快可使心室泵功能减弱，这可能是房颤时及转复后的患者运动耐量下降的原因。有些人认为运动能力的下降是心房收缩功能消失的结果，但 Van Gelder 等人[12]认为心室泵功能下降最有可能是房颤转复后运动能力差的原因。房颤转复后 1 周至 1 个月期间，无心脏瓣膜病的患者射血分数及运动能力明显提高，而心房收缩性在转复后 1 周内增加，之后再无变化。这种转复后的增加不均一性提示患者有内在的左室心肌病的存在，转复后心肌病又逐渐消退。舒张末期压力增加可能对房颤患者心房慢性扩大的病程有重要作用。

最近研究支持心室率对心房大小的调节有重要作用。心室率过快和过慢都能导致心房明显扩大(图 17-3)。

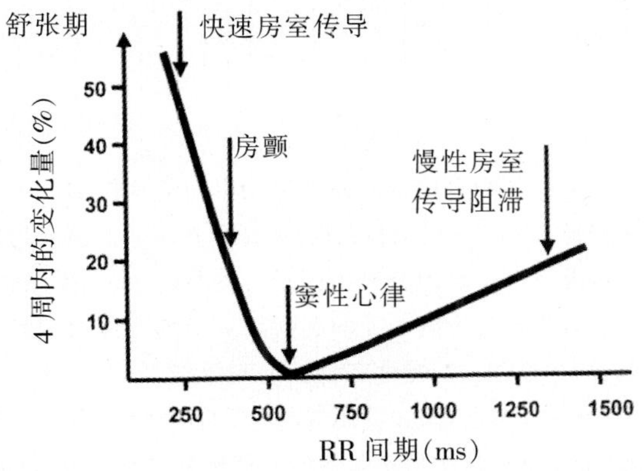

图 17-3　RR 间期和心房扩大的关系。心室率的过快和过慢都会逐步导致心房扩大。快心室率可致心房扩张和舒张末压增加，慢心室率可因长舒张间歇产生循环牵张刺激。房颤中的慢性心房扩张部分是因房颤患者的 RR 间期比正常窦律者短得多。(From Sshoonderwoerd BA, Van Gelder IC, van Veldhuisen DJ, et al: Electrical remodeling and atrial dilation during atrial tachycardia are influenced by ventricular rate: Role of developing tachycardiomyopathy. J Cardiovasc Electrophysiol 12:1404-1410,2001 and Van Gelder IC, Crijins HJ, Blan-ksma PK, et al: Time course of hemodynamic changes and improvement of exercise tolerance after cardioversion of chronic atrial fibrillation unassociated with cardiac value disease. Am J Cardiol 72:560-566,1993, with permission.)

以 250ms 周长快速房室顺序起搏山羊心脏 4 周后，Schoonderwoerd 等人[13]记录到心脏有明显扩大(扩大 50%)，这种心房扩大并不是因快速的心房率。对照组中，心脏切除了房室结后以 750ms 周长起搏心室；而单独快速起搏心房不能在 4 周后使心房大小发生改变，此模型中似乎心室逐步的功能减退才是心房扩大的原因。而心室率过慢时，可能是因较长的舒张期使心房内血液的积聚导致心房扩张。Neuberger 等人[14]报道慢性房室阻滞(周长1200ms)4 周内心房扩张 12%。不论是心室率过快还是过慢导致心房扩张的研究中，都有心房的扩张和房颤自身稳定性的明显增加。

最近我们监测了房颤 4 周内心房大小和 RR 间期的关系。房颤的 RR 间期(410ms)较窦律者(550ms)明显缩短，心房扩大 20%。我们推测很可能房颤时较快的心室率是心房扩大的原因，然而即使是持续房颤数月后的山羊模型中也没有出现明显的心衰情况。

慢性心房扩大的动物模型

近 20 年来，心房扩张对心房电生理特性的影响已被反复提及，主要研究内容是扩张心房对不应期和传导性的影响，但得到了许多相互矛盾的结果。许多研究发现，急性牵张扩大离体兔心或在体狗心出现心房不应期的缩短。另外一些研究显示急性牵张时不应期无变化或延长。大多数研究结果的共同点就是房颤的易发性和可持续性增加(见第 16 章)。

1980 年 Boyder 和 Hoffman[15]首次研究了慢性心房扩大过程。实验所用的 8 只狗患有三尖瓣反流和肺动脉狭窄，随访 100 天后发现右房容积增大 40%，但没有出现自发性房性心律失常，然而人为产生的房性心律失常明显容易发生和维持时间增加。实验中未测心房不应期，但与对照组相比，心脏动作电位时程无明显改变。组织学和超声结构分析时发现有心脏肥厚和结缔组织增多。另一研究采用自发性二尖瓣纤维化及左房增大的狗模型，发现细胞跨膜电位无变化[16]。二尖瓣纤维化组动物的左房容积较对照组增加 6~8 倍。肥厚心房肌细胞(直径 17μm 比 10μm) 周围有大量的结缔组织。大多数二尖瓣纤维化的动物都有自发性房性心律失常,但机制不明,作者估计可能是心房传导性受损所致。

我们应用慢性完全性房室阻滞的山羊模型[14],记录逐步心房扩张后出现的后果及与心房电生理特性改变的关系。我们将末端有超声微测距仪晶体的旋式调节导联置于 6 只实验的山羊体内,其中 2 个导联放在右心房,1 个放在房间隔前外侧壁,一个放在后壁。运用超声晶体可以测量几个导联末端的距离作为心房直径大小的参考值。切除希氏束后心室率从 120 次/分下降为 50 次/分, 而平均心房压及心室舒张末压均迅速上升约 5mmHg,4 周后压力达到稳定。心房扩张的同时,阵发性房颤的持续时间从数秒钟延长到数小时(图 17–4A)。完全房室阻滞 4 周后心房不应期和房颤波长已达到稳定,此时用不应期缩短不能解释房颤持续时间延长这一情况。

快速起搏致心衰及心房扩张的动物模型可伴有不应期的延长[17,18]或无变化[19]。在慢性房室阻滞的山羊模型中一个有趣的发现是房颤所致的电重构(心房有效不应期缩短)与平均房颤间期无关(图 17–4B)。首先,这提示扩张心房确实有电重构。与狗心衰模型结果 [20]不同,房室阻滞的山羊模型中电重构所致的心动过速的时间和性质均与对照组类似,说明两组存在同样的致心律失常机制;第二,心房不应期缩短但不伴有房颤波长的缩短,说明房颤易激间期增加,这可能是因为房颤时大折返环导致出现传导的阻滞线,在狗二尖瓣反流模型中也可见到类似情况[21]。有心肌病和明显心房扩张的动物模型中,可出现阵发性房颤的持续时间延长,还有散在分离的心房慢传导区域(图 17–5)。心房肌纤维被大量的结缔组织分开,这也在房颤时导致了局部传导阻滞的发生[19]。

虽然上述研究结果证示心房扩大时可有心房波前向传播受损和房颤持续时间的增加,

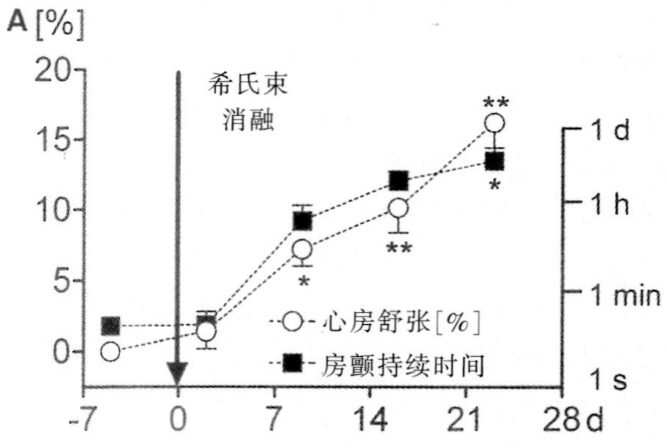

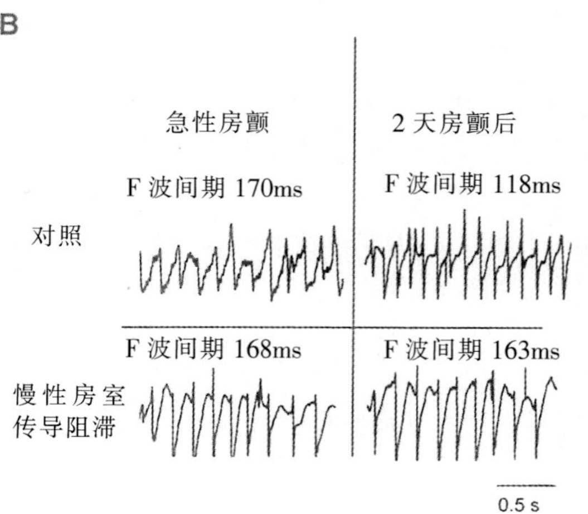

图 17–4 (A)对照组及慢性完全阻滞 4 周组的心房相对扩张水平和房颤的持续时间。(B)短阵刺激诱发房颤后单极心房心电图的典型例子。对照组中(上两张图,房室结传导),持续 2 天的房颤导致平均房颤间期和心房不应期缩短;而慢性完全性房室阻滞(下两张图),持续 2 天的房颤也缩短心房不应期, 但房颤间期却稳定无变化。上述结果揭示房室阻滞致心房电重构时可激活间歇期延长。(From Van Gelder IC, Crijins HJ,Blanksma PK, et al:Time course of hemodynamic changes and improvement of exercise tolerance after cardioversion of chronic atrial fibrillation unassociated with cardiac value disease.Am J Cardiol 72:560–566,1993,with permission.)

而另一些心房扩大模型中有房颤稳定性增加,但传导性紊乱并不明显。Verheule 等人[22]用部分二尖瓣撕脱术产生二尖瓣反流的狗模型进行研究,手术后 4 周左房扩张 25%,而右房大小无变化。对照组未见持续性房颤(>1 小时),

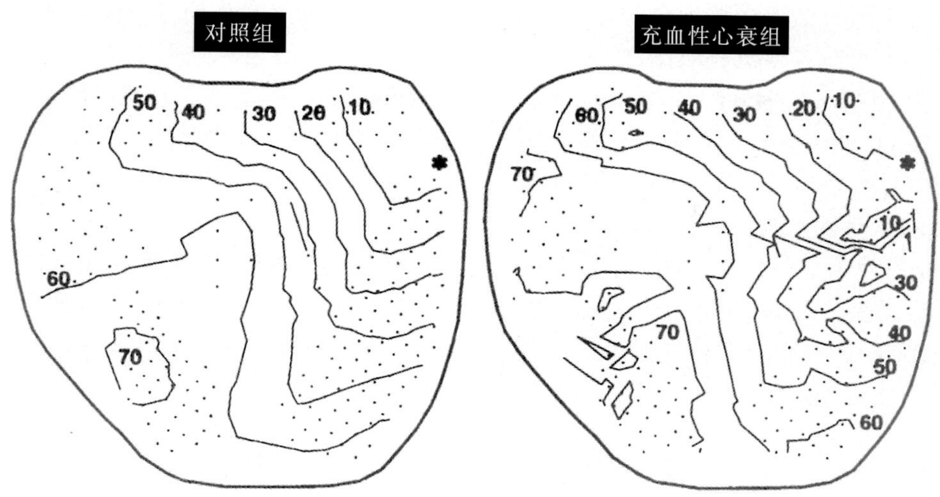

图 17-5　狗心动过速型心肌病模型中左右心房激动图(单位:ms)。 左,对照组(CTL);右,心衰组(CHF,快速心室起搏 6 周)。许多不同的等时线提示有局部传导减慢的情况。(From Li D, Fareh S, Leung TK: Nattel S:Promotion of atrial fibrillation by heart failure in dogs: Atrial remodeling of a different sort. Circulation 100:87-95,1999,with permission.)

而二尖瓣反流组 19 只动物中有 10 只可诱发持续性房颤,左右心房不应期都有延长,以左房更明显。虽然左房有明显的心房纤维化和炎性改变,但未发现明显的传导紊乱。作者估计尚有仪器测不出的轻度传导异常的出现,而这足以使房颤明显容易被诱发。的确最近应用高分辨率的光学探测仪发现,同一组二尖瓣反流动物的房颤比对照组更复杂[23]。波前传导范围减少,因为很多区域有慢传导或阻滞情况,多个波前经过探测区时传导时间加倍。此模型中组织的不连续性也导致波的空间合成减少,从而易发房颤。

慢性心房扩张中组织重构的分子学机制

急性牵张可引起心房电生理的许多变化,这些变化都是一过性并迅速可逆,包括动作电位时程的缩短、静息膜电位除极、出现早后除极和异位搏动的产生[24],这些都可能通过机械敏感通道的激活来调节,通道激活可能通过兴奋性和不应期的变化或异位早搏等机制引发牵张所致的心律失常。

慢性牵张则不仅导致心房动作电位的图形和时程改变,而且也激活了心房肌细胞和成纤维细胞的多种胞内信号通路,显著影响了心房宏观的解剖结构,这些结构的改变通常不可逆。

我们总结了房颤心房中心房结缔组织形成和结构重构相关的几条信号通路(图 17-6)。机械负荷导致心房结构重构的重要一步是心肌细胞产生旁分泌功能(见第 7 章)。牵张成人心肌细胞分泌血管紧张素 II(Ang II)、内皮素-1 和心房利钠肽等因子,这些因子激活丝裂原激活蛋白激酶(MAPK)通路、双性激酶(JAK/STAT) 通路和钙调素依赖性钙通路[25],一些 MAPK 激酶能进一步激活胞外信号调节激酶(ERKS)。这些信号通路均能引起细胞肥厚,刺激成纤维细胞增殖和基质蛋白合成,从而导致组织的纤维化[26]。

牵张还能通过激活整合素而使非 ERK-1 和 ERK-2 依赖性的 AngII 产生增加[26]。整合素是牵张敏感性跨膜黏附分子,其可以固定在细胞外基质上,其较短的胞内段尾可与受体蛋白结合，使胞内激酶与细胞骨架蛋白相互作用。整合素可将牵张刺激传导至心肌细胞液，从而激活局部黏附激酶（FAK），FAK 进一步激活 ERK。因此 AngII 和牵张致整合素激活可共同刺激下游的信号级联反应。AngII 也可使整合素的表达和 FAK 活性上调，这揭示了众多通路之间紧密的交联互通关系。现在认为心房组织中膜结合性金属蛋白激酶(又名解聚素和金属蛋白激酶，ADAM)能与整合素相互作用。这些酶的解聚素活性可使心肌细胞与周围的细胞外基质的紧密连接变松。慢性房颤患者的心房 ADAM 10 和 15 表达水平上调[27]。因此整合素的逐渐减少可能增强了心肌纤维的滑动，从而使房颤患者的心房扩大。我们目前还不知房颤心房或扩张心房中有无整合素信号功能的改变[27]。

牵张可直接激活或通过 AngII 激活 PLC，PLC 产生 IP_3 和 DAG，IP_3 可致细胞内钙池的钙释放，而 DAG 可通过激活 PKC 进而激活 ERK。

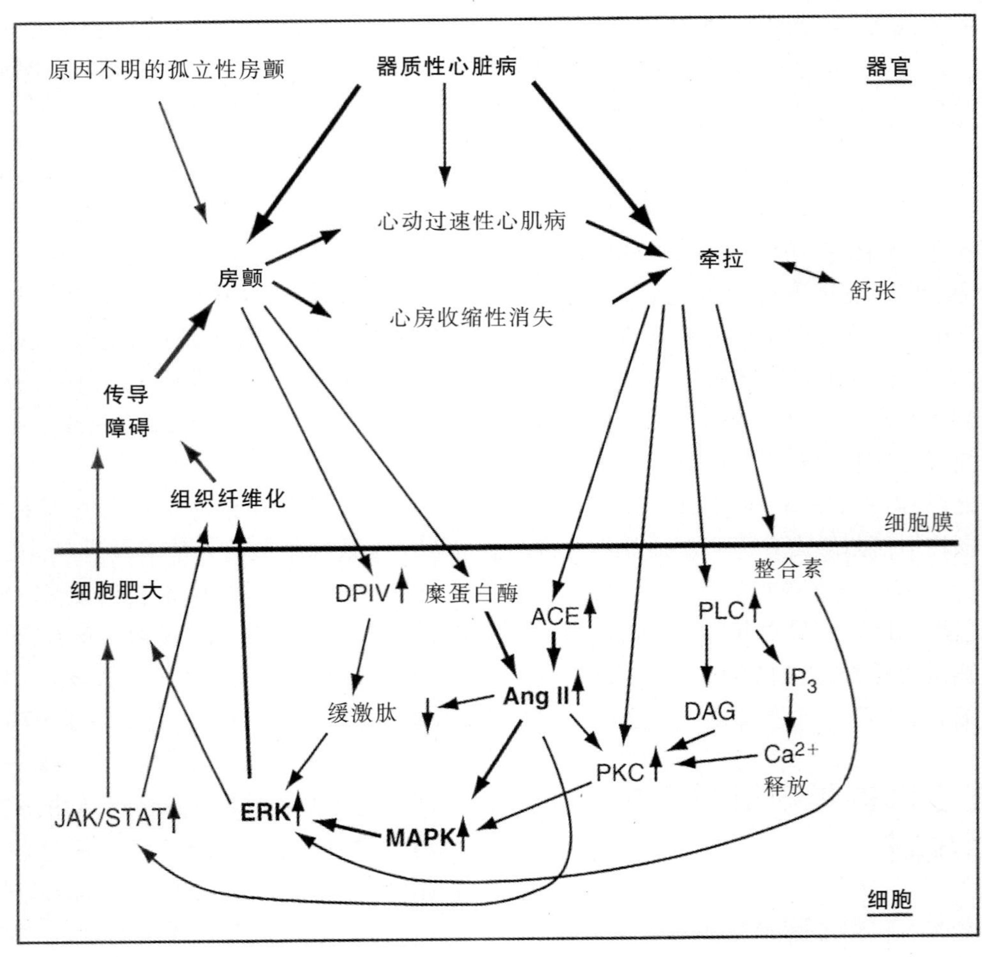

图 17-6 产生结构重构的复杂病理生理网络可由房颤产生或最终导致房颤发生。单一通路的阻断剂并不能有效且持久地阻止心房结构重塑的发生。ACE，血管紧张素转化酶；AngII，血管紧张素 II；DAG，甘油二酯，DPIV，二肽基肽酶 IV；ERK，细胞外信号调节激酶；IP3，三磷酸肌醇；JAK/STAT，双性激酶；MAPK，丝裂原激活蛋白激酶；PKC，蛋白激酶 C；PLC，磷脂酶 C。

越来越多的证据显示慢性房颤患者心房肌细胞中可有肾素-血管紧张素系统及其下游信号通路的激活，ACE 和 ERK-1，ERK-2 蛋白表达水平上调[29]。房颤患者心房组织中可因成纤维细胞而导致 ERK 增加。1 型 AngII 受体下调，而 2 型 AngII 受体上调，这可能反映机体阻止血管紧张素系统进一步激活的反馈机制[30]。在狗心衰模型中，血管紧张素系统阻断剂可显著减少 ERK 的激活[31]。ACE 和 DPIV(一种丝氨酸蛋白酶，催化 N 端氨基酸二聚体解聚)都可使缓激肽降解，缓激肽有心脏保护作用，可以减少间质纤维化的进展。房颤患者心房组织有 DPIV 的活性增强[32]。心房 ACE 和 DPIV 活性增加协同减少缓激肽水平，从而进一步刺激心房结缔组织的形成[26]。

心房扩大如何促进房颤发生

心房扩大可因心房表面折返环的增多而促进房颤发生。很多动物模型中心房扩大程度较轻而房颤易感性和稳定性都显著增加，这似乎并不是平均心房表面积增大引起的房颤稳定性增加。目前一致认为，牵张扩张的心房能诱导组织纤维化而促房颤发生。心房纤维化时，由于微观的锯齿环路或束支传导下降导致传导速度减慢[33]。这种电-解剖基础使心房出现多种小的折返环路，这使心律失常更易维持。多个环路起始点和多个单向阻滞位点的出现改变子波的产生和消失间的平衡，从而产生许多新的波锋；心房的纤维化也使电生理的离散度增加[35]。而有疤痕的基质可将牵张刺激传给相邻的心房肌细胞，其他区域则可因周围环绕的结缔组织而被屏蔽。心房的不平衡性牵张根据心房肌纤维的拉长程度而不同程度地影响局部心房肌的不应期[36]。因此，组织的纤维化不仅使传导的各向异性增加，也使不应期的离散度增加。细胞肥厚使房颤的产生机理更加复杂，因为对肥厚心肌细胞而言，较小的机械刺激都足以激活牵张激活通道[37](见第 3 章和第 28 章)，而且细胞表面横向传导速度也减慢[38]。

最后，这些电-解剖改变可以解释转复房颤的药物疗效变差。非连续性组织中传导稳定性比正常组织要大[39]，因此中止房颤需要更大程度地阻滞快钠电流才行。房颤心房的解剖障碍使可激间隙增加，因此延长心房不应期的药物效果变差[40]。多个单向阻滞位点的出现使转复心律后的心脏更易因早搏而再次转为房颤。

因此，新的实验策略将重点越来越多地放在心脏结构重构上。在快速起搏致心衰的狗模型中，ACE 抑制剂依那普利显示减弱心房纤维化及传导紊乱[41]。此结果支持我们的假设，即肾素-血管紧张素系统的激活与心房细胞增长、成纤维细胞增殖和心房纤维化有关。临床实验显示，ACE 抑制剂可减少心衰[42]或心梗后左室功能异常[43]患者的房颤发生率。这种效果可能是患者血流动力学的改善所致。在一项研究中研究人员运用血管紧张素受体拮抗剂厄贝沙坦阻断肾素-血管紧张素系统后，可使相对危险度低的心脏病患者房颤的复发率下降[44]。

值得注意的是，心脏存在非 ACE 依赖性信号旁路，可将 AngI 转化成为 AngII。人类心脏中有相当一部分 AngII 是组织糜蛋白酶合成的，接受心脏移植患者的组织糜蛋白酶活性甚至可以升至心脏 AngII 合成酶活性的 75%。阻断人类心衰心肌的糜蛋白酶可抑制胶原合成、减少心脏纤维化程度。因此，产生组织纤维化和心肌肥厚的多种机制形成复杂的网络，包括许多并行的胞内信号通路和众多神经体液途径。最近研究发现 ACE 抑制剂并不一定能阻止慢性房颤患者[44]或狗心衰模型[46]中出现心房纤维化，这也可能反映影响结缔组织形成的机制十分复杂。上述结果也提示单信号通路的阻断剂并不能完全阻断或延缓肥大心房发生结构重构。

小结

众多临床研究及最近的实验结果显示，房颤是一个进展性的心律失常。随着时间推移，阵发性房颤可进展成持续性房颤，持续性房颤的转复成功率也下降。房颤初发的几天内就有电重构(心房不应期缩短)的发生,而电重构又增加了房颤存在的稳定性。然而,"控制房颤"还必须考虑其他机制,因为即使电重构停止后仍有房颤稳定性的增加。心房扩大很有可能是房颤发生的"第二因子"。房颤时心房收缩功能丧失是房颤心房顺应性增加导致的心房扩大所致。另外,有些房颤患者的心室率增加能损害左室泵功能,进而使心房扩大。慢性心房牵张能激活多种信号通路而导致心肌细胞肥厚、成纤维细胞增殖及组织纤维化。我们可通过心房出现不均一的各向异性、传导速度减慢、多个折返环等发现扩张心房存在着电-解剖改变。通过阻滞慢性心房牵张激活的信号通路来阻止电-解剖重构的策略,已逐渐成为未来治疗房颤的研究焦点。

(李莉 盛富强 程龙献 译)

参考文献

1. Cushny AR, Edmunds CW: Paroxysmal irregularity of the heart in auricular fibrillation. Am J Med Sci 133:66–77, 1907.
2. Morillo CA, Klein GJ, Jones DL, Guiraudon CM: Chronic rapid atrial pacing. Structural, functional, and electrophysiological characteristics of a new model of sustained atrial fibrillation. Circulation 91:1588–1595, 1995.
3. Wijffels MC, Kirchhof CJ, Dorland R, Allessie MA: Atrial fibrillation begets atrial fibrillation. A study in awake chronically instrumented goats. Circulation 92:1954–1968, 1995.
4. Allessie MA, Ausma J, Schotten U: Electrical, contractile and structural remodeling during atrial fibrillation. Cardiovasc Res 54:230–246, 2002.
5. Fraser HRL, Turner RWD: Auricular fibrillation with special reference to rheumatic heart disease. Br Med J 2:1414–1418, 1955.
6. Vasan RS, Larson MG, Levy D, et al: Distribution and categorization of echocardiographic measurements in relation to reference limits. The Framingham Heart Study. Formulation of a height- and sex-specific classification and its prospective validation. Circulation 96:1863–1873, 1997.
7. Vaziri SM, Larson MG, Benjamin EJ, Levy D: Echocardiographic predictors of nonrheumatic atrial fibrillation. The Framingham Heart Study. Circulation 89:724–730, 1994.
8. Psaty BM, Manolio TA, Kuller LH, et al: Incidence of and risk factors for atrial fibrillation in older adults. Circulation 96:2455–2461, 1997.
9. Grigioni F, Avierinos JF, Ling LH, et al: Atrial fibrillation complicating the course of degenerative mitral regurgitation: Determinants and long-term outcome. J Am Coll Cardiol 40:84–92, 2002.
10. Sanfilippo AJ, Abascal VM, Sheehan M, et al: Atrial enlargement as a consequence of atrial fibrillation. A prospective echocardiographic study. Circulation 82:792–797, 1990.
11. Schotten U, Neuberger HR, Allessie MA: The role of atrial dilatation in the domestication of atrial fibrillation. Prog Biophys Mol Biol 82:151–162, 2003.
12. Van Gelder IC, Crijns HJ, Blanksma PK, et al: Time course of hemodynamic changes and improvement of exercise tolerance after cardioversion of chronic atrial fibrillation unassociated with cardiac valve disease. Am J Cardiol 72:560–566, 1993.
13. Schoonderwoerd BA, Van Gelder IC, van Veldhuisen DJ, et al: Electrical remodeling and atrial dilation during atrial tachycardia are influenced by ventricular rate: Role of developing tachycardiomyopathy. J Cardiovasc Electrophysiol 12:1404–1410, 2001.
14. Van Gelder IC, Crijns HJ, Blanksma PK, et al: Time course of hemodynamic changes and improvement of exercise tolerance after cardioversion of chronic atrial fibrillation unassociated with cardiac valve disease. Am J Cardiol 72:560–566, 1993,
15. Boyden PA, Hoffman BF: The effects on atrial electrophysiology and structure of surgically induced right atrial enlargement in dogs. Circ Res 49:1319–1331, 1981.
16. Boyden PA, Tilley LP, Pham TD, et al: Effects of left atrial enlargement on atrial transmembrane potentials and structure in dogs with mitral valve fibrosis. Am J Cardiol 49:1896–1908, 1982.
17. Power JM, Beacom GA, Alferness CA, et al: Effects of left atrial dilatation on the endocardial atrial defibrillation threshold: A study in an ovine model of pacing induced dilated cardiomyopathy. Pacing Clin Electrophysiol 21:1595–1600, 1998.
18. Power JM, Beacom GA, Alferness CA, et al: Susceptibility to atrial fibrillation: A study in an ovine model of pacing-induced early heart failure. J Cardiovasc Electrophysiol 9:423–435, 1998.
19. Li D, Fareh S, Leung TK, Nattel S: Promotion of atrial fibrillation by heart failure in dogs: Atrial remodeling of a different sort. Circulation 100:87–95, 1999.
20. Shinagawa K, Li D, Leung TK, Nattel S: Consequences of atrial tachycardia-induced remodeling depend on the preexisting atrial substrate. Circulation 105:251–257, 2002.
21. Cox JL, Canavan TE, Schuessler RB, et al: The surgical treatment of atrial fibrillation. II. Intraoperative electrophysiologic mapping and description of the electrophysiologic basis of atrial flutter and atrial fibrillation. J Thorac Cardiovasc Surg 101:406–426, 1991.
22. Verheule S, Wilson E, Everett T, et al: Alterations in atrial electrophysiology and tissue structure in a canine model of chronic atrial dilatation due to mitral regurgitation. Circulation 107:2615–2622, 2003.
23. Everett TH IV, Verheule S, Wilson EE, et al: Left atrial dilatation due to chronic mitral regurgitation decreases the spatiotemporal organization of atrial fibrillation in the left atrium. Am J Physiol Heart Circ Physiol 286:H2452–H2460, 2004.
24. Franz MR: Mechano-electrical feedback. Cardiovasc Res 45:263–266, 2000.
25. Ruwhof C, van der Laarse A: Mechanical stress-induced cardiac hypertrophy: Mechanisms and signal transduction pathways. Cardiovasc Res 47:23–37, 2000.
26. Goette A, Lendeckel U, Klein HU: Signal transduction systems and atrial fibrillation. Cardiovasc Res 54:247–258, 2002.
27. Arndt M, Lendeckel U, Rocken C, et al: Altered expression of ADAMs (A Disintegrin And Metalloproteinase) in fibrillating human atria. Circulation 105:720–725, 2002.
28. Sadoshima J, Izumo S: The cellular and molecular response of cardiac myocytes to mechanical stress. Annu Rev Physiol 59:551–571, 1997.
29. Goette A, Staack T, Roecken C, et al: Increased expression of extracellular signal-regulated kinase and angiotensin converting enzyme in human atria during atrial fibrillation. J Am Coll Cardiol 35:1669–1677, 2000.

30. Goette A, Arndt M, Rocken C, et al: Regulation of angiotensin II receptor subtypes during atrial fibrillation in humans. Circulation 101:2678–2681, 2000.
31. Cardin S, Li D, Thorin-Trescases N, et al: Evolution of the atrial fibrillation substrate in experimental congestive heart failure: Angiotensin-dependent and -independent pathways. Cardiovasc Res 60:315–325, 2003.
32. Lendeckel U, Arndt M, Wrenger S, et al: Expression and activity of ectopeptidases in fibrillating human atria. J Mol Cell Cardiol 33:1273–1281, 2001.
33. de Bakker JM, van Capelle FJ, Janse MJ, et al: Slow conduction in the infarcted human heart. 'Zigzag' course of activation. Circulation 88:915–926, 1993.
34. Spach MS, Josephson ME: Initiating reentry: The role of nonuniform anisotropy in small circuits. J Cardiovasc Electrophysiol 5:182–209, 1994.
35. Allessie MA, Boyden PA, Camm AJ, et al: Pathophysiology and prevention of atrial fibrillation. Circulation 103:769–777, 2001.
36. Satoh T, Zipes DP: Unequal atrial stretch in dogs increases dispersion of refractoriness conducive to developing atrial fibrillation. J Cardiovasc Electrophysiol 7:833–842, 1996.
37. Kamkin A, Kiseleva I, Isenberg G: Stretch-activated currents in ventricular myocytes: Amplitude and arrhythmogenic effects increase with hypertrophy. Cardiovasc Res 48:409–420, 2000.
38. Spach MS, Heidlage JF, Dolber PC, Barr RC: Changes in anisotropic conduction caused by remodeling cell size and the cellular distribution of gap junctions and Na(+) channels. J Electrocardiol 34(Suppl):69–76, 2001.
39. Shaw RM, Rudy Y: Ionic mechanisms of propagation in cardiac tissue. Roles of the sodium and L-type calcium currents during reduced excitability and decreased gap junction coupling. Circ Res 81:727–741, 1997.
40. Girouard SD, Pastore JM, Laurita KR, et al: Optical mapping in a new guinea pig model of ventricular tachycardia reveals mechanisms for multiple wavelengths in a single reentrant circuit. Circulation 93:603–613, 1996.
41. Li D, Shinagawa K, Pang L, et al: Effects of Angiotensin-converting enzyme inhibition on the development of the atrial fibrillation substrate in dogs with ventricular tachypacing-induced congestive heart failure. Circulation 104:2608–2614, 2001.
42. Gurlek A, Erol C, Basesme E: Antiarrhythmic effect of converting enzyme inhibitors in congestive heart failure. Int J Cardiol 43:315–318, 1994.
43. Pedersen OD, Bagger H, Kober L, Torp-Pedersen C: Trandolapril reduces the incidence of atrial fibrillation after acute myocardial infarction in patients with left ventricular dysfunction. Circulation 100:376–380, 1999.
44. Madrid AH, Bueno MG, Rebollo JM, et al: Use of irbesartan to maintain sinus rhythm in patients with long-lasting persistent atrial fibrillation: A prospective and randomized study. Circulation 106:331–336, 2002.
45. Hirayama Y, Atarashi H, Kobayashi Y, Takano T: Angiotensin-converting enzyme inhibitors are not effective at inhibiting further fibrous changes in the atria in patients with chronic atrial fibrillation. Jpn Heart J 45:93–101, 2004.

第 18 章

牵张预适应与缺血预适应

Michel Ovize, Karin Przyklenk

大的冠状动脉一次或多次闭塞可以增加心肌对后继的更长时间缺血性损伤的耐受性，这种现象已被 Murry 等[1]定义为缺血预适应。缺血预适应有两个时间特点：经典的“早期”预适应（最早由 Murry[1]报道）出现在大的缺血事件发生的 1~2 小时内，而“晚期”预适应（“第二保护时间窗”）出现在起始的触发刺激后 24~72 小时内[2,3]。所有动物的模型中缺血预适应的标志是坏死和凋亡的细胞数减少 40%~70%[4,5]。除了心肌细胞死亡数减少外，还提出了其他一些代表预适应所致心脏保护作用的指标。例如，预适应可能与缺血及再灌后功能恢复的增强有关，而其主要是因预适应减少了不可逆性损伤的组织数量，而不是因为其对收缩心肌有直接作用[6]，预适应对缺血/再灌性心律失常的作用仍有争议[7,8]。因其可能的重要性，许多报道都认为预适应可能对人类心脏也有保护作用[9-11]。

研究显示除了大的缺血本身外，其他许多刺激也可产生预适应，包括激活腺苷、缓激肽、阿片样受体、肾上腺素能受体和内皮素受体等，还有 ATP 敏感性钾通道（ATP-sensitive potassium channels，K^+_{ATP}）[12]。10 年前，我们最先证明在没有缺血的情况下，心肌牵张也是一个重要的心脏保护性刺激[13]，本章主要总结牵张预适应的研究进展和现今的相关知识。

缺血时的心肌牵张

心肌组织中有许多类型的细胞，受循环机械力量支配，其中最重要的是心肌细胞，每个心搏周期中心肌细胞的长度表现为收缩时缩短，舒张时变长，其改变程度接近静息初长度的 1/3。换句话说，生理状态下心肌细胞就已经习惯了机械性张力。

某些情况时，异常的机械张力迫使心肌细胞通过改变其生理状态来适应，最常见的结果是心脏肥厚。血流动力学超负荷是心脏肥厚的主要刺激因素，心脏变肥厚以适应负荷的增加[14,15]。心肌细胞感受增加的机械负荷，并将其转化成众多的胞内生化和物理信号，有很多研究报道 Ca^{2+}离子和钙调神经磷酸酶在牵张激活基因表达中有重要作用[14,16]。数月至数年慢性负荷的增加可最终导致充血性心力衰竭、心律失常及猝死。

另一个增加心肌负荷的病理情况就是缺血。冠状动脉血流停止后数秒钟内，阻塞冠脉供血区域的心肌收缩活动就能停止。缺血心肌无运动能力，停止收缩活动；非缺血心肌则持续工作并因代偿而表现为典型的运动亢进。收缩期左室压力增加使心肌被动地出现畸形，即缺血区域在心肌收缩时膨出而其他正常心肌则受到过度牵拉[17]。如果缺血时间很短还没产生不可逆损伤，心肌的结构和功能可望能完全恢复。而如果缺血时间延长，缺血区域出现胞内及间质水肿进而产生机械性张力[18]。如果缺血损伤持续存在，大部分缺血心肌逐渐坏死，局部产生持续性的张力可最终导致室壁瘤的产生。

这些我们观察到的由一次或数次缺血/再灌事件所触发的预适应情况，促使我们猜测心肌膨出和牵张可能是心脏保护作用的触发机制，因此我们在研究缺血引起的不可避免的心肌变形是否可诱发心脏保护作用，而这可能与缺血所致的非机械性改变无关。

心脏牵张预适应的首次证据

上世纪 90 年代初期，学者们研究的热点是预适应到底是一种局部的保护作用还是能影响到周围正常的心肌组织。其中，Przyklenk 等[19]用狗模型研究冠脉回旋支(CX)的阻塞/再灌能否保护远处的左前降支冠脉(LAD)供血的心肌组织。该研究中在侧支血流无差别的情况下，连续 4 次每次 5 分钟的 CX 主干阻塞可使 LAD 供血区域梗死面积减少 65%，作者据此而提出心脏在原发缺血/再灌过程中可通过某些因素激活、产生或传递预适应作用。

虽然有数项后继研究结果支持循环或神经传递因子调节的"远处预适应"概念，但还有学者对观察到的结果提出了另一种解释[20-22]。Przyklenk 等[19]通过在心肌中置入超声微测距仪晶体观察到，CX 主干阻塞时非缺血的 LAD 供血区域心肌舒张末期长度增加 12%(即有 12%的心肌存在牵张)，据此推测此区域的局部牵张可能是远处预适应产生心脏保护作用的触发机制。同一个实验室的 Ovize 等[13]通过急性容量超负荷产生心肌牵张来检验上述推测：狗模型中分别在 LAD 阻塞(持续 60 分钟)前 10 分钟和再灌 4.5 小时这两个时间点，从左心耳处注入 500mL/kg 的盐水(10 分钟内完成)。急性容积超负荷使心肌细胞肌节长度增加 15%，与预处理组肌节长度增加 19%(图 18-1)类似。在容积超负荷时通过放射性微粒测定局部冠脉血流发现无缺血发生。有趣的是，机械牵张预适应与缺血预适应都有减少心肌梗死面积的作用。

有一种观点认为容积超负荷致血液相对稀释可进一步导致一过性缺氧，从而使心脏产生预适应。然而该实验中，长时间的冠脉阻塞前盐水灌注增加了冠脉血流，在长时间缺血损伤时冠脉流量与对照组也是相当的。Gysembergh 等[23]在体兔心模型证实了机械牵张的心脏保护作用，而证实容量超负荷后冠状静脉乳酸盐浓度（作为心肌缺血的一个指标）并未增加。而且其实验显示，输血造成容量超负荷（避免了输注盐水可能造成的血液稀释）与输注盐水对于启动心肌保护作用同样有效。

他们实验的另一重要内容是使用牵张激活性离子通道(SAC)的阻断剂——钆(Gd^{3+})，

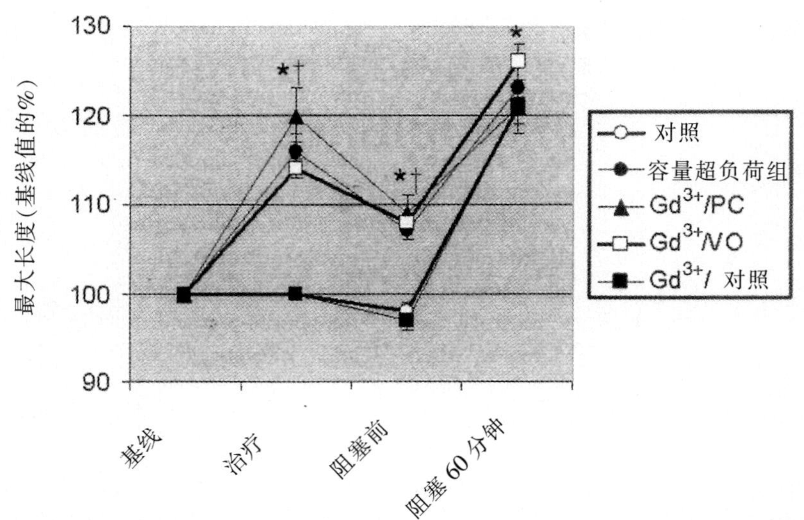

图 18-1　容量超负荷(VO)和缺血所致的心肌牵张。图示 5 组实验组在预适应期(preconditioning，PC)和随后 60 分钟心肌缺血时最大肌节长度（表示为基线值的百分比）。对照组和 Gd^{3+}/对照组在 60 分钟缺血前无其他干预；VO 及 Gd^{3+}/VO 组给予急性容量超负荷(10 分钟内向左房灌注 500mL 盐水)。Gd^{3+}以 25μmol/kg 的浓度静注。VO、Gd^{3+}/VO 和 Gd^{3+}/PC 三组在预适应阶段的心肌牵张程度相似，在后继的缺血出现前每个实验组心肌局部都有轻度扩张。所有实验组心脏在 60 分钟冠脉阻塞致缺血损伤后都有类似扩张。*，$p<0.05$ 与基线比较；†，$p<0.05$ 与对照组比较。(Modified from Ovize M，Przyklenk K，Kloner RA：Stretch preconditioning the canine myocardium. Am J Physiol 266：H137–H146，1994，with permission.)

其对血流动力学、收缩功能或心肌血流无明显影响，Gd^{3+}能够阻断牵张和缺血所致的预适应作用(图 18–2)。已经在许多类型组织包括心肌细胞中[24,25]发现有 SAC 存在。目前对心脏细胞 SAC 的生理作用还了解甚少（见第 1~4 章）。Hansen 等[26]的研究发现牵张心脏产生室性心律失常并且用 Gd^{3+}可阻止牵张所致的心律失常，从而间接证实狗心脏中存在 SAC。还有报道 Gd^{3+}可阻止包括鼠类心脏在内的、有释放心房利钠肽等其他牵张引起的心脏情况[27]。Gd^{3+}作为 SAC 通道阻断剂的特异性还有待进一步观察，因为一些实验中发现其有阻滞电压依赖性 Ca^{2+}通道的作用[28]。然而 Hansen 等[26]证实牵张所致的心律失常可被 Gd^{3+}阻滞，而钙通道阻断剂维拉帕米却无此作用。

也有研究探讨了容量激活性氯电流在预适应中的作用，可能氯通道与心脏容量的调节有关，是缺血/再灌损伤的一个调节因素。Diaz 等[29]发现用低渗溶液预处理离体兔心肌细胞，其有益作用可被 IAA94 (indanyloxyacetic acid 94)和 NPPB [5-nitro-2-(3-phenylpropylamino]benzoic acid)所阻断，此二者都是细胞肿胀激活性氯电流的阻断剂。但 Heusch 等[30]的实验结果并未证实上述情况，容量激活性氯通道对预适应的作用目前仍有争议。实际上细胞低渗肿胀激活的全细胞电流可能与机械张力激活的电流存在一些差异。一些容量激活性电流似乎依赖于胞内钙浓度、三磷酸腺苷或环磷腺苷，提示这些容量激活性电流存在二重激活机制[31]。

牵张预适应激活性信号通路

迄今为止还没有实验能阐明心肌预适应时激活 SAC 产生心脏保护作用的分子学机制。但是，越来越多的证据显示缺血和牵张产生的保护作用中有许多相同的调节分子。尤其已有报道缺血预适应能激活磷脂酶 C 和 D，也已知晓心脏保护作用中的重要一步是激活蛋白激

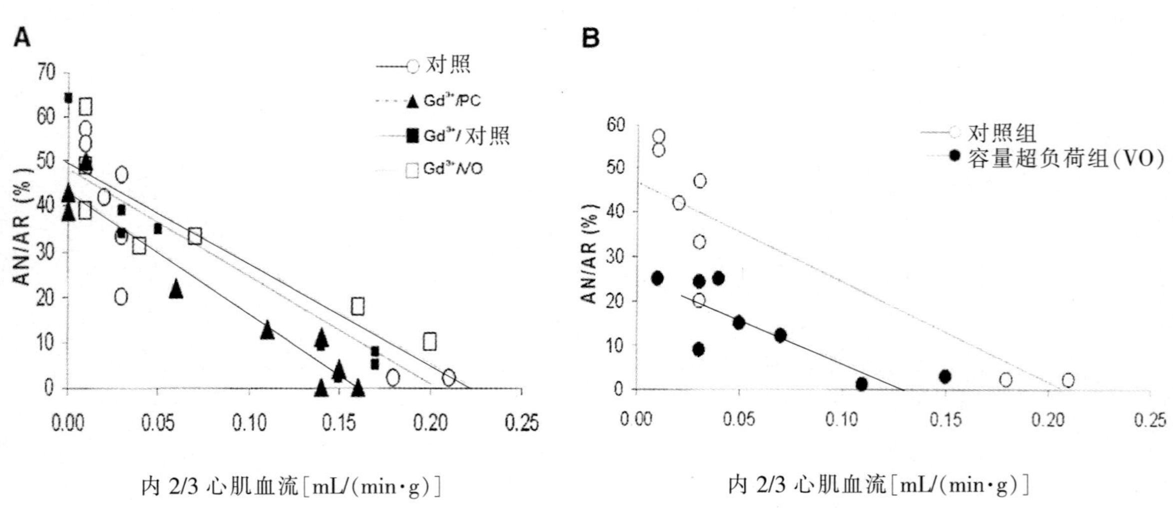

图 18–2 急性容量超负荷后梗死面积减少的作用可能是 Gd^{3+}的作用结果。梗死面积可用来表示局部区域心肌血流功能。坏死面积(AN)可用来表示 60 分钟冠状动脉阻塞时左前降冠状动脉内 2/3 心肌血流和危险(AR)区域面积之比。Gd^{3+}/VO 组、Gd^{3+}/PC 组和 Gd^{3+}/对照组数据接近对照组回归线(**A**)。相反，VO 组数据全在对照组回归线下，这提示此组在侧支血流水平相似的条件下梗死面积较小(**B**)。(Modified from Ovize M, Przyklenk K, Kloner RA: Stretch preconditions the canine myocardium. Am J Physiol 266:H137–H146, 1994, with permission.)

酶 C(PKC)[32-34]。Komuro 等[35]在原代培养的大鼠心室肌细胞实验中有类似结果,牵张可激活磷脂酶 C 和 D,并使 PKC 的天然激活剂——甘油二酯的产生增加。在离体及在体大鼠心脏模型中 [32,34],PKC 阻断剂十字胞碱和多黏霉素 B 可阻断牵张预适应和缺血预适应所致的梗死面积缩小的作用(图 18-3)。这些结果都显示牵张预适应能激活 PKC。

心肌牵张预适应中 PKC 的下游靶分子还不甚清楚。Takeishi 等发现[36],离体豚鼠心脏模型中急性机械牵张(通过膨胀左室球囊使舒张末压升至 25mmHg 并维持 10~20 分钟)可以激活 ERK-1、ERK-2、90Da 核糖体 S6 激酶(90kDa ribosomal S6 kinase,p90RSK)p38、Src 和大 MAP 激酶(big MAP kinase,BMK)-1,但不激活 JNK。而且,PKC 阻断剂白屈菜赤碱可以明显减少牵张激活的 ERK-1、ERK-2 和 p38 激酶。而用左室球囊膨胀扩张心肌可能产生内膜下缺血,缺血亦可激活 ERK-1、ERK-2 和 MAPK。急性缩窄降主动脉及随后的左室后负荷增加可牵张心肌。Iliodromitis 等[37]用这种模型发现心肌牵张有明显减少梗死面积的作用，而这与 p38 MAPK 磷酸化增加有关，此作用可被 Gd^{3+} 阻断。然而,Gd^{3+}不能阻断缺血预适应及缺血 20 分钟后的 ERK-1 及 ERK-2 磷酸化。分析上述结果及其他多项关于信号通路激活的研究结果都必须十分小心,因为实验标本和实验设计各不相同,并且在缺血、再灌中这些激酶的激活都是一过性的[12]。

牵张预适应的评估及发展方向

虽然牵张预适应和缺血预适应的具体机制尚未完全清楚,但似乎两种心脏保护机制中有一些相同的信号传导通路,而这种共性最终为牵张预适应具体机制的合理推测提供了良

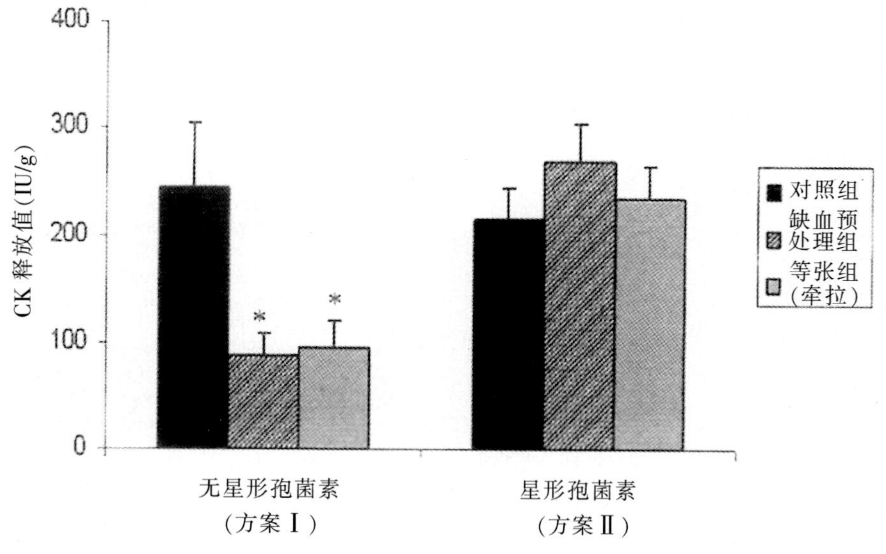

图 18-3 蛋白激酶 C(PKC)抑制剂星形孢菌素阻断紧张诱发性和缺血性预处理过程。肌酸激酶(CK)释放量(评价梗死大小的替代端点)是在经过如下处理的小鼠心脏冠脉流出物中测量的:在缺血 30 分钟和再灌注 30 分钟之前,对照组未进行介入干预;缺血预处理组,缺血 5 分钟,再灌注 10 分钟;等张组通过把左主动脉压突然从 5cm H_2O 增加到 20cm H_2O 持续 5 分钟使左心室紧张,短暂的缺血和紧张均使 CK 的释放减少。这种保护性效应已被 PKC 抑制剂量形孢菌素消除。*,与对照组相比 $P<0.05$。(Modified from Obadia JF, Ovize M, Abadie C, et al: Beneficial actions of perconditioning and stretch on postischemic contractile function of isolated working rat heart: Effects of staurosporine. J Cardiovasc Pharmacol 30:191-196.1997, with permission.)

好的基础。例如，许多研究显示钙离子在预适应中有一定作用，包括离体大鼠心脏[38]和在体狗心模型[39]都发现模拟缺血预适应时有一过性的胞外钙浓度的增加。Bauer 等[40]发现兔心缺血预适应及模拟预适应兔模型给予外源合成性 IP_3 后[41]，心肌三磷酸肌醇的浓度增加（三磷酸肌醇与甘油二酯、PKC 等同时产生，且是胞内钙池钙释放的重要调节因子）。现在已明确激活 SAC 可使胞内钙浓度增加。Dassouli 等[42]报道体外牵张可使第二信使 IP_3 及 IP_4 增加，从而调节胞内钙浓度。这些研究都间接提示 SAC 可通过增加胞内钙、使钙池内钙释放等机制产生心脏预适应。

许多研究报道了 ERK-1、ERK-2 和磷脂酰肌醇-3 激酶（PI3K）-Akt 通路在心肌肥厚中的重要作用[43,44]。ERK-1 和 ERK-2 级联反应可促进细胞生长、分化和存活。在机械力传导过程中，ERK-1、ERK-2 包括 p90RSK 等磷酸化激活众多蛋白，可以通过 BAD、转录因子和其他信号蛋白调节细胞凋亡。Akt 可产生大量生物学效应，从而参与对缺血心肌的保护作用。Akt 可通过激活 p70S6 激酶阻止 BAD 触发的细胞凋亡，可通过阻断糖原合成酶激酶 3 调节糖代谢，可激活对心脏功能有重要调节作用的内皮一氧化氮合酶[43]。而且，Akt 能激活如核因子（NF）-κB 或 cAMP 反应元件结合蛋白等与心脏保护作用有关的转录因子[45]。有许多报道显示，尤其在长时间的缺血损伤后再灌注的最初几分钟内，ERK-1、ERK-2 或 PI3K-Akt 等的激活在缺血预适应中有心脏保护作用[46,47]。Jonassen 等[47]报道 ERK 通路阻断剂 PD98059 能阻止缺血预适应作用的发生。Tong 等[48]证实缺血预适应能激活 PI3K，而其阻断剂渥曼青霉素能减弱缺血预适应提供的心脏保护作用。

小结

本章所列结果提示（但不是证实）急性机械牵张刺激和短暂的心肌缺血可能激活共同的信号通路而触发心肌预适应作用。然而现在还没有证据能支持在无心肌缺血的条件下急性机械牵张能通过激活 ERK-1、ERK-2 或 PI3K-Akt 等来使心肌产生预适应。而且最近研究显示线粒体 K^+_{ATP} 通道或线粒体渗透性转变可能是缺血预适应的终末效应器[49-52]。虽然 Gysembergh 等[23]证实格列本脲（线粒体 K^+_{ATP} 通道阻断剂）能消除牵张所致的预适应作用，而且这两者有心脏保护作用，但都不是已知的心肌牵张的靶物质。因此，需要进一步研究阐明急性牵张触发心脏保护作用的特定机制，及最终明确是否牵张预适应和缺血预适应真正存在共同的发生机制和调节因子。

（李莉 盛富强 程龙献 译）

参考文献

1. Murry CE, Jennings RB, Reimer KA: "Preconditioning" with ischemia: A delay of lethal cell injury in ischemic myocardium. Circulation 5:1124–1136, 1986.
2. Kuzuya T, Hoshida S, Yamashita N, et al: Delayed effects of sublethal ischemia on the acquisition of tolerance to ischemia. Circ Res 72:1293–1299, 1993.
3. Marber MS, Latchman DS, Walker JM, Yellon DM: Cardiac stress protein elevation 24 hours after brief ischemia or heat stress is associated with resistance to myocardial infarction. Circulation 88:1264–1272, 1993.
4. Ovize M, Kloner RA, Hale SH, Przyklenk K: Coronary cyclic flow variations precondition the ischemic myocardium. Circulation 85:779–789, 1992.
5. Piot CA, Padmanaban D, Ursell PC, et al: Ischemic preconditioning decreases apoptosis in rat heart in vivo. Circulation 96:1598–1604, 1997.
6. Ovize M, Przyklenk K, Kloner RA: Preconditioning does not attenuate myocardial stunning. Circulation 85:2247–2254, 1992.
7. Shiki K, Hearse DJ: "Preconditioning" of ischemic myocardium: Reperfusion-induced arrhythmias. Am J Physiol 253: H1470–H1476, 1987.
8. Ovize M, Aupetit JF, Rioufol G, et al: Preconditioning reduces infarct size but accelerates time to ventricular fibrillation in the pig heart. Am J Physiol 269:H72–H79, 1995.
9. Yellon DM, Alkhulaifi A, Pugsley WB: Preconditioning the human heart. Lancet 342:276–277, 1993.
10. Deutsch E, Berger M, Kussmaul WG, et al: Adaptation to ischemia during percutaneous transluminal angioplasty: Clinical, hemodynamic, and metabolic features. Circulation 82:2044–2051, 1990.
11. Kloner RA, Shook T, Przyklenk K, et al: "Previous angina alters in hospital outcome in TIMI 4. A clinical correlate to preconditioning?" Circulation 91:37–47, 1995.
12. Yellon DM, Downey JM: Preconditioning the myocardium: From cellular physiology to clinical cardiology. Physiol Rev 83:1113–1151, 2003.
13. Ovize M, Przyklenk K, Kloner RA: Stretch preconditions the

canine myocardium. Am J Physiol 266:H137–H146, 1994.
14. Komuro I, Kaida T, Shibazaki Y, et al: Stretching cardiac myocytes stimulates protooncogene expression. J Biol Chem 265:3595–3598, 1990.
15. Sadoshima J, Izumo S: The cellular and molecular response of cardiac myocytes to mechanical stress. Annu Rev Physiol 59: 551–571, 1997.
16. Frey N, McKinsey TA, Olson EN: Decoding calcium signals involved in cardiac growth and function. Nat Med 6:1221–1227, 2000.
17. Vokonas PS, Pirzada F, Hood WB Jr: Experimental myocardial infarction: XII. Dynamic changes in segmental mechanical behavior of infarcted and non-infarcted myocardium. Am J Cardiol 37:853–859, 1976.
18. Jennings RB, Reimer KA, Hill ML: Total ischemia in dog hearts, in vitro: 2. High energy phosphate depletion and associated defects in energy metabolism, cell volume regulation, and sarcolemmal integrity. Circ Res 49:901–911, 1981.
19. Przyklenk K, Bauer B, Ovize M, et al: Regional ischemic preconditioning protects remote virgin myocardium from subsequent sustained coronary occlusion. Circulation 87:893–899, 1993.
20. Birnbaum Y, Hale SL, Kloner RA: Ischemic preconditioning at a distance. Reduction of myocardial infarct size by partial reduction of blood supply combined with rapid stimulation of the gastrocnemius muscle in the rabbit. Circulation 96: 1641–1646, 1997.
21. Pell TJ, Baxter GF, Yellon DM, Drew GM: Renal ischemia preconditions myocardium: Role for adenosine receptors and ATP-sensitive potassium channels. Am J Physiol 275:H1542–H1547, 1998.
22. Gho BCG, Schooemaker RG, van den Doel MA, et al: Myocardial protection by brief ischemia in noncardiac tissue. Circulation 94:2193–2200, 1996.
23. Gysembergh A, Margonari H, Loufoua J, et al: Stretch-induced protection shares common mechanisms with ischemic preconditioning in the rabbit heart? Am J Physiol 274:H955–H964, 1998.
24. Craelius W, Chen V, El-Sherif N: Stretch-activated ion channels in ventricular myocytes. Biosci Rep 8:407–414, 1988.
25. Guharay F, Sachs F: Stretch-activated single ion channel currents in tissue-cultured embryonic chick skeletal muscle. J Physiol Lond 352:685–701, 1984.
26. Hansen DE, Borganelli M, Stacy GP Jr, Taylor LK: Dose-dependent inhibition of stretch-induced arrhythmias by gadolinium in isolated canine ventricles. Evidence for a unique mode of antiarrhythmic action. Circ Res 69:820–831, 1991.
27. Laine M, Arjamaa O, Vuoltenaho O, et al: Block of stretch-activated atrial natriuretic peptide secretion by gadolinium in isolated rat atrium. J Physiol (Lond) 480:553–561, 1994.
28. Biagi BA, Enyart JJ: Gadolinium blocks low and high threshold calcium currents in pituitary cells. Am J Physiol 259:C515–C520, 1990.
29. Diaz RJ, Losito VA, Mao GD, et al: Chloride channel inhibition blocks the protection of ischemic preconditioning and hypo-osmotic stress in rabbit ventricular myocardium. Circ Res 84:763–775, 1999.
30. Heusch G, Liu GS, Rose J, et al: No confirmation for a causal role of volume-regulated chloride channels in ischemic preconditioning in rabbits. J Mol Cell Cardiol 32:2279–2285, 2000.
31. Hall SK, Zhang JP, Liebermann M: Cyclic AMP prevents activation of a swelling-induced chloride-sensitive conductance in chick heart cells. J Physiol (Lond) 488:359–369, 1995.
32. Obadia JF, Ovize M, Abadie C, et al: Beneficial actions of preconditioning and stretch on postischemic contractile function of isolated working rat heart: Effects of staurosporine. J Cardiovasc Pharmacol 30:191–196, 1997.
33. Cohen MV, Liu Y, Liu GS, et al: Phospholipase D plays a role in ischemic preconditioning in rabbit heart. Circulation 94:1713–1718, 1996.
34. Gysembergh A, Zakaroff A, Loufoua J, et al: Enhanced diacylglycerol production during the first but not during subsequent ischemia in preconditioned rabbit heart: Role of phospholipase D activation. Basic Res Cardiol 95:457–465, 2000.
35. Komuro I, Katoh Y, Kaida T, et al: Mechanical loading stimulates cell hypertrophy and specific gene expression in cultured rat cardiac myocytes. Possible role for protein kinase C. J Biol Chem 266:1265–1268, 1991.
36. Takeishi Y, Huang Q, Abe J, et al: Src and multiple MAP kinase activation in cardiac hypertrophy and congestive heart failure under chronic pressure-overload: Comparison with acute mechanical stretch. J Mol Cell Cardiol 33:1637–1648, 2001.
37. Iliodromitis EK, Gaitanaki C, Lazou A, et al: Dissociation of stress-activated protein kinase (p38-MAPK and JNKs) phosphorylation from the protective effect of preconditioning in vivo. J Mol Cell Cardiol 34:1019–1028, 2002.
38. Xu M, Wang Y, Hirai K, et al: Calcium preconditioning inhibits mitochondrial permeability transition and apoptosis. Am J Physiol 280:H899–H908, 2001.
39. Przyklenk K, Hata K, Kloner RA: Is calcium a mediator of infarct size reduction with preconditioning in rabbit myocardium? Circulation 97:692–702, 1997.
40. Bauer B, Simkhovich BZ, Kloner RA, Przyklenk K: Preconditioning-induced cardioprotection and release of the second messenger inositol(1,4,5)triphosphate are both abolished by neomycin in rabbit heart. Basic Res Cardiol 94:31–40, 1999.
41. Gysembergh A, Lemaire S, Piot C, et al: Pharmacologic manipulation of Ins(1,4,5)P3 signaling mimics preconditioning in rabbit heart. Am J Physiol 277:H2451–H2457, 1999.
42. Dassouli A, Sulpice JC, Roux S, Crozatier B: Stretch-induced inositol triphosphate and tetrakiphosphate production in rat cardiomyocytes. J Mol Cell Cardiol 25:973–982, 1993.
43. Sugden PH: Ras, Akt and mechanotransduction in the cardiac myocyte. Circ Res 93:1179–1192, 2003.
44. Armstrong SC: Protein kinase activation and myocardial ischemia/reperfusion injury. Car[illegible]asc Res 61:427–436, 2004.
45. Derek J, Hausenloy H, Derek M [illegible]w directions for protecting the heart against ischaemia–reperfusion injury: Targeting the reperfusion injury salvage kinase (RISK)-pathway. Cardiovasc Res 61:448–460, 2004.
46. Gao F, Gao E, Yue TL, et al: Nitric oxide mediates the antiapoptotic effect of insulin in myocardial ischemia-reperfusion. The roles of PI3-kinase, Akt, and endothelial nitric oxide synthase phosphorylation. Circulation 105: 1497–1502, 2002.
47. Jonassen AK, Sack MN, Mjos OD, Yellon DM: Myocardial protection by insulin at reperfusion requires early administration and is mediated via Akt and p70s6 kinase cell-survival signalling. Circ Res 89:1191–1198, 2001.
48. Tong H, Chen W, Steenbergen C, Murphy E: Ischemic preconditioning activates phosphatidylinositol-3-kinase upstream of protein kinase C. Circ Res 87:309–315, 2000.
49. Argaud L, Gateau-Roesch O, Chalabreysse L, et al: Preconditioning delays Ca^{2+} induced mitochondrial permeability transition. Cardiovasc Res 61:115–122, 2004.
50. Piriou V, Chiari P, Gateau-Roesch O, et al: Desflurane-induced preconditioning delays mitochondrial permeability transition pore opening. Anesthesiology 100:581–588, 2004.
51. Piriou V, Chiari P, Loufoua J, et al: Prevention of isoflurane-induced preconditioning by 5-hydroxydecanoate and gadolinium: Possible involvement of mitochondrial K^+_{ATP} and stretch-activated channels. Anesthesiology 93:756–764, 2000.
52. Hausenloy DJ, Maddock HL, Baxter GF, Yellon DM: Inhibiting mitochondrial permeability transition pore opening: A new paradigm for myocardial preconditioning? Cardiovasc Res 55:534–543, 2002.

第四部分

正常生理条件下心脏的机械电反馈

呼吸性窦性心律不齐的非神经性介导成分

心电图 U 波是否为机械电现象

心室复极的负荷依赖性

心脏生理功能中的机械电异质性

心脏功能的机械调节:心包的作用

第 19 章

呼吸性窦性心律不齐的非神经性介导成分

Barbara Casadei

呼吸性窦性心律不齐(RSA)是指实性心律随呼吸发生周期性变化[1]。尽管对 RSA 的产生机制尚无一致意见,但 RSA 能反映心脏迷走神经活动的变化已被广大学者承认。正因如此,在清醒的动物模型和人体,RSA 可作为心脏迷走神经反应性的集中体现[2,3]。本章阐述心率的非神经介导的波动对 RSA 的作用,并讨论牵张介导窦房结 (SAN) 活动变化的机制 (见第 8 章)。

窦性心律不齐的评估

床边心电图(ECG)或 24 小时动态心电图心率变异度(HRV)的时域和频域测量使精确评估 RSA 成为可能,这些指标已被广泛用于生理和病理条件下增强迷走神经反射后的非侵入性半定位指标[4]。特别应用能量光谱分析技术对 ECG 和呼吸信号的同步短程记录进行分析时,能够对呼吸产生的脉搏振荡间歇的频率范围和幅度进行精确评估。RSA 的幅度或“光谱强度”(或者在 0.15~0.60Hz 的高频能量)经常用总脉搏间歇变异度百分数或低频/高频 (LF/HF) 比来表示。低频振荡 (通常在 0.04~0.15Hz 范围内)代表心脏交感传出神经的反射调节,LF/HF 比反映了心脏交感-迷走神经平衡[5,6](图 19-1)。尽管有些研究认为[7,8],把脉搏间的 HF 振荡视为心脏迷走神经活动及把 LF 振荡视为交感神经活动可能过于简单,但在很多脉搏间期自发性变异维持相对较好的实验中,这种假说能被证实。例如,能够促使交感神经放电的刺激如直立倾斜、站立、应激等都和 LF 升高及 LF/HF 比值相对升高有关。类似的是,双侧星形神经节切除术、β-肾上腺素阻断、毒蕈碱受体激动等均可导致 HRV 呼吸/迷

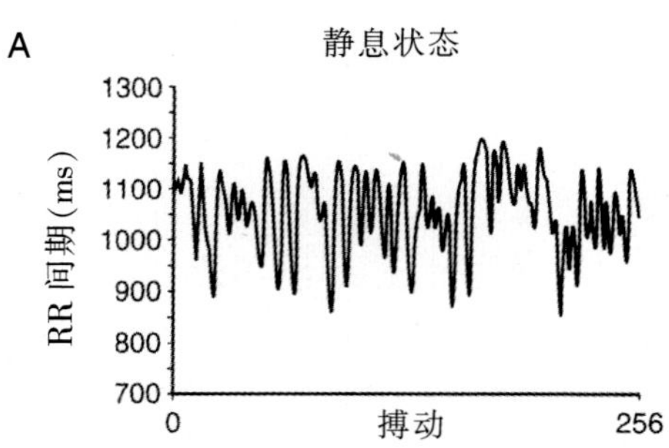

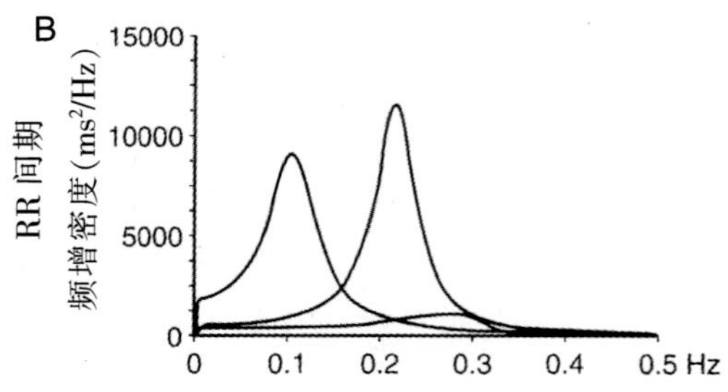

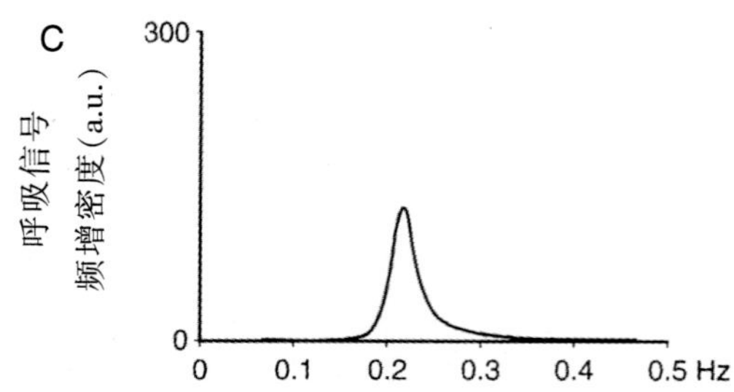

图 19-1 安静状态下,健康男性群体的速度描记图(A)以及 RR 间期变异度(B)及呼吸信号(C)的光谱分析。RR 间期变异度包括两个主要振荡:低频峰,集中在大约 0.1Hz;高频峰,其频率和呼吸频率(C)一致时表示呼吸性窦性心律不齐。(From Casadei B, Moon J, Caiazza A, Sleight P: Is respiratory sinus arrhythmia a good index of cardiac vagal activity during exercise? J Appl Physiol 81: 556-564, 1996, with permission.)

走成分的幅度增加[6]。

然而还有一些例外。例如严重心衰患者的心脏迷走神经反应性低下，交感神经活性增加，标准化后患者 HF 占优势[9-11]。与之类似，在其他迷走神经活性明显减低的情况下（如剧烈运动[8]或全身毒蕈碱受体阻断[7]时），HF 振荡在 HRV 能量光谱中占据一定优势。这提示心率振荡可能受呼吸影响，但其不受迷走神经的调节。实际上，在近期做过心脏移植手术的患者中或者是在对供体 SAN 无功能性神经支配的患者中 RSA 很少出现[12-14]（见图 19-2）。

这提示非神经性机制（随呼吸改变的心房跨壁压所致的 SAN 节律性张力变化）可能是 RSA 原因。阻滞自主神经使 RSA 的发生减少提示，安静状态健康年轻人群中非神经机制导致 RSA 的可能性不大[7,15,16]，但在心脏迷走神经活性或反应减低时（如心衰或者运动时），这种说法可能不正确。

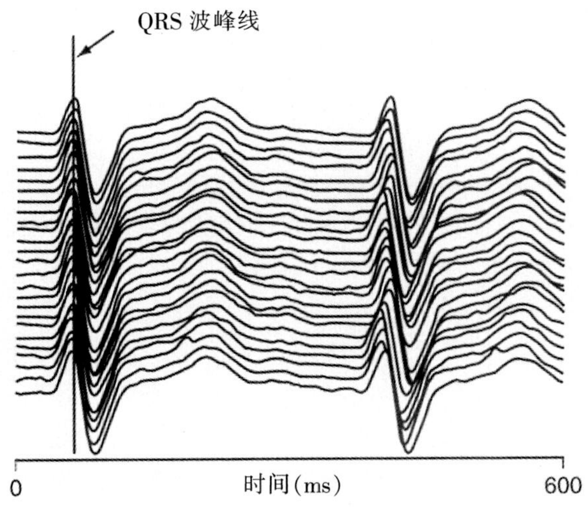

图 19-2 一例心脏移植术后患者体内记录的 QRS 波顺序。将所有 QRS 波对齐到峰线后，QRS 间距随呼吸节律性波动。(From Bernardi L, Salvucci F, Suardi R, et al: Evidence for an intrinsic mechanism regulating heart rate variability in the transplanted and the intact heart during submaximal exercise? Cardiovasc Res 24:969-981, 1990, with permission.)

非神经介导的呼吸性窦性心律不齐

非神经介导的呼吸性窦性心律不齐与运动

健康人群和接受心脏移植术人群的 HRV 光谱分析结果显示，两种人群的 RSA 在静止时有较大差异，而中度和剧烈运动时 RSA 的幅度相似[17]。事实上，运动开始时，RSA 振幅出现显著降低，在此之后 RSA 的振幅趋向稳定，而且占据剩余 HRV 的大部分。这提示，运动早期和非神经介导的脉冲间隔振荡存在时，呼吸可能导致心脏迷走神经活动部分或者完全消失[8]。

心脏移植术后患者和健康志愿者的比较研究表明，尽管 HRV 光谱能量随着工作量的增加而降低，但在去神经支配的心脏移植术后患者中却发现，RSA 的非神经介导的成分在运动的反应中趋向增高[14,17]。这样，HRV 降低时运用标准化单元或者 LF/HF 比值评估整个心脏的自律性时则过高估计了迷走神经活动的作用。

比较年轻健康志愿者在神经节阻滞前后的运动中 RSA 振幅的研究也得到类似结论[16]。这些实验说明非神经介导机制能导致 RSA，但 LF 范围内脉冲间距的振荡则完全是神经介导。尽管这个由牵张介导的振荡作用在健康人群休息时可忽略不计，但是在中等强度的运动中（当心脏传入迷走神经活动降低时），大约 1/3 RSA 的振幅度是由牵张引起（见图 19-3）[16]。

心力衰竭患者无神经介导的窦性心律不齐

慢性充血性心衰（CHF）患者的副交感神经反射受损，因此对这类患者，我们需要考虑类似的问题（同上）[18]。在这些患者，HRV 常被作为评估疗效和风险分级的指标[19-22]。

CHF 患者的 HRV 光谱分析结果显示，随

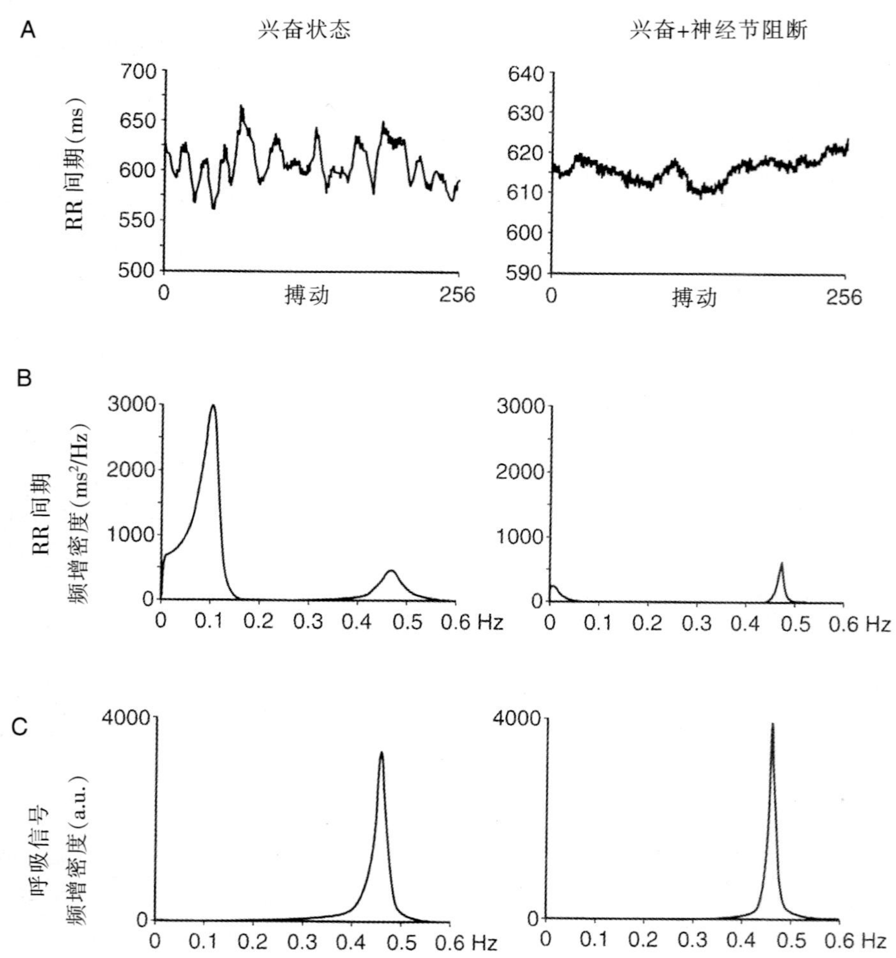

图 19-3 仰卧运动前和神经节阻滞的人群速度描记图(A)、RR 间期变异度(B)和呼吸信号(C)的频谱分析。运动导致 RR 间期缩短,光谱密度降低。呼吸频率增加导致 HF 主要频率构成(X 轴上)右移(0.47Hz),注意神经节阻滞不显著改变 HF 构成,说明运动时呼吸性窦性心律不齐主要由非神经性因素导致。(From Casadei B,Moon J,Caiazza A, Sleight P: Is respiratory sinus arrhythmia a good index of cardiac vagal activity during exercise? J Appl Physiol 81: 556-564,1996,with permission.)

着病情的恶化,在 LF 范围内 HRV 的绝对能量降低,而且在心功能 NYHA IV 级的患者中 HRV 通常不存在[9]。与其类似,在疾病早期 HF 绝对值显著降低[10,11]。然而,即使在 CHF 进展期,HF 范围内的心率波动依然存在。为解释这种情况,人们提出严重 CHF 的 RSA 可能完全由非神经机制介导[9,11]。

然而,对麻醉猪的试验发现,心房张力(右房压力增高的 CHF 患者中常见)可能抑制了 RSA 中神经和非神经成分[23]。这提示在忽略脉冲间期变异度时,CHF 患者中非神经机制对 RSA 作用相对较小。比较健康人群和中度 CHF (NYHA 分级 II 级)患者的非神经性 RSA(神经节完全阻滞时记录)强度试验未能证实这一假说[24]。两个群体非神经性 RSA 相似,但因 CHF 患者的 HRV 较对照组低,所以 CHF 患者 RSA 非神经振荡较健康且年龄相当的对照组为高(15%比 3%),且和 HRV 呈反向相关(由脉冲间距标准化偏移来评估,见图 19–4)。

这些研究证实，中度 CHF 患者或 HRV 显著降低时,HRV 的 HF 能量可能过高估计了心脏副交感神经的反应。HF 能量的非神经机制与 HRV 成负相关，这种关系可被应用于所有与心脏迷走神经活动或反应降低有关的病理情况。

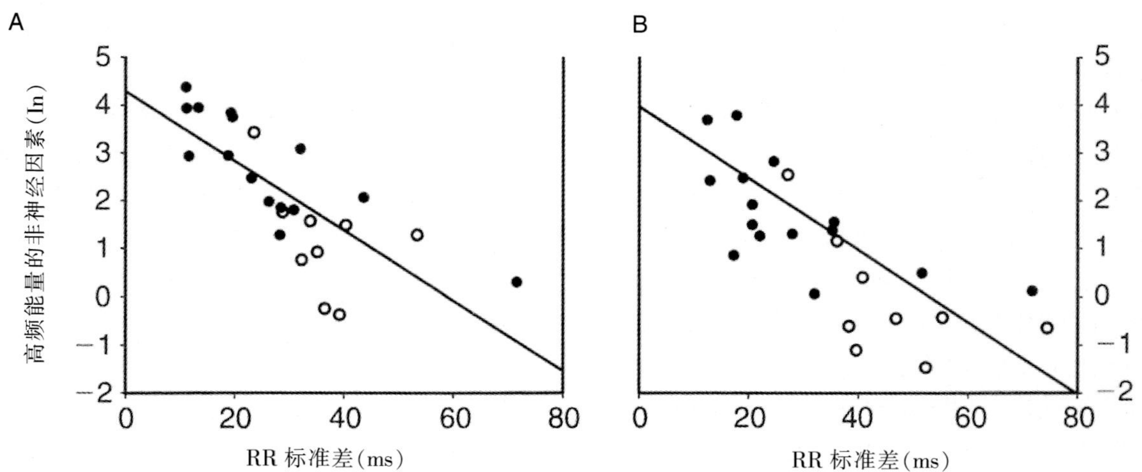

图 19–4　自然呼吸(A;r^2=0.53;P<0.0001)和控制呼吸在 0.16Hz (B;r^2=0.50;P<0.0001)时,健康对照组(开环)和轻度心衰(闭环)患者 RR 间期的标准差和非神经介导性因素间的关系有助于高频(HF)的构成。注意当 RR 间期变异度降低时，呼吸性窦性心律不齐不再是心迷走神经反应性的可靠指标。(From El-omar M,Kardos A ,Casadei B: Mechanisms of respiratory sinus arrhythmia in patients with mild heart failure. Am J Physiol 280:H125–H131,2001,with permission.)

非神经性介导的呼吸性窦性心律不齐的潜在机制

HF 范围内非神经性介导的心率波动主要因为 SAN 周期性张力变化,其次是随呼吸改变的心房跨壁压的变化[25,26]。假如这是非神经性介导的 RSA 的唯一机制,那么影响右房压力波动幅度的因素如潮气量和通气量可能调节其强度。这实际在接受心脏移植术的患者[13]和在麻醉后行迷走神经切断和 β-阻滞的兔子[26]中可得到验证。心脏去神经支配后发现,无神经支配的 RSA 幅度和潮气量及通气量直接相关，随胸腔内压变化的程度增加。据报道,接受心脏移植术的患者直立运动时,非神经性介导的 RSA 绝对幅度增加[14]，这可能与上述机制有关。相反,仰卧位时静脉回流和胸腔内压的波动很少受运动影响[27],运动并不改变神经节阻滞的年轻人群的 RSA 幅度[16]。

动物实验明确显示非神经性机制可以影响心率及其变异度[28]。离体心脏心房内压的窦性改变引起心率的同步振荡[29]。有趣的是,心房率显著变化导致的压力变化与受呼吸影响心房跨壁压波动所致的压力变化十分相似。

众所周知，机械牵张可以增强起搏活动[30]。在鼠 SAN 中发现机械敏感性细胞是心肌成纤维细胞,它在牵张时除极[31]。

牵张增加窦性频率的机制尚不清楚,但是它提示长度[32]或者张力[33]增加可能通过增加氯离子通透性、动员胞内钙离子[34]、增加阳离子通道的活性等来刺激 SAN 起搏细胞。这种假说已被实验证实:对离体 SAN 细胞实施中等长度的牵拉可增加其自发性波动节律,可降低最大舒张期电位和收缩期电位[35]。电压钳实验提示 SAN 细胞内牵张导致的电流与非选择性牵张激活的阳离子通道有关[35]。

牵张是由牵张激活的离子通道感知还是由第二信使在通道水平上的介导仍在争论中。最近发现在心肌受到牵张时,心脏通过内皮一氧化氮合酶(eNOS)释放游离的一氧化氮基团(NO)。例如,Pinsky 等[36]发现 NO(通过卟啉尿微传感器于在体兔心测量)呈脉冲式释放(峰值发生在舒张期,2.7±0.1μmol/L),且和前负荷正相关,牵张可促其释放。与其一致的是,Prendergast 等[37]揭示离体豚鼠工作心脏中的内源性 NO 仅在存在高的前负荷时作用显著。资料显示,阻断牵张激活性离子通道(例如使用钆)可抑制 NO 产生,这说明牵张和心内 NO 释放存在因果关系[38,39]。

在孤立性心肌病,牵张引起的胞内钙离子缓慢增加与胞内 NO 释放有关。应用 NOS 抑制剂或敲除 eNOS 基因可以阻断钙离子增加[40]。因为牵张的肌细胞在肌浆网内钙离子容量无变化时胞内钙释放增加,这表明张力促进 NO 释放可能与增加斯里兰卡兰尼碱受体(RyR)钙离子释放通道的开放概率增加有关(与通道蛋白活化硫基的直接亚硝基化有关)。

在 SAN 中牵张诱导 NO 释放,这可能有助于右房充盈压增加时产生的正变时反应(班布里奇反射[41]等),因此也对非神经性介导的 RSA 起作用,这些通过 RyR 促进钙离子释放和增加起搏电流超极化激活内向电流(I_f)[42,43]来实现的。与此观点一致的是,牵张可以在不影响动作电位时程的情况下使最大舒张电位除极并且增加 SAN 多细胞舒张期自动除极的斜率[30,34]。另外,牵张介导的正性变时反应能被斯里兰卡兰尼碱和毒胡萝卜素抑制,但不被硝苯地平抑制,这提示胞内储存的钙离子释放可能是 SAN 内很重要的机械传感器[34]。所有早期描述牵张介导的改变都可以被 SAN 中低 NO 供体浓度所模拟[42,43]。总之,这些资料显示牵张借助 NO 引发的 I_f 和 RyR 钙离子释放通道的调节可能是心脏 SAN 机械电反馈中的特殊机制。

小结

由呼吸所致的右房跨壁压变化引起的心率波动促进了 RSA 的产生。SAN 活动时牵张所致变化的机制仅部分得到阐明,其中可能包含牵张敏感性离子通道、胞内储存的钙离子释放、起搏电流 I_f 和 NO。

因为机械因素导致的心率振荡小,所以 RSA 仍被视为健康人群休息时心脏迷走神经反射的指标。然而,在心迷走活动减低的情况下(如运动或心衰时),无神经性介导的心率振荡可解释大部分剩余 RSA 的幅度,因此其不再被视为衡量心迷走神经活性的可靠标志。

(吴晶晶 赵芳 程龙献 译)

参考文献

1. Ludwig G: Beiträge zur Kenntniss des Einflusses der Respirationsbewegungen auf den Blutlauf im Aortensystem. Archiv der Anatomie und Physiologie 13:242–302, 1847.
2. Katona PG, Jih F: Respiratory sinus arrhythmia: A noninvasive measure of parasympathetic control. J Appl Physiol 39:801–805, 1975.
3. Eckberg DL: Human sinus arrhythmia as an index of vagal cardiac outflow. J Appl Physiol 54:961–966, 1983.
4. Task Force of the European Society of Cardiology and the North American Society of Pacing and Electrophysiology: Heart rate variability: Standards of measurement, physiological interpretation and clinical use. Circulation 93:1043–1065, 1996.
5. Pagani M, Lombardi F, Guzzetti S, et al: Power spectral analysis of heart rate and arterial pressure variabilities as a marker of sympatho-vagal interaction in man and conscious dog. Circ Res 59:178–193, 1986.
6. Malliani A, Pagani M, Lombardi F, Cerutti C: Cardiovascular neural regulation explored in the frequency domain. Circulation 84:482–492, 1991.
7. Saul JP, Berger RD, Albrecht P, et al: Transfer function analysis of the circulation: Unique insight into cardiovascular regulation. Am J Physiol 261:H1231–H1245, 1991.
8. Casadei B, Cochrane S, Johnston J, et al: Pitfalls in the interpretation of spectral analysis of the heart rate variability during exercise in humans. Acta Physiol Scand 153:125–131, 1995.
9. Mortara A, La Rovere MT, Signorini MG, et al: Can power spectral analysis of heart rate variability identify a high risk subgroup of congestive heart failure patients with excessive sympathetic activation? A pilot study before and after heart transplantation. Br Heart J 71:422–430, 1994.
10. Casolo GC, Stroder P, Sulla A, et al: Heart rate variability and functional severity of congestive heart failure secondary to coronary artery disease. Eur Heart J 16:360–367, 1995.

11. Guzzetti S, Cogliati C, Turiel M, et al: Sympathetic predominance followed by functional denervation in the progression of chronic heart failure. Eur Heart J 16:1100–1107, 1995.
12. Sands KEF, Appel ML, Lilly LS, et al: Power spectrum analysis of heart rate variability in human cardiac transplant recipients. Circulation 79:76–82, 1989.
13. Bernardi L, Keller F, Sanders M, et al: Respiratory sinus arrhythmia in the denervated human heart. J Appl Physiol 67:1447–1455, 1989.
14. Bernardi L, Salvucci F, Suardi R, et al: Evidence for an intrinsic mechanism regulating heart rate variability in the transplanted and the intact heart during submaximal exercise? Cardiovasc Res 24:969–981, 1990.
15. Akselrod S, Gordon D, Ubel FA, et al: Power spectrum analysis of heart rate fluctuations: A quantitative probe of beat-to-beat cardiovascular control. Science 213:220–222, 1981.
16. Casadei B, Moon J, Caiazza A, Sleight P: Is respiratory sinus arrhythmia a good index of cardiac vagal activity during exercise? J Appl Physiol 81:556–564, 1996.
17. Arai Y, Saul JP, Albrecht P, et al: Modulation of cardiac autonomic activity during and immediately after exercise. Am J Physiol 256:H132–H141, 1989.
18. Eckberg DL, Drabinski M, Braunwald E: Defective parasympathetic control in patients with heart disease. N Engl J Med 285:877–883, 1971.
19. Bilchick KC, Fetics B, Djoukeng R, et al: Prognostic value of heart rate variability in chronic congestive heart failure (Veterans Affairs' Survival Trial of Antiarrhythmic Therapy in Congestive Heart Failure). Am J Cardiol 90:24–28, 2002.
20. Makikallio TH, Huikuri HV, Hintze U, et al: Fractal analysis and time- and frequency-domain measures of heart rate variability as predictors of mortality in patients with heart failure. Am J Cardiol 87:178–182, 2001.
21. Nolan J, Batin PD, Andrews R, et al: Prospective study of heart rate variability and mortality in chronic heart failure: Results of the United Kingdom heart failure evaluation and assessment of risk trial (UK-Heart). Circulation 98:1510–1516, 1998.
22. Brouwer J, van Veldhuisen DJ, Man AJ, et al: Prognostic value of heart rate variability during long-term follow-up in patients with mild to moderate heart failure. J Am Coll Cardiol 28:1183–1189, 1996.
23. Horner SM, Murphy CF, Coen B, et al: Contribution to heart rate variability by mechanoelectric feedback. Stretch of the sinoatrial node reduces heart rate variability. Circulation 94:1762–1767, 1996.
24. El-Omar M, Kardos A, Casadei B: Mechanisms of respiratory sinus arrhythmia in patients with mild heart failure. Am J Physiol 280:H125–H131, 2001.
25. Bolter CP: Effect of changes in transmural pressure on contraction frequency of the isolated right atrium of the rabbit. Acta Physiol Scand 156:45–50, 1996.
26. Perlini S, Soldá PL, Piepoli M, et al: Determinants of respiratory sinus arrhythmia in the vagotomized rabbit. Am J Physiol 269:H909–H915, 1995.
27. Bevegard S, Holmgren A, Jonsson B: The effect of body position on the circulation at rest and during exercise, with special reference to the influence of stroke volume. Acta Physiol Scand 49:279–298, 1960.
28. Pathak CL: Autoregulation of chronotropic response of the heart through pacemaker stretch. Cardiology 58:45–64, 1973.
29. Blinks JR: Positive chronotropic effect of increasing right atrial pressure in the isolated mammalian heart. Am J Physiol 186:299–303, 1956.
30. Lange G, Lu HH, Chang A, Brooks CM: Effect of stretch on the isolated cat sinoatrial node. Am J Physiol 211:1192–1196, 1966.
31. Kohl P, Kamkin AG, Kiseleva IS, Noble D: Mechanosensitive fibroblasts in the sino-atrial node region of rat heart: Interaction with cardiomyocytes and possible role. Exp Physiol 79:943–956, 1994.
32. Kamiyama A, Niimura I, Sugi H: Length-dependent changes of pacemaker frequency in the isolated rabbit sinoatrial node. Jpn J Physiol 34:153–165, 1984.
33. Pathak CL: Alternative mechanism of cardiac acceleration in Bainbridge's infusion experiments. Am J Physiol 197:441–444, 1959.
34. Arai A, Kodama I, Toyama J: Roles of Cl^- channels and Ca^{2+} mobilization in stretch-induced increase of SA node pacemaker activity. Am J Physiol 270:H1726–1735, 1996.
35. Cooper PJ, Lei M, Cheng L-X, Kohl P: Cellular responses to mechanical stress: Selected contribution: Axial stretch increases spontaneous pacemaker activity in rabbit isolated sinoatrial node cells. J Appl Physiol 89:2099–2104, 2000.
36. Pinsky DJ, Patton S, Mesaros S, et al: Mechanical transduction of nitric oxide synthesis in the beating heart. Circ Res 81:372–379, 1997.
37. Prendergast BD, Sagach VF, Shah AM: Basal release of nitric oxide augments the Frank-Starling response in the isolated heart. Circulation 96:1320–1329, 1997.
38. Bannenberg GL, Gustafsson LE: Stretch-induced stimulation of lower airway nitric oxide formation in the guinea-pig: inhibition by gadolinium chloride. Pharmacol Toxicol 81:13–18, 1997.
39. Suarez J, Torres C, Sanchez L, et al: Flow stimulates nitric oxide release in guinea pig heart: Role of stretch-activated ion channels. Biochem Biophys Res Commun 261:6–9, 1999.
40. Petroff MGV, Kim SH, Pepe S, et al: Endogenous nitric oxide mechanisms mediate the stretch dependence of Ca^{2+} release in cardiomyocytes. Nat Cell Biol 3:867–873, 2001.
41. Bainbridge FA: The influence of venous filling upon the rate of the heart. J Physiol Lond 50:65–84, 1915.
42. Musialek P, Lei M, Brown HF, et al: Nitric oxide can increase heart rate by stimulating the hyperpolarization-activated inward current, I_f. Circ Res 81:60–68, 1997.
43. Musialek P, Rigg L, Terrar DA, et al: Role of cGMP-inhibited phosphodiesterase and sarcoplasmic calcium in mediating the increase in basal heart rate with nitric oxide donors. J Mol Cell Cardiol 32:1831–1840, 2000.

第 20 章

心电图 U 波是否为机械电现象

Borys Surawicz

1903 年,Einthoven[1]最早描述了 U 波,这是紧跟 T 波之后 20~40ms 出现的低而宽的波形。因为 U 波没有重要的诊断意义,故一直未得到临床医生的重视,并且进行常规心电图(ECG)分析时也很少将之包括在内。有关正常和异常 U 波的信息始载于一些较老的著作里,但这些著作并未在当时的临床医生中普及。对正常 U 波的起源一直未能达成共识,这可能与临床实践和电生理实验中忽视对 U 波的分析有关。然而,忽视对 U 波的观察是不科学的。

尽管 U 波并没有太确定的实际意义,但是自 ECG 问世 100 年来 U 波仍未被解释的事实应该让我们去试图填补该知识的空白。

正常 U 波与 T 波的关系

以下几点分析了 U 波和 T 波的关系:

1.U 波是舒张期波形,通常伴第二心音,从心室开始舒张时出现,终止于第三心音[2]。

2.U 波于 T 波终止时出现,大多数起始于等电位基线,但是 T-U 结合点可能轻度压低或抬高。

3.QU 间期为 440~680ms,且随 RR 间期的延长而延长[2](见图 20-1)。

4.U 波通常呈正向或负向的单向波,但也可能出现正负双向或负正双向波。

5.心率为 50~100bpm 时,从 T 波终点到 U 波顶点的间期为 90~110ms[2]。与 QT 间期不同的是,在心动周期突然增加时(由 T 波叠加于 U 波所致),例如房颤或过早综合波(由 T 波叠加于 U 波所致)出现后,U 波的时限并不改变。

6. 心率在 50~100bpm 范围内变化时,T 波终点到 U 波终点的正常间距为 160~230ms(见图 20-1)。

7.与正常 T 波不同,U 波的升高值短于或接近其降低值(见图 20-2)。

8.U 波向量趋向于与 T 波向量平行,即 U 波通常在 aVF 导联倒置,偶在Ⅲ导联和 aVF 导联为负向波。在Ⅰ和 aVL 导联,U 波通常在等电位线上。

9.在 98%的病例,最大的 U 波振幅(通常在 V2 或 V3 导联)占 T 波振幅的 3%~24%之间[3]。U 波振幅很少超过 0.2mV。

10.在半直接导联如心前区、食管内和冠脉内的导联比直接导联更易见到 U 波。但是 U 波的时限在所有导联都相等,且 U 波振幅随整个心电图振幅增加而增加。

11.识别 U 波的难易度取决于心率。U 波幅度在很大程度上由心率决定。我们随机选择 500 份 QT 间期正常的心电图的研究发现:心率低于 65bpm 时,超过 90%的 ECG 可识别出 U 波;心率在 65~80bpm 时,约 66%的 ECG 可识别出 U 波;心率在 80~95bpm 时,约 25%的 ECG 可识别 U 波;但当心率超过 95bpm 时,就少见到 U 波了。心率快时,放大记录信号后可观察到低幅度的 U 波。

12.当 T 波形态缺乏持续性变化或 ST 段缺乏连续性变化时,U 波的极性发生改变。Kishida 等[5]发现,在 U 波出现从负而正的逆转病例中,44%的患者与 T 波幅度降低有关,35%的患者与 T 波幅度升高有关,剩下 21%的患者 T 波幅度没有改变。同时,52%的患者 ST 段没有改变,2%的患者 ST 段抬高, 剩下 47%的患者中 ST 段压低至等电位线或者更低。这项观察提示，U 波极性变化与控制 ST 段水平及 T 波形态的电生理过程无关。类似 QPS 波持续时间的改变不会影响 U 波的时程和极性。

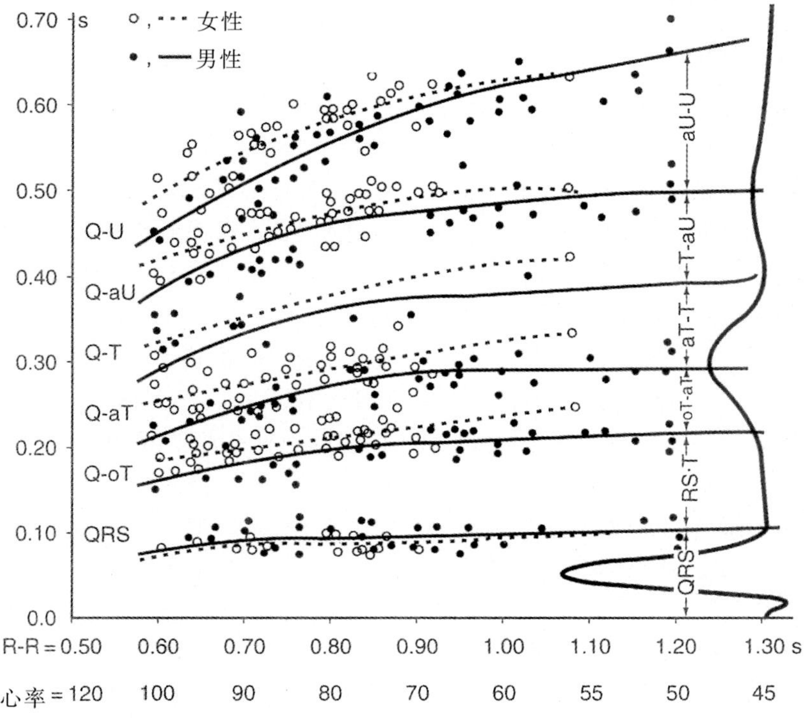

图 20–1 100 名健康男女(男女各 50 名)心室心电图间期(纵坐标)对心率和 RR 间期(横坐标)的依赖性。黑点标记单个观察结果，线代表平均值。在 QT 间期，T 波终止由每个箭头起始处标记，第二心音开始由箭头上的点表示。水平线表示 T 波终止与第二心音一致，虚线代表女性，实线代表男性。(From Lepeschkin E Surawicz B: The duration of the Q-U interval and its components in ECG of normal persons. Am Heart J 46:9–20, 1953, with permission.)

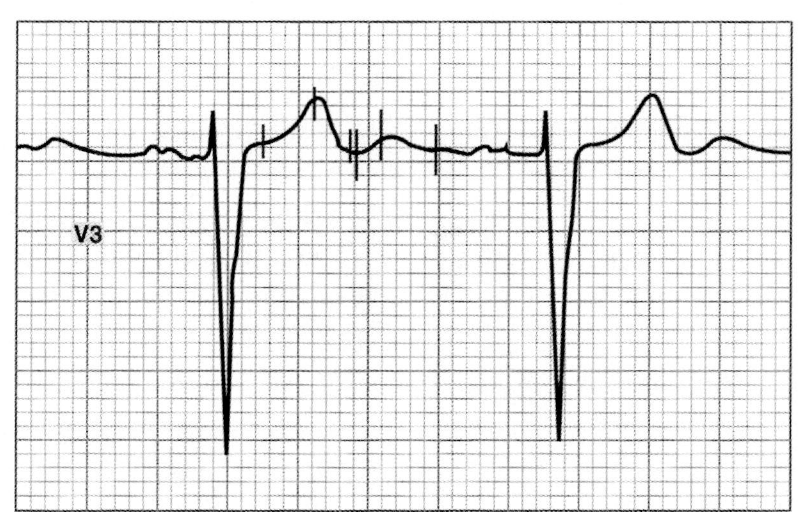

图 20–2 正常心电图中 T 波和 U 波的形态差别。从左至右的垂线依次表示：开始、顶点、下降，即与心室和浦肯野纤维复极过程相似，但是 U 波上升支较下降支短。QT 间期是 420ms，QU 间期是 680ms。(From Aurawicz B: U wave: Facts, hypotheses, misconceptions and misnomers, J Cardiovasc Electrophysiol 9:1117–1126, 1998, with permission.)

联系U波和心室复极的理论

有两种理论把U波的起源和心室复极联系到一起:(1)浦肯野纤维复极;(2)部分心室肌复极。但两种理论都难以解释正常U波的性质。

浦肯野纤维复极理论的困难在于小部分传导系统组织。Yan和Antzelevitch[6]发现,在离体犬心灌流实验中,浦肯野纤维复极较M细胞长,但是ECG上并无记录。Lepeschkin[7]也举出一些不支持浦肯野纤维复极理论的观察结果:首先,两栖类动物有U波但没有浦肯野纤维;其次,U波与浦肯野纤维复极构型不一致,U波下降支较上升支长(见图20-2);最后,U波时限取决于机械活动。当U波的终止和第二心音的关系发生变化时,U波出现在第二心音之后而不是T波之后[8]。

这里,我们列出一些论点而驳斥浦肯野纤维复极理论[8]。

首先,从T波终止到U波的时程在很大的心率变化范围内保持恒定。在此范围内,浦肯野纤维的动作电位持续时间(APD)和心室肌纤维动作电位持续时间之间的差异随心率的减慢而增大,随着心率的增快而减小。

第二,右束支阻滞的患者中,U波时限与心室肥大的关系比与室内传导的关系更紧密[9]。这提示U波时限的延迟与某些心肌肥大直接相关而不是与浦肯野纤维活动的延迟有关。

第三,左或右束支阻滞时,两者U波向量方向没有持续性差异[5]。Kishida等[5]发现,高血压患者在QRS波时限正常且存在左或右束支阻滞时,负向U波分布的导联没有差异。但如果U波是浦肯野纤维复极所致,我们将看到在左或右束支阻滞时出现相反的复极顺序,即左束支阻滞和右束支阻滞有不同方向的U波向量。Kishida等[5]发现Q-Tc、Q-aUc和Q-Uc平均间期比宽QRS波综合征的患者长。这表明不同类型的室内传导差异导致了U波出现的延迟。然而,间期的均值(Q-Tc,Q-aUc)之间并没有显著性差异,说明U波时限与QT间期的关系比与QRS波时限的关系更紧密。

第四,Watanable[10]认为,伴左束支阻滞患者较长的T-aU间期支持U波起源的浦肯野纤维复极化理论。然而我们认为,U波出现延迟与心室复极化有关,这对建立U波机制没有帮助,因为这种现象既可由左室浦肯野纤维复极延迟引起,又可因左室舒张延迟所致。

第五,人体希氏束-浦肯野纤维系统和心室肌的有效不应期的差异反映了这些组织APD的差异,但这不足以解释U波的正常时限(即从160~230s)。同样,认为U波起源于部分心肌层如乳头肌[11]或M细胞[12]复极延迟的理论也不能解释这种情况。

第六,人们就U波起源于动作电位(AP)的M细胞假说在动物体外进行了研究,计算机模型也支持这一假说[13]。但在后来的研究中,Sicouri等[14]报道,豚鼠"T波结束与M细胞复极的相关性强"。由此认为豚鼠M细胞对U波的发生有一定作用。同样,在狗的心室标本中发现M细胞复极"与T波结束相关"[15]。这表明,M细胞的存在不影响U波,但其可能与伴有切迹的T波的QT间期的延长机制有关。在人体,M细胞约占心室总体细胞的30%[16],起搏周期为1000ms,体外心肌切片APD平均为439±22ms,这接近于正常QT间期。当U波在T波终点后超出230ms时[2],便很难理解研究者是如何得到"M细胞对于心电图中U波的形成起重要作用"的结论[16]。另外,狗的实验研究表明,在体心脏M细胞的APD较组织切片中M细胞的APD短[17]。Lazzara[18]指出,心室纤维延迟复极可能导致T波延长,或者T波出现切迹,但不会形成单独偏离基线的波。

第七,Yanowitz等[19]提出一种假说:AP在T波终止后结束,由于它们同时结束故不产生波形。图20-3提示,Autenrieth等[20]并没有找到关于狗的心室表面所谓"沉默复极"的证据,因为MAP(单相动作电位)在T波期间结束。

Shabetai等[21]将负压电极置于人的右心室

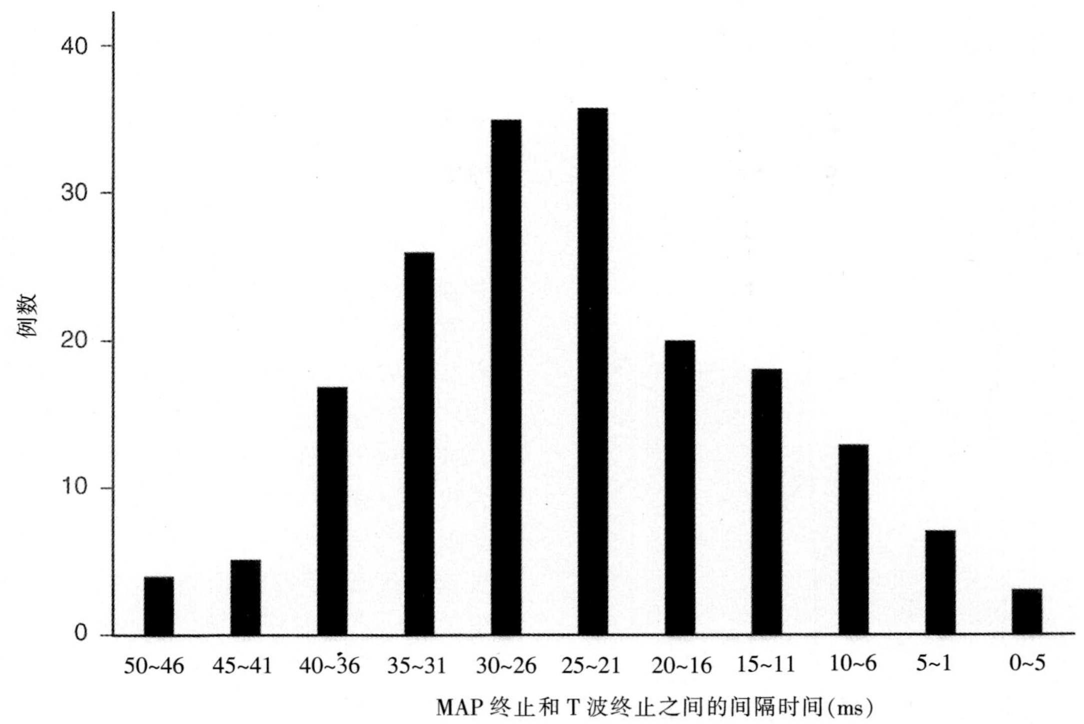

图 20-3 狗的心室表面单向动作电位(MAP)终止与 T 波终止的间期分布。横坐标表示从 MAP 终止到 T 波终止的时间间期。(From Autenrieth G ,Surawicz B ,Kuo CS:Sequence of repolarization on the ventricular in the dog. Am Heart J 89:462-470,1975,with permission.)

心内膜表面,同步记录 ECG 和 MAP,发现接近 T 波终止时 MAP 结束，此时 U 波尚未出现。Franz 等[22]也有类似报道。同样,在离体灌流兔心[23,24]中,ECG 中复极的形态和单纤维的复极形相关联，这表明 AP 时程的不同形态、AP 时程的结束和 T 波终点接近以及 AP 时程等均与 ECG 中 QT 间期强相关。

动物跨膜 AP 和人类 MAP 的记录表明，正常条件下,心室复极在 U 波出现前结束。M 细胞和浦肯野纤维的 AP 时限不足以长到形成 U 波。心音图记录显示 U 波在心室舒张期出现。

U 波在心室复极中作为后电位

U 波于 T 波终止后出现,提示其代表一个独立的后电位,类似于短暂内向离子流和胞内钙超负荷触发的后电位。然而,这样的电位在正常生理条件下不太可能实现。

在各种情况时,T 波和 U 波间都有明确的分界，即使 QT 间期延长也不能使 U 波变得模糊。即便在急性心肌缺血时,心室复极形态和 MAP 形态相似,U 波亦不改变形状及它与 QT 间期的关系(见图 20-4)。

舒张早期与 U 波发生的时间一致。U 波发生的时期是指从半月瓣关闭到主动脉瓣开放的时期,而舒张早期是指从二尖瓣开放至达到最低左室压的一段时间[8]。在以健康人群为研究对象的两个研究中，舒张早期总的间期与 U 波时限大致一致[8]。

近来,支持机械电活动产生 U 波的理论是以 U 波发生在心室舒张期为基础。其幅度随舒张期(心率减慢)容量的增加而增加,在 β-肾上腺素的刺激下，心脏迅速舒张,U 波提早出现。T 波和 U 波一致可用舒张期并行于心室复极来解释。

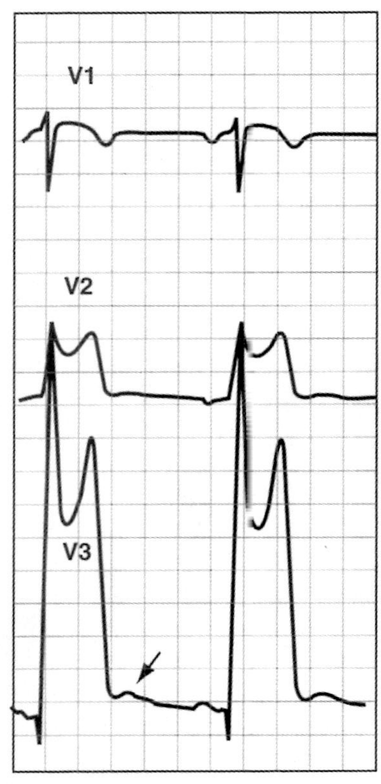

图 20-4 前壁心肌梗死患者急性损伤期的 ECG。箭头指向 U 波，它仍是心室复极的一部分。(From Surawicz B:U wave :Facts,hypotheses,misconceptions and misnomers,J Cardiovasc Electrophysiol 9:1117-1126,1998,with permission.)

U 波时限提示其可能是心室牵张的电活动表现[25]。Dudel 和 Trantwein[26]在约 60 年前发现,牵张单个心肌纤维可延长终末复极。他们发现,延长的 AP 足以解释 U 波时限,但是无法解释在心室复极结束后出现的独立波形。

关于 U 波起源的另一种可能的解释是:U 波是牵张作用于 AP 结束时产生的效应。如图 20-5 所示[27],研究者用持续 50ms 的牵张作用于离体兔心的舒张早期,这些后去极化的幅度平均在总 MAP 幅度的 12%±8%左右，通常可产生心室期前复合波。

Zabel 等[27]假设牵张激活机械敏感性离子通道,并借助跨膜离子通透性的改变将张力或压力的变化转化为电信号。心肌中类似通道的存在已得到证实。通过单个心房成纤维细胞的电生理记录表明:机械挤压该细胞可激活非选择性阳离子电导而导致膜电位去极[26-28]。在 Isenberg 等[29]对单个心室肌细胞的研究中,牵张激活非选择性阳离子通道，其翻转电位为 OmV。相应舒张期电位时通道的激活可引起内向电流而导致细胞除极。目前认为有几种不同的离子通道参与了张力的传导,其中包括选择性 K^+通道、选择性 Cl^-通道、非选择性 K^+通道以及三磷酸腺苷敏感性 K^+通道。一些机械敏感性通道已经从无脊椎动物和脊椎动物中克隆出来[28]。

Di Bernardo 和 Murray[30]利用左室复极的计算机模型探索 U 波的起源,该模型能显示后除极。他们分别研究了后除极幅度的效果、复极离散度以及 12 导心电图和主要 AP 成分相关的后除极时限。他们发现心脏不同部位的延迟复极不能解释 U 波。然而,U 波极性及其他特征都不能用现有的后复极理论解释。在其模型中,U 波倒置与异常的后电位时限相关。

Lab[31]和 Lerman 等[32]支持机械电反馈理论,该理论认为其是产生室性心律失常的因素之一,但该理论同样适用于 U 波是心室牵张电表现的理论。U 波在室性心律失常中的作用还不清楚,没有证据表明产生正常 U 波的电势触发了期前反应。多数 T 波之后的心室期前综合波很可能是心室不应期末的折返或浦肯野纤维的自律性所致。和心室复极延长有关的心律失常发生在 T 波和 U 波融合时,但是这种情况下 U 波的作用很难检测到。U 波出现在等容舒张期,这时心室肌环形层正受牵张,而心内膜成分包括乳头肌等仍保持收缩[33]。Fubetta 等[11]将 U 波归因于乳头肌复极。据我们所知,到目前为止还没有人体在体乳头肌跨膜 AP 记录的报道;不过在有些动物物种里,乳头肌 AP 通常较浦肯野纤维的 AP 短[25]。“乳头肌病理状态下导致 U 波倒置”的这种假说可以被否定,因为 U 波倒置可以迅速地被血流动力学改变消除[11]。U 波可能是由心内膜层和乳头肌延迟收缩导致的,这种可能对于认为 U 波是由环形肌

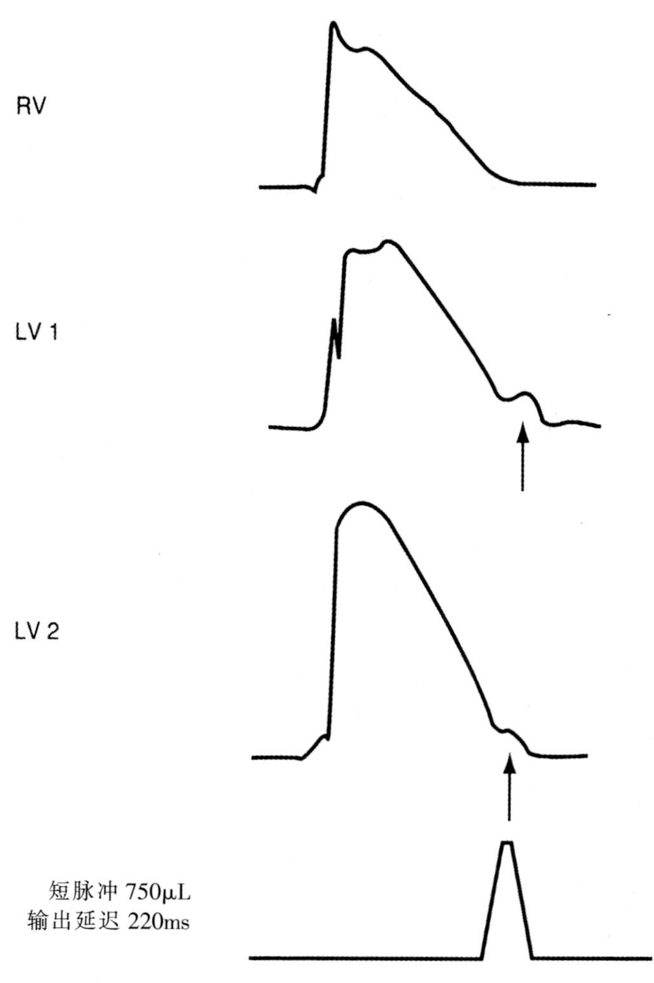

图 20-5 舒张早期牵张游离兔心的左心室，引起后除极（箭头指示）。（From Zabel M，Koller BS，Sachs F，et al：Stretch-induced voltage changes in the isolated beating heart. Importance of the timing of stretch and implications for stretch-activated ion channels Cardiovasc Res 32：120-130，1996，with permission.）

层张力所产生的后电位，即是一种机械电现象的说法是一个挑战。这种假说的证据不能从动物实验或计算机模型中获得，但是我们需要对人体 U 波进行研究。心脏超声是进行这些研究的适当工具，因为多普勒成像使我们能够精确地检查正常心脏的机械活动[34]。MRI 也同样有效。

U 波是心脏病理的标志

当 U 波方向反转或幅度增加时即为异常，但由于没有建立正常 U 波幅度的标准，故很难对后者进行评估。众所周知，在给予正性变力药物（如儿茶酚胺、钙剂、洋地黄或期后收缩增效剂）后 U 波幅度增加，但洋地黄和血钙增高却丝毫不改变 U 波和 T 波出现的先后关系，即 U 波在 T 波终止后出现。然而，静脉给予肾上腺素或异丙肾上腺素后，U 波提前，导致 U 波和 T 波的终末部分融合。

在 aVF（有时 III 和 aVF 导联）导联以外的标准心电图的其他导联上，负向 U 波几乎总是出现在心肌缺血、心肌梗死、心室肥大或者瓣膜反流情况时[5]，且通常伴有 ECG 的其他异常。Kishida 等[5]研究了 488 例患者，5%的患者的 ECG 异常仅表现为负向 U 波；另外 7%的患者，休息时 ECG 正常但活动后异常；冠脉痉挛[35]或者不稳定性心绞痛[36]时 U 波可能短暂倒置，这种现象可参见图 20-6。

一些研究[37,38]发现，左室或右室肥大的患者中，负向 U 波常分别出现在左或右胸导联；

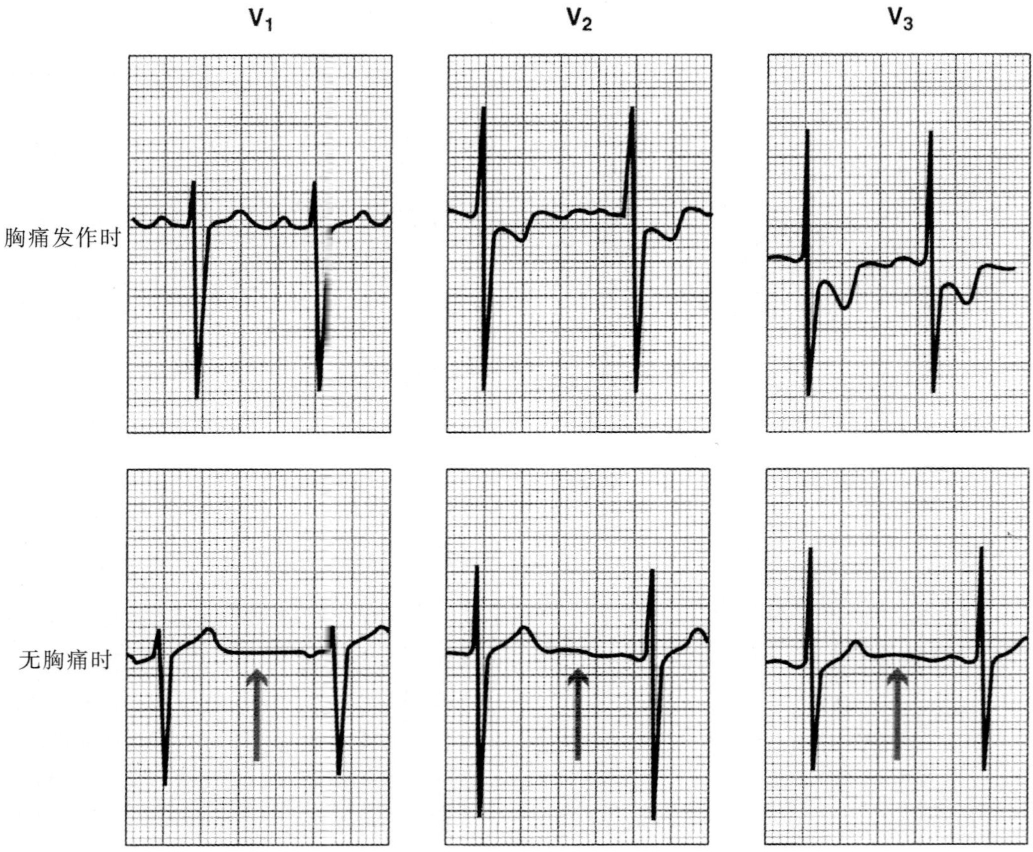

图 20-6　一位 52 岁不稳定型心绞痛患者疼痛发作时的心电图(上排);疼痛缓解后的心电图(下排)。可见 V_2 和 V_3 导联 U 波从倒置到直立的改变。

前壁心肌梗死患者,U 波通常出现在左胸导联;下壁心肌梗死或后壁心肌梗死的患者,U 波常出现在下壁导联。

早期研究[39,40]表明,高血压患者 U 波倒置的恢复与血压降低有关。Kishida 等[5]发现,107 名患者在经药物治疗血压下降后的一年内,23 名患者行外科治疗瓣膜性疾病或冠心病或者行肾移植术后一年内,其心电图同一导联 U 波极性出现自负而正的改变。29 名患有原发性高血压但 QRS 波时限正常的患者,在不到一年的随访期内,其 U 波的极性数次发生改变。负向 U 波的每次出现均与收缩期和舒张期血压显著升高有关,在其血压升高的过程中心率变化、QRS 波时限、Q-Tc 时限、Q-aUc 时限和 Q-Uc 时限的改变不明显。最近,ECG 研究[41]表明负向 U 波消失是左室肥厚减少的一个独立的预测因子。

U 波倒置似乎与舒张期心室功能异常有关。常伴 U 波倒置的 3 种情况为原发性高血压、主动脉瓣或二尖瓣反流以及心肌缺血,它们都存在心室的舒张异常。Fu 等[42]记录了高血压患者的 ECG,发现 U 波倒置与左室容量增大有关,这提示牵张可能是 U 波倒置的原因。在左室舒张期延长的高血压患者、左室舒张期延长或舒张不完全的心肌缺血患者中也能见到这种情况。U 波向量可受心室舒张顺序的影响,在收缩功能正常的冠心病患者中,非同步的部分早期舒张现象十分典型[25]。Choo 和 Gibson[43]的研究为 U 波倒置的机械电生理机制提供了支持。他们对伴或不伴 U 波倒置的高血压患者进行了研究，利用 M 超声和心尖心电图了解这些患者的左室肥大的 ECG 图形和心室功能之间的关系。他们发现，U 波倒置和等容舒张期的延长有关，二尖瓣延迟开放可影响心室最小容积，而且可降低舒张期室壁变薄的速率。U 波倒置的出现与从最小心室容积到左室充盈时限的显著增加相关。因为这个时期心室容积恒定，其他维数就必须降低，这“暗示非同等舒张的存在”。因此，U 波倒置似乎和基本的机械活动有关，它可能代表在异常心室舒张顺序下的机械电耦联。

U 波和 QT 间期延长

为了研究 U 波和 QT 间期延长的关系，通过记录第二心音标志收缩末期是非常有用的。Hegglin[44]研究 1000 名健康男女的 T 波和第二心半日的关系后指出：超过 50%的人 T 波终止和第二心音一致，90%的人第二心音出现在 T 波终止前后约 20ms（见图 20–7）。Lepeschkin 和

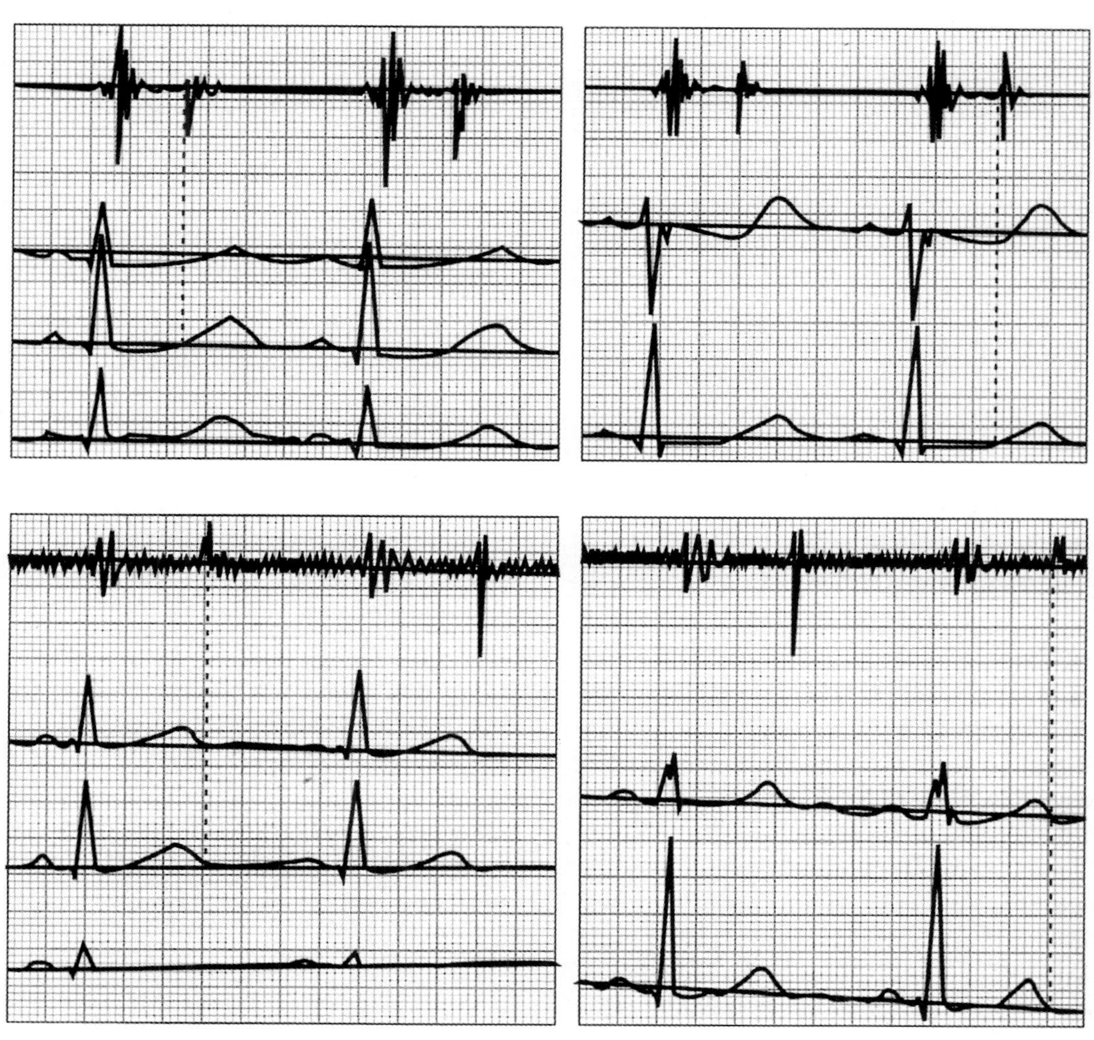

图 20–7　第二心音时间（垂直虚线）与心电图的关系。上排：低钾血症时（血清钾浓度 2.15mEq/L）；下排：血清钾恢复正常后（3.97 mEq/L）。 上下两排的左边：I，II，III 导联；上排右：V_2，V_6 导联；下右：II 和 V_6 导联。注意在低钾血症时，主要复极波（T+U 波）标志舒张期，在高钾血症纠正后，第二心音接近 T-U 结合点。（From Surawicz B：U wave ：Facts，hypotheses，misconceptions and misnomers，J Cardiovasc Electrophysiol 9：1117–1126，1998，with permission.）

Surawicz[2]也得到类似的研究结果(见图 20-1)

QT 间期延长(QT-c 不变)多由心率降低所致,并且和心室充盈增加及长的射血期有关。在这些情况时,QT 间期和 U 波出现的关系不变,即 U 波与第二心音同步而始于基线。然而,若舒张期突然延长，例如在心房颤动或一个早搏之后，则可能出现 U 波和 T 波的融合[45]。

与心动周期无关的 QT 间期延长与全部或局部的心室 APD 延长导致的 T 波和 U 波融合有关。当 QT 间期延长少于 90~110ms 且 U 波时限不变时,aU 仍可辨认;QT 间期延长,T-U 结合点逐渐偏离基线；当 QT 间期延长超过 100ms 时,正常时限的 U 波则难以辨认。在 QT 间期延长的大多数情况下，心室射血时间并未按比例延长或根本未延长。这样,在大多数与 QT 间期延长无关的心动周期延长的情况下,T 波部分出现在舒张期即 U 波的范围内。图 20-7 显示了低钾血症时第二心音时间与钾浓度正常时近似接近。这表明最大复极偏向发生在舒张期。显然，当 U 波被 T 波掩盖时,很难定义 U 波。

小结

对 U 波起源最可能的假设是:U 波由心室舒张时的机械-电活动产生。但是,这种假设还需要更严谨的实验证实。因此,想要肯定地回答本章的主要问题尚需进行更深入的研究。

(吴晶晶 赵芳 程龙献 译)

参考文献

1. Einthoven W: Die Galvanometrische Registrierung des Menselhlichen Electrokardiogram. Pflügers Arch 99:472–480, 1903.
2. Lepeschkin E, Surawicz B: The duration of the Q-U interval and its components in electrocardiograms of normal persons. Am Heart J 46:9–20, 1953.
3. Lepeschkin E: The U wave of the electrocardiogram. Arch Intern Med 96:600–617, 1955.
4. Surawicz B: Normal electrocardiogram: Origin and description. In: Surawicz B, Knilans TK (eds): Chou's Electrocardiography in Clinical Practice, 5th ed. Philadelphia, WB Saunders, 2001, p 24.
5. Kishida H, Cole JS, Surawicz B: Negative U wave: A highly specific but poorly understood sign of heart disease. Am J Cardiol 49:2030–2036, 1982.
6. Yan G-X, Antzelevitch C: Cellular basis for the normal T wave and the ECG manifestations of the long QT syndromes. J Electrocardiology 30(Suppl):145, 1998.
7. Lepeschkin E: Physiologic basis of the U-wave. In: Schlant RC, Hurst JW (eds): Advances in Electrocardiography. New York, Grune & Stratton, 431–447, 1972.
8. Surawicz B: U wave: Facts, hypotheses, misconceptions, and misnomers, J Cardiovasc Electrophysiol 9:1117–1126, 1998.
9. Ferrero C, Maeder M: Bloc de branche droite: Diagnostic de la hypertrophie ventriculaire droite par la chronologie de l'onde U. Schweiz Med Wochenschr 100:190–192, 1970.
10. Watanabe Y: Purkinje repolarization as a possible cause of the U wave in the electrocardiogram. Circulation 51:1030–1037, 1975.
11. Furbetta D, Bufalari A, Santucci F, Solinas P: Abnormality of the U wave and of the T-U segment of the electrocardiogram: The syndrome of the papillary muscles. Circulation 14:1129–1137, 1956.
12. Antzelevitch C, Sicouri S: Clinical relevance of cardiac arrhythmias. Role of M cells in the generation of U waves, triggered activity and torsade de pointes. J Am Coll Cardiol 23:259–277, 1994.
13. Nesterenko VV, Antzelevitch C: Simulation of the electrocardiographic U wave in heterogeneous myocardium. Effect of the local junctional resistance. In: Proceedings of Computers in Cardiology. IEEE. Los Angeles, Computer Society Press, 1992, pp 43–46.
14. Sicouri S, Quist M, Antzelevitch C: Evidence for the presence of M cells in the guinea pig ventricle. J Cardiovasc Electrophysiol 7:503–510, 1996.
15. Yan XG, Antzelevitch C: Cellular basis for the normal T wave and the electrocardiographic manifestations of the long QT syndrome. Circulation 98:1928–1936, 1998.
16. Drouin E, Charpentier F, Gauthier C, et al: Electrophysiologic characteristics of cells spanning the left ventricular wall of human heart. Evidence for presence of M cells. J Am Coll Cardiol 26:185–192, 1995.
17. Anyukhovsky EP, Sosunov EA, Rosen MR: Regional differences in electrophysiological properties of epicardium, midmyocardium, and endocardium. Circulation 94:1981–1988, 1996.
18. Lazzara R: The U wave and the M cell. J Am Coll Cardiol 26:193–194, 1995.
19. Yanowitz F, Preston JB, Abildskov JA: Functional distribution of right and left stellate innervation to the ventricles. Production of neurogenic electrocardiographic changes by unilateral alterations of sympathetic tone. Circ Res 18:416–427, 1966.
20. Autenrieth G, Surawicz B, Kuo CS: Sequence of repolarization on the ventricular surface in the dog. Am Heart J 89:462–470, 1975.
21. Shabetai R, Surawicz B, Hammill W: Monophasic action potentials in man. Circulation 38:341–350, 1968.
22. Franz MR, Bargheer K, Rafflenbeul W, et al: Monophasic action potential mapping in human subjects with normal electrocardiograms. Direct evidence of the genesis of the T wave. Circulation 75:370–386, 1987.
23. Surawicz B, Lepeschkin E, Herrlich HC, Hoffman BF: Effect of potassium and calcium deficiency on the monophasic action potential, electrocardiogram and contractile force of isolated rabbit hearts. Am J Physiol 196:1302–1308, 1959.
24. Gettes LS, Surawicz B, Shiue JC: Effect of high K, low K, and quinidine on QRS duration and ventricular action potential. Am J Physiol 203:1135–1140, 1962.
25. Surawicz B: Electrophysiologic basis of ECG and cardiac arrhythmias. Baltimore, Williams and Wilkins, 1995, pp 567, 581.
26. Dudel J, Trautwein W: Das Aktionspotential und Mechanogram des Herzmuskels unter dem Einfluss der Dehnung. Cardiologia

25:344–351, 1954.

27. Zabel M, Koller BS, Sachs F, et al: Stretch-induced voltage changes in the isolated beating heart. Importance of the timing of stretch and implications for stretch-activated ion channels. Cardiovasc Res 32:120–130, 1996.
28. Ravens U: Mechano-electric feedback and arrhythmias. Prog Biophys Mol Biol 82:255–266, 2003.
29. Isenberg G, Kazanski V, Kondratev D, et al: Differential effects of stretch and compression on membrane currents and $[Na^+]_c$ in ventricular myocytes. Prog Biophys Mol Biol 82:43–56, 2003.
30. Di Bernardo D, Murray A: Origin of the electrocardiogram of U-waves and abnormal U-wave inversion. Cardiovasc Res 53:202–208, 2002.
31. Lab MJ: Monophasic action potentials and the detection and significance of mechanoelectric feedback in vivo. Prog Cardiovasc Dis 34:29–35, 1991.
32. Lerman BB, Burkhoff D, Yue DT, et al: Mechanoelectrical feedback: Independent role of preload and contractility in modulation of canine ventricular excitability. J Clin Invest 76:1843–1850, 1985.
33. Fatenkov VN: New evidence for cardiac biomechanics. Vestn Ross Akad Med Nauk 2:44–50, 1999.
34. Oh JK, Tajik J: The return of cardiac time intervals. The phoenix is rising. J Am Coll Cardiol 42:471–474, 2003.
35. Kodama-Takahashi K, Ohshima K, Yamamoto K, et al: Occurrence of transient U-wave inversion during vasospastic anginal attack is not related to the direction of concurrent ST-segment shift. Chest 122:535–541, 2002.
36. Jaffe ND, Boden WE: Spontaneous transient, inverted U waves as initial electrocardiographic manifestation of unstable angina. Am Heart J 129:1028–1030, 1995.
37. Holzmann M, Zurukzoglu W: Die klinische Bedeutung der negativen und diphasischen U-Wellen in menschlichen EKG. Cardiologia 27:202–214, 1955.
38. Surawicz B, Kemp RL, Bellet S: Polarity and amplitude of the U wave of the electrocardiogram in relation to the T wave. Circulation 15:90–97, 1957.
39. Georgopoulos J, Proudfit WL, Page IH: Relationship between arterial pressure and negative U wave in electrocardiograms. Circulation 23:675–680, 1961.
40. Kemp RL, Surawicz B, Bettinger JC, et al: Prognostic significance of negative U waves in the electrocardiogram in hypertension. Circulation 15:98–101, 1957.
41. Kishida H, Saitoh T, Oikawa K, et al: Negative U-wave as a predictor of antihypertensive treatment effecting regression of echocardiographic hypertrophy in hypertensive patients. Jpn Heart J 40:31–44, 1999.
42. Fu LT, Takahashi N, Yamamoto M, et al: Handgrip induced negative U-wave in the electrocardiogram of hypertensive subjects. Jpn Heart J 22:59–73, 1981.
43. Choo MH, Gibson DG: U waves in ventricular hypertrophy. Possible demonstration of mechano-ventricular coupling. Br Heart J 55:428–433, 1986.
44. Hegglin R: Die Klinik der energetisch-dynamischen Herzinsuffizienz. Basel, Switzerland, S Karger, 1947.
45. Viskin S, Heller K, Barron HV, et al: Postextrasystolic U wave augmentation. A new marker of increased arrhythmic risk in patients without the long QT syndrome. J Am Coll Cardiol 28:1746–1752, 1996.

第 21 章

心室复极的负荷依赖性

Peter Taggart, Peter Sutton

容量负荷的作用

已有确切的证据表明,心脏的机械压力/张力可以改变其电生理的活动,并且在心动周期中影响电活动的波锋。心房和心室的容量变化能改变心肌张力。在很多实验模型和人群实验中均发现这种机械电反馈(MEF)可影响电恢复(例如复极)时间。心脏中某区域的复极时间由激动的波锋抵达该区域的时间加上动作电位时程(APD)决定。机械负荷对心内传导速度作用很小甚至几乎没有[1-4],但其确实可以改变APD。因此,负荷的变化影响复极很可能通过作用于 APD 而实现。

实验模型

心肌激动后不能再次兴奋,除非膜电流/电压恢复到静息水平,不能再兴奋的时间被定义为不应期。正常环境下,有效不应期(ERP)与APD 接近。增加心室容量负荷可使 APD 和ERP 缩短(见图 21-1)。例如,当离体犬心室等容收缩时增加其前负荷则可降低 ERP[5,6](图 21-2)。在离体兔心,增加左心室容量能导致左室外膜 ERP 缩短[1,7]。其他离体兔心研究表明左心室容量增加时 90%的复极 APD(APD_{90})和ERP 都缩短[2]。整体动物实验也得到类似的结果[6,8,9]。从这些研究结果可得出这样一个普遍的结论:负荷增加可导致 APD 和 ERP 缩短,此作用并不依赖儿茶酚胺、自动反射或者急性缺血[1]。

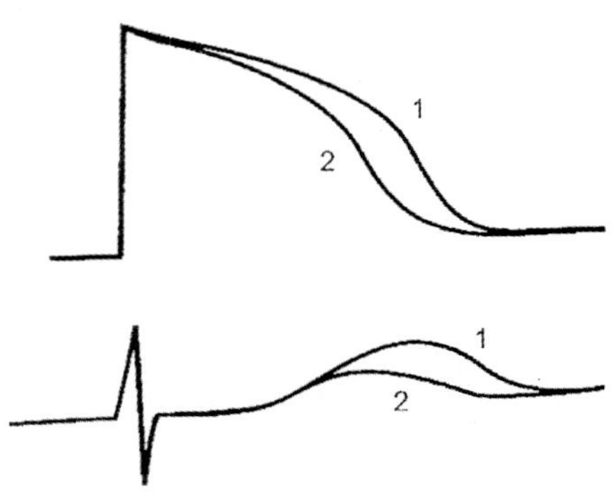

图 21-1 容量负荷对 APD 和 QT 间期影响的示意图。1 为对照,2 为负荷状态时。容量负荷的增加缩短了 APD 和 QT 间期。

人体

有些研究在改变人体心室压力和容积后记录单相动作电位(MAP)来评价 APD。其中一项研究记录了肺淤血患者行右室球囊瓣膜成形术后的 MAP。这些患者,狭窄的肺动脉瓣膜口阻碍右室排血,导致室内压力和容积缓慢增加。减轻血流的阻碍后,右室 90%复极的 MAP 延长,这和室内压力、容积下降时的结果一致[10]。MAP 延长导致 QT 间期也延长,这和预期结果一致。右室排血后短暂的关闭牵张球囊导致室内压力增高,伴发 MAP 和 QT 间期均缩短[10]。因此,室内压力和容积的降低(例如降低张力)延长了APD,反之亦然。

心肺分流术是冠状动脉手术中使用的一个标准技术。阻断回流到心脏的静脉血,并用置于右房内的导管将之吸至泵/人工肺中,氧合后的血液通过置于升主动脉的导管回到循环,这样血流便绕过了心肺。在这种情况下,心室

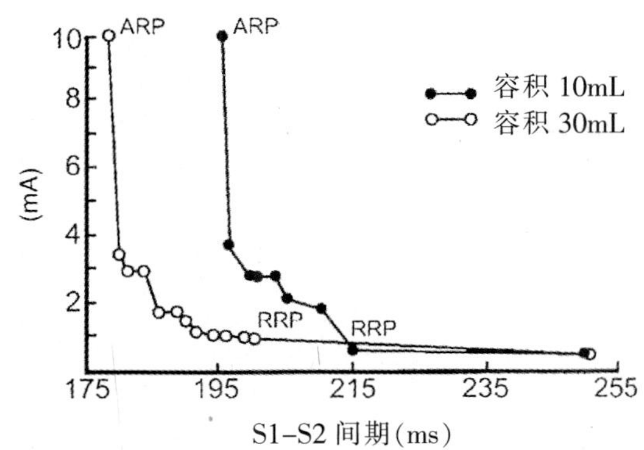

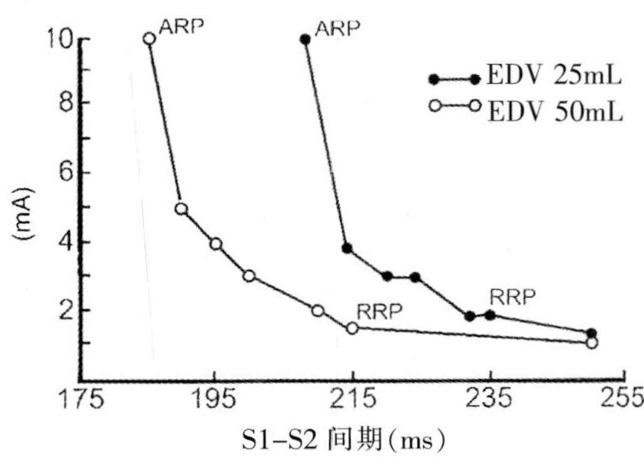

图 21-2 犬左心室容量负荷对有效不应期(ERP)的影响。搏出量相等的心脏容量负荷从 10mL 增加到 30 mL 时 ERP 缩短，电流强度-时限间隔关系曲线左移（上图）。心脏射血时容量负荷从 25mL 增至 50mL 时也可以得到类似结果。横坐标代表两个期外刺激的间隔(S1-S2)。纵坐标代表在这个间隔不能夺获心室的最大刺激电流。ARP,绝对不应期;EDV,舒张末容积;RRP,相对不应期。(From Lerman BB,Burkhoff D,Yue DT,Sagawa K:Mechanoelectrical feedback:Independent role of preload and contractility in modulation of canine ventricular excitability. J Clin Invest 76:1843-1850,1985,with permission.)

没有负荷或是处于半充盈状态,不参与循环过程。当冠状动脉搭桥术完成后,循环恢复正常,分流逐渐在 30~40s 内终止。在这个阶段心室充盈,室内压增加,心脏从不工作状态转化为工作状态。在左室恢复负荷的过程中,在左室心外膜记录的 MAP 显示，当左室压力和容积增加时 APD 缩短(见图 21-3)[11]。

向行心肺分流术的患者输入 100~200mL 的液体(10~15s 内快速注射)以纠正心脏的血流动力学的不足。快速注射后循环血量增加,左室负荷亦增加。图 21-3 为缓慢期后的 16~21s 内快速注射液体,则桡动脉压力逐渐增加。左室负荷的增加使 APD_{90} 从 302ms 缩短到 284ms[11]。

负荷改变引发的跳跃性改变已在动物模型得到研究。在这些动物模型中,通过左室外膜和暂时封闭阻碍左心室排血的升主动脉记录到的 MAP 和 ERP 来研究负荷改变[6,8,9,12,13]。这项技术适用于行心脏手术的患者，如果在舒张期突然夹闭升主动脉一到三个心动周期的时间[14]。首先被阻断的心搏(如没有射血)只有后负荷,随后被阻断的心搏既有前负荷又有后负荷，因为还存在额外舒张期充盈时未排出的血液。

主动脉阻断能导致左室压力增高和 APD_{90} 缩短(图 21-4),其主要作用可在第一个心搏时观察到即为后负荷反应。阻断消除后该作用可逆,重新阻断后可重复观察到。

整体效果:增加复杂性

尽管先前的研究报道牵张的整体效果为缩短 APD 和不应期,但是牵张同样可以延长APD。在 Silico(模型)研究中发现,发生在复极早期的牵张可缩短 APD,但复极晚期的牵张可延长 APD[15]。所以,牵张缩短或延长 APD 取决于牵张发生的时间。人类和动物心脏在体试验证实,复极晚期的除极类似早期后除极(EAD,见后述),可引起晚期 APD 延长。另外,牵张力大小和发生时间都能影响后除极的发生。

区域的异质性

上述研究大多数是在单一位点研究 APD 和不应期。在离体兔心模型对左室外膜下数个位点测量不应期的结果表明,左室容量增加而不应期缩短具有显著的异质性[1]。夹钳在体猪心的主动脉可使收缩期压力增加 33%,从心尖部到心底部不应期有明显改变[12]。在另一个离

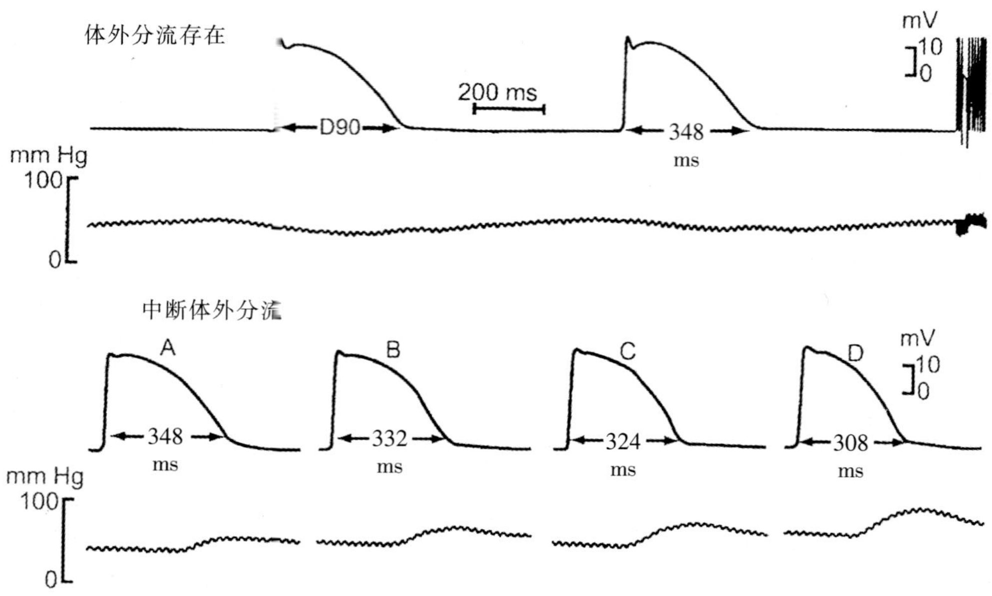

图 21-3 行冠状动脉手术时心肺分流停止时左心室从不充盈到正常充盈的变化结果。上图:分流期间左室心外膜单向动作电位和桡动脉压力,图形中显示稳定的 MAP。下图:分流终止后桡动脉压逐渐增加,心室压力和容积恢复,MAP 间期(A-D)逐渐缩短。(From Taggart P ,Sutton PMI ,Treasure T,et al:Monophasic action potentials at discontinuation of cardiopulmonary bypass:Evidence for contraction-excitation feedback in man. Circulation 77:1266-1275,1988,with permission.)

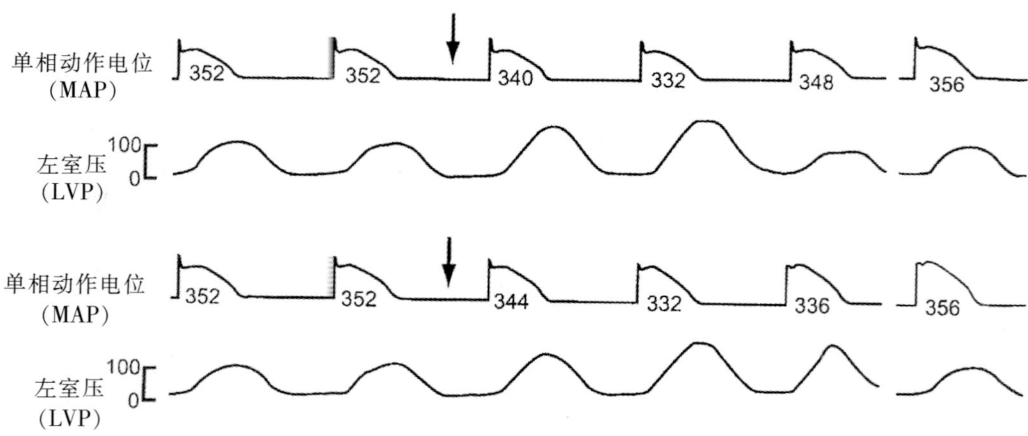

图 21-4 行冠状动脉手术的患者左心室负荷突然增加的影响。短暂阻断升主动脉血流一到三个心动周期并记录左心室外膜下 MAP 和直接左心室压力(LVP)。上图显示的是两个心动周期连续阻断。箭头指示为阻断时刻,伴有 LVP 升高和 MAP 间期的缩短。两次阻断结果相似。(From Taggart P ,Sutton P ,Lab M,et al: Effect of abrupt changes in ventricular loading on repolarisation induced by transient aortic occlusion in man. Am J Physiol 636:H 816-H823,1992, with permission.)

体兔心模型中，左室容量显著增加时，从左室外膜下记录到的 MAP 高达 6 个，而 APD_{90} 和不应期的缩短程度却不一致[2]。

与心动周期的相互作用

负荷对于 APD 的作用取决于心动周期的长短。一项测量猪心外膜下 MAP 的研究发现，早搏的 APD 取决于前面动作电位时间。在稳态时可采用心跳间隔时间逐步缩短的方式进行起搏测试。心跳间隔时间缩短时，测试心跳的 APD_{70} 下降。在短暂阻断主动脉增加每次测试心跳的负荷时，长心跳间隔时间的 APD 缩短，短心跳间隔时间的 APD 变长。另外，APD 和前一间隔的关系曲线斜率以 32ms/100ms 比例增大[16]。

在离体兔心模型中，左室球囊扩张增加了正常周期时间，这依赖于心率快时不应期的缩短[3]。例如，以 1000ms 进行稳态起搏，左室容量每增加 1mL，不应期则缩短 1%，而心动周期为 250ms 时，心室容量同等增加，不应期却缩短 21%(图 21–5)。

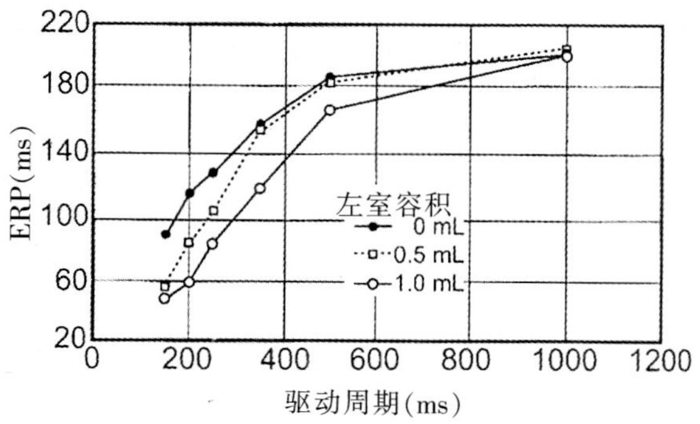

图 21–5 不应期时心室负荷对心动周期的影响。在离体兔心，左室容量的增加可缩短 ERP。该作用在短心动周期时更显著。(From Reiter MJ, Landers M, Zetelaki Z, et al: Electrophysiologic effects of acute dilatation in the isolated rabbit heart: Cycle length - dependent effects on epericardial refractoriness and conduction velocity. Circulation 96:4050–4056, 1997, with permission.)

心房

动物和人体存在的 MEF 都已被阐述。离体兔心房压力升高可缩短心房不应期和 MAP[17]。然而，研究犬类却发现心房压力升高和心房不应期的延长有关。豚鼠离体心脏的心房牵张可以缩短 APD_{50} 而延长 APD_{90}，这似乎因 EAD 所致[19]。

有资料显示，人的极长或极短的 A-V 间期与心房压力增高、心房体积增大以及心房不应期延长有关[20]。

负荷改变的致心律失常作用

毋庸置疑，负荷的增加能导致心律失常。在离体心脏，舒张期容量负荷增加引起的短暂牵拉可能引起除极。若除极幅度足够时，可能引发动作电位(因舒张期除极不会和复极相冲突，故在本书其他地方讨论，见第 12~14 章)。动作电位期间短暂的牵拉可能会导致与 EAD 类似的复极期除极(见图 21–6)。这种后除极可能引发新的动作电位。这些观察中大多使用 MAP 记录仪，因此与 EAD 相似的波形因 MAP 记录器的除伪敏感性而保留。然而，这些波形的可重复性以及其与室性早搏的联系使其极像是(至少在大部分情况下)代表了 EAD。有些研究为牵张诱发的 EAD 产生单个或多个动作电位提供了令人信服的证据。这些干扰手段包括短暂阻断犬[6]、猪[21]和人体[14]的原位心脏的升主动脉以产生突然的张力、人体肺动脉瓣成形术时阻断右室排血等[10]。

在离体兔心[1,21]和离体血流灌注的犬心室[23]中，持续牵张增加了室性心动过速和室颤的发生。离体兔心脏左室扩张降低了室颤阈值[24]。

病理心脏

有证据表明 MEF 的致心律失常电位在病

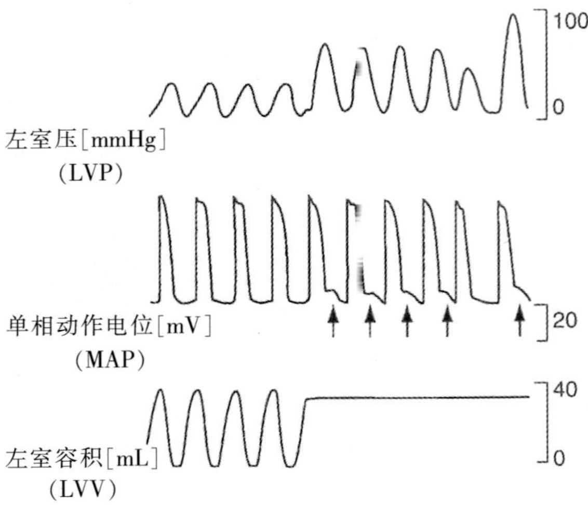

图 21-6 短暂扩张或牵拉可导致动作电位复极期产生类似早期后除极的除极。短暂阻断原位犬心脏主动脉便是很好的例子。阻断期间,左室压(LVP)急剧增加(上图)。MAP 记录(中图)显示除极发生在晚期复极相(箭头指示)。(From Franz MR ,Burkhoff D,Yue DT,Sagawa K:Mechanically induced action potential changes and arrhythmia in isolated and in situ canine hearts. Cardiovasc Res 23:213-223,1989 with permission.)

理心脏中可能有所提高。在伴有心肌梗死的离体灌流犬心脏,心室容量的增加可导致梗死部位 ERP 的缩短(与对照区域相比),心律失常发生率增加。这表明正常区和梗死区的不同牵张可导致不应期缩短,因此容易引发心律失常[24]。

做 Valsalva 动作致心室压力和容量改变时,局部心壁运动异常(与正常室壁运动相比)的患者常表现 MAP 时程的改变,更有甚者出现 MAP 的反向[26]。这可以被正常和异常收缩心肌片段间的局部张力区域性差异所解释。众所周知,复极异质性是心律失常的根本,而这种现象可导致复极异质性增加[27]。

心力衰竭患者发生的室性心动过速一般不稳定,容易演变为室颤[28]。其中可能有几种机制,MEF 正是其中之一。

结语:临床意义

实验和理论都表明,MEF 可能是人体引发心律失常的重要原因。如前所述,复极期波形与 EAD 类似。在几个动物模型和人体试验中均得到证实的是,增加负荷引起的除极会导致新的动作电位提前发生。牵张通过诱发后除极似乎可引起局部的室性心动过速。有证据表明增加张力和负荷能缩短 APD 和不应期,两者的缩短易致折返性心律失常。尽管如此,仍没有直接的证据表明机械因素可以直接导致患者局部室性心动过速和折返性心律失常。几种治疗手段如用药物或借助气囊装置以减轻心室负荷,可能与减轻或终止心律失常有关。但是,这些手段还能影响其他因素,因而很难将抗心律失常作用直接归因于机械行为。这方面的主要困难是缺乏适合临床应用的牵张激活性离子通道的阻滞剂(高度非选择性)。应用牵张激活性离子通道阻滞剂钆作用于离体犬心[29],显示可阻断牵张力诱发的室性早搏,近期采用的高选择性阻滞剂 GsMTx-4 也有此特性 (见第 42 章)。这有助于解释 MEF 在人体心律失常中的作用,并且能提供治疗方案。

(吴晶晶 赵芳 程龙献 译)

参考文献

1. Reiter MJ, Synhorst DP, Mann DE: Electrophysiologic effects of acute ventricular dilatation in the isolated rabbit heart. Circ Res 62:554–562, 1988.
2. Zabel M, Portnoy S, Franz MR: Effect of sustained load on dispersion of ventricular repolarisation and conduction time in the isolated rabbit heart. J Cardiovasc Electrophysiol 7:9–16, 1996.
3. Reiter MJ, Landers M, Zetelaki Z, et al: Electrophysiologic effects of acute dilatation in the isolated rabbit heart: Cycle length-dependent effects on epicardial refractoriness and conduction velocity. Circulation 96:4050–4056, 1997.
4. Reiter MJ, Zetelaki Z, Kirchhof CJH, et al: Interaction of acute ventricular dilatation and d-sotalol during sustained ventricular tachycardia around a fixed obstacle. Circulation 89:423–431, 1994.
5. Lerman BB, Burkhoff D, Yue DT, Sagawa K: Mechanoelectrical feedback: Independent role of preload and contractility in modulation of canine ventricular excitability. J Clin Invest 76:1843–1850, 1985.
6. Franz MR, Burkhoff D, Yue DT, Sagawa K: Mechanically induced action potential changes and arrhythmia in isolated and in situ canine hearts. Cardiovasc Res 23:213–223, 1989.
7. Hansen DE: Mechanoelectrical feedback effects of altering preload, afterload, and ventricular shortening. Am J Physiol 264:H423–H432, 1993.

8. Dean JW, Dilly SG, Lab MJ: Increased afterload shortens the absolute refractory period in situ ventricle of anaesthetised pig. J Physiol (Lond) 387:7P, 1987.
9. Benditt DG, Kriett JM, Tobler HG, et al: Electrophysiological effects of transient aortic occlusion in intact canine hearts. Am J Physiology 249:H1017–H1023, 1985.
10. Levine JH, Guarnieri T, Kadish AH, et al: Changes in myocardial repolarisation in patients undergoing balloon valvuloplasty for congenital pulmonary stenosis: Evidence for contraction excitation feedback in humans. Circulation 77:70–77, 1988.
11. Taggart P, Sutton PMI, Treasure T, et al: Monophasic action potentials at discontinuation of cardiopulmonary bypass: Evidence for contraction-excitation feedback in man. Circulation 77:1266–1275, 1988.
12. Dean JW, Lab MJ: Regional changes in ventricular excitability during load manipulation of the in situ pig heart. J Physiol (Lond) 429:387–400, 1990.
13. Tobler HG, Gornick CC, Anderson RW, Benditt DG: Electrophysiology properties of the myocardial infarction border zone: Effects of transient aortic occlusion. Surgery 100:150–156, 1986.
14. Taggart P, Sutton P, Lab M, et al: Effect of abrupt changes in ventricular loading on repolarisation induced by transient aortic occlusion in man. Am J Physiol 636:H816–H823, 1992.
15. Kohl P, Day K, Noble D: Cellular mechanisms for cardiac mechano-electric feedback in a mathematical model. Can J Cardiol 14:111–119, 1978.
16. Horner SM, Dick DJ, Murphy CF, Lab MJ: Cycle length dependence of the electrophysiological effects of increased load on the myocardium. Circulation 94:1131–1136, 1996.
17. Ravelli F, Allessie MA: Effects of atrial dilatation on refractory period and vulnerability to atrial fibrillation in isolated Langendorff-perfused rabbit heart. Circulation 96:1686–1695, 1997.
18. Kaseda S, Zipes DP: Contraction-excitation feedback in the atria: A cause of changes in refractoriness. J Am Coll Cardiol 11:1327–1336, 1988.
19. Nazir SA, Lab MJ: Mechanoelectric feedback in the atrium of the isolated guinea-pig heart. Cardiovasc Res 32:112–119, 1996.
20. Klein LS, Miles WM, Zipes DP: Effect of atrioventricular interval during pacing or reciprocating tachycardia on atrial size, pressure and refractory period: Contraction-excitation feedback in human atrium. Circulation 82:60–68, 1990.
21. Lab MJ: Contribution of mechano-electric coupling to ventricular arrhythmias during reduced perfusion. Int J Microcirc Clin Exp 8:433–442, 1989.
22. Reiter MJ, Mann DE, Williams GR: Interaction of hypokalaemia and ventricular dilatation in isolated rabbit hearts. Am J Physiol 265:H1544–H1550, 1993.
23. Hansen DE, Craig CS, Hondeghem LM: Stretch-induced arrhythmias in the isolated canine ventricle: Evidence for the importance of mechanoelectrical feedback. Circulation 81:1094–1105, 1990.
24. Jalal S, Williams GR, Mann DE, Reiter MJ: Effect of ventricular dilatation on fibrillation thresholds in the isolated rabbit heart. Am J Physiol 263:H1306–H1310, 1992.
25. Calkins H, Maughan WL, Weisman HF, et al: Effect of acute volume load on refractoriness and arrhythmia development in isolated chronically infarcted canine hearts. Circulation 79:687–697, 1989.
26. Taggart P, Sutton P, John R, et al: Monophasic action potential recordings during acute changes in ventricular loading induced by the Valsalva manoeuvre. Br Heart J 67:221–229, 1992.
27. Kuo CS, Munkata K, Reddy P, Surawicz B: Characteristics and possible mechanism of ventricular arrhythmia dependent on the dispersion of action potential durations. Circulation 67:1356–1367, 1983.
28. Pratt CM, Eaton T, Francis M, et al: The inverse relationship between left ventricular ejection fraction and outcome of antiarrhythmic therapy: A dangerous imbalance in the risk-benefit ratio. Am Heart J 118:433–440, 1989.
29. Hansen DE, Borganelli M, Stacey GP, Taylor LK: Dose-dependent inhibition of stretch-induced arrhythmias by gadolinium in isolated canine ventricles: Evidence for a unique mode of antiarrhythmic action. Circ Res 69:820–831, 1991.

第 22 章

心脏生理功能中的机械电异质性

Vladimir S. Markhasin, Olga Solovyova

在过去 10 年间，心脏细胞的异质性已经逐渐成为关注的焦点。这个领域的研究最早可以追溯到 75 年前。1927 年 Carl Wiggers[1]首先提出,心室激动的内在异质性可使不同心肌纤维束的收缩发生总合,从而促进整个心室肌的机械活动能力。他还认为,在心室等容收缩期即射血前 20ms,先收缩的心肌牵拉后收缩的心肌,这种收缩的“进入期”提高心脏机械效应[1]。

40 年后,Tyberg 等[2]改进了一种研究心肌基本异质性的实验模型——复式元件,该元件由两块肌肉组织顺序连接构成(一块“强”,一块“弱”)。通过实验他们证实了“进入期”,证明了各成分规律的激活顺序对于优化异质性复式结构的机械活性是十分重要的。

20 年后,Brutsaert[3]认为,心肌的时空非均一特性、负荷状况和激活/失活时程是决定心脏机械性能和舒缩效应的 3 大关键因素。A.M Katz 和 P.B.Katz[4]认为心肌组织异质性是由心肌细胞的异质性引起的,从而提出了一个心脏机械功能的新模式。因此,为了适应局部的机械状况而预存的心肌异质性确保了整体心肌的均衡性,优化了心肌机械性能。依照这个理论，心肌的异质性是一种预先存在的静态现象,即心肌特性不会在相互作用过程中改变。

这一章我们列举了一些证据来说明:(1)心肌异质性是心肌的固有特性;(2)非均一性心肌各成分的激活顺序对于心肌整体的机械-电功能是十分重要的;(3)心肌的异质性确保了整个心脏电机械功能的优化。这一章也讨论了非均一性心肌间的动态交互作用机制,而且证明了机械电反馈在心功能中的重要性。

心肌异质性

电异质性

来源于心外膜下层(EPI)、中层(MID)和心内膜下层(ENDO)的心室肌细胞在电生理特性、心率依赖性和药理学敏感性等方面特性各异[5-8]。类似于浦肯野细胞,MID 的动作电位早期除极化率高于 EPI 和 ENDO。EPI 的动作电位,有一个显著的伴深切迹的初始复极化期,又称为尖峰圆顶型初级复极化期,但在 MID 细胞中不典型,ENDO 细胞中不存在。在分离的心肌细胞中，动作电位时程由长到短的细胞依次是 MID、ENDO、EPI[9](图 22-1)。

AP 的形态学异质性反映出离子流的显著差异,特别是钾离子流[7,8]。在 EPI 和 MID 细胞中,可以看见相对较大的瞬息外向电流(I_{to}),这种电流是尖峰圆顶型曲线形成的原因。ENDO 细胞有一非常弱的 I_{to},它使得切迹不明显,并在正常心率时产生较长的 AP 时程。MID 细胞有一慢激活延迟整流钾电流 I_{Ks}[8]和一强大的内向晚钠电流 I_{pNa}[10],这些电流使动作电位时程延长并导致 AMD 细胞动作电位的心率依赖性。

钠-钙交换电流(I_{NCX})在各层心肌中也不相同[11]。该电流在 MID 细胞中最大,从而导致长动作电位时程(APD),这提示不同心肌层的兴奋-收缩耦联可能不同。

动作电位形态差异与潜在的分子遗传学相关[8]。各层心肌细胞正常复极化的离散与电压门控钾通道的不同表达有关。在心肌中已经证实,KCNH2(ERG1)和 KCNQ1(KvLQT1)基因

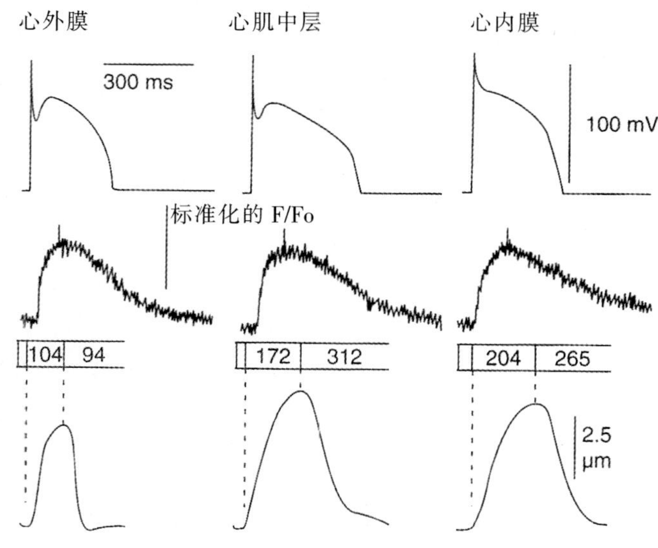

图 22-1 犬左室细胞的 AP、钙瞬变以及细胞缩短的跨壁差异。分别从心外膜(EPI)、中层(MID)和心内膜(ENDO)记录 AP(最上图)、相应的钙瞬变(中间)和无负荷下细胞缩短(下图)。(Modified from Cordeiro JM, Greene L, Heilmann C, et al: Transmural heterogeneity of calcium activity and mechanical function in the canine left ventricle. Am J Physiol Heart Circ Physiol 286: H1471–H1479, 2003, with permission.)

分别在快激活延迟整流钾电流 I_{Kr} 和 I_{Ks} 形成中起着一定作用。除了 Kv 的 α 和 β 亚单位表达不同外,Kv 通道调节分子的表达也有不同。与此一致,PKCε 在大鼠心肌内膜、外膜的分布也不同，不同层心肌 PKCε 激活产生的效应也各异。

不同层心肌细胞电生理特性变异的生理关联是什么呢？通过对人在体心脏的研究，Franz 等[12]认为动作电位时程的局域性分布与心室除极顺序明显负相关。最近,Wan 等[13]分离不同层的猪心室肌细胞后,研究 APD 的区域性分布特征也证实了这种观点。APD 的梯度分布有助于保护心脏免受兴奋逆传导和重新激活的影响。因此,心肌细胞电生理的跨壁性梯度分布确保了兴奋从内膜向外膜的单向传导及反向复极过程。

Bányász[14]和 Cordeiro 等[15]提出不同层心肌细胞动作电位的形态与兴奋-收缩耦联的差异性相关，即使在离子通道结构无差别情况下,它也可以通过 L 型钙通道来影响钙电流。

钙调控的异质性

人们对不同层细胞钙离子动力学梯度变化的研究远不如对电生理梯度研究的深入。在 Langendorff 再灌注兔心中,对钙瞬变的基峰特性的研究未显示明显差异[15]。相反,在离体兔心室细胞中钙离子调控存在跨壁差异[16]。在犬类楔型心肌[17]和离体心肌[9]研究中也发现类似的差异(见图 22-1)。

EPI 细胞钙瞬变达到峰值的时间明显短于 ENDO 和 MID[9]。钙瞬变的峰值在兔心肌细胞中未见明显差异[16]。兔和犬类心肌组织中,EPI 钙瞬变的衰减较其他类型细胞迅速。APD 和钙瞬变时程有密切相关性[9,16,17]。钙离子动力学的梯度分布伴随着钙离子的负荷差异。EPI 细胞肌浆网(SR)中钙离子浓度显著高于 ENDO 和 MID[9]。收缩期 AP 频率增加导致 EPI 细胞胞浆中游离钙离子浓度增加。在 ENDO 细胞中,该现象更显著[17]。300ms 周期内钙瞬变在 ENDO 中较 EPI 中显著(85%比 15%)[17]。与EPI 细胞中钙瞬变的快速衰减一致,肌浆网 ATP 的表达也明显升高[17]。这可以解释肌浆网中的高浓度钙离子现象。

这些研究表明,除 AP 差异外,不同层心肌细胞的兴奋-收缩耦联间也存在固有差异。

机械异质性

Cazorla 等[18]提出，雪貂肌小节的长度-张力关系曲线在 ENDO 细胞较 EPI 细胞更陡直。肌小节长度为 2.0μm 时，ENDO 细胞的张力是 EPI 的 3 倍，此强度的跨壁差异与肌联蛋白的差异表达相关[19]。

在雪貂和大鼠心室中，肌小节长度和肌力的 Frank- Starling 机制关系曲线在 ENDO 细胞中较 EPI 细胞更为陡直[18]。这种跨壁差异有多种解释：首先，ENDO 细胞中肌钙蛋白(TnC)对钙离子亲和力较 EPI 更强；第二，当收缩蛋白激活时，肌钙蛋白和钙离子亲和力的动态变化不同[20]。活化的桥联数目依赖于桥联的动力学[20]。肌钙蛋白和肌球蛋白的跨壁差异是由于肌球蛋白同工酶分布的跨壁差异引起的。啮齿类动物有 3 种同工异构体：v_1、v_2 和 v_3（v_1 保证桥联快速循环，v_2 没有活性，v_3 保证桥联慢循环且在 ENDO 中占主导地位）[21]。

已有报道表明，分离的猪[13,22]和狗[9]心肌细胞的机械特性存在跨壁差异(见图 22-1)。在犬类心脏，ENDO 细胞显示如下特性：(1) 最大程度的无负荷长度缩短；(2)收缩率最小化(相对整个细胞长度比例)；(3) 最长达峰时间缩短；(4)最慢舒张率[9]。这种区域性差异与钙瞬变动力学变异相关。

Bogaert 和 Radmaker[23]使用 MRI 示踪研究正常人左心室的结构以及机械和功能方面的异质性。他们发现，内膜下心肌的张力最大，在等容收缩期从心尖部到心底部张力增加，内膜下心肌缩短的比例最大（与以前 Cazorla 等[18]报道过的相同），心底部心肌的节段性收缩较心尖部小。

从人类在体心脏研究中得到的数据资料和从分离的心肌细胞的研究中得到的资料非常一致。ENDO 细胞较 EPI 细胞更坚硬，这可以保护该层心肌在较高舒张末期压力下不会过度牵张。长度-张力关系曲线在 ENDO 中更陡直，相同肌小节长度下产生的张力较 EPI 大。这种陡直的关系，有助于在射血期减轻对桥联的压力，并能使 ENDO 细胞收缩幅度比 EPI 细胞更大。保持收缩潜能和收缩活性有助于心肌有效的抗负荷收缩。如前所述，持续时间的延长是多种亚细胞机制差异的结果。分离的心尖部细胞的最大抗负荷收缩潜能[13]与左室心尖部最大节段性收缩[23]匹配。

将 APD 负相关性的经验性总结延伸到激活顺序上，我们或许可以这样概括：不仅 APD 与跨壁激活顺序呈负相关，舒缩周期时间和钙瞬变时间也与跨壁激活顺序呈负相关。最先激活的 ENDO 细胞的 APD 长，其钙瞬变和达峰时间也长，但衰减率慢、收缩周期长(在收缩和舒张频率较低时，见图 22-1)。这些有关细胞异质性的资料是机械异质性的生理关联性的基础。

异质性心肌的机械电生理效应

在复杂的压力-张力环境下，心肌细胞总是经受长度和负荷的动态再分布，因此，完整的心脏中很难确定机械-电异质性对心功能的影响。尽管有足够证据显示存在时空异质性，但对于正常心脏周期中异质性心肌间相互作用的机械电效应仍缺乏了解。

肌肉复式元件探索

使用心脏异质性压缩模型即复式元件(duplex) 可以模拟每一部分电机械活性的异质性心肌成分和整个系统交互影响的基本作用，而且使用该元件可以进行此基本作用的实验评估。此元件由一对动态相互作用的多心肌成分组成，这些多心肌成分机械地相互连接，可并联或串联。当并联时，各部分的相互作用在等张收缩期和张力增加的收缩期内(和射血阶段一致)通过内部负荷的再分布而实现（见图 22-2A)。串联的各部分在等长收缩期（模拟了心脏机械活动的等容收缩期)相互作用(见图 22-3)。

肌肉复式元件的概念最早由 Tyberg 等[2]提出，随后被 Wiegner[24]和 Shimizu 等[25]运用。我

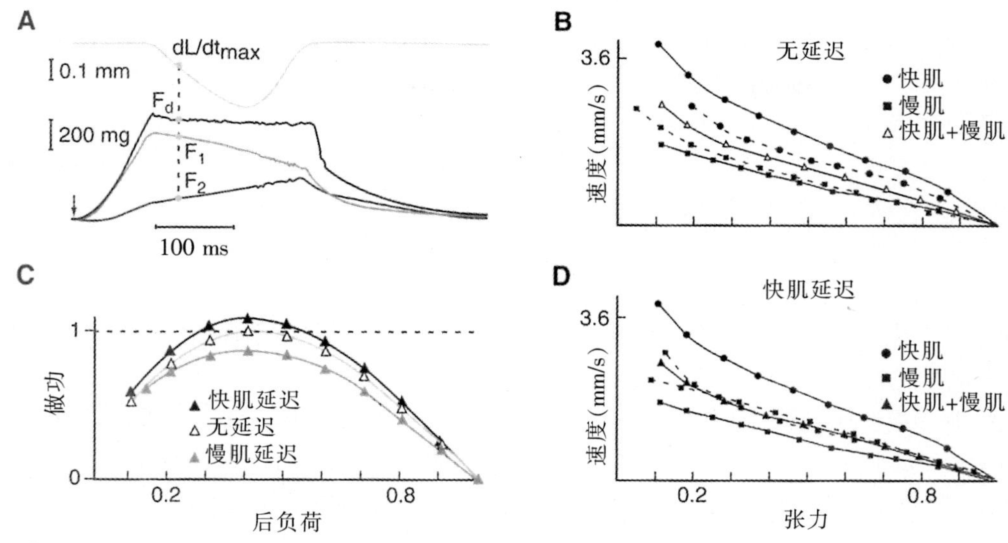

图 22-2　并联生物异质性复式元件中的机械作用。(**A**)(从上至下):恒定的后负荷作用于兔右室乳头肌并联的快肌(25℃)和慢肌(30℃),由此记录的复式模型缩短及总力量(F_d)和单个力量(F_1,F_2)。黑点代表最大速率缩短的时间。张力[相应的等长收缩峰值(PF)的标准化]比最大速率,绘图得到各成分和总模型(**B**,**D**)中的张力-速度关系。肌肉耦联和激活顺序的改变可改变这种关系。快肌刺激延迟时,复式元件(标准化)对抗不同的后负荷(标准化的 PF)做功呈最优化(**C**)。(B and D:Solovyova O, Katsnelson L,Guriev S, et al: Mechanical inhomogeneity of myocardium studied in parallel and serial cardiac muscle duplexes: Experiments and models. Chaos Solitons Fractals 13:1685-1711,2002, with permission.)

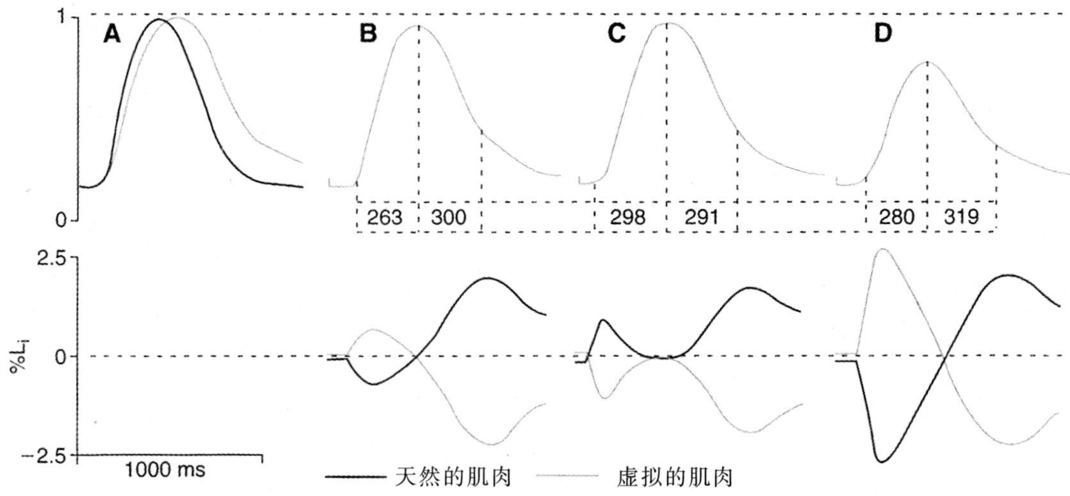

图 22-3　一系列混合复式元件中等容收缩期延迟刺激的效果。(**A**)等容收缩张力的产生由混合复式元件中的天然快肌(鼠右室乳头肌,0.3Hz,30℃,暗线)和虚拟慢肌(明线)产生。(**B–D**)(从上到下):复式原件(上图)的力量,各成分缩短/延长用其占初始长度的百分数 Li 来表示。同时刺激(**B**)的收缩和快肌(**C**)或慢肌(**D**)延迟 60ms 的收缩。中间一行表示到达峰值力量的时间和舒张 30%的时间(ms)。

们研究小组扩展了这种方法(如其他文献中讨论的[26,27])。简单地说,我们以生物和虚拟(数学模型)肌肉为基础,组成了6个理论的复式元件,这些组合包括:(1)并联的生物复式结构;(2)串联的生物复式结构(两种机械连接的生物的例子);(3)并联的虚拟复式结构;(4)串联的虚拟复式结构(心脏电活动的两种相互连接的计算机模型);(5)并联的混合复式模式;(6)串联的混合复式模式[26-30]。对于所有的复式元件,我们可以单独或是在相互机械作用中研究局部及系统的功能。我们借此可详细评价异质性心肌的电机械特性。

从一个机械电特性的资料中选择相应成分,可以控制复式元件的电机械异质性。生理条件下,通过单因素干扰如温度控制或给药,我们可以增大或削弱各部分的异质性。在混合和虚拟的复式元件中,虚拟元件可模拟广泛的生理或病理的机械特性。

本章中的生理复式元件,均为单一肌肉,它们产生的等长压力峰值近似相等,但在产生压力或收缩的过程中表现出明显的非同步性(见图 22-3A)[27,28,30]。这些快肌和慢肌表现出了明显不同的机械特性,如长度-压力关系和长度-速度关系均不同(见图 22-2B,D)[28]。在混合和虚拟复式元件中,使用快肌和慢肌的虚拟模型,也表现出与生理模型相应的机械非同步性。在钙瞬变方面,它们也表现各异。即使在电学参数相同时,模拟快肌 APD 相对较短[30](见图 22-4A,E)。APD 的差异是 MEF 的例证。即使当这些细胞有相同的静息电学特性,机械和钙调控的动态改变也可以导致组织内单个细胞电学行为差异。

内部各成分机械非同步的模型产生不同的 APD,诱发不同肌层间的相互作用。与分离 EPI 细胞相比,ENDO 细胞收缩缓慢,APD 较长[22,31]。

复式元件模型有价值的特性是:在控制实验条件下可以调控各成分的时间关系。例如,通过不同延长时间的电刺激,可使激活相应延迟。由于电扩布和机械传导速度存在 100 倍以上的差异(0.3~0.6m/s 比 300m/s),故与原位相隔很远的心肌节段间激活延迟。

异质性的生物机械效应

在所有的复式结构元件中,单一成分的收缩活性是与其他成分间动态作用的一种功能表现,主要依赖于其个体间的机械特性、电激活顺序和连接模式[26,28]。

并联模型长度-压力和压力-速度关系明显不同于机械耦联前(见图 22-2B)。并联模型中,快成分的延迟电活动导致压力-速度和长度-压力关系彼此接近,若激活延迟适宜可很好地重叠(见图 22-2D);相反,慢成分的延迟激活导致上述关系的分离[28];复式模型做功依赖于激活顺序,随着快成分激活延迟而增加(见图 22-2C)。这种结果显示,心肌固有异质性配合固有激活顺序,使整个系统功能协调,且可从工作优化中有效运用能量。相反,心肌功能非均一性增加或者激活顺序紊乱可导致心脏做功能力下降。

在串联的复式元件中,快成分激活后的一个很长的时间内(0~100ms)等容峰力量维持在最大的水平(见图 22-3B,C)。相反的,慢成分的延迟激活对峰力量和复式元件的收缩-舒张速度没作用(见图 22-3D)[27]。Tyberg 等[2]也报道了延迟刺激对峰压可产生明显不同的效应,主要由快慢成分的激活顺序决定。

为什么快成分的延迟激活会有利于异质心肌系统的机械功能呢?实际上,如果快成分较慢成分提前激活(见图 22-3D),它松弛的周边组织提前收缩,这样就导致了收缩的非均一性,降低了心脏的整体功能。相反,快成分的延迟刺激(见图 22-3C)在收缩早期存在"前负荷",使各成分间的活动同步,提高系统效益。

将复式模型延伸,建立一维心肌组织模型,该模型由虚拟的多块肌肉机械串联而成[32]。结合兴奋从慢成分到快成分的传布,单一成分机械特性的梯度给这条反应链提供稳定的收缩反应和对快成分延迟激活的变异的耐受性。相反,若激活顺序相反,或机械特性空间上随机分布,则该模型张力减低。有趣的是，含有相同成分(有快肌和慢肌)的均质复式结构和一维组织都对延迟刺激产生反应,表现为压力降低[27,32]。

根据这些结果,我们推测,心肌机械区域异质性的模式与激活顺序有关,并且能优化正常心肌收缩功能。

机械相互作用对复式元件各成分电活动的影响

使用虚拟的复式元件模型[30]我们发现,在模型建成后,快、慢虚拟肌肉成分(并列和串联；见图 22-4)APD 的变化十分明显[27,30]。APD 的相对变化是相反的：心肌 APD 的延长伴随其他心肌 APD 的缩短。这种改变与钙瞬变持续时间的类似变化有关。有趣的是,在并联模型中,因为在加载负荷后的收缩过程中负荷再分布，各成分间的 APD 差异降低（见图 22-4F)；在串联模型中,作为长度再分布的结果,APD 差异增大(见图 22-4B)。

在串联模型中，等容收缩期时快成分的延迟激活(慢成分的提前激活导致偏心性牵张)伴随着快反应心肌 APD 的延长及慢反应心肌 APD 的缩短。APD 的改变,使复极离散(DR)的降低值显著高于初始延迟刺激（见图 22-4C)。快反应心肌在长短不等的延迟过程中，仍可产生较稳定的压力(见图 22-3B,C)。与此不同的是,复极离散对延迟非常敏感,延迟时间自 0ms 增至 40ms 时(见图 22-4B,C),其值突然降低。颠倒电活动顺序可增加 APD 及 DR 间差异,此差异超过离体心脏实验中得到的数值（见图 22-4D)。并联模型中,快反应心肌的延迟激活减弱载负荷收缩的 DR,而反向激活时则 DR 保持较高水平(见图 22-4 G,H)。在均质复式元件模型中，成分间延迟激活总是使最大机械功能降低和 DR 增加。这表明机械一致性有利于具有固有延迟激活性质的心肌[30]。

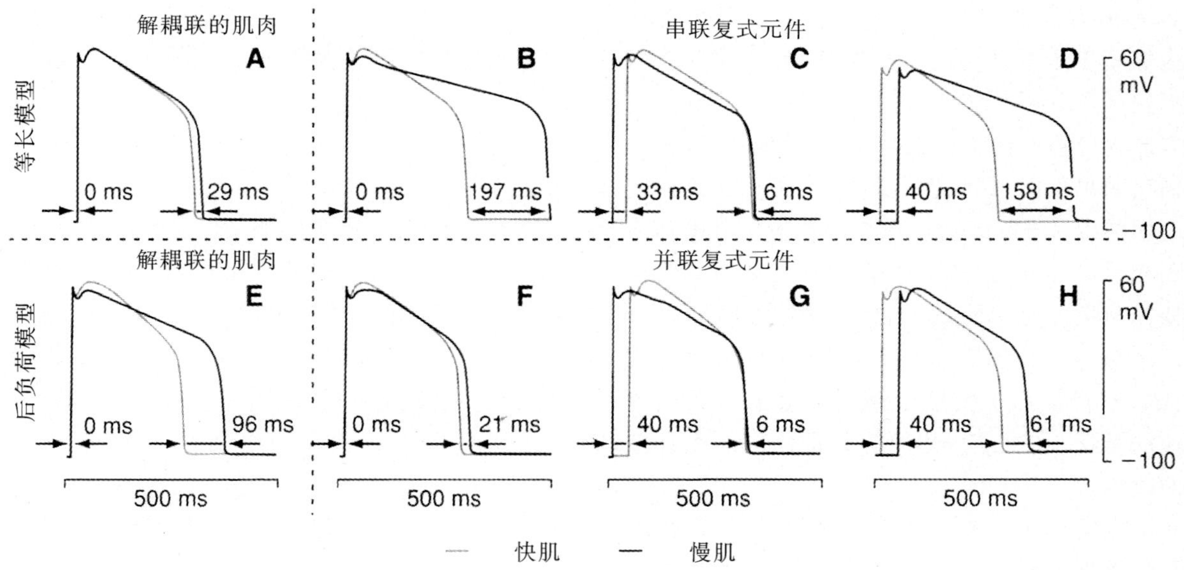

图 22-4　在异质性虚拟复式元件成分中,机械耦联对 APD 和 DR 离散度的影响。耦联前(A,E)快肌(明线)和慢肌(暗线)机械串联(B–D)或并联(F–H)时显示的 AP。上排为等长收缩期未耦联肌肉的 AP(A)和串联(B–D)肌肉的 AP。下排显示在等长收缩产生 25%的最大张力时,载负荷收缩,未耦联肌肉(E)和并联复式元件(F–H)的 AP。APD 差异和 DR 改变由(1)收缩模式、(2)肌肉耦联模型、(3)激动顺序[快肌延迟激活(C,G),慢肌延迟激活(D,H)]决定。

潜在机制

使用虚拟模型，我们可以研究MEF发生的潜在亚细胞机制[26,28,30]。系统成分机械活性的功能调节与细肌丝被钙离子激活后产生的显著改变（为钙离子和TnC结合的动力学来衡量）有关（为其改变）。这种改变伴随着相互作用成分的胞浆中钙瞬变的集中与分散。这种机械诱导的钙瞬变的调节影响钙依赖性电流，其中主要是I_{NCX}。我们的模型预测，后一个电流足以诱发可观察的AP调节的改变。AP波形的改变对电压敏感性钾钠电流的继发效应也改变AP复极化。无论并联或串联的虚拟模型，相互间的机械作用导致的APD变化与钙瞬变持续时间变化相关。

在这个细胞相互作用的过程中，机械依赖性钙动力学在机械和电活性的微调节中发挥作用。这时心肌局部功能符合系统需要。

一个仍未解决的问题是机械间的相互作用是否影响SR钙负荷（可从模型胞浆钙动力和APD显著调节中得到预测结果）。从混合和虚拟模型中得到的初步结果表明，在相互作用的快反应和慢反应成分间存在着SR钙负荷的异质性分布。当机械耦联时，慢反应成分的SR钙负荷增加，伴随钙瞬变的持续时间延长和幅度增加以及APD延长。而在快反应成分中则出现相反的改变[33]。这种相互干扰是单个心肌维持钙负荷的适宜机制，因为弱细胞在收缩时将被牵拉，使SR钙增加而产生更强的收缩。这使得即使在缺乏牵张激活性离子通道引发钙内流的情况下，也能产生符合外部需求的更有力的收缩。

相互作用的成分间动态变化，特别是在等长收缩期串联成分收缩前的舒张，能够激活机械敏感性通道，引起AP和SR负荷的改变（我们的模型未涉及这个问题）。

小结：异质性的生理相关性

上述资料显示，心肌在结构和功能上都具有异质性。在功能整合的各个阶段，从分子水平到整体器官水平，这种异质性表现均十分明显。心脏协调电机械活动，都涉及广泛的物理梯度变化。这包括主动或被动机械特性的跨壁梯度变化和机械特性从心尖到心底部的梯度变化，同时还包括心肌张力从心外膜到心内膜增加，从心尖到心底增加。可变性从心外膜到心内膜，从心底到心尖增加。另外，心室局域性激活亦有顺序，从而形成从内膜到外膜，从心尖向心底的时间梯度变化。最后，心肌细胞特性的跨壁变化也十分明显，包括机械电特性，兴奋–收缩耦联特性（见图22–1）等。近10年来研究的主要成果是，明确了并详细描述了细胞特性沿这些物理和时间梯度的分布。

然而，这种梯度变化和它们对心功能影响的关系还不十分明确。借助这种心肌异质性的复式元件模型，我们阐述了这个相互作用的基本特征。异质性心肌间动态的相互机械作用影响它们各自的活性，其结果关键是取决于异质性的模式（电机械特性的空间分布和激活顺序）。在正常生理状况下，成分间的异质性实现了系统的均一性，优化了系统功能。相反，病理性紊乱增加或异质性减少，从而降低了心脏的效率。

致谢

本工作是牛津大学Noble和Kohl教授的Ekaterinberg研究小组的研究内容。数学模型和复式元件模型的研究得到了两项Wellcome Trust Collabotative Research Initiative基金和俄罗斯基础研究基金的资助。

（吴晶晶 赵芳 程龙献 译）

参考文献

1. Wiggers CJ: Interpretation of the intraventricular pressure curve on the basis of rapidly summated fractionate contractions. Am J Physiol 80:12, 1927.
2. Tyberg JV, Parmley WW, Sonnenblick EH: In-vitro studies of myocardial asynchrony and regional hypoxia. Circ Res 25:569–579, 1969.

3. Brutsaert DL: Nonuniformity: A physiologic modulator of contraction and relaxation of the normal heart. J Am Coll Cardiol 9:341–348, 1987.
4. Katz AM, Katz PB: Homogeneity out of heterogeneity. Circulation 79:712–717, 1989.
5. Wolk R, Cobbe SM, Hicks MN, Kane KA: Functional, structural, and dynamic basis of electrical heterogeneity in healthy and diseased cardiac muscle: Implications for arrhythmogenesis and anti-arrhythmic drug therapy. Pharmacol Ther 84:207–231, 1999.
6. Carmeliet E: Cardiac Cellular Electrophysiology. Amsterdam, Kluwer Academic Publishers, 2002.
7. Antzelevitch C, Fish J: Electrical heterogeneity within the ventricular wall. Basic Res Cardiol 96:517–527, 2001.
8. Nerbonne JM, Guo W: Heterogeneous expression of voltage-gated potassium channels in the heart: Roles in normal excitation and arrhythmias. J Cardiovasc Electrophysiol 13:406–409, 2002.
9. Cordeiro JM, Greene L, Heilmann C, et al: Transmural heterogeneity of calcium activity and mechanical function in the canine left ventricle. Am J Physiol Heart Circ Physiol 286:H1471–H1479, 2003.
10. Sakmann BF, Spindler AJ, Bryant SM, et al: Distribution of a persistent sodium current across the ventricular wall in guinea pigs. Circ Res 87:910–914, 2000.
11. Zygmunt AC, Goodrow RJ, Antzelevitch C: I_{NaCa} contributes to electrical heterogeneity within the canine ventricle. Am J Physiol Heart Circ Physiol 278:H1671–H1678, 2000.
12. Franz MR, Bargheer K, Rafflenbeul W, et al: Monophasic action potential mapping in human subjects with normal electrocardiograms: Direct evidence for the genesis of the t wave. Circulation 75:379–386, 1987.
13. Wan X, Bryant SM, Hart G: A topographical study of mechanical and electrical properties of single myocytes isolated from normal guinea-pig ventricular muscle. J Anat 202:525–536, 2003.
14. Bányász T, Fülöp L, Magyar J, et al: Endocardial versus epicardial differences in L-type calcium current in canine ventricular myocytes studied by action potential voltage clamp. Cardiovasc Res 58:66–75, 2003.
15. Ng GA, Cobbe SM, Smith GL: Non-uniform prolongation of intracellular Ca^{2+} transients recorded from the epicardial surface of isolated hearts from rabbits with heart failure. Cardiovasc Res 37:489–502, 1998.
16. McIntosh MA, Cobbe SM, Smith GL: Heterogeneous changes in action potential and intracellular Ca^{2+} in left ventricular myocyte sub-types from rabbits with heart failure. Cardiovasc Res 45:397–409, 2000.
17. Laurita KR, Katra R, Wible B, et al: Transmural heterogeneity of calcium handling in canine. Circ Res 92:668–675, 2003.
18. Cazorla O, Le Guennec JY, White E: Length-tension relationships of sub-epicardial and sub-endocardial single ventricular myocytes from rat and ferret hearts. J Mol Cell Cardiol 32:735–744, 2000.
19. Cazorla O, Freiburg A, Helmes M, et al: Differential expression of cardiac titin isoforms and modulation of cellular stiffness. Circ Res 86:59–67, 2000.
20. Gordon AM, Regnier M, Homsher E: Skeletal and cardiac muscle contractile activation: Tropomyosin "rocks and rolls." News Physiol Sci 16:49–55, 2001.
21. Litten RZ, Martin BJ, Buchthal RH, et al: Heterogeneity of myosin isozyme content of rabbit heart. Circ Res 57:406–414, 1985.
22. Bryant SM, Shipsey SJ, Hart G: Regional differences in electrical and mechanical properties of myocytes from guinea-pig hearts with mild left ventricular hypertrophy. Cardiovasc Res 35:315–323, 1997.
23. Bogaert J, Rademakers FE: Regional nonuniformity of normal adult human left ventricle. Am J Physiol Heart Circ Physiol 280:H610–H620, 2001.
24. Wiegner AW, Allen GJ, Bing OH: Weak and strong myocardium in series: Implications for segmental dysfunction. Am J Physiol 235:H776–H783, 1978.
25. Shimizu G, Wiegner AW, Gaasch WH, et al: Force pattern of hypoxic myocardium applied to oxygenated muscle preparations: Comparison with effects of regional ischemia on the contraction of non-ischemic myocardium. Cardiovasc Res 32:1038–1046, 1996.
26. Markhasin VS, Katsnelson LB, Nikitina LV, et al: Biomechanics of the inhomogeneous myocardium. Ekaterinburg, Ural Division of the Russian Academy of Sciences, 1999.
27. Markhasin VS, Solovyova O, Katsnelson LB, et al: Mechano-electric interactions in heterogeneous myocardium: Development of fundamental experimental and theoretical models. Prog Biophys Mol Biol 82(1–3):207–220, 2003.
28. Solovyova O, Katsnelson L, Guriev S, et al: Mechanical inhomogeneity of myocardium studied in parallel and serial cardiac muscle duplexes: Experiments and models. Chaos Solitons Fractals 13:1685–1711, 2002.
29. Markhasin VS, Nikitina LV, Routkevich SM, et al: Effects of mechanical interaction between two rabbit cardiac muscles connected in parallel. Gen Physiol Biophys 21:277–301, 2002.
30. Solovyova O, Vikulova N, Katsnelson LB, et al: Mechanical interaction of heterogeneous cardiac muscle segments in silico: Effects on Ca^{2+} handling and action potential. Int J Bifurcat Chaos 13:3757–3782, 2003.
31. Natali AJ, Wilson LA, Peckham M, et al: Different regional effects of voluntary exercise on the mechanical and electrical properties of rat ventricular myocytes. J Physiol 541(pt 3):863–875, 2002.
32. Gur'ev S, Lookin O: Experimental and computer models of mechanically heterogeneous myocardium. J Physiol 552P:P35, 2003.
33. Konovalov P, Solovyova O, Markhasin VS, Kohl P: Local contractility matching to global demand in heterogeneous myocardium: Role of mechanical interaction. Biophys J 84:240a, 2003.

第 23 章

心脏功能的机械调节：心包的作用

John V. Tyberg

或许因为心包是非肌性组织，所以常被视为无功能结构。许多年来，人们一直认为它除了可限制心脏过分扩张及在一定程度上保持左室(LV)和右室(RV)心输出量的平衡外，没有其他作用[1]。

跨壁压差

认识心包生理学作用的关键是理解跨壁压的重要性。与其他的弹性腔室一样，左室舒张是由每秒的跨壁压决定的，而非室内压决定。尽管物理学家和工程师们明白这种跨壁压和室内压的差别，但在医学上这种差别常被忽视。不管我们是否意识到，压力的测量总是与另外一种压力相联系，电势(电压)的测量也常常是和另外一种电压相联系，而且严格地说，电压是一种电势差。类似地，有效舒张压[2]是跨室壁的压力差即跨壁压。尽管这一原则对收缩压[3]而言不太重要，但在很多重要情况下对左室舒张压非常关键[4]。如果左室舒张期末压(LVEDP)为 12mmHg，我们即是指 LVEDP 比大气压高 12mmHg，因为我们是采用以大气压作为参照。然而，如果心包压力为 4mmHg，那么跨壁左室舒张期末压则仅为 8mmHg（跨壁 LVEDP=LVEDP－心包压）。若 LVEDP 增至 15mmHg，心包压增至 7mmHg，则跨壁 LVEDP 仍保持 8mmHg，且左室舒张末期容积(LVEDV)不变。

心脏生理学家和外科医生都证实了以上说法。假设右室舒张末压(RVEDP)和 LVEDP 的正常值分别为 4 和 12mmHg，那么在心包被剥离时维持这两个压力不变的情况下会发生什么呢？结果是 LV 呈一定程度扩张，而右室和右房(RA)显著扩张，以至不能和正常心包相称。心脏腔室会因为跨壁压的增加而扩大。因为心腔内压保持恒定，所以当心包密闭时心包压力不可能为零。当心包腔密闭时，RVEDP 为 4mmHg，心包压接近 4mmHg，从而使跨壁 RVEDP 约为零；当心包腔开放时 RVEDP 为 4mmHg，心包压为零，故跨壁 RVEDP 约为 4mmHg。右室容量随跨壁 RVEDP 增加而增加，这进一步说明了心包在防止右室过度扩张中有着一定的作用，并且右室过度扩张可导致易激性增加[5]，这是一个典型的机械电反馈的例子[6]。

图 23-1 阐述了这种关系[7]。若考虑单位表面积，则压力等于跨 LV 游离壁、跨室间隔和跨 RV 游离壁的力平衡。当舒张末期的心脏处于近似静态时可忽略惰性和黏滞效应，因此可采用静态平衡分析方法。在各个室壁，腔内压等于跨壁压与对侧腔内压的向量和。如前所述，如果心包被剥离心包压为零(如大气压)，心腔内压则等于跨壁压，这是我们测量心包压的原理。除 RV 肥厚[8]外，RVEDP 近似等于心包压(见后)[9,10]；而且除了动脉收缩选择性增加左室或右室的后负荷外，左右心包压相等[11]。因此，左室心包压近似等于 RVEDP，而 RVEDP 近似等于右室心包压。这意味着跨壁 RVEDP 接近零。以上推论曾一度有争议[12,13]，但最终被其他研究所证实[16]。

如何测量心包压

长期以来的观点认为，LVEDP 和 LVEDV 的关系即所谓的舒张顺应性[17]是不可变的。这种假设是 Sarnoff 和 Berglund[18]心室功能曲线分

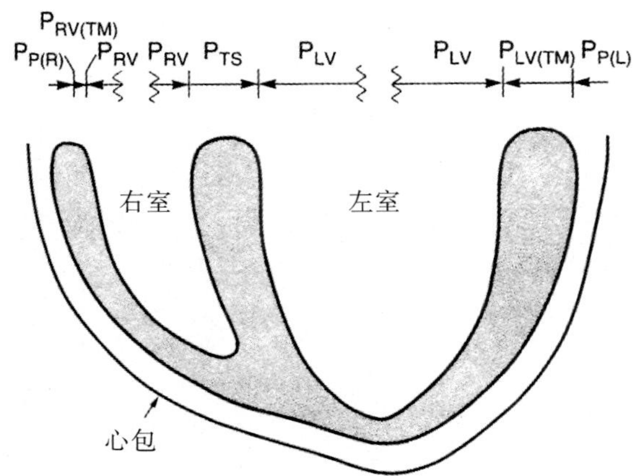

图 23-1 心脏和心包的静态平衡分析。箭头代表抗舒张末期压力(P)的方向和近似强度,等于同等单位面积下相反的张力。在每个心壁,室内压等于跨壁压加上壁外的压力。对于左室(LV)和右室(RV)游离壁,当心包剥离后,室内压等于跨壁压(TM)。$P_{p(R)}$和 $P_{p(L)}$:右和左心包压力;P_{TS}: 中隔压力。(From Tyberg JV: Ventricular interaction:and the pericardiam. In Levine HJ , Gaasch WH [eds]:The Ventricle: Basic and Clinical Aspects. Boston,Martinus Nijhoff Publishing, 1985,pp 171-184,with permission.)

析法的基础。在该分析中,他们用左室充盈压而不是 LVEDV 作为左室前负荷的指标。然而,在 20 世纪 70 年代研究者发现舒张顺应性实际上可以迅速变化(如给予心衰患者使用硝酸甘油时)[19]。我们的研究认为,这种变化是由心包压下降引起的[20]。但是许多人认为这个假设不能成立,因为即使在肺动脉栓塞引起 RVEDP 升高的情况下,心包压仍为负值且恒定不变[21]。

这促使人们重新研究心包压的意义和心包压的测量方法[22,23]。我们用平的、含液气囊传感器与开放导管分别测量心包压,并将两种结果与真实心包压比较。我们所指的真实心包压是在相同的左室舒张末期容积(LVEDV)下心包密闭和开放时测得的 LVEDP 的差异。如前所述,这一原理是基于我们对跨壁压的理解,即 LVEDP=跨壁 LVEDP+心包压。这项研究显示,气囊法测量的结果是正确的,但是除非向心包内注入约 30mL 的液体,否则开放导管法的测量结果总是低于真实值。我们还测量了一过性容量负荷增加的外科患者的心包压,将它与平均右房压比较。我们发现在大多数病例中,心包压和平均右房压平行增加[10](图 23-2)。因此我们认为,心包压是快速可变的,而且在大多数情况下它约等于右室充盈压[8]。在没有过多液体的正常心包内[22],消除因置入大导管造成的伪差后[25],心包压等于测得的静水压[23]。实验[16]及临床研究[8,26]均支持这一结论。

Frank-Starling 机制的含义

正如 Glantz 和 Parmley 所指出的 [27](图 23-3),心室功能曲线分析中,当用 LV 充盈压作为前负荷的指标时,顺应性[17]的改变可误导出这样一种结论即左室收缩性发生了变化。在给定的 LVEDV 下,若顺应性降低(见图 23-3,中间部分)会引起 LVEDP(见图 23-3 右)增加。当用 LVEDP 评价心室收缩性能时 (见图 23-3 的右图),心功能曲线右移。这提示 LVEDP 增加时左室每搏功不变,这就错误地暗示了收缩性降低。LVEDP 增加但 LVEDV 不变, 这与每搏功不变一致。

心室间相互作用

笔者所说的心室间相互作用是指左右心室容量相互补偿性的变化, 如当 RVEDV 增加时,LVEDV 降低(反之亦然)。心室间相互作用包括到室间隔向左室或右室的移位,而且当心脏不再受心包[28,29]或其他纵隔结构[30]限制时这种作用明显降低。相对于左右心室而言,心包是比较坚硬的;因此,从横断面看来心包像坚硬的束带有效地包绕心脏(左室长轴会发生微小变化,但是这里的讨论不包括这种情况)。因此,RVEDV 的增加是以 LVEDV 降低为代价。因为室间隔有弹性,其左右移动引起的 LVEDP 和 RVEDP 差异的变化 (如跨室间隔 “梯度” TSG=LVEDP-RVEDP)[31,32] 导致了心室容量的改变。心包压极低时,心室间相互作用减弱,心包腔开放时此作用不发生[29]。

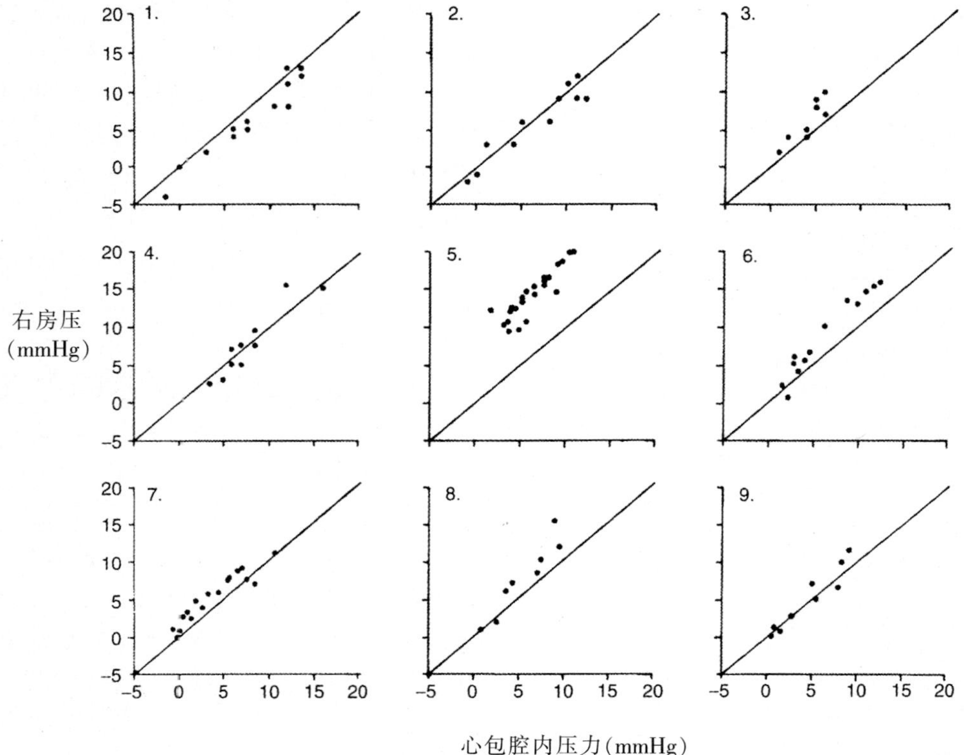

图 23-2 心肺分流术前有容量负荷时同步测量 9 例患者平均右房压(P_{RA};y 轴)和心包压(x 轴;于左室游离壁上测量)。每例患者随着心包压力的增加,右房压力相应升高。除外一例患者(第 5 例患者),右房压力绝对值等于心包压力。由此可见心包压力高度可变，通常等于右房压。(From Tyberg JV ,Taichman GC,Smith ER,et al :The relation between pericardial pressure and right atrial pressure:An intraoperative study. Circulation 73:428 -432,1986,with permission.)

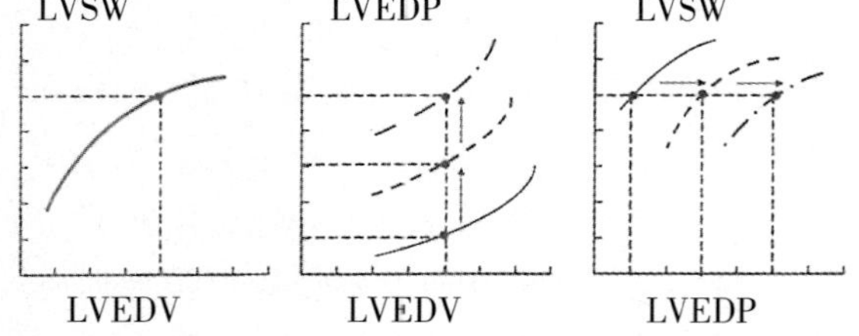

图 23-3 舒张期顺应性和收缩性的关系。在收缩性恒定时(左),假如舒张期顺应性降低(中间),可能得出收缩性降低（右）的错误结论。LVSW：左室每搏功；LVEDP:左室舒张末压。(Data from Glantz SA ,Parmley WW:Factors which affect the diastolic pressure -volume curve. Circ Res 42:171 -180,1978;reproduced from Tyberg JV,Grant DA,Kingma 1,et al:Effects of positive intrathoracic pressure on the evaluation of cardiac performance. In:de Abreu MG,koch T Proceedings of the Second Dresden Postgraduate Course on Mechanical Ventilation,October 26 -27,2001.Lubeck,Drager Medical, 2001,with permission.)

在有或无心包的情况下,人们进行了一系列关于急性肺动脉栓塞和容量负荷效应的研究,详尽阐述了心室间的相互作用[28,33,34]。使用传统方法测量 LVEDP/LVEDV 及左室每搏功/LVEDP 时发现,心包完整密闭时,肺动脉栓塞和容量负荷可以降低左室舒张顺应性和左室收缩性[33]。但是，用跨壁 LVEDP 评价舒张顺应性和收缩性以反映有效舒张压时,左室顺应性和收缩性(见图 23-4)没有改变[27]。当心包开放时,重复上述实验发现心室间相互作用消失(图 23-5)。

心室间相互作用及其对表面收缩性的影响在新生羔羊的实验中也得到了阐述[35]。在羔羊开始第一次呼吸之前,暂时性改变血容量并测量压力及左室功能(每搏功)。呼吸开始后,去除心包及摘除肺后重复上述测量。实验表明,通气可以

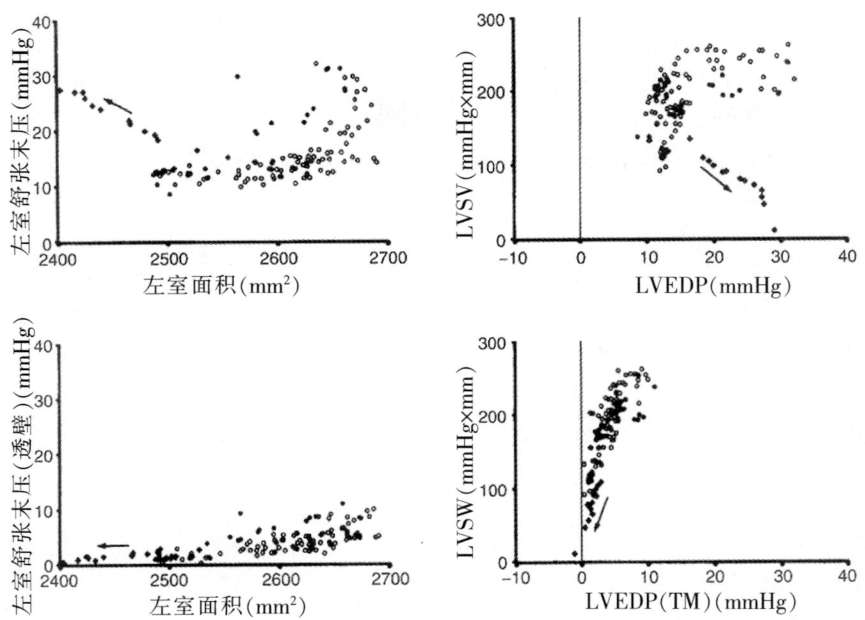

图 23–4 狗的急性肺栓塞形成和容量负荷增加后，作用于左室(LV)的心包压力顺应性的效果和左室心功能曲线。每幅图中，箭头表示在末梢注射盐水后发生跳跃性的间隔改变。顶图，常规测量顺应性(左)和收缩性(右)基于LVEDP。下图，跨壁 LVEDP[LVEDP(TM)]。左上图，LV 舒张期顺应性明显降低，LVEDP 升高而 LVEDV(这里由 LV 面积代表)降低。然而，当(左下图)LVEDP(TM)–LV 面积关系不变时，心室游离壁的属性并不改变，所有数据落在单一曲线上。右上图，心室收缩功能曲线提示，当 LVSW 降低时，收缩性降低，而 LVEDP 升高。然而，(右下图)收缩性并没有实际改变，因为 LVSW–LVEDP(TM)关系没有移位。资料来源于 Belenkie 等[33]。(From Tyberg JV, Smith ER：Ventricular diastole and the role of the pericardium. Herz 15:354–361, 1990, with permission.)

增加左室顺应性和表面收缩性，完全消除心包和肺对心脏充盈的限制后，可进一步增加顺应性和收缩性。但是在这种情况下，可通过 LVEDV 或者跨壁 LVEDP 推测左室每搏功。

肺和相关胸腔组织的限制效应可影响左室充盈[36,37]。当胸腔密闭时，心包压是胸膜腔内压和跨心包压(如心包压–胸膜腔压力)的代数和。胸膜腔压力随着呼吸末正压 (PEEP) 的增加而增加，但即使没有 PEEP，容量负荷后它依然可测(约 5mmHg)[38]。跨心包压是心包有效扩张压，因此反映心脏最大容量[38,39]。最近的结果显示，当心包切除术后，纵隔及肺的限制作用依然存在[30]。

最近，我们的研究小组阐述了心包是如何通过调节左右心室每搏功来调节心房容量的突然增加的[29]。将狗麻醉，向左房(LA)或右房(RA)中迅速注入或抽出约 25mL 血液。当注入血液时，同侧心室直径、舒张末跨壁压和每搏功都增加。心包密闭时，对侧心室直径、舒张末跨壁压和每搏功代偿性降低，每搏功的同侧增加量及对侧降低量的代数和接近输入量。当抽出血液时，出现相反变化。左室室间隔–游离壁的直径变化与右心室室间隔–游离壁的直径呈负相关。当心包压小于 5mmHg 时，心室间的相互作用减小，当心包腔开放时此作用消失。因此，心包的限制作用是急性心房容量变化时双侧心室迅速代偿反应的基础。这项研究不仅揭示了心室间相互作用的新动力学特征，还揭示了保持肺血容量稳定的机制。另外它阐述了心包可作为机械随动控制系统，凭借一侧心室可对另一侧心室容量变化作出即时反应，调整其心输出量来起到代偿作用。我们认为，这种机制是预防直立性低血压(如站立时导致的动脉血压降低)的第一道防线。当人站立时，静脉回心血量减少，导致 RVEDV 的降低，通过上述机制，LVEDV 即左房每搏功增加，尽可能地抵消

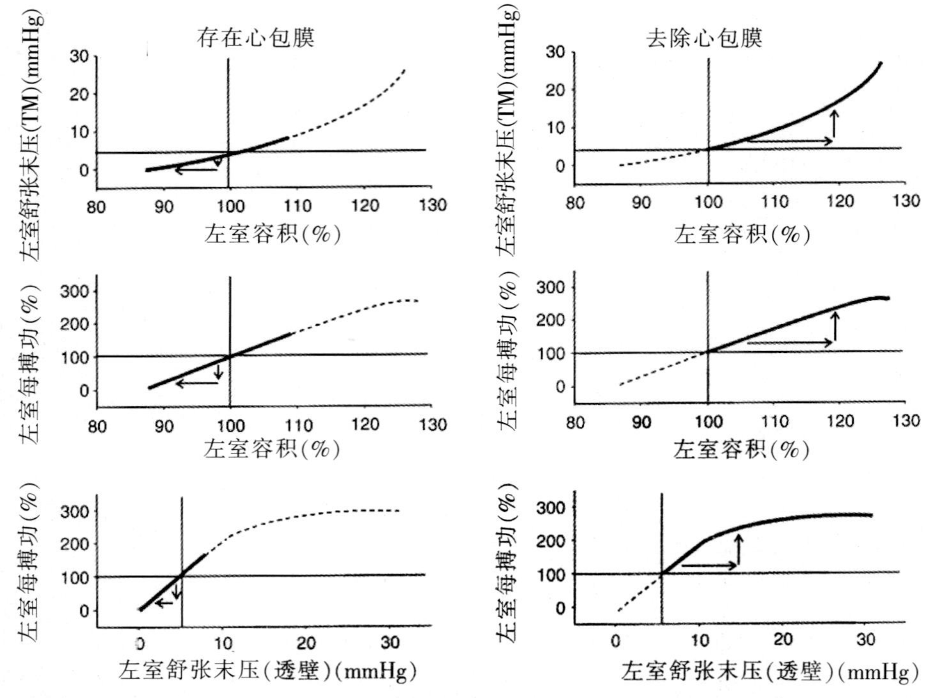

图 23-5 心室间的相互作用(左图)。肺栓塞后根据心包存在与否容量负荷的影响有质的区别。为比较两组结果[33,34],将数据标准化,这样当左室舒张末压[LVEDP(TM),即左图的 LVEDP 减去心包压力;即右图的 LVEDP]等于 5mmHg 时设定的 LVEDV 和 LVSW 都等于 100%。上图:舒张期顺应性[LVEDP(TM)比舒张末期容积]。中图:LV 与 LVEDV 的函数关系(LVSW)。下图:LV 与 LVEDP(TM)的函数关系。左图和右图的匹配关系是完全相同的;粗线代表手术区域的关系,有或无心包。一对箭头象征容量负荷的三角形的两边。右图:容量负荷增加舒张末压容积和 LVEDP(TM)(顶图),舒张末期容积增加(中) 和 LVEDP 跨壁压(下)增加可预知 LVSW 增加。左图:容量负荷降低舒张末期容积和 LVEDP (TM)(上),LVSW 降低的幅度可由舒张末期容积和 LVEDP (TM) 预知。(From Tyberg JV, Belenkie I: Mechanical interactions between the respiratory and circulatory systems. In : Bradley TD , Floras JS : Sleep Disorders and Cardiovascular and Cerebrovascular Disease. New York, Marcel Dekker, 2000, pp 99-112, with permission.)

了低血压。任何原因引起心包压降低都会破坏这种机制,这时将更易成为直立性低血压患者(如对于静息下的耐力型运动员和已治疗成功的心衰患者而言,心包对心脏的作用更加巨大)。

因为左右心室容量的代偿性变化是由室间隔的移位实现的,而室间隔移位的驱动力是 TSG,所以 TSG 成为衡量心室间相互作用的方便指标。鉴于此种考虑,Mirsky 和 Rankin[40]观察到左室的 2/3 被心包包绕,另 1/3 被右室包绕。根据 Frank-Starling 机制,我们认为 LEVDV 是衡量前负荷最基本心室参数,是收缩性能最佳预测指标,因此在某些时候,为了更好地研究变化的 REVDP 的代偿作用和预测 LVEDV,重新定义跨壁压是非常有用的[41]。

生理学意义

跨壁压的生理学意义十分重大。通过对单侧颈迷走神经传入纤维的记录,我们研究小组[42]证实,心室机械受体的活性依赖于左室跨壁压及左室的舒张,而不依赖于心腔内压。类似的,血清心房利钠肽的浓度也依赖于心房跨壁压即心房的舒张[43]。

当我们试图探索收缩性能改变的基础时,心包生理学的阐释使我们更多地关注左室前负荷的改变而非左室收缩性的改变。正如前面所讨论过的[28,33-35],当将 LVEDP 作为前负荷的衡量指标时,收缩性能的明显改变可以被解释。在健康的狗,虽然心率的增加可使心输出量增加，但是容量负荷对每搏功的影响却很轻微[44]。然而据我们的经验，当心包的限制使LVEDP增加超过10~15mmHg时，LVEDV并不增加[45]。类似的，由于心包的限制，容量负荷使LVEDP增加超过10~15mmHg时不会使人心室的收缩性能增加[46]。

临床意义

PR间期异常所产生的一个副作用可能与心包相关。在有房室传导阻滞、起搏位点不在右房和右室的狗中，我们分别在PR间期正常时以及在心房和心室同时激动（PR间期=0）时测量左室舒张顺应性和收缩性能。后一种情况中，由于房室的相互作用，左室舒张顺应性和收缩性能降低。心房可调节心包容积，在一定的腔内LVEDP下，它可使心包压增加、跨壁LVEDP和LVEDV降低[47]。因为起搏点的活性[48]和其他心率紊乱依赖于心肌牵张[6]及腔室容积，因此很难预测Valsalva动作产生的效应[49-51]。在健康的个体，心室容积在Valsalva动作的运动过渡期降低（虽然腔内压增加但是跨壁压下降），但在有心肌病[52]和其他心肌疾病的个体，心室容积不降低。

心包生理功能最重要的临床意义是其在心衰中的作用。1946年，Howarth、McMichael和Sharpey-Schafer[53]发表了一篇有关放血对低心输出量心衰患者的影响。他们描述了一个有高静脉压和低心输出量的患者在抽除800mL的静脉血后心输出量加倍，静脉压急剧降低。如图23-6所示，这个长期令人费解的观察结果可用心包的作用来解释。采用起搏诱导使狗发生心衰[54]，抽除其血液发现其LVEDP如所预期的那样降低。然而，因为心包压下降的幅度比LVEDP明显，所以跨壁LVEDP增加。这个跨壁LVEDP增加伴随着LVEDV和左室收缩功能（如每搏功）增加。

这些观察结果使人们重新思考经典的放血疗法，并提出硝酸盐在心衰中使用是否与上

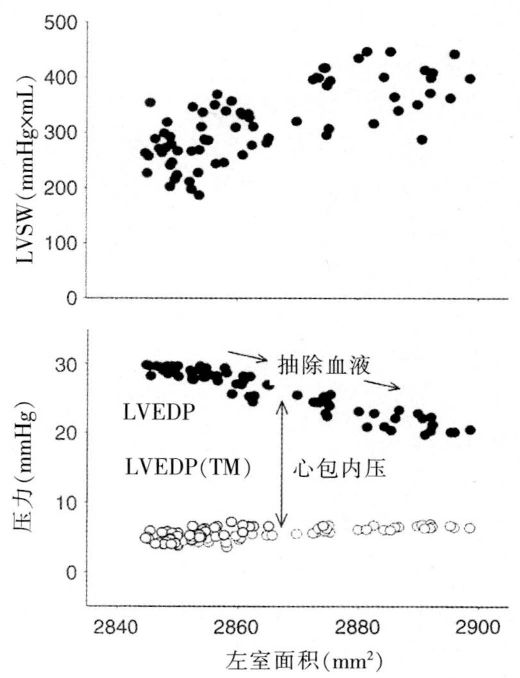

图23-6　起搏诱导心衰的狗中，血容量减少的效应。减少静脉血压可降低LVEDP。然而由于心包压力（垂箭头所示）降低较LVEDP为甚，故LVEDP（TM）增加与LVEDV升高一致。反过来，LVSW升高和LVEDP(TM)及LVEDV升高一致。

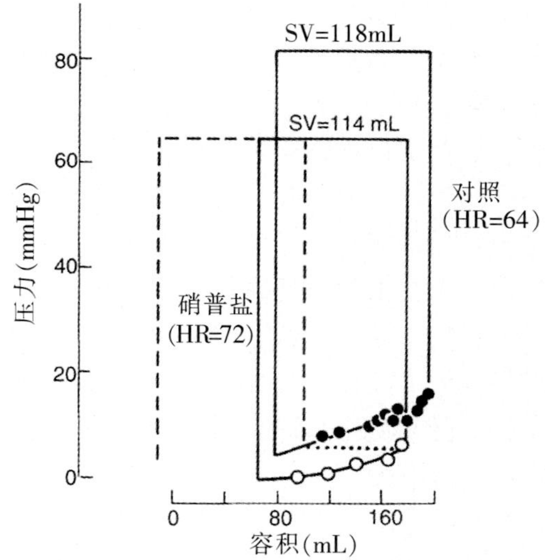

图23-7　硝普钠治疗后LV舒张期压力-容积关系改变对维持SV的重要性。由于LV舒张期压力-容积关系发生改变，因此尽管LVEDP大幅下降但SV仍维持不变。如果为对照的压力-容积关系，则少量LVEDV即会引起SV显著降低，导致LVEDP相应减少。HR：心率。资料来自Alderman and Glantz[58]。（From Tyberg JV，Misbach GA，Parmley WW，Glantz SA：Effects of the pericardium on ventricular performance. In：Baan J，Yellin EL，Arntzenius AC：Cardiac Dynamics. Boston，Martinus Nijhoff，1980，pp 159-168，with permission.）

述机制相关。硝酸盐增加静脉容积,降低静脉压,故降低心包压[55],这使左室舒张压力容积关系曲线下移[19,20,56]。LVEDV 可能轻微增加或降低,但是如果这样的话,LVEDP 的显著降低的效用轻微。硝酸盐的使用和血容量的降低都降低静脉压,同时使心包压降低[10],故增加左室顺应性。

如图 23-7 所示[57],使用硝酸盐后左室后负荷降低因而有效治疗水肿及心率适度增加有助于维持心输出量[58]。然而心包介导的心室间的相互作用至关重要。除非由于心包压降低致使舒张期压力容量关系曲线下移,否则不可能出现 LVEDP 显著降低(因而有效治疗肺水肿)和 LVEDV 轻微降低(因而保持左室前负荷),所有的证据提示下移是由心包压下降所引起。

小结

本篇对心包生理学研究新进展的综述,早在 1955 年就被 L.N.Katz[4]敏锐地预测到了,他说:

甚至以舒张末压作为舒张末容积的一个指标也是不正确的……此外,如果心脏扩张有限,例如受制于心包,舒张末压变化相对于舒张末容积变化而言其意义失去了许多。

基于过去的洞察分析和新近研究结果,希望未来的临床医生不会认为能增加 LVEDP 的治疗一定会增加每搏容量及心输出量;相反的情况可能在某些环境中会发生。跨壁 LVEDP 可以预测 LVEDV,而 LVEDV 可以预测收缩能力(如每搏容量及每搏功),因此 Frank-Statling 定律仍然适用。

(吴晶晶 赵芳 程龙献 译)

参考文献

1. Shabetai R: The Pericardium. New York, Grune and Stratton, 1981, p 34.
2. Henderson Y, Barringer TBJ: The relation of venous pressure to cardiac efficiency. Am J Physiol 13:352–369, 1913.
3. Haykowsky M, Taylor D, Teo K, et al: Left ventricular wall stress during leg-press exercise performed with a brief Valsalva maneuver. Chest 119:150–154, 2001.
4. Katz LN: Analysis of the several factors regulating the performance of the heart. Physiol Rev 35:91–106, 1955.
5. Levine JH, Guarnieri T, Kadish AH, et al: Changes in myocardial repolarization in patients undergoing balloon valvuloplasty for congenital pulmonary stenosis: Evidence for contraction-excitation feedback in humans. Circulation 77:70–77, 1988.
6. Kohl P, Ravens U: Cardiac mechano-electric feedback: Past, present, and prospect. Prog Biophys Mol Biol 82:3–9, 2003.
7. Tyberg JV: Ventricular interaction and the pericardium. In: Levine HJ, Gaasch WH (eds): The Ventricle: Basic and Clinical Aspects. Boston, Martinus Nijhoff Publishing, 1985, pp 171–184.
8. Boltwood CM, Skulsky A, Drinkwater DC, et al: Intraoperative measurement of pericardial constraint: Role in ventricular diastolic mechanics. J Am Coll Cardiol 8:1289–1297, 1986.
9. Smiseth OA, Refsum H, Tyberg JV: Pericardial pressure assessed by right atrial pressure: A basis for calculation of left ventricular transmural pressure. Am Heart J 108:603–605, 1983.
10. Tyberg JV, Taichman GC, Smith ER, et al: The relation between pericardial pressure and right atrial pressure: An intraoperative study. Circulation 73:428–432, 1986.
11. Smiseth OA, Scott-Douglas NW, Thompson CR, et al: Nonuniformity of pericardial surface pressure in dogs. Circulation 75:1229–1236, 1987.
12. Assanelli D, Lew WYW, Shabetai R, LeWinter MM: Influence of the pericardium on right and left ventricular filling in the dog. J Appl Physiol 63:1025–1032, 1987.
13. Slinker BK, Ditchey RV, Bell SP, LeWinter MM: Right heart pressure does not equal pericardial pressure in the potassium chloride arrested in situ dog heart. Circulation 76:357–362, 1987.
14. Traboulsi M, Scott-Douglas NW, Smith ER, Tyberg JV: The right and left ventricular intracavitary and transmural pressure-strain relationships. Am Heart J 123:1279–1287, 1992.
15. Hamilton DR, Dani RS, Semlacher RA, et al: Right atrial and right ventricular transmural pressures in dogs and humans. Effects of the pericardium. Circulation 90:2492–2500, 1994.
16. Applegate RJ, Johnston WE, Vinten-Johansen J, et al: Restraining effect of intact pericardium during acute volume loading. Am J Physiol Heart Circ Physiol 262:H1725–H1733, 1992.
17. Braunwald E, Ross J Jr: Editorial: The ventricular end-diastolic pressure. Am J Med 34:147–150, 1963.
18. Sarnoff SJ, Berglund E: Ventricular function. 1. Starling's law of the heart studied by means of simultaneous right and left ventricular function curves in the dog. Circulation 9:706–718, 1954.
19. Ludbrook PA, Byrne JD, Kurnik PB, McKnight RC: Influence of reduction of preload and afterload by nitroglycerin on left ventricular diastolic pressure-volume relations and relaxation in man. Circulation 56:937–943, 1977.
20. Tyberg JV, Misbach GA, Glantz SA, et al: A mechanism for the shifts in the diastolic, left ventricular, pressure-volume curve: The role of the pericardium. Eur J Cardiol 7(suppl):163–175, 1978.
21. Kenner HM, Wood EH: Intrapericardial, intrapleural, and intracardiac pressures during acute heart failure in dogs studied without thoracotomy. Circ Res 19:1071–1079, 1966.
22. Smiseth OA, Frais MA, Kingma I, et al: Assessment of pericardial constraint in dogs. Circulation 71:158–164, 1985.
23. Hamilton DR, deVries G, Tyberg JV: Static and dynamic operating characteristics of a pericardial balloon. J Appl Physiol 90:1481–1488, 2001.
24. Holt JP, Rhode EA, Kines H: Pericardial and ventricular pressure. Circ Res 8:1171–1180, 1960.
25. deVries G, Hamilton DR, ter Keurs HEDJ, et al: A novel technique for the measurement of pericardial pressure. Am J Physiol Heart Circ Physiol 280:H2815–H2822, 2001.
26. Dauterman K, Pak PH, Maughan WL, et al: Contribution of external forces to left ventricular diastolic pressure. Implications

for the clinical use of the Starling law. Ann Intern Med 122:737–742, 1995.
27. Glantz SA, Parmley WW: Factors which affect the diastolic pressure-volume curve. Circ Res 42:171–180, 1978.
28. Belenkie I, Dani R, Smith ER, Tyberg JV: The importance of pericardial constraint in experimental pulmonary embolism and volume loading. Am Heart J 123:733–742, 1992.
29. Gibbons Kroeker CA, Shrive NG, Belenkie I, Tyberg JV: The pericardium modulates LV and RV stroke volumes to compensate for sudden changes in atrial volume. Am J Physiol Heart Circ Physiol 284:H2247-H2254, 2003.
30. Belenkie I, Kieser TM, Sas R, et al: Evidence for left ventricular constraint during open heart surgery. Can J Cardiol 18:951–959, 2002.
31. Kingma I, Tyberg JV, Smith ER: Effects of diastolic transseptal pressure gradient on ventricular septal position and motion. Circulation 68:1304–1314, 1983.
32. Dong S-J, Beyar R, Zhou Z-N, et al: Determinants of midwall circumferential segmental length of the canine ventricular septum at end diastole. Am J Physiol Heart Circ Physiol 265:H2057–H2065, 1993.
33. Belenkie I, Dani R, Smith ER, Tyberg JV: Ventricular interaction during experimental acute pulmonary embolism. Circulation 78:761–768, 1988.
34. Belenkie I, Dani R, Smith ER, Tyberg JV: Effects of volume loading during experimental acute pulmonary embolism. Circulation 80:178–188, 1989.
35. Grant DA, Kondo CS, Maloney JE, et al: Changes in pericardial pressure during the perinatal period. Circulation 86:1615–1621, 1992.
36. Marini JJ, Culver BH, Butler J: Mechanical effect of lung distension with positive pressure on cardiac function. Am Rev Respir Dis 124:382–386, 1980.
37. Butler J: The heart is in good hands. Circulation 67:1163–1168, 1983.
38. Kingma I, Smiseth OA, Frais MA, et al: Left ventricular external constraint: Relationship between pericardial, pleural and esophageal pressures during positive end-expiratory pressure and volume loading in dogs. Ann Biomed Eng 15:331–346, 1987.
39. Grant DA, Kondo CS, Maloney JE, Tyberg JV: Pulmonary and pericardial limitations to diastolic filling of the left ventricle of the lamb. Am J Physiol Heart Circ Physiol 266:H2327–H2333, 1994.
40. Mirsky I, Rankin JS: The effects of geometry, elasticity, and external pressures on the diastolic pressure-volume and stiffness-stress relations. How important is the pericardium? Circ Res 44:601–611, 1979.
41. Baker AE, Belenkie I, Dani R, et al: Quantitative assessment of the independent contributions of the pericardium and septum to direct ventricular interaction. Am J Physiol Heart Circ Physiol 275:H476–H483, 1998.
42. Wang SY, Sheldon RS, Bergman DW, Tyberg JV: Effects of pericardial constraint on left ventricular mechanoreceptor activity in cats. Circulation 92:3331–3336, 1995.
43. Stone JA, Wilkes PRH, Keane PM, et al: Pericardial pressure attenuates release of atriopeptin in volume-expanded dogs. Am J Physiol Heart Circ Physiol 256:H648–H654, 1989.
44. Vatner SF, Boettcher DH: Regulation of cardiac output by stroke volume and heart rate in conscious dogs. Circ Res 42:557–561, 1978.
45. Boettcher DH, Vatner SF, Heyndrickx GR, Braunwald E: Extent of utilization of the Frank-Starling mechanism in conscious dogs. Am J Physiol Heart Circ Physiol 234:H338–H345, 1978.
46. Parker JO, Case RB: Normal left ventricular function. Circulation 60:4–12, 1979.
47. Linderer T, Chatterjee K, Parmley WW, et al: Influence of atrial systole on the Frank-Starling relation and the end-diastolic pressure-diameter relation of the left ventricle. Circulation 67:1045–1053, 1983.
48. Cooper PJ, Lei M, Cheng LX, Kohl P: Selected contribution: Axial stretch increases spontaneous pacemaker activity in rabbit isolated sinoatrial node cells. J Appl Physiol 89:2099–2104, 2000.
49. Waxman MB, Wald RW, Finley JP, et al: Valsalva termination of ventricular tachycardia. Circulation 62:843–851, 1980.
50. Kohl P, Hunter P, Noble D: Stretch-induced changes in heart rate and rhythm: Clinical observations, experiments and mathematical models. Prog Biophys Mol Biol 71:91–138, 1999.
51. Ambrosi P, Habib G, Kreitmann B, et al: Valsalva manoeuvre for supraventricular tachycardia in transplanted heart recipient. Lancet 346:713, 1995.
52. Little WC, Barr WK, Crawford MH: Altered effect of the Valsalva maneuver on left ventricular volume in patients with cardiomyopathy. Circulation 71:227–233, 1985.
53. Howarth S, McMichael J, Sharpey-Schafer EP: Effects of venesection in low output heart failure. Clin Sci 6:41–50, 1946.
54. Moore TD, Frenneaux MP, Sas R, et al: Ventricular interaction and external constraint account for decreased stroke work during volume loading in CHF. Am J Physiol Heart Circ Physiol 281:H2385–H2391, 2001.
55. Smiseth OA, Manyari DE, Lima JA, et al: Modulation of vascular capacitance by angiotensin and nitroprusside: A mechanism of changes in pericardial pressure. Circulation 76:875–883, 1987.
56. Kingma I, Smiseth OA, Belenkie I, et al: A mechanism for the nitroglycerin-induced downward shift of the left ventricular diastolic pressure-diameter relationship of patients. Am J Cardiol 57:673–667, 1986.
57. Tyberg JV, Misbach GA, Parmley WW, Glantz SA: Effects of the pericardium on ventricular performance. In: Baan J, Yellin EL, Arntzenius AC (eds): Cardiac Dynamics. Boston, Martinus Nijhoff, 1980, pp 159–168.
58. Alderman EL, Glantz SA: Acute hemodynamic interventions shift the diastolic pressure-volume curve in man. Circulation 54:662–671, 1976.

第五部分

作为病理机制的心脏机械电反馈

机械性致心房电学重构

心房颤动与扩张型心肌病

利钠肽与心力衰竭患者的心脏性猝死

神经激素拮抗物与心力衰竭患者的猝死

心肌肥厚的电机械重构

心脏震荡引起的猝死

容量和压力超负荷的致室性心律失常作用

心力衰竭的死亡:血流动力学原因还是电学原因

左室肥厚、扩张的室壁应力与致心律失常作用

第 24 章

机械性致心房电学重构

Jonathan M. Kalman, Prashanthan Sanders, Joseph B. Morton

在人类中，阵发性和慢性心房颤动（房颤）常常与器质性心脏病有关。通常与房颤高发相关的许多情况都存在着心房被牵张或心房扩大，主要包括充血性心力衰竭、二尖瓣病变以及诸如房间隔缺损（ASD）之类的先天性心脏病。尽管这种临床联系已被充分认识，直到最近，对于与这种状态下慢性心房牵张有关的电学重构的类型以及其导致房颤发生机制的了解甚少。本章集中讨论这些患者中房颤的电生理基质的本质。

最初，Wijffels 等[1]利用仪器长期监测清醒状态下的山羊，提出了由于房颤而引起心房重构的概念，这是一项具有里程碑性质的研究。这些研究者观察到，尽管在早期诱发的房颤持续时间很短，随着人工维持房颤而使其变为持续性的倾向性进行性增加，据此，他们提出了“心房颤动产生心房颤动”这一具有重大意义的理论。这种房颤的持续性与颤动的间隔时间和心房有效不应期（ERP）的缩短有关，心房丧失了频率适应性，ERP 的不同步性增加，局部传导减慢[2-5]。值得注意的是，在人类中终止慢性房颤和房扑之后也观察到相似和一致的情况[6-9]。

尽管对心房电学重构的最初焦点集中于对心房 ERP 的作用上，得到的数据提示伴随着传导减慢的心房纤维化器质性改变的进展在慢性房颤病理发生过程中的作用更加重要[10]。这些慢性重构改变可能是持续性心律失常的结果，或者是那些牵张引起的基础病变的结果。

随着近几年我们对于房颤基础机制理解的深入，更多的将其归因于异质性。这可以通过房颤的病生理过程和房颤产生基质的基础情况的多样性反映出来。尽管近期心房重构的研究强调了快速心房率的作用，人们的注意力还是被直接引向牵张与机械电反馈。在许多临床情况下，从室上性心动过速（SVT）和心肌梗死的急性作用，到心力衰竭、二尖瓣反流，ASD 和慢性非同步心室（VVI）起搏等慢性状态，看起来心房牵张在房颤的发展中都起到重要作用。

本篇综述着重描述作为心房牵张结果的心房电生理改变，以及这些改变在提供房颤电生理学基质中的重要性（参见第 16、17 章）。

急性心房牵张对心房的电生理作用

在人类中进行的有关急性心房牵张的研究所提供的结果各不相同甚至令人困惑。这些不同可能与研究中采用的牵张心房的方法不同，而且研究中入选的人数参差不齐，以及心房频率等都有关系。有一种达到心房牵张的方法是同时起搏心房和心室。Calkins 等[11]报道以 400ms 的驱动周长在无器质性心脏病的患者中同时起搏心房和心室，心房的 ERP 没有发生变化，他们没有观察到房颤的诱发频率增加。然而，同一组研究发现在通过以房室间期为 0ms 起搏的驱动序列的最后两跳引起心房压力急性改变，相应使心房的 ERP 缩短[12]。Tse 等[13]对无器质性心脏病患者进行研究，观察到同时起搏心房和心室可引起心房牵张，并且使右心房 ERP 相应缩短而伴有发生房颤的倾向性增加。相反，Klein 等 [14] 则证实当房室间期从

160ms 下降到 0ms 时，以周长 400ms 进行起搏，随着心房压力的增加，导致心房的 ERP 增加。

其他研究也观察到在同时起搏无器质性心脏病患者心房和心室引起心房压力增加时心房 ERP 增加不一致[15]。在冠状静脉窦远端和右房后侧壁测得的心房 ERP 显著增加，而在右心耳处则不然。结果他们观察到 ERP 离散度增加。

Antoniou 等[16]研究了急性心房牵张在有阵发性房颤病史患者中诱发房颤的作用。在这些患者中，通过给予 0.9%生理盐水增加容量负荷而达到心房牵张效果。在心房压力较低时，16 例患者中有 3 例诱发了超过 3 分钟的房颤，心房压力增加时则 10 例患者出现持续性房颤。

其他研究检验了由于快速室上性心动过速而使心房心室几乎同时激动引起心房牵张的影响。尽管这些研究可能混淆了快速心率的作用，他们模拟了一种增加房颤风险的真实临床情况。Klein 等[14]观察到，在 SVT 时右房压力增加，右房 ERP 相应增加。同样，Chen 等[17]观察到，SVT 时伴随心房压力增加而心房 ERP 增加，并且 ERP 离散度增加。有趣的是，这些研究者观察到有房颤病史的患者伴随着急性心房牵张 ERP 离散度更大。

这些关于急性心房牵张的研究结果不同的原因可能与研究的人群不同、心房率变化范围过宽、未能控制继发性自主神经作用以及牵张对局部 ERP 的不均一性作用有关。事实上，ERP 不均一性的增加可能是心房牵张的致心律失常作用中的一个因素。

在细胞水平，急性机械刺激对于钙的调节（动作电位时程缩短）以及牵张激活离子通道活动（动作电位时程延长）的相关作用可能也在一定程度上说明急性牵张可能产生 ERP 缩短或延长这样表面上看似矛盾的作用。（动作电位复极出现交叉转变，早期动作电位时程缩短，而晚期动作电位时程延长，在第 13 章中有详尽讨论。）

引人注意的是，尽管对 ERP 的作用报道不同，所有的研究都显示急性心房牵张导致房颤的诱发率显著增加。

慢性心房牵张对心房的电生理作用

为了获得有关慢性心房牵张对于人类心房电生理作用的相关信息，有必要研究能够同样引起慢性心房扩大的不同病理生理条件或状态的作用。

非同步起搏

VVI 起搏与房颤发生率增加之间的关联已经被确立。为了更好地理解这种关系的基础机制，Sparks 等[18,19]研究了长期 VVI 起搏对于心房电学特性及机械功能的影响。这项前瞻性随机对照研究观察了 18 例 VVI 模式起搏患者与 12 例 DDD 模式（房室同步起搏）起搏患者 3 个月。在慢性 VVI 起搏之后，所有检测部位（右房侧壁、右心耳、右房间隔、冠状静脉窦远端）心房肌的 ERP 以不一致的方式显著增加。这与 P 波时限延长和窦房结重构有关。在一项并行研究中[19]，这些作者论证了心房的显著增大与心房机械功能受损相关，依据是排空速度下降和左心耳的局部区域改变。重要的是，这些研究也记录了 3 个月的 VVI 起搏引起的这些改变可以通过 3 个月的生理性（DDD）起搏而逆转。

最近，通过对许多与心房扩大有关的临床情况中心房电生理特性的研究为房颤的基质提供了更多的信息。

二尖瓣狭窄

风湿性心脏病引起的二尖瓣狭窄经常合并房颤发生。尽管在西方社会这种疾病的发生率显著降低，然而在世界上的许多国家中它依然是一种重要疾病。Fan 等[20]研究了 31 例二尖瓣狭窄患者在进行经皮二尖瓣球囊扩张术时检测的右房电生理参数。在对这些患者的检测时 19 例是慢性房颤，12 例是窦性心律。对房颤患者进行复律，这些患者的心房 ERP 显著缩短，窦房结重构，与窦性心律患者相比心房传导延迟对期外刺激的反应无明显差异。在二尖瓣球囊扩张术后3个月复查发现，与窦性心律患者相比，心房ERP比基础状态明显延长。尽管这种ERP的延长可能由于房颤诱导的重构逆转所引起的，研究还观察到窦性心律组在球囊瓣膜成形之后即刻ERP延长。后一观察提示在二尖瓣狭窄的情况下心房牵张可能使心房ERP可逆性缩短。在进行瓣膜成形后，房颤组传导延迟没有变化，但是，有趣的是瓣膜成形术后即刻窦性心律组传导延迟明显缩短，与心房牵张可能导致传导延迟的假设相符。在此研究中未能评估是否存在附加的而不可逆转的长期传导改变。在风湿性心脏病患者中，除慢性牵张作用外，也不能排除疾病本身导致的局部纤维化和传导延迟。还应强调一点，此研究没有收集左房的参数，而左房则是慢性二尖瓣狭窄最可能出现的明显电生理影响的部位。

二尖瓣反流

慢性二尖瓣反流是房颤发生的最重要危险因素之一。在最近几年内，许多研究对慢性房颤中的房颤基质进行了新的描述。在一个慢性房颤的犬模型中，Verheule等[21]观察到左右心房ERP同样增加。除此，还观察到诱发持续性房颤的机会增加并且间质纤维化和慢性炎症的病理性区域增加。

Tieleman等[22]测量了一组进行心脏手术的不同患者的心房ERP：15例为慢性房颤，16例为阵发性房颤，15例无房颤病史。在这些患者中，22例有二尖瓣反流。作者报告无论心房的基础节律如何，与无二尖瓣反流患者相比，二尖瓣反流与心房ERP延长相关。

这些数据与我们研究所获得的初步数据一致。我们研究了10例由于二尖瓣脱垂引起严重二尖瓣反流但无房颤病史患者的心脏电生理特性，并与10例年龄相匹配的对照组进行了比较。二尖瓣反流患者的左房和右房的容量显著增加。这些患者的右房间隔和冠状静脉窦远端的心房ERP延长(图24-1)。但是，ERP的离散度增加。此外，二尖瓣反流患者显示出局部传导延迟和P波时限延长的电生理依据。尽管证实这些观察有待于详尽的左房标测研究，我们的发现提示慢性二尖瓣反流患者发生房颤的基质可能与心房扩大、局部传导延迟和结构改变有关，而不是与心房ERP缩短有关。

充血性心力衰竭

充血性心力衰竭是伴发于房颤的最常见情况，大约30%的心衰患者可能合并有房颤。Sanders等[23]最近描述了重症心力衰竭患者心房电重构的性质。对21例由先天性或慢性缺血性心肌病造成的充血性心力衰竭患者进行电生理和电学解剖学评估，并与21例年龄相匹配的对照者进行比较[23]，发现充血性心力衰竭患者具有广泛的电生理异常。其表现为结构性和解剖性异常，同样存在广泛的低电压的心房区域(图24-2)以及自发电静止区域(瘢痕)。

伴随着这些结构异常(并且可能是其结果)，还存在心房传导明显受损的根据。采用传统标测和电-解剖标测均可观察到传导异常遍布于整个右心房。还可发现解剖结构所导致的在终末嵴的区域性传导延迟(图24-3)。此外，与快速心房率引起的心房重构的类型相反，充血性心力衰竭患者没有显现出心房ERP缩短。事实上，与对照组相比，在这些患者中各部位的ERP都有延长，而ERP的离散度或频率适应性没有改变。这些患者还显示出窦房结功能受损。可能作为其电生理异常的结果，这些患者发生房颤的倾向增加，并且诱发的房颤持续时间明显延长。

这项研究提示在充血性心力衰竭患者中房颤的基质可能主要由于器质性异常和传导延迟所引起的，而不是心房ERP的改变所致，就和快速心房率引起的重构一样。

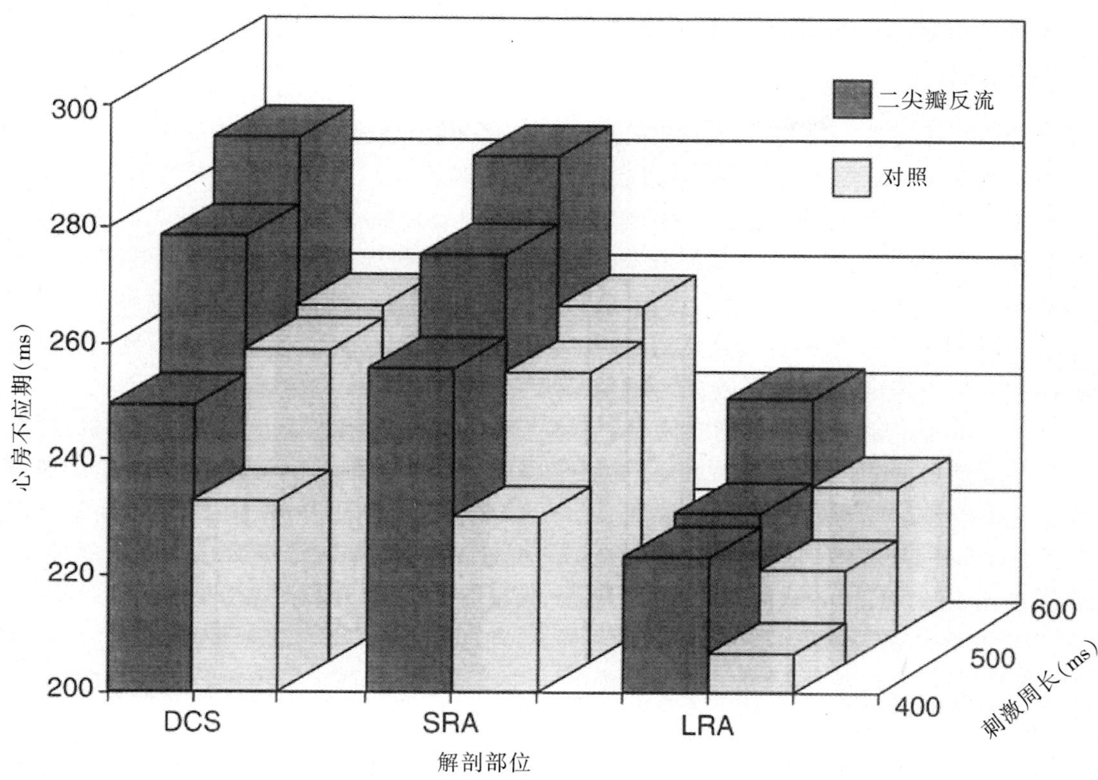

图 24-1 与对照患者相比,慢性二尖瓣反流患者显示出冠状静脉窦远端(DCS)和右房间隔(SRA)在刺激周长为 500 和 600ms 时有效不应期延长(P<0.03)。LRA,低位右房。

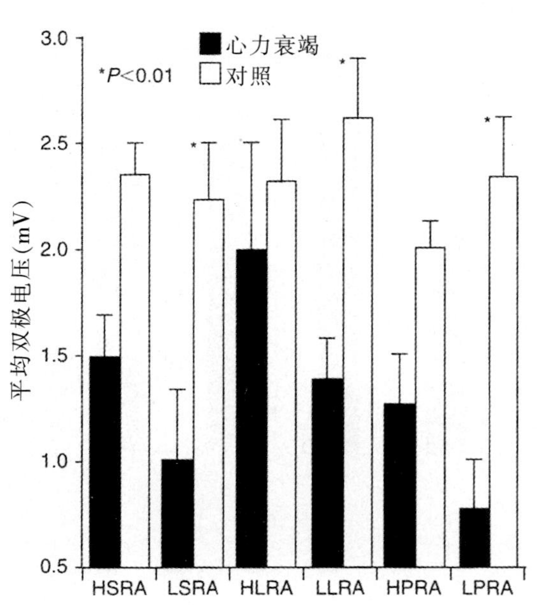

图 24-2 与对照患者相比,充血性心力衰竭患者在心房 6 个部位测定的心房电压都低。HSRA,右房间隔高位;LSRA,右房间隔低位;HLRA,右房高侧壁;LLRA,右房低侧壁;HPRA,右房高后壁;LPRA,右房低后壁。

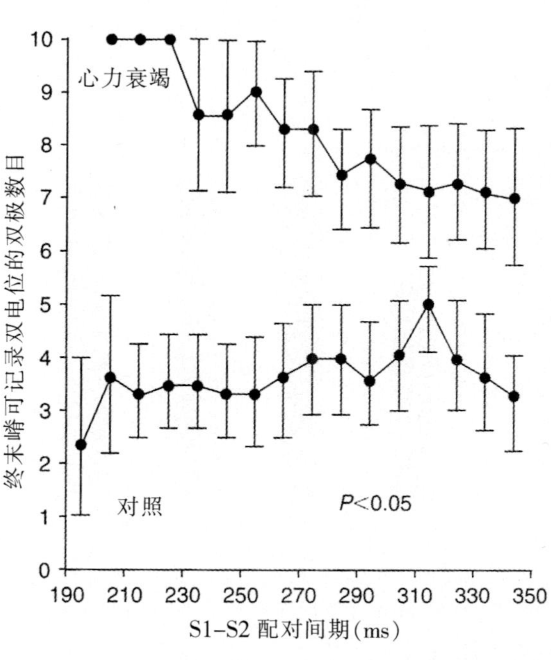

图 24-3 20 极标测导管(10 个双极)沿终末嵴标测显示充血性心力衰竭患者比对照组出现双电位的双极组数更多,并且出现双电位的双极数目随 S1-S2 配对间期缩短而增加。

先天性心脏病、房间隔缺损、心房牵张与心房重构

房间隔缺损伴慢性心房容量超负荷的成年患者的自然病史特点是发生房性心律失常的风险增加，似乎通过闭合房间隔缺损而改变的概率很小。尽管在外科手术修补房间隔缺损之后手术阻滞线可能造成“瘢痕相关性”心房大折返基质，慢性心房牵张和容量超负荷对房间隔缺损患者的心房电生理的影响成为近期研究的主题。Morton 等[24]研究了 13 例血流动力学变化显著的房间隔缺损患者的右房电生理特性。这些患者在右房低侧壁、右房高侧壁以及右房高位间隔等部位的 ERP 明显延长。这些 ERP 改变与 ERP 的不均一性改变无关。此外，这些患者在终末嵴表现出由解剖学决定的功能性传导延迟的证据(图 24-4)。与年龄匹配的对照个体相比，房间隔缺损患者沿终末嵴记录到广泛的分裂双电位。在这个部位传导延迟随 S2 期外刺激的联律间期缩短而增加。重要的是，在闭合房间隔缺损 6 个月之后复查部分患者时发现，这些区域性传导异常持续存在(图 24-5)。在一系列房性心律失常中的终末嵴部位的各向异性以及功能性传导延迟的作用已经被详尽描述。先前曾表明这种结构在典型心房扑动[25]，如低位环折返的不典型房扑[26]以及房颤的发生中起到重要作用[27,28]。

房间隔缺损患者有窦房结重构的证据，其较正的窦房结恢复时间显著延长[24]。有作者推测区域性传导延迟构成了房间隔缺损患者中折返的基质并且具有重要的致心律失常作用，尽管心房 ERP 延长适度。

重要的是，这项研究也提示这些区域性传导异常，可以假定为慢性心房牵张的后果，是

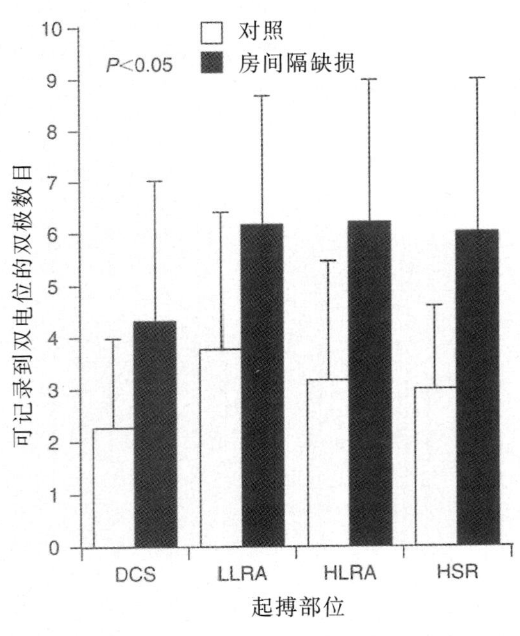

图 24-4 房间隔缺损及慢性右房牵张对于终末嵴传导的作用。通过一个 20 极(10 组双极)导管分别起搏 4 个部位时，可见房间隔缺损患者比对照组出现双电位的双极数目多。DCS，冠状静脉窦远端；LLRA，右房低位侧壁；HLRA，右房高位侧壁；HSR，右侧高位房间隔。

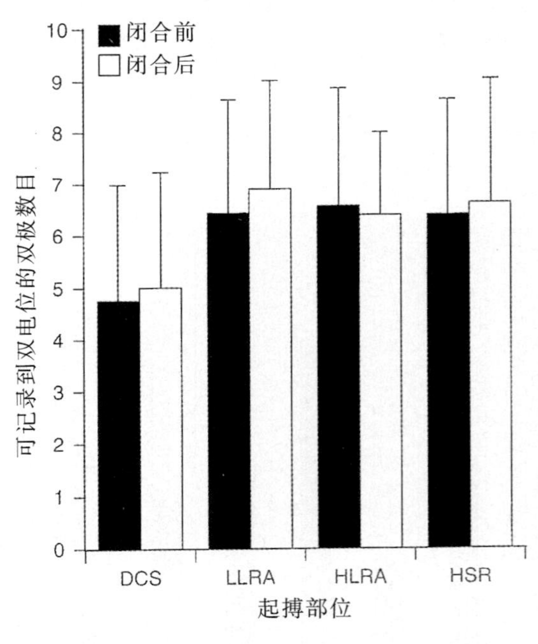

图 24-5 房间隔缺损的闭合对于终末嵴传导的作用。在房间隔缺损闭合 6 个月之后(闭合后)与闭合前相比，在任何部位起搏可记录到双电位的双极数目均无减少。DCS，冠状静脉窦远端；LLRA，右房低位侧壁；HLRA，右房高位侧壁；HSR，右侧高位房间隔。

发生心律失常的主要基质,在缺损这个基础病变被纠正之后可能不会逆转。Chen 等[29]研究了 10 例心房扩大而无房性心律失常病史的患者,发现与心房容量正常的 20 例对照患者相比心房 ERP 显著延长。

结构性重构、心房颤动与并存的窦房结功能不良

先前讨论的那些研究遮蔽了与慢性心房扩大相关的结构性重构本质的曙光,不论是由于容量超负荷或心力衰竭或瓣膜病变所致。

在这些患者中观察到大量的心房病变提示存在一种机制耦合着房颤与窦房结功能不良。也就是说,基本的病理过程导致弥漫性异常。这些导致心房肌功能丧失并延缓了传导。因而这个过程不仅产生了房颤基质,并且导致窦房结起搏细胞复合体破坏。

Sanders 等最近假设如果存在功能性窦房结起搏细胞复合体分布广泛的特点[30],并且房颤经常伴有窦房结功能不良,窦房结功能不良患者可能难免具有分布广泛的心房异常[31]。他们比较了 16 例症状性窦房结功能不良患者与 16 例年龄匹配的对照个体的心房电生理和电-解剖学特性。窦房结功能不良患者显示出与慢性心房牵张患者状态相似的心房重构。窦房结功能不良患者心房 ERP 显著增加而 ERP 的不均一性没有改变,心房传导延缓,并具有终末嵴解剖结构决定的传导延迟的证据。电-解剖标测显示窦房结复合体在窦房结功能不良患者中是局限性结构,常常出现在低位终末嵴的部位与电压标测中残余电压幅度最大的部位一致。在心房的其他部位,特别是沿着原始起搏细胞复合体长轴有明显电压减低区及电静止区(或瘢痕)。在窦房结功能不良患者中诱发的房颤持续更长时间,或者变为持续性的。这些电生理异常类似于那些在慢性心房牵张中所见的情况。为什么这些患者在没有慢性牵张的情况下发生了这样变化尚不清楚,但值得花时间来简要地研究一下随年龄老化而心房重构的情况。

年龄与心房重构

年龄的增长是发生房颤的最重要的危险因素之一。在 60 岁以下的人群中 3%~4%出现房颤,而在 80 岁以下的人群中则发病率达到 9%。最近,Kistler 等[32]描述了随年龄增长的电生理及电-解剖学重构情况。对无房性心律失常的患者进行右房标测,并按年龄分组(30,30~60,以及>60 岁)分层记录数据。年龄增长伴随着心房不应期的延长和广泛的解剖学决定的传导延缓。电-解剖学标测显示弥漫性低电压区域与区域性传导延缓有关。记录的数据表明随年龄增长碎裂及双电位信号增加,特别是在终末嵴局部。这些改变也类似于在慢性牵张中所见到的情况,尽管它们不甚严重并且与心房纤维化的发展是一致的,在老化的病理研究中已经发现心房纤维化。

牵张相关性触发因素

尽管本章讨论的是牵张在维持多个子波折返所需基质的发生中起到的作用,启动这一进程的触发因素也与牵张有关。这些触发因素最常见的解剖部位就是肺静脉[33]。然而,尽管临床印象提示静脉回流的突然改变通过产生肺静脉牵张可能刺激这些触发因素,仍缺乏确切的数据。

近来有许多研究描述了肺静脉肌肉组织的电生理特点以及为什么肌袖组织可能在房颤的发生中发挥作用。Hocini 等[34]用犬的肺静脉发现在肺静脉内存在显著传导延迟。这与心肌纤维起源产生不一致的各向异性现象以及碎裂电图相关[34]。从临床方面看,这也在阵发性房颤患者中表现明显。他们论证了传导到心房和发自心房的传导减弱,在肺静脉内尖锋电位附近记录到长的碎裂电图[35,36]。Chen 等[37,38]曾说明在快速心房起搏犬肺静脉隔离的心肌之后存在延迟后除极和早后除极,并且他们假设触发的自律性可能是这些快速放电灶的基础机制。

然而,尽管这些研究已经明显地提高了我

们对肺静脉电生理的理解，前面讨论的观察与牵张作用之间联系仍然是臆测的。临床研究肺静脉异位搏动引发的房颤患者与对照个体相比肺静脉明显扩张。这提示解剖学重构和牵张在肺静脉成为致心律失常的倾向中可能有所贡献[39,40]。通过改变肺静脉直径，慢性心房牵张可能改变波长，并有利于在肺静脉肌束内发生折返。急性牵张可能具有类似作用，但也可能导致牵张诱导的钙介导性后除极。

令人饶有兴趣的是心房牵张不仅通过改变基质，也通过启动触发因素而促成房颤发生的假设。

小结

人类慢性心房牵张的研究已经一致地说明心房 ERP 不变或延长，可能增加心房波长，从理论上说具有防止房颤发生的保护作用。同样，这些研究暗示其他因素对于构成房颤基质发挥了重要作用。这些因素，特别是包括结构异常的进展、间质纤维化以及最终心房肌功能的明显丧失。与这些异常相关的是明显的广泛性传导延缓，也可能集中于特定的解剖学区域。这些改变，可能某种程度与牵张相关，而某种程度又反映了基础病理变化过程，一旦发生了明显的结构改变，就看似是不可逆的。

（王立群 郭继鸿 尹军祥 译）

参考文献

1. Wijffels MC, Kirchhof CJ, Dorland R, et al: Atrial fibrillation begets atrial fibrillation. A study in awake chronically instrumented goats. Circulation 92:1954–1968, 1995.
2. Fareh S, Villemaire C, Nattel S: Importance of refractoriness heterogeneity in the enhanced vulnerability to atrial fibrillation induction caused by tachycardia-induced atrial electrical remodeling. Circulation 98:2202–2209, 1998.
3. Gaspo R, Bosch RF, Talajic M, et al: Functional mechanisms underlying tachycardia-induced sustained atrial fibrillation in a chronic dog model. Circulation 96:4027–4035, 1997.
4. Morillo CA, Klein GJ, Jones DL, et al: Chronic rapid atrial pacing. Structural, functional, and electrophysiological characteristics of a new model of sustained atrial fibrillation. Circulation 91:1588–1595, 1995.
5. Morton JB, Byrne MJ, Power JM, et al: Electrical remodeling of the atrium in an anatomic model of atrial flutter: Relationship between substrate and triggers for conversion to atrial fibrillation. Circulation 105:258–264, 2002.
6. Kamalvand K, Tan K, Lloyd G, et al: Alterations in atrial electrophysiology associated with chronic atrial fibrillation in man. Eur Heart J 20:888–895, 1999.
7. Kumagai K, Akimitsu S, Kawahira K, et al: Electrophysiological properties in chronic lone atrial fibrillation. Circulation 84:1662–1668, 1991.
8. Sparks PB, Jayaprakash S, Vohra JK, et al: Electrical remodeling of the atria associated with paroxysmal and chronic atrial flutter. Circulation 102:1807–1813, 2000.
9. Yu WC, Lee SH, Tai CT, et al: Reversal of atrial electrical remodeling following cardioversion of long-standing atrial fibrillation in man. Cardiovasc Res 42:470–476, 1999.
10. Allessie M, Ausma J, Schotten U: Electrical, contractile and structural remodeling during atrial fibrillation. Cardiovasc Res 54:230–246, 2002.
11. Calkins H, el Atassi R, Leon A, et al: Effect of the atrioventricular relationship on atrial refractoriness in humans. Pacing Clin Electrophysiol 15:771–778, 1992.
12. Calkins H, el Atassi R, Kalbfleisch S, et al: Effects of an acute increase in atrial pressure on atrial refractoriness in humans. Pacing Clin Electrophysiol 15:1674–1680, 1992.
13. Tse HF, Pelosi F, Oral H, et al: Effects of simultaneous atrioventricular pacing on atrial refractoriness and atrial fibrillation inducibility: Role of atrial mechano-electric feedback. J Cardiovasc Electrophysiol 12:43–50, 2001.
14. Klein LS, Miles WM, Zipes DP: Effect of atrioventricular interval during pacing or reciprocating tachycardia on atrial size, pressure, and refractory period. Contraction-excitation feedback in human atrium. Circulation 82:60–68, 1990.
15. Chen YJ, Tai CT, Chiou CW, et al: Inducibility of atrial fibrillation during atrioventricular pacing with varying intervals: Role of atrial electrophysiology and the autonomic nervous system. J Cardiovasc Electrophysiol 10:1578–1585, 1999.
16. Antoniou A, Milonas D, Kanakakis J, et al: Contraction-excitation feedback in human atrial fibrillation. Clin Cardiol 20:473–476, 1997.
17. Chen YJ, Chen SA, Tai CT, et al: Role of atrial electrophysiology and autonomic nervous system in patients with supraventricular tachycardia and paroxysmal atrial fibrillation. J Am Coll Cardiol 32:732–738, 1998.
18. Sparks PB, Mond HG, Vohra JK, et al: Electrical remodeling of the atria following loss of atrioventricular synchrony: A long-term study in humans. Circulation 100:1894–1900, 1999.
19. Sparks PB, Mond HG, Vohra JK, et al: Mechanical remodeling of the left atrium after loss of atrioventricular synchrony. A long-term study in humans. Circulation 100:1714–1721, 1999.
20. Fan K, Lee KL, Chow WH, et al: Internal cardioversion of chronic atrial fibrillation during percutaneous mitral commissurotomy: Insight into reversal of chronic stretch-induced atrial remodeling. Circulation 105:2746–2752, 2002.
21. Verheule S, Wilson EE, Sih H, et al: Alteration in atrial electrophysiology due to chronic atrial dilatation in a canine model of mitral regurgitation. Circulation 104:II-76, 2001.
22. Tieleman RG, Van Gelder IC, Brundel BJJM, et al: Mitral regurgitation is associated with prolongation of the atrial refractory period. Circulation 106:II-370, 2002.
23. Sanders P, Morton JB, Davidson NC, et al: Electrical remodeling of the atria in congestive heart failure: Electrophysiologic and electroanatomic mapping in humans. Circulation 108:1461–1468, 2003.
24. Morton JB, Sanders P, Vohra JK, et al: The effect of chronic atrial stretch on atrial electrical remodeling in patients with an atrial septal defect. Circulation 107:1775–1782, 2003.
25. Olgin JE, Kalman JM, Fitzpatrick AP, et al: Role of right atrial endocardial structures as barriers to conduction during human type I atrial flutter. Activation and entrainment mapping guided by intracardiac echocardiography. Circulation 92:1839–1848, 1995.

26. Cheng J, Cabeen WR Jr, Scheinman MM: Right atrial flutter due to lower loop reentry: Mechanism and anatomic substrates. Circulation 99:1700–1705, 1999.
27. Cox JL, Canavan TE, Schuessler RB, et al: The surgical treatment of atrial fibrillation. II. Intraoperative electrophysiologic mapping and description of the electrophysiologic basis of atrial flutter and atrial fibrillation. J Thorac Cardiovasc Surg 101:406–426, 1991.
28. Liu TY, Tai CT, Chen SA: Treatment of atrial fibrillation by catheter ablation of conduction gaps in the crista terminalis and cavotricuspid isthmus of the right atrium. J Cardiovasc Electrophysiol 13:1044–1046, 2002.
29. Chen YJ, Chen SA, Tai CT, et al: Electrophysiologic characteristics of a dilated atrium in patients with paroxysmal atrial fibrillation and atrial flutter. J Interv Card Electrophysiol 2:181–186, 1998.
30. Boineau JP, Canavan TE, Schuessler RB, et al: Demonstration of a widely distributed atrial pacemaker complex in the human heart. Circulation 77:1221–1237, 1988.
31. Sanders P, Morton JB, Spence SJ, et al: Electrophysiologic and electroanatomic characterization of the atria in sinus node disease: Evidence of diffuse atrial remodeling. Circulation 109:828–832, 2004.
32. Kistler P, Sanders P, Fynn SP, et al: Electrophysiologic and electroanatomic changes in the atrium associated with age. J Am Coll Cardiol 44:109–116, 2004.
33. Haissaguerre M, Jais P, Shah DC, et al: Spontaneous initiation of atrial fibrillation by ectopic beats originating in the pulmonary veins. N Engl J Med 339:659–666, 1998.
34. Hocini M, Ho SY, Kawara T, et al: Electrical conduction in canine pulmonary veins: Electrophysiological and anatomic correlation. Circulation 105:2442–2448, 2002.
35. Tada H, Oral H, Ozaydin M, et al: Response of pulmonary vein potentials to premature stimulation. J Cardiovasc Electrophysiol 13:33–37, 2002.
36. Jais P, Hocini M, Macle L, et al: Distinctive electrophysiological properties of pulmonary veins in patients with atrial fibrillation. Circulation 106:2479–2485, 2002.
37. Chen YJ, Chen SA, Chen YC, et al: Effects of rapid atrial pacing on the arrhythmogenic activity of single cardiomyocytes from pulmonary veins: Implication in initiation of atrial fibrillation. Circulation 104:2849–2854, 2001.
38. Chen YJ, Chen SA, Chang MS, et al: Arrhythmogenic activity of cardiac muscle in pulmonary veins of the dog: Implication for the genesis of atrial fibrillation. Cardiovasc Res 48:265–273, 2000.
39. Lin WS, Prakash VS, Tai CT, et al: Pulmonary vein morphology in patients with paroxysmal atrial fibrillation initiated by ectopic beats originating from the pulmonary veins: Implications for catheter ablation. Circulation 101:1274–1281, 2000.
40. Tsao HM, Yu WC, Cheng HC, et al: Pulmonary vein dilation in patients with atrial fibrillation: Detection by magnetic resonance imaging. J Cardiovasc Electrophysiol 12:809–813, 2001.

第 25 章

心房颤动与扩张型心肌病

A. John Camm, Shamil Yusuf

扩张型心肌病 (DCM) 与心房颤动 (房颤)(AF)是在临床实践中最常遇到的两种疾病。仅在美国，它们各自累及的人数就不低于 500 万和 250 万[1,2]。二者发病率都随年龄增长而增加，并且有着相似的易患因素，即高血压病、糖尿病、冠心病以及瓣膜性心脏病。然而，把这种较高的发病率单纯归因于其共同的危险因素将导致人们忽视在两种疾病过程中存在着的相互关联。随着扩张型心肌病的病情加重，房颤发生率显著增加；然而，房颤能自身维持并且进展，随着时间的延长可导致心腔扩张。因此，扩张型心肌病可发生房颤，而房颤又可引起扩张型心肌病。在扩张型心肌病与房颤之间的联系包括机械性因素、电生理参数的改变以及神经激素的激活。在本章中会探讨前两者，从引发房颤的机制到房颤如何产生扩张型心肌病，然后讨论扩张型心肌病如何倾向发生房颤。并以循证的方式揭示机械电反馈(MEF)在两者之间的作用，最后，讨论了其可能机制(参见第 16 和 17 章)。

心房颤动的基础机制

房颤的基础机制与所有心律失常的机制一样：冲动的起源异常、冲动的传导异常，或者两者兼有。在房颤中，一组不同的局部机制，如正常或异常的自律性增强(例如自主神经张力增强或减弱)，触发活动(例如心房早搏，肺静脉异位灶，房室旁路以及急性心房牵张)，或者两者兼有，可能参与异常冲动的形成。这样的局灶性机制产生早后除极(EAD)或迟后除极(DAD)，而在振幅足够时引发期外收缩或反复放电。早后除极之所以如此命名是因为它们发生在复极过程中，而延迟后除极则在复极完成之后。

尽管冲动产生过程中的异常可能触发房颤，它极少能够使其维持。为了使这种心律失常持续，必须存在着异常的冲动传导，后者正是凭借在适当的基质基础上的折返环路而存在。

参与心律失常的折返环路有两类：解剖学折返环路和功能性环路。功能性环路可能以单一环路形式出现，产生快速规则活动，或以不规则活动的多个波锋的形式出现。早在 1964 年就有一组研究者假设房颤依赖于心房中存在的子波数目——多子波假说[3]。如果子波数目多，它们会同时消失的统计学概率很小而房颤将持续；存在的子波数目少，则它们同时消失的机会增加而心律失常将为自限性。对孤立的犬心脏的标测研究证实了这个假说，并确立要维持房颤所需要的子波数目的下限是 4~6 个[4]。在人类，高密度标测技术已经应用于临床上，也证实在电诱导的房颤中存在多个往复循环着的子波随机折返[5]。

能够同时存在于心房中的子波数目由以下因素决定：

心房组织的质量(或表面积)：随着心房直径的增加，心房内部环路的数目增加。

心房冲动的波长[=心房不应期(ARP)×传导速度]：ARP 越短和(或)传导速度越快，在组织质量一定的情况下环路的数目越多。

心房的电生理特性的不均——也就是心房内传导不均一 (不一致的各向异性现象增强，局部动作电位压低)或者兴奋性的恢复不均一(ARP 离散度增加)。

从心房颤动到扩张型心肌病

近 50 年来无数的观察，包括存在房颤时的可逆性心腔扩张；风湿性慢性房颤患者左房扩大的发生率很高，而间歇性房颤或窦性心律患者则不然；窦性心律的二尖瓣狭窄患者右房正常而左房扩张，但同时有风湿病和孤立性房颤的患者则双心房扩张，提示心房扩张是房颤的后果，而不是单纯倾向于发作房颤[6]。这些观察被一项对 15 例右房和左房直径正常的房颤患者进行前瞻性观察平均 20.6 个月的小型研究所证实。采用超声心动图测量了左房的三维大小和右房的二维大小，发现都有明显增大。同时，观察到计算出的左房容量（从 45.2 到 $64.1cm^3$;P<0.001）和右房容量（从 49.2 到 $66.2cm^3$;P<0.001）显著增大。新近的研究评估房颤对于左房直径增加的独立作用大约为 2.5mm[8]。心律失常导致心房扩张的这个过程，也就是心房重构，并不单纯局限于心房的大体解剖；它也是复杂的多因素现象，其本身有助于房颤的自身维持和进展。它可以被划分为电学、收缩性和结构等不同成分(图 25–1)[9]。

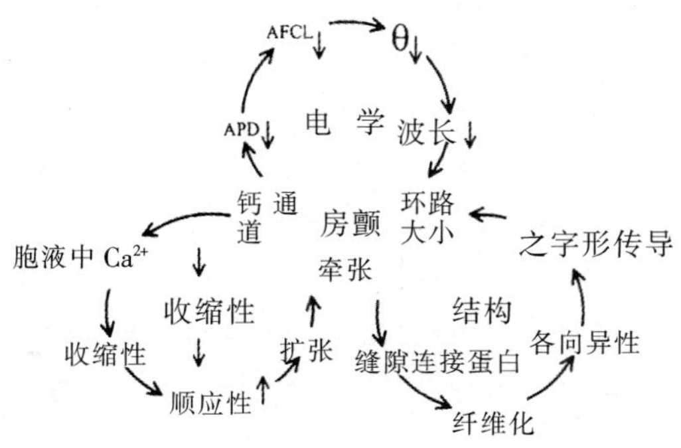

图 25–1 在房颤中心房重构的反馈环。L 型 Ca^{2+}通道的下调导致电重构和收缩功能不良。由于收缩功能不良和心房顺应性增加而导致的心肌牵张，是心房结构性重构的刺激因素。由扩大的心房构成的房颤电–解剖基质容许心房内存在小规模的环路、波长减小(WL；不应期缩短和传导减慢，θ)以及组织各向异性的增强(锯齿形传导)。APD，动作电位时程；AFCL，房颤的周长。(From Allessie M，Ausma J，Schotten U：Electrical ,contractile and structural remodeling during atrial fibrillation. Cardiovasc Res 54:230–246,2002,with permission.)

心房颤动诱发心房的电重构

尽管“心房的电重构”一词直到 1995 年才开始被应用[10]，其依据已经积累了近 15 年。首先，发现短单相动作电位(MAP)的存在与心脏复律后窦性心律难以维持有关。其次，注意到心房不应期的频率适应性异常患者发生房颤的倾向增加。这个观察暗示心房不应期的频率适应性异常是引起房颤的某些“隐匿性”心房病理变化的标志。第三，在慢性房颤患者的孤立右房内观察到心房不应期的频率适应性丧失与心房动作电位时程(APD)的缩短[9]。最后一点，人们注意到在房颤患者中动作电位时程的缩短与心动过速直接相关[11]。

1995 年通过两项动物试验为心房电重构概念提供了新的推动力。快速心房起搏(400 次/分)的犬模型和起搏器诱发房颤的山羊模型[10,12]都在证实了先前观察的基础上，显示长期快速心房起搏或起搏器维持房颤导致房颤的易感性进行性增加。在快速起搏心房 6 周之后，82%的犬出现可被诱发的持续 15 分钟以上的房颤。在山羊中这种作用更加显著[12]。而在对照组，通过猝发刺激仅能诱发短暂的阵发性房颤(平均 6±3s)，在房颤 2 天之后，阵发性房颤持续时间超过 4 小时(平均 241±459min)；到那时，在 12 个动物中有 2 个房颤变为持续性(>24h)。

在 2~3 周之后，90%的动物中房颤发展为持续性(图 25–2)。“心房颤动连缀心房颤动”这项观察使人们对其相应的基础分子机制产生了空前的兴趣。

已经通过对于孤立的动物和人心房细胞进行膜片钳试验以及动作电位记录阐明了心动过速诱发心房电重构的离子基础。最显著的作用是 L 型钙电流明显减少，这可以解释动作电位时程缩短并且丧失其生理性频率适应性[13]。此外，还有瞬时外向电流(I_{to})的减少[13,14]，但是对于超快速延迟整流钾电流($I_{K,ur}$)作用的数据相互矛盾，一些研究表明其减少，但未被其他关于慢性房颤患者的群体研究所证实[15]。

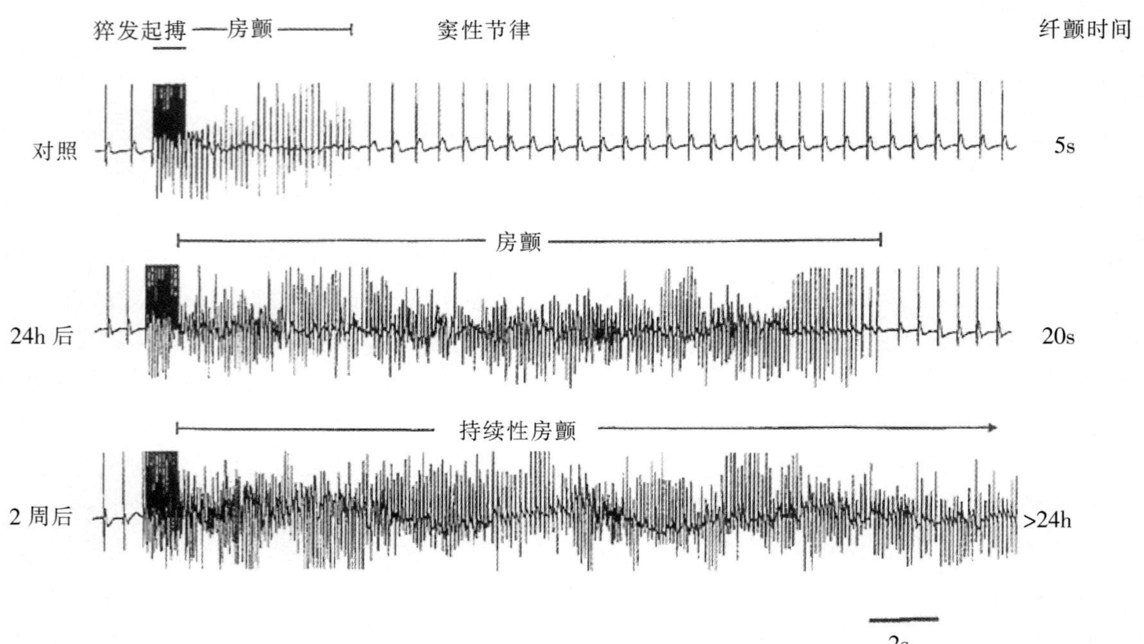

图 25-2 在山羊中电诱发的房颤发作时间延长是电重构的结果。(From Wijffels MC, Kirchhof CJ, Dorland R, Allessie MA: Atrial fibrillation begets atrial fibrillation. A study in awake chronically instrumented goats. Circulation 92: 1954-1968, 1995, with permission.)

可以模拟 $I_{Ca,L}$ 和 I_{to} 降低的药物探针显示在心房肌中 I_{to} 对于动作电位时程的作用不如 $I_{Ca,L}$[13]。

心房颤动诱发心房的收缩性重构

源自先前讨论过的研究和其他研究的许多观察表明,电重构本身不足以使房颤变为持续性的。在山羊的房颤模型中,电重构是完全的并且在房颤几天内心房不应期的改变是稳定的,但还需花费额外 1~2 周才能使房颤变为持续性的。无论房颤的时间多长,继发于房颤的电学变化在转复窦性节律的几天内逆转,然而在容许重构逆转的几天后房颤的复发率较高。因而出现了在持续性房颤所需要的电重构之外还存在着"第二种因素"的假说[9],并且通过两项对山羊模型进行的研究所证实。在第一项研究中,采用连续 3 次的猝发起搏 5 天以诱发房颤,每次间隔 2 天窦性心律[16]。在这 2 天内电重构完全逆转,心房不应期恢复正常。在第 2 个 5 天过程和第 3 个 5 天过程中房颤发作变为持续所需的时间没有显著差异。在第二项研究中,每次诱发的房颤都持续 1 个月,然后再电转复终止[17]。在心房不应期恢复到正常以后,再诱发房颤并持续 1 个月。尽管电重构的时间过程是相同的,而每次房颤发作后发生持续性房颤所需要的时间缩短了。

大约在 40 年前,研究者已经注意到房颤复律后心房压力曲线缺少"a"波[18]。这种心房收缩功能不良也称为"心房顿抑",发生在电复律或药物复律后的同时,与房颤的持续时间有关。维拉帕米能够预防短阵房颤后的这种心房功能不良,提示 Ca^{2+}超负荷是其瞬时基础机制。在长期房颤的山羊模型中,心房收缩的能力在房颤发作 2 天内下降 75%,而发作 5 天内完全丧失。这伴随着心房容量和顺应性的增加[6]。所有这些作用在转复窦律 2~5 天内完全逆转;并与电重构的时间过程相同,而主要由 $I_{Ca,L}$ 下调所致。因此,在房颤的最初几天内收缩功能不良和心房容量增加是心房电重构的后果并可能使心律失常持续存在,但是这种作用是可逆的而并不是维持房颤所必需的第二个因素。

心房颤动诱发心房的结构重构

持续性房颤诱发心房进一步的永久性改变[9]如下:

1. 细胞肥大;
2. 细胞核周围糖原沉积;
3. 中央丧失肌小节(肌溶);
4. 缝隙连接蛋白表达改变;
5. 线粒体形态改变;
6. 肌浆网破碎;
7. 细胞核染色质均匀分布;
8. 结构性细胞蛋白质量和位置改变;
9. 细胞外纤维化。

细胞大小的不同和间质纤维化使得冲动的传导不均一[9]。在这个过程中缝隙连接的作用尚不清楚,因为关于心房缝隙连接结构蛋白、缝隙连接蛋白的数据是相互矛盾的。已报道在房颤的犬模型中缝隙连接蛋白 43 的表达增加;而在人类中是降低的;在山羊模型中,未发现缝隙连接蛋白 43 改变,但发现缝隙连接蛋白 40 减少。关于缝隙连接蛋白已经清楚的是要想影响心房冲动传导的速度,缝隙连接蛋白表达需要下调 40%以上。缝隙连接蛋白表达的空间不均一性可能产生传导的微小障碍,这个不会必然扰乱宽波锋的传导,但是当波锋碎裂时它们可能作为拐点或曲折传导的区域。在房颤的动物模型中,先前讨论的细胞改变看似退化性的,并且没有程序性细胞死亡(即凋亡)存在[19]。在房颤和心房扩张的人类个体中心肌细胞显示出末端脱氧核苷转移酶介导的 dUTP 切口末端标记(TUNEL)反应指示的 DNA 裂解和凋亡[20]。如果真是如此,这个过程将进一步增加组织的各向异性,传导的不均一,以及不应期的离散度。这些作用与心房扩张一起产生多个入口和传出点并且多个部位出现单向阻滞,使子波的产生和消失的平衡向新波锋的产生和房颤维持的方向偏移。这些改变有助于心房进一步扩张并变为不可逆性和永久性的。迄今为止,可防止这种结构重构进而防止房颤的仅有临床资料是应用血管紧张素 II 受体阻滞剂。在患有轻度心脏病的不同人群中,血管紧张素 II 受体阻滞剂被显示能降低房颤的复发率[21]。

从扩张型心肌病到心房颤动

与房颤和心腔扩张之间可能的联系相似,扩张型心肌病与房颤之间关系的依据也积累了 50 多年。早在 1955 年,人们就注意到房颤的发生与二尖瓣疾病患者右心房和左心房扩大相关。几年后,有报道说瓣膜病或非对称性间隔肥厚患者中,左房直径小于 40mm 时罕有房颤发生(3%),而直径大于 40mm 时房颤常见(54%)。然而,直到 20 世纪 90 年代,才有大型前瞻性研究确立了左房扩大是房颤发生的独立危险因素;最近,还确立了它是二尖瓣反流发生房颤的唯一预测因素[6]。不过,房颤的流行程度并不单纯与左房大小相关,还与是否存在左室功能不全及其严重程度相关。在纽约心脏协会(NYHA)心功能分级为 I 级的患者房颤发生率为 5%,而心功能 IV 级患者则为 50%,在 NYHA 功能分级为 II 和 III 级症状性房颤的发生率介乎两者之间[22]。

扩张型心肌病诱发心房电重构

在犬心室起搏诱发心力衰竭的模型中,心房的离子重构与房颤的重构截然不同[23]。同样,$I_{Ca,L}$ 降低,但不如房颤中明显(-30%比-70%);I_{to} 降低和延迟整流钾电流的缓慢成分(I_{Ks})降低,这在房颤中不被诱发。进而 Na^+-Ca^{2+} 交换电流(NCX)增加(约 45%),在心动过速诱发的心房重构中也不存在这个现象。这些改变的电作用净效应是中性的,$I_{Ca,L}$ 被 I_{Ks} 的降低和 NCX 的增加所抵消。因此,在心力衰竭模型中心率缓慢时动作电位时程不变,而心率较快时增加;动作电位时程的频率适应性降低,但不如房颤中明显。人类研究很大程度证实了在扩张的人类心房 $I_{Ca,L}$ 和 I_{to} 降低,而考虑到内向整流钾电流,I_{K1}(在扩张的心房中不变[24],但在有症状的心力衰竭中降低[25])数据就很矛盾。但是,由于不同疾病状态、疾病的持续时间、药物治疗以及每个研究中房颤患者的数目不同,所有这些数据都有局限性。

扩张型心肌病与结构重构

扩张型心肌病是影响心脏的无数疾病的最终阶段。它是心脏“重构”的后果,其标志包括过度增生、心肌细胞丧失和间质纤维化增加。有3个基础机制可以解释这些心肌结构和功能的表型改变:单基因缺陷;修饰基因的多形变异[如血管紧张素转换酶(ACE)基因];以及调节收缩功能、心腔结构或两者兼管的完全正常基因的表达改变。机械性压力通过后者影响重构,作用于心肌收缩功能本身并改变神经激素的激活(如肾上腺素、肾素-血管紧张素、内皮素)以及细胞因子(如肿瘤坏死因子-α)的信号途径。在鼠模型中发现压力超负荷不仅会刺激心肌过度增生并且通过凋亡增加生理性心肌细胞的丧失,而且显示牵张能增强血管紧张素Ⅱ受体在新生鼠心肌中的表达。牵张还激活许多细胞内和细胞外信号途径,包括局部血管紧张素Ⅱ的产生,所有这些都促进了细胞肥大,刺激纤维增生和激活基质蛋白合成而导致组织纤维化[6]。

急性心房牵张与后除极

作用于心房组织或细胞膜的机械性因素可引起心肌细胞的电生理特性变化,并且能够产生和维持房颤。已经明确阐明在来自正常和梗死后鼠的离体右房组织中,牵张激活除极能够触发过早搏动和房性快速性心律失常[26]。然而,这些牵张激活的除极,并不是经典的早后除极和延迟后除极形式,不能被前面的动作电位触发,而是单纯地位于动作电位之后。在离体的豚鼠心脏中用气囊扩张心房时[27]以及采用双极设备吸引使在体的猪心脏局部牵张[28],已经记录到更多的传统定义的早后除极和延迟后除极与前一个动作电位同时发生的;在升高离体鼠心房的舒张压水平时也记录到延迟后除极[29]。这些动物试验说明牵张触发过早搏动的能力直接与心房牵张的程度有关,而超过迅速的容量变化,提示牵张的强度和瞬时时相是牵张诱发触发性心律失常的关键因素。

在人类,肺静脉(PV)已经被认定是过早异位搏动的重要起源,而后者可能触发房颤[30]。这种活动从左房心肌延伸到肺静脉的肌袖中发出。尽管理论上这种组织起源于心房,其电生理特性与心房肌组织不同[31]。在79例频繁发作的阵发性房颤患者中和10例对照患者的研究中,显示肺静脉末梢的心房不应期最短,肺静脉内阻滞在右上肺静脉的发生率超过了左上肺静脉。相对而言,上方和左侧肺静脉的肌袖要长于下方和右侧肺静脉。对犬进行的高分辨率标测研究显示正常的肺静脉具有支持折返的潜力,同样也支持局灶性活动,但局灶性活动与更末端的折返束相比看似起源最接近于左房[32]。尽管目前没有观察肺静脉起源的房颤MEF机制的人类研究,已经有人研究绵羊模型了[33]。在9只离体的绵羊心脏中增加心房内压力可引起相关的房颤,试验检测了心房扩张引起致心律失常作用的左房起源是从上肺静脉发出的假说。在每个心脏中,心房内压力从0cmH_2O开始每次增加5cmH_2O,在每个阶段稳定3分钟后给予猝发刺激以诱发房颤。一旦诱发了稳定的房颤,心房内的压力增加到30cmH_2O,然后再减少到5cmH_2O。在9个动物中都诱发了牵张相关性房颤的稳定发作(>40分钟)。获得了左房游离壁和左房上肺静脉结合部(JPV)的视频电影。记录了右房内的电图。当心房内压力超过10cmH_2O时,在JPV处的最大优势频率(DF_{Max})明显大于左房游离壁(图25-3)。

在低于10cmH_2O时,JPV的DF_{Max}与左房游离壁的相似;JPV和左房游离壁的DF_{Max}明显大于右房。对JPV激动方向的分析显示心房内压力与从左上肺静脉发出的激动波的数目之间存在正相关,而与左房游离壁无关(图25-4)。位于JPV的呈时空周期性的激动波数目与压力相关。这项研究阐明了在牵张相关性房颤

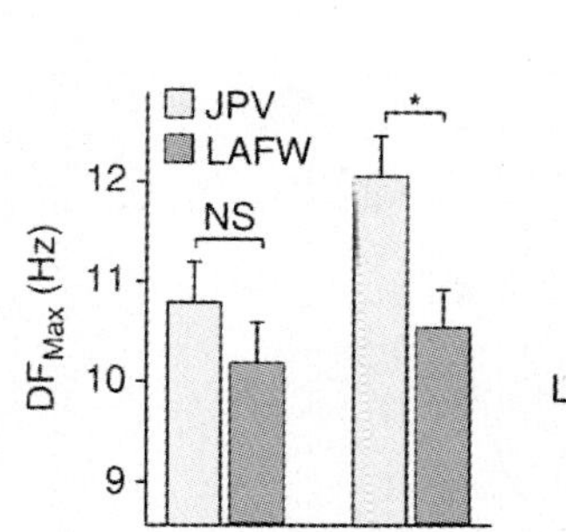

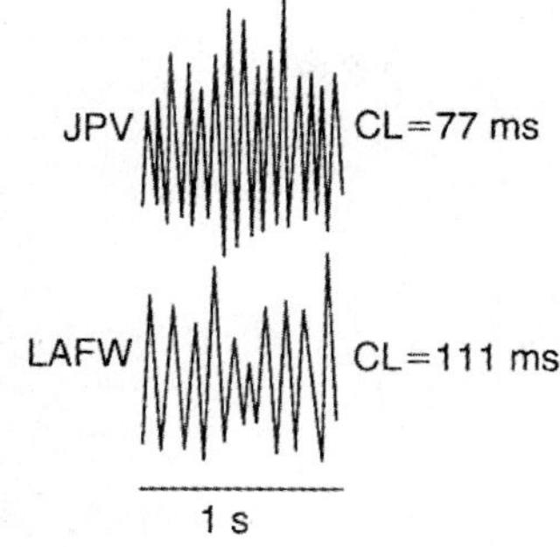

图 25-3 左图，心房内压力(IAP)低于 $10cmH_2O$ 和大于 $10cmH_2O$ 时，肺静脉结合部(JPV)与左房游离壁 (LAFW)的最大优势频率(DF_{Max}，平均数±标准差)。右图，在 $30cmH_2O$ 时 JPV 和 LAFW 单像素记录。CL，周长；NS，没有统计学差异；*，P<0.001。(From Kalifa J, Jalife J, Zaitsev AV et al: Intra-atrial pressure increases rate and organization of waves emanating from the superior pulmonary veins during atrial fibrillation. Circulation 108:668-671, 2003, with permission.)

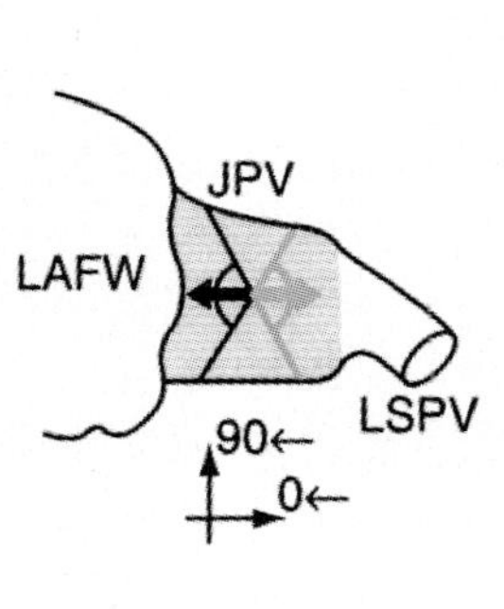

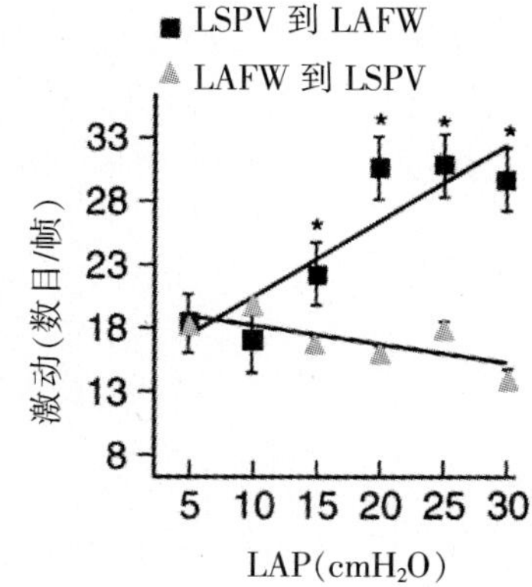

图 25-4 左图在肺静脉结合部评估的自肺静脉(PV)发向左心房游离壁(LAFW；黑箭头)，以及自 LAFW 发向左上肺静脉(LSPV；灰箭头)的活动。右图，从 LSPV 到 LAFW 以及自 LAFW 到 LSPW 的活动数目（平均数±标准差）(*P<0.01，与 LAFW 到 LSPV 作为 IAP 的函数相比)。(From Kalifa J, Jalife J, Zaitsev AVat al: Intra-atrial pressure increases rate and organization of waves emanating from the superior pulmonary veins during artial fibrillation. Circulation 108:668-671, 2003, with permission.)

的基础上，心房内压力的激动增加使发自于上肺静脉的激动波的组织和频率增加。

急性心房牵张与心房颤动

急性扩张对于不同物种心房电生理参数的作用已在动物及人类中被广泛研究。第 16 和 17 章中已经总结了体外和体内研究的结果。尽管在急性牵张情况下制备的离体心房标本一致地显示单相动作电位时程在复极早期缩短，并且在放松心房牵张后这些作用可以完全恢复，对在体标本的研究则出现了心房不应期可缩短、延长或不变等不同的描述。其可能的原因包括试验对象的种属不同，试验条件不同，测定 APD 的复极水平不同[34]，而在同一个心脏中不同的心房壁牵张可能使心房不应期缩短或延长[35]。然而，体内试验则表明对心房不应期的作用依赖于心房牵张的时间（暂时性增加压力使心房不应期缩短，而持续性牵张不会改变不应性）和强度（心房压力中度变化可以使心房不应期增加或不变，而心房压力的变化更大时则使心房不应期出现不同程度的缩短）[36,37]。

在所有的这些研究中(包括人类和动物)，急性心房牵张增加诱发过早搏动和房颤的可能性。在 Langendorff 灌注的容量超负荷兔心脏模型中[38]和同时起搏房室的人类研究中[39]，房颤的可诱发性直接与牵张的程度成比例，在牵张 0%时不能诱发而心房压力超过 $10cmH_2O$ 时 100%诱发(图 25-5)。相反地，减低心房压力总能终止房颤[38]。进而，在这些致心律失常作用之外，心房扩张也调节着心律失常的发作频率，特别在折返为主要机制时如心房扑动[40]。

慢性心房牵张与心房颤动

在一项针对三尖瓣反流和肺动脉狭窄犬

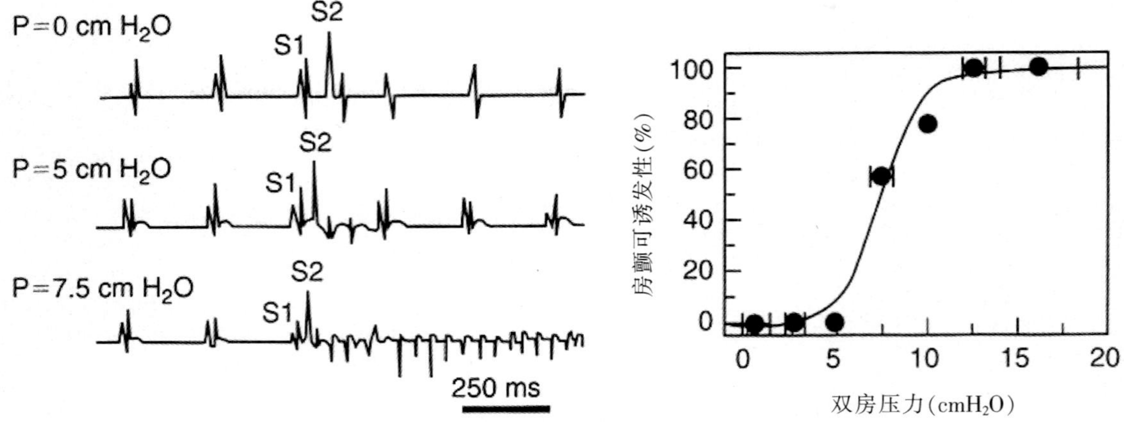

图 25-5 在 Langendorff 灌注兔心脏中心房压力对于房颤的作用。左图，在不同心房压力下可能的最早过早搏动。右图，通过单个过早刺激的房颤可诱发性随心房压力变化的函数关系图。(From Ravelli F, Allessie M: Effects of atrial dilatation on refractory period and vulnerability to atrial fibrillation in the isolated Langedorff-perfused rabbit heart. Circulation 96:1686–1695, 1997, with permission.)

的研究中，尽管心房直径在 100 天之后大约增加40%，体外 APD 与对照动物相比无差别，但未测量心房不应期[41]。试验中没有出现自发性房性心律失常，但在这个模型中房颤的可诱发性和持续时间明显增加。组织学及超微结构分析揭示心肌肥大并且有结缔组织成分增加。另一项研究中在二尖瓣纤维化而左房扩张至对照犬的 6~8 倍的犬中未发现跨膜电位的变化[42]。大多数动物出现自发性房性心律失常，但其基础机制尚不清楚。此外，大量结缔组织中的心房肌细胞肥大。在通过希氏束消融后慢性房室阻滞而诱发心房扩张的山羊模型中，12%心房扩张伴随着阵发性房颤的持续时间延长从几秒钟到数小时。由于在这个完全性房室阻滞模型中心房不应期和房颤间期保持不变，这个观察结果显然并非这些参数的改变所致。在完全性心脏阻滞心室起搏的人类中，心房扩张伴随着心房不应期的延长，这些个体与双腔起搏的人相比更易发作房颤[43]。所有这些研究提示慢性牵张诱发的致心律失常作用与急性牵张所诱发的基础机制不同。

扩张型心肌病相关的致心律失常作用的基础机制

急性牵张诱发的后除极可能包括牵张激动离子通道(SAC)，因为针对这些通道的拮抗剂如链霉素和钆能够抑制机械诱发的后除极，而钙通道阻滞剂则不能[29,44]。然而，在急性牵张过程中不同心房电生理参数改变的基础机制远未清楚。另一方面牵张诱发的动作电位时程的缩短可被链霉素抑制[44,45]，而钆和另一种 SAC 拮抗剂(一种来自毒蜘蛛的肽)并不能使离体兔心脏心房不应期的缩短发生变化[46,47]。观察发现钙通道阻滞剂如维拉帕米能够消除牵张诱发的离体兔心脏和人的心房不应期的改变[48,49]，可以推想这些改变是细胞内钙调节的结果，受肌钙蛋白 C 敏感性变化的影响，或者受牵张激活的钙内流影响，或者两者兼而有之[50]。急性牵张诱发的房颤是由心房不应期的缩短和心房扩张所决定，两者同时可以使心房内子波数目增加。在人类中，这种牵张诱发的对房颤的易感性能被维拉帕米消除，而不受自主神经张力的影响，但在离体的兔心脏模型中，这种牵张诱发的房颤易感性和房颤的维持可以被 SAC 阻滞剂削弱，但不会阻止牵张诱发的心房不应期缩短[34]。这提示在不应期缩短之外，其他因素如自主神经张力；可能由于心壁压力不同所引起的局部心房不应期分布不一致；由于心房壁的复杂和结构不均一而心房波锋受损，可能对牵张过程中房颤的发生起到作用[50]。

慢性牵张诱发房颤的基础机制很复杂，是多因素的，研究的尚不清楚而难以解释。NCX 的表达增加可能在房颤的促发中相当重要；现已了解 NCX 携带的瞬时内向电流能引起延迟后除极和触发活动[51,52]。在心室起搏诱发的扩张型心肌病的犬模型中，可以通过猝发心房起搏轻易地诱发而不易被单个期外刺激所诱发[53]。如果是这样，那么由 NCX 相关的触发活动引起的房颤可能是启动房颤所需要的触发因素，但仅当存在适当的结构基础时变为持续性的。其他因素如儿茶酚胺过量和代谢异常可能也促进触发活动。

扩张型心肌病相关性房颤的关键是基质调节。细胞肥大使心肌更敏感，以致更小的机械刺激就能够激活 SAC[54]。由于微小的锯齿形环路或肌肉束出现分支而抑制传导，组织纤维化使传导速度减慢，进而容许多个小折返环路使这种心律失常稳定存在[6]。受扩张型心肌病影响的心房缝隙连接蛋白在这个过程中的作用尚不清楚。小规模研究提示在人类扩张型心肌病状态下心室组织中缝隙连接蛋白 43 的表达明显下调，如果这样，将进一步妨碍冲动的传导而有助于曲折传导[55]。这些改变会产生多个传入和传出点以及多个单向传导阻滞部位，使子波产生和消失的平衡偏移向新波锋的产生；纤维化也使组织牵张强弱不等而引起电生理性不应期的离散度增加[35]。其结果是产生了有利于房颤传播的极好环境。目前，唯一可能阻止该基质发生和进展的治疗方法是应用 ACE 抑制剂和血管紧张素 II 受体阻滞剂。临床上，这类药物已经被证明能有效地防止心力衰竭患者和心肌梗死后左室功能不良患者出现房颤[56,57]。

小结

机械电反馈在房颤导致扩张型心肌病和扩张型心肌病引起房颤中起到重要作用，但精确的基础机制尚未被阐明。在未扩张的心房中，急性牵张通过刺激心房游离壁和肺静脉能够触发房颤。在这个过程中 SAC 可能起到重要作用，这些通道的拮抗剂提供了新奇的、令人激动的而颇具希望的抗心律失常方法，以预防在心房压力或容量增加情况下出现房颤。房颤早期中的心房扩张是由于电重构和收缩功能不良所引起，两者都是可逆的。然而，持续性房颤是独立于心房扩张和结构改变的。这些或者由房颤本身所启动和传播，或者由慢性心房牵张所诱发。SAC 在其中的作用不甚清楚，但随后的示例揭示 NCX 可能在房颤的启动中起到一定作用。在扩张型心肌病和长期房颤过程中，许多其他细胞内和细胞外机制参与了作用。这些因素调节了心肌的基质，使房颤更容易诱发维持，甚至可能成为永久性的。在这样的例子中，不是单独某一类药物，而是由 ACE 抑制剂/血管紧张素 II 受体阻滞剂开始的多种药物针对心肌细胞丧失、肥大和间质纤维化的不同效应器，在房颤和心腔扩张的预防和永存起到至关重要的作用。

(王立群 郭继鸿 译)

参考文献

1. Nohria A, Lewis E, Stevenson LW: Medical management of advanced heart failure. JAMA 287:628–640, 2002.
2. Benjamin EJ, Wolf PA, D'Agostino RB, et al: Impact of atrial fibrillation on the risk of death: The Framingham Heart Study. Circulation 98:946–952, 1998.
3. Moe GK, Rheinboldt WC, Abildskov JA: A computer model of atrial fibrillation. Am Heart J 67:200–220, 1964.
4. Allessie MA, Lammers WJEP, Bonke FIM, et al: Experimental evaluation of Moe's multiple wavelet hypothesis of atrial fibrillation. In: Zipes DP, Jalife J (eds): Cardiac Electrophysiology and Arrhythmias. New York, Grune & Stratton, 1985, pp 265–275.
5. Cox JL, Canavan TE, Schuessler RB, et al: The surgical treatment of atrial fibrillation. II. Intraoperative electrophysiologic mapping and description of the electrophysiologic basis of atrial flutter and

atrial fibrillation. J Thorac Cardiovasc Surg 101:406–426, 1991.
6. Schotten U, Neuberger HR, Allessie MA: The role of atrial dilatation in the domestication of atrial fibrillation. Prog Biophys Mol Biol 82:151–162, 2003.
7. Sanfilippo AJ, Abascal VM, Sheehan M, et al: Atrial enlargement as a consequence of atrial fibrillation. A prospective echocardiographic study. Circulation 82:792–797, 1990.
8. Dittrich HC, Pearce LA, Asinger RW, et al: Left atrial diameter in nonvalvular atrial fibrillation: An echocardiographic study. Stroke Prevention in Atrial Fibrillation Investigators. Am Heart J 137:494–499, 1999.
9. Allessie M, Ausma J, Schotten U: Electrical, contractile and structural remodeling during atrial fibrillation. Cardiovasc Res 54:230–246, 2002.
10. Morillo CA, Klein GJ, Jones DL, Guiraudon CM: Chronic rapid atrial pacing. Structural, functional, and electrophysiological characteristics of a new model of sustained atrial fibrillation. Circulation 91:1588–1595, 1995.
11. Franz MR, Karasik PL, Li C, et al: Electrical remodeling of the human atrium: Similar effects in patients with chronic atrial fibrillation and atrial flutter. J Am Coll Cardiol 30:1785–1792, 1997.
12. Wijffels MC, Kirchhof CJ, Dorland R, Allessie MA: Atrial fibrillation begets atrial fibrillation. A study in awake chronically instrumented goats. Circulation 92:1954–1968, 1995.
13. Yue L, Feng J, Gaspo R, et al: Ionic remodeling underlying action potential changes in a canine model of atrial fibrillation. Circ Res 81:512–525, 1997.
14. Bosch RF, Zeng X, Grammer JB, et al: Ionic mechanisms of electrical remodeling in human atrial fibrillation. Cardiovasc Res 44:121–131, 1999.
15. Grammer JB, Bosch RF, Kuhlkamp V, Seipel L: Molecular remodeling of Kv4.3 potassium channels in human atrial fibrillation. J Cardiovasc Electrophysiol 11:626–633, 2000.
16. Garratt CJ, Duytschaever M, Killian M, et al: Repetitive electrical remodeling by paroxysms of atrial fibrillation in the goat: No cumulative effect on inducibility or stability of atrial fibrillation. J Cardiovasc Electrophysiol 10:1101–1108, 1999.
17. Todd DM, Flynn SP, Walden AP, et al: Repetitive one month periods of atrial electrical remodeling promote stability of atrial fibrillation. Circulation 102:154–155, 2000.
18. Logan WF, Rowlands DJ, Howitt G, Holmes AM: Left atrial activity following cardioversion. Lancet 10:471–473, 1965.
19. Dispersyn GD, Ausma J, Thone F, et al: Cardiomyocyte remodelling during myocardial hibernation and atrial fibrillation: Prelude to apoptosis. Cardiovasc Res 43:947–957, 1999.
20. Aime-Sempe C, Folliguet T, Rucker-Martin C, et al: Myocardial cell death in fibrillating and dilated human right atria. J Am Coll Cardiol 34:1577–1586, 1999.
21. Madrid AH, Bueno MG, Rebollo JM, et al: Use of irbesartan to maintain sinus rhythm in patients with long-lasting persistent atrial fibrillation: A prospective and randomized study. Circulation 106:331–336, 2002.
22. Maisel WH, Stevenson LW: Atrial fibrillation in heart failure: Epidemiology, pathophysiology, and rationale for therapy. Am J Cardiol 91:2D–8D, 2003.
23. Li D, Melnyk P, Feng J, et al: Effects of experimental heart failure on atrial cellular and ionic electrophysiology. Circulation 101:2631–2638, 2000.
24. Le Grand BL, Hatem S, Deroubaix E, et al: Depressed transient outward and calcium currents in dilated human atria. Cardiovasc Res 28:548–556, 1994.
25. Koumi S, Arentzen CE, Backer CL, Wasserstrom JA: Alterations in muscarinic K^+ channel response to acetylcholine and to G protein-mediated activation in atrial myocytes isolated from failing human hearts. Circulation 90:2213–2224, 1994.
26. Kamkin A, Kiseleva I, Wagner KD, et al: Mechano-electric feedback in right atrium after left ventricular infarction in rats. J Mol Cell Cardiol 32:465–477, 2000.
27. Nazir SA, Lab MJ: Mechanoelectric feedback in the atrium of the isolated guinea-pig heart. Cardiovasc Res 32:112–119, 1996.
28. Nazir SA, Lab MJ: Mechanoelectric feedback and atrial arrhythmias. Cardiovasc Res 32:52–61, 1996.
29. Tavi P, Laine M, Weckstrom M: Effect of gadolinium on stretch-induced changes in contraction and intracellularly recorded action- and afterpotentials of rat isolated atrium. Br J Pharmacol 118:407–413, 1996.
30. Haissaguerre M, Jais P, Shah DC, et al: Spontaneous initiation of atrial fibrillation by ectopic beats originating in the pulmonary veins. N Engl J Med 339:659–666, 1998.
31. Chen SA, Hsieh MH, Tai CT, et al: Initiation of atrial fibrillation by ectopic beats originating from the pulmonary veins: Electrophysiological characteristics, pharmacological responses, and effects of radiofrequency ablation. Circulation 100: 1879–1886, 1999.
32. Arora R, Verheule S, Scott L, et al: Arrhythmogenic substrate of the pulmonary veins assessed by high-resolution optical mapping. Circulation 107:1816–1821, 2003.
33. Kalifa J, Jalife J, Zaitsev AV, et al: Intra-atrial pressure increases rate and organization of waves emanating from the superior pulmonary veins during atrial fibrillation. Circulation 108:668–671, 2003.
34. Franz MR, Bode F: Mechano-electrical feedback underlying arrhythmias: The atrial fibrillation case. Prog Biophys Mol Biol 82:163–174, 2003.
35. Satoh T, Zipes DP: Unequal atrial stretch in dogs increases dispersion of refractoriness conducive to developing atrial fibrillation. J Cardiovasc Electrophysiol 7:833–842, 1996.
36. Calkins H, el-Atassi R, Kalbfleisch S, et al: Effects of an acute increase in atrial pressure on atrial refractoriness in humans. Pacing Clin Electrophysiol 15:1674–1680, 1992.
37. Calkins H, el-Atassi R, Leon A, et al: Effect of the atrioventricular relationship on atrial refractoriness in humans. Pacing Clin Electrophysiol 15:771–778, 1992.
38. Ravelli F, Allessie M: Effects of atrial dilatation on refractory period and vulnerability to atrial fibrillation in the isolated Langendorff-perfused rabbit heart. Circulation 96:1686–1695, 1997.
39. Tse HF, Pelosi F, Oral H, et al: Effects of simultaneous atrioventricular pacing on atrial refractoriness and atrial fibrillation inducibility: Role of atrial mechanoelectrical feedback. J Cardiovasc Electrophysiol 12:43–50, 2001.
40. Ravelli F, Disertori M, Cozzi F, et al: Ventricular beats induce variations in cycle length of rapid (type II) atrial flutter in humans. Evidence of leading circle reentry. Circulation 89:2107–2116, 1994.
41. Boyden PA, Hoffman BF: The effects on atrial electrophysiology and structure of surgically induced right atrial enlargement in dogs. Circ Res 49:1319–1331, 1981.
42. Boyden PA, Tilley LP, Pham TD, et al: Effects of left atrial enlargement on atrial transmembrane potentials and structure in dogs with mitral valve fibrosis. Am J Cardiol 49:1896–1908, 1982.
43. Sparks PB, Mond HG, Vohra JK, et al: Electrical remodeling of the atria following loss of atrioventricular synchrony: A long-term study in humans. Circulation 100:1894–1900, 1999.
44. Nazir SA, Dick DJ, Lab MJ: Mechanoelectric feedback and arrhythmia in the atrium of the isolated Langendorff-perfused guinea pig hearts and its modulation by streptomycin. J Physiol 483P:24–25, 1995.
45. Babuty D, Lab M: Heterogeneous changes of monophasic action potential induced by sustained stretch in atrium. J Cardiovasc Electrophysiol 12:323–329, 2001.
46. Bode F, Katchman A, Woosley RL, Franz MR: Gadolinium decreases stretch-induced vulnerability to atrial fibrillation. Circulation 101:2200–2205, 2000.
47. Bode F, Sachs F, Franz MR: Tarantula peptide inhibits atrial fibrillation. Nature 409:35–36, 2001.
48. Zarse M, Stellbrink C, Athanatou E, et al: Verapamil prevents stretch-induced shortening of atrial effective refractory period in Langendorff-perfused rabbit heart. J Cardiovasc Electrophysiol 12:85–92, 2001.
49. Tse HF, Wang Q, Yu CM, et al: Effect of verapamil on preven-

tion of atrial fibrillation in patients implanted with an implantable atrial defibrillator. Clin Cardiol 24:503–505, 2001.

50. Ravelli F: Mechano-electric feedback and atrial fibrillation. Prog Biophys Mol Biol 82:137–149, 2003.
51. Benardeau A, Hatem SN, Rucker-Martin C, et al: Contribution of Na^+/Ca^{2+} exchange to action potential of human atrial myocytes. Am J Physiol 271:H1151–H1161, 1996.
52. Blaustein MP, Lederer WJ: Sodium/calcium exchange: Its physiological implications. Physiol Rev 79:763–854, 1999.
53. Li D, Fareh S, Leung TK, Nattel S: Promotion of atrial fibrillation by heart failure in dogs: Atrial remodeling of a different sort. Circulation 100:87–95, 1999.
54. Kamkin A, Kiseleva I, Isenberg G: Stretch-activated currents in ventricular myocytes: Amplitude and arrhythmogenic effects increase with hypertrophy. Cardiovasc Res 48:409–420, 2000.
55. Salameh A, Muehlberg K, Mahjour P, et al: Alteration in cardiac connexins in patients with cardiomyopathy. Eur Heart J 24:131, 2003.
56. Gurlek A, Erol C, Basesme E: Antiarrhythmic effect of converting enzyme inhibitors in congestive heart failure. Int J Cardiol 43:315–318, 1994.
57. Pedersen OD, Bagger H, Kober L, Torp-Pedersen C: Trandolapril reduces the incidence of atrial fibrillation after acute myocardial infarction in patients with left ventricular dysfunction. Circulation 100:376–380, 1999.

第 26 章

利钠肽与心力衰竭患者的心脏性猝死

Alan Maisel, Vikas Bhalla, Meenakshi A. Bhalla, Sanjiv M.Narayan

本章讨论了利钠肽对于有心脏性猝死风险的充血性心力衰竭(CHF)患者的诊断和判断预后的可能作用。

心脏性猝死与充血性心力衰竭的关系

心脏性猝死被定义为在症状出现 1 小时内的意外性心血管死亡,或者没有目击的未被证实由非心脏原因引起的意外死亡。对美国在 1998~1999 年之间的死亡证明回顾分析,大约 450 000 例死亡为心脏性猝死,约占 35 岁以上成人的心脏性死亡的 63%[1]。

在已知的心脏性猝死易患者中,器质性心脏病仍然是最重要的。男性和老年人的发病率更高[2](图 26–1),心脏性猝死的发病率在冠心病(见图 26–1)和器质性心脏病(表 26–1)中增加 6~10 倍。在一项对 270 例心脏性猝死个体进行尸体解剖的研究中[3],95%有结构性异常的证据。事实上,大规模多中心研究证实任何原因导致的左心功能不全(左室射血分数≤40%)[4] 是心脏性猝死的主要的可识别的危险因素[5,6]。

尽管心脏性猝死在明显的冠心病患者中常见,研究表明主要由瘢痕相关的折返性致心律失常作用[8]引起的室性心动过速或心室颤动[7]所致,而由急性冠脉综合征所致者低于 30%[5,9]。

本书的其他章节提出心脏性猝死的机制主要是电异常,可能与机械性心室功能不全具有强相关性。这个流行病学和临床事实确立了用脑(B 型)利钠肽(BNP,一种无创性心室壁张力的血清学标志)来显示心脏性猝死的潜在危险是合理的。

事实上,大量的充血性心力衰竭和左心功能不全的流行病学资料使 BNP 作为心脏性猝死的潜在风险指标非常引人注目。单纯在美国,充血性心力衰竭累及 490 万人,每年的新增病例为 550 000 人。每年出院的患者中心力衰竭为 990 000 人(自 1979 年以来增长了 165%)[10],其院内死亡率和再次入院率都非常高[11,12]。尽管心脏性猝死是充血性心力衰竭患者的重要死亡原因,还有许多个体死于进行性泵衰竭(其定义是先出现症状或血流动力学恶化所致的心脏性死亡)[13,14]。对患者随访 38 年的 Framingham 心脏研究中发现存在充血性心力衰竭者的全因死亡率和心脏性猝死的死亡率增加至 5 倍(图 26–2)[2]。

心脏性猝死在充血性心力衰竭的总死亡率中所占比例随着个人的心功能状态不同而变化。尽管心脏性猝死在充血性心力衰竭患者的总死亡率中最多可占 50%,这个比例在心功能分级轻度(NYHA 分级 I 和 II 级)中比重度(NYHA 分级 III 和 IV 级)中更高。这可能是由于随着心功能等级的增加和疾病的严重度加重,纯粹的致命性泵衰竭所起的作用增加的缘故。然而,随着 NYHA 分级的增加,心脏性猝死的发生率也增加,1 年内心脏性猝死死亡率从 2%~4%(NYHA 分级 I 和 II)到 5%~12%(NYHA 分级 III 和 IV)[15](图 26–3)。

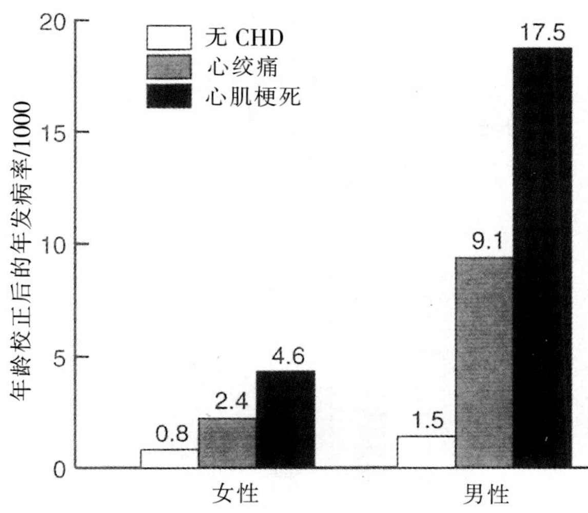

图 26-1 心脏性猝死与冠心病有关。来自 Framingham 心脏研究的 38 年随访,心脏性猝死在先前有心肌梗死病史的患者和男性中最高。CHD, 冠心病。(From Kannel WB, Wilson PW, D'Agostino RB, Cobb J: Sudden coronary death in women. Am Heart J 136:205-212, 1998, with permission.)

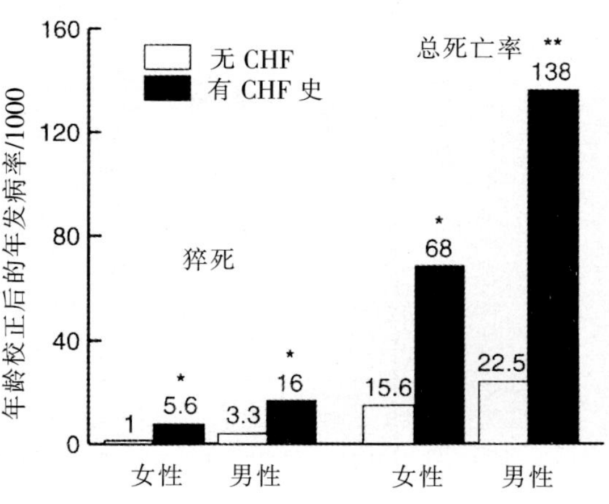

图 26-2 猝死与充血性心力衰竭(CHF)病史强相关,来自 Framingham 心脏研究的 38 年随访资料,男性与女性。*P<0.01;**P<0.001。(From Kannel WB, Wilson PW, D'Agostino RB, Cobb J: Sudden coronary death in women. Am Heart J 136:205-212, 1998, with permission.)

表 26-1　心脏性猝死的病因
缺血性心脏病
冠心病,心肌梗死或心绞痛
冠状动脉栓塞
非粥样硬化性冠状动脉疾病
冠状动脉痉挛
非缺血性心脏病
无心肌梗死或心绞痛的冠心病
心肌病,梗阻性,非梗阻性,非缺血性
瓣膜性心脏病
先天性心脏病
长 QT 综合征
预激综合征
完全性心脏阻滞
心肌炎
急性心脏压塞
急性心脏破裂
非心脏病
婴儿猝死综合征
溺死
Pickwickian 综合征
肺栓塞
药物诱发
气道阻塞
非原发心脏病—原发电疾病,胸壁创伤,Brugada 综合征

充血性心力衰竭的量化分析:利钠肽的历史、结构以及生理学

对充血性心力衰竭的严重程度进行准确的分级在判断其预后中是一个颇有价值的指标——可能在判断心脏性猝死的相对危险中也具有潜在价值。近期的研究极大振奋了人们对于利用利钠肽达到同样目的的热情。

表 26-2 总结了利钠肽作为充血性心力衰竭诊断标志的发展史。尽管最主要的利钠肽被称为脑利钠肽 BNP,其合成的首要部位在心室肌。

已经鉴别出 3 种主要的利钠肽——心房利钠肽(ANP),BNP 和 C 型利钠肽(CNP),它们都共有一个 17 氨基酸环状结构(图 26-4)。ANP 和 BNP 起源于心肌细胞,而 CNP 则起源于内皮细胞[23]。利钠肽在心壁张力增大时(如充血性心力衰竭时)由心脏反应分泌,导致心肌松弛性(舒张)增加,也就是与血管收缩、钠潴留、由肾素-血管紧张素-醛固酮系统激活启动神经内分泌失衡的抗利尿作用、交感神经系统、内皮素以及其他神经内分泌因素作用相反。

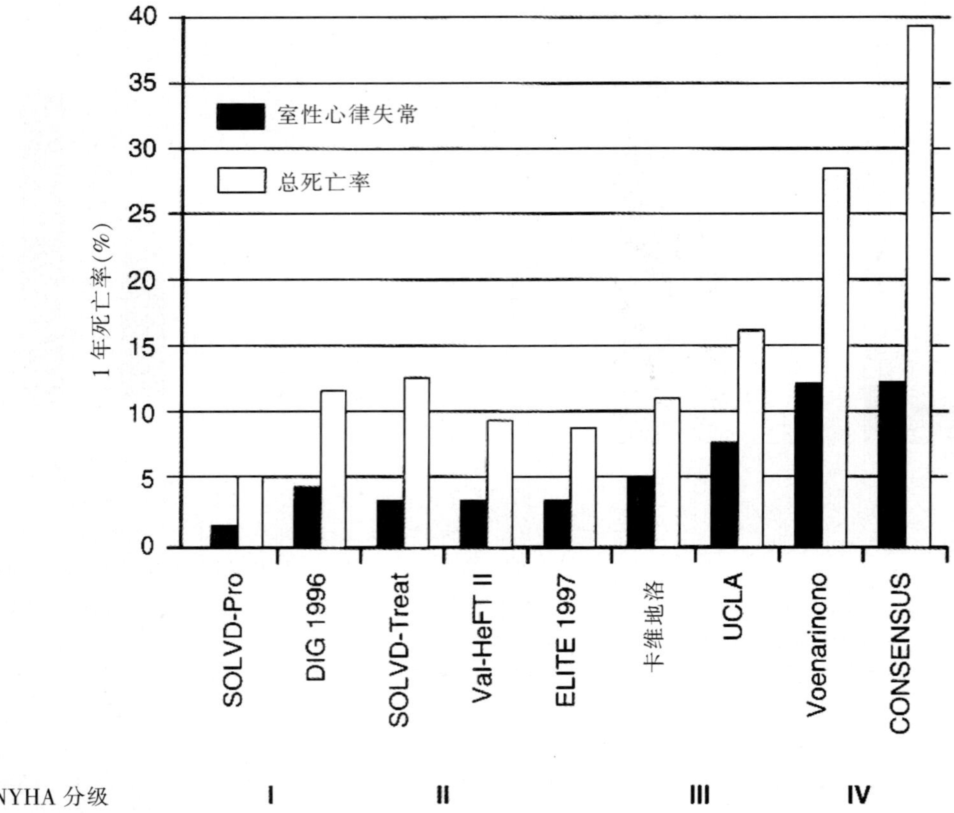

图 26-3 强调死亡率随着充血性心力衰竭严重程度[纽约心脏学会(NYHA)功能分级]而增加的几个研究。尽管总死亡率(白色)和心律失常致死亡率(黑色)都随着 NYHA 功能分级而增加,在病情较轻的患者中心律失常导致的死亡率相应更高。SOLVD,左心室功能研究;DIG,洋地黄研究组;Val-HeFT,缬沙坦心力衰竭试验;ELITE,老年人中氯沙坦的评估;CONSENSUS,北斯堪的纳维亚人依那普利生存研究。(From Stevenson WG, Stevenson LW:Prevention of sudden death in heart failure. J Cardiovasc Electrophysiol 12:112–114, 2001,with Permission.)

表 26-2 B 型利钠肽作为充血性心力衰竭和心壁张力的指标发展历史

年份	发 展
1956	Henry 和 Pearce[16]首先观察到 BNP 作为气囊牵张犬左心房的反应
1981	de Bold 及其同事[17]向鼠体内注射同种心房组织记录到强的利钠反应
1984	Kangawa 及其同事[18]发现 ANP 的结构
1988	Sudoh 及其同事[19]从猪脑中分离出一种能够引起促尿钠排泄和利尿反应的与 ANP 相似的化合物
1990	Sudoh 及其同事[20]从猪脑中分离出一种结构独特的利钠肽家族成员 CNP
1991	Minamino 及其同事[21]报道 CNP 在中枢神经系统和血管组织表达的程度高于心脏中的表达
1991	BNP 合成的主要部位在心室肌[22]

ANP,心房利钠肽;BNP,B 型利钠肽;CNP,C 型利钠肽。

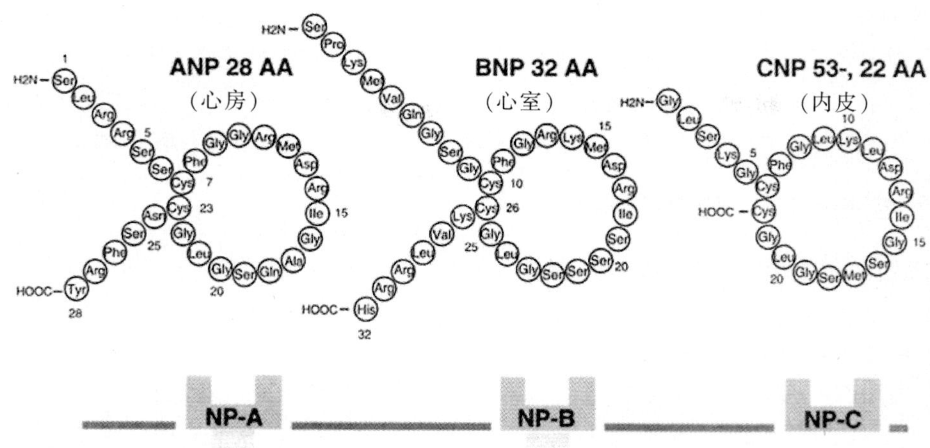

图 26–4 3 种主要利钠肽。ANP，心房利钠肽；BNP，B 型利钠肽；CNP，C 型利钠肽。

对于每种利钠肽分泌的特异性刺激各不相同。BNP 主要针对容量扩张和压力超负荷由心室肌进行合成、储存和释放[24–27]，而 ANP 则针对于容量超负荷由心房和心室组织反应释放。

在细胞水平，容量牵张导致编码前 BNP 原(pre-pro-BNP)合成的脉动式分泌，然后进行性切开成为 BNP 原(pro-BNP)，最终成为 BNP 和无活性 N 端 pro-BNP。

由于 BNP 比 ANP 和其他神经激素更稳定，并且其起源于心室，因而 BNP 比 ANP 及其他神经激素对左室功能不全更敏感[28]。BNP 已经被推测在对心室容量急性改变反应中起到重要的调节作用[29]。

利钠肽在充血性心力衰竭中的作用

血清 BNP 浓度与舒张末压之间的相互关系与心力衰竭中呼吸困难密切平行，提示这种肽是唯一适合作为进行性心力衰竭的神经激素标志[30]。BNP 浓度也与 NYHA 临床状态平行，而优于 ANP[29]。因此，BNP 成为左室功能不全和心力衰竭的强有力的诊断和预后指标。

B 型利钠肽在急诊环境中的作用

几项研究已经确立了 BNP 在充血性心力衰竭临床诊断中的作用。在 1586 例因急性呼吸困难就诊于急诊的患者中，相对于呼吸困难的其他原因，入院时 BNP 超过 100pg/mL 对于诊断充血性心力衰竭的敏感性为 90%，特异性为 76%，而 BNP 低于 50pg/mL 对充血性心力衰竭的阴性预测值为 96%[32]。在另一项对 321 例因不明原因呼吸困难就诊于急诊室的患者中，BNP 正确区分充血性心力衰竭（平均 BNP，759±798pg/mL）与肺部疾病(61±10pg/mL)，特异性和敏感性较高，准确率为 91%。此外，与由慢性阻塞性肺病引起的呼吸困难的患者相比(COPD，平均 BNP47±23pg/mL)心力衰竭引起呼吸困难的 COPD 患者（731±764pg/mL)，以 BNP 值 94pg/mL 进行诊断的敏感性和特异性分别为 86%和 98%，而鉴别心力衰竭与肺疾病的准确率为 91%[33]。

数项研究已经显示 BNP 是心力衰竭的准确而独立的指标。此外，在先前讨论过的研究中，通过病史、症状、体征、放射学检查和实验室检查的多元分析证实 BNP 能预测充血性心力衰竭。

综合这些结果，Maisel 及同事[34]建议应用 BNP 诊断和指导处理充血性心力衰竭，已经被 Jolla VA 医学中心(La Jolla，加拿大)采纳。在急性呼吸困难患者，血清 BNP 值低于 100pg/mL

可以排除呼吸困难由充血性心力衰竭引起，而大于 400pg/mL 则 95%可能是充血性心力衰竭。在 100pg/mL 与 400pg/mL 之间需要进一步检查[34]。

B 型利钠肽与充血性心力衰竭的预后

研究日益表明血清 BNP 水平能高度预测继发性心脏事件。在一项对 325 例因呼吸困难就诊于急诊的患者的研究中，BNP 水平超过 480pg/mL 的患者在接下来的 6 个月内死亡（心源性或非心源性）、住院（心脏性）或再次急诊就诊的累积概率为 51%。相反，在 BNP 水平低于 230pg/mL 的患者中出现这些事件的可能性仅为 2.5%[35]。

B 型利钠肽与心脏性猝死的预测

近期的研究提出 BNP 可能通过反映容量超负荷和室壁张力提示室性心律失常和心脏性猝死风险的这种令人惊奇的可能性。令人印象最为深刻的是 Berger 等描述[36]的这种联系，他们在 452 例轻度到中度心力衰竭（NYHA 分级 I 级和 II 级）且左室射血分数低于 35%的可走动的患者中发现 BNP 水平可独立预测心脏性猝死。在该项研究中，BNP 超过 130pg/mL 的患者心脏性猝死率高于低于此值的患者。

此外，仅有 1%(1/110)BNP 低于 130pg/mL 的患者发生猝死，而 BNP 高于 130pg/mL 的患者中 19%(43/227)发生猝死。然而，该研究还需要进一步证实并且引发了其他疑问。首先，入选的人群中仅 31%有缺血性左室功能不全，然而这些结果必须能够在更多的冠心病人群中得到证实，因为冠心病人发生心脏性猝死的风险更大(见图 26–1)。其次，在入选的人群中轻度和重度充血性心力衰竭患者未能得到较好的代表，12%是 NYHA 分级 I 级，34%是 NYHA 分级 II 级，33%是 NYHA 分级 III 级，21%是 NYHA 分级 IV 级。因此，BNP 是否能在更重（或更轻）的充血性心力衰竭患者中预测心脏性猝死尚不清楚，而值得研究。

另外 BNP 预测室性心律失常的证据是非直接的。人们日益相信心脏再同步治疗(CRT)可以改善中度到重度充血性心力衰竭和心室不同步患者的症状并降低其死亡率[37,38]。许多研究显示当 CRT 工作时 BNP 浓度降低而后来关闭 CRT 功能时 BNP 浓度升高[39]。研究还显示 CRT 降低了室性心律失常的发生率。Higgins 等[40]研究 32 例植入带有除颤功能的 CRT 装置(CRT-D)患者。被研究人群的平均年龄是 65±10 岁，70%的患者有冠心病，全部患者为充血性心力衰竭：22%为 NYHA 分级 II 级，65%III 级，13%IV 级。在 CRT 工作和 CRT 功能关闭交叉治疗 6 个月的过程中，作者发现当 CRT 功能时患者经历的适当的除颤治疗少于 CRT 功能关闭时。

然而，在充血性心力衰竭改善与相应的 BNP 水平降低以及心脏性猝死风险之间的联系仍有争议，特别在 CRT 文献中。在近期多中心的 InSync 随机临床评估可植入式心脏复律除颤器(MIRACLE-ICD)研究中出现了一个重要的阴性发现[41]。这个试验检验了 369 例左室射血分数等于或低于 35%、QRS 时限大于 130ms 患者，这些患者有心脏性猝死风险，NYHA 分级 III 级(n=328)或 IV 级(n=41)。所有患者接受 CRT-D 装置，其中 182 例作为对照（ICD 激活而 CRT 关闭）而 187 例为激活组（ICD 激活，CRT 开启）。在随访 6 个月后，CRT 激活组患者显示 NYHA 功能状态和生活质量比对照组改善。然而，两组的平均 BNP 浓度都没有可观的改变。此外，MIRACLE-ICD 和近期对 4 个重要 CRT 试验 1600 例患者的荟萃分析除了充血性心力衰竭症状和死亡率降低外，都没能显示 CRT 治疗能够降低室性心律失常或心脏性猝死。

因此，需要进一步的研究来证实 BNP 对于不同程度的充血性心力衰竭患者心脏性猝死的预测价值。特别是与心律失常风险的其他标志相结合 BNP 可能更好地预测心脏性猝死。有希望的候选指标包括心率变异性[42],信号平均心电图(ECG)[42-44]和 ECG 的 T 波电交替[44,45]。

B 型利钠肽:指导急性发作的治疗和预后

从机械论来说,由于心脏性猝死的风险与左室功能不全有关,可以逆转心室重构的治疗可能降低总死亡率和患病率,同样也会降低心脏性猝死。因此,假设以 BNP 水平作为肺毛细血管楔压的指标进行滴定治疗可能减低终点的发生率。Kazaegra 等[46]证明在因充血性心力衰竭失代偿而接受治疗的患者中 BNP 水平降低与楔压下降相互关联(图 26-5)。此外,Cheng 等[47]随访了 72 例因充血性心力衰竭失代偿而入院的患者,观察他们每天的 BNP 水平及其与 30 天内再次入院或死亡之间的关系。发现在入院和出院时 BNP 水平都高的患者大多数可能出现心脏事件。

图 26-6 显示伴随治疗时 BNP 水平的升高和降低与继发终点之间的关系。在住院期间 BNP 水平下降的患者中仅有 16%出现继发心脏事件,而在治疗过程中 BNP 水平升高的患者中 52%再次入院或死亡。出院时 BNP 水平下降到 430pg/mL 以下的患者在接下来的 30 天内很可能不会再入院。这些数据被最近 Bettencourt 等[48]的研究所支持,他们发现在住院期间 BNP 不能下降预示着死亡和再次住院,而出院时水平低于 250pg/mL 则预示着无事件存活。

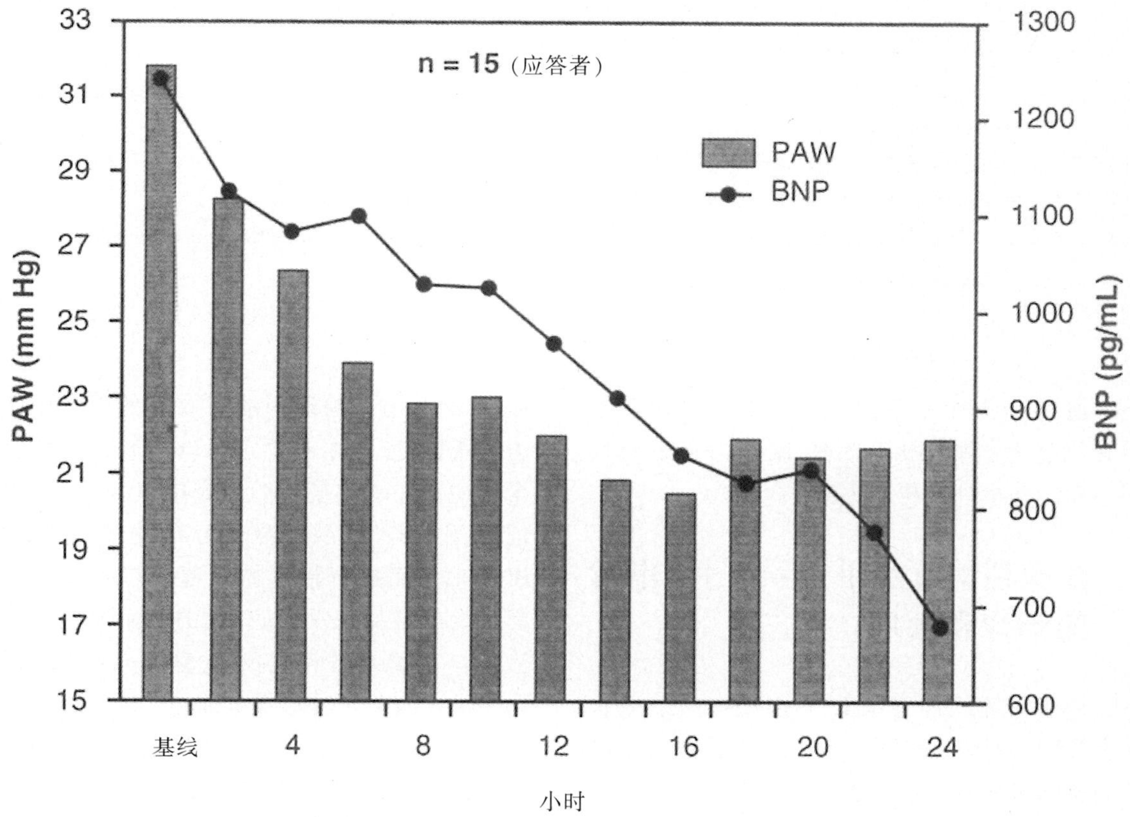

图 26-5 从基线开始治疗导致肺毛细血管楔压(PAW)的变化与 B 型利钠肽(BNP)变化之间的关系。(From Kazanegra R, Cheng V, Garcia A, et al:A rapid assay for B-type natriuretic peptide correlates with falling wedge pressures in patients treated for decompensated heart failure:A pilot study. J Card Fail 7:21-29, 2001,with permission.)

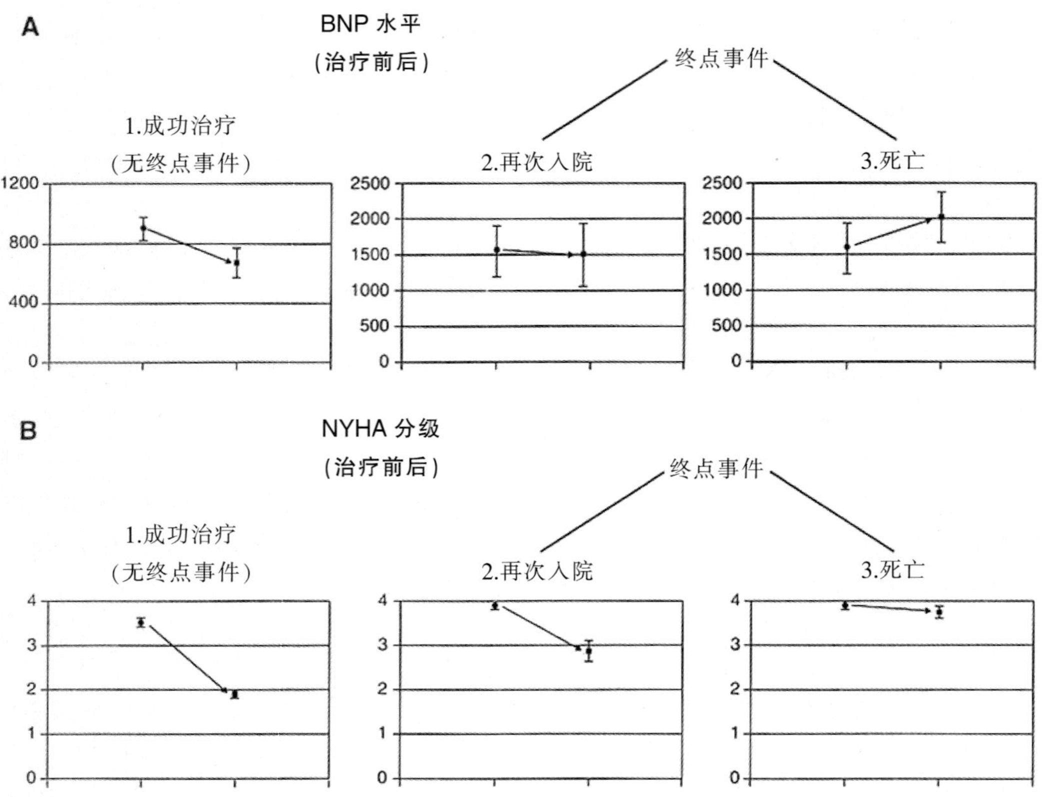

图 26-6 在治疗前后 B 型利钠肽(BNP)水平与纽约心脏学会(NYHA)分级与终点事件和无终点事件(成功治疗)之间的关系。每个值代表平均数±标准差，并通过方差分析。(From Cheng V, Kazanagra R, Garcia A, et al:A rapid bedside test for B-type natriuretic peptide predicts treatment outcomes in patients admitted with decompensated heart failure. J Am Coll Cardiol 37:386–391,2001,with permission.)

血清 BNP 水平的测量可以监测充血性心力衰竭患者,用于服务管理、滴定治疗以及预测不良心脏事件和再次入院。

B 型利钠肽水平:指导门诊患者的治疗和预后

由于研究已经表明 BNP 水平在门诊患者中有预测心脏性猝死的作用,利用 BNP 指导治疗的策略可能减少这类患者的心脏性猝死。事实上,Acute Infarction Ramipril Efficacy(AIRE)试验中,突然死亡的患者中 45%在死亡前有严重或恶化的充血性心力衰竭,而 39%的猝死是由于心律失常所致[49]。尽管在门诊患者中监测血清 BNP 已经被证明能有效服务于充血性心力衰竭治疗,数个正常进行的研究正在证实这个假说。在一小规模的研究中,Troughton 等[50]证明用 BNP 水平指导治疗的患者比不了解 BNP 水平而进行治疗的患者住院率和死亡率都低。间接的证据,如有效的充血性心力衰竭治疗与 BNP 水平降低有关,也预示未来尝试以这种方式服务于治疗很有前途[51,52]。Lee 等[53]发现在那些有失代偿表现的门诊患者中 BNP 水平升高，而在 NYHA 分级改善的患者中 BNP 水平降低。BNP 水平在指示许多门诊患者与心脏性猝死不直接相关的状态包括由肾功能衰竭、容量超负荷或瓣膜性心脏病失代偿以及糖尿病伴发的静寂性心肌缺血方面很有价值。

小结

流行病学和临床研究已经确立心脏性猝死主要是一种心律失常疾患，在左室功能不全和充血性心力衰竭中最常见。新公布的临床研究日益表明血清 BNP 水平的升高预示着心脏性猝死风险增加，可能反映了心室壁牵张和容量负荷。更进一步地澄清这种关系，以及 BNP 在未来可植入式除颤器和 CRT 适应证中的可能作用，将遵循着有关心室机械性变形与室性心律失常之间关系的深入的临床和机制研究。

（王立群 郭继鸿 译）

参考文献

1. Zheng ZJ, Croft JB, Giles WH, Mensah GA: Sudden cardiac death in the United States, 1989 to 1998. Circulation 104:2158–2163, 2001.
2. Kannel WB, Wilson PW, D'Agostino RB, Cobb J: Sudden coronary death in women. Am Heart J 136:205–212, 1998.
3. Chugh SS, Kelly KL, Titus JL: Sudden cardiac death with apparently normal heart. Circulation 102:649–654, 2000.
4. Buxton AE, Lee KL, DiCarlo L, et al: Electrophysiologic testing to identify patients with coronary artery disease who are at risk for sudden death. Multicenter Unsustained Tachycardia Trial Investigators (MUSTT). N Engl J Med 342:1937–1945, 2000.
5. Myerburg RJ: Sudden cardiac death: Exploring the limits of our knowledge. J Cardiovasc Electrophysiol 12:369–381, 2001.
6. Bardy GH: Results from the Sudden Cardiac Death in Heart Failure (SCD-HefT) trial. ACC Late Breaking Clinical Trials. Presented American College of Cardiology 2004, March 8, 2004, New Orleans, Louisiana.
7. Bayesde Luna A, Coumel P, Leclerq JF: Ambulatory sudden cardiac death: Mechanisms of production of fatal arrhythmia on the basis of data from 157 cases. Am Heart J 117:151–159, 1989.
8. Farb A, Tang AL, Burke AP, et al: Sudden coronary death: Frequency of active coronary lesions, inactive coronary lesions, and myocardial infarction. Circulation 92:1701–1709, 1995.
9. Kuo CS, Munakata K, Reddy CP, Surawicz B: Characteristics and possible mechanism of ventricular arrhythmia dependent on the dispersion of action potential durations. Circulation 67:1356–1367, 1983.
10. American Heart Association: Heart Disease and Stroke Statistics—2003 Update. Dallas, TX, American Heart Association, 2002.
11. Cohn JN, Levine TB, Olivari MT, et al: Plasma norepinephrine as a guide to prognosis in patients with chronic congestive heart failure. N Engl J Med 311:819–823, 1984.
12. Vinson JM, Rich MW, Sperry JC, et al: Early readmission of elderly patients with heart failure. J Am Geriatr Soc 38:1290–1295, 1990.
13. The CONSENSUS Trial Study Group: Effects of enalapril on mortality in severe congestive heart failure. Results of the Cooperative North Scandinavian Enalapril Survival Study (CONSENSUS). N Engl J Med 316:1429, 1987.
14. The SOLVD Investigators: Effect of enalapril on survival in patients with reduced left ventricular ejection fractions and congestive heart failure. N Engl J Med 325:293, 1991.
15. Stevenson WG, Stevenson LW: Prevention of sudden death in heart failure. J Cardiovasc Electrophysiol 12:112–114, 2001.
16. Henry JP, Pearce JW: The possible role of cardiac stretch receptors in the induction of changes in urine flow. J Physiol 131:572–594, 1956.
17. de Bold AJ, Borenstein HB, Veress AT, Sonnenberg H: A rapid and potent natriuretic response to intravenous injection of atrial myocardial extract in rats. Life Sci 28:89–94, 1981.
18. Kangawa K, Fukuda A, Minamino N, Matsuo H: Purification and complete amino acid sequence of beta-rat atrial natriuretic polypeptide (β-rANP) of 5000 daltons. Biochem Biophys Res Commun 119:933–940, 1984.
19. Sudoh T, Kangawa K, Minamino N, Matsuo H: A new natriuretic peptide in porcine brain. Nature 332:78–81, 1988.
20. Sudoh T, Minamino N, Kangawa K, Matsuo H: C-type natriuretic peptide (CNP): A new member of natriuretic peptide family identified in porcine brain. Biochem Biophys Res Commun 168:863–870, 1990.
21. Minamino N, Makino Y, Tateyama H, et al: Characterization of immunoreactive human C-type natriuretic peptide in brain and heart. Biochem Biophys Res Commun 179:535–542, 1991.
22. Hosoda K, Nakao K, Mukoyama M, et al: Expression of brain natriuretic peptide gene in human heart: Production in the ventricle. Hypertension 17:1152–1155, 1991.
23. Stingo AJ, Clavell AL, Heublein DM, et al: Presence of C-type natriuretic peptide in cultured human endothelial cells and plasma. Am J Physiol 263:H1318–H1321, 1992.
24. Klinge R, Hystad M, Kjekshus J, et al: An experimental study of cardiac natriuretic peptides as markers of development of heart failure. Scand J Clin Lab Invest 58:683–691, 1998.
25. Luchner A, Stevens TL, Borgeson DD, et al: Differential atrial and ventricular expression of myocardial BNP during evolution of heart failure. Am J Physiol 274:H1684–H1689, 1998.
26. Maeda K, Tsutamoto T, Wada A, et al: Plasma brain natriuretic peptide as a biochemical marker of high left ventricular end-diastolic pressure in patients with symptomatic left ventricular dysfunction. Am Heart J 135:825–832, 1998.
27. Muders F, Kromer EP, Griese DP, et al: Evaluation of plasma natriuretic peptides as markers for left ventricular dysfunction. Am Heart J 134:442–449, 1997.
28. Yasue H, Yoshimura M, Sumida H, et al: Localization and mechanism of secretion of B-type natriuretic peptide in comparison with those of A-type natriuretic peptide in normal subjects and patients with heart failure. Circulation 90:195–203, 1994.
29. Nakagawa O, Ogawa Y, Itoh H, et al: Rapid transcriptional activation and early mRNA turnover of BNP in cardiocyte hypertrophy. Evidence for BNP as an "emergency" cardiac hormone against ventricular overload. J Clin Invest 96:1280–1287, 1995.
30. Grantham JA, Borgeson DD, Burnett JC: BNP: Pathophysiological and potential therapeutic roles in acute congestive heart failure. Am J Physiol 92:R1077–R1083, 1997.
31. Dao Q, Krishnaswamy P, Kazanegra R, et al: Utility of B-type natriuretic peptide (BNP) in the diagnosis of heart failure in an urgent care setting. J Am Coll Cardiol 37:379–385, 2001.
32. Maisel AS, Krishnaswamy P, Nowak RM, et al, Breathing Not Properly Multinational Study Investigators: Rapid measurement of B-type natriuretic peptide in the emergency diagnosis of heart failure. N Engl J Med 347:161–167, 2002.
33. Morrison LK, Harrison A, Krishnaswamy P, et al: Utility of rapid B-type natriuretic peptide in differentiating congestive heart failure from lung disease. J Am Coll Cardiol 39:202–209, 2002.
34. Maisel A: B-type natriuretic peptide measurements in diagnosing congestive heart failure in the dyspneic emergency department patient. Rev Cardiovasc Med 3(suppl 4):S10–S17, 2002.

35. Harrison A, Morrison LK, Krishnaswamy P, et al: B-type natriuretic peptide predicts future cardiac events in patients presenting to the emergency department with dyspnea. Ann Emerg Med 39:131–138, 2002.
36. Berger R, Huelsman M, Strecker K, et al: B-type natriuretic peptide predicts sudden death in patients with chronic heart failure. Circulation 105:2392–2397, 2002.
37. Bradley DJ, Bradley EA, Baughman KL, et al: Cardiac resynchronization and death from progressive heart failure: A meta-analysis of randomized controlled trials. JAMA 289:730, 2003.
38. Bristow MR, Saxon LA, Boehmer J, et al, Comparison of Medical Therapy, Pacing, and Defibrillation in Heart Failure (COMPANION) Investigators: Cardiac-resynchronization therapy with or without an implantable defibrillator in advanced chronic heart failure. N Engl J Med 350:2140–2150, 2004.
39. Sinha AM, Filzmaier K, Breithardt OA, et al: Usefulness of brain natriuretic peptide release as a surrogate marker of the efficacy of long-term cardiac resynchronization therapy in patients with heart failure. Am J Cardiol 91:755–758, 2003.
40. Higgins SL, Yong P, Sheck D, et al: Biventricular pacing diminishes the need for implantable cardioverter defibrillator therapy. J Am Coll Cardiol 36:824–827, 2000.
41. Young JB, Abraham WT, Smith AL, et al, Multicenter InSync ICD Randomized Clinical Evaluation (MIRACLE ICD) Trial Investigators: Combined cardiac resynchronization and implantable cardioversion defibrillation in advanced chronic heart failure: The MIRACLE ICD Trial. JAMA 289:2685–2694, 2003.
42. Farrell TG, Bashir Y, Cripps T, et al: Risk stratification for arrhythmic events in postinfarction patients based on heart rate variability, ambulatory electrocardiographic variables and the signal-averaged electrocardiogram. J Am Coll Cardiol 18:687–697, 1991.
43. Gomes JA, Cain ME, Buxton AE, et al: Prediction of long-term outcomes by signal-averaged electrocardiography in patients with unsustained ventricular tachycardia, coronary artery disease, and left ventricular dysfunction. Circulation 104: 436–441, 2001.
44. Narayan SM, Cain ME: Non-invasive techniques for assessing arrhythmia risk: T-wave alternans, signal-averaged ECG, and heart rate variability. In: Harrison's Online Textbook of Internal Medicine, 15th ed, New York, McGraw-Hill, 2003.
45. Narayan SM, Lindsay BD, Smith JM: Demonstrating the proarrhythmic preconditioning of single premature extrastimuli using the magnitude, phase and temporal distribution of repolarization alternans. Circulation 100:1887–1893, 1999.
46. Kazanegra R, Cheng V, Garcia A, et al: A rapid assay for B-type natriuretic peptide correlates with falling wedge pressures in patients treated for decompensated heart failure: A pilot study. J Card Fail 7:21–29, 2001.
47. Cheng V, Kazanagra R, Garcia A, et al: A rapid bedside test for B-type natriuretic peptide predicts treatment outcomes in patients admitted with decompensated heart failure. J Am Coll Cardiol 37:386–391, 2001.
48. Bettencourt P, Ferreira S, Azevedo A, Ferreira A: Preliminary data on the potential usefulness of B-type natriuretic peptide levels in predicting outcomes after hospital discharge in patients with heart failure. Am J Med 113:215–219, 2002.
49. Cleland JG, Erhardt L, Murray G, et al: Effect of ramipril on morbidity and mode of death among survivors of acute myocardial infarction with clinical evidence of heart failure. A report from the AIRE Study Investigators. Eur Heart J 18:41–51, 1997.
50. Troughton RW, Frampton CM, Yandle TG, et al: Treatment of heart failure guided by plasma amino terminal brain natriuretic peptide (N-BNP) concentrations. Lancet 355:1126–1130, 2000.
51. Tsutamoto T, Wada A, Maeda K, et al: Effect of spironolactone on plasma brain natriuretic peptide and left ventricular remodeling in patients with congestive heart failure. J Am Coll Cardiol 37:1228–1233, 2001.
52. Anand IS, Fisher LD, Chiang Y-T, et al, for the Val-HeFT Investigators: Changes in brain natriuretic peptide and norepinephrine over time and mortality and morbidity in the Valsartan Heart Failure Trial (Val-HeFT). Circulation 107:1278–1283, 2003.
53. Lee S-C, Stevens TL, Sandberg SM, et al: The potential of brain natriuretic peptide as a biomarker for New York Heart Association Class during the outpatient treatment of heart failure. J Card Fail 8:149–154, 2002.
54. Bhalla V, Willis S, Maisel AS: B-type natriuretic peptide: The level and the drug—partners in the diagnosis of congestive heart failure. Congest Heart Fail 10:3–27, 2004.

第 27 章

神经激素拮抗物与心力衰竭患者的猝死

Peter Carson

机械电刺激与神经激素系统的关系令人产生极大的兴趣而被应用于实验室和临床。本章讨论其在心肌梗死后和充血性心力衰竭状态下的工作。

涵盖心肌梗死后的研究是一个在实验性或临床事件之后相对得到控制的环境下研究心室扩大的机会。讨论中的心肌梗死后数据涉及透壁性心肌梗死,因为这些患者通常都发生循环淤血;这是经常被认为是一种"顿挫型"的心力衰竭。这些患者处于电学不稳定和猝死相当大的风险中。

充血性心力衰竭

充血性心力衰竭综合征的特点是发病率增加和寿命缩短[1]。我们逐渐认识到心力衰竭患者主要分为收缩功能受损或舒张功能受损,尽管两种异常可能同时存在。在两种情况下,心脏都经历了广泛的重构,而临床结果可能不同。人们推测机械电反馈(MEF)因素在收缩性和舒张性心力衰竭之间可能存在不同。

当我们聚焦于收缩性心力衰竭时,多个因素影响着病理重构。心肌对一个损伤收缩功能事件(如心肌梗死)的最初反应是通过扩张来维持心输出量——一个通过 Frank-Starling 机制用更大的舒张末容量来保持每搏输出量的过程[2]。

重构的过程与在收缩性心力衰竭中反常性肥大有关,然而向心性肥厚在舒张性心力衰竭中更为常见[3]。反常性肥大包括心肌质量增加但心壁厚度没有可察觉的增加。这主要通过心肌细胞拉长完成,导致心肌容量明显增加[4]。重构还涉及产生胶原网络构成细胞外结构的位于肌细胞之间的间质内的纤维原细胞[5]。纤维化的一个刺激因素是醛固酮,它刺激特异性醛固酮受体。

作为肥大和纤维化过程的结果，心脏变得更大且形态发生改变,更接近球形(图 27-1)[6]。尽管在心肌梗死之后清楚地记录到这些改变，这些变化也可以发生在非梗死心肌,特征性地表现在特发性扩张型心肌病中,在这些患者中起始事件通常是未知的。

刺激重构的营养因素包括激素,特别是肾素-血管紧张素系统(RAS)和交感神经系统[7]。对于前者来说，心肌的牵张导致血管紧张素 II

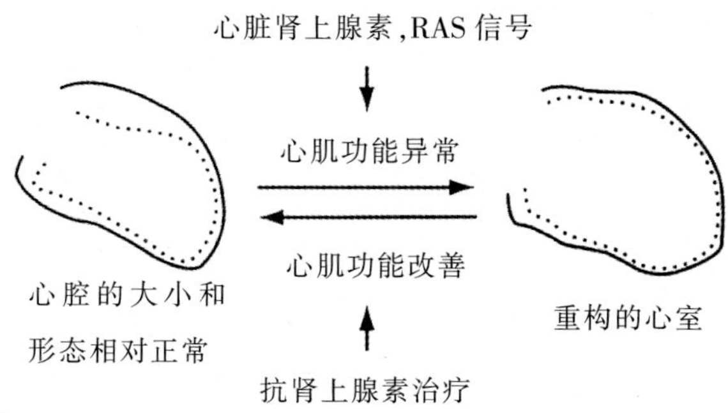

图 27-1 心肌功能异常的进展和重构逆转与心脏肾上腺素能和肾素-血管紧张素系统（RAS）系统激活的关系，以及与抗肾上腺素能治疗的关系。(From Eichhorn EJ, Bristow MR: Medical therapy can improve the biologic properties of the chronically failing heart: A new era in the treatment of heart failure. Circulation 94: 2285-2296, 1996, with permission.)

释放[7],可能诱发蛋白质合成而产生心肌细胞的肥大,最终导致明显的心肌肥厚[8]。相似的,肾上腺素刺激 α 和 β 受体能够导致心肌细胞肥大,对成熟的肌细胞而言特别受肾上腺素途径影响[9]。去甲肾上腺素是交感神经系统的主要神经递质,过多时对肌细胞有毒性[9]。收缩性心力衰竭中总是存在着过多的肾上腺素刺激,结果导致心肌丧失,增加了对尚存细胞进一步肥大的需求,从而加重了功能不全[10]。然后神经激素又进行额外刺激,周而复始。重构是目前关于心力衰竭进展和从无症状的左室功能不全到出现症状的转化的观念中的核心内容(图 27-2)[1]。

神经激素治疗与重构

肾素-血管紧张素系统与交感神经系统对重构的影响的证明部分涉及特异性受体的拮抗剂的作用。

肾素-血管紧张素系统

在使用 RAS 抑制剂的多个动物模型中存在着阳性关联。在心肌梗死后鼠模型中,Pfeffer 等[11] 证明卡托普利治疗的鼠心室扩大减弱。Sabbah 等[10](微型栓塞犬模型,图 27-3)以及 McDonald 等[12](直流电电击犬模型)也证明用血管紧张素转换酶抑制剂(ACEI)治疗的动物心室容量的改变减小。值得注意的是,两项研究还显示 β-阻滞剂美托洛尔具有有益作用。因为 β-阻滞剂通过减少肾素的生成抑制 RAS,其部分作用于调节心室重构可能是因为这种药物的该部分功能成分。

不同于血管紧张素 II 对心脏的病理性重构的独立作用。Spinale 等[13]在猪模型中,记录到 ACEI 具有有益的重构效应,而血管紧张素受体阻滞剂(ARB)则不然。在联合使用中可以见到有益作用(表 27-1)。这些数据与 McDonald 等[12]的相似数据一起提示缓激肽在重构中起到重要作用,因为 ACEI 增加缓激肽,

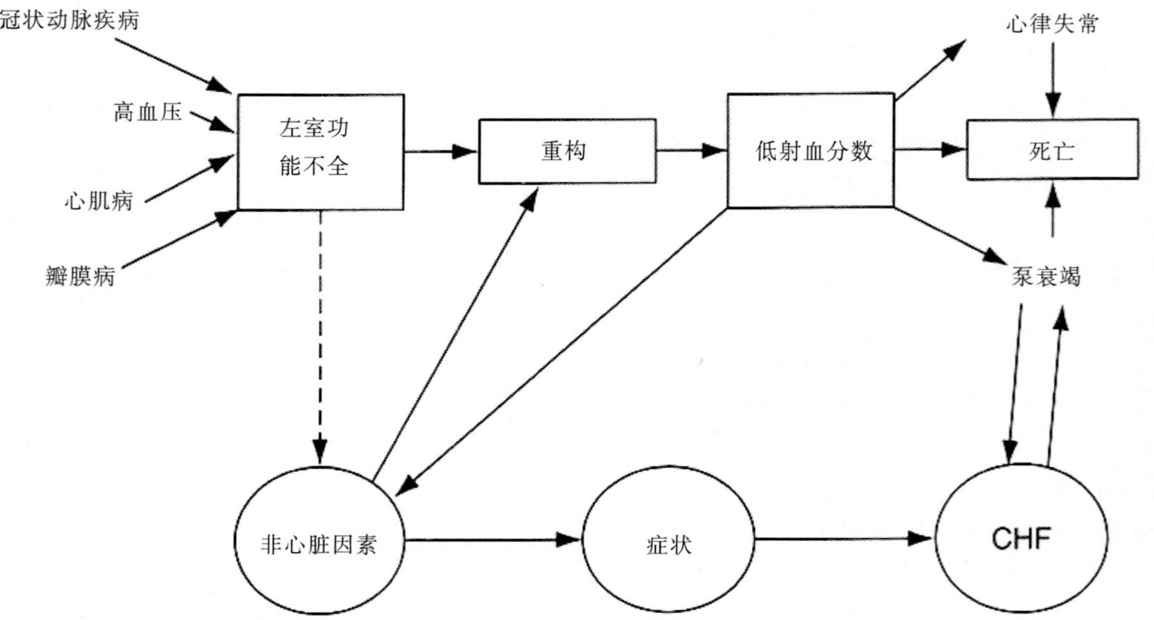

图 27-2 充血性心力衰竭(CHF)的发病机理。(From Cohn JN: Drug therapy: The management of chronic heart failure. N Engl J Med 335:490-498, 1996, with permission.)

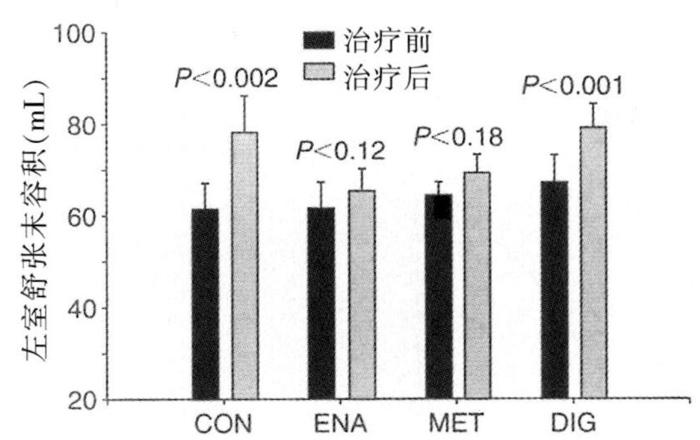

图 27-3 用依那普利(ENA)、美托洛尔(MET)或地高辛(DIG)治疗前后左室舒张末容积值(平均数±标准差)。CON，未治疗的对照犬。(From Sabbach HN, Shimoyama H, Kono T, et al:Effects of long-term monotherapy with enalapril, metoprolol, and digoxin on the progression of left ventricular dysfunction and dilation in dogs with reduced ejection fraction, Circulation 89:2852–2859,1994,with permission.)

而 ARB 则不增加。

RAS 抑制剂的临床数据证实了动物研究的发现。心脏大小的进行性增长被抑制。Pfeffer 等[14]与 Mitchell 等[15]阐明了心肌梗死后患者超声心动图中心脏容积和形态的有益作用。在左室功能不全研究(SOLVD)中确立的心力衰竭人群中，Greenberg 等[16]发现 ACEI 依那普利可以减小安慰剂组记录到的进行性心室扩大(图 27-4)。

最近，Wong 等[17]记录到在已经包括 ACEI (少数还应用 β-阻滞剂) 的标准化治疗的基础上额外给予 ARB 缬沙坦可以使心室大小适当缩小。在一个小规模无 ACEI 亚组中，缬沙坦显示出类似效用。在氯沙坦心力衰竭存活试验(Losartan Heart Failure Survival Study，ELITE II)中，Konstam 等[18]注意到卡托普利的效用有优于氯沙坦的趋势。可得到的数据表明肾素血管紧张素抑制剂发挥适度的功效很大程度是通过防止进一步重构而不是通过逆转这一过程的。

值得注意的是，重构过程也受醛固酮拮抗剂的影响。Hayashi 等[19]获得的螺内酯有关数据表明其在心肌梗死后的有益作用与 ACEI 相似——治疗组心室大小不增加，而安慰剂组则增大(图 27-5)。目前尚无心力衰竭的数据。

表 27-1　快速起搏心力衰竭的左室功能与几何构形

	对照	快速起搏	快速起搏与 ACEI	快速起搏与 AT_1 阻滞	快速起搏与 ACEI/ AT_1 阻滞
静息心率(bpm)	115±4	165±4	141±7	162±5	128±5
平均心房压力(mmHg)	91±3	72±4	77±3	72±3	78±2
左室舒张末径(cm)	3.45±0.07	5.61±0.11	4.95±0.11	5.66±0.10	4.68±0.07
左室缩短分数(%)	39.1±1.0	13.4±1.4	20.9±1.9	16.0±3.4	25.2±0.9

血管紧张素转换酶抑制剂(ACEI)，血管紧张素 II 受体 1 型(AT_1)阻滞剂，或联合 ACEI和 AT_1 在心力衰竭发展中的作用。

From Spinale FG, de Gasparo M, Whitebread S, et al:Modulation of the renin-angiotensin pathway through enzyme inhibition and specific receptor blockade in pacing-induced heart failure, I:Effects on left ventricular performance and neurohormonal system, Circulation 96:2385–2396,1997,with permission.

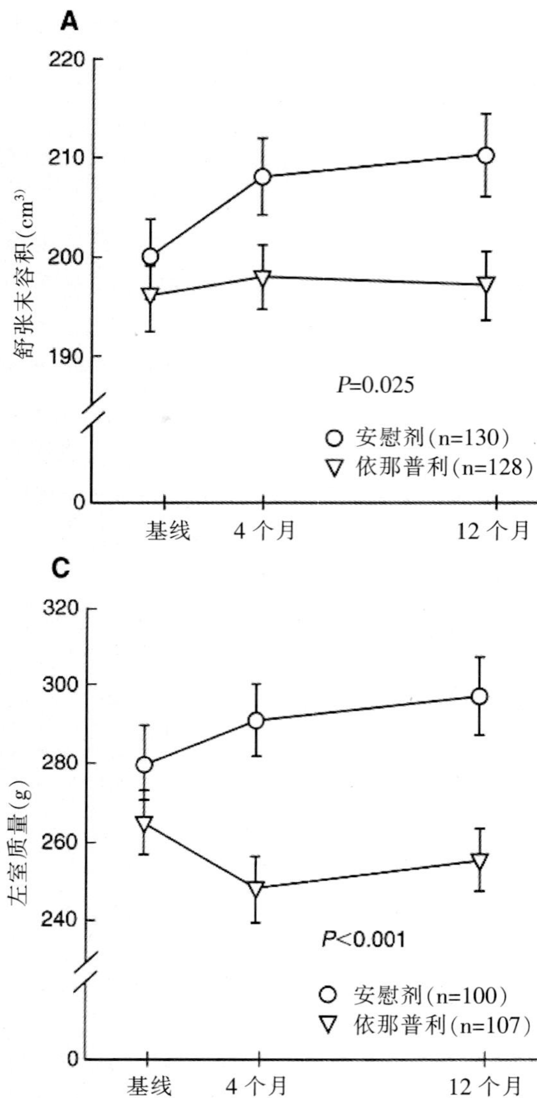

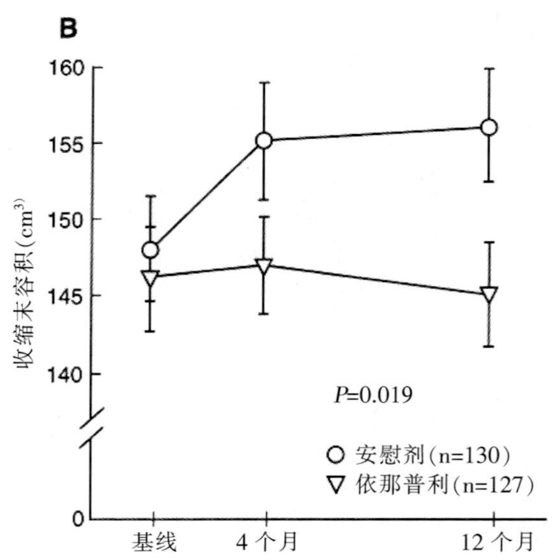

图 27-4 左室舒张末及收缩末容积和质量的变化。在依那普利组可以见到在 12 个月的观察期内左室扩张和肥厚减轻。所有数值为平均数±标准差。P 值是根据重复测量两组随时间反应的方差比较分析所得。(From Greenberg B, Quinones MA, Koilpillai C, et al, for the SOLVD Investigators: Effects of long-term enalapril therapy on cardiac structure and function in patients with left ventricular dysfunction: Results of the SOLVD Echocardiography Substudy. Circulation 91: 2573-2581, 1995, with permission.)

交感神经系统

在先前讨论过的动物试验中,Sabbah 等[10]和 McDonald 等[12]说明了 β-阻滞剂对动物模型中的重构的有益作用。在 Sabbah 等[10]的微型栓塞研究中,经美托洛尔治疗的犬的射血分数改善并且心室容积不增加,而不像未治疗的犬那样容积增加。

β-阻滞剂的临床数据主要集中在射血分数的改善上。事实上,在时间大于 1 个月的每一个研究中都显示在用 β-阻滞剂治疗的心力衰竭患者中,射血分数都有明显改善[20]。少数情况下也测量心室大小。

Hall 等[21]首先说明用酒石酸美托洛尔治疗的 3 个月时开始心室容积缩小。相似的,Doughty 等[22]在 Australian-New Zealand Study 中发现卡维地洛能减小心室大小。后一个研究中在 12 个月时左室容积指数的差别为 14mL/mg。最近,Groenning 等[23]发表用磁共振成像研究琥珀酸美托洛尔的数据(图 27-6)。在 6 个月时 β-阻滞剂能明显降低左室收缩容积指数和舒张容积指数。

抗重构作用的大小 (25%左室舒张末

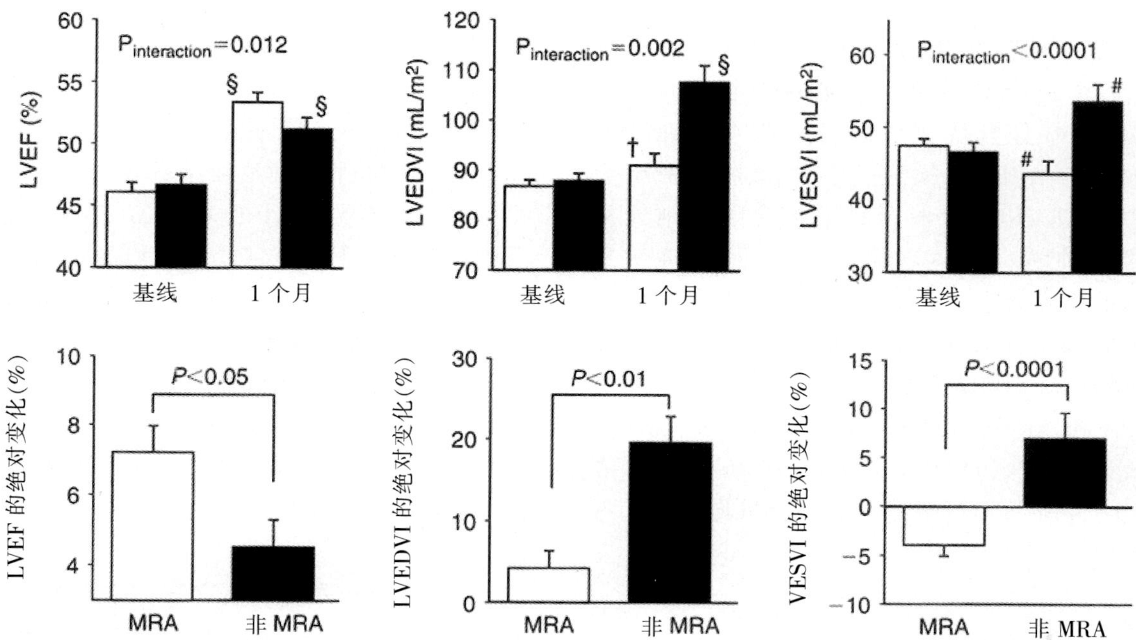

图 27-5 快速起搏致心力衰竭的左室功能与几何形状。上图，在两个随机治疗组内从基线到 1 个月后，左室射血分数(LVEF)、左室舒张末期容积指数(LVEDVI)、左室收缩末期容积指数(LVESVI)的变化。下图，LVEF、LVEDVI 和 LVESVI 的绝对变化(1 个月的值减去基线值)。 P<0.05;#P<0.01;§P<0.0001:基线与 1 个月的数值的差异。空白柱状图在盐皮质激素受拮抗剂(MRA)螺内酯;黑柱状图:非 MRA 治疗组。(From Hayashi M, Tsutamoto T, Wada A, et al: Immediate administration of mineralocorticoid receptor antagonist spironolactone prevents post -infarct left ventricular remodeling associated with suppression of a marker of myocardial cologne synthesis in patients with first anterior acute myocardial infarction. Circulation 107:2559-2565, 2003, with permission.)

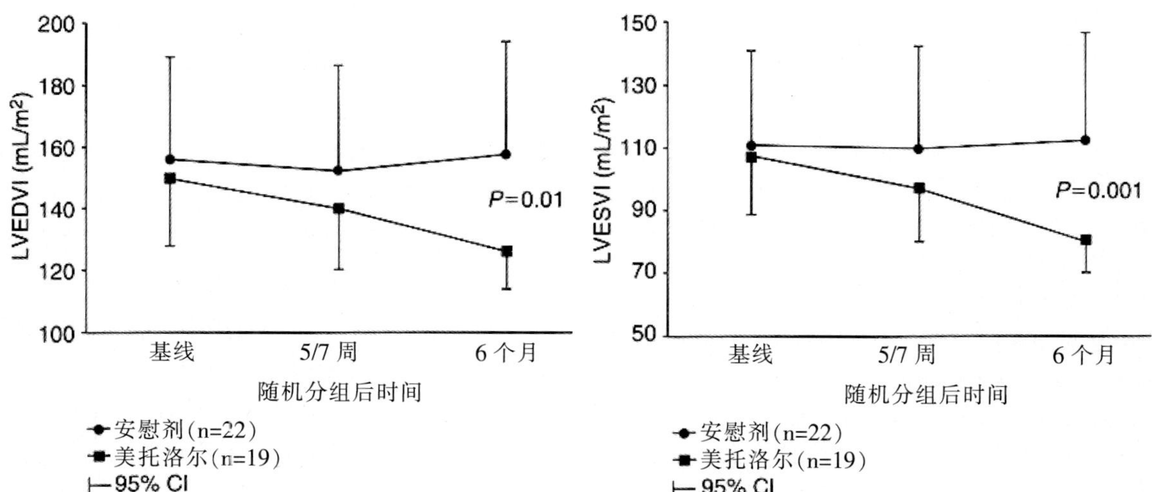

图 27-6 美托洛尔治疗对于心力衰竭中左室功能的作用。左图，LVEDVI 随时间变化。右图，LVESVI 随时间变化。图中所示为随机分组后基线，5 或 7 周及 6 个月时美托洛尔和安慰剂组的平均 LVEDVI 和 LVESVI。CI，可信区间。(From Groenning BA, Nilsson JC, Sondergaard L, et al: Antiremodeling effects on the left ventricle during beta-blockade with metoprolol in the treatment of chronic heart failure. J Am Coll Cardiol 36:2072-2080, 2000, with permission.)

容积与 20%左室收缩末容积指数)显著大于先前其他药物或其他 β-阻滞剂的报告(见图 27-6)。伴随其对心室容积的作用一起,射血分数从 29%改善到 37%。在卡维地洛与 ACEI 重构轻度心力衰竭评估研究中(CARMEN)的最新数据包含了卡维地洛的资料[24]。在这项研究中,卡维地洛对重构的抑制超过了依那普利,尽管联合用药与单独应用依那普利相比作用更大(下降 5.4mL/m^2,参见图 27-7)。

在先前工作的背景下,这些临床应用神经激素拮抗剂的数据显示 β-阻滞剂比 ACEI 或 ARB 逆转重构更明显,心室容积降低程度更大。

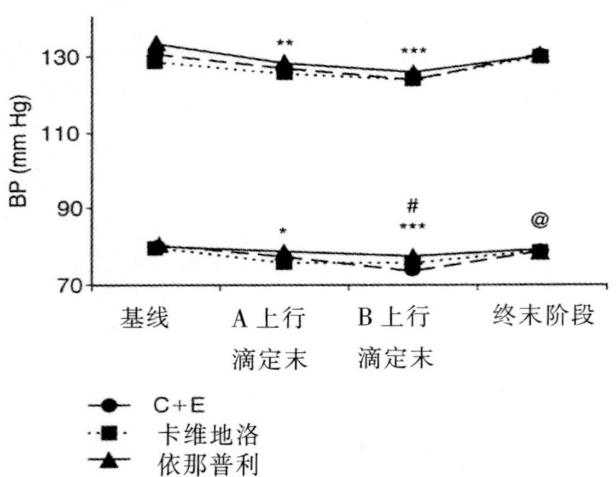

图 27-7 在轻度心力衰竭中药物随时间对平均收缩压和舒张压的作用。从基线变化的显著性用以下符号表示:***P<0.001,**P<0.01,*P<0.05,适用于各组;@P<0.05 只用于联合组;# 表示联合组与依那普利组有显著差异。C,卡维地洛;E,依那普利。(From Remme WJ, Riegger G, Hidebrandt P, et al, on behalf of the CARMEN Investigators and Co-Ordinators:The Benefits of Early Combination Treatment of Carvedilol and An ACE-Inhibitor in Mild Heart Failure and Left Ventricular Systolic Dysfunction. The Carvedilol and ACE-Inhibitor Remodeling Mild Heart Failure Evaluation Trial [CARMEN]. Cardiovasc Drugs Ther 18:57–66, 2004, with permission.)

室性心律失常

St. John Sutton[25]在存活率与心室扩大试验(SAVE)的心肌梗死后亚组研究中分析了室性心律失常与心脏大小的关系(图 27-8)。他发现随着心脏大小或左室质量的增加室性心律失常显著增加。这个亚组研究的规模不够大不足以评价 ACEI 或 β-阻滞剂的影响。

关于神经激素拮抗剂对心力衰竭中室性心律失常作用的数据极少。缬沙坦心力衰竭试验(Val-HeFT)II 研究涉及肼苯哒嗪异山梨醇二硝酸盐与依那普利,包含了室性心律失常的分析。

结果提示依那普利组室性心律失常减少。在 Val-HeFT II 中未设安慰剂组妨碍了分析,值得注意的是超声心动数据不支持依那普利对重构的获益超过肼苯哒嗪、异山梨醇二硝酸盐,因为记录到心室大小的没有改变。

临床结果

心力衰竭的死亡率是可观的。重度心力衰竭的年死亡率与迅速蔓延的癌症相似。即使在治疗适当的轻度和中度心衰患者中死亡率也达 6%~10%[27,28]。目前,除了重度心力衰竭中,大部分死亡都是突发性的。

ACEI 和 β-阻滞剂对心力衰竭中的总死亡率的有益作用已经被广泛了解。稳定电激动可以减少猝死。尽管猝死可以有许多可能的原因——缓慢性心律失常、心肌梗死、肺栓塞,以及主动脉夹层,毫无疑问这些事件中有许多实际上是由于致命性心律失常所致。

由于对猝死的定义不同,当比较不同的研究做出结论时需要认真。对于 ACEI 来说,数据就特别混乱。最早的以安慰剂对照的 ACEI 试验,合作的北斯堪的纳维亚人依那普利存活研究(CONSENSUS)[29]和 SOLVD[30]未报道 ACEI 在减少猝死中具有有益作用。然而,在心肌梗死人群中的 SAVE 数据表明猝死减少[31]。Val-

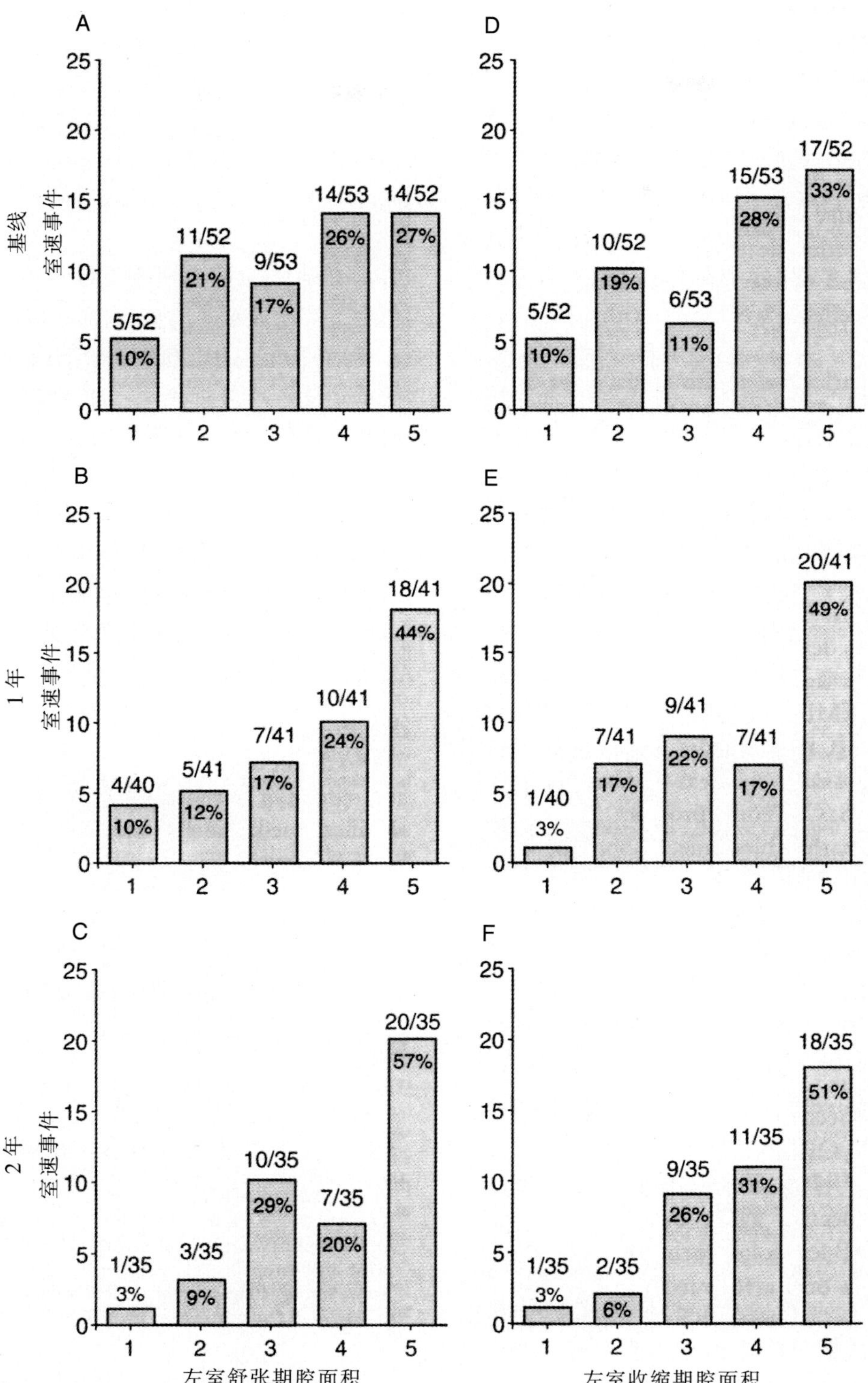

图 27-8　左室舒张末大小与室性心动过速(VT)在基线(A)、1 年(B)及 2 年(C)的相互关系，以及左室收缩末大小与 VT 在基线(D)、1 年(E)及 2 年(F)的相互关系。面积范围 1~5 确定研究人数的 1/5。(From St John Sutton M, Lee D, Rouleau JL, et al:Left ventricular remodeling and ventricular arrhythmias after myocardial infarction.Circulation 107: 2577-2582, 2003, with permission.)

HeFT 数据确实显示出对猝死具有有益作用，尽管正如前面讨论，这个研究有肼苯哒嗪和异山梨醇二硝酸盐作为阳性对照。

ARB 的临床结果没有显示出对猝死具有有益作用。在 ELITE II 中氯沙坦与卡托普利相比不能减少猝死[32]。相似的，在 Val-HeFT 中作为附加治疗，缬沙坦未减少猝死[33]。如前文所述，在 ELITE 中未见到氯沙坦对重构的作用，而在 Val-HeFT 中仅见到缬沙坦具有较小的作用。

有两个已经结束的醛固酮拮抗剂试验：依普利酮在急性心肌梗死后心力衰竭的有效性及存活研究(EPHESUS)[34]和随机 Aldactone(螺内酯）对充血性心力衰竭作用的评估研究(RALES)[35]。在这两项研究中，都发现能明显减少猝死(分别为 21%和 29%)。

关于神经激素拮抗剂与猝死的最强有力的数据来自 β-阻滞剂。较早的试验——美托洛尔在扩张型心肌病中（MDC)[36] 和心功能不全比索洛尔研究（CIBIS)[37]——并没有显现猝死的减少，而后来的卡维地洛试验则显示可减少猝死（美国卡维地洛项目 U.S. Carvedilol program)[38]。这些数据使得人们推测需要同时阻断 β_1 和 β_2 受体才能减少猝死，因美托洛尔和比索洛尔是心脏选择性的，而卡维地洛则不是。然而，更大规模的研究确立了心脏选择性与猝死减少不相关。CIBIS-II(比索洛尔)[27]，在充血性心力衰竭中美托洛尔随机干预试验(MERIT-HF)[28]和卡维地洛前瞻性随机累积存活研究(COPERNICUS)[39]都显示猝死可戏剧性下降 40%~47%。在布新洛尔评价存活试验(BEST)中非心脏选择性药物布新洛尔的效用更低些，仅下降 10%[40]。尽管布新洛尔已经被报道具有内源性拟交感活性特点，它也具有更低的重构特点[40]。因此，能明显降低猝死的至少有两种有益药物琥珀酸美托洛尔和卡维地洛，已经显示有显著的抗重构作用(表 27-2)。

表 27-2 在心力衰竭中 β-阻滞剂死亡率试验过程中猝死下降率

试验	活性药物	安慰剂	风险下降
CIBIS-II[27]	71(5.3%)	132(10.0%)	-47%
MERIT-HF[28]	79(4.0%)	132(6.6%)	-40%
COPERNICUS[39]	48(4.2%)	88(7.8%)	-47%

结论

已经表明神经激素拮抗剂对心肌梗死后和心力衰竭中的可逆性病理性重构具有一系列作用。ACEI 能够减弱重构，而 ARB 看似有类似作用。醛固酮拮抗剂存在的数据极少，但由于醛固酮受体与纤维化之间的关系，人们对这些药物的预期很高。β-阻滞剂表现出最强的逆转重构的作用。

没有降低心室大小和减少室性心律失常的直接数据存在。然而，β-阻滞剂显著降低心力衰竭中的猝死提示机械-电联系。机械电反馈可能意义重大，因为药物逆转重构是目前心力衰竭治疗的基石。

（王立群 郭继鸿 译）

参考文献

1. Cohn JN: Drug therapy: The management of chronic heart failure. N Engl J Med 335:490–498, 1996.
2. Ross J, Braunwald E: Studies on Starling's law of the heart: The effects of impeding venous return on performance of the normal and failing human left ventricle. Circulation 30:719–727, 1964.
3. Grossman W, Jones D, McLaurin LP: Wall stress and patterns of hypertrophy in the human left ventricle. J Clin Invest 56:56–64, 1975.
4. Beltrami CA, Finato N, Rocco M, et al: The cellular basis of dilated cardiomyopathy in humans. J Mol Cell Cardiol 27: 291–305, 1995.
5. Weber KT, Anversa P, Armstrong PW, et al: Remodeling and reparation of the cardiovascular system. J Am Coll Cardiol 20:3–16, 1992.
6. Katz A: The cardiomyopathy of overload: An unnatural growth response in the hypertrophied heart. Ann Intern Med 121: 363–371, 1994.
7. Sadoshima J, Izumo S: Molecular characterization of angiotensin II–induced hypertrophy of cardiac myocytes and hyperplasia of cardiac fibroblasts: Critical role of the AT1 receptor subtype. Circ Res 73:413–423, 1993.
8. Bishopric NH, Sato B, Webster KA: β-Adrenergic regulation of a myocardial actin gene via a cyclic AMP-independent pathway. J Biol Chem 267:20932–20936, 1992.
9. Mann DL, Kent RL, Parsons B, et al: Adrenergic effects on the biology of the adult mammalian cardiocyte. Circulation 85: 790–804, 1992.

10. Sabbah HN, Shimoyama H, Kono T, et al: Effects of long-term monotherapy with enalapril, metoprolol, and digoxin on the progression of left ventricular dysfunction and dilation in dogs with reduced ejection fraction. Circulation 89:2852–2859, 1994.
11. Pfeffer JM, Pfeffer MA, Braunwald E: Influence of chronic captopril therapy on the infarcted left ventricle of the rat. Circ Res 57:84–95, 1985.
12. McDonald KM, Rector T, Carlyle PF, et al: Angiotensin-converting enzyme inhibition and beta-adrenoceptor blockade regress established ventricular remodeling in a canine model of discrete myocardial damage. J Am Coll Cardiol 24:1762–1768, 1994.
13. Spinale FG, de Gasparo M, Whitebread S, et al: Modulation of the renin-angiotensin pathway through enzyme inhibition and specific receptor blockade in pacing-induced heart failure: I. Effects on left ventricular performance and neurohormonal system. Circulation 96:2385–2396, 1997.
14. Pfeffer MA, Lamas GA, Vaughan DE, et al: Effect of captopril on progressive ventricular dilatation after anterior myocardial infarction. N Engl J Med 319:80–86, 1988.
15. Mitchell GF, Lamas GA, Vaughan DE, Pfeffer MA: Left ventricular remodeling in the year after first anterior myocardial infarction: A quantitative analysis of contractile segment lengths and ventricular shape. J Am Coll Cardiol 19:1136–1144, 1992.
16. Greenberg B, Quinones MA, Koilpillai C, et al, for the SOLVD Investigators: Effects of long-term enalapril therapy on cardiac structure and function in patients with left ventricular dysfunction: Results of the SOLVD Echocardiography Substudy. Circulation 91:2573–2581, 1995.
17. Wong M, Staszewsky L, Latini R, et al: Valsartan benefits left ventricular structure and function in heart failure: Val-HeFT echocardiographic study. J Am Coll Cardiol 40:970–975, 2002.
18. Konstam MA, Patten RD, Thomas I, et al: Effects of losartan and captopril on left ventricular volumes in elderly patients with heart failure: Results of the ELITE ventricular function substudy. Am Heart J 139:1081–1087, 2000.
19. Hayashi M, Tsutamoto T, Wada A, et al: Immediate administration of mineralocorticoid receptor antagonist spironolactone prevents post-infarct left ventricular remodeling associated with suppression of a marker of myocardial cologne synthesis in patients with first anterior acute myocardial infarction. Circulation 107:2559–2565, 2003.
20. Eichhorn EJ, Bristow MR: Medical therapy can improve the biologic properties of the chronically failing heart: A new era in the treatment of heart failure. Circulation 94:2285–2296, 1996.
21. Hall SA, Cigarroa CG, Marcoux L, et al: Time course of improvement in left ventricular function, mass, and geometry in patients with congestive heart failure treated with β-adrenergic blockade. J Am Coll Cardiol 25:1154–1161, 1995.
22. Doughty RN, MacMahon S, Sharpe N: Beta-blockers in heart failure: Promising or proved? J Am Coll Cardiol 23:814–821, 1994.
23. Groenning BA, Nilsson JC, Sondergaard L, et al: Antiremodeling effects on the left ventricle during beta-blockade with metoprolol in the treatment of chronic heart failure. J Am Coll Cardiol 36:2072–2080, 2000.
24. Remme WJ, Riegger G, Hildebrandt P, et al, on behalf of the CARMEN Investigators and Co-Ordinators: The Benefits of Early Combination Treatment of Carvedilol and An ACE-Inhibitor in Mild Heart Failure and Left Ventricular Systolic Dysfunction. The Carvedilol and ACE-Inhibitor Remodeling Mild Heart Failure Evaluation Trial (CARMEN). Cardiovasc Drugs Ther 18:57–66, 2004.
25. St John Sutton M, Lee D, Rouleau JL, et al: Left ventricular remodeling and ventricular arrhythmias after myocardial infarction. Circulation 107:2577–2582, 2003.
26. Cohn JN, Johnson G, Ziesche S, et al: A comparison of enalapril with hydralazine-isosorbide dinitrate in the treatment of chronic congestive heart failure. N Engl J Med 325: 303–310, 1991.
27. CIBIS-II Investigators and Committees: The Cardiac Insufficiency Bisoprolol Study II (CIBIS-II): A randomised trial. Lancet 353:9–13, 1999.
28. MERIT-HF Study Group: Effect of metoprolol CR/XL in chronic heart failure: Metoprolol CR/XL Randomized Intervention Trial in Congestive Heart Failure (MERIT-HF). Lancet 353:2001–2006, 1999.
29. The CONSENSUS Trial Study Group: Effects of enalapril on mortality in severe congestive heart failure: Results of the Cooperative North Scandinavian Enalapril Survival Study (CONSENSUS). N Engl J Med 316:1429–1435, 1987.
30. The SOLVD Investigators: Effect of enalapril on survival in patients with reduced left ventricular ejection fractions and congestive heart failure. N Engl J Med 325:293–302, 1991.
31. Pfeffer MA, Braunwald E, Moye LA, et al, on behalf of the SAVE Investigators: Effect of captopril on mortality and morbidity in patients with left ventricular dysfunction after myocardial infarction: Results of the survival and ventricular enlargement trial. N Engl J Med 327:669–677, 1992.
32. Pitt B, Poole-Wilson PA, Segal R, et al: Effects of losartan compared with captopril on mortality in patients with symptomatic heart failure: Randomised trial—the Losartan Heart Failure Survival Study ELITE II. Lancet 355:1582–1587, 2000.
33. Cohn JN, Tognoni G: A randomized trial of the angiotensin-receptor blocker valsartan in chronic heart failure. N Engl J Med 345:1667–1675, 2001.
34. Pitt B, Remme W, Zannad F, et al: Eplerenone, a selective aldosterone blocker, in patients with left ventricular dysfunction after myocardial infarction. N Engl J Med 348:1309–1321, 2003.
35. Pitt B, Zannad F, Remme WJ, et al: The effect of spironolactone on morbidity and mortality in patients with severe heart failure. N Engl J Med 341:709–717, 1999.
36. Waagstein F, Bristow MR, Swedberg K, et al, for the Metoprolol in Dilated Cardiomyopathy (MDC) Trial Study Group: Beneficial effects of metoprolol in idiopathic dilated cardiomyopathy. Lancet 342:1441–1446, 1993.
37. CIBIS Investigators and Committees: A randomized trial of beta-blockade in heart failure: The Cardiac Insufficiency Bisoprolol Study (CIBIS). Circulation 90:1765–1773, 1994.
38. Packer M, Bristow MR, Cohn JN, et al: The effect of carvedilol
39. Packer M, Coats AJS, Fowler MB, et al, for the Carvedilol Prospective Randomized Cumulative Survival Study Group:
40. The BEST Investigators: A trial of the beta-adrenergic blocker bucindolol in patients with advanced chronic heart failure. N Engl J Med 344:1659–1667, 2001.

第 28 章

心肌肥厚的电机械重构

Dirk W. Donker, Harry J. G. M. Crijns, Paul G. A. Volders

本章从临床和实验室方面描述在长期血流动力学超负荷的过程中电机械重构导致的心肌肥厚，讨论机械刺激诱导分子电生理改变的假定作用。本章重点主要集中在心室复极的重构及其与致心律失常的关系。首先，我们简要回顾了普通人群中室性心律失常和心脏性猝死的情况，强调了在慢性血流动力学超负荷中电生理改变如何能影响这些有害事件的。

室性心律失常与心脏性猝死的临床影响

在美国每年心脏性猝死的人约为 30 万~40 万 [1]。拥有 182 000 居民的荷兰 Maastricht 地区，20~75 岁之间每年发生医院外心脏骤停(死亡率 93%)的大约占 1/1000 人[2]。这些灾难性事件的 90%以上发生于冠心病或心肌病患者。在其余的 5%~10%中未发现有器质性心脏病的依据。

室性心律失常是猝死的最常见原因。通常，它们是心血管疾病的首要明显症状。在一项关于突发性心律失常性死亡(在动态心电图记录到)的研究中，83%的终末事件是室性快速心律失常，而 17%是缓慢性心律失常[3]。3 种形式的快速心律失常被识别出：(1)原发性心室颤动(占 83%的 10%)；(2)单形性室性心动过速或心室扑动蜕化为心室颤动(75%)；(3)多形性室性心动过速包括尖端扭转型室速(15%)[3]。我们自己记录的示例见图 28–1。幸运的是，大多数室性心律失常并非都会导致有害的后果。

慢性心脏病理性超负荷(如，由高血压、瓣膜病、慢性缺血以及心肌梗死所致)的患者致命性心律失常风险增加[4,5]，并且倾向于发生明显的心力衰竭[6,7]。随着心力衰竭的进展室性异位搏动出现的频率和复杂性增加[8]。总死亡率与左室功能和复杂的室性异位搏动的存在相关[9]。事实上，来自血管扩张心力衰竭试验(Val-HeFT)[10] 和充血性心力衰竭美托洛尔随机介入试验(MERIT-HF)[11] 的数据提示在心肌功能异常程度越轻，死亡的突发性越大。

图 28–1 显示一例代偿性心室肥厚患者突发性心律失常性死亡的示例。记录来自一位 81 岁的女性，她的病史是长期重度主动脉瓣狭窄，中度主动脉瓣关闭不全及高血压导致向心性左室肥厚。强烈推荐她做主动脉瓣膜置换术，但遭患者拒绝。她最后服用的药物包括依那普利、速尿、卡马西平和文拉法辛。在致命性事件发生的前一天，她没有循环失代偿的临床征象而射血分数正常为 63%。

长期以来人们已经认识到病理性心室肥厚是心脏性猝死的独立危险因素[4,6]。然而，在慢性血流动力学超负荷的情况下致心律失常的机制很复杂。即使在具有同样病理改变的患者中也流行着不同的心动过速机制。在我们的患者中，必须假设(根据记录显示以及文献数据)存在心肌电学和结构性改变的基质(如纤维化)。室性异位搏动的产生触发了心动过速，表明一个致心律失常环境可能受心肌缺血、自主神经失衡、局部传导异常及(或)文拉法辛(已知有致心律失常的危险，要了解更多信息参见 Arizona 大学健康科学中心网站：www.torsades.org)和速尿(有致低钾的危险)副作用的影响。这个病例举例说明在心肌肥厚时出现多形性室性心动过速中的基质和触发因素的重要性。

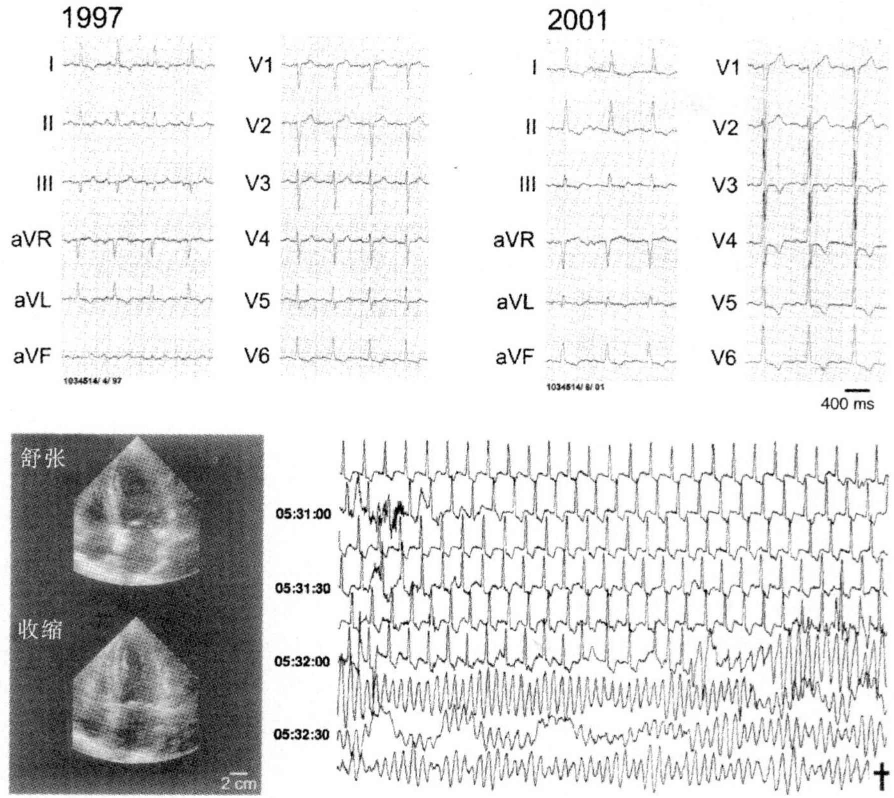

图 28-1　一位代偿性心室肥厚的患者发生突发性心律失常性死亡。上图是 1997 年和 2001 年(死亡前数周)的 12 导联心电图,示窦性心律 QT 间期正常。从 1997 到 2001 年,电轴从水平位到正常,而胸前区导联高电压和出现劳损型 ST-T 改变,与显著肥厚表现一致。下图左侧,在致命性事件数天前记录的超声心动图。从整体看心脏的收缩性良好。下图右侧,动态心电图显示在 05:32Am 突发多形性室性心动过速并蜕化为心室颤动。(Courtesy of Joep L.R.M. Smeets,MD,PhD,Department of Cardiology,Academic Hospital Maastricht,Netherlands.)

慢性心脏超负荷中的电重构

总论

对心脏肥厚和衰竭中心律失常的理解很少，因而促使人们针对这个问题开展许多研究,包括实验室和临床研究。这些研究的共同发现是在超负荷的心肌中存在结构和电的重建。电稳定性的许多分子防卫因素经常通过基因的重新程控，经历了功能或表达的改变,或两者兼有。总之,这些改变被称为电重构。

电重构是心脏正常发育的主要特征,反映了在心脏生长过程中对血流动力学需求增加的功能性适应(见参考文献 12)。在先天性和获得性心脏病中,当血流动力学负荷超过生理限度时,(不良)适应性反应系统决定电稳定性的可塑性受到挑战。在这种情况下受影响的各类分子包括离子通道和转运装置、Ca^{2+}调控的机械成分以及心肌和间质的结构蛋白[13]。重要的是,其改变可能在超负荷的早期就已经很明显了,当时收缩性仍足以维持心输出量在(接近)正常水平。这可能至少部分解释,为什么心肌功能代偿或轻度失代偿患者发生心律失常和心脏性猝死的比例相对较高。

不论什么原因导致心肌肥厚和心力衰竭,其电重构的特点是心室动作电位延长(详细综述参见 Tomaselli 等的文章[5,13])。对于人类心脏而言,动作电位延长既可出现于代偿性心肌肥厚又可出现于终末期心力衰竭中[15,16]。心脏的三维结构中动作电位时程的区域性差别（跨越心室壁，在心室之间，从基底部到心尖）在心肌肥厚[17,18]和心力衰竭[19,20]时可能扩大，而倾向于发生室性心律失常。反之，电生理性梯度缩小可能也会导致心律失常(见第 22 章)。复极的改变可能表现为电激动恢复过程从正常心外膜到心内膜方向的紊乱，而可以导致心律失常[21]。在缺血性或非缺血性扩张型心肌病和其他心肌肥厚或心力衰竭患者中 QT 间期易变[22]，这是心律失常的基质，是至少部分与复极受损相关的另一个迹象。重要的是，严重复极异常的存在可以被隐藏在“正常”的动作电位形态和时限，或体表心电图的“正常”QT 间期的外表之下。在这种情况下，对电稳定性的轻度挑战就可能激起较强的致心律失常反应。

在心肌肥厚和心力衰竭中的复极不稳定性通常以 K^+通道下调[23,24]和 Ca^{2+}内环境恒定性改变为基础的[25]。这些变化可能具有基因转录基础[26,27]，尽管一些报道表明转录后的改变也很重要[28]。电学变化的确切时间过程以及其基础分子机制的信息不足。此外，触发电重构的机械性或生物电刺激的成分仍不清楚。

代偿性心室肥厚的致心律失常作用：慢性完全性房室阻滞的犬模型

人们已经深入研究了由完全性房室阻滞(AVB)引起的容量超负荷的犬模型。在这个模型中人们发现了心肌的电学、收缩性和结构改变[18,29]。心肌适应性与对尖端扭转型室速[18,29]和心脏性猝死的易感性增强有关。大多数犬在房室阻滞的慢性期(CAVB)表现为收缩功能代偿。图 28-2 阐明了目前所知的该模型的主要特点。在活体内电生理记录显示在慢性房室阻滞中 QT 明显延长伴 T 波基底增宽。从心内膜记录到的单相动作电位提示左室的复极延长比右室更突出，导致心室间复极离散度加大。在这个动物模型中经常自发尖端扭转型室速，或能够稳定的被程序电刺激或延长复极的药物诱发，因而适于长期研究致心律失常作用。

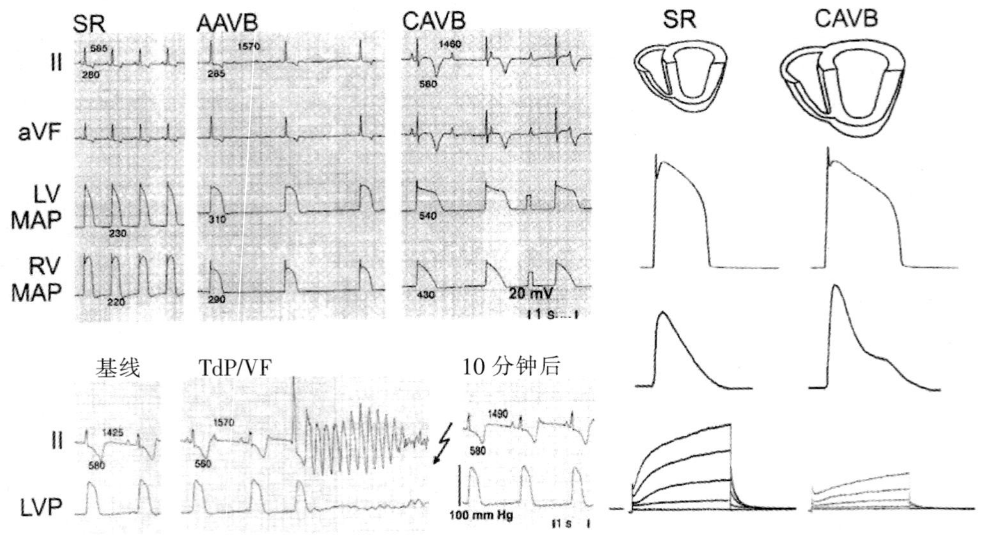

图 28-2 慢性房室阻滞(CAVB)的犬模型。左上图，获得性 QT 延长。心电图 II 和 aVF 导联和同步从左室(LV MAP)和右室(RV MAP)心内膜记录单相动作电位。左下图，自发性尖端扭转型室速(TdP)蜕化为心室颤动(VF)伴血流动力学恶化。在麻醉过程中记录的 II 导联心电图和左室压力(LVP)。在成功的除颤之后，在数分钟内重新获得电学和血流动力学的稳定。右图，在慢性房室阻滞后心室扩张肥厚的致心律失常的分子基础。跨膜动作电位延长，从肌浆网释放 Ca^{2+}增多(从顶端起第二、三行)是典型特点。Na^+- Ca^{2+}交换活动增强及延迟整流 K^+电流 I_{Ks} 下调(底行)参与了动作电位延长。SR，窦性心律；AAVB，急性房室阻滞。(Top left, Reproduced from Volders PGA, Sipido KR, Vos MA, et al: Downregulation of delayed rectifier K^+ currents in dogs with chronic complete atrioventricular block and acquired torsades de pointes. Circulation 100:2455–2461, 1999, by permission of the American Heart Association; bottom left, acknowledgment to Jet D.M.Beekman, Department of Medical Physiology, University Medical Center Utrecht, Netherlands.)

在细胞水平，K^+电流 I_{Ks} 和 I_{Kr} 的明显下调[24]，与 Na^+-Ca^{2+}交换增强相结合，有助于动作电位的空间和时间的异质性变化。此外，肌浆网 Ca^{2+}释放增强并且 Na^+浓度升高[32]，同时 Na^+-Ca^{2+}交换增强，而引起 Ca^{2+}依赖的异常冲动形成[33]。

关于 K^+通道下调的重要信息来自于最近对 KCNQ1 和 KCNE1 即编码 I_{Ks} 通道的 α 和 β 亚单位的基因的研究[27]。结果显示在图 28-3 中。在慢性房室阻滞中，KCNQ1 互补基因(cDNA，从信使 RNA 逆向转录而得)在左室和右室分别下降 80%和 90%。KCNE1 cDNA 减少 70%和 75%。在慢性房室阻滞中左室和右室的 KCNQ1 蛋白表达分别减少 60%和 45%，而 KCNE1 的表达分别下降 60%和 70%。早先发现的 I_{Ks} 密度下降 50%(左室)和 55%(右室)与这个分子数据十分吻合。综合考虑，这些发现(其他数据本文未描述[27])表明 I_{Ks} 的降低涉及 KCNQ1 和 KCNE1 基因表达在转录和翻译水平的调节。

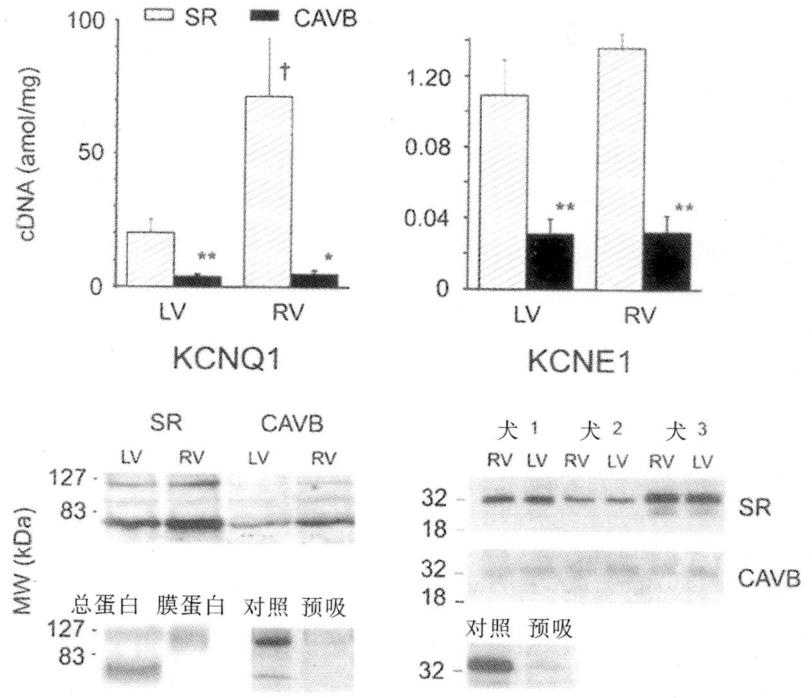

图 28-3　由 KCNQ1 和 KCNE1 mRNA 和蛋白表达下调引起的慢性房室阻滞(CAVB)中I_{Ks}降低。上图，竞争性多元反转录聚合酶链式反应(PCR)显示慢性房室阻滞导致 KCNQ1 和 KCNE1 互补 DNA(信使 RNA)减少。中间的左图，来自窦性心律(SR)和慢性房室阻滞犬的左室(LV)和右室(RV)的心肌蛋白的 Western 斑点杂交。在窦性心律时用 KCNQ1 多克隆抗体探查可以识别两个分子量(MW)约 72 和 120kDa 的条带。左下图，从窦性心律的左室心肌分离出总蛋白(Total)和膜蛋白(Mem.)的重复试验。在总蛋白制剂中可识别出 72kDa 和 120kDa 两个条带，而从膜片断分离出的蛋白中主要的仅有 120kDa 带。在右侧证明两个条带与 KCNQ1 有联系，用预先吸收(Pre-ab)KCNQ1 抗体进行免疫斑点杂交。中间的右图，从窦性心律和慢性房室阻滞犬(犬 1~3)的左室和右室提取蛋白的 Western 斑点杂交，采用 KCNE1 多克隆抗体探查。在窦性心律中 KCNE1 抗体可以识别约 35kDa 条带和 20kDa 微弱的条带。在两个斑点杂交(左侧和右侧)中密度测量分析显示在慢性房室阻滞的两个心室中 KCNQ1 和 KCNE1 蛋白明显下调。右下图，用抗-KCNE1 抗体对照 Western 斑点杂交(Ctrl.)，或抗体预先吸收 KCNE1 抗原(Pre-ab)显示 35kDa 抗原包含 KCNE1 特异性抗原决定基。*P<0.05；**P<0.01 (SR vs. CAVB)；P<0.05 (RV vs. LV)。(Modified from Ramakers C，Vos MA，Doevendans PA，et al：Coordinated down-regulation of KCNQ1 and KCNE1 expression contributes to reduction of I_{Ks} in canine hypertrophied hearts. Cardiovasc Res 57：486-496，2003，with permission.)

慢性机械性超负荷与电重构之间缺失的联系

在上文中,我们描述了共同构成 I_{Ks} 通道的 KCNQ1 和 KCNE1 蛋白在分子水平的下调。目前我们已知的所有获得性离子通道病中,引起下调的主要刺激仍然不清楚。然而,机械刺激很显然是候选者。

最近,我们在房室阻滞的犬模型中量化了机械超负荷情况,发现在心肌水平舒张压力、舒张期张力(如牵张)、收缩期张力和每搏功明显增加[34]。心动过缓诱发的容量超负荷随后出现心室肥厚和 QT 延长。是否存在以及存在多少机械性改变通过调节转录或翻译,或者两者兼有(或其他分子机制)可以影响 I_{Ks} 通道表达,是一个令人感兴趣的问题。

同期的心肌细胞机械感知和转导工作模型中,主要的作用来自于一种在肌纤维膜/Z 盘的蛋白复合体 integrin β_{1D}/talin/melusin,其在压力超负荷中的重要性已经被阐明[35]。此外,一种心脏机械牵张感受器组织合并成一种连接素(titin)、肌肉 LIM 蛋白(MLP)和 telethonin(T-cap)的蛋白复合体相互作用于 Z 盘(图 28-4A)[36]。在 $MLP^{-/-}$转基因鼠和人扩张型心肌病子集中 MLP/T-cap 复合体的缺陷导致扩张型心肌病[36]。Furukawa 等[37]已经描述了极端的 C 端 T-cap 部位结合在细胞质 KCNE1 区域(=minK,见图 28-4B)。titin/MLP/T-cap/KCNE1 这条分子链作为机械-电重构的渠道,这样的推测极具吸引力。基因转录和翻译的改变是否以及如何符合这个假设方案仍有待确定。

机械影响通过中间肌丝蛋白肌间线蛋白(desmin)改变转录活动。Bloom 等[38]提出机械性牵张可以诱发 desmin-lamin 中间丝网络和核被膜相关的染色质空间排列的变化。最近我们发现在犬出现房室阻滞后的早期 desmin 表达减少[39],与 I_{Ks} 下调平行,这也表明了机械电之间的联系。

还需要更多的研究来回答这些在慢性超负荷过程中机械电耦联中的重要问题。

解除机械性负荷电重构的可逆性

人们通过解除心脏负荷的研究得出了对机械超负荷作用的新见解。已经成功地证实不同的策略能够降低左室肥厚,并且解除慢性机械负荷增加之后可改善心脏的收缩性[40]。因而,收缩性重构具有潜在的可逆性,这个观点也可用于电重构。用依那普利[41]和氯沙坦[42]治疗的高血压患者表现出心率校正的 QT 间期缩短。几个试验研究显示相应的发现[43,44]。可想象得到药物治疗独立于机械负荷的降低而影响信号传递。然而,单纯的解除机械性负荷也可能导致已经变化的电特性正常化[45,46]。它强调了机械转换对于在解除负荷过程中逆转电重构的重要性,这种作用甚至出现在超负荷数月至数年之后。

相反,其他研究报道了在药物治疗[47]、外科处理[48]或心室起搏(在慢性房室阻滞中)[49]过程没有电重构的逆转。这些问题尚无定论(见第 34~37 章),需要进一步研究。

电机械重构

从前面的章节我们可以得出这样的结论,慢性机械超负荷可能促进和调节电重构,反之亦然,肥大心肌细胞的改变的电特性也能影响收缩性进而影响心肌的机械表现。

在啮齿动物中,动作电位延长可能导致瞬时 Ca^{2+}增加[50],因而增强收缩性和收缩期机械负荷。Sah 等[51]指出由于瞬时外向电流 I_{to} 膜复极,经过 L 型 Ca^{2+}电流调节肌浆网 Ca^{2+}的聚集和同步释放。有趣的是,同组研究显示静止新生鼠心室肌细胞在肥大之后 Kv4.2/3(负责 I_{to})降低,提示 Ca^{2+}依赖性激活的钙调神经磷酸酶(calcineurin)可能发挥作用[52]。尽管对这种因果关系还存在质疑[53],这些数据提示在发生变化的电特性与细胞肥大之间的关系可能不总是合并有机械刺激。

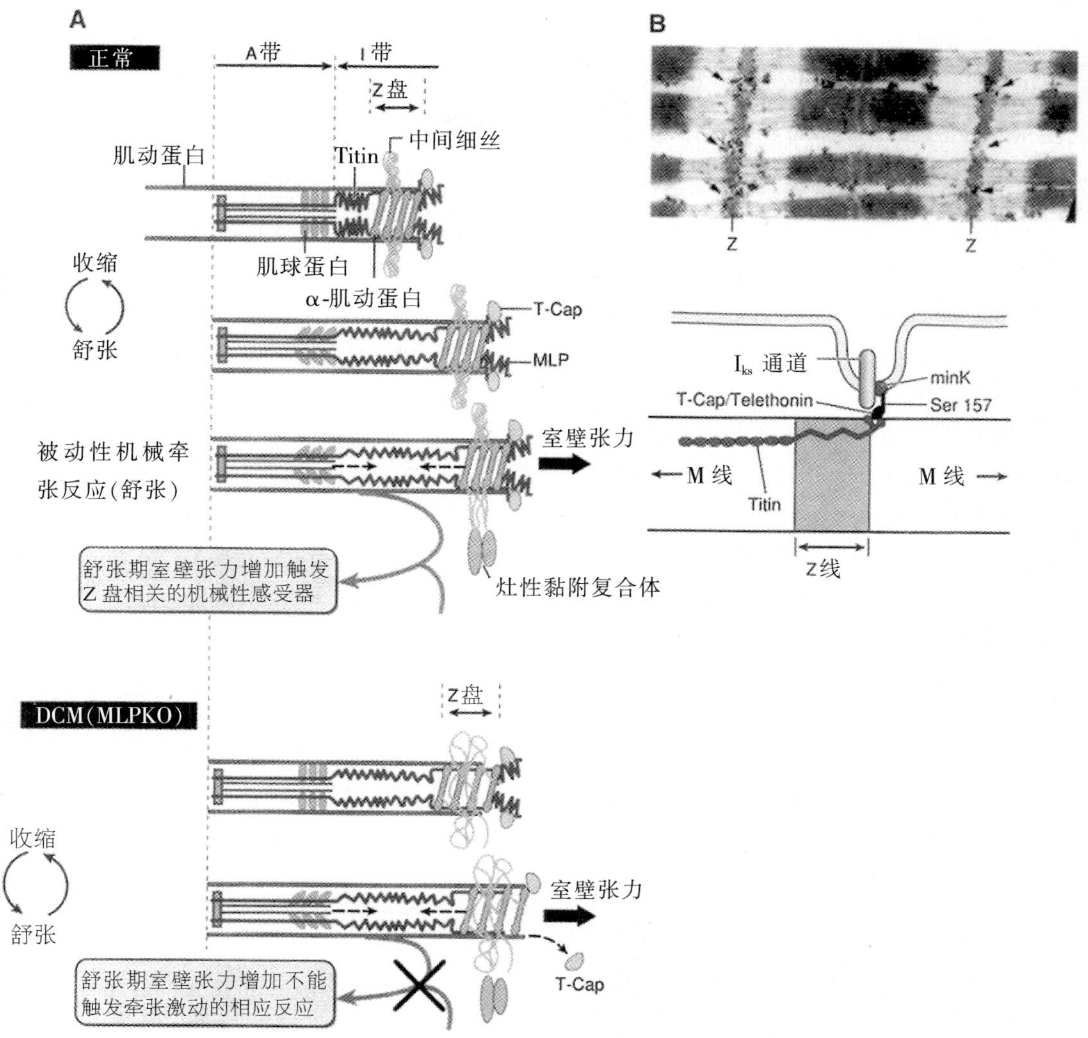

图 28-4　**(A)**心脏牵张感受器结构的工作模式。上图,正常情况。Titin 在 Z 盘与 M 线之间锚定,作用类似于弹性"分子弹簧"(I 带)。Titin 能够存储由收缩期压缩所产生的力量(收缩),它主要决定被动性心肌硬度(舒张)。随着舒张期室壁张力的增加,titin/MLP/telethonin (T- cap)复合体被牵张而感知到机械负荷。下图,在基因敲除鼠(MLPKO)中丧失了 MPL/T- cap 复合体引起牵张感受器功能缺陷,最终导致扩张型心肌病(DCM),这反过来增加了室壁张力和机械牵张刺激。**(B)**心肌细胞中 titin/T- cap/minK 复合体的模型。上图,通过免疫电子显微镜对骨骼肌中的 T- cap 的观察。T- cap 聚集在膜结构与 T 管及肌质网终末池与 Z 线边缘相接触的地方(箭头)。下图,已知的 titin、T- cap 及 minK (=KCNE1)的相互作用。在 Z 线边缘的肌纤维膜处 T- cap 与肌纤维结构相连。T- cap 的 C 端尾部通过尚未确定的激酶磷酸化可能调节该复合物的稳定性。(见彩色插图)(A, Reproduced from Knöll R, Hoshijima M, Hoffman HM, et al: The cardiac mechanical stretch sensor machinery involves a Z disc complex that is defective in a subset of human dilated cardiomyopathy. Cell 111:943-955, 2002, with permissiom; B, reproduced from Furukawa T, Ono Y, Tsuchiya H, et al: Specific interaction of the potassium channel β- subunit mink with the sarcomeric protein T- cap suggests a T-tubule-myofibril linking system. J Mol Biol 313:775-784, 2001, with permission.)

根据 Ca^{2+}指示剂发光蛋白 (aequorin)[54]和 Indo-1[55]的研究,Ca^{2+}依赖性舒张功能不全可能也直接影响着舒张力学。

在慢性房室阻滞的犬模型中,应用着另一种电机械重构机制。动作电位延长与变化的细胞 Ca^{2+}和 Na^{+}调控有助于增强收缩,但也会引起致心律失常作用 [31]。除了舒张期机械负荷更大,代表在收缩过程中肌纤维变形的收缩应变在房室阻滞中明显升高[34]。这个可以被解释为所发现的电学改变的直接机械后果。

综上所述,可以得到的数据提示慢性机械电反馈构成了一个电机械重构的闭合系统,详细讨论见本书序言。

活体内连续评价慢性超负荷过程中的心肌力学

量化在慢性超负荷过程中强加在心肌的机械负荷能够让我们洞悉机械论并改善临床决断。加标记的磁共振成像[56]和超声应变率成像[57]等新近出现的技术可能提供这方面信息。

我们发明了一种替代方法结合经胸超声心动图、有创性左室压力记录和数学模型来量化心肌力学(图 28-5)[34,58]。这种方法适用于麻醉的实验动物也适用于患者。肌纤维的张力(σ_f;kPa) 定义为每个肌纤维截面积的机械力,计算公式为:σ_f=LVP $(1+3V_{LV}/V_W)$,V_{LV} 和 V_W 分别代表左室心腔和室壁的容积。自然肌纤维应变(e_f;无量纲)代表变形,定义为肌纤维长度(l)的自然对数与其在窦性心律时射血初始时的参考长度(l_{ref})相关:

$$e_f=1n\left(\frac{1}{1_{ref}}\right)=\frac{1}{3}1n\left(\frac{1\frac{1}{3}V_W+V_{LV}}{\frac{1}{3}V_{W,ref}+V_{LV,ref}}\right)$$

肌纤维每搏功(w_f;kJ/m³/搏动)按 σ_f–e_f 环的面积进行计算,左室压力–容积的本地模拟回路:

$$W_f=\oint_{cycle}\sigma_f de_f$$

我们的方法允许在长期心脏超负荷过程中对数个机械表现型进行分析:(1) 描绘整个心动周期中机械刺激的性质和计时 (见图 28-5);(2) 辨别机械相对于其他刺激对重构的作用;(3) 定义从功能性代偿到失代偿状态的转变;(4) 评估内科和外科治疗对心脏超负荷的影响作用。

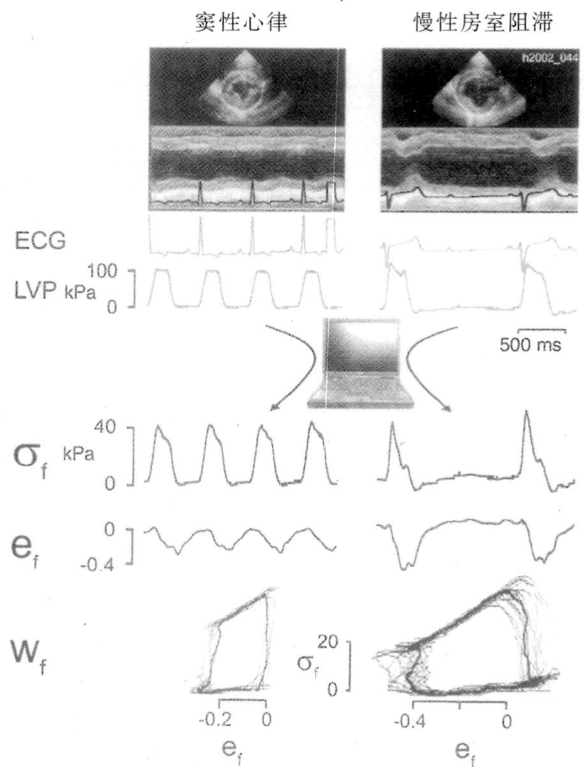

图 28-5 在慢性心室超负荷过程中对整个心动周期的肌纤维力学的连续量化。麻醉的犬在慢性房室阻滞之前(窦性心律)和之中(6 周)的情况。从上至下,M 型超声,左室中乳头肌水平)。通过描绘心内膜和心外膜边界并结合长轴来计算左室腔和室壁的容积。在心动周期中的左室大小与心电图(ECG)同步的左室压力(LVP)。注意窦性心律中心电图描记的时间标记。采用一个有效的数学模型[58]来计算肌纤维的张力(σ_f),自然肌纤维应变(e_f;无量纲),而肌纤维的每搏功(w_f)用 σ_f–e_f 环的面积来代表。注意在收缩期 e_f 为负值代表肌纤维缩短,在舒张期 e_f 为正值表明向外变形,在慢性房室阻滞时两者都出现。

上述技术在实验室和临床中的广泛应用尚有待时日，可能有助于描述在慢性心脏病中的系列机械表现型，以及其与电重构和结构重构的联系。

小结

在高血压病、瓣膜性心脏病以及心肌梗死等常见心脏病中，机械负荷是长期增加的。心室肥大通常是作为适应性反应而后继出现的，但它明显与致病率和死亡率相关。电重构，值得注意的是心室复极受损，可以引起严重问题。它可以表现为心室动作电位延长，但也可以隐蔽在“正常”的动作电位形态和时限之下。基础的 K^+电流表达和 Ca^{2+}调控的改变通常是以基因转录或转录后的修饰的变化为基础的。

目前，病理性机械负荷对于电重构的启动和维持的分子机制尚不清楚。最近的发现提示肌纤维的张力或应变，或两者兼有，最初是被肌细胞通过在肌纤维膜/Z 盘的蛋白复合体 integrin β_{1D}/talin/melusin 和（或）Z 盘的 titin/MLP/T- cap 复合体所感知。在 titin/T- cap 复合体与 I_{Ks} 通道的 β 亚单位 KCNE1 之间的物理联系已被阐明，可能在机械超负荷转化为 K^+通道下调的过程中被涉及。需要对慢性超负荷过程中的心肌力学特征有详尽的了解才能将这些基本发现与人类和动物模型中完整心脏的力传导之间进行解释。在慢性房室阻滞的犬模型中，增加的舒张张力、舒张应变、收缩应变以及每搏功与 I_{Ks} 通道亚单位 KCNQ1 和 KCNE1 的转录变化有关。机械刺激的因果作用是臆测的，应当在分子遗传学水平进行调查研究。

像在急性研究中一样，慢性超负荷中的心脏电生理和力学数据可以说服我们，电机械信号和机械电反馈构成一个闭合环路系统。我们在完整跳动着的心脏中的新力学计算方法可能有利于证实理解力的传导可导致重构。

致谢

Volders 博士接受荷兰健康研究与发展组织（ZonMw 906-02-068）的资助。作者感谢 Theo Arts 理学博士（荷兰 Eindhoven 科技大学 Maastricht 生物医学工程研究院心血管研究中心生物物理系）所作出的优秀的科学贡献。Role L.H.M.G Spätjens 外科学士(Maastricht 心血管研究院心脏科)准备的插图。

（王立群　郭继鸿　译）

参考文献

1. Zipes DP, Wellens HJJ: Sudden cardiac death. Circulation 98:2334–2351, 1998.
2. de Vreede-Swagemakers JJM, Gorgels APM, Dubois-Arbouw WI, et al: Out-of-hospital cardiac arrest in the 1990's: A population-based study in the Maastricht area on incidence, characteristics and survival. J Am Coll Cardiol 30:1500–1505, 1997.
3. Bayés de Luna A, Coumel P, Leclercq JF: Ambulatory sudden cardiac death: Mechanisms of production of fatal arrhythmia on the basis of data from 157 cases. Am Heart J 117:151–159, 1989.
4. Haider AW, Larson MG, Benjamin EJ, et al: Increased left ventricular mass and hypertrophy are associated with increased risk for sudden death. J Am Coll Cardiol 32:1454–1459, 1998.
5. Tomaselli GF, Marbán E: Electrophysiological remodeling in hypertrophy and heart failure. Cardiovasc Res 42:270–283, 1999.
6. Kannel WB, Gordon T, Offutt D: Left ventricular hypertrophy by electrocardiogram. Prevalence, incidence, and mortality in the Framingham study. Ann Intern Med 71:89–105, 1969.
7. Rame JE, Ramilo M, Spencer N, et al: Development of a depressed left ventricular ejection fraction in patients with left ventricular hypertrophy and a normal ejection fraction. Am J Cardiol 93:234–237, 2004.
8. Kjekshus J: Arrhythmias and mortality in congestive heart failure. Am J Cardiol 65:42I–48I, 1990.
9. Wilson JR, Schwartz JS, Sutton MS, et al: Prognosis in severe heart failure: Relation to hemodynamic measurements and ventricular ectopic activity. J Am Coll Cardiol 2:403–410, 1983.
10. Cohn JN, Archibald DG, Ziesche S, et al: Effect of vasodilator therapy on mortality in chronic congestive heart failure. Results of a Veterans Administration Cooperative Study. N Engl J Med 314:1547–1552, 1986.
11. Effect of metoprolol CR/XL in chronic heart failure: Metoprolol CR/XL Randomised Intervention Trial in Congestive Heart Failure (MERIT-HF). Lancet 353:2001–2007, 1999.
12. Jeck CD, Boyden PA: Age-related appearance of outward currents may contribute to developmental differences in ventricular repolarization. Circ Res 71:1390–1403, 1992.
13. Armoundas AA, Wu R, Juang G, et al: Electrical and structural remodeling of the failing ventricle. Pharmacol Ther 92:213–230, 2001.
14. Bailly P, Bénitah JP, Mouchonière M, et al: Regional alteration of the transient outward current in human left ventricular septum during compensated hypertrophy. Circulation 96:1266–1274, 1997.
15. Beuckelmann DJ, Näbauer M, Erdmann E: Alterations of K^+ currents in isolated human ventricular myocytes from patients with terminal heart failure. Circ Res 73:379–385, 1993.

16. Vermeulen JT, McGuire MA, Opthof T, et al: Triggered activity and automaticity in ventricular trabeculae of failing human and rabbit hearts. Cardiovasc Res 28:1547–1554, 1994.
17. Keung ECH, Aronson RS: Non-uniform electrophysiological properties and electrotonic interaction in hypertrophied rat myocardium. Circ Res 49:150–158, 1981.
18. Volders PGA, Sipido KR, Vos MA, et al: Cellular basis of biventricular hypertrophy and arrhythmogenesis in dogs with chronic complete atrioventricular block and acquired torsade de pointes. Circulation 98:1136–1147, 1998.
19. Näbauer M, Beuckelmann DJ, Überfuhr P, et al. Regional differences in current density and rate-dependent properties of the transient outward current in subepicardial and subendocardial myocytes of human left ventricle. Circulation 93:168–177, 1996.
20. Akar FG, Rosenbaum DS: Transmural electrophysiological heterogeneities underlying arrhythmogenesis in heart failure. Circ Res 93:638–645, 2003.
21. Fish JM, Di Diego JM, Nesterenko V, et al: Epicardial activation of left ventricular wall prolongs QT interval and transmural dispersion of repolarization: Implications for biventricular pacing. Circulation 109:2136–2142, 2004.
22. Berger RD, Kasper EK, Baughman KL, et al: Beat-to-beat QT interval variability: Novel evidence for repolarization lability in ischemic and nonischemic dilated cardiomyopathy. Circulation 96:1557–1565, 1997.
23. Näbauer M, Kääb S: Potassium channel down-regulation in heart failure. Cardiovasc Res 37:324–334, 1998.
24. Volders PGA, Sipido KR, Vos MA, et al: Downregulation of delayed rectifier K^+ currents in dogs with chronic complete atrioventricular block and acquired torsades de pointes. Circulation 100:2455–2461, 1999.
25. Sipido KR, Volders PGA, Vos MA, et al: Altered Na/Ca exchange activity in cardiac hypertrophy and heart failure: A new target for therapy? Cardiovasc Res 53:782–805, 2002.
26. Kääb S, Dixon J, Duc J, et al: Molecular basis of transient outward potassium current downregulation in human heart failure: A decrease in Kv4.3 mRNA correlates with a reduction in current density. Circulation 98:1383–1393, 1998.
27. Ramakers C, Vos MA, Doevendans PA, et al: Coordinated down-regulation of KCNQ1 and KCNE1 expression contributes to reduction of I_{Ks} in canine hypertrophied hearts. Cardiovasc Res 57:486–496, 2003.
28. Zicha S, Maltsev VA, Nattel S, et al: Post-transcriptional alterations in the expression of cardiac Na^+ channel subunits in chronic heart failure. J Mol Cell Cardiol 37:91–100, 2004.
29. Vos MA, de Groot SHM, Verduyn SC, et al: Enhanced susceptibility for acquired torsade de pointes arrhythmias in the dog with chronic, complete AV block is related to cardiac hypertrophy and electrical remodeling. Circulation 98:1125–1135, 1998.
30. van Opstal JM, Verduyn SC, Leunissen HDM, et al: Electrophysiological parameters indicative of sudden cardiac death in the dog with chronic complete AV-block. Cardiovasc Res 50:354–361, 2001.
31. Sipido KR, Volders PGA, de Groot SHM, et al: Enhanced Ca^{2+} release and Na/Ca exchange activity in hypertrophied canine ventricular myocytes: Potential link between contractile adaptation and arrhythmogenesis. Circulation 102:2137–2144, 2000.
32. Verdonck F, Volders PGA, Vos MA, et al: Increased Na^+ concentration and altered Na/K pump activity in hypertrophied canine ventricular cells. Cardiovasc Res 57:1035–1043, 2003.
33. Sipido KR, Volders PGA, Schoenmakers M, et al: Role of the Na/Ca exchanger in arrhythmias in compensated hypertrophy. Ann N Y Acad Sci 976:438–445, 2002.
34. Donker DW, Volders PGA, Borgers M, et al: Increases of systolic fiber strain and end-diastolic fiber stress are the primary local mechanical changes in chronic heart block [abstract]. Eur Heart J 25(suppl): 555, 2004.
35. Brancaccio M, Fratta L, Notte A, et al: Melusin, a muscle-specific integrin β_1-interacting protein, is required to prevent cardiac failure in response to chronic pressure overload. Nat Med 9:68–75, 2003.
36. Knöll R, Hoshijima M, Hoffman HM, et al: The cardiac mechanical stretch sensor machinery involves a Z disc complex that is defective in a subset of human dilated cardiomyopathy. Cell 111:943–955, 2002.
37. Furukawa T, Ono Y, Tsuchiya H, et al: Specific interaction of the potassium channel β-subunit minK with the sarcomeric protein T-cap suggests a T-tubule-myofibril linking system. J Mol Biol 313:775–784, 2001.
38. Bloom S, Lockard VG, Bloom M: Intermediate filament-mediated stretch-induced changes in chromatin: A hypothesis for growth initiation in cardiac myocytes. J Mol Cell Cardiol 28:2123–2127, 1996.
39. Donker DW, Volders PGA, Maessen JG, et al: Time frame of myocardial dedifferentiation in canine ventricular hypertrophy [abstract]. J Mol Cell Cardiol 34:A20, 2002.
40. Zafeiridis A, Jeevanandam V, Houser SR, et al: Regression of cellular hypertrophy after left ventricular assist device support. Circulation 98:656–662, 1998.
41. Gonzalez-Juanatey JR, Garcia-Acuna JM, Pose A, et al: Reduction of QT and QTc dispersion during long-term treatment of systemic hypertension with enalapril. Am J Cardiol 81:170–174, 1998.
42. Oikarinen L, Nieminen MS, Toivonen L, et al: Relation of QT interval and QT dispersion to regression of echocardiographic and electrocardiographic left ventricular hypertrophy in hypertensive patients: The Losartan Intervention For Endpoint Reduction (LIFE) study. Am Heart J 145:919–925, 2003.
43. Rials SJ, Wu Y, Xu X, et al: Regression of left ventricular hypertrophy with captopril restores normal ventricular action potential duration, dispersion of refractoriness, and vulnerability to inducible ventricular fibrillation. Circulation 96:1330–1336, 1997.
44. Cerbai E, De Paoli P, Sartiani L, et al: Treatment with irbesartan counteracts the functional remodeling of ventricular myocytes from hypertensive rats. J Cardiovasc Pharmacol 41:804–812, 2003.
45. Rials SJ, Wu Y, Ford N, et al: Effect of left ventricular hypertrophy and its regression on ventricular electrophysiology and vulnerability to inducible arrhythmia in the feline heart. Circulation 91:426–430, 1995.
46. Harding JD, Piacentino V 3rd, Gaughan JP, et al: Electrophysiological alterations after mechanical circulatory support in patients with advanced cardiac failure. Circulation 104:1241–1247, 2001.
47. Kreher P, Ristori MT, Corman B, et al: Effects of chronic angiotensin I-converting enzyme inhibition on the relations between ventricular action potential changes and myocardial hypertrophy in aging rats. J Cardiovasc Pharmacol 25:75–80, 1995.
48. Botchway AN, Turner MA, Sheridan DJ, et al: Electrophysiological effects accompanying regression of left ventricular hypertrophy. Cardiovasc Res 60:510–517, 2003.
49. Peschar M, Vernooy K, Vanagt WY, et al: Absence of reverse electrical remodeling during regression of volume overload hypertrophy in canine ventricles. Cardiovasc Res 58:510–517, 2003.
50. Wickenden AD, Kaprielian R, Kassiri Z, et al: The role of action potential prolongation and altered intracellular calcium handling in the pathogenesis of heart failure. Cardiovasc Res 37:312–323, 1998.
51. Sah R, Ramirez RJ, Backx PH: Modulation of Ca^{2+} release in cardiac myocytes by changes in repolarization rate: Role of phase-1 action potential repolarization in excitation-contraction coupling. Circ Res 90:165–173, 2002.
52. Kassiri Z, Zobel C, Nguyen T-TT, et al: Reduction of I_{to} causes hypertrophy in neonatal rat ventricular myocytes. Circ Res

90:578–585, 2002.
53. Sanguinetti MC: Reduced transient outward K^+ current and cardiac hypertrophy: Causal relationship or epiphenomenon? Circ Res 90:497–499, 2002.
54. Gwathmey JK, Morgan JP: Sarcoplasmic reticulum calcium mobilization in right ventricular pressure-overload hypertrophy in the ferret: Relationships to diastolic dysfunction and a negative treppe. Pflügers Arch 422:599–608, 1993.
55. Maier LS, Brandes R, Pieske B, et al: Effects of left ventricular hypertrophy on force and Ca^{2+} handling in isolated rat myocardium. Am J Physiol 274:H1361–H1370, 1998.
56. Hu Z, Metaxas D, Axel L: In vivo strain and stress estimation of the heart left and right ventricles from MRI images. Med Image Anal 7:435–444, 2003.
57. Herbots L, Maes F, D'Hooge J, et al: Quantifying myocardial deformation throughout the cardiac cycle: a comparison of ultrasound strain rate, grey-scale M-mode and magnetic resonance imaging. Ultrasound Med Biol 30:591–598, 2004.
58. Arts T, Bovendeerd PH, Prinzen FW, et al: Relation between left ventricular cavity pressure and volume and systolic fiber stress and strain in the wall. Biophys J 59:93–102, 1991.

第 29 章

心脏震荡引起的猝死

Mark S. Link, N. A. mark Estes Ⅲ, Barry J. Maron

尽管运动员猝死少见，显然在运动场上的死亡中有相当比例是由于胸壁受到投射物或肢体的撞击所引起的（心脏震荡，commotio cordis）。这种现象最常见于年轻的运动员中(4~18 岁)，并且可能明显被低估。心脏诊断检查和尸体解剖缺乏任何明显的心脏或胸壁异常，很值得注意。通常发现患者有心室颤动；早期除颤有可能复苏。

已经评估这类事件的发生率在年轻人的棒球运动中低于 5 人/年[1-3]，当然可能发生低估和死因的错误分类；因而由于相对较轻的胸壁冲击引起死亡的真实数字毫无疑问会更大些。事实上，在运动场上的死亡中高达 20%的死亡是由于胸壁冲击所致[4]。心脏震荡登记处(由 Minneapolis 心脏研究所的 B. J. M.所指导)在其成立的 7 年里，已经登记了 156 例心脏震荡[3]，每年增加 5~15 例(图 29-1)。猝死最初被认为是特发性心室颤动引起，现在被归为心脏震荡才恰当[5,6]。

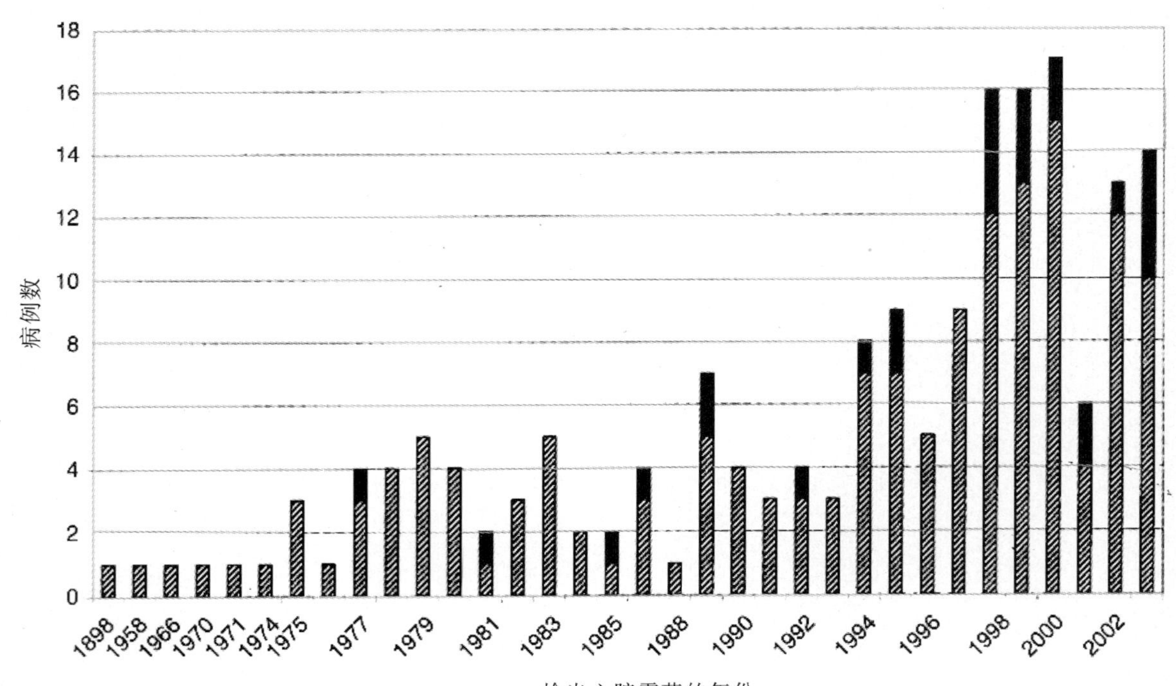

图 29-1 根据心脏震荡登记处按事件的年份分层统计的病例数。死亡用阴影线条图记录，存活用实心条图代表。注意近年来报道的病例数和存活者增加可能是因为对这个现象的认识不断增加的结果。

两例病案报告

一位 14 岁健康男孩与朋友一起玩橄榄球时漫不经心地被一个膝盖撞到了胸部[7]。他突然出现头晕然后跌倒。马上开始进行心肺复苏；当急救设备 6 分钟后抵达时，发现为心室颤动立即除颤。最终他完全康复。

另一例的结局没有这么幸运，是一位 14 岁男孩在比赛空手道时[4]，他被一只手击中了胸部而跌倒，立即开始复苏；也发现他有心室颤动。不幸的是，复苏不成功而死亡。

发生率

在 19 世纪心脏震荡（或称 cardiac concussion）的定义是个体在受到胸部创伤时的心脏表现，不论结果是否为致命性的以及是否有心脏形态学损伤存在[8,9]。早期的病例报道仅包括成人在严重创伤如石头击中胸部或从高处跌落等情况[10]。在 20 世纪，由于报道了运动中低能量的胸壁创伤导致的猝死，而对心脏震荡一词的理解也缩窄到没有心脏损伤的事件[1,7,11-20]。文献记载在棒球这种运动中的病例最多，首次被报道由于胸部钝击死亡的病例发生在 1978 年，一个 7 岁男孩在一场棒球比赛中被一个棒球击中胸部[11]而死亡。在 20 世纪的 80 年代和 90 年代中，病例报告记录了其他几个由胸部撞击引起的猝死事件，而不仅限于棒球运动中[14,17]，还发生在曲棍球[18]、长曲棍球[16]以及垒球[12,13]中，同样还有拳头或膝盖撞到胸部[7,14]。此外，在胸壁撞击之后继发晕厥事件（可能是中断的猝死）被描述，可能是由非持续性心律失常事件所致[3,10]。

年龄与性别

心脏震荡，正如目前临床概要所提示的那样主要影响年轻个体。在心脏震荡登记处中平均年龄是 14 岁，80%为 18 岁或 18 岁以下（图 29-2）[2,3]。人们认为年轻的运动员发生的危险特别高，因为他们的胸壁柔韧性更好，这可能有利将撞击胸壁的能量传递到心肌。由于年龄和胸廓僵硬度的影响，胸壁吸收了更多的冲击能量。绝大多数的受累者是男性，仅有 4%是女性患者。

运动项目

心脏震荡最常报道于棒球（n=63）、垒球（n=14）、冰球（n=14）、橄榄球（n=12）和长曲棍球（n=5）[3]。此外，病例偶尔发生在空手道和板球等多种不同运动中，同样也可发生于非运动相关的身体接触，通常是手、脚或肘（图 29-3）。

在心脏震荡登记处，竞争性运动占全部病例中的 60%左右，然而 20%的病例发生在消遣活动和其他 20%发生在非运动性活动中[3]。与运动无关的心脏震荡事件通常由如开玩笑时的拳击、如治疗嗝逆或惩罚儿童。在目前报道的心脏震荡病例中拳头和掌击共计 15 例（10%），其中 11 例导致犯罪诉讼[21]。

特点

在绝大多数的心脏震荡患者中，冲击目标是投射性球赛如棒球、冰球或长曲棍球（图 29-4）。然而，从心脏震荡登记处的更新数据表明更软的投射物（如塑料空心球棒或足球）以及更宽的表面冲击（跌倒在地，胸壁以及橄榄球头盔碰撞）能够引起猝死。在棒球运动中出现的 63 例心脏震荡中安全性（或比标准更软的）棒球也参与导致 4 例，提示绝对的防护目前还不可能。

身体的冲撞占报道的心脏震荡事件中 47 例，包括足球、橄榄球和空手道和非运动性口角惩罚以及拳击。不同的身体部分包括手（n=25）、肩（n=11）、肘（n=4）和手臂（n=2）参与致病。充气的球类冲击包括足球（n=1）、橄榄球（n=1）以及网球（n=1）也有报道。

尽管难以用数量表示对心脏震荡患者的胸部冲击的能量或力量，看起来冲击目标的速度对于所参与的运动和活动来说通常是正常的。绝大多数受累患者在和同龄伙伴玩耍时发生心脏震荡，而并不是同年长或更强壮的人

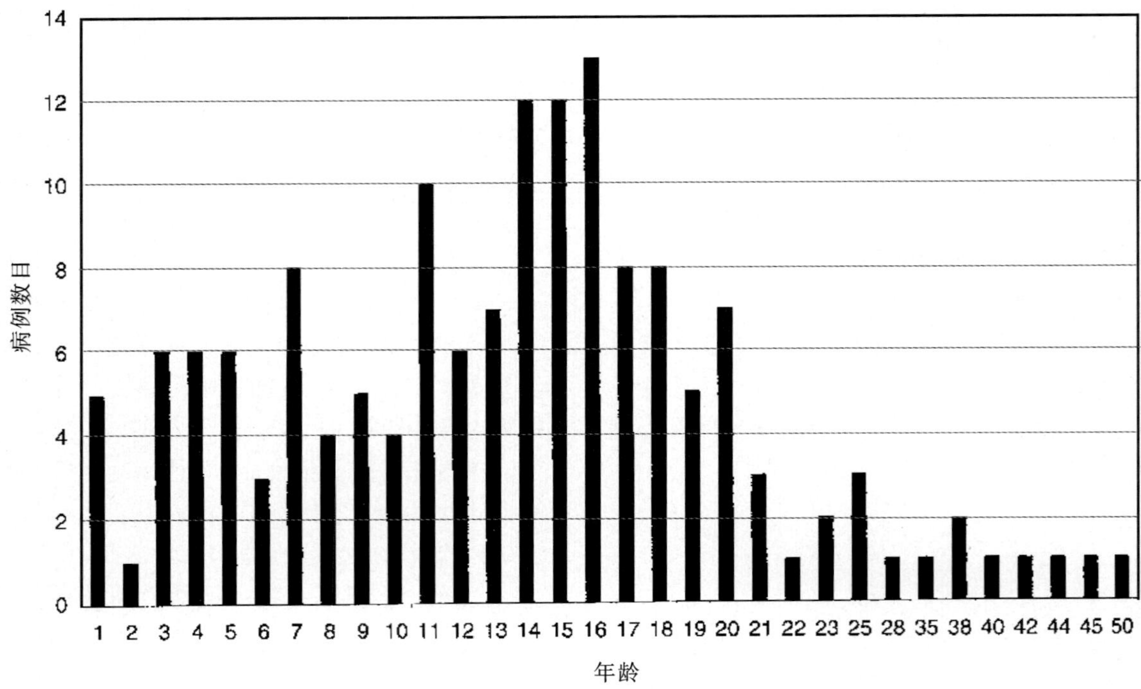

图 29-2 在心脏震荡登记处记录的心脏震荡发生的年龄。平均年龄是 14 岁,80%的个体在 18 岁以下。

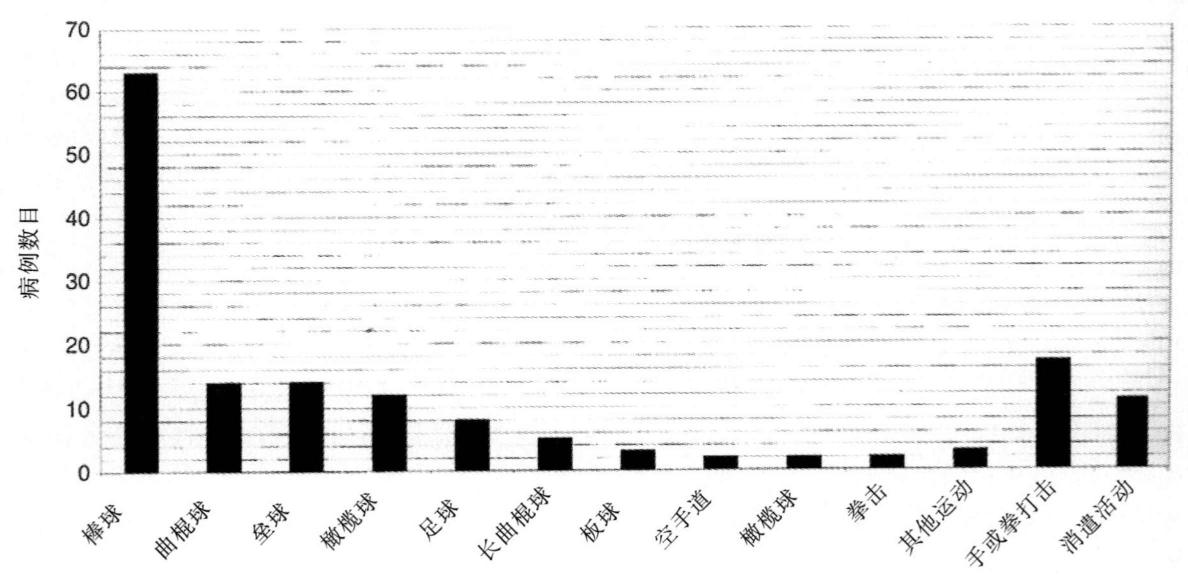

图 29-3 可出现心脏震荡的运动项目。

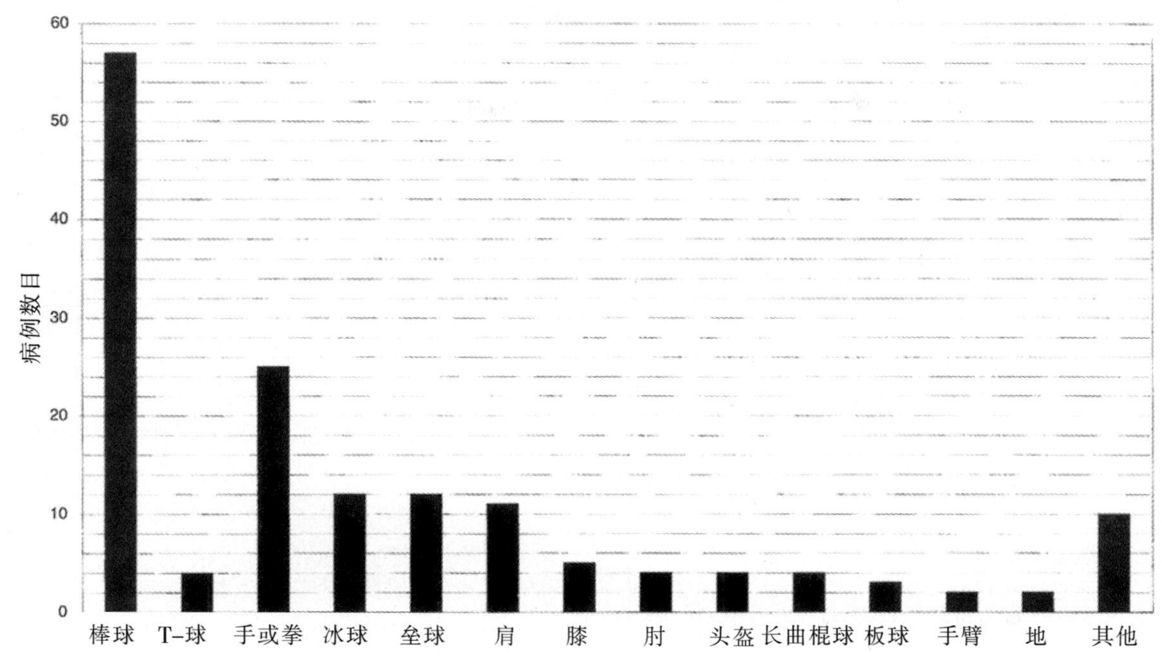

图 29-4　导致心脏震荡的冲击物。可见身体冲撞通常占心脏震荡的 30%。

玩。报道中最常见的运动是年轻人的棒球运动，被投掷的棒球速度可达 22m/s（50mph）[22]。在棒球中 62/63 个事件是棒球冲击所致，包括 35 例外野手、14 例击球手、6 例投掷手和 6 例接球手。在报道的病例中没有人有胸壁或心脏损伤可以解释死亡，与机动车事故中心肌撞伤或心脏和胸部创伤病例不同[23]。

在心脏震荡患者中，胸部撞击击中的是左胸，大多数直接击中在心脏轮廓上。然而，胸部撞击的确切部位不是总能精确判定的，因为在尸体解剖中仅 1/3 的病例中心前区淤伤明显[1]。

心律失常与存活

患者中有半数在撞击之后立即发生跌倒，而另一半人，在短暂时间的清醒后跌倒，其清醒时有极度的头晕，这是其特点[1]。摘自心脏震荡登记处的 74 例跌倒后记录了心电图的患者中，48 例为心室颤动（图 29-5）。在延长心肺复苏之后，通常可以发现心脏停搏[3]。在少数幸存者中描记了 12 导联心电图，心电图显示明显的 ST 段抬高，特别在前壁导联，随时间延长而改善，不伴 Q 波形成或心肌酶升高[7,24]。

尽管最初报道的心脏震荡几乎总是致命的，目前存活率接近 15%，包括一部分自发缓解的“流产”事件[3]。我们相信存活可能性较大至少与两个因素有关。第一个因素是，仅报道致命病例的偏差得到逆转；我们逐渐了解到许多非致命性病例，或者是自发缓解或除颤后恢复。然而，存活率增加的最重要的决定性因素是社会对心脏震荡的认识加深，可能相应转化为更及时的心肺复苏和除颤。在 78 例心脏震荡登记事件中在 3 分钟内开始心肺复苏，25% 的患者存活。仅 8% 的心肺复苏被延迟（>3 分钟）。

预防

美国消费者产品安全委员会已经建议使用安全性或软于标准的棒球，以减少少年棒球运动中受损伤的风险[26]。然而，已经报道，在 63 例棒球致心脏震荡事件中安全性棒球也占 4

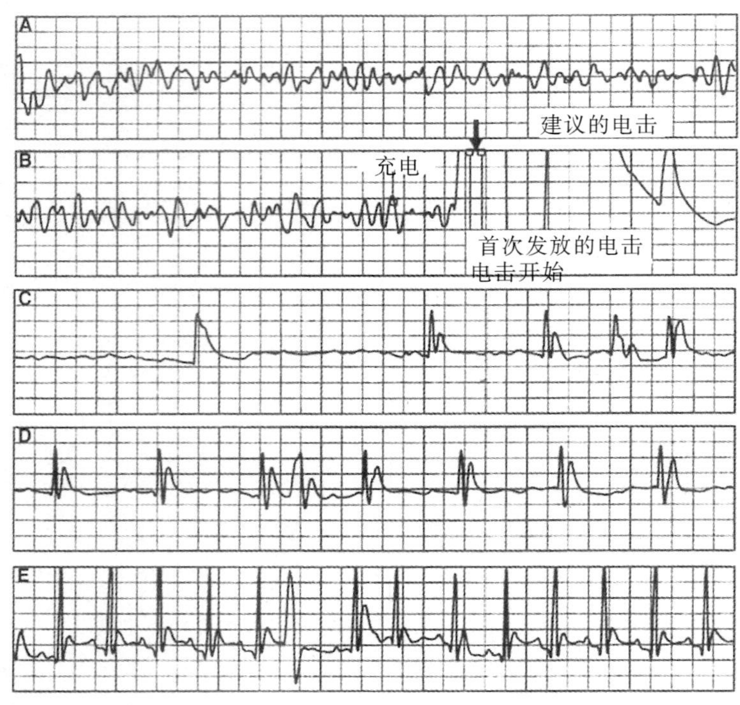

图 29-5　13 岁男性棒球手被投掷的球击中后，自动体外除颤器跟踪记录的心室颤动和成功除颤。(Reproduced from Strasburger JF, Maron BJ: Commotio cordis. N Engl J Med 347:1248,2002,by permission of the massachusetts Medical Society.)

例。在流行病学[26,27]和实验数据[28,29]的基础上，我们相信有充足证据支持使用安全性棒球可以降低风险。

30%的心脏震荡患者在组织的运动中穿着标准的商品化的胸壁防护装备[1,3]，一些胸壁屏障不足以遮蔽左胸壁和心前区；这些包括 14 例曲棍球球员中至少 8 例胸部防护有缝隙或不充分，注意投射角度或当手臂抬起时防护发生移位，继而直接冲击到心前区。此外，5 位橄榄球球员穿着标准的肩/胸护垫而不能遮蔽心前区，而他们经历了对胸部致命部位心脏上方的直接冲撞。然而，其他人(包括 3 位长曲棍球守门员，2 位棒球接球手和 2 位曲棍球守门员）胸壁防护能遮蔽心脏，投射物冲击在胸部防护上仍然触发了心脏震荡事件。

法律意义

尽管通常冲击发生在运动的背景下或无意间引起的身体损害，因为个体对冲击的反应引起的心脏震荡可能具有重要的法律意义[21]。事实上，在运动史中最早的心脏震荡病例之一是一位曲棍球球员被控告杀人罪，因为对手受到当胸一击后死亡[30]。在心脏震荡登记处，有证据显示，有 7 例受害人特别是儿童，被手或拳头击中胸部后而引起犯罪诉讼[3,21]。

小结

心脏震荡不常见，但是极具毁坏性，事件主要发生在年轻男性在运动相关或日常生活活动中。其流行性可能被低估，自限性病例引起非持续性心律失常可能比认为的更常见。投射物通常是坚硬的物体，包括身体部位如肩和手。猝死是心室颤动的结果，早期除颤对于挽救这些年轻人的生命至关重要。

（王立群　郭继鸿　译）

参考文献

1. Maron BJ, Poliac LC, Kaplan JA, Mueller FO: Blunt impact to the chest leading to sudden death from cardiac arrest during sports activities. N Engl J Med 333:337–342, 1995.
2. Maron BJ, Link MS, Wang PJ, Estes III NAM: Clinical profile of commotio cordis: An under-appreciated cause of sudden death in the young during sports and other activities. J Cardiovasc Electrophysiol 10:114–120, 1999.
3. Maron BJ, Gohman TE, Kyle SB, et al: Clinical profile and spectrum of commotio cordis. JAMA 287:1142–1146, 2002.
4. Maron BJ: Sudden death in young athletes. N Engl J Med 349:1064–1075, 2003.
5. Link MS: Commotio cordis, sudden death due to chest wall impact in sports. Heart 81:109–110, 1999.
6. Haq CL: Sudden death due to low-energy chest-wall impact (commotio cordis). N Engl J Med 339:1399, 1998.
7. Link MS, Ginsburg SH, Wang PJ, et al: Commotio cordis: Cardiovascular manifestations of a rare survivor. Chest 114:326–328, 1998.
8. Nélaton A: Elements de Pathologie Chirurgicale, 2nd ed. Paris, Librairie Germer Bateliere, 1876.
9. Meola F: La commozione toracica. Gior Internaz Sci Med 1: 923–937, 1879.
10. Nesbitt AD, Cooper PJ, Kohl P: Rediscovering commotio cordis. Lancet 357:1195–1197, 2001.
11. Dickman GL, Hassan A, Luckstead EF: Ventricular fibrillation following baseball injury. Physician and Sports Medicine 6: 85–86, 1978.
12. Froede RC, Lindsey D, Steinbronn K: Sudden unexpected death from cardiac concussion (commotio cordis) with unusual legal complications. J Forensic Sci 24:752–756, 1979.
13. Green ED, Simson LR, Kellerman HH, Horowitz RN: Cardiac concussion following softball blow to the chest. Ann Emerg Med 9:155–157, 1980.
14. Frazer M, Mirchandani H: Commotio cordis, revisited. Am J Forensic Med Pathol 5:249–251, 1984.
15. Rutherford GW, Kennedy J, McGhee L: Baseball and softball related injuries to children 5-14 years of age. Washington DC: United States Consumer Product Safety Commission, 1984.
16. Edlich RF, Mayer NE, Fariss BL, et al: Commotio cordis in a lacrosse goalie. J Emerg Med 5:181–184, 1987.
17. Abrunzo TJ: Commotio cordis, the single, most common cause of traumatic death in youth baseball. Am J Dis Child 145: 1279–1282, 1991.
18. Kaplan JA, Karofsky PS, Volturo GA: Commotio cordis in two amateur ice hockey players despite the use of commercial chest protectors: Case reports. J Trauma 34:151–153, 1993.
19. Maron BJ, Strasburger JF, Kugler JD, et al: Survival following blunt chest impact induced cardiac arrest during sports activities in young athletes. Am J Cardiol 79:840–841, 1997.
20. Riedinger F, Kummell H: Die Verletzungen und Erkrankungen des Thorax und seines Inhaltes. In von Bergman E, von Bruns P (eds): Handbuch der Praktischen Chirurgie, 2nd ed. Stuttgart: Ferd. Enke, 1903, pp 373–456.
21. Maron BJ, Mitten MJ, Burnett CG: Criminal consequences of commotio cordis. Am J Cardiol 89:210–213, 2002.
22. Seefeldt VD, Brown EW, Wilson DJ, et al: Influence of low-compression versus traditional baseballs on injuries in youth baseball. East Lansing, MI, Institute for the Study of Youth Sport, July 20, 1993.
23. Tenzer ML: The spectrum of myocardial contusion: A review. J Trauma 25:620–627, 1985.
24. Strasburger JF, Maron BJ: Commotio cordis. N Engl J Med 347:1248, 2002.
25. Deardorff J: Defibrillator crusade saves the day for boy. Chicago Tribune, June 15, 2001.
26. Kyle SB: Youth baseball protective equipment project final report. Washington, DC, United States Consumer Product Safety Commission, 1996.
27. Marshall SW, Mueller FO, Kirby DP, Yang J: Evaluation of safety balls and faceguards for prevention of injuries in youth baseball. JAMA 289:568–574, 2003.
28. Link MS, Wang PJ, Pandian NG, et al: An experimental model of sudden death due to low energy chest wall impact (commotio cordis). N Engl J Med 338:1805–1811, 1998.
29. Link MS, Maron BJ, Wang PJ, et al: Reduced risk of sudden death from chest wall blows (commotio cordis) with safety baseballs. Pediatrics 109:873–877, 2002.
30. Swift EM: A cruel blow; a seemingly harmless slash to the chest resulted in the death of a hockey player in Italy. Now, Jimmy Boni will go on trial for manslaughter. Sports Illustrated, Dec 6, 1993:66–79.

第 30 章

容量和压力超负荷的致室性心律失常作用

Michael J, Reiter

心室扩张或牵拉经常被描述为临床室性心律失常的病因，而没有更多地解释两者关系的本质。本书的主题机械电反馈(MEF)，是这些作用的可能机制并且可能参与了人类室性心律失常。本章主要探讨容量和压力超负荷在促发室性心律失常中的可能作用，详细描述这个假说并且试图回答 3 个基本问题：

1. 在动物中机械电反馈作用是如何促进室性心律失常的？

2. 在人类中存在同样的现象吗？

3. 在人类中这些作用具有致心律失常性吗？

机械电反馈一词涵盖内容广泛而包括了不同的现象。这些变化不仅表现在作用上，也表现在机械上、时间上以及其生理含义上。这些差别在这里不需要详尽讨论(见第 1~7 章)，只是要重申它们主要是机械敏感的离子通道活动的表现。

引发机械电反馈的首要机械刺激仍不清楚。是压力还是容量超负荷为电生理变化的首要决定因素尚难以判断。两者可能都很重要，但具有不同作用。本章并不尝试区分这个差别，而考虑压力和容量超负荷的相关性。

试验中观察到的机械电反馈作用

有关牵张对于游离的细胞和组织的电生理特性的作用的描述可以追溯到 60 多年前。早在 1943 年，Bozler[1]根据对海龟心室的观察提出在收缩与电活动之间的代谢性相互作用。10 年后，Dudel 和 Trautwein[2]描述了牵张诱发除极。在 1960 年，Stauch[3]注意到当蛙心室收缩从等张性转变到等长性时 QT 间期缩短。尔后在离体蛙心室和离体肌肉中的研究表明牵张可以影响静息电位和动作电位的时程(APD)并且能够诱发室性期前收缩，但这些结果被认为与细胞损伤有关而非生理性关联。

牵张可能起到病理性作用的观念是相对近期的事，它主要以对离体心脏和完整动物模型的心室扩张的研究为基础。这些观察表明迅速短暂的扩张作用与持续性扩张作用性质不同。

原位交叉循环[4]或离体的犬心脏[4-6]，和离体的兔心脏[7]的研究显示瞬时心室扩张可诱发舒张期除极。在培养的单层新生鼠心室肌细胞中用喷射液体产生的机械刺激可以诱发相似的除极（用电压敏感的染料通过光学记录检测)[8]。牵张诱发的除极的大小取决于容量脉冲的量，同样也取决于其速度和时机[5-7,9]。激发的除极可能具有足够的振幅而触发异位搏动(图 30-1)、非持续性心律失常或(少见)持续性心律失常和心室颤动(VF)[9]。

牵张诱发的除极可能由非选择性牵张激活的阳离子通道(SAC_{CAT})开放所介导，在静息电位被激活时可能携带内向除极电流。

除极和牵张诱发的室性异位搏动可能被钆有效抑制[10]。已经显示对于心房内的 SAC_{CAT} 有类似作用，尽管在心房内大多数牵张激活的通道看起来是 K^+选择性的[11]。心房扩张能够诱发心房颤动，而这种扩张-诱发的心房颤动可被从狼蛛毒液中分离的无毒肽所预防(参见第 1 章和第 4 章)

哺乳动物心室的逐渐持续性扩张的作用

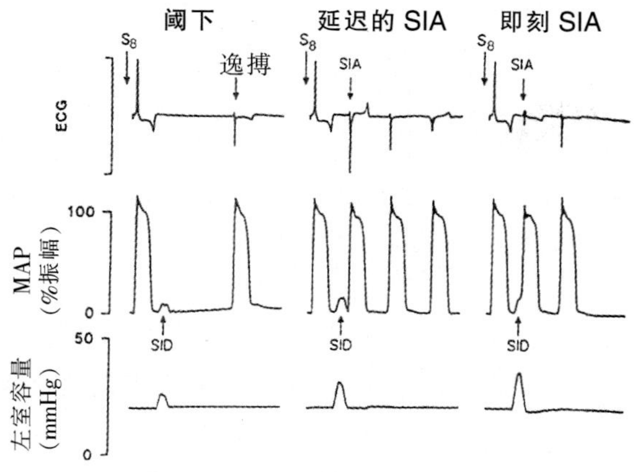

图 30-1 在离体犬心脏中牵张诱发的除极(SID)。显示是心电图(ECG)、单相动作电位记录(MAP)和左室容量脉冲追踪(左室容量)。S_8 表明在连续 8 个起搏序列中最后一个起搏刺激。在连续起搏序列之后,左室容量通过计算机化的服伺泵暂时性增加。左图,左室容量暂时性增加 10mL, 在 MAP 记录上可见牵张诱发的除极(SID)但未触发心律失常。在 1.5s 后有心室逸搏在中图和右图可见更大容量的脉冲, 产生的除极振幅足够大而触发数个异位搏动。(Reproduced from Stacy GP,Jobe RL,Taylor LK,Hansen DE:Stretch -induced depolarizations as a trigger of arrhythmias in isolated canine left ventricles. Am J Physiol 263:H613,1992, with permission.)

看起来有本质的不同。在 1985 年,Lerman 等[12]阐明在交叉循环游离的犬心脏中,心室扩张与心肌不应期缩短有关。大约在同时,离体的兔心脏试验证实继发于心室扩张动作电位时程和心外膜不应期降低[8,13,14]。在这些试验中,充满液体的球囊被锚定在 Langendorff 灌注的离体心脏的左室(LV)(经典方法)或右室内。起初球囊的容量被调整到正常舒张末期压力(EDP)为 0mmHg。在数秒内人工逐级增加或减少球囊的容量。这些试验显示在离体心脏中机械电反馈的几个重要特点:

1. 不应期的缩短发生迅速(在球囊扩张的数秒内出现)并且(在急性试验中的强制时间内)完全是可逆的。

2. 不应期的改变基本上与心室容量和压力呈线性关系。球囊容量的改变与左室舒张末期压力(LVEDP)增加相关,LVEDP 从 0 到-30mmHg,不应期相应下降 5%~25%。

3. 心外膜不应期的改变与用心外膜单相动作电位(MAP)导管测量的动作电位时程相关。

4. 不应期缩短有区域性差别:当球囊锚定在左室内并扩张, 右室内的不应期没有改变。在左室心外膜上的不应期变化也是各不相同的[13,14]。当在离体兔心脏中扩张左室时使用多个 MAP 电极评估动作电位时程, 绝大多数部位(尽管不是全部)显示动作电位时程缩短。在恒定起搏的过程中动作电位时程的离散度大约增加 27~40ms[14]。超声心动图的心室容量与区域性不应期的关系提示有效不应期的降低与舒张期心壁张力的增加相关性最好。

5. 在急性试验的时间限制内扩张对不应期的作用并未表现出适应性调节;也就是说不应期的变化保持不变,并不随扩张的时限的变化而变化。

后来在许多其他模型和物种中的观察已经基本证实这些观察。心肌壁张力增加导致动作电位时程和心室不应期一致降低。

尽管动作电位时程的变化迅速与离子通道的作用一致,究竟涉及了哪种或哪几种特定的通道尚不清楚。Zabel 等[14]阐明 SAC_{CAT} 可能说明了动作电位时程的缩短,但有几个观察表明这个不可能是其主要的离子机制。首先,钆(Gd^{3+})在其可以阻滞 SAC_{CAT} 的浓度并不能防止动作电位时程的变化[16]。其次,不应期和动作电位时程的缩短依赖于心动周期:在较短周长时不应期下降得更明显[17,18]。单独 SAC_{CAT} 的激活不能解释这种周长依赖模式。

牵张诱发动作电位时程缩短的观察与以下内容有关,或被其促进,内部 Ca^{2+}增加可能意味着涉及 Ca^{2+}敏感通道,Ca^{2+}依赖的 K^+通道,Na^+-Ca^{2+}交换,或牵张-调节电压依赖性通道(参见第 4 章)(参见第 6 章和第 22 章有关牵张对于 Ca^{2+}动力学的作用进一步讨论)。牵张对于 L 型 Ca^{2+}通道和延迟整流钾电流中的缓慢成分 I_{Ks} 的影响 [20](两者都可以解释周长依赖性作用)

增加了对于观察变化的潜在驱动者的数目。

试验结果旨在阐明牵张对心肌传导速度的影响是不一致的(参见第 14 章)。当乳头肌受到轻度牵张,传导速度不变。当牵张程度更大时可观察到传导减慢[21]。在完整的离体心脏及心外膜薄层中[17,22],没有传导速度的变化。然而,Sung 等[23]采用光学标测离体灌注的兔心脏,发现 LVEDP 增加到 30mmHg 左右使传导速度明显降低大约 16%。在这些试验中,心室负荷可增加动作电位时程(在复极 80%时测量)。对这些有分歧的发现的解释不是直接明显的,但它可能与机械停搏和使用电动机械解离剂有关。

动物模型提示在异常或慢性扩张的心肌中或者交感张力高的情况下,急性扩张的作用可能更大。在犬中左室大小的增加使梗死心肌比正常心肌的心室不应期缩短更明显[24]。在猪模型中缺血使扩张引起的动作电位时程缩短更显著[25]。在离体犬心脏中,牵张诱发室性异位搏动的可能性依赖于初始容量(当初始的容量越大越可能出现异位搏动)[6]。当犬存在起搏诱发的心肌病时更容易激发牵张诱发的室性心律失常[26]。交感刺激加强了扩张在原位猪心脏中的作用:在注射多巴胺之前主动脉闭塞使动作电位时程仅下降 2%,而注射过程中下降 5%[27]。

动物模型中心室扩张的致心律失常作用

在离体的兔心脏中[13],通过在连续心室外膜起搏过程中引入的期外刺激测定心室 ERP。当心室扩张时,在测量 ERP 的过程中经常诱发室性心律失常(当球囊容量是 1.0mL 或更大时约占夺获的期外刺激的 35%,而当球囊容量是 0.5mL 或更小时低于 3%)(图 30-2)。

在心室扩张过程中期外收缩的可诱发性和自发性心律失常的缺乏提示可能是折返机

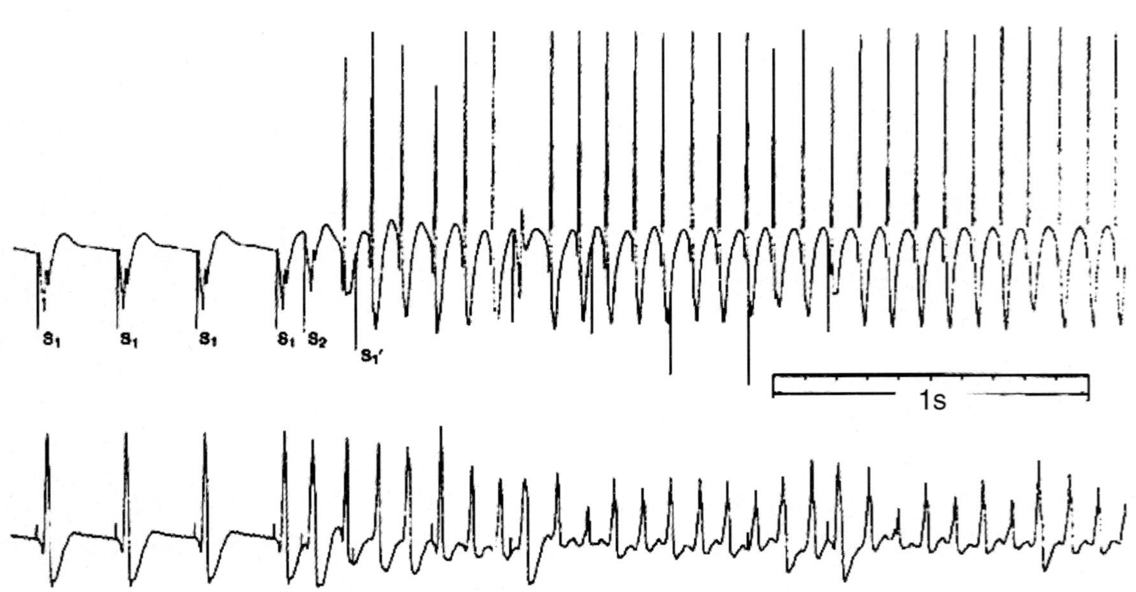

图 30-2 在高容量下连续起搏测定有效不应期的过程中诱发的室性心律失常记录。图中显示的是连续 20 次起搏序列(S_1)中的最后 4 个刺激,后面跟随着一个期外刺激(S_2)这个期外刺激夺获了心肌,并诱发一阵持续性快速室性心律失常。(Reproduced from Reiter MJ, Synhorst DP, Mann DE: Electrophysiologic effects of acute ventricular dilatation in the isolated rabbit heart. Circ Res 62:554, 1988, with permission.)

制。Moe 的假说[28]主张颤动需要循环子波的最小数目,因此颤动的可诱发性反而与功能性折返途径的最小尺寸有关（心肌波长=ERP×传导速度)。传导缓慢、不应期缩短以及复极的各向异性增加等情况可促进折返的发生。离体兔心脏的折返可诱发性受到左室扩张(可降低心室不应期)、低钾血症(可减慢室内传导速度)或两者兼有的影响与心肌波长有关。扩张与低钾血症结合起来有利于室颤的发生[29]。这与在犬模型中观察到的房颤的诱发主要取决于心房的波长和标测的循环子波的数目相类似[30]。在一个离体心脏沿着心外膜组织环的折返性室性心动过速模型中,扩张通过降低心肌的不应期增加了测量的可激动间期（包括空间和时间)[22]。这种可激动间期的增加看似解释了心律失常的加速以及当心室扩张时 III 类抗心律失常药物有效性降低。

心肌牵张降低了室颤的阈值,一种室颤倾向的测量方法(通过用一系列振幅逐渐增加的脉冲刺激心肌来测定)。已经在离体的兔[31]和鼠心脏[32]中观察到这种效应。离体兔心脏、活体内犬心肌病模型[34],或麻醉的猪（见第 35 章)[35]中扩张增加了除颤阈值(DFT)[33](图 30-3)。扩张降低了室颤间期中值,增加室颤周期长度的变异（与增加不应期的各向异性相一致),并增加了室颤的复杂性[36]。

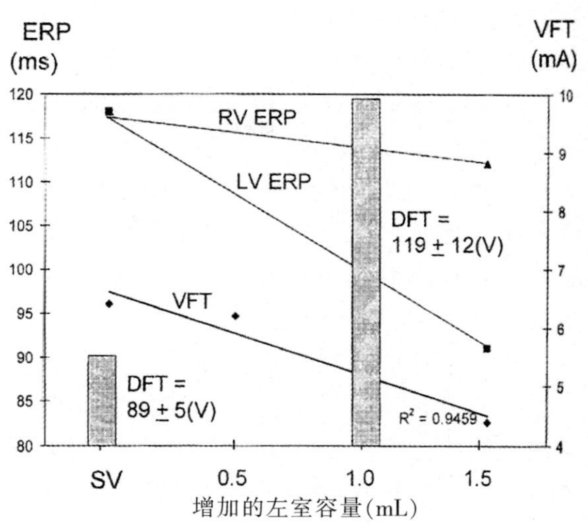

图 30-3　心室扩张对于离体 Langendorff 灌注的兔心脏的心外膜有效不应期(ERP)、室颤阈值(VFT)和除颤阈值(DEF)的作用。横坐标显示的是左室球囊增加的容量(SV=开始时容量,此时 EDP=0mmHg)。显示的是扩张的左室有效不应期(LV ERP)和不扩张的右室有效不应期(RV ERP)。随着左室容量增加（相应 EDP 增加 0~35mmHg)LV ERP 从 118±4ms下降到 91±6ms。RV ERP 不变(118±4ms 到 112±6ms)。此外,还显示了 VFT 和其回归线。最初的 VFT 是 6.4mA,扩张时下降到 4.4mA。条图显示除颤阈值从 89±5V 到 119±12V。这些数据不是来自同一试验，数据分别来自 Reiter 及其同事[13]、Jalal 及其同事[31]以及 Ott 及其同事[33]。

人类中是否存在类似机械电反馈现象

有效的自我平衡机制和测量的复杂性使得在人类中测定机械电反馈更加困难。然而,许多观察提示在人类中存在机械电反馈(参见第 24~32 章)与试验中观察到的现象有很多相似点。

在儿童中进行球囊瓣膜成形术的过程中,Martin 和 Stanger [37] 观察到校正的 QT 间期(QTc）在扩张后轻度延长。在瓣膜成形术后 QTc 延长持续 16~24 小时，而在随后的 1~15 个月后消失。在 4 例患者中连续心电图记录显示瓣膜成形术后 QT 间期延长。QT 延长看起来约在 14 小时达到高峰,到 36 小时后降低(但仍长于扩张前)。在 1988 年,Levine 等[38]研究了先天性肺动脉瓣狭窄患者球囊成形术的作用。在研究的 32 例患者中，成功的瓣膜成形术后 QTc 从 409ms 增加到 441ms(8%)。单相动作电位时程(MAPD)在右室流出道被球囊膨胀阻塞过程中下降（约 6%）而成功扩张后增加（约 6%)。因此，从阻塞到成功扩张的总改变大约 23ms,或者说 11%。在球囊膨胀过程中观察到期外收缩和舒张期除极。

Taggart 等[39,40]评价了在冠脉搭桥术中心室张力增加的电生理作用。在搭桥过程中,一过性夹闭主动脉[39]使 MAPD 从 325±31ms 缩短到 311±29ms，中断旁路后左室心外膜 MAPD 从

288±29ms 缩短到 261±29ms(约 4%)。

在非麻醉个体中，Nanthakumar 等[41]采用植入的 T 波感知刺激起搏器研究直立倾斜。当右室容量减少时，观察右室复极小幅度延长。尽管这些变化的幅度小(可能与测量的方法和容量操作有关)，在给予自主神经阻滞剂(阿托品 0.03mg/kg 静注，普萘洛尔 0.15mg/kg)后这些作用持续存在。

使用血管扩张剂进行药物减轻负荷看起来也与机械电反馈一致的改变有关。在 8 例冠状动脉病变左室功能不全伴可诱发性室速患者中，卡托普利(48 小时治疗)增加了 ERP(从 231ms 到 249ms)和 QTc 间期[42]。

Ellenbogen 等[43]研究了在心脏移植(去神经)患者中下身负压的作用。在这项研究中，其变化与机械电反馈一致，在起搏周长为 400ms，负压为 30mmHg 时 ERP(基线值 226±12ms)增加 4%(234±21ms)。

并不是所有的研究都显示一致的作用。Kadish 等[44]进行了以房室间期 160ms 进行房室(AV)顺序起搏和房室同时起搏(AV 间期=0ms)的比较。在房室间期为 160ms 的房室顺序过程中，左室容量(用超声心动图测量)更大，但与房室同时起搏相比右室 ERP 增加。这个差别在使用自主神经阻滞剂时仍持续存在。然而，房室同时起搏与复杂的压力-收缩关系(特别是右室心尖部起搏)有关，右室 ERP 与左室容量的相互关联使得这个研究难以评估。

人体中机械电反馈与致心律失常

由于在人体中机械电反馈的复杂性，关于机械电反馈是否可能引起心律失常这一疑问至今仍无答案并不足为奇。是否有临床依据表明心室容量或压力与室性心律失常的出现有关？或者说机械电反馈是一个没有生理学意义的假象？这些问题需要考虑几个潜在的重要并易混淆的问题。

人体其作用幅度是否导致心律失常？

一过性机械刺激，尽管可能引起孤立的异位搏动，但可能引起持续性心律失常。心脏震荡，机械冲击看起来促发了室性心动过速，是一个重要例外情况（参见第 15 章和第 29 章）。

在实验中，机械电反馈可能使不应期缩短 5%~25%(5~30ms)。人体在特定情况下可以见到类似的定量改变。已经有人提出机械电反馈对动作电位时程的作用太小不足以引起室性心律失常。对这一观念的支持源自以下研究，在动物模型中室性心律失常被诱发之前(单个期外刺激)离散度需要增加接近 100ms[45]。然而，Gough 等[46]发现在相似的模型中，一个阻滞作用可能在两点间的不应期产生相当小的差别(如 40ms)，并且他们指出重要的是不应期的分布而不是不均一性的绝对程度。此外，在附加的期外刺激或自发性异位搏动时不均一性增加；因此，量化“允许”引起室性心律失常所需要的电生理不均一性在这些情况下可以是不相关的。

机械电反馈的作用在慢性扩张、心力衰竭及肥厚的情形下有关吗？

由于机械电反馈，充血性心力衰竭(CHF)和心肌肥厚最初看似与料想的根本不同(恰好相反)。心室肥厚和充血性心力衰竭与动作电位时程延长有关，主要因为各种钾电流下调。动作电位时程延长可能有致心律失常作用(因为尖端扭转型室速、后除极)并可能有助于复极的异质性增加(有益于折返)。

把这些作用认为是独特的而且互不相关是否合适？在慢性扩张的背景中急性扩张可能扩大复极的区域性差别看似很合理。可以想象随充血性心力衰竭出现的不应期增加部分是对急性扩张最初导致动作电位时程缩短的代偿反应。在充血性心力衰竭中观察到的异常离子通道表达位于异常机械激活的区域可能是机械电反馈的表现。认为这两个明显分歧的现

象是独立的互不相关的可能是过度简单化了(参见第 25~28 章)

临床观察与机械电反馈一致还是暗示着原因

有很多情形下机械电反馈可能解释临床现象(参见参考文献 16,一篇关于此课题的综述)。充血性心力衰竭患者有较高的室性心律失常和猝死发生率,倾向于药物诱发促进心律失常,以及抗心律失常药物有效性下降,所有这一切与机械电反馈的实验研究相一致。

左室功能是临床预后的最重要预测因子。左室射血分数是最常检测参数,但左室大小尽管评估少一些(测量也更困难些)可能是一个更好的预测因子。在 GISSI-3 研究中,左室容量是一个比左室射血分数更好的关于预后或冠状动脉疾病程度的预测因子[47]。在特发性扩张型心肌病和充血性心力衰竭患者中,左室舒张末直径是存活率唯一的可变预测指标。在心功能为 III 至 IV 级的充血性心力衰竭患者中,它也能预测猝死,而独立于射血分数和病因[48]。在人类中,除颤阈值看似随着心室的扩张而增加,再次与机械电反馈的实验研究一致[16]。

在某些研究中,血流动力学失代偿与严重室性心律失常和最初可耐受的心律失常退化的风险增加有关[49]。Pires 等[49]观察了 25 例经历院外猝死的植入除颤器患者的终末事件。16 例死于快速心律失常。其中 10 例可辨认为意外,10 例中的 8 例在死亡前充血性心力衰竭恶化。机械电反馈可能有助于心律失常恶化风险(图 30-4)。在该人群中,首次电击除颤的有效性下降,提示充血性心力衰竭影响除颤阈值。

药物扩张血管的作用与机械电反馈一致。血管扩张剂降低死亡率和猝死的程度与其逆转或防止心室扩张一致。在部分研究中,这些药物延长不应期并减少室性心律失常。β-阻滞剂治疗降低总死亡率和猝死的效果最初看似与机械电反馈不一致,其实不然。β-阻滞剂降低了心壁张力(通过降低收缩性)慢性增加左室射血分数,降低左室舒张末容量。然而,难以区别原因和效果,这些关系可能是仅依照情况而定的。

评估容量或压力操作效果研究的结果

导管(机械性)诱发室性期前收缩,不常出现的心脏震荡以及在心肺复苏过程中胸骨-胸部按压有时可能引起室颤复发[50]等提示在人类中快速机械变形的作用可能与在动物中观察到的类似。

持续牵张的影响尚不清楚。在动物和人类中都有一些研究表明在血压与室性心律失常之间存在关联。高血压(压力超负荷)可能在特定情状下有致心律失常作用。Sideris[51]研究了 24 例患者;半数被给予硝普钠(NP)以降低血压,半数接受阿拉明升高血压。当血压降低时,室性异位活动减少。这些试验的相互关联可以观察到心室解除负荷可以抑制室性心律失常。心室辅助设备已被报道能不间歇地控制心输出量,此外还可以控制不应期和室性心律失常。大多数趣闻,病例报道仅仅反映对室速的耐受性更好了。然而,一些研究提示机械性解除负荷可能抑制室性心律失常[52]。

至少 3 个小型研究探讨了在电生理评估过程中进行容量操作的作用,在容量负荷加载和解除负荷的过程中没有观察到室速的可诱

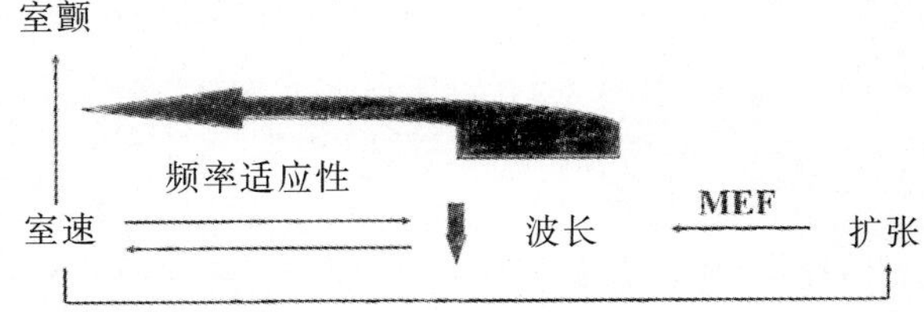

图 30-4 机械电反馈(MEF)在心律失常恶化中的可能作用的假设关系说明。室性心动过速(VT)的发生导致心肌不应期和波长缩短,是由于动作电位时程的频率依赖性缩短所致。如果室速也导致心室壁张力增加引起机械电反馈,则使心肌的不应期进一步下降(由于基础的心动过速而加剧)。由于这些多个机制造成心肌波长缩短,可能导致心律失常加速使室速退化为心室颤动(VF)。

发性发生变化。Carlson 等[53]研究了 12 例左室射血分数低于 40%并有持续性室速病史的冠心病患者。在基础水平和输注硝普钠的过程中进行电生理评估包括诱发室速。在输注过程中,左室容量减小,但室速的可诱发性、诱发的方法和室速的周长未受影响。右室有效不应期也没有改变。Bashir 等[42]研究了 8 例患者,与 Carlson 研究的对象类似。在口服卡托普利(剂量根据使目标血压下降 10%), 尽管右室有效不应期增加(从 231±26ms 到 249±23ms),室速的可诱发性没有改变。Kulick 等[54]研究了 9 例心肌病患者(2 例原发性,3 例酒精性,4 例继发于高血压)。平均射血分数接近 21%。这些患者没有经历先前的自发性室性心律失常。通过停止使用利尿剂和血管扩张剂至少 24 小时,达到急性血流动力学代偿不全[右心房压力从 8±4mmHg 增加到 16±5mmHg, 肺毛细血管楔压(PCWP)从 20±3 增加到 33±8mmHg]。然后这些患者在给予硝普钠之前和之中 (右心房压力=11±3mmHg,PCWP=16±3mmHg]进行电生理评估。在所有的患者中可诱发性没有差别(在两种情况下都未诱发)。"失代偿状态"与输注硝普钠相比右室有效不应期有所增加(右室心尖部 $ERP_{失代偿}$=241±20ms,右室心尖部 $ERP_{硝普钠}$=253±14ms; 右室流出道 $ERP_{失代偿}$=235±29ms,右室流出道 $ERP_{硝普钠}$=250±28ms)。所有这些研究都受到患者数量少、容量改变相对较小(容量变化的变化度和迅速性,主要解除右侧的负荷)以及无法控制其他混淆因素(如自主神经张力)的限制。

小结

在人类中确实很可能发生继发于心室容量和压力变化的电生理变化。这些作用可能是致心律失常的。而这些作用是否足以具有临床意义尚不清楚。即使不足以触发心律失常,似乎也有理由相信机械电反馈可能有助于产生有利于心律失常的电生理环境。

由于在人类中致心律失常本身的复杂性,机械电反馈是否具有重要的致心律失常作用目前仍缺乏令人信服的依据。但是,在人类中采用激活通道的特异性阻滞剂可能澄清这个问题。既然机械电反馈可能具有重要性,就需要进一步研究。这些研究应当是用能够评价心室不应期和室壁张力的使用简便并且精确的方法,研究与室性心律失常和猝死相关性的大规模的、前瞻性的研究。

(王立群 郭继鸿 译)

参考文献

1. Bozler E: Tonus changes in cardiac muscle and their significance for the initiation of impulses. Am J Physiol 139:477–480, 1943.
2. Dudel J, Trautwein W: Das Aktionpotential und Mechanogramm des Herzmuskels unter dem Einflus der Dehnung. Cardiologie 25:344–362, 1954.
3. Stauch M: The QT interval of the isolated frog heart in isotonic and isometric contraction. Z Kreislaufforsch 49:986–998, 1960.
4. Franz MR, Burkhoff D, Yue DT, Sagawa K: Mechanically induced action potential changes and arrhythmia in isolated and in situ canine hearts. Cardiovasc Res 23:213–223, 1989.
5. Stacy GP, Jobe RL, Taylor LK, Hansen DE: Stretch-induced depolarizations as a trigger of arrhythmias in isolated canine left ventricles. Am J Physiol 263:H613–H621, 1992.
6. Hansen DE, Craig CS, Hondeghem LM: Stretch-induced arrhythmias in the isolated canine ventricle: Evidence for the importance of mechanoelectrical feedback. Circulation 81: 1094–1105, 1990.
7. Franz MR, Cima R, Wang D, et al: Electrophysiologic effects of myocardial stretch and mechanical determinants of stretch-activated arrhythmias. Circulation 86:968–978, 1992.
8. Kong C-R, Bursac N, Tung L: Mechanoelectrical excitation in cultured monolayers of cardiac cells [abstract]. Pacing Clin Electrophysiol 26-II:1023, 2003.
9. Bode F, Franz MR, Bonnemeier H, et al: Ventricular fibrillation induced by stretch pulses: Implication for arrhythmogenesis due to commotio cordis [abstract]. Pacing Clin Electrophysiol 26-II:1111, 2003.
10. Hansen DE, Borganelli M, Stacey GP, Taylor LK: Dose-dependent inhibition of stretch-induced arrhythmias by gadolinium in isolated canine ventricles: Evidence for a unique mode of antiarrhythmic action. Circ Res 69:820–831, 1991.
11. Niu W, Sachs F: Dynamic properties of stretch-activated K^+ channels in adult rat atrial myocytes. Prog Biophys Mol Biol 82:121–135, 2003.
12. Lerman BB, Burkhoff D, Yue DT, Sagawa K: Mechanoelectrical feedback: Independent role of preload and contractility in modulation of canine ventricular excitability. J Clin Invest 76:1843–1850, 1985.
13. Reiter MJ, Synhorst DP, Mann DE: Electrophysiologic effects of acute ventricular dilatation in the isolated rabbit heart. Circ Res 62:554–562, 1988.
14. Zabel M, Portnoy S, Franz MR: Effect of sustained load on dispersion of ventricular repolarization and conduction time in the isolated rabbit heart. J Cardiovasc Electrophysiol 7:9–16, 1996.
15. Halperin BD, Adler SW, Mann DE, Reiter MJ: Mechanical correlates of contraction-excitation feedback during acute ventricular dilatation. Cardiovasc Res 27:1084–1087, 1993.

16. Reiter MJ: Effects of mechano-electrical feedback: Potential arrhythmogenic influence in patients with congestive heart failure. Cardiovasc Res 32:44–51, 1996.
17. Reiter MJ, Landers M, Zetelaki Z, et al: Electrophysiologic effects of acute dilatation in the isolated rabbit heart: Cycle length dependent effects on epicardial refractoriness and conduction velocity. Circulation 96:4050–4056, 1997.
18. Eckardt L, Kirchhof P, Monnig G, et al: Modification of stretch-induced shortening of repolarization by streptomycin in the isolated heart. J Cardiovasc Pharmacol 36:711–721, 2000.
19. Lyford GL, Strege PR, Shepard A, et al: $_{\alpha 1C}(Ca_V1.2)$ L-type calcium channel mediates mechanosensitive calcium regulation. Am J Physiol Cell Physiol. 283:C1001–C1008, 2002.
20. Wang Z, Mitsuiye T, Noma A: Cell distention-induced increase of the delayed rectifier K^+ current in guinea pig ventricular myocytes. Circ Res 78:466–474, 1996.
21. Penefsky ZJ, Hoffman BF: Effects of stretch on mechanical and electrical properties of cardiac muscle. Am J Physiol 204: 433–438, 1963.
22. Reiter MJ, Zetelaki Z, Kirchhof CJH, et al: Interaction of acute ventricular dilatation and d-sotalol during sustained reentrant ventricular tachycardia around a fixed obstacle. Circulation 89:423–431, 1994.
23. Sung D, Mills RW, Schettler J, et al: Ventricular filling slows epicardial conduction and increases action potential duration in an optical mapping study of the isolated rabbit heart. J Cardiovasc Electrophysiol 14:739–749, 2003.
24. Calkins H, Maughan WL, Weisman HF, et al: Effect of acute volume load on refractoriness and arrhythmia development in isolated chronically infarcted canine hearts. Circulation 79:687–697, 1989.
25. Horner SM, Lab MJ, Murphy CF, et al: Mechanically induced changes in action potential duration and left ventricular segment length in acute regional ischaemia in the in situ porcine heart. Cardiovasc Res 28:528–534, 1994.
26. Wang Z, Taylor LK, Denney WD, Hansen DE: Initiation of ventricular extrasystoles by myocardial stretch in chronically dilated and failing canine left ventricle. Circulation 90: 2022–2031, 1994.
27. Horner SM, Murphy CF, Cen B, et al: Sympathomimetic modulation of load-dependent changes in the action potential duration in the in situ porcine heart. Cardiovasc Res 32:148–157, 1996.
28. Moe GK: On the multiple wavelet hypothesis of atrial fibrillation. Arch Int Pharmacodyn Ther 140:183–188, 1962.
29. Reiter MJ, Mann DE, Williams GR: Interaction of hypokalemia and ventricular dilatation in isolated rabbit hearts. Am J Physiol 265:H1544–H1550, 1993.
30. Rensma PL, Allessie MA, Lammers WJ, et al: Length of excitation wave and susceptibility to reentrant atrial arrhythmias in normal conscious dogs. Circ Res 62:395–410, 1988.
31. Jalal S, Williams GR, Mann DE, Reiter MJ: Effect of acute ventricular dilatation on fibrillation thresholds in the isolated rabbit heart. Am J Physiol 263:H1306–H1310, 1992.
32. Rosen S, Lahorra M, Cohen MV, Buttrick P: Ventricular fibrillation threshold is influenced by left ventricular stretch and mass in the absence of ischaemia. Cardiovasc Res 25:458–462, 1991.
33. Ott P, Reiter MJ: Effect of ventricular dilatation on defibrillation threshold in the isolated perfused rabbit heart. J Cardiovasc Electrophysiol 8:1013–1019, 1997.
34. Lucy SD, Jones DL, Klein GJ: Pronounced increase in defibrillation threshold associated with pacing induced cardiomyopathy in the dog. Am Heart J 127:366–376, 1994.
35. Strobel JS, Kay GN, Walcott GP, et al: The effect of ventricular volume on ventricular defibrillation efficacy in pigs [abstract]. J Am Coll Cardiol 1996:327A.
36. Burton FL, Cobbe SM: Effect of sustained stretch on dispersion of ventricular fibrillation intervals in normal rabbit hearts. Cardiovasc Res 39:351–359, 1998.
37. Martin GR, Stanger P: Transient prolongation of the QTc interval after balloon valvuloplasty and angioplasty in children. Am J Cardiol 58:1233–1235, 1986.
38. Levine JH, Guarnieri T, Kadish AH, et al: Changes in myocardial repolarization in patients undergoing balloon valvuloplasty for congenital pulmonary stenosis: Evidence for contraction-excitation feedback in humans. Circulation 77:70–77, 1988.
39. Taggart P, Sutton P, Lab M, et al: Effect of abrupt changes in ventricular loading on repolarization induced by transient aortic occlusion in human. Am J Physiol 263:H816–H823, 1992.
40. Taggart P, Sutton PMI, Treasure T, et al: Monophasic action potentials at discontinuation of cardiopulmonary bypass: Evidence for contraction excitation feedback in man. Circulation 77:1266–1275, 1988.
41. Nanthakumar K, Dorian P, Paquette M, et al: Effect of physiological mechanical perturbation on intact human myocardial repolarization. Cardiovasc Res 45:303–309, 2000.
42. Bashir Y, Sneddon JF, O'Nunain S, et al: Comparative electrophysiological effects of captopril or hydralazine combined with nitrate in patients with left ventricular dysfunction and inducible ventricular tachycardia. Br Heart J 67:355–360, 1992.
43. Ellenbogen KA, Stambler BS, Wood MA, Mohanty PK: Examination of mechano-electrical feedback in the transplanted human heart. Am J Cardiol 76:51–55, 1995.
44. Kadish AH, Kou WH, Schmaltz S, Morady F: Effect of atrioventricular relationship on ventricular refractoriness in humans. Am J Physiol 259:H1463–H1470, 1990.
45. Kuo CS, Munakata K, Reddy CP, Surawicz B: Characteristics and possible mechanism of ventricular arrhythmia dependent on the dispersion of action potential durations. Circulation 67:1356–1367, 1983.
46. Gough WB, Mehra R, Restivo M, et al: Reentrant ventricular arrhythmias in the late myocardial infarction period in the dog. 13. Correlation of activation and refractory maps. Circ Res 57:432–442, 1985.
47. Nicolosi GL, Latini R, Marino P, et al: The prognostic value of predischarge quantitative two-dimensional echocardiographic measurements and the effects of early lisinopril treatment on left ventricular structure and function after acute myocardial infarction in the GISSI-3 Trial. Gruppo Italiano per lo Studio della Sopravvivenza nell'Infarto Miocardico. Eur Heart J 17:1646–1656, 1996.
48. Lee TH, Hamilton MA, Stevenson LW, et al: Impact of left ventricular cavity size on survival in advanced heart failure. Am J Cardiol 72:672–676, 1993.
49. Pires LA, Lehmann MH, Steinman RT, et al: Sudden death in implantable cardioverter-defibrillator recipients: Clinical context, arrhythmic events and device responses. J Am Coll Cardiol 33:24–32, 1999.
50. Capucci A, Villani GQ, Aschieri D, et al: Sterno-thoracic compression triggers ventricular fibrillation during cardiopulmonary resuscitation. Post-shock ECG analysis in Piacenza Progetto Vita Database [abstract]. Pacing Clin Electrophysiol 26:II-981, 2003.
51. Sideris DA, Kontoyannis DA, Michalis A, et al: Acute changes in blood pressure as a cause of cardiac arrhythmias. Eur Heart J 8:45–52, 1987.
52. Fotopoulous GD, Mason MJ, Walker S, et al: Stabilisation of medically refractory ventricular arrhythmia by intra-aortic balloon counterpulsation. Heart 82:96–100, 1999.
53. Carlson MD, Schoenfeld MH, Garan H, et al: Programmed ventricular stimulation in patients with left ventricular dysfunction and ventricular tachycardia: Effects of acute hemodynamic improvement due to nitroprusside. J Am Coll Cardiol 14:1744–1752, 1989.
54. Kulick DL, Bhandari AK, Hong R, et al: Effect of acute hemodynamic decompensation on electrical inducibility of ventricular arrhythmias in patients with dilated cardiomyopathy and complex nonsustained ventricular arrhythmias. Am Heart J 119:878–883, 1990.

第 31 章

心力衰竭的死亡:血流动力学原因还是电学原因

Steven N. Singh, Pamela Karasik

心力衰竭的特征是心脏不能泵出足够的血液以满足机体器官及代谢组织的需要。收缩性心力衰竭见于心室收缩性下降和射血分数(EF)降低的情况。相反,舒张性心力衰竭定义为在左室收缩功能完好的情况下出现心力衰竭的体征和症状。

在广义上说,心肌病被分为缺血性和非缺血性。这些术语通常定义比较宽松,有关这些定义有一些结论。有时,有些关于缺血性疾病的严重度与心肌功能不全的严重度不相关的讨论。虽然如此,本章还是采用这两种类别进行讨论。

心脏性猝死经常被定义为由于心脏原因的自然死亡。其特点是在没有预料到会死亡的人中出现症状后 1 个小时内突然意识丧失。尽管猝死经常与心律失常有关,还有其他可能原因,如中风、肺栓塞、急性主动脉夹层。此外,并非所有猝死都与快速心律失常有关。心动过缓和电机械分离也较常见,特别在终末期的心肌病患者中(图 31–1)[1]。

泵衰竭死亡被归为非突发性心源性死亡,其特征是心输出量低和心源性休克。

流行病学

在美国 400 万以上人罹患心力衰竭,每年新增病例有 550 000[2]。预后仍然很差,但长期趋势显示女性心力衰竭的发生率降低而男性则不然[3]。在 1950 年到 1969 年期间,年龄校正的 1 年及 5 年男性死亡率分别是 30%和 70%,

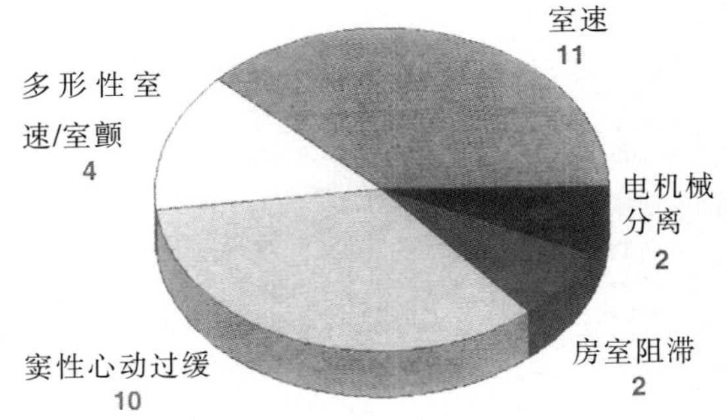

图 31–1 重度心力衰竭患者心脏停搏前的初始节律(n =29)。(Modified from Luu M, Stevenson WG, Stevenson LW, et al:Diverse mechanism of unexpected cardiac arrest in advanced heart failure. Circulation 80:1675–1680,1989,with permission.)

从 1990 年到 1999 年期间,分别是 28%和 59%;而女性从 1950 年到 1969 年,分别是 18%和 57%,而 1990 年到 1999 年,分别是 24%和 45%。总存活率每 10 年提高 12%(图 31–2)。

心力衰竭的年死亡率决定于纽约心脏协会(NYHA)功能分级、射血分数和基础治疗;即使治疗适当,年死亡率仍接近 12%。死亡的模式通常可以分为泵衰竭或猝死。近期猝死的百分比超过泵衰竭,可能是因为新的积极治疗方法(表 31–1)[3–10]。

心律失常的机制

心力衰竭中的心律失常的机制很复杂,包括触发活动(早后除极和迟后除极)、异常的自

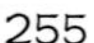

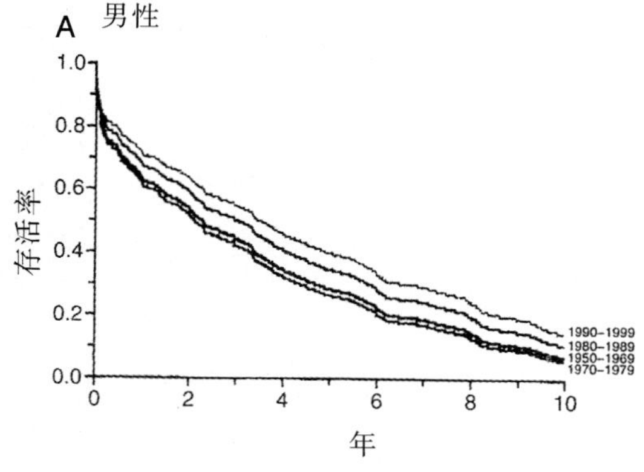

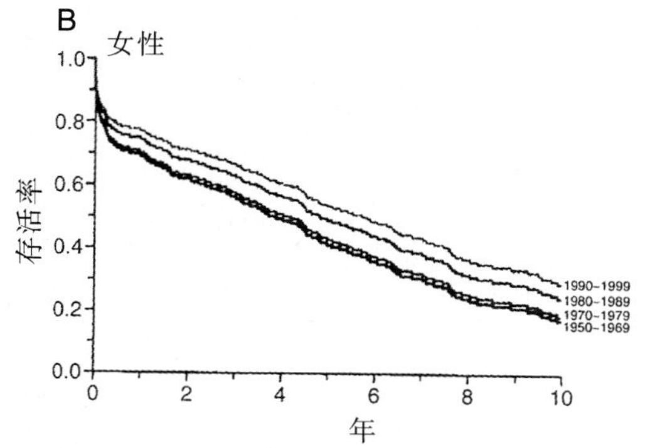

图 31–2 男性(A)和女性(B)心力衰竭的年龄校正存活率的时间趋势图。(From Levy D, Kenchaiah S, Larson MG, et al: Long–term trends in the incidence of and survival with heart failure. N Engl J Med 347:1397–1402, 2002, with permission.)

表 31–1 在收缩性和舒张性心力衰竭中以及植入 ICD 的非缺血性收缩性心力衰竭总的泵衰竭和猝死死亡率

研究(积极治疗)	n	平均随访(月)	TM(%)	PF(%)	SCD(%)
收缩性心力衰竭					
CIBIS II[4]	1327	15	12	23	31
MERIT-HF[5]	1990	12	7.2	21	54
BEST[6]	1354	24	30	30	44
CARVEDILOL(重症心力衰竭)[7]	1156	10.4	11.4	NA	NA
EPHESUS[8]	3319	16	14.4	22	34
Val-HeFT[9]	816	23	11.9	16	62
左室功能维持的心力衰竭					
Val-HeFT II(ACEI 治疗)[10]	103	30	17	39	17
CHARM[14]	1514	36.6	11.2*	NA	NA
收缩性心力衰竭(非缺血性)ICD 试验					
CAT[45]	50	66	25	NA	0
AMIOVERT[40](ICD 治疗)	51	26.4	11.8	50	17
DEFINITE[47](ICD 治疗)	229	26	10	30	13

* 心血管性死亡。

ACEI，血管紧张素转换酶抑制剂；AMIOVERT，胺碘酮与可植入性心脏复律除颤器；BEST，布新洛尔存活率评价试验；CARVEDILOL，卡维地洛前瞻性随机累积存活率试验；ACT 心肌病试验；CHARM，坎地沙坦酯(Atacand)在心力衰竭中降低死亡率和发病率的评价；CIBIS，心功能不全中比索洛尔研究；DEFINITE，在非缺血性心肌病治疗中除颤器的评价；EPHESUS，依普利酮在急性心肌梗死后心力衰竭有效性及存活率研究；ICD，可植入式心脏复律除颤器；MERIT-HF，在充血性心力衰竭中美托洛尔随机介入试验；NA，无法得到；PF，泵衰竭；SCD，心脏性猝死；TM，总死亡率；Val-HeFT，缬沙坦心力衰竭试验。

律性增强、折返以及牵张受体的激活。肥厚的心肌表现出早后除极的倾向增加而可能导致潜在的致命性心律失常[11]。

心室容量增加产生的机械性牵张能够激发异常的电活动和心律失常[12,13]。当由于疾病在部分除极的纤维产生自发性冲动时即出现了异常的自律性。这些冲动可能由钠或钙电流携载，取决于最大舒张电位水平。折返是一种常见机制，在缺血性心肌病引起的心力衰竭患者中参与引起大多数心律失常。这种心律失常与在病理性基质中的缓慢传导有关。

高危个体的识别

有许多因素被用来识别个体死亡的危险，包括以下：较高的 NYHA 功能分级，胸片示心脏扩大，去甲肾上腺素和脑利钠肽水平升高，在心电图或 Holter 记录中存在心房颤动、束支阻滞、非持续性室性心动过速(VT)，心率变异性下降，QT 离散度增加，存在 T 波电交替，异常的信号平均心电图，以及电生理检查诱发持续性室速(表 31-2)。显然，这些检查中某些存在着特定的局限性。在冠心病患者中信号平均心电图和电生理研究有用，而在非缺血性心肌病患者中用途有限。同样，关于上述每种识别因素的用处也存在着争议。然而，低射血分数经得起时间的考验，不仅对泵衰竭性死亡也对心脏性猝死具有较高的预测价值。

表 31-2 高危个体的识别

NYHA 功能分级	T 波电交替
射血分数	压力反射敏感性
心电图：AF、NSVT、QRS、HR	信号平均心电图
胸片：心脏大小	QT 离散度，QT 动态变化
去甲肾上腺素、脑钠肽水平	电生理检查

AF，心房颤动；HR，心率；NSVT，非持续性室性心动过速；NYHA，纽约心脏协会。

治疗与试验综述

有数种药物和一些设备被用于治疗心力衰竭患者(表 31-3)。然而，尽管数据强有力地支持一些药物和设备，对其他药物和设备的应用仍有争议。

表 31-3 药物与非药物治疗

药物
地高辛
β-阻滞剂
血管紧张素转换酶抑制剂
血管紧张素受体阻滞剂
醛固酮受体阻滞剂
利尿剂
抗心律失常药物
非药物
双室起搏
植入式心脏复律除颤器

药物治疗

地高辛研究组(DIG)试验检验了地高辛与安慰剂对心力衰竭患者存活率的作用[26]。尽管两组之间没有总体差异，由于心力衰竭导致的死亡率下降而突发性心律失常导致的死亡增加。后来的分析显示在地高辛血清浓度为 0.5~0.8μg/mL 的患者中全因死亡率下降，女性的死亡率比男性高[27,28]。

利尿剂通常作为维持治疗用于心力衰竭。然而，极少有结论性数据。来自于左室功能不全的研究(SOLVD)数据的析因分析显示，利用降低钾的利尿剂与过多的突发性心律失常性死亡有关[29]。这与保钾性利尿剂不同。

血管紧张素转换酶(ACE)抑制剂已经被广泛研究，结果明确有益于心力衰竭患者和心肌梗死后射血分数降低(<40%)患者。在 SOLVD 治疗试验中，用依那普利治疗的心力衰竭患者心力衰竭的死亡率下降但对猝死的死亡率没有影响[30]。

相反，群多普利心脏评价(TRACE)[31](图31-3)，急性梗死与雷米普利功效(AIRE)[32]，与心脏后果预防评价(HOPE)[33]等试验中，使用群多普利和雷米普利降低了猝死死亡率。这些不同可能用药物在组织间的渗透性不同进行解释。其他抗心律失常特性包括抗交感活动，减轻机械性和电学重构，以及解除负荷。

有人比较了血管紧张素 II 受体阻滞剂(ARB)与血管紧张素转换酶抑制剂在心力衰竭和心肌梗死中的作用。尽管，总死亡率没有差别，而血管紧张素转换酶抑制剂卡托普利与血管紧张素 II 受体阻滞剂氯沙坦相比有减轻猝死的趋势[34]。相似的在急性心肌梗死和心力衰竭患者中在降低猝死方面卡托普利优于氯沙坦[35]。

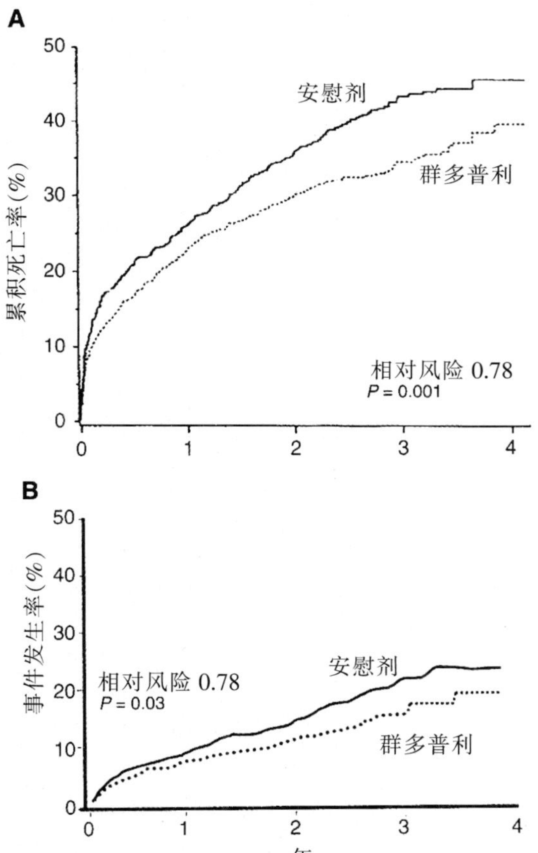

图 31-3 总死亡率(A)和猝死死亡率(B)的 Kaplan-Meier 图。[From Kober L, Torp-Pedersen C, Carlsen JE, et al, for the Trandolapril Cardiac Evaluation (TRACE) Study Group: A clinical trial of the angiotensin-converting enzyme inhibitor trandolapril in patients with left ventricular dysfunction after myocardial infarction. N Engl J Med 333: 1670–1676, 1995, with permission.]

β-阻滞剂，尽管曾经被担忧过，现在已成为心力衰竭患者甚至在重症患者中的授权疗法。众所周知交感刺激会加重心力衰竭和致心律失常作用。因此，对于包括 β-阻滞剂的心力衰竭试验显示心脏性猝死和心力衰竭死亡均显著降低不应感到惊奇(图 31-4)[3-6]。由于 $β_1$ 受体下调，一些数据提示使用非选择性 β-阻滞剂更好。在卡维地洛或美托洛尔欧洲试验(COMET)[36]中，使用卡维地洛与美托洛尔相比总死亡率和猝死率更低。特别是在心功能不全比索洛尔研究(CIBIS)II 试验中[37]，与安慰剂相比，窦性心律患者获益于比索洛尔，而心房颤动患者则不然。作者推测这与心率不同无关，而可能与在心房颤动组药物活性导致低血

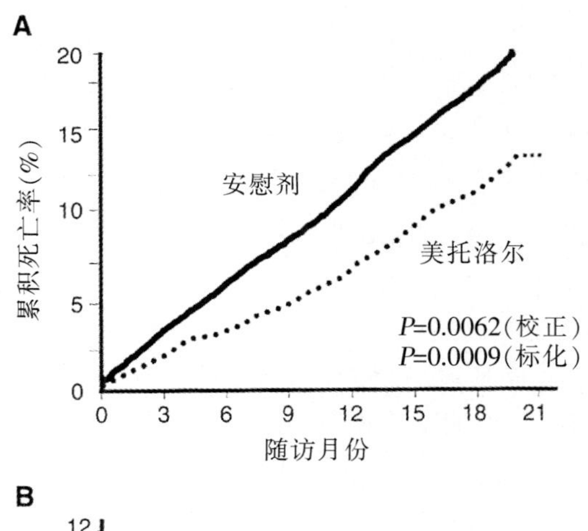

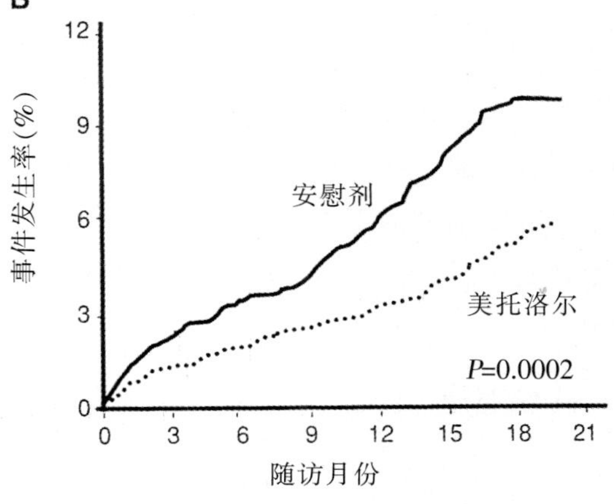

图 31-4 总死亡率(A)与猝死率(B)的 Kaplan–Meier 图[5]。

压有关。

已经在心力衰竭患者中研究了醛固酮受体拮抗剂的作用，结果显示其有益于降低各种原因和猝死死亡率。这种获益可能与改善电解质失衡、减轻心肌纤维化和削弱交感神经系统作用有关。尽管充血性心力衰竭中随机螺内酯（安体舒通）评价研究（RALES）试验[38]仅研究了NYHA III级和IV级心力衰竭患者，依普利酮在急性心肌梗死后心力衰竭有效性及存活率研究（EPHESUS）试验[39]包括了心肌梗死和心力衰竭级别更低的患者。

动态心电图记录的室性心律失常常见于心力衰竭患者[15]。大约50%患者有非持续性室速。引起此类心律失常的机制可能包括折返、触发活动、自律性异常以及牵张通道的激活。人们尝试用抗心律失常药物来抑制这些心律失常。然而，除了β-阻滞剂，对于存活率均无益处。事实上，最有力的钠通道阻滞剂氟卡尼和普罗帕酮其弊大于利[40,41]。尽管在阿根廷人预防心功能不全研究（GESICA）试验中胺碘酮治疗心力衰竭患者可以降低各种原因的死亡率和猝死率[42]，但在充血性心力衰竭中抗心律失常治疗的存活试验（CHF-STAT）中未发现类似益处[15]。

概要地说，很明确血管紧张素转换酶抑制剂、β-阻滞剂和醛固酮受体阻滞剂不仅有效地减少突发性心律失常性死亡，而且同样能减少各种原因的死亡率。这些药物对血流动力学也有显著的直接作用，能够减轻负荷和（或）心脏收缩，但目前尚不清楚这些机械作用在减少"电生理性"死亡率的作用方面到达什么程度。相反，钠、钙和钾通道阻滞剂（这些主要作用于电生理而不是机械方面）未显现有益处，甚至有些有害。

器械治疗

可植入式心脏复律除颤器（ICD）能有效地改善心脏停搏以及血流动力学无法耐受的室速患者的存活率，特别是射血分数降低者[43]。多中心非持续性心动过速试验（MUSTT）[44]显示冠心病，射血分数低于40%，电生理检查诱发持续性室速的患者采用ICD治疗与未治疗或电生理指导的抗心律失常药物治疗相比心律失常性死亡减少。在多中心自动除颤器植入试验I（MADIT I）[45]中，射血分数35%及以下，可诱发持续性室速的冠心病患者，在药物失败后随机分为传统内科治疗或ICD治疗。在ICD组心律失常性死亡明显减少：在内科治疗组为33%，而ICD组为5%。MADIT II[46]将射血分数低于30%的冠心病患者随机分入ICD组和传统内科治疗组。这个试验提前终止，因为总死亡风险相对下降30%。尽管是射血分数降低和信号平均心电图异常的高风险人群，在进行冠状动脉搭桥手术的患者中未发现ICD优于标准治疗[47]。这可能主要由于猝死的发生率低，暗示冠状动脉再成形术具有保护性作用[48]。

很清楚在具有突发性心律失常性死亡高风险的个体中，ICD提供了保护作用。有趣的是Mitchell等[49]回顾了320例植入ICD的患者的死亡机制，发现28%仍然归类为猝死。电机械分离常见（图31-5）。在非缺血性心肌病患者中，ICD的作用较差。在心肌病试验（CAT）中[50]，扩张型非缺血性心肌病患者被随机分入ICD组或对照组中。在平均随访5.5年后，存活率没有明显差别。

在胺碘酮与可植入心脏复律除颤器对比

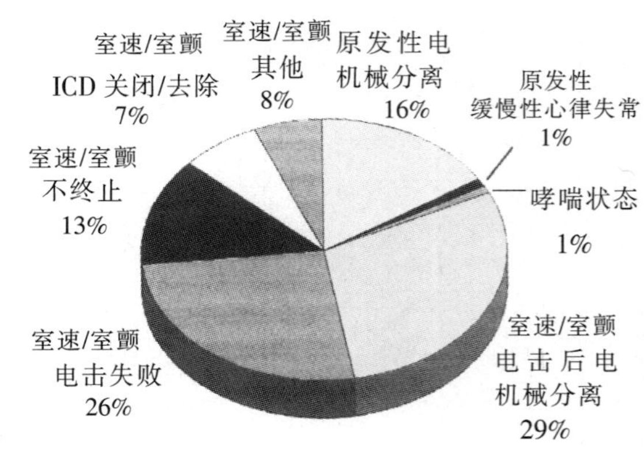

图31-5 在植入ICD的患者中猝死的频率分布图。

(AMIOVIRT)试验中,未发现 ICD 在全因死亡和猝死方面优于胺碘酮[51]。在一个近期刚完成的试验——非缺血性心肌病中除颤器治疗的评价(DEFINITE)中,显示应用 ICD 治疗的非缺血性扩张型心肌病患者心律失常性死亡降低,同样总死亡率也有降低的趋势[52]。在这个试验中,射血分数低于 36%,有室性期前收缩或非持续性室速的患者被随机分入标准内科治疗或 ICD 组。在随访 2 年时,对照组的死亡率为 13.8%而 ICD 组为 8.1%(P=0.06)。ICD 组心律失常性死亡相对下降 74%(P<0.05)。心力衰竭中的心脏性猝死试验(SCD-HeFT)的结果在 2004 年 3 月美国心脏学会的年会上公布了。在这项以预防为首要目的的试验中,射血分数低于 35%的心力衰竭患者被随机分入 ICD 组、胺碘酮组和安慰剂组。胺碘酮与安慰剂相比既无益处也无害处,而 ICD 使总死亡率相对下降 23%(P=0.007)。这主要是由于突发性心律失常性死亡减少的缘故。在这次会议上还展示了除颤在急性心肌梗死中的试验(DINAMIT)的结果。射血分数降低(<35%)并且心率变异性降低的急性心肌梗死患者 (n=674)被分配在 ICD 或传统治疗组中。全因死亡率没有区别,但 ICD 显著减少突发性心律失常性死亡(P=0.009)。

心脏再同步治疗(CRT)是一种相对较新的治疗形式,主要用于改善充血性心力衰竭伴心电图上有束支阻滞患者的心肌收缩性。尽管早期的研究提示血流动力学改善,近期报道的在慢性心力衰竭中药物治疗、起搏和除颤的比较(COMPANION) 试验中显示仅当 CRT 与 ICD 联合治疗时对死亡率才有益处[53]。

与机械电反馈的联系

很明确 ICD 可以降低心力衰竭患者的心脏性猝死。在 SCD-HeFT 和 DEFINITE 中,似乎 ICD 也能提供保护作用。因此,超负荷的心室肌必定是在大多数患者中能被 ICD 终止的致命性快速心律失常的基质。慢性心力衰竭伴容量超负荷的特征是心室重构(“坏”类型)和 β-受体下调,交感张力增加,心肌细胞凋亡和(或)纤维变性,肾素血管紧张素系统上调,电解质失衡,以及其他“适应性”机制。

所有这些有利于致心律失常基质或者提供了致心律失常的触发因子。当然,在心力衰竭患者致命性心律失常的起源中不能排除心室负荷增加的直接电生理性和致心律失常作用。在心脏监护中心经常观察到(即使没有系统的研究)急性容量或压力超负荷(如在高血压危象过程中) 能够诱发室速或心室颤动(VT)。

通过积极的利尿或减轻后负荷来使心室解除负荷, 经常能够迅速地消除这些心律失常。因此,可以猜测牵张相关的机制在负荷依赖性复发性快速性心律失常起到重要作用,在植入 ICD 的患者中经常被成功终止。

小结

心力衰竭可能与收缩或舒张功能不良有关。其原因通常可以分为缺血性和非缺血性。死亡通常由于泵衰竭或突发性致命性心律失常所致。突发性心律失常性死亡由快速性心律失常或缓慢性心律失常所引起,后者更常见于心力衰竭的终末阶段。药物和非药物治疗已经对如何处理这些患者产生了冲击。将来的试验也将直接作用于辨别容量或压力超负荷对慢性心力衰竭患者致命性心律失常的产生的特殊作用。

(王立群 郭继鸿 译)

参考文献

1. Luu M, Stevenson WG, Stevenson LW, et al: Diverse mechanism of unexpected cardiac arrest in advanced heart failure. Circulation 80:1675–1680, 1989.
2. Ho K, Pinsky J, Kannel W, Levy D: The epidemiology of heart failure: The Framingham Study. J Am Coll Cardiol 22(suppl A):6A–13A, 1993.
3. Levy D, Kenchaiah S, Larson MG, et al: Long-term trends in the incidence of and survival with heart failure. N Engl J Med

347:1397–1402, 2002.
4. CIBIS II Investigators and Committees: The Cardiac Insufficiency Bisoprolol Study II (CIBIS II): A randomized trial. Lancet 353:9–13, 1999.
5. Hjalmarson A, Goldstein S, Fagerberg B, et al, for the MERIT-HF Study Group: Effects of controlled-release metoprolol on total mortality, hospitalizations, and well-being in patients with heart failure: The Metroprolol CR/XL Randomized Intervention Trial in Congestive Heart Failure. JAMA 283: 1295–1302, 2000.
6. The Beta-Blocker Evaluation of Survival Trial Investigators: A trial of the beta-blocker bucindolol in patients with advanced chronic heart failure. N Engl J Med 344:1659–1667, 2001.
7. Packer M, Coats AJ, Fowler MB, et al, for the Carvedilol Prospective Randomized Cumulative Survival Study Group: Effect of carvedilol on survival in severe chronic heart failure. N Engl J Med 344:1651–1658, 2001.
8. Pitt B, Remme W, Zannad F, et al, for the Eplerenone Post-Acute Myocardial Infarction Heart Failure Efficacy and Survival Study Investigators: Eplerenone, a selective aldosterone blocker, in patients with left ventricular dysfunction after myocardial infarction. N Engl J Med 348:1309–1321, 2003.
9. Cohn JN, O'Connor C, Opasich C, et al: Prognosis and mechanism of death in treated heart failure: Data from the placebo arm of Val-HeFT [abstract]. Circulation 17:2730, 2003.
10. Carson P, Johnson G, Fletcher R, Cohn J: Mild systolic dysfunction in heart failure (left ventricular ejection fraction >35%): Baseline characteristics, prognosis and response to therapy in the vasodilator in heart failure trials (V-HeFT). J Am Coll Cardiol 27:642–649, 1996.
11. Levy D, Garrison RJ, Savage DD, et al: Prognostic implications of echocardiographically determined left ventricular mass in the Framingham Heart Study. N Eng J Med 322:1561–1566, 1990.
12. Tomaselli GF, Beuckelmann DJ, Calkin HG, et al: Sudden death in heart failure: The role of abnormal repolarization. Circulation 90:2534–2539, 1994.
13. Franz M: Stretch activated arrhythmias. In Zipes DP, Jalife J (eds): Cardiac Electrophysiology: From Cell to Bedside. Philadelphia, WB Saunders, 1995, p 592.
14. Yusuf S, Pfeffer MA, Swedberg K, et al: Effects of candesartan in patients with chronic heart failure and preserved left-ventricular ejection fraction: The CHARM-Preserved Trial. Lancet 362:777–781, 2003.
15. Singh SN, Fletcher RD, Fisher SG, et al, for the Survival Trial of Antiarrhythmic Therapy in Congestive Heart Failure: Amiodarone in patients with congestive heart failure and asymptomatic ventricular arrhythmia. N Engl J Med 333: 77–82, 1995.
16. Dries DL, Exner DV, Gersh BJ, et al: Atrial fibrillation is associated with an increased risk for mortality and heart failure progression in patients with asymptomatic and symptomatic left ventricular systolic dysfunction: A retrospective analysis of the SOLVD trials. J Am Coll Cardiol 32:695–703, 1998.
17. Singh SN, Fisher SG, Carson PE, Fletcher RD: Prevalence and significance of nonsustained ventricular tachycardia in patients with premature ventricular contractions and heart failure treated with vasodilator therapy. J Am Coll Cardiol 32: 942–947, 1998.
18. Doval HC, Nul DR, Grancelli HO, et al: Nonsustained ventricular tachycardia in severe heart failure. Independent marker of increased mortality due to sudden death. Circulation 94: 3198–3203, 1996.
19. Iuliano S, Fisher SG, Karasik PE, et al: QRS duration and mortality in patients with congestive heart failure. Am Heart J 143: 1085–1091, 2002.
20. Nul DR, Doval HC, Grancelli HO, et al: Heart rate is a marker of amiodarone mortality reduction in severe heart failure. Circulation 92(suppl I):I-666, 1995.
21. Brendorp B, Elming H, Jun L, et al: QT dispersion has no prognostic information for patients with advanced congestive heart failure and reduced left ventricular systolic function. Circulation 103:831–835, 2001.
22. Barr CS, Naas A, Freeman M, et al: QT dispersion and sudden unexpected death in chronic heart failure. Lancet 343:327–329, 1994.
23. LaRovere MT, Pinna GD, Maestri R, et al: Short-term heart rate variability strongly predicts sudden cardiac death in chronic heart failure patients. Circulation 107:565–570, 2003.
24. Bilchick KC, Fetics B, Djoukeng R, et al: Prognostic value of heart rate variability in chronic congestive heart failure (Veterans Affairs' Survival Trial of Antiarrhythmic Therapy in Congestive Heart Failure). Am J Cardiol 90:24–28, 2002.
25. Stevenson WG, Stevenson LW, Weiss J, Tillisch JH: Inducible ventricular arrhythmias and sudden death during vasodilator therapy of severe heart failure. Am Heart J 116:1447–1454, 1988.
26. The Digitalis Investigation Group: The effect of digoxin on mortality and morbidity in patients with heart failure. N Engl J Med 336:525–533, 1997.
27. Rathore SS, Curtis JP, Wang Y, et al: Association of serum digoxin concentration and outcomes in patients with heart failure. JAMA 289:871–878, 2003.
28. Rathore SS, Wang Y, Krumholz HM: Sex-based differences in the effect of digoxin for the treatment of heart failure. N Engl J Med 347:1403–1411, 2002.
29. Cooper HA, Dries DL, Davis CE, et al: Diuretics and risk of arrhythmic death in patients with left ventricular dysfunction. Circulation 100:1311–1315, 1999.
30. The SOLVD Investigators: Effect of enalapril on survival in patients with reduced left ventricular ejection fractions and congestive heart failure. N Engl J Med 325:293–302, 1991.
31. Kober L, Torp-Pedersen C, Carlsen JE, et al, for the Trandolapril Cardiac Evaluation (TRACE) Study Group: A clinical trial of the angiotensin-converting enzyme inhibitor trandolapril in patients with left ventricular dysfunction after myocardial infarction. N Engl J Med 333:1670–1676, 1995.
32. Cleland JGF, Erhardt L, Murray G, et al, on behalf of the AIRE Study Investigators: Effect of ramipril on morbidity and mode of death among survivors of acute myocardial infarction with clinical evidence of heart failure. A report from the AIRE Study Investigators. Eur Heart J 18:41–51, 1997.
33. The Heart Outcomes Prevention Evaluation Study Investigators: Effects of an angiotensin-converting-enzyme inhibitor, ramipril, on cardiovascular events in high-risk patients. N Engl J Med 342:145–153, 2000.
34. Pitt B, Poole-Wilson PA, Segal R, et al: Randomized trial of losartan versus captopril on mortality in patients with symptomatic heart failure: The losartan heart failure survival study, ELITE II. Lancet 355:1582–1587, 2000.
35. Dickstein K, Kjekshus J, and the OPTIMAAL Steering Committee for the OPTIMAAL Study Group: Effects of losartan and captopril on mortality and morbidity in high-risk patients after acute myocardial infarction: The OPTIMAAL randomized trial. Lancet 360:752–760, 2002.
36. Poole-Wilson PA, Swedberg K, Cleland JG, et al, for the Comet: Comparison of carvedilol and metroprolol on clinical outcomes in patients with chronic heart failure in the carvedilol or metoprolol European trial (COMET): Randomized controlled trial. Lancet 362:7–12, 2003.
37. Lechat P, Hulot JS, Escolano S, et al: Heart rate and cardiac rhythm relationships with bisoprolol benefit in chronic heart failure in CIBIS II Trial. Circulation 103:1428–1433, 2001.
38. Pitt B, Zannad F, Reme WJ, et al, for the Randomized Aldactone Evaluation Study Investigators: The effect of spironolactone on morbidity and mortality in patients with severe heart failure. N Engl J Med 341:709–717, 1999.
39. Pitt B, Remme W, Zannad R, et al, for the Eplerenone Post-Acute Myocardial Infarction Heart Failure Efficacy and Survival Study Investigators: Eplerenone, a selective aldosterone blocker, in patients with left ventricular dysfunction after myocardial infarction. N Engl J Med 348:1309–1319, 2003.

40. The Cardiac Arrhythmia Suppression Trial (CAST) Investigators: Preliminary report. Effect of encainide and flecainide on mortality in a randomized trial of arrhythmia suppression after myocardial infarction. N Engl J Med 321:406–412, 1989.
41. Siebels J, Cappato R, Ruppel R, et al: ICD versus drugs in cardiac arrest survivors: Preliminary results of the cardiac arrest study Hamburg. Pacing Clin Electrophysiol 16:552–558, 1993.
42. Doval HC, Nul DR, Cancelli HO, et al: Randomized trial of low-dose amiodarone in severe congestive heart failure. Lancet 344:493–498, 1994.
43. A comparison of antiarrhythmic therapy with implantable defibrillators in patients resuscitated from near fatal arrhythmias. The antiarrhythmics versus implantable defibrillators (AVID) Investigators. N Eng J Med 337:1576–1583, 1997.
44. Buxton AE, Lee KE, Fisher JD, et al: A randomized study of the prevention of sudden death in patients with coronary disease. Multicenter Unsustained Tachycardia Trial Investigators. N Eng J Med 341:1882–1890, 1999.
45. Moss AJ, Hall WJ, Cannom DS, et al: Improved survival with an implanted defibrillator in patients with coronary disease at high risk for ventricular arrhythmia. Multicenter Automatic Defibrillator Implantation Trial Investigators. N Engl J Med 335:1933–1940, 1996.
46. Moss AJ, Zareba W, Hall WJ, et al, for the Multicenter Automatic Defibrillator Implantation Trial II Investigators: Prophylactic implantation or a defibrillator in patients with myocardial infarction and reduced ejection fraction. N Engl J Med 346:877–882, 2002.
47. Bigger JT, for the Coronary Artery Bypass Graft (CABG) Patch Trial Investigators: Prophylactic use of implanted cardiac defibrillators in patients with high risk for ventricular arrhythmias after coronary artery bypass graft surgery. N Engl J Med 337:1569–1575, 1997.
48. Bigger JT, Whang W, Rottman JN, et al: Mechanisms of death in the CABG Patch trial: A randomized trial of implantable cardiac defibrillator prophylaxis in patients at high risk of death after coronary artery bypass graft surgery. Circulation 99:1416–1421, 2000.
49. Mitchell LB, Pineda EA, Titus JL, et al: Sudden death in patients with implantable cardioverter defibrillators. J Am Coll Cardiol 39:1323–1328, 2002.
50. Bansch D, Antz M, Boczor S, et al, for the CAT Investigators: Primary prevention of sudden cardiac death in idiopathic dilated cardiomyopathy: The Cardiomyopathy Trial (CAT). Circulation 105:1453–1458, 2002.
51. Strickberger SA, Hummel JD, Bartlett TG, et al, for the AMIOVIRT Investigators: Amiodarone versus implantable cardioverter-defibrillator: Randomized trial in patients with nonischemic dilated cardiomyopathy and asymptomatic nonsustained ventricular tachycardia-AMIOVIRT. J Am Coll Cardiol 41:1707–1712, 2003.
52. Kadish A: Defibrillators in non-ischemic cardiomyopathy treatment evaluation (DEFINITE). Presented at the American Heart Association Scientific Meeting, Orlando, 9–12 November 2003.
53. Bristow MR: Cardiac resyndronization therapy (CRT) reduces hospitalization and CRT with ICD reduced mortality in chronic heart failure: The COMPANION Trial. Presented at the American Heart Association Scientific Meeting, Orlando, 9–12 November 2003.

第 32 章

左室肥厚、扩张的室壁应力与致心律失常作用

Abdulbalim Salim Serafi, John Vann Jones

在西方心脏性猝死约占全部死亡的 10%~15%，而室性心律失常是心脏性猝死的主要原因（世界卫生组织的心脏性猝死报道，1985 年）。尽管对这个题目的关注很多，室性心律失常的问题仍然是现代心脏病学中最令人着迷的挑战之一。室壁张力在室性心律失常的病理发生中的作用已在紧张的研究中。室壁张力的概念不难，尽管它所依赖的因素是复杂的。室壁张力是指在任何时刻心肌壁内存在的张力的和。因此，室壁张力指施加在每个心肌细胞上的张力和。在整个心动周期中室壁张力持续变化。室壁张力的收缩成分和舒张成分被一些研究者认为是后负荷和前负荷。

室壁应力

决定室壁应力的因素包括心室腔的大小、心肌壁的厚度和心室内压力；它们的关系遵循 Laplace 定律[1]。这个定律描述了内部压力、大小以及薄壁中空的管道和球体的表面张力的关系。Laplace 定律最好的举例说明了肥皂泡行为的特点，可描述为下面的公式：T=(P×R)/2，T 指表面张力，P 指气泡内的压力，R 指内部半径[2]。

尽管心脏既不是薄壁的也不是完美的球形，Wood[3]能够展示 Laplace 定律可能被应用于包括心脏在内的许多中空的内脏。在其最简单的形式中，Laplace 方程可以被用来计算在心脏内部的表面张力，但心脏壁的厚度意味着这个计算出的“张力”(用每单位长度上的力表示)，仅代表心室壁内的特定位置(例如用心室腔半径代表心内膜)。半径的介入可以用考虑到室壁的曲率来解释。随着半径的增加曲率下降，室壁张力向腔的中心成角的成分更小，产生的压力更小。这意味着心室壁的曲率决定着实际室壁张力如何有效地转化为室内压力。

有许多原因可导致室壁应力增加，如高血压、主动脉瓣疾病、左室室壁瘤以及心力衰竭(图 32-1)。

事实上，平均张力是散布在整个心脏壁宽度的张力，其单位是每单位面积上的力(室壁应力)。在张力与室壁应力之间的关系可以被描述为下列公式：平均张力=应力×室壁厚度[4]。这引出一个改良的 Laplace 方程：WS=(P×R)/2(TH)，WS 代表室壁应力，P 代表室内压力，R 代表心腔半径，TH 代表室壁厚度。

由于心脏事实上作为扁长的球状体的类似物被广泛接受应用简单的球状公式会导致 8%的误差。尽管许多因素可能影响室壁应力的计算，如纤维化、左室扩张、左室肥厚(LVH)或心肌病和高血压，它仍然是一种有用的估算，可以作为对实际室壁应力的一个粗略指示。

在计算心脏内的实际室壁应力中存在许多困难。室壁应力不是一个固定的数字，而是室壁内空间位置的一个连续函数。然而，不考虑实际数值，Laplace 方程确实显示了在室内压力、心腔大小、室壁厚度和室壁应力之间的一阶关系；因此，可能定量的评价室壁应力与室性心律失常之间的关系。

一些研究已经显示收缩期室壁应力的峰

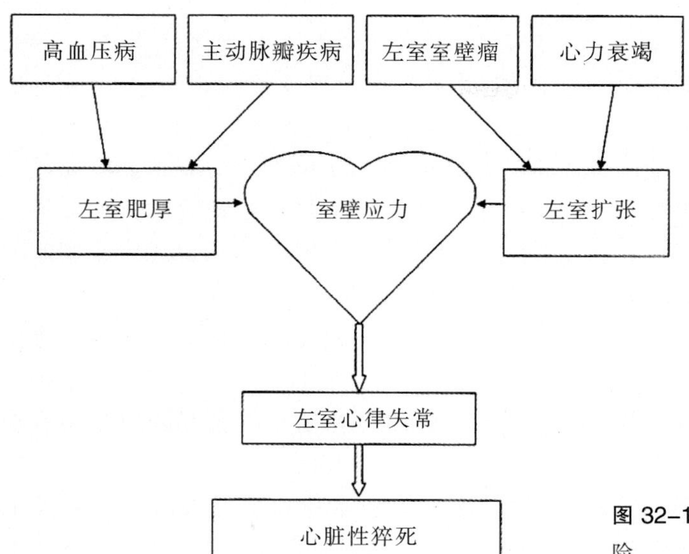

图 32-1 室壁应力增加的原因以及室性心律失常的危险。

值代表心肌氧耗量和心室表现的主要决定性因素之一，与左室肥厚的程度密切相关[5]。其他研究显示，在左室扩张并且收缩不良的患者与左室功能更加正常的患者相比，冠心病的死亡率增高[6]。

缺血性心脏病

有许多因素有助于室性心律失常的发病过程，包括缺血性心脏病，这是室性心律失常的最常见原因，特别是在心肌梗死的急性阶段。

例如，Weaver 等[7]研究了心脏性猝死幸存者发现 75%患者有明显的冠状动脉疾病，尽管仅有 20%患者有单支以上的血管病变，几乎一半(48%)射血分数超过 50%。冠心病的严重程度并未显示出与无左室功能不全的心脏性猝死发生率有关[8]。

室壁应力的增加是心肌功能异常不可避免的伴随产物，在室性心律失常的病理发生中起到重要作用[9]。已知室壁应力增加削弱了心肌的表现，这可能是由于心肌功能减弱引起室性心律失常的原因[10]。Laplace 效应和 Frank-Starling 机制在心肌功能异常中作用相反。Frank-Starling 机制的最重要的作用是平衡右室和左室的输出。根据 Frank-Starling 机制心室膨胀，其收缩力增强，但根据 Laplace 定律由给定的力产生的压力减少，因而减弱了机械效力。在健康的心脏中，在 Starling 曲线的升肢中收缩能量的收益等于 Laplace 作用。然而，在左室功能受损时并非如此。如果右室输出开始超过左室输出，肺部血容量增加，使肺静脉内的压力增加，增加左室的灌注，导致肺充血和水肿。

主动脉瓣病变

有症状的主动脉瓣狭窄患者在外科手术前室性心律失常发生率较高[11]。主动脉瓣病变中的心律失常与左室功能不良密切相关[12]。主动脉瓣狭窄和主动脉瓣关闭不全中心律失常都很常见[13]。主动脉瓣狭窄和主动脉瓣关闭不全都是室壁应力增加的原因[14]，尽管机制不同，主动脉瓣狭窄是通过增加室内的压力而主动脉瓣关闭不全是通过心室扩张达到。

数个研究显示在主动脉瓣置换术之后室性心律失常的发生率下降[15]。Olshausen 等[16]揭示在主动脉瓣置换术之后，左室功能改善引起室性心律失常显著减少，这个结果提示当室壁应力减轻时电生理状况改善。

Rials 等[17]研究了左室肥厚的效应以及其衰退对于心室电生理及在猫心脏中诱发心律失常的易感性。他们总结出在这个动物模型中由于主动脉瓣狭窄引起的左室肥厚产生了许多电生理异常，并且诱发多形性室性心律失常的易感性增加。这些猫显示出肥厚衰退后具有正常心室电生理并具有与对照动物相似的较低的诱发室性心律失常的易感性。

其他研究显示人类在主动脉瓣置换后左室肥厚明显衰退[18]。Klein[19]研究在 102 例主动脉病变患者心律失常的原因。他发现在没有伴发冠状动脉病变的情况下，在有瓣膜病变的患者中复杂性心律失常明显多于对照个体。(40/102 与 19/102)。在无冠状动脉病变的瓣膜病变患者中，复杂性心律失常明显多于对照个体，即使存在冠状动脉病变(22/65 与 4/64)。然而，在冠状动脉病变存在时，在组与组之间复杂性心律失常的流行性没有差别。Klein 总结在主动脉瓣狭窄或主动脉瓣反流的患者中，心律失常的发生和心室异位活动的程度与主动脉瓣狭窄或主动脉瓣反流的程度、心室的血流动力学，或是否伴发冠状动脉病变无关。

尽管毫不惊奇瓣膜病变患者存在心肌的压力或容量超负荷将引起室性心律失常，异位活动的病理发生机制仍不清楚。在主动脉瓣狭窄中，冠状动脉病变与复杂性心律失常的发生率更高无关，提示单独冠状血流受损导致的心肌缺血不是首要参与机制。心肌质量增加，心室扩张的程度以及心室壁的应力是最重要的因素。

左室肥厚

为了计算在整个心动周期中心肌的动态事件，左室壁厚度的测量与心腔的大小和压力有关。在慢性心脏病中，曾将左室质量与心腔大小、机械工作、室壁力量以及心室功能相比较，以求了解心肌肥厚的机制。

左室肥厚是心室超负荷的代偿机制，是心血管发病率的独立预测因子。左室肥厚由压力或容量超负荷所致[20]。它经常发生于高血压病、主动脉瓣狭窄以及肥厚型心肌病。左室肥厚患者心律失常和猝死的发生率较高，其发生率是无左室肥厚个体的 10 倍[21]。大多数研究显示在存在其他因素如左室质量增加[22]和电解质失衡(如钾和镁)[23,24]时超声心动图左室肥厚与室性心律失常相关。

Aronow 等[25]观察无冠心病记录的高血压老年人 27 个月。他们发现左室肥厚的患者与无左室肥厚的患者相比明显可能经历心室颤动和猝死(31%与 10%)。

左室肥厚患者危险增加的可能机制尚未清楚阐明。先前的研究证明左室肥厚个体的负面心血管事件发生率较高[26]。已经报道在以临床为基础的研究[27]和以人群为基础的研究中[28]超声心动图左室肥厚与心血管疾病危险和院内所有原因的死亡率增加相关。左室肥厚已知是心脏性猝死、室性心律失常、冠心病和心力衰竭的一个危险因子[29]。

高血压

由于在高血压患者中室壁应力增加是首要的心脏异常，可以预期在高血压患者中室性心律失常发生率增加。采用排钾利尿剂是高血压患者发生室性心律失常和猝死的可能原因[30]。

室壁应力的主要指标——收缩压升高，是梗死后猝死的负性预后指标[31]。对于高血压患者的其他研究显示首要心肌病变存在早期潜伏的无症状阶段，随后跟随着有症状的肥厚阶段进展到不可逆的扩张阶段此时预后较差[32]。在这种环境中机械性牵张可能具有深刻的电生理作用[33]。

对于高血压患者，室壁应力可能是生理性相关刺激，由于血压不稳定导致室壁应力波动。在人类中有这样的证据血压急性增加可产生室性异位搏动[34,35]。这种致心律失常作用特别容易出现在左室肥厚的心脏中，因为这种心脏比健康的心脏对室壁应力诱发的心律失常更加敏感[23,24]。

Loaldi 等[36]证明降低高血压患者的室壁应力的治疗能够使室性心律失常平行减少。他们还发现高血压患者室壁代偿性肥厚而应力正常者相应的室性心律失常不增加，而那些左室扩张且不适当肥厚的患者心律失常增加相当多。

心力衰竭

Laplace 定律和心室扩张对于心肌收缩的机械学和力能学的作用是心力衰竭中的重要因素。在射血过程中，正常大小的心室平均半径缩小明显。因而这种直径缩小对室壁张力的作用通常大于压力增加的反作用。衰竭的心脏通常是扩张的，Laplace 定律变为决定性的。在一个扩张的心室中，当射出的容量与健康心脏一样多时，平均半径缩小的相对值和绝对值都很小。因此，在明显扩张的心室中心肌纤维的平均张力可能从射血开始到收缩压峰值的过程中持续增加[37]。在扩张的心室中另一个发现是产生一定的压力所需要增加的张力降低心肌纤维缩短和减少射血容量。因此，在治疗心力衰竭中一个重要的治疗目标是通过使用利尿剂减轻心脏膨胀，进而改善收缩力向压力的转化。

左室室壁瘤

左室室壁瘤(LVA)是急性心肌梗死的一个严重并发症，能够导致充血性心力衰竭、室性心律失常以及罕见的血栓栓塞事件。左室室壁瘤的常见原因是冠状动脉的左前降支急性闭塞，在前壁和间隔的远端形成左室室壁瘤。左室室壁瘤的变化规律遵循 Laplace 定律。

伴随着左室直径、心腔内压力的增加以及室壁变薄，左室室壁张力增加。一个大而薄壁的室壁瘤具有较高的室壁张力、较差的冠脉灌注并且可能进一步扩张。左室室壁瘤的最终阶段是扩大，不仅室壁瘤本身扩大而且整个左室扩大。由于左室受损，不能产生较高的血压，这为室壁张力的增加强制性加上了一个限制，防止了进一步扩张以及少见的破裂。室性心律失常出现在存活心肌与死亡心肌的边界区域，特别是室间隔。

Cooley 引入了室壁瘤切除和采用心肺旁路的左室线性修复[38]。直到 20 世纪 80 年代这仍然是标准方法，到后来逐渐被室内补片成形术(EVPP)所替代[39]。手术的目的是纠正左室的大小和几何形状，以降低室壁张力和矛盾运动并改善收缩功能。通常除去腔内血栓并进行冠脉搭桥术(CABG)。

单纯的室壁瘤切除术伴或不伴冠脉搭桥术常常不能控制室性心律失常，因而人们假说室内补片成形术具有固有的抗心律失常作用[40]。室内补片成形术能降低室间隔的室壁张力，通过在那缝合补片可能作用于心律失常的基质就像心内膜切除或冷冻消融，将其转化为均匀的无致心律失常作用的瘢痕。

此外，由于室壁瘤囊的大部位被保留，室内补片成形术有利于采用乳内动脉移植到冠状动脉的左前降支，这对于改善间隔灌注特别重要。

讨论

室壁应力增加与自发或诱发的室性心律失常之间的联系已经在控制良好的试验室研究中被记录到[41]。在临床研究中，左室室壁应力增加或易变是室性心律失常和心脏性猝死的一个危险因素[42]。室内压力急剧增加或心室牵张导致室壁应力增加，而改变了心脏的电生理特性[43]。

在健康个体中异常的室壁应力也可能导致室性心律失常。已经显示急性压力变化或室壁应力通过影响心肌的一个或更多电生理特性而导致室性心律失常[44]。尽管心脏机械电反馈已经被集中研究了许多年，尚未完全阐明对室性心律失常与牵张关系的精确电生理机制[45]。(参见第 23、34 及 36 章的关于心包、血流动力学解除负荷和心包限制的讨论。)

小结

这里讨论的所有研究均提示室性心律失常不是随机出现的，而依赖于心脏的状况——如左室肥厚、左室扩张、左室室壁瘤或心力衰竭。

有证据表明室壁应力可能在室性心律失常的病理发生中起到一定作用,无论基础心脏病理是缺血性心脏病、主动脉瓣疾病或高血压病。

左室扩张可能在促进或加强室性心律失常中发挥了作用。心肌质量的增加、心室扩张程度以及室壁应力是室性心律失常病理发生中的最重要的因素[46,47]。

(王立群 郭继鸿 译)

参考文献

1. Hood WP, Thomson WJ, Rackley CE, Rolett EL: Comparison of calculations of left ventricular wall stress in man from thin-walled and thick-walled ellipsoidal models. Circ Res 24: 575–582, 1969.
2. Horrobin D: The mechanism of breathing. In Horrobin D (ed): Medical Physiology and Biochemistry. London, Edward Arnold, 1968, pp 343–345.
3. Wood RN: A few applications of a physical theorem to membranes in the human body in a state of tension. J Anat Physiol 26:362–370, 1892.
4. Sandler H, Dodge HT: Left ventricular tension and stress in man. Circ Res 13:91–104, 1963.
5. Strauer BE, Beer K, Heitlinger K, Hofling B: Left ventricular systolic wall stress as a primary determinant of myocardial oxygen consumption: Comparative studies in patients with normal left ventricular function, with pressure and volume overload and with coronary heart disease. Basic Res Cardiol 72:301–308, 1977.
6. Bruschke AV, Proudfit WL, Sones FM: Progress study of 590 consecutive non surgical cases of coronary disease followed for 5-9 years. II. Ventriculographic and other correlation's. Circulation 47:1154–1163, 1973.
7. Weaver WD, Lorch GS, Alvarez HA, Cobb LA: Angiographic findings in survivors of sudden death and characteristics of recurrent sudden death [abstract]. Am J Cardiol 37:181, 1976.
8. Grande P, Pedersen A: Myocardial infarct size: Correlation with cardiac arrhythmias and sudden death. Eur Heart J 5:622–627, 1984.
9. James MA, Jones JV: Ventricular arrhythmia in newly presenting untreated hypertensive patients compared with a matched normal population. J Hypertens 7:409–415, 1989.
10. Gunther S, Grossman W: Determinants of ventricular function in pressure overload hypertrophy in man. Circulation 59:679–688, 1979.
11. Serafi AS, Vann Jones J: The relationship between QT dispersion, arrhythmia and left ventricular hypertrophy post aortic valve replacement in patients with aortic stenosis [abstract]. Presented to the British Cardiac Society, Glasgow, April 28, 2003 to May 1, 2003.
12. Schilling G, Finkbeiner T, Elberskirch P, et al: Incidence of ventricular arrhythmias in patients with aortic valve replacement [abstract]. Am J Cardiol 49:894, 1982.
13. Olshausen KV, Amann E, Hofmann M, et al: Ventricular arrhythmias before and late after aortic valve replacement. Am J Cardiol 53:142–146, 1984.
14. Quinones MA, Mokotoff DM, Nouri S, et al: Non-invasive quantification of left ventricular wall stress. Am J Cardiol 45: 782–790, 1980.
15. Smith R, Grossman W, Johnson L, et al: Arrhythmias following cardiac valve replacement. Circulation 45:1018–1023, 1972.
16. Olshausen KV, Schwarz F, Apfelbach J, et al: Determinants of the incidence and severity of ventricular arrhythmias in aortic valve disease. Am J Cardiol 51:1103–1109, 1983.
17. Rials SJ, Wu Y, Ford N, et al: Effect of LVH and its regression on ventricular electrophysiology and vulnerability to inducible arrhythmia in the feline heart. Circulation 91:426–430, 1995.
18. Gaasch WH: Left ventricular radius to wall thickness ratio. Am J Cardiol 43:1189–1194, 1979.
19. Klein RC: Ventricular arrhythmias in aortic valve disease: Analysis of 102 patients. Am J Cardiol 53:1079–1083, 1984.
20. Colucci WS, Braunwald E: Pathophysiology of heart failure. In Braunwald F (ed): Heart Disease: A Textbook of Cardiovascular Medicine, 6th ed. Philadelphia, WB Saunders, 2001, pp 503–519.
21. Haider AW, Larson MG, Benjamin EJ, Levy D: Increased left ventricular mass and hypertrophy is associated with increased risk for sudden death. J Am Coll Cardiol 32:1454–1459, 1998.
22. Levy D, Anderson KM, Savage DD, et al: Risk of ventricular arrhythmia's in left ventricular hypertrophy: The Framingham Study. Am J Cardiol 60:560–565, 1987.
23. James MA, Jones JV: An interaction between LVH and potassium in hypertension. J Hypertens 5:1–4, 1991.
24. Evans SJ, Levi AJ, Jones JV: Wall stress induced arrhythmia is enhanced by low potassium and early ventricular hypertrophy in the working rat heart. Cardiovasc Res 29:555–562, 1995.
25. Aronow WS, Epstein S, Schwartz KS, et al: Correlation of complex ventricular arrhythmias detected by ambulatory electrocardiographic monitoring with echocardiographic left ventricular hypertrophy in persons older than 62 years in a long term health care facility. Am J Cardiol 60:851–931, 1987.
26. Levy D, Garrison RJ, Savage DD, et al: Prognostic implications of echocardiographically determined left ventricular mass in the Framingham Heart Study. N Engl J Med 322:1561–1566, 1990.
27. Casale PN, Devereux RB, Milner M, et al: Value of echocardiographic left ventricular mass in predicting cardiovascular morbid events in hypertensive men. Ann Intern Med 105: 173–178, 1986.
28. Levy D: Left ventricular hypertrophy: Epidemiological insights from the Framingham Heart Study. Drugs 35(suppl 5):1–5, 1988.
29. Kannel WB, Cupples LA, D'Agostino RB: Sudden death risk in overt coronary heart disease: The Framingham Study. Am Heart J 113:799–804, 1987.
30. Moss AJ, Davis HT, DeCamilla J, Bayer LW: Ventricular ectopic beats and their relation to sudden and non-sudden cardiac death after myocardial infarction. Circulation 60: 998–1003, 1979.
31. Messerli FH, Ventura HO, Elizardi DJ, et al: Hypertension and sudden death: Increased ventricular ectopic activity in left ventricular hypertrophy. Am J Med 77:18–22, 1984.
32. Hamby R, Catangay P, Apiado O, Khan A: Primary myocardial disease: Clinical haemodynamic and angiocardiographic correlates in 50 patients. Am J Cardiol 25:625–634, 1970.
33. Franz MR: Stretch-activated arrhythmias. In Zipes DP, Jalife

J (eds): Cardiac Electrophysiology: From Cell to Bedside, 2nd ed. Philadelphia, WB Saunders, 1994, pp 597–606.

34. Sideris DA, Kontoyannis DA, Michalis L, et al: Acute changes in blood pressure as a cause of cardiac arrhythmias. Eur Heart J 8:45–52, 1987.

35. Taggart P, Sutton P, Lab MJ, et al: Effect of abrupt changes in ventricular loading on repolarization induced by transient aortic occlusion in humans. Am J Physiol 263:H816–H823, 1992.

36. Loaldi A, Pepi M, Agostini P, et al: Cardiac rhythm in hypertension assessed through 24 hour ambulatory electrocardiographic monitoring: Effects of load manipulation with atenolol, verapamil and nifedipine. Br Heart J 50:118–126, 1983.

37. Badeer HS: Current concepts on the pathogenesis of ventricular fibrillation soon after coronary occlusion. Am J Cardiol 11:709–713, 1963.

38. Cooley DA, Collins HA, Morris GC, Chapman DW: Ventricular aneurysm after myocardial infraction: Surgical excision with use of temporary cardiopulmonary bypass. JAMA 167:557–560, 1958.

39. Dor V, Saab M, Coste P, et al: Left ventricular aneurysm: A new surgical approach. Thorac Cardiovasc Surg 37:11–19, 1989.

40. Sinatra R, Macrina F, Braccio M, et al: Left ventricular aneurysmectomy: Comparison between two techniques; early and late results. Eur J Cardiothoracic Surg 12:291–297, 1997.

41. James MA, Jones J: Systolic wall stress and ventricular arrhythmia: The role of acute changes in blood pressure in the isolated working rat heart. Clin Sci 79:499–504, 1990.

42. Sideris DA, Kontoyannis DA, Michalis L, et al: Acute changes in blood pressure as a cause of cardiac arrhythmias. Eur Heart J 8:45–52, 1987.

43. Calkins H, Levine JH, Kass DA: Electrophysiological effect of varied rate and extent of acute in vivo left ventricular load increase. Cardiovasc Res 25:637–644, 1991.

44. Sideris DA, Toumanidis ST, Kostopulos K, et al: Effect of acute ventricular pressure changes on QRS duration. J Electrocardiol 27:199–202, 1994.

45. Tavi P, Laine M, Weckström M: Effect of gadolinium on stretch-induced changes in contraction and intracellular recorded action and after potentials of rat isolated atrium. Br J Pharmacol 118:407–413, 1996.

46. Jones JV, Serafi AS, James MA: Wall stress and the heart. J Cardiovasc Risk 7:159–161, 2000.

47. Serafi AS, Evans SJ, Jones JV: Arrhythmogenic effect of ventriculography in patients with left ventricular dilatation and/or hypertrophy. Clin Sci (Lond) 95:453–458, 1998.

第六部分

机械电反馈在治疗中涉及的机制

急性机械刺激的抗心律失常作用

减轻血流动力学负荷终止心律失常

改变前负荷对除颤有效性的机械调整

被动心室遏制：扩张型心肌病治疗的新概念

心脏辅助装置：对重构逆转的作用

心力衰竭患者的心脏再同步治疗

药物与机械电反馈的相互作用：致心律失常作用、重构和凋亡

第 33 章

急性机械刺激的抗心律失常作用

Peter Kohl, Angie M. King, Christian Boulin

现代医学中没有什么程序会比尝试使死者复苏更能激起争议。

Albert Hyman[1]的声明提出了他在 1930 年关于“心内治疗”——将药物注射到停止的心脏内的机械成分的文章。Hyman 记录到尽管肾上腺素看似是应当选择的药物，注射阿托品、咖啡因甚至葡萄糖都可产生相似的有益结果。这种明显的不依赖药物的处置使他提出由于针刺入心肌产生的机械刺激，足以重新启动停止的心脏——他继续在几个患者中论证的一个假说。他的文章与其公开声明一致。Hyman 开始了在他那个时代医学界一个最具争议的辩论。

用机械的介入方法使被扰乱的心脏节律重整仍然是一个争论的课题。本章总结了心脏机械刺激的方法和抗心律失常的效用，概括了调整因素，提出了机制和这种处置的潜在应用。

心脏机械刺激的方法

直接手法刺激

通过“手指轻敲”对心肌进行的直接机械刺激是外科医生已经确立的一种在心脏开放手术过程中在诱导停搏之后促进心脏有节律的收缩活动的方法。尽管这种方法是最经常使用的恢复心跳的机械干预方法，根据机械学和机制来说，它同样是最不具特征的。

经胸针刺

Hyman[1]发现经过胸壁将针刺入心脏可能使停搏的心脏复苏。他用直针(刺激心室用)和弯曲的针(以到达右心房心耳部)来触发异位搏动，在 25%的病例中随后出现短暂的或完全的窦性节律恢复。尽管他的观察具有历史性意义，经胸注射仍偶尔被用于急救心脏复苏中，其机制值得考虑。

心内导管尖端刺激

心导管经常与诱发室性期前搏动(PVB)有关。有趣的是导管尖端与心壁相互作用也可能使快速心律失常发生复律。该现象被 Befeler[2]在 68 例进行诊断性导管检查的患者中进行了系统的研究。发现导管尖端刺激心房和心室肌肉，在 24%的病例中能有效地转复房性心动过速，60%的病例中转复交界性心动过速，14%的病例中转复室性心动过速(在这个研究中另有 27%的室速患者采用心前区捶击方法处置，见下文)。在这个研究中未尝试用导管尖端诱导转复颤动。然而，在其他地方有一个病例报告导管刺激使慢性房颤成功转复并维持[3]。

胸腔内压力增加

一些报道提示在胸腔内压力突然增加与快速性心律失常终止之间的联系。这个类型的机械性心脏复律可以是通过咳嗽[5]或 Valsalva 手法[6]自己实施[4]的，已经发现在器官移植的受体中也起作用。

身体外冲击

人们最熟悉的急性心脏机械刺激可能是心前区捶击，通常在胸骨上用拳头捶击[8](尽管有成功的脊柱冲击报告)[9]。首先被描述为在停搏患者中触发有效的心室收缩[10]，心前区捶击被用于起搏心脏[11]或终止心动过速[12]和颤动[13]。这个方法也被提议作为患者自救措施[14],尽管不是没有严重异议[15]。

抗心律失常作用

停搏

在 1920 年,Schott[10]报道了单纯一次敲击胸部可能使由于阿斯发作引起的心室静止恢复可触知的脉搏。根据 Schott 的观察,后来显示节律性捶击心前区(心前区敲击)可能触发心室静止的患者心室收缩[16]。这些机械诱发的搏动具有的血流动力学作用大于胸外按压[17],他们可能被用于使患者在长时间的心室静止过程中(据报道最长达 1.5 小时)[11]维持意识清醒。尽管具有历史性和机械论的意义,引起阿斯发作的停搏在现代西方医学中起到的作用没有那么突出(因为这些患者正常情况下会植入起搏器)。

心动过速

在成功应用心前区捶击作为重新启动停搏的心脏的方法的报道之后,人们发现心前区捶击可能也会被用来使室速转复为正常窦性节律(NSR;图 33-1)[8,12]。在室速患者中最佳施行的心前区捶击的成功率可能超过 40%[2,18],而如果冲击恰好与心电图中的 R 波巧合则结果最好[19]。

由于相对于心动周期的计时,人工进行的心前区捶击不能可靠的控制,人们关注在易损期(T 波)过程中的机械刺激,它可能对心脏节律产生有害的作用(见第 29 章)。然而,除了在先前存在严重低氧的患者[20]和实验[21]中,错误时间的心前区捶击可能将室速转化为室颤的预期并未被证实[18]。如果在室速发生的早期应用心前区捶击更有效,此时,看似使节律退化的风险很小[18]。

为控制冲击时间,已经发明了能够由心脏节律监测器触发的机械刺激器(图 33-2)[22,23]。在 Zoll 等[22]的一项研究中 10 例患者(9 例患者有不同的心脏节律异常包括心房颤动,1 例为正常窦性心律, 进行了血流动力学研究) 中 8 例可靠的诱发心室激动,没有观察到 1 例反复性反应、心动过速或颤动。

此外,人们发现成人体外机械刺激室性期前收缩的阈值是 0.04~1.5J[22]。这是体外电刺激所需能量 (除颤刺激双相 150J 而单相 200J 以上)的一小部分。

有趣的是,这也是几个大小等级低于在竞争性运动中发生心脏震荡所需要的机械能量。例如,一个标准规则棒球(重 0.142kg)速度为 45m/s 时 (这个数值对主要加盟比赛中打击球中并不罕见)产生的动能 144J。

这个差异在机械介入的主要参数中可能解释心前区捶击的罕见负性副作用。事实上,应用机械性动作电位(AP)刺激阈值的 10 倍的对照胸部冲击也不会触发室速或室颤,即使是在 T 波上发放。因而,看似是最小的"许可的"能量等级(在成人中是数十焦耳)必须超过冲击时间,在决定冲击的致心律失常作用方面成为决定性因素。

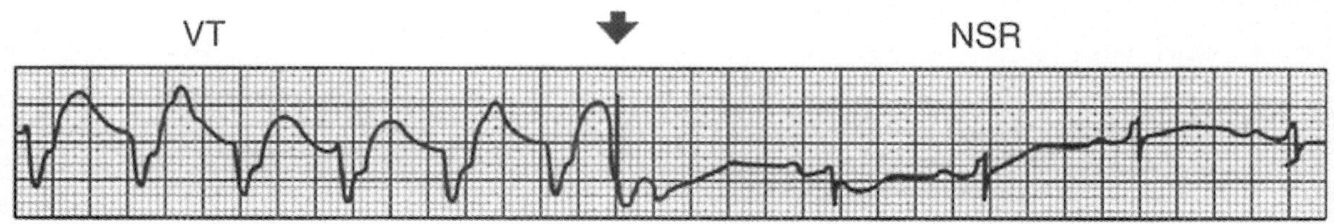

图 33-1 一位室速(VT)患者的心电图。单一心前区捶击(箭头)胸骨下部后转复为正常窦性心律(NSR)。(From Pennington JE, Taylor J, Lown B: Chest thump for reverting ventricular tachycardia. N Engl J Med 283:1192-1195,1970,with permission.)

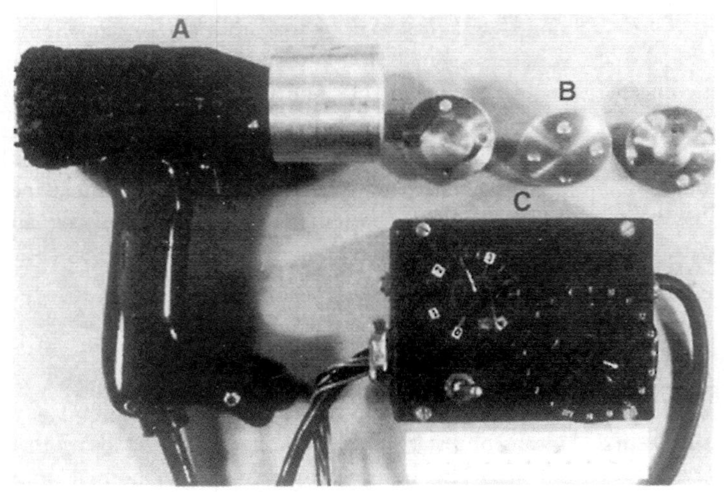

图 33-2 改良的工业装订枪(A)不同冲击面积的射弹(B)心电图同步的控制盒(C)Paul Zoll 用于心前区捶击研究。(From Zoll PM, Belgard AH, Weintraub MJ, Frank HA: External mechnical cardiac stimulation. N Engl J Med 294: 1274-1275, 1976, with permission.)

颤动

与相对乐观的关于在停搏或室速患者中心前区捶击的有效性的报道相反,通过机械处置成功治疗室颤仅是偶然的(观察的成功率低至 2%)[24]。所有报道的病例中在室颤发生的早期应用心前区捶击,或者在从室速恶化的濒临边缘[25]或者是在室颤的前 10s 内(图 33-3)通过心电图及偶然的动脉压力记录验证[2,26,27]。

全面应用

在医院环境中应用机械刺激作为心脏转复的一种方法在社会、医院甚至在单一的健康护理组织中显示了较大的变化。例如,在中国医务人员采用心前区捶击作为对经历危及生命的心律失常患者来说是理所当然的事情。相反,专门的心导管实验室人员通常选择在进行任何介入治疗之前先连接好自动除颤电极板;因此,他们正常情况下不会考虑应用心前区捶击。

通过大多数发表的报道来判断,如果在发生严重心脏节律紊乱的早期应用的话,心前区捶击具有最佳的效益-花费比。自动化的机械刺激仪技术应当能战胜对冲击时间、部位及能量还有伦理问题的关心(如打击一个清醒的患者),并且,如果用作预防性方法(如在患者疏散或运输过程),这个技术可能减少在心律失常发作与尝试机械(或电)终止之间的时间延迟。有趣的是,那不是目前有关复苏意见的流行说法。

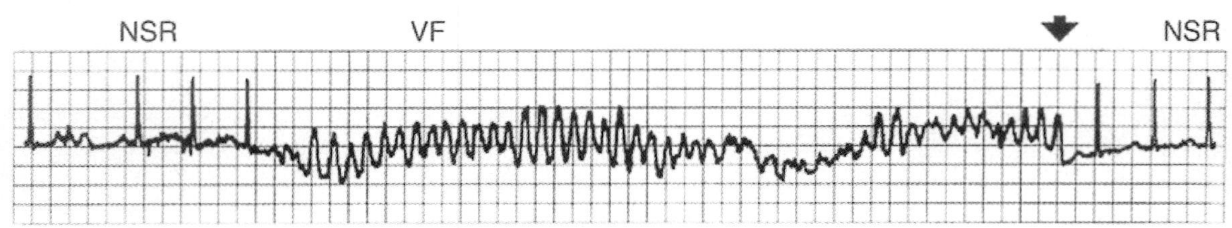

图 33-3 一例患者在室颤的早期通过单次心前区捶击(箭头)转复为正常窦性节律(NSR)。(From Barrett JS: Chest thumps and the heart beat. N Engl J Med 284:393, 1971, with permission.)

立法

历史

美国心脏协会(AHA)在 1974 年首次出版了关于高级生命支持 (Advanced Life Support, ALS)的正式指南(并于 1980 年、1986 年以及 1992 年进行修订)。英国复苏理事会在 1984 年发表了高级生命支持指南 (于 1989 年、1992 年、1995 年和 1998 年进行了更新)。在 2000 年国际复苏联络委员会(ILCOR),一个关键的国际复苏组织, 发表了他们首个心肺复苏指南, 这个指南建立了全世界范围的高级生命支持的基础 (被其他组织中如 AHA 和欧洲复苏委员会所采纳)[28]。

建议

在 20 世纪 70 年代和 80 年代, 高级生命支持指南倾向于推荐采用心前区捶击治疗停搏、室速和室颤。人们相信即使在不同研究者中心前区捶击的成功率差别很大,操作迅速并且整体的负性副作用很低,保证了常规使用心前区捶击。这特别应用于临床环境,那里有其他治疗形式(例如电除颤器)作为后备(即使有一些延迟)。在医院外,心前区捶击被认为是适用于任何无脉搏的节律异常。

自从 20 世纪 90 年代,心前区捶击日益不受重视。在 1992 年,AHA 去除了停搏作为一个适应证。在 2000 年 ILCOR 指南中,心前区捶击仅在目击或监测心脏骤停之后(图 33-4)作为第一个高级生命支持程序,并且提示心前区捶击在心脏停搏 30s 之后不可能成功。这个指南不再提供如何应用心前区捶击的程序说明。在先前的指南及注释中描写的心前区捶击是用紧攥的拳头的尺侧从 20cm 的高度猛击胸骨的下半部(参见图 33-5 图解说明)[29]。这可以被适当地扩展,即建议在完全冲击之后主动收回拳头,以强调像脉冲似的最理想的刺激。

机制

总论

在 20 世纪 70 年代发展起来的心前区捶击的基础理论假定机械刺激通过机械电反馈引起心肌电学特性变化[13,23]。这已经特别被指出使可激动的心室组织除极,并且如果除极足够大可以在静息的组织中触发异位搏动或消除折返激动所需要的可激动间隙[12,27]。

实验发现

实验研究充分地证实了牵张静息的心肌确实可以引起除极[30]。如果机械诱发除极达到阈值产生动作电位(阈上机械刺激),它们在预备的心室组织中产生异位搏动[31]。节律性应用

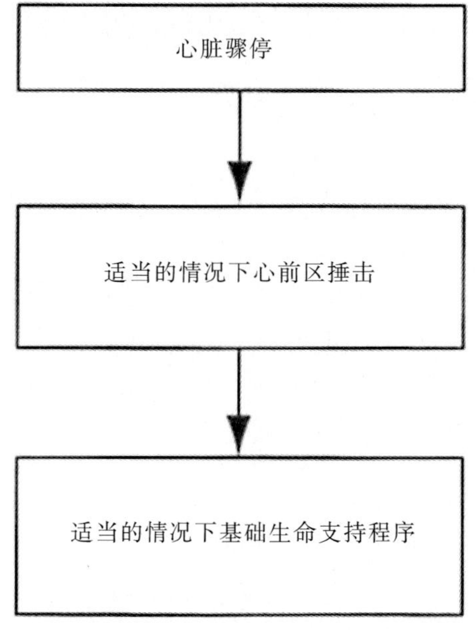

图 33-4 2000 年国际复苏联络委员会(ILCOR)高级生命支持流程图的初始顺序, 推荐在开始基础生命支持(BLS)之前将心前区捶击作为目击心脏骤停后第一个措施。(From de Latorre F, Nolan J, Robertson C, et al: European Resuscitation Council guidelines 2000 for adult advanced life support. Resuscitation 48:211-221,2001, with permission.)

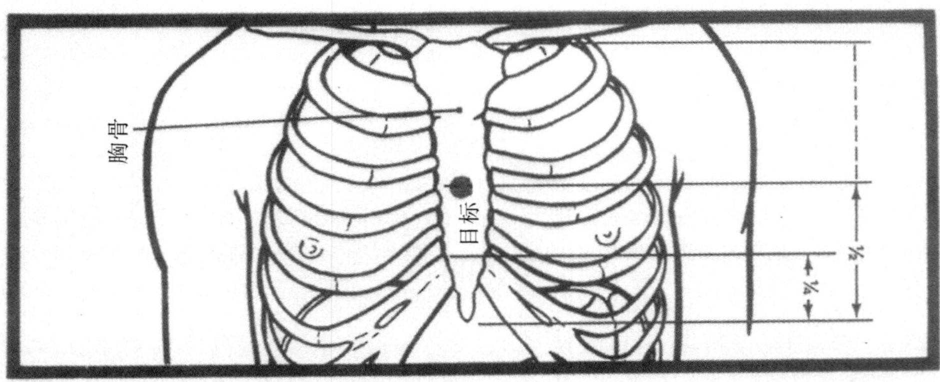

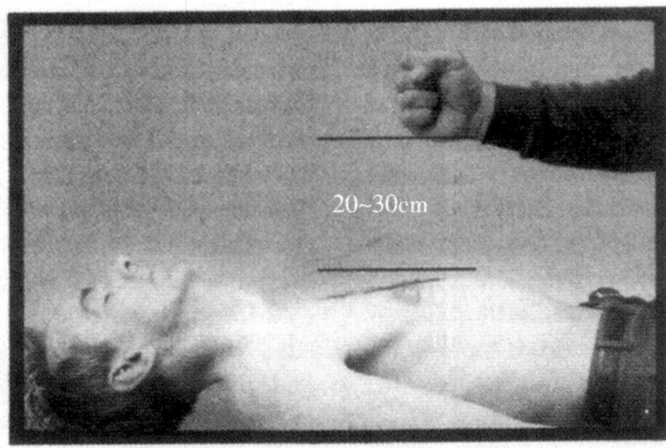

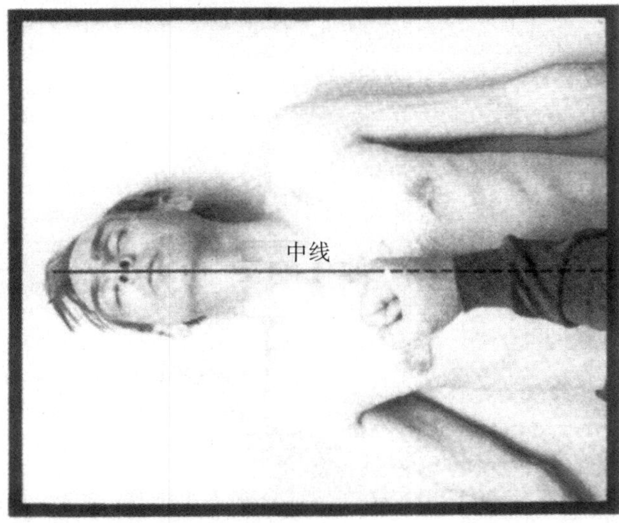

图 33-5 “如何进行”心前区捶击的图解。(From Huszar RJ: Emergency Cardiac Care. Bowie MA, Robert J Brady, 1982, with permission.)

阈上机械刺激可以被用来在离体灌注的心脏中进行机械起搏[32],并因而模拟在人心脏停搏过程中心前区捶击或心前区敲击。

机械诱发除极可能用在心室肌中非选择性牵张激活的阳离子通道(SAC_{CAT})的激活来解释[33]。SAC_{CAT} 的反转电位为 0~-15mV,而且它们的激活能够在分离的心肌中触发动作电位[34]。药物抑制 SAC_{CAT} 可适当地防止在停搏的离体心脏中诱发室性期前收缩[35]。

另一组牵张激活的离子通道是选择性钾通道(SAC_K),反转电位在-95mV 附近[36,37]。这些通道对静息细胞仅有中等作用,其固有的跨膜电压在钾反转电位附近(参见第 1~4 章)。

与对停搏的心脏的机械作用相反,对于机械转复室速和室颤实验性洞察相当少见。少数成功利用机械刺激终止室速和室颤的研究报道不能量化对心脏的机械作用,并且不能排除器质性组织损伤,这使其解释变得复杂[38]。在患者和试验模型中仍然可以观察到的从室速和室颤瞬间转复为正常窦性节律,提示牵张激活离子通道可能在这些环境中发挥作用。牵张激活通道与异位灶或折返激动的动态相互作用很复杂,然而,仍未从细节阐明。

在室速或室颤时一些细胞会处于静息电位水平,它们对机械刺激的反应可能与先前的详细描述相似。其他细胞处于动作电位的不同阶段,机械刺激的作用受一个细胞实际跨膜电位的不同以及 SAC_{CAT}、SAC_K 或两者兼有的影响。这是一个高度动态环境,其解释受益于量化的模型。

量化模型

近年来,生物物理学精细的心脏计算机模型出现了令人印象深刻的进步 (见第 22 章和 41 章)。目前可能确定心脏解剖、纤维定位、细胞特性、耦联以及在心脏电机械周期中刺激的机械电因素的区域梯度。这些量化模型开始具有预测能量,它们可能帮助解释数据和形成假说[39]。

我们采用心室肌的二维栅格法研究在相对简单的室速模型中(8 字折返)机械刺激的可能抗心律失常作用 (图 33-6A)。模拟短暂的(5s)机械冲击,脉冲样激活 SAC_{CAT}、SAC_K 或两者兼有(牵张激活导电性 25nS)。

机械激活 SAC_{CAT}(反转电位-10mV)在心室组织模型中可靠地终止折返, 恰恰通过 30 年前提出的机制:使形成可激动间隙的组织除极(见图 33-6B)。

机械刺激激活的离子通道之外 SAC_K 的数量增加使"净牵张激活电流"逆转电位向更负的电位迁移。这使提供给静息细胞不易激动的能力降低并且缩短了动作电位。在 SAC_{CAT} 与 SAC_K 比值大约为 1:0.4 (相应的净牵张激活反转电位为-35mV,参见图 33-6C),这导致在这个模型中不能瞬间地终止室速。

据报道在预先存在低氧血症的情况下,心前区捶击的有效性降低。低氧血症降低了组织中的三磷酸腺苷(ATP),进而降低对 ATP 依赖的钾通道 K_{ATP} 的抑制。

在心房肌中这些通道显示出结合 ATP 的敏感性和机械敏感性[37]。因而,缺血已显示出能加强 K_{ATP} 通道的机械敏感性[42]。

如果心室通道具有相似特性,预先存在的低氧血症可能使 K_{ATP}"敏感化"对机械刺激的反应更有效,进而使心前区捶击的效果更差或者甚至有害。

这些由模型得出的预测尽管保持了对心前区捶击的临床洞察力,仍需要全面的实验证实。然而,他们说明了临床是如何认为的,理论上模拟及实验证实可能有利于新的研究方向。

新的见解

心前区捶击的临床应用:美国与英国

正如前文所述,在机械性心脏复律的方法学方面存在国际差别。由于仅从 2000 年起英国和美国才共同使用同一份高级生命支持指南,我们实施了一项以调查表为基础的调查得以窥视目前心前区捶击在英国和美国中的应

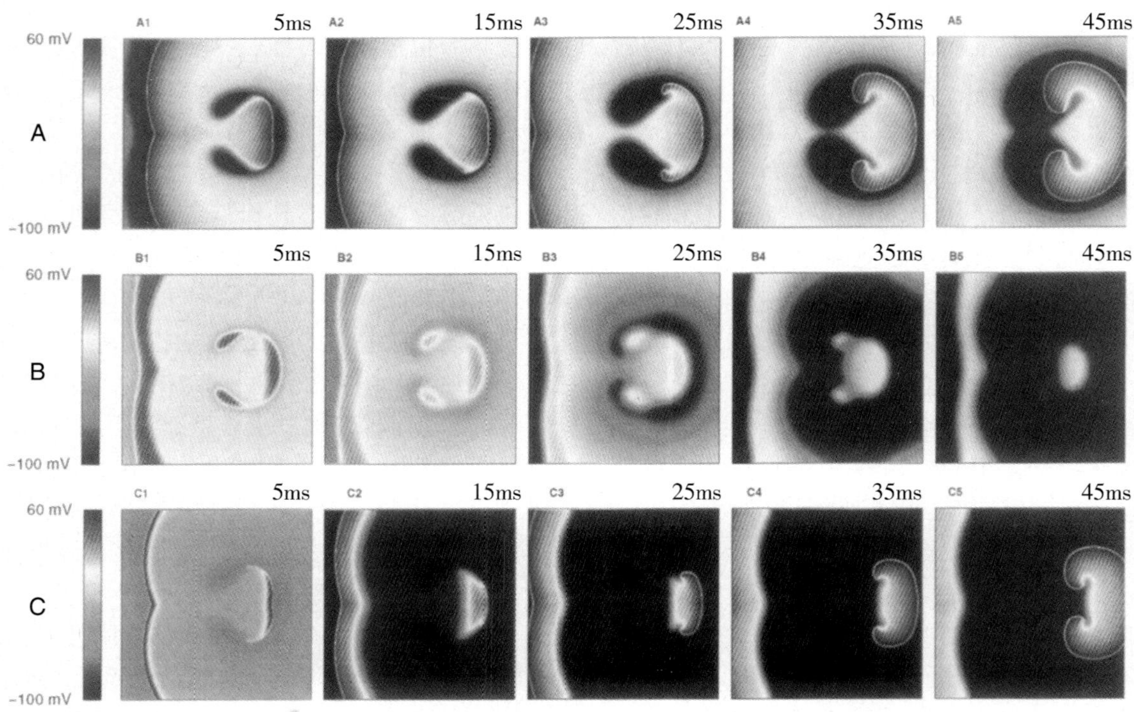

图 33-6 心室肌的二维模型(2.5cm×2.5cm),由 251×251 单个细胞模型组成[40](跨膜电压用灰色梯度编码表示,网格处理技术参见参考文献 41)。(A)对照 8 字折返活动。(B)机械刺激,模拟 SAC_{CAT} 激动 5ms(逆转电位-10mV,方程式参见第 8 章),导致可激动间隙内的组织除极而终止折返。(C)对模拟缺血后的组织进行机械刺激 使 SAC_K 对牵张的敏感性从净机械作用诱发的逆转电位偏移到更负的水平(这里是-35mV)之后再机械刺激组织,从而阻止了静息组织除极并且缩短动作电位时程,使机械刺激不能立即终止折返。(见彩色插图)(图解源自 Oxford 大学心脏机械电反馈实验室的 Alan Garny 博士。)

用,并阐明心前区捶击的临床用途与特殊应用之间的任何区别,从口头描述和随后的生物力学测量方面进行评估。

一封说明调查目的的信件和一份与"个人经历心前区捶击经验"有关的调查表被派送到 567 位卫生保健专业人员手中(英国 n=279;美国 n=288)。到 2004 年 3 月收到 95 份回答(英国 n=52;美国 n=43),报告了 1740 例心前区捶击(英国 n=813;美国 n=927)。

92.5%的参与者认为"发放速度"是采用心前区捶击的最重要的原因,然而报道由于"感觉低效能"(60.2%),"有其他确立的程序"45.9%,以用"不知道技术"(37.8%)而排除了更加频繁的采用心前区捶击。仅 54.3%的专业人员被教导心前区捶击是课程的一部分,并且没有确立的工具来训练或评价。

在室速和室颤中适当地应用心前区捶击存在不同看法(图 33-7)。英国参与者将室颤发作(89.5%)、跟随有室颤(54.4%)作为心前区捶击的主要适应证,室速作为第 3 个适应证(35.1%)。在美国,记录的趋势相反,室速(62.8%)勉强超出室颤发作(58.1%)而室颤作为第 3 个适应证(25.6%)。

这与美国卫生保健专业人员成功率相关联,他们报道应用心前区捶击"至少暂时心脏复律为正常窦性节律"为 27.7%,而英国仅13.3%(图 33-8)。不利的副作用少见(占全部患者的 0.5%,在英国 0.8%,美国 0.2%),很大程

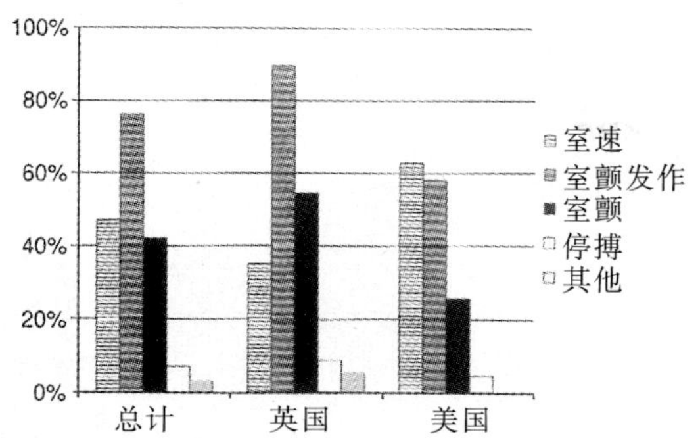

图 33-7　英国和美国卫生保健专业人士应用心前区捶击的主要适应证。

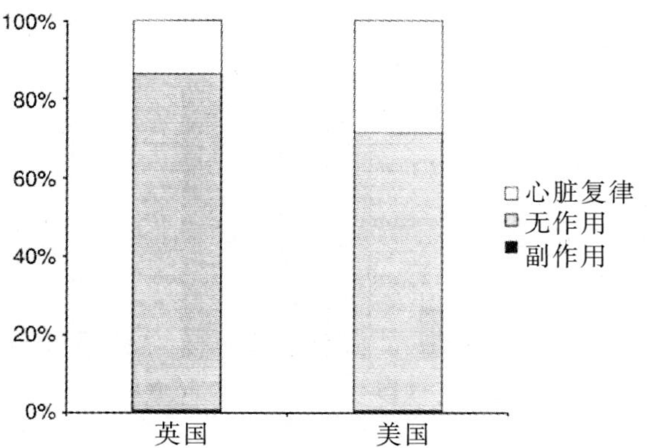

图 33-8　英国与美国心前区捶击成功心脏复律的差别。

度上取决于结构本质。

无疑地，这是一项有限的初步研究，是相对数目较小的回顾性报道。然而，数据提示“早期应用”心前区捶击（在室速或室颤早期）可能使心前区捶击的结果具有有益的效果。

尽管这可能为在英国与美国临床应用心前区捶击的差别提供一个引人注目的解释，但它未排除在心前区捶击应用的实际机械学的系统性国家偏见。

心前区捶击的机械学

为确定心前区捶击的机械学，我们发明了一种“捶击计”来测量预冲击的拳击速度（图 33-9）。两个国家的卫生保健专业人员（英国 n=22，美国 n=22）每人进行 3 次心前区捶击样冲击。然后将生物力学记录与报道的应用心前区

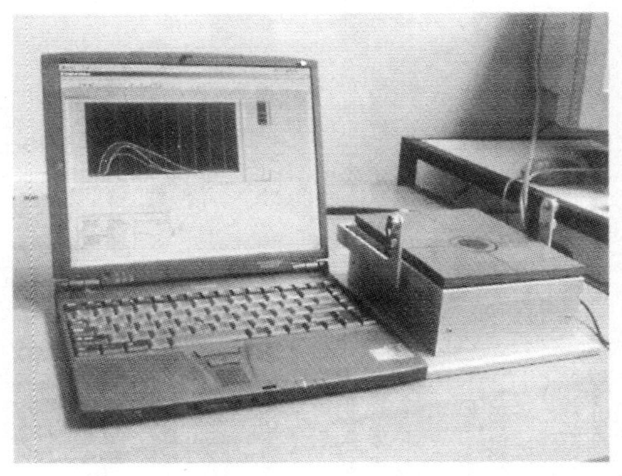

图 33-9　心前区捶击记录捶击计。

捶击的个人成功率相联系。

在预冲击的拳击速度的个人之间的差异范围是从 0.42 到 8.14m/s（图 33-10）。参与者的拳击速度低于 2.25m/s 的报道的心前区捶击病例的成功心脏复律为 18%±3%，而那些冲击速度更快者的成功率为 36%±2%（P<0.01）。

预冲击拳击速度的国家分布显示美国参与者明显平均值更高（英国 1.55±0.68m/s，美国 4.17±1.68m/s，P<0.01）。

因此，美国心前区捶击的成功率是英国的 2 倍多。这可能与心前区捶击的目标心律失常不同，与心前区捶击的机械学不同，或者与两者兼有有关。为了达到最佳机械心脏复律率需要有最低冲击强度，更好的程序说明突出了这个需要并且利用简化了的捶击计帮助训练。

小结

通过机械电反馈机械刺激影响心脏的电生理。与释放电流相似，这可能引起或终止心律失常。用于心脏复律的机械能量释放的潜在重要优势是必需的电流“产生”的地点在心脏。机械刺激以直接的方式从心前区到心脏组织，不像电刺激那样有过多的能量损失在机体的其他部位（在人类经胸腔除颤，应用的电流仅 4%实际经过心脏）[43]。因而心前区捶击容许应用更低能量水平（减轻创伤）并且能够被意识

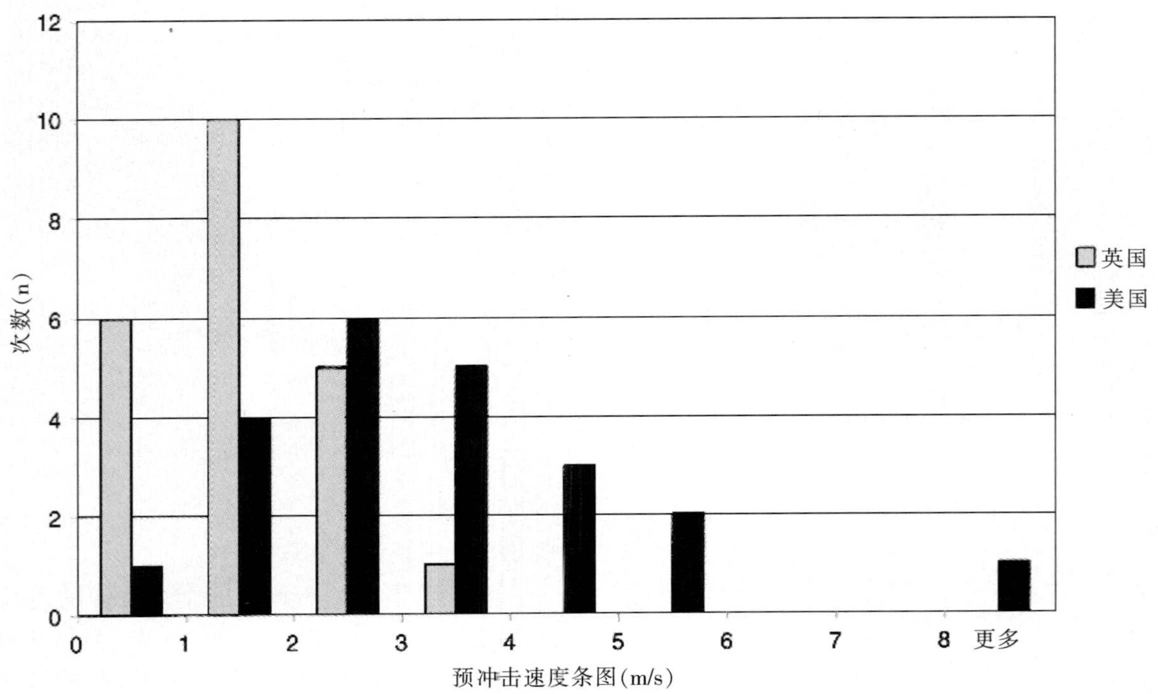

图 33-10 心前区捶击记录的预冲击拳击速度分布,由捶击计获得,显示美国参与者(黑色条图)的平均速度与英国(灰色条图)相比更高。

清醒的患者所耐受。

对机械心脏复律的基础机制的洞察仍然不完整。由于对机械刺激的反应迅速,有很大可能在这个过程中牵张激活离子通道起到重要作用。在判定心前区捶击等干预成功或失败中可能涉及 SAC_{CAT} 和 SAC_K 激活的相对比例,并且这个比例可能受到心脏特性的区域差别,冲击的特点或如心肌缺血等疾病的影响。

为详细记录经受有目的的机械心脏复律(如在重症监护系统所接受的)患者而确立一个储存处似乎颇具价值,Oxford 实验室正是为此所建立。此外,我们对机械终止室速和室颤的使用和局限性的进一步进展需要合适的多细胞实验(并匹配计算)模型。

最后,高级生命支持指南应当扩充增加明确的应用心前区捶击的程序说明。训练援助应当引进增加成功机械心脏复律的可能性(或者独立捶击计类型的箱子,或是作为复苏人体模型技术的一部分)。

致谢

我们感谢牛津心脏机械电反馈实验室的 Patricia Cooper 和 Alan Garny 对此项研究的重要贡献。我们也感谢下列医院的同事对于参加拳击测量的协助:University of Miami School of Medicine;Florida Hospital Orlando Campus;Royal Brompton Hospital London;Hammersmith Hospital London;以及 John Radcliffe Hospital Oxford。这个研究受到英国心脏基金和英国医学研究委员会的资助。

(王立群 郭继鸿 译)

参考文献

1. Hyman AS: Resuscitation of the stopped heart by intracardiac therapy. Arch Intern Med 46:553–568, 1930.
2. Befeler B: Mechanical stimulation of the heart: Its therapeutic value in tachyarrhythmias. Chest 73:832–838, 1978.
3. Lee HT, Cozine K: Incidental conversion to sinus rhythm from atrial fibrillation during external jugular venous catheterization. J Clin Anesth 9:664–667, 1997.
4. Criley JM, Blaufuss AH, Kissel GL: Cough-induced cardiac compression. Self-administered form of cardiopulmonary resuscitation. JAMA 236:1246–1250, 1976.
5. Wei JY, Greene HL, Weisfeldt ML: Cough-facilitated conversion of ventricular tachycardia. Am J Cardiol 45:174–176, 1980.
6. Waxman MB, Wald RW, Finley JP, et al: Valsalva termination of ventricular tachycardia. Circulation 62:843–851, 1980.
7. Ambrosi P, Habib G, Kreitmann B, et al: Valsalva manoeuvre for supraventricular tachycardia in transplanted heart recipient. Lancet 346:713, 1995.
8. Pennington JE, Taylor J, Lown B: Chest thump for reverting ventricular tachycardia. N Engl J Med 283:1192–1195, 1970.
9. Moore EW, Davies MW: A slap on the back. Anaesthesia 54:308, 1999.
10. Schott E: Über Ventrikelstillstand (Adams-Stokes'sche Anfälle) nebst Bemerkungen über andersartige Arhythmien passagerer Natur. Deutsches Archiv für Klinische Medizin 131:211–229, 1920.
11. Don Michael TAD, Stanford RL: Praecordial percussion in cardiac asystole. Lancet 1:699, 1963.
12. Befeler B, Aranda JM: Termination of ventricular tachycardia by a chest thump over the area of paradoxical pulsation. Am Heart J 94:773–775, 1977.
13. Lown B, Taylor J: Thump-version. N Engl J Med 283:1223–1224, 1970.
14. Conner D, Shander D, Deegan C, et al: Self-administered chest thump for cardioversion of recurrent ventricular tachycardia. Chest 73:877, 1978.
15. Rozanski JJ: Ventricular tachycardia and the chest thump. Chest 74:694–695, 1978.
16. Scherf D, Bornemann C: Thumping of the precordium in ventricular standstill. Am J Cardiol 5:30–40, 1960.
17. Phillips JH, Burch GE: Management of cardiac arrest. Am Heart J 67:265–277, 1964.
18. Goldberg E: Mechanical factors and the electrocardiogram. Am Heart J 93:629–644, 1977.
19. Rajagopalan RS, Appu KSC, Sultan SK, et al: Precordial thump in ventricular tachycardia. J Assoc Physicians India 19:725–729, 1971.
20. Miller J, Tresch D, Horwitz L, et al: The precordial thump. Ann Emerg Med 13:791–794, 1984.
21. Yakaitis RW, Redding JS: Precordial thumping during cardiac resuscitation. Crit Care Med 1:22–26, 1973.
22. Zoll PM, Belgard AH, Weintraub MJ, Frank HA: External mechanical cardiac stimulation. N Engl J Med 294:1274–1275, 1976.
23. Wirtzfeld A, Himmler FC, Forβmann B, et al: External mechanical cardiac stimulation: Methods and possible application. Zeitschrift für Kardiologie 68:583–589, 1979.
24. Barrett JS: Chest thumps and the heart beat. N Engl J Med 284:393, 1971.
25. Caldwell G, Millar G, Quinn E, et al: Simple mechanical methods for cardioversion: Defence of the precordial thump and cough version. Brit Med J 291:627–630, 1985.
26. Baderman H, Roberton NRC: Thumping the precordium. Lancet 2:1293, 1965.
27. Bierfeld JL, Rodriguez-Viera V, Aranda JM, et al: Terminating ventricular fibrillation by chest thump. Angiology 30:703–707, 1979.
28. de Latorre F, Nolan J, Robertson C, et al: European Resuscitation Council guidelines 2000 for adult advanced life support. Resuscitation 48:211–221, 2001.
29. Huszar RJ: Emergency Cardiac Care. Bowie, MA, Robert J Brady, 1982.
30. Kohl P, Hunter P, Noble D: Stretch-induced changes in heart rate and rhythm: Clinical observations, experiments and mathematical models. Prog Biophys Mol Biol 71:91–138, 1999.
31. Kaufmann R, Theophile U: Automatie-fördernde Dehnungseffekte an Purkinje-Fäden, Papillarmuskeln und Vorhoftrabekeln von Rhesus-Affen. Pflugers Arch 297:174–189, 1967.
32. Franz MR, Cima R, Wang D, et al: Electrophysiological effects of myocardial stretch and mechanical determinants of stretch-activated arrhythmias. Circulation 86:968–978, 1992.
33. Craelius W, Chen V, El-Sherif N: Stretch activated ion channels in ventricular myocytes. Biosci Rep 8:407–414, 1988.
34. Craelius W: Stretch-activation of rat cardiac myocytes. Exp Physiol 78:411–423, 1993.
35. Hansen DE, Borganelli M, Stacy GPJ, Taylor LK: Dose-dependent inhibition of stretch-induced arrhythmias by gadolinium in isolated canine ventricles. Evidence for a unique mode of antiarrhythmic action. Circ Res 69:820–831, 1991.
36. Niu W, Sachs F: Dynamic properties of stretch-activated K^+ channels in adult rat atrial myocytes. Prog Biophys Mol Biol 82:121–135, 2003.
37. van Wagoner DR: Mechanosensitive gating of atrial ATP-sensitive potassium channels. Circ Res 72:973–983, 1993.
38. Kawakami T, Lowbeer C, Valen G, Vaage J: Mechanical conversion of post-ischaemic ventricular fibrillation: Effects on function and myocyte injury in isolated rat hearts. Scand J Clin Lab Invest 59:9–16, 1999.
39. Kohl P, Sachs F: Mechanoelectric feedback in cardiac cells. Philos Trans R Soc Lond A 359:1173–1185, 2001.
40. Noble D, Varghese A, Kohl P, Noble P: Improved guinea-pig ventricular cell model incorporating a diadic space, I_{Kr} and I_{Ks}, and length- and tension-dependent processes. Can J Cardiol 14:123–134, 1998.
41. Garny A, Kohl P: Mechanical induction of arrhythmias during ventricular repolarisation: Modelling cellular mechanisms and their interaction in 2D. Ann N Y Acad Sci 1015:133–143, 2004.
42. van Wagoner DR, Lamorgese M: Ischemia potentiates the mechanosensitive modulation of atrial ATP-sensitive potassium channels. Ann N Y Acad Sci 723:392–395, 1994.
43. Lerman BB, Deale OC: Relation between transcardiac and transthoracic current during defibrillation in humans. Circ Res 67:1420–1426, 1990.

第 34 章

减轻血流动力学负荷终止心律失常

Peter Taggart, Peter Sutton

理论思考预测心脏内容量的减少(如减轻牵张)应当具有抗心律失常作用。动物模型实验支持这个论点,结果表明:增加负荷可加强心律失常的诱发性而减轻负荷则可抑制心律失常。然而,目前的临床依据尚不完整。尽管许多临床预期结合减轻负荷与抑制或终止心律失常有关,目前仍不可能获得因果关系的坚实依据。

减轻血流动力学负荷具有抗心律失常作用

心律失常的两个主要机制是折返和触发活动[1]。缩短不应期、不应性不均一以及局部传导减慢有利于折返。在正常条件下,不应期主要为电压依赖性并且接近动作电位时程(APD)。体外和体内的动物试验和人类研究已经显示增加容量负荷或牵张能够缩短 APD 和不应性[2-10]。此外,对于 APD 和不应性的这些效应是不均一的[4,11,12]。牵张看似产生的影响相对较小,如果有什么作用的话,主要作用于传导速度上[4,12-14]。因此,在致心律失常作用上,增加负荷可能影响折返性心律失常的 3 个主要所需条件中的两个方面。

由触发活动引起的心律失常起源于动作电位的复极相(早后除极)或动作电位的复极完成之后(迟后除极)。如果这些后除极达到足够的幅度,它们可能触发一个动作电位而产生一个期前搏动,或者它们触发了一系列动作电位而产生一个局灶性心动过速。增加心室负荷或急性牵张已经显示能够诱发除极如早后除极或迟后除极[2,5,8,10,15-17]。也有证据显示牵张改变心房的 APD 和不应性[18-23],包括人类。然而,这些作用比起在心室中的作用不甚清楚,一些研究报道牵张反应延长,而另一些研究报道缩短。根据这些报道,心室或心房减轻负荷应当倾向于防止由触发活动引起的局灶性心动过速。前述的理论预测受到几个不同动物模型研究的支持,在这些动物模型中通过增加牵张或容量负荷可诱发心律失常。

减轻血流动力学负荷的抗心律失常作用的实验性依据

大部分的实验工作主要直接阐明通过增加血流动力学负荷诱发心律失常,而不是通过减轻负荷来终止心律失常。因此,减轻血流动力学负荷具有抗心律失常作用是衍生出的,很大程度上是推理出来而并非证明得出。

在舒张期兔和犬心室容量急剧增加会诱发除极如迟后除极、室性期前搏动,并且在一些情况下,出现成对或非持续性室性心动过速[5,16,17]。在存在心室扩张的情况下突然急剧牵张诱发期前搏动的可能性更大[16]。

诱发心律失常的可能性取决于牵张的大小以及牵张增加的速度。然而,这些心律失常不是在动作电位的复极期混乱中产生,因此不是严格地规定在本章以外(参见第 21 章)。有数个研究显示,急性牵张或容量增加负荷可能引起在动作电位的终末期除极,类似于早后除极或缩短动作电位时程,因此缩短不应期,在这两种情况下可能与心律失常有关[5,15,16,24,25](图 34-1 和 34-2)。

在离体的兔心脏中,当心室已经扩张时心

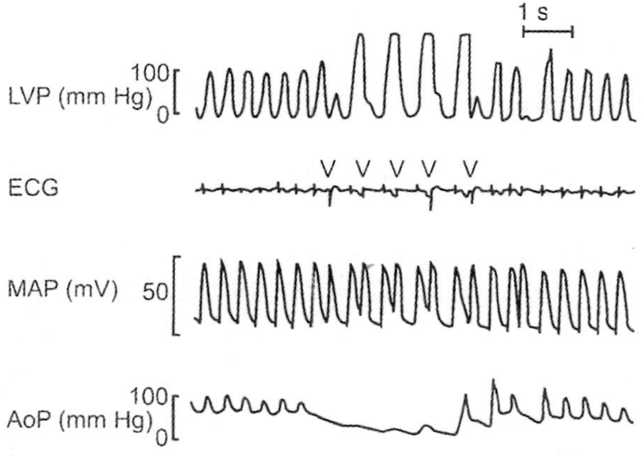

图 34-1　犬心脏原位一过性闭塞主动脉诱发后除极和心律失常。LVP,左室压力;ECG,心电图;MAP,单相动作电位;AoP,主动脉压力;V,室性异位搏动。(From Franz MR, Burkhoff D, Yue DT, Sagawa K: Mechanically induced action potential changes and arrhythmia in isolated and in situ canine hearts, Cardiovasc Res 23: 213-223, 1989, with permission.)

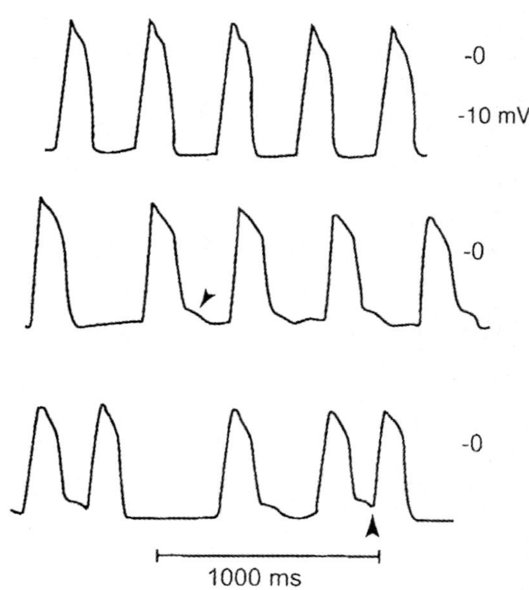

图 34-2　通过将球囊导管插入患者的肺动脉瓣口以扩张狭窄的瓣膜之前产生右室压力和容量增加,在复极过程诱发偏折波。这些偏折波类似于早后除极(倾斜箭头)与自发的异位搏动有关(向上的箭头)。(From Levine JH, Guarnieri T, Kadish AH, et al: Changes in myocardial repolarisation in patients undergoing balloon valvuloplasy for congenital pulmonary stenosis: Evidence for contraction excitation feedback in humans. Circulation 77:70-77, 1988, with permission.)

律失常的可诱发性增加。可诱发性的增加伴发于不应性的不均一性增加[4]。在离体犬心室中,心律失常的可能性开始于舒张期容量增加而伴随的牵张增加[16](图 34-3)。负荷增加降低了心室颤动的阈值,减轻负荷会使阈值增加[26]。相似的在离体兔心脏中增加负荷使除颤阈值增加[27](图 34-4)。在兔[21]和豚鼠[23]心房中增加负荷使房颤的可诱发性增加。在 Langendorff 豚鼠心脏模型中牵张诱发的心房期前搏动随着心房容量负荷的增加而增加[23](图 34-5)。

负荷和牵张影响膜电流(如机械-电转换)变化的机制可能包括牵张激活的阳离子通道(见第 1 章)和瞬时钙电流(参见第 22 章)。钆可以阻滞许多牵张激活的通道,被显示能阻滞牵张诱发的除极和室性期前收缩[28](图 34-6)。

临床依据

尽管丰富的实验依据证实机械电反馈在心律失常的发生和终止中有潜在作用,在人类中的依据还是相当有限。但是,有几个临床特定情况中机械电反馈起到一定作用。

心肺旁路

许多心脏外科手术结合心肺旁路以达到手术视野无血。返回心脏的去氧血液经过放置在右心房内的导管转移到一个泵/氧合器;然后氧合后的血液经过放置在升主动脉的导管返回到循环中。循环因此绕过了心脏和肺,然而维持了系统灌注和冠脉循环。在患者经历旁路的过程中,心脏是半空的,松弛的,并且不工作。在外科手术结束时正常循环恢复,心脏重新充盈并控制循环。在此时发生心律失常可能难以控制。麻醉师和心脏外科医生非常清楚回复旁路状态(也就是解除心脏负荷)可以终止

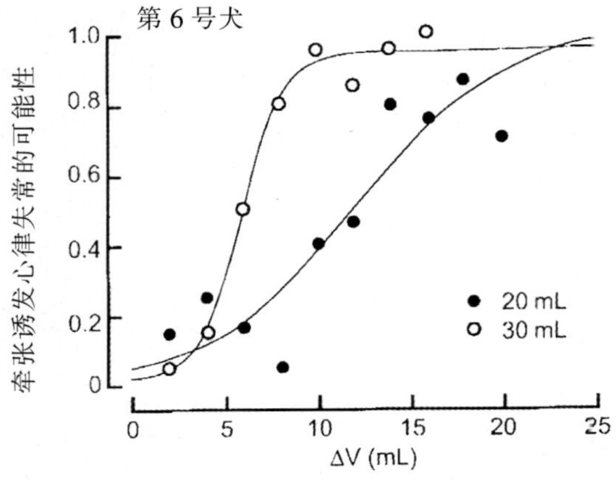

图 34-3　在离体犬心室准备中，可诱发的心律失常的可能性作为舒张期容量增加量的函数而增加(实心圆圈)。当基础值从 20 增加到 30mL(空心圆圈)时作用增强。(From Hansen DE, Craig CS, Hondeghem LM:Stretch-induced arrhythmias in the isolated canine ventricle:Evidence for the importance of mechanoelectrical feedback, Circulation 81:1094–1105,1990,with permission.)

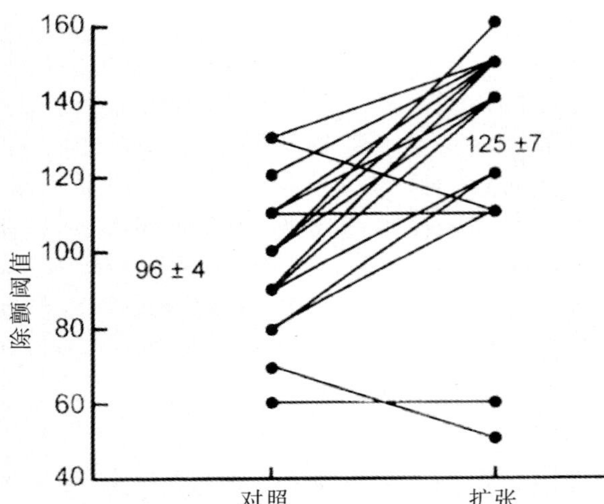

图 34-4　在离体兔心脏中急性心室扩张使除颤阈值(DFT)从 96±4 增加到 125±7V。(From Ott P, Reiter MJ:Effect of ventricular dilation on defibrillation threshold in isolated perfused rabbit heart. J Cardiovasc Electrophysiol 8:1013–1019,1997,with permission.)

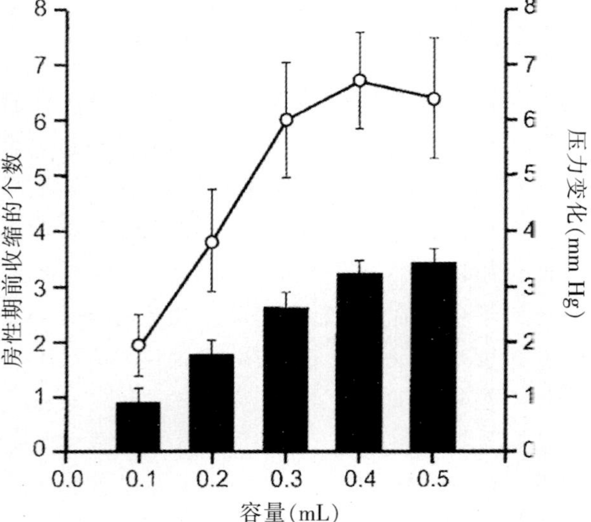

图 34-5　在离体 Langendorff 豚鼠心脏中左心房球囊容量与牵张诱发的房性期前收缩之间的关系。房性期前收缩的个数(黑色条图)随心房容量负荷和心房压力（空心圆圈）的增加而增加。(From Nazir SA, Lab MJ:Mechanoelectric feedback in the atrium of the isolated guinea-pig heart, Cardiovasc Res 32:112–119,1996,with permission.)

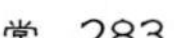

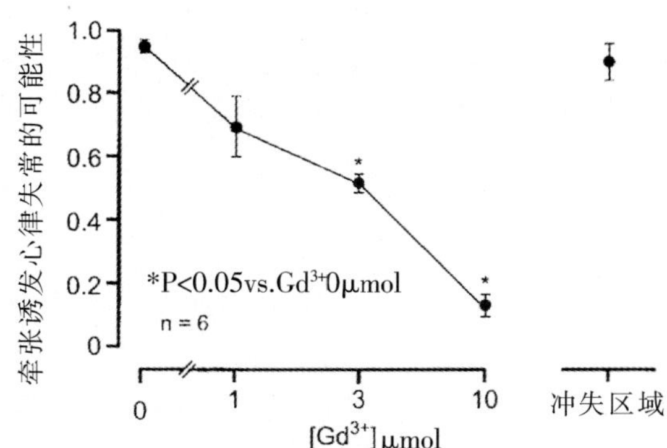

图 34–6 在一个离体犬心脏中研究牵张激活通道阻滞剂钆(Gd^{3+})对室性心律失常可诱发性的作用。牵张诱发的心律失常的诱发可能性以一种剂量依赖的方式降低。在药物冲失之后,可能性恢复到对照水平。(From Hansen DE, Borganelli M, Stacey GP, Taylor LK: Dose-dependent inhibition of stretch-induced arrhythmias by gadolinium in isolated canine ventricles: Evidence for a unique mode of antiarrhythmic action. Circ Res 69: 820–831, 1991, with permission.)

心律失常。当终止心肺旁路(也就是使心脏加载负荷)时出现心律失常而重新开始旁路时(也就是解除心脏负荷)终止心律失常的可能解释就是机械电反馈。同意这个建议,已经显示中止心肺旁路的过程(也就是恢复心室负荷)使动作电位时程缩短[9]。料想接连出现的不应期缩短有利于折返性心律失常如室性心动过速和心室颤动。然而,仍缺乏机械电反馈的中心作用的证据,很清楚实施一项正规研究并不实际。不过,轶事趣闻的证据足以迫使证明在人类存在机械电反馈的示例。

Valsalva 动作

Valsalva 动作在终止室上性和右室流出道心律失常经常有效。这个动作的机制传统归因于迷走刺激。然而,Valsalva 动作也伴随心室负荷的大幅度变化[29]。要进行 Valsalva 动作,患者要深吸气,通过捏紧鼻子闭塞鼻孔,关闭声门用力呼气 15 秒,然后放松。在用力呼气时,胸腔内压力增加阻碍了静脉回流,使心脏灌注和心脏输出减少。放松时,静脉回流,心脏充盈心输出量迅速增加。心率在心室减轻负荷时增加而在心室恢复负荷过程中下降,由于反射分别增强交感和副交感神经活动。

在一项针对心导管检查患者的研究中,在患者进行 Valsalva 动作过程中在右室间隔部记录单相动作电位[29]。观察到的动作电位时程的变化可能是自主神经和机械作用两者的函数。特别是,鉴于在正常心室运动的患者中对动作电位时程的作用可重复并相似,而在存在区域性室壁动作异常的患者动作电位时程的变化明显不同。这些结果归因于不同的牵张作用,它们提示区域性室壁运动异常可能加强复极的离散。在室壁运动异常的患者中,当心室负荷在心房输出存在或不存在被急剧变化所操纵时,复极的离散对容量负荷的小幅度改变很敏感[30]。由于复极离散的增加已知会导致心律失常产生的增加,这些观察提示在室壁运动异常的患者中心律失常的高发生率存在机械联系。

已经报道在直视的心脏移植患者中通过 Valsalva 动作可以终止室上性心动过速,这是由于心房的机械牵张降低的结果[31]。

主动脉内球囊辅助

有几个报道描述了主动脉内球囊反搏(IABCP)有益于控制心肌梗死后室性心律失常以及难治性室性心律失常[32–36]。一项研究报道了 21 例室性心律失常和严重左室功能受损的患者。10 例患者为单形性室性心动过速,11 例为阵发性室性心动过速、心室颤动或两者兼有。采用 IABCP 导致 14 例患者心律失常终止,4 例患者频繁的持续性心动过速发作的频率显著下降。在 10 例无休止性单形性室性心动过速患者开始 IABCP 的 30~85 分钟内,心律失常终止。19 例患者后来出院。作者提出心室减轻负荷(增加平均主动脉舒张压)和降低收缩压峰值可能增加冠脉血流。心室减轻负荷也降低了室壁张力和需氧量。然而,这个解释被认为不可能,因为冠状动脉正常的患者与冠状动脉明显有疾病的患者获益相同,仅在 1 例患者中看到可逆性缺血。另一个可能性是由于血流动力学情况和整体情况的改善而肾上腺素能驱动降低。然而,介入治疗非常本质地提示机械电反馈。这些不同的解释并不相互排斥。例如,在犬实验中显示由后负荷增加诱发的室性异位搏动和心动过速在存在诱发的冠脉疾病时出现的更稳定[16]。

心脏辅助装置

在主动脉内球囊辅助之外,有时也应用暂时性心室辅助装置——例如,在撤除心房肺旁路困难或不可能的患者中。这些装置通过降低压力和容量而减轻心脏负荷[37,38]。有时也使用心脏驱动装置,在外科手术时靠那个心包模式作为心室支持以减少手术后扩张[39]。据报道这两种程序都可以减少心律失常(参见第 36 和 37 章对于被动性心室遏制和主动心脏辅助装置的分别讨论)。

药物降低负荷

血管紧张素转换酶抑制剂降低负荷并降低充血性心力衰竭患者的死亡率[40,41]。死亡率的降低反映总体的降低而不是特异性心律失常性死亡的降低[40],尽管有证据表明在这些患者中室性心动过速降低[41]。

小结

有丰富的实验证据表明,在人类中解除心室负荷是一个有效的抗心律失常策略。机械电反馈被显示会影响心律失常产生中的几个关键电生理参数,如动作电位时程和不应性。血流动力学负荷增加具有致心律失常作用。然而,在解释这些实验发现时一条告诫备忘录是必需的。大多数研究集中于增加负荷的作用而不是减轻负荷的作用。许多减轻负荷作用的依据是根据推断而论证的。在人类中难以获得解除血流动力学负荷是抗心律失常的证据,这是因为以下几点因素:伴随负荷操作的可变量具有多样性,临床实验缺乏可行性,缺少临床有效阻滞剂来阻断负荷变化的电生理效应。有希望的是在不远的将来,适当的阻滞剂的发展会使机械电反馈作为一种治疗目标而成为可能。

(王立群 郭继鸿 译)

参考文献

1. Janse MJ, Wit AL: Electrophysiological mechanisms of ventricular arrhythmias resulting from myocardial ischaemia and infarction. Physiol Rev 69:1049–1089, 1989.
2. Lab MJ: Contraction excitation feedback in myocardium: Physiological basis and clinical relevance. Circ Res 50:757–766, 1982.
3. Lerman BB, Burkhoff D, Yue DT, Sagawa K: Mechanoelectrical feedback: Independent role of preload and contractility in modulation of canine ventricular excitability. J Clin Invest 76:1843–1850, 1985.
4. Reiter MJ, Synhorst DP, Mann DE: Electrophysiologic effects of acute ventricular dilatation in the isolated rabbit heart. Circ Res 62:554–562, 1988.
5. Franz MR, Burkhoff D, Yue DT, Sagawa K: Mechanically induced action potential changes and arrhythmia in isolated and in situ canine hearts. Cardiovasc Res 23:213–223, 1989.
6. Franz MR, Cima R, Wang D, et al: Electrophysiologic effects of myocardial stretch and mechanical determinants of stretch-activated arrhythmias. Circulation 86:968–978, 1992.
7. Hansen DE: Mechanoelectrical feedback effects of altering preload, afterload, and ventricular shortening. Am J Physiol 264:H423–H432, 1993.
8. Levine JH, Guarnieri T, Kadish AH, et al: Changes in myocardial repolarisation in patients undergoing balloon valvuloplasty for congenital pulmonary stenosis: Evidence for contraction excitation feedback in humans. Circulation 77:70–77, 1988.
9. Taggart P, Sutton PMI, Treasure T, et al: Monophasic action potentials at discontinuation of cardiopulmonary bypass: Evidence for contraction-excitation feedback in man. Circulation 77:1266–1275, 1988.
10. Taggart P, Sutton P, Lab M, et al: Effect of abrupt changes in ventricular loading on repolarisation induced by transient aortic occlusion in man. Am J Physiol 636:H816–H823, 1992.
11. Dean JW, Lab MJ: Regional changes in ventricular excitability during load manipulation of the in situ pig heart. J Physiol (Lond) 429:387–400, 1990.
12. Zabel M, Portnoy S, Franz MR: Effect of sustained load on dispersion of ventricular repolarisation and conduction time in the isolated rabbit heart. J Cardiovasc Electrophysiol 7:9–16, 1996.
13. Reiter MJ, Zetelakiz, Kirchof CJH, et al: Interaction of acute ventricular dilatation and d-sotalol during sustained ventricular tachycardia around a fixed obstacle. Circulation 89:423–431, 1994.
14. Reiter MJ, Landers M, Zetelaki Z, et al: Electrophysiologic effects of acute dilatation in the isolated rabbit heart: Cycle length-dependent effects on epicardial refractoriness and conduction velocity. Circulation 96:4050–4056, 1997.
15. Lab MJ: Contribution of mechano-electric coupling to ventricular arrhythmias during reduced perfusion. Int J Microcirc Clin Exp 8:433–442, 1989.
16. Hansen DE, Craig CS, Hondeghem LM: Stretch-induced arrhythmias in the isolated canine ventricle: Evidence for the importance of mechanoelectrical feedback. Circulation

81:1094–1105, 1990.

17. Stacy GP, Jobe RL, Taylor LK, Hansen DE: Stretch-induced depolarisations as a trigger of arrhythmias in isolated canine left ventricles. Am J Physiol 263:H613–H621, 1992.
18. Kaseda S, Zipes DP: Contraction-excitation feedback in the atria: A cause of changes in refractoriness. J Am Coll Cardiol 11:1327–1336, 1988.
19. Solti F, Veesey T, Kekesi V, Juhasz-Nagy A: The effect of atrial dilatation on atrial arrhythmias. Cardiovasc Res 23:882–886, 1989.
20. Ravelli F, Disertori M, Cozzi F, et al: Ventricular beats induce variations in cycle length of rapid (type II) atrial flutter in humans: Evidence of leading circle reentry. Circulation 89:2107–2116, 1994.
21. Ravelli F, Allessie MA: Effects of atrial dilation on refractory period and vulnerability to atrial fibrillation in the isolated Langendorff-perfused rabbit heart. Circulation 96:1686–1695, 1997.
22. Klein LS, Miles WM, Zipes DP: Effect of atrioventricular interval during pacing or reciprocating tachycardia on atrial size, pressure and refractory period: Contraction-excitation feedback in human atrium. Circulation 82:60–68, 1990.
23. Nazir SA, Lab MJ: Mechanoelectric feedback in the atrium of the isolated guinea-pig heart. Cardiovasc Res 32:112–119, 1996.
24. Calkins H, Maughan L, Weisman HF, et al: Effects of acute volume load on refractoriness and arrhythmia development in isolated chronically infarcted canine hearts. Circulation 79:687–697, 1989.
25. Calkins H, Maughan WL, Kass DA, et al: Electrophysiological effect of volume load in isolated canine hearts. Am J Physiol 256:H1697–H1706, 1989.
26. Jalal S, Williams GR, Mann DE, Reiter MJ: Effect of ventricular dilatation on fibrillation thresholds in the isolated rabbit heart. Am J Physiol 263:H1306–H1310, 1992.
27. Ott P, Reiter MJ: Effect of ventricular dilation on defibrillation threshold in isolated perfused rabbit heart. J Cardiovasc Electrophysiol 8:1013–1019, 1997.
28. Hansen DE, Borganelli M, Stacey GP, Taylor LK: Dose-dependent inhibition of stretch-induced arrhythmias by gadolinium in isolated canine ventricles: Evidence for a unique mode of antiarrhythmic action. Circ Res 69:820–831, 1991.
29. Taggart P, Sutton P, John R, et al: Monophasic action potential recordings during acute changes in ventricular loading induced by the Valsalva manoeuvre. Br Heart J 67:221–229, 1992.
30. James PR, Hardman SM, Taggart P: Physiological changes in ventricular filling alter cardiac electrophysiology in patients with abnormal ventricular function. Heart 88:149–152, 2002.
31. Ambrosi P, Habib G, Kreitman B, Metras D: Valsalva manoeuvre for supraventricular tachycardia in transplanted heart recipient. Lancet 346:713, 1995.
32. Willerson JT, Curry GC, Watson JT, et al: Intra-aortic balloon counterpulsation in patients in cardiogenic shock, medically refractory left ventricular failure and/or recurrent ventricular tachycardia. Am J Med 58:183–191, 1975.
33. Hanson EC, Levine FH, Kay HR, et al: Control of post infarction irritability with the intra aortic balloon pump. Circulation 62(2 pt 2):I130–I137, 1980.
34. Culliford AY, Madden MR, Isom OW, et al: Intra-aortic balloon counterpulsation: Refractory ventricular tachycardia. JAMA 239:431–432, 1978.
35. Fotopoulos GD, Mason MJ, Walker S, et al: Stabilisation of medically refractory arrhythmia by intra-aortic balloon counterpulsation. Heart 82:96–100, 1999.
36. Kurose K, Okamoto K, Sato T, et al: Successful treatment of life threatening tachycardia with high dose propranolol under extracorporeal life support and intraaortic balloon pumping. Jpn Circ J 57:1106–1110, 1993.
37. Pitsis AA, Dardas P, Nikoloudakis N, Burkhoff D: Temporary assist device for post cardiotomy cardiac failure. Ann Thorac Surg 77:1431–1433, 2004.
38. Barbone A, Holmes JW, Heerdt PM, et al: Comparison of right and left ventricular responses to left ventricular assist device support in patients with severe heart failure: A primary role of mechanical unloading underlying reverse remodelling. Circulation 104:670–675, 2001.
39. Oz MC, Artrip JH, Burkhoff D: Direct cardiac compression devices. J Heart Lung Transplant 21:1049–1055, 2002.
40. The CONSENSUS Trial Study Group: Effects of enalapril on mortality in severe congestive heart failure. N Engl J Med 316:1429–1435, 1987.
41. Fletcher RD, Cintron GB, Johnson G, et al, for the V-HeFT 11 VA Cooperative Studies Group: Enalapril decrease prevalence of ventricular tachycardia in patients with chronic congestive heart failure. Circulation 87:V149–V155, 1993.

第 35 章

改变前负荷对除颤有效性的机械调整

Harish Doppalapudi, Raymond E. Ideker

通过心脏压缩或扩张或通过改变前负荷可以改变心脏大小和容量。这样的变化可能通过改变电流的分布或改变心肌的电生理特性而可能影响除颤的有效性。前一个机制涉及电击产生的电场改变而心肌的电生理特性没有变化，这可以被称为外部机械电反馈，而后一个机制涉及传统概念上的机械电反馈，可以称为内在性的。本章回顾了动物和人类研究证据，然后讨论心脏容量变化对除颤有效性的影响的可能基础机制。最后，本章讨论了这个现象的一些临床含义。

证据

动物研究

通过压缩心脏或减轻心脏的前负荷使心室的大小和容量减少已经被显示能改善除颤的有效性。Idriss 等[1]演示了在心室颤动的猪中在外部压缩心脏的过程中发放电击使除颤的 50%有效剂量(ED_{50})降低，电压 37%，电流 49%，能量 63%，除颤剂量-反应曲线向左偏移(图 35-1)。在这个研究中，通过直接机械刺激心室达到心脏压缩的目的，除颤是通过左室心尖部电极片和上腔静脉(SVC)内导管电极发放双相波形电击实现的。在另一项研究中，Strobel 等[2]在猪的下腔静脉内使球囊导管充气以降低心脏的前负荷。尽管降低的前负荷使除颤所需的 ED_{50} 明显降低，电压(6%)、电流(12%)、能量(13%)均降低而小于前面的研究。除颤采用的是双相波形电击，但与第一个研究相反，电击在右室心内导线与上腔静脉导管之间发放的。

其他的研究显示除颤阈值(DFT)随着左室扩张和前负荷的增加而增加。Ott 及 Reiter[3]在离体 Langendorff 灌注的兔心脏的左室中用液体充满的胶乳球囊显示急性左室扩张使 DFT 电压增加 30%(这相当于 DFT 能量大约增加 70%)。他们采用位于左室后部的片状电极和金属主动脉环管之间的单相波形电击。Vigh 等[4]研究了在 3 种情况下犬的 DFT——基础状态、在用去甲肾上腺素滴注诱发左室功能不全(使左室射血分数<0.35)之后，以及最后在去甲肾上腺素诱发左室功能不全的情况下用生理盐水使容量超负荷（达到肺毛细血管楔压>19mmHg)。在皮下电极片与静脉内右室心尖部导线发放双相波形的电击。与基础状态相比，在最后一种状态下即容量超负荷的左室功能不全状态下，DFT 能量增加明显超过 100%(图 35-2)。

人类研究

在 46 例植入经静脉除颤导线系统的患者中，Engelstein 等[5]发现 DFT 大于 25J 的患者比 DFT 小于或等于 25J 的患者左室容量明显较大(>275mL, P<0.01)。Brooks 等[6]研究了连续 101 例需要可植入式心脏复律除颤器(ICD)患者，其中 72 例经历成功的非开胸植入术，29 例由于 DFT 高而需要开胸植入心外膜电极片。胸片示心脏大小较小和超声心动图示舒张期左室大小较小是成功非开胸植入的预测因子。同样的，在一项针对 101 例经受植入经静脉除颤系统患者的研究中，Raitt 等[7]报道 X 线片的心脏大小和超声心动图左室舒张末直径与 DFT 之

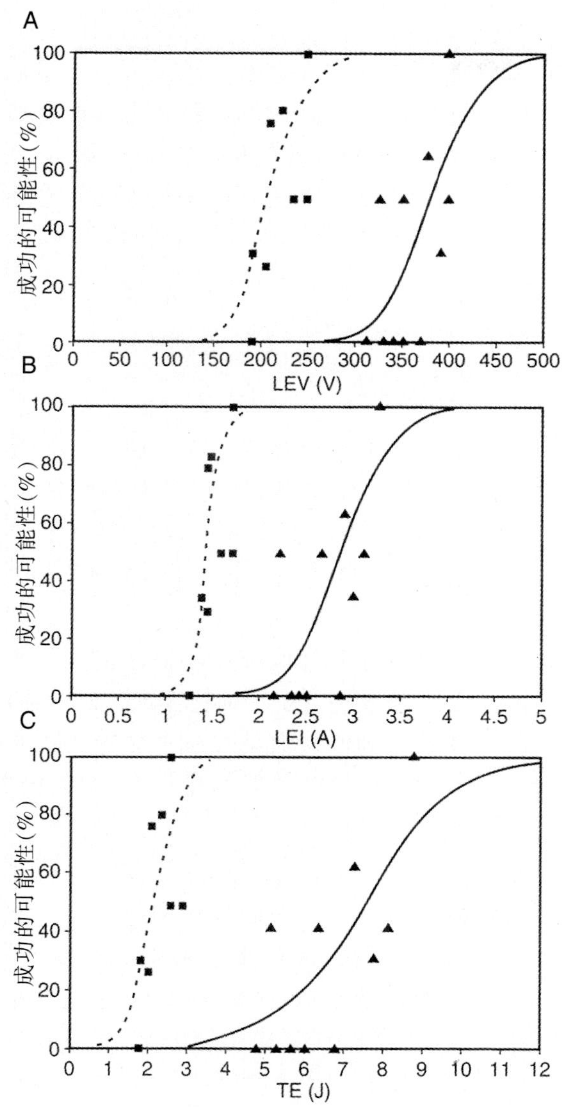

图 35-1 单个动物的除颤电击强度与成功的可能性相对于(A)锋端电压(LEV)、(B)锋端电流(LEI)和(C)总能量(TE)的关系曲线。在每一幅图中,实线曲线代表正常心脏状态,虚线曲线代表压缩的心脏状态。每种心脏状态都显示有原始数据点(方形代表压缩,三角形代表正常)。每个电击参数的正常心脏状态的数据位于压缩状态的右侧。这提示在心脏压缩状态下发放的电击改善了除颤的有效性。(Modified from Idriss SF, Anstadt MP, Anstadt GL, et al: The effect of cardiac compression on defibrillation efficacy and the upper limit of vulnerability. J Cardiovasc Electrophysiol 6:368 -378, 1995,with permission.)

间存在明显的正相关关系 (r=0.36,P≤0.0003;以及 r=0.40,P≤0.0001)。

Kopp 等[8]研究了 95 例接受 ICD 治疗的患者。在这些患者中 73 例 DFT 适当(≤25J)成功地植入非外膜导线系统。然而,与前面讨论的研究相反,未发现放射线片心脏的大小和超声心动图左室的大小是 DFT 的预测因子。Klein 等[9]观察了 10 例患者在心肺旁路(在这个过程中心室的容量较小) 之前和之中 DFT 没有差别。Haberman 等[10]在 8 例患者中观察到 DFT 与左室容量之间没有关联关系。

机制

为了理解前负荷改变如何能够影响除颤,必须理解除颤的基础机制[11]。为了除颤,电击不仅必须终止颤动波的波锋,也必须不能产生重新诱发颤动的新的波锋[12]。一个小的电击不能除颤是因为它不能终止所有心室颤动的激动波锋。一个更强一点的电击,但仍低于除颤阈值,不能除颤,因为实际上电击[13]或电击诱发不应期延长和阻滞[14]又诱发了折返。一个更

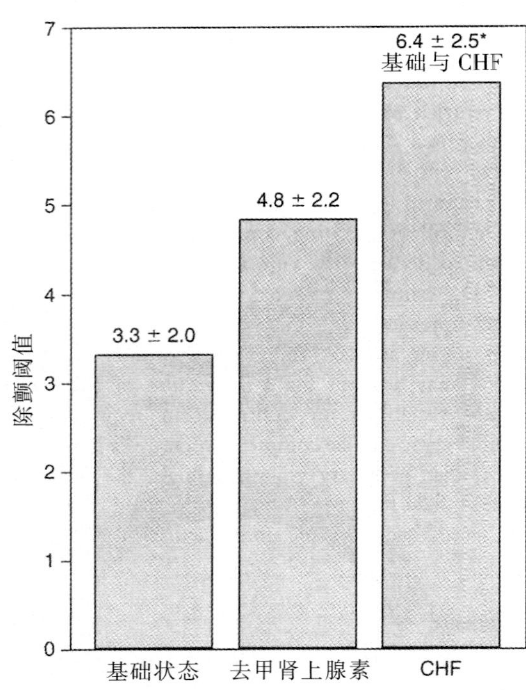

图 35-2　10 只犬在基础状态、去甲肾上腺素后和诱发急性心力衰竭之后的除颤阈值。在基础状态与急性充血性心力衰竭之间有明显差别(*P<0.02)。数据为平均值±标准差。CHF，容量超负荷诱发充血性心力衰竭。(Modified from Vigh AG, Lowder J, Deantonio HJ: Does acute volume overloading in the setting of left ventricular dysfunction and pulmonary hypertension affect the defibrillation threshold? Pacing Clin Electrophysiol 22: 759-764,1999,with permission.)

强而接近除颤阈值强度的电击可能不能除颤是因为至少诱发了从电击场较弱的中心产生了 3 条快速激动的电击后环路[15]。为了除颤，电击必须足够强使任何电击后激动的异位环路太少或太慢不能诱发折返而产生室颤。

因此，启动因素和基质的概念，如同先前应用于理解心律失常的开始那样，也可应用于除颤，在 3 条或更多快速激动的局灶性电击后环路作为启动因素，而后来发生折返的心肌区域作为基质。

特定的电击对心脏的除颤能力依赖于电击在心肌内产生的电位梯度场。看似要一致的除颤的电击必须产生经过整个心室的最小电位梯度[16]。电流分布的变化改变了电击产生的电位梯度场。对于特定生成的电位梯度场，心肌的电生理特性可能决定了是否在低梯度区内需要更大的最小电位梯度，因此影响除颤的有效性[17]。前负荷的变化可能在这两个水平影响除颤的有效性，一是通过改变电击所产生的电位梯度场，因为它改变了电流的分布；二是通过改变所需要的最小电位梯度场，因为它改变了心肌的电生理特性。

外部因素

第一个水平的改变是在心肌内部产生的电位梯度场，由于心室容量或大小的改变，通过改变电流的分布而实现。由于这个机制不涉及心肌电生理特性的直接变化，而被称为外部因素。

压缩心脏通过机械性使血液流出心室而减小了心室血池。对于一个给定的电击强度，减小低阻抗的心室血池导致电击电流的更大部分经过高阻抗的心肌组织[18]。这转而增加了心肌内的电位梯度。支持这一观点的是在心脏压缩时除颤过程的阻抗增加[1,2]，提示当心室内的血液由于心脏压缩而减少时，更少的电流分流到血液而更多的电流经过心肌。然而，在 Ott 及 Reiter[3]的研究中急性左室扩张显示阻抗增加。值得注意的是，尽管在这项研究中通过充气使左室扩张，在左室内绝缘的气囊对于电流来说呈现的阻抗超过自由流动的血液。

压缩还减少了心脏截面的面积。心腔面积缩小，因此电击电极之间的距离缩小，同样从电极到心室最远部分的距离也缩小。由于在心肌的任何部位的电位梯度场随着到电击电极的距离的增加而减小，远离电击电极的心肌区域的距离减小导致经过心肌的最小电位梯度增大。

压缩的这些作用导致电流分布更有效，结果改善了除颤的有效性[17]。心脏容量超负荷引起相反的作用，因而降低了除颤的有效性。事实上，如图 35-3 所示，一个计算机控制的除颤电击刺激释放到一个心肌容量相同但心腔大小和直径增加的心室，刺激一个扩张的心室，演示了一个更大容量的心室暴露于一个较低的电位梯度[17]。

实验还显示在压缩过程中除颤与没有压缩除颤相比能降低 ED_{50} 评估值在动物-动物之间的变异[1]。这提示在动物之间存在几何学差别,既在室颤开始之前或又在开始之后,可能解释除颤所需能量在动物之间的变异。由于静态心脏压缩在动物之间产生更相似的心脏几何形态,对于给定的除颤导联配置产生的梯度场在不同的动物之间变得更相似。

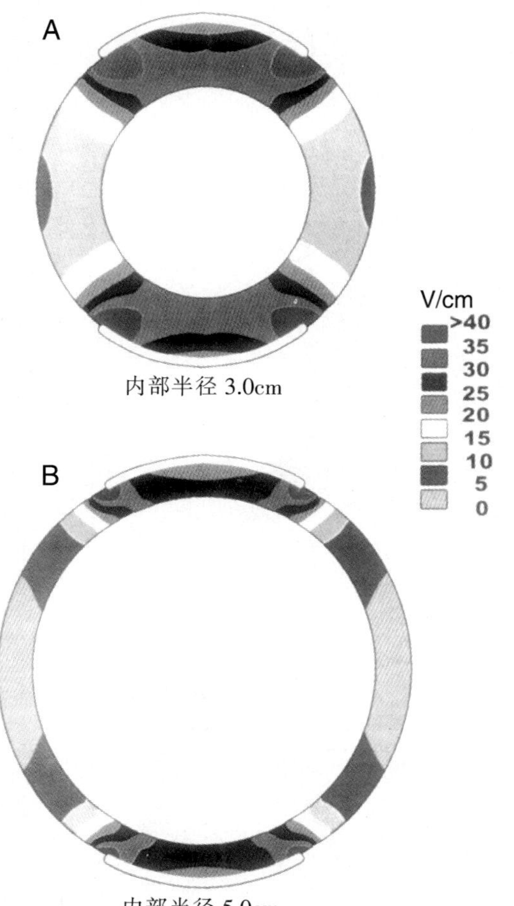

图 35-3　通过计算机控制发放 200V 电击刺激心脏扩张对电位梯度场的作用。每个圆圈代表左室的截面。除颤电极为弯曲的圆盘,位于心脏的顶部和底部,A 和 B 中电极的表面积相同。A 和 B 中心肌的容量相同。(A)心脏内部半径为 3.0cm;(B)内部半径为 5.0cm。中央部分代表血液充满的心腔。心肌的传导率假定为 0.003s/cm,血液的传导率为 0.0065s/cm。灰度水平代码描述的是合成的电位梯度。在扩张的心脏(B)中低梯度区域(灰度较浅的阴影区)相当大。(见彩色插图)(Roproduced from Hillsley RE, Wharton JM,Cates AW, et al: Why do some patients have high defibrillation thresholds at defibrillator implantation? Pacing Clin Electrophysiol 17:222-239,1994,with permissiom.)

内在因素

对于给定的电位梯度,机械改变能够通过改变心肌的电学特性而影响除颤的有效性。这可能被称为内在性机械电反馈。反过来,电生理改变可以是直接的,或者经自主神经系统介导的(间接的)。

直接作用

前负荷的增加牵张心室。在离体组织[19,20]完整动物心脏[21-25]和患者[26]中的不同研究已经显示心室肌肉的牵张会缩短动作电位时程(APD)和不应期,但增加不应性的离散度,减小传导速度,并可诱发除极。

前负荷改变可以被认为是静态的,基础容量超负荷以及迅速的动态容量变化。同样,牵张包括急性牵张(由迅速的动态容量变化所引起)和慢性牵张(逐渐的,静态容量超负荷)。牵张诱发除极主要由急性牵张引起,并且可能由(非选择性)牵张-激活的离子通道所介导[27,28]。这些 APD 和不应期的变化可能由急性牵张经过机械敏感的离子通道,以及慢性牵张可能通过钙通道下调所导致[27,28]。慢性牵张还会引起结构性重构包括间隙连接蛋白表达能够增加各向异性现象并引起传导缓慢[29,30]。由急性或慢性牵张引起的所有这些变化能够影响电击除颤的能力。它们能影响电击后激动的开始或改变折返的基质。

对基质的作用

一个成功的除颤电击可以划分为 A、B 两型。如果电击后最早的激动出现在电击之后 130ms 以后则为 A 型;而出现时间短于或等于 130ms 为 B 型[31]。不成功的除颤电击具有与同一电击强度的 B 型成功电击在电击后首个周期相同的电击后激动模式[31]。然而，在前者中电击后激动的快速周期持续到经折返发生再次颤动，而在后者中，异位激动周期通常在健康的心脏中少于 3 个周期，在折返被诱发之前终止（图 35–4）。因而，改变基质可能通过引起电击失败增加 DFT，因为一个或两个快速电击后周期在改变的基质中诱发折返，而在另一方面它们不会在健康的心脏中诱发折返，结果是反而 B 型成功出现。心室扩张（既有急性又有慢性的）缩短了不应期并增加不应性的离散度。慢性容量超负荷诱发结构变化而增加非一致性的各向异性并导致传导缓慢，因此有利于传导阻滞。这两方面的作用可能有利于折返，而致使可能在正常基质中表现为 B 型成功的电击失败。

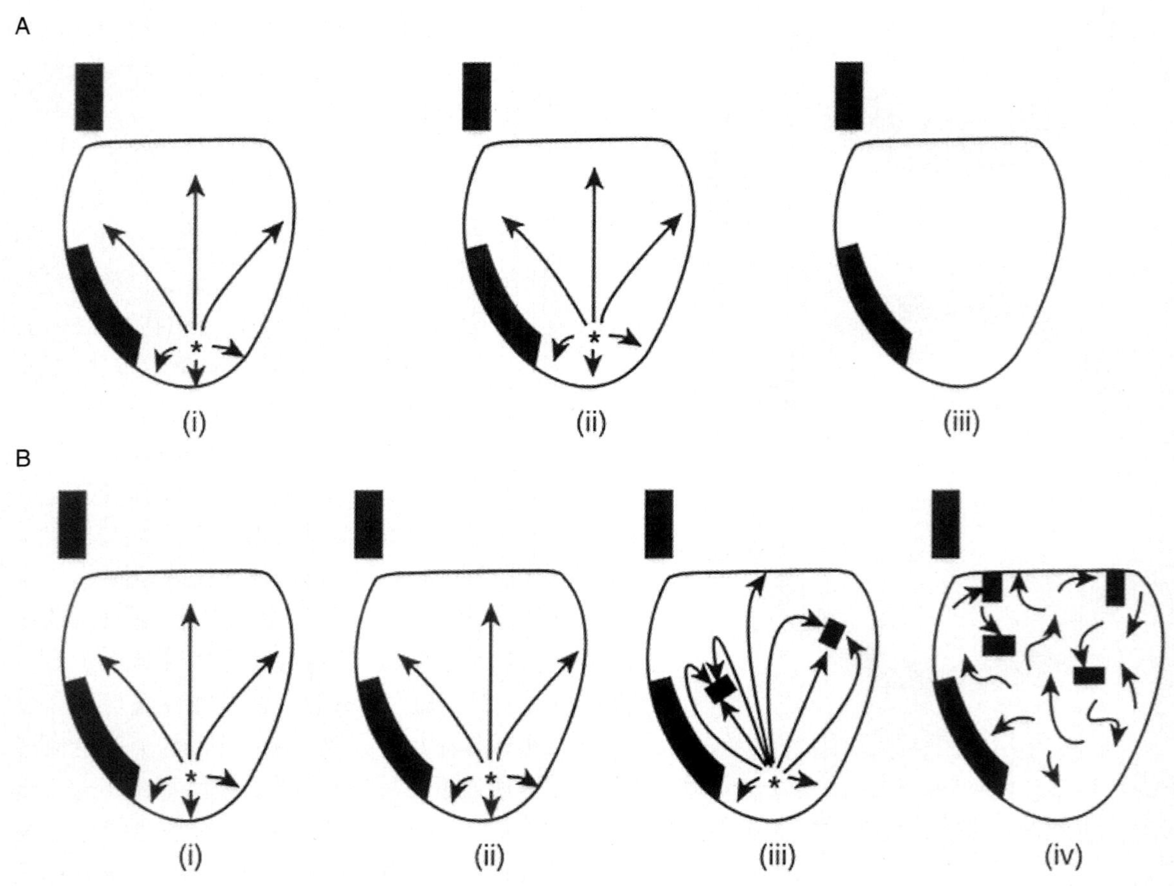

图 35–4　在心室颤动过程中从右室心尖部和上腔静脉内电极（长黑色条）发放的成功的 B 型电击（A）与失败的电击（B）之后的不同反应。（A）成功的 B 型电击。在电击之后从电击场较弱的心室区域（星号）开始出现两个周期的激动并且传播到整个心室外膜（箭头）如（i）和（ii）所示。在两个周期之后，自发的激动终止，留下心室电学静止如（iii）所示。然后确立起有组织的复原节律。（B）失败的电击。从电击场较弱的区域出现 3 个电击后激动灶，如（i），（ii）和（iii）所示第 3 个激动遭遇不应期组织，所以出现传导阻滞（短黑色条）如（iii）所示，建立起折返，最终导致重新颤动（iv），因而局灶性激动作为启始因子，出现传导阻滞的心肌作为在一个失败的电击后重新产生颤动的基质出现。

对启始的作用

急性容量超负荷(急性牵张)增加了心肌的兴奋性并造成牵张诱发的除极[19,21,24,25]。心室容量的基线增加就增加了对急性牵张诱发除极的敏感性[24]。我们先前讨论过在 DFT 附近强度的电击失败是由于在电击场较弱的地方诱发了局灶性快速的激动电击后周期,我们能够有这样的概念容量超负荷增加了不启动局灶激动所需电击场的阈值,因此增加了除颤所需的电流强度。

间接作用

前负荷的变化能够引起压力感受器介导的副交感和交感神经张力。据报道自主神经张力的变化会影响心室的易损性和室颤阈值[32,33]。Lerman 等[34]已经说明前负荷增加可以通过激动 β-肾上腺素能受体缩短心室的动作电位时程和不应性。这可能通过从心肌之间的神经末端释放儿茶酚胺而发生[34]。已表明这些作用可以被 β-阻滞剂以及儿茶酚胺耗尽所抵消。在另一项研究中报道输注多巴酚丁胺可以缩短动作电位时程[35]。如前文所讨论的,动作电位时程和不应性的缩短可能增加 DFT。Sousa 等已显示肾上腺素能增加 DFT[36]。因此,前负荷的增加可以通过激活交感神经系统而增加 DFT。然而,其他研究显示肾上腺素能刺激使 DFT 降低[37,38]或不变[39]。

易损性的上限/除颤阈值关联

容量改变对除颤所需能量的作用有助于解释为什么易损性的上限不总是等于或大于 DFT。易损性的上限假设是除颤状态,为了除颤一个电击必须不仅终止室颤的激动波锋,而且不得通过同一能量的电击在起搏的易损期或窦性节律下启动室颤的同一机制重新启动室颤[12,31]。在易损期内给予一个期前电刺激可诱发折返,当此刺激产生的临界电位梯度值与心肌的临界不应性相交时可导致纤颤。

易损性的上限的测试是通过在 T 波过程中释放电击,此时电击场最可能经过在心室中电击场最弱的部分处于关键性不应性程度。相反,DFT 测试时电击在颤动过程中发放，与心肌复极状态没有固定关联。在颤动过程中给予强度轻微低于易损性的上限的除颤电击可能不会产生关键点,如果该组织在这个区域电击场是最弱的,不处于它的易损期内,因此,电击可能导致成功除颤[40]。为此,易损性的上限应当总是大于或等于 DFT。然而,数位研究者不能阐明这种关系[1,40]。

这个差异可能导致心脏几何学或血容量或两者兼有在易损性的上限测试中与在除颤测试中相比是不同的。DFT 在室颤过程中测量的,此时心脏几何形态发生了变化,心室(特别是右室)的容量比在易损性上限测定时大[41,42]。后者是在心室收缩期过程中的 T 波期间进行的。在几何学和血液容量方面的这些差异可能改变电击诱发的心肌电场导致 DFT 超过易损性的上限[43]。在起搏节律中易损性上限测试过程中和在室颤中 DFT 测试过程中维持固定的心脏几何学和容量使得易损性上限始终如一地大于 DFT。这被 Malkin 等[44]所阐明,他们在易损性上限测试过程中采用快速起搏方案以模拟在室颤过程中出现的电学或机械事件,或两者兼有。而 Idriss 等[1]在起搏节律中测试易损性上限和在室颤过程中测试 DFT 时采用外部心脏压缩的方法保持心脏的几何学和容量不变(图 35-5)。

临床意义

心力衰竭

心力衰竭(HF)是一个复杂病理生理情况,包括血流动力学的变动,形态改变和神经内分泌活化作用等几个不同的因素也许影响 DFT。前负荷变动可能解释在失代偿的心力衰竭患者体内除颤设备的失败。如前文所讨论的,心室容量与 DFT 呈正相关。心力衰竭的患者比健康个体有更大的基线 LV 容量，并且倾向于

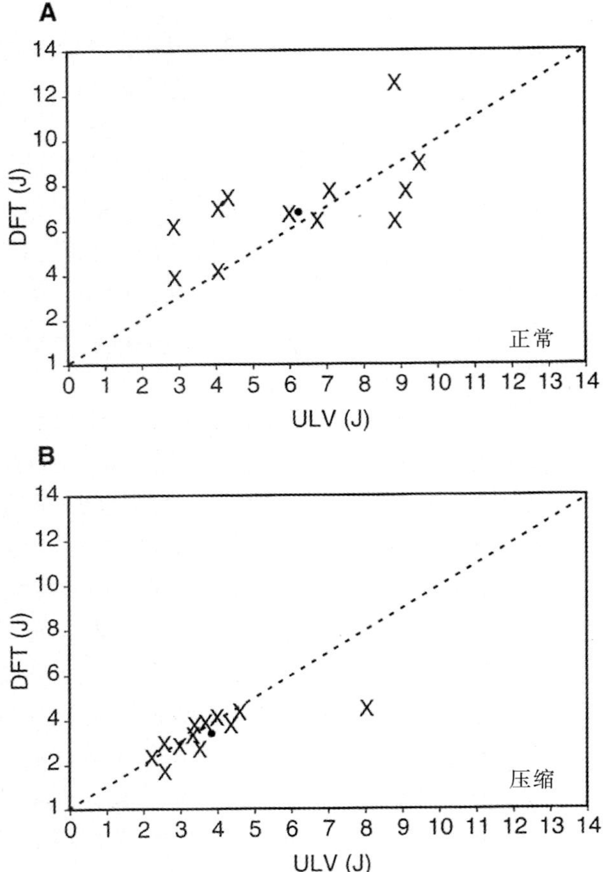

图 35-5 对正常(A)和压缩(B)的心脏状态下根据总能量定义的除颤阈值 (DFT) 与易损性上限 (ULV)。×代表在单个动物中判定的平均 DFT 和平均 ULV。实心圆圈表明所有动物组合中平均 DFT 和平均 ULV。虚线代表单位斜线,线上的数据点代表 ULV 和 DFT 是相等的。在 A 图中(正常心脏状态),ULV 倾向于低于 DFT (许多点和实心圆圈在单位斜线的上方,在 B 图中(压缩的心脏状态)事实却相反, 实心圆圈和数据点在单位斜线的下方。(Modified from Idriss SF, Anstadt MP, Anstadt GL, et al: The effect of cardiac compression on defibrillation efficacy and the upper limit of vulnerability. J Cardiovasc Electrophysiol 6:368 - 378, 1995,with permission.)

DFT 更大。更加重要的是,急性心室扩张(即,急性血流动力学的失代偿和急性心肌缺血) 也许导致除颤所需要的能量显著增加。这是因为,除增加容量的外在作用之外, 心室容量从基础线水平被提高所引起的慢性牵张, 增加对急性牵张诱导的电生理改变的敏感性[24]。在这些情况下这也许导致除颤失败, 即使在植入时获得的 DFT 低于设备提供的程控的或最大能量。

容量变化在心力衰竭除颤的能量需要方面也许也有间接效应。心力衰竭通常同心脏肥大和 LV 质量增加联系在一起。Chapman 等[45]在人和犬中发现了 LV 质量和 DFT 之间的重要正相关关联。 在动物中[2,46,47]和在人类[7,8]的几项研究显示了一种相似的交互作用,但其他研究则不然[3,5,10,48]。在心力衰竭中容量超负荷(慢性牵张)通过影响缝隙连接蛋白的表达[29,30]影响肥大、纤维变性和其他结构变化而起到一定作用。有趣的是,几项研究没有发现射血分数(EF)和除颤效力之间的相互作用[5,6,8,47,49],而两项小规模研究[7,48]显示了负相关。这也许是,因为 EF 是心力衰竭一个较差的替代物 (和容量超负荷)或由于不同的患者的心力衰竭病因学因素不同的结果。

在心力衰竭中 DFT 是受左室扩张、肥大、室壁变薄和其他慢性改变的影响的。虽然这些变动大多倾向使 DFT 增加,一些改变(特别是室壁变薄)倾向于使它减少。因此,在心力衰竭中预测 DFT 是困难的。在快速起搏导致的心力衰竭一个犬模型中,Lucy 等[46]显示了与对照个体比较 DFT 能量增加了 4 倍(图35 - 6),并且这与心室重量显著相关联(在快速起搏组心室重量明显大)。当表示为 DFT 每克心室组织时,作者发现了在快速起搏组与对照个体比较时 DFT 明显增加,因而提示心肌肥大和左室功能不全独立地影响 DFT。他们为除颤使用了两个连续单相电击，第一个电击在右室前壁的网状电极与左侧游离壁上的网状电极之间释放，第二个电击在右室后壁的网状电极与左侧游离壁状网电极之间释放。同样，当在右室顶端电极和上腔静脉电极之间提供了双向除颤波形时，Huang 等[50]显示了在犬中由快速起搏发放的心力衰竭使 DFT 能量增加了 180%。他们也表示，通过一个在心大静脉内的电极辅助电击到左室减少了在心力衰竭中的 DFT。然而，在一个相似的犬模型中，Friedman 等[47]发现当在左侧胸壁上提供了一个长方形皮肤补片和静脉内右室线卷之间发放双相信号波形时，在失败的和成功的心脏之间 ED_{50} 或 DFT 没有差别。在他们的研究中，快速起搏没有导致在左室质量上的变化。然而，它导致心室腔扩张以及室壁变薄，这在除颤能量需要方面也许有相反的作用，造成在心力衰竭中 ED_{50} 上没有净变化。

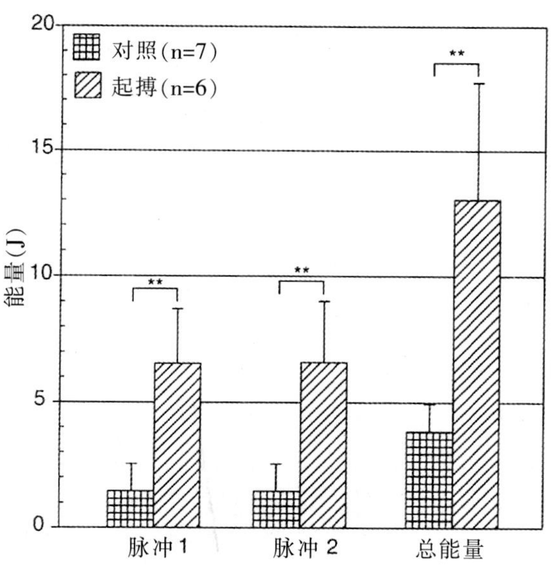

图 35-6 连续脉冲 1 和 2 的平均除颤阈值能量以及对照组和起搏动物的总能量。可见对于起搏诱导的心肌病动物的心脏除颤所需要最小的能量，比对照动物高出 4 倍（** $P < 0.01$）。(Modified From Lucy SD, Jones DL, Klein GJ: Pronounced increase in defibrillation threshold associated with pacing-induced cardiomyopathy in the dog. Am Heart J 127:366 - 376,1994,with permission.)

延长心室颤动

容量的作用可能解释为什么除颤能量也许会随着室颤期间的时间而增加。在室颤期间血液在静脉循环蓄积，因此室颤大约 3 分钟内右心变得逐渐扩张而左心逐渐空虚[41, 42]。一些研究报道除颤能量需要随着在室颤期间的时间而增加，而其他研究除颤阈值不变[1]。有趣的是，那些显示除颤阈值不随着时间而变化的研究使用的是皮肤下或心外膜补片上结合一个心内的电极。在先前的研究中，在除颤阈值的增加也许归因于电流从心内电极通过右室腔的血池增加而分流增加。所以，使用心内的电极时使室颤的期间减到最小是重要的。

复苏过程中电击的时间

压缩在除颤效力的有利作用提示，如果在闭合或开胸心脏按摩期间，对电击释放进行计时，使其达到峰值压缩也许会改善除颤效力。然而，这可能是体外除颤不是像它以体内除颤一样重要的。体内除颤使用较小的电流力量而且主要受心肌状态的影响。相反，体外除颤涉及更加巨大的电流并且受心脏外和心脏因素影响。当涉及较小的电击能量时（如体内除颤），伴有压缩的 ED_{50} 相对小的改变往往是重要的，但在较高电击能量状况下（如体外除颤）这种改变是微不足道的。

小结

心脏容量变化通过改变电流分布（外在机械电反馈）或通过改变心肌的电生理特性（内在机械电反馈）或者两者兼有而影响除颤效力的。心脏压缩和前负荷的减少使 DFT 降低，而心脏病扩张和前负荷的增加使 DFT 增加。虽然心力衰竭患者比正常水平有更大的基线心室容量，倾向于增加 DFT，基础 DFT 是难以预测的，因为在心力衰竭中的肥大、室壁变薄和其他慢性改变也影响 DFT。导致在心室容量增加的临床情况，例如在心力衰竭和长时间的室颤患者中急性血流动力学的代偿时倾向于增加

DFT。

致谢

此综述部分由国家健康学会批准的 HL-42760 资助。

（王立群 郭继鸿 译）

参考文献

1. Idriss SF, Anstadt MP, Anstadt GL, et al: The effect of cardiac compression on defibrillation efficacy and the upper limit of vulnerability. J Cardiovasc Electrophysiol 6:368–378, 1995.
2. Strobel JS, Kay GN, Walcott GP, et al: Defibrillation efficacy with endocardial electrodes is influenced by reductions in cardiac preload. J Interv Card Electrophysiol 1:95–102, 1997.
3. Ott P, Reiter MJ: Effect of ventricular dilatation on defibrillation threshold in the isolated perfused rabbit heart. J Cardiovasc Electrophysiol 8:1013–1019, 1997.
4. Vigh AG, Lowder J, Deantonio HJ: Does acute volume overloading in the setting of left ventricular dysfunction and pulmonary hypertension affect the defibrillation threshold? Pacing Clin Electrophysiol 22:759–764, 1999.
5. Engelstein ED, Hahn RT, Stein KM, et al: Noninvasive predictors of successful implantation of transvenous defibrillator lead systems. J Am Coll Cardiol, 25 (Spec Issue):110A, 1995.
6. Brooks R, Garan H, Torchiana D, et al: Determinants of successful nonthoracotomy cardioverter-defibrillator implantation: Experience in 101 patients using two different lead systems. J Am Coll Cardiol 22:1835–1842, 1993.
7. Raitt MH, Johnson G, Dolack GL, et al: Clinical predictors of the defibrillator threshold with the unipolar implantable defibrillation system. J Am Coll Cardiol 25:1576–1583, 1995.
8. Kopp DE, Blakeman BP, Kall GJ, et al: Predictors of defibrillation energy requirements with nonepicardial lead systems. Pacing Clin Electrophysiol 18:253–260, 1995.
9. Klein GJ, Jones DL, Sharma AD, et al: Influence of cardiopulmonary bypass on internal cardiac defibrillation. Am J Cardiol 57:1194–1195, 1986.
10. Haberman RJ, Mower MM, Veltri EP, et al: LV mass and defibrillation threshold. Am Heart J 115:1340–1341, 1988.
11. Ideker RE, Chattipakorn N, Gray RA: Defibrillation mechanisms. J Cardiovasc Electrophysiol 11:1008–1013, 2000.
12. Shibata N, Chen PS, Dixon EG, et al: Epicardial activation after unsuccessful defibrillation shocks in dogs. Am J Physiol 255:H902–H909, 1988.
13. Efimov IR, Cheng Y, Van Wagoner DR, et al: Virtual electrode-induced phase singularity—a basic mechanism of defibrillation failure. Circ Res 82:918–925, 1998.
14. Jones JL, Swartz JF, Jones RE, et al: Extracellular field stimulation with symmetrical biphasic defibrillation waveforms enhances refractory period responses. Proc Am Assoc Med Instit 25:46, 1990.
15. Chattipakorn N, Fotuhi PC, Ideker RE: Prediction of defibrillation outcome by epicardial activation patterns following shocks near the defibrillation threshold. J Cardiovasc Electrophysiol 11:1014–1021, 2000.
16. Wharton JM, Wolf PD, Smith WM, et al: Cardiac potential and potential gradient fields generated by single, combined, and sequential shocks during ventricular defibrillation. Circulation 85:1510–1523, 1992.
17. Hillsley RE, Wharton JM, Cates AW, et al: Why do some patients have high defibrillation thresholds at defibrillator implantation? Pacing Clin Electrophysiol 17:222–239, 1994.
18. Sepulveda NG, Wikswo JP Jr, Echt DS: Finite element analysis of cardiac defibrillation current distributions. IEEE Trans Biomed Eng 37:354–365, 1990.
19. Lab MJ: Mechanically dependent changes in action potentials recorded from the intact frog ventricle. Circ Res 42:519–528, 1978.
20. Lab MJ: Transient depolarisation and action potential alterations following mechanical changes in isolated myocardium. Cardiovasc Res 14:624–637, 1980.
21. Franz MR, Cima R, Wang D, et al: Electrophysiological effects of myocardial stretch and mechanical determinants of stretch-activated arrhythmias. Circulation 86:968–978, 1992.
22. Reiter MJ, Synhorst DP, Mann DE: Electrophysiological effects of acute ventricular dilatation in the isolated rabbit heart. Circ Res 62:554–562, 1988.
23. Lerman BB, Burkhoff D, Yue DT, et al: Mechanoelectrical feedback: Independent role of preload and contractility in modulation of canine ventricular excitability. J Clin Invest 76:1843–1850, 1985.
24. Hansen DE, Craig CS, Hondeghem LM: Stretch-induced arrhythmias in the isolated canine ventricle. Circulation 81:1094–1105, 1990.
25. Franz MR, Burkhoff D, Yue DT, et al: Mechanically induced action potential changes and arrhythmia in isolated and in situ canine hearts. Cardiovasc Res 23:213–223, 1989.
26. Taggart P, Sutton PMI, Treasure T, et al: Monophasic action potentials at discontinuation of cardiopulmonary bypass: Evidence for contraction-excitation feedback in man. Circulation 77:1266–1275, 1988.
27. Ravens U: Mechano-electric feedback and arrhythmias. Prog Biophys Mol Biol 82:255–266, 2003.
28. Janse MJ, Coronel R, Wilms-Schopman FJG, et al: Mechanical effects on arrhythmogenesis: From pipette to patient. Prog Biophys Mol Biol 82:187–195, 2003.
29. Kanno S, Saffitz JE: The role of myocardial gap junctions in electrical conduction and arrhythmogenesis. Cardiovasc Pathol 10:169–177, 2001.
30. Severs NJ: Gap junction remodeling in heart failure. J Card Fail 8:S293–S299, 2002.
31. Chen PS, Shibata N, Dixon EG, et al: Activation during ventricular defibrillation in open-chest dogs. Evidence of complete cessation and regeneration of ventricular fibrillation after unsuccessful shocks. J Clin Invest 77:810–823, 1986.
32. Verrier RL, Thompson PL, Lown B: Ventricular vulnerability during sympathetic stimulation: Role of heart rate and blood pressure. Cardiovasc Res 8:602–610, 1974.
33. Han J, Jalon PG, Moe GK: Adrenergic effects on ventricular vulnerability. Circ Res 14:516–524, 1964.
34. Lerman BB, Engelstein ED, Burkhoff D: Mechanoelectrical feedback: Role of β-adrenergic receptor activation in mediating load-dependent shortening of ventricular action potential and refractoriness. Circulation 104:486–490, 2001.
35. Horner SM, Murphy CF, Coen B, et al: Sympathomimetic modulation of load-dependent changes in the action potential duration in the in situ porcine heart. Cardiovasc Res 32:148–157, 1996.
36. Sousa J, Kou W, Calkins H, et al: Effect of epinephrine on the efficacy of the internal cardioverter-defibrillator. Am J Cardiol 69:509–512, 1992.
37. Ruffy R, Schechtman K, Monje E: β-Adrenergic modulation of direct defibrillation energy in anesthetized dog heart. Am J Physiol 248:H674–H677, 1985.
38. Ruffy R, Schechtman K, Monje E, et al: Adrenergically mediated variations in the energy required to defibrillate the heart: Observations in closed-chest, nonanesthetized dogs. Circulation 73:374–380, 1986.

39. Rattes MJ, Sharma AD, Klein GJ, et al: Adrenergic effects on internal cardiac defibrillation threshold. Am J Physiol 253:H500–H506, 1987.
40. Souza JJ, Malkin RA, Ideker RE: Comparison of upper limit of vulnerability and defibrillation probability of success curves using a nonthoracotomy lead system. Circulation 91:1247–1252, 1995.
41. Steen S, Liao Q, Pierre L, et al: The critical importance of minimal delay between chest compressions and subsequent defibrillation: A hemodynamic explanation. Resuscitation 58:249–258, 2003.
42. Mashiro I, Cohn J, Heckel R, et al: Left and right ventricular dimensions during ventricular fibrillation in the dog. Am J Physiol 235:H231–H236, 1978.
43. Idriss SF, Melnick SB, Wolf PD, et al: Predicting the potential gradient field in ventricular fibrillation from shocks delivered in paced rhythm. Am J Physiol 268:H2336–H2344, 1995.
44. Malkin RA, Idriss SF, Walker RG, et al: Effect of rapid pacing and T-wave scanning on the relation between the defibrillation and upper-limit-of-vulnerability dose response curves. Circulation 92:1291–1299, 1995.
45. Chapman PD, Sagar KB, Wetherbee JN, et al: Relationship of left ventricular mass to defibrillation threshold for the implantable defibrillator: A combined clinical and animal study. Am Heart J 114:274–278, 1987.
46. Lucy SD, Jones DL, Klein GJ: Pronounced increase in defibrillation threshold associated with pacing-induced cardiomyopathy in the dog. Am Heart J 127:366–376, 1994.
47. Friedman PA, Foley DA, Christian TF, et al: Stability of the defibrillation probability curve with the development of ventricular dysfunction in the canine rapid paced model. Pacing Clin Electrophysiol 21:339–351, 1998.
48. O'Donoghue S, Platia EV, Mispireta L, et al: Relationships between left ventricular mass and ejection fraction, and defibrillation threshold. J Am Coll Cardiol 15:51A, 1990.
49. Strickberger SA, Brownstein SL, Wilkoff BL, et al: Clinical predictors of defibrillation energy requirements in patients treated with a nonthoracotomy defibrillator system. Am Heart J 131:257–260, 1996.
50. Huang J, Rogers JM, Killingsworth CR, et al: Improvement of defibrillation efficacy and quantification of activation patterns during ventricular fibrillation in a canine heart failure model. Circulation 103:1473–1478, 2001.

第 36 章

被动心室遏制：扩张型心肌病治疗的新概念

David A. Kass

慢性心脏重构是扩张型心脏病的核心特征。这个过程包括细胞外矩阵内的结构变化，心肌细胞本身大小和形态的变形，以及无数的分子及细胞异常。在系统和局部释放的神经激素和心室负荷的影响下，这些异常协同限制基础和储备心脏功能并加剧其衰竭。在过去的几十年内，心腔扩张的重要性作为使衰竭恶化的前馈刺激已经被逐渐认知[1,2]。已被证实能有效减少泵衰竭和猝死死亡率的现有治疗具有一个共同特征即能够抑制和(或)逆转心腔的扩张/重构[3]。显著的例子是阻滞肾素-血管紧张素-醛固酮系统和β-肾上腺素能系统的药物治疗[4-6]及近期出现的以起搏为基础的治疗被称为心脏再同步治疗[7]。前者通过阻滞有害的生物化学途径阻止重构；后者，则使收缩一致且有力地改善区域性心腔负荷重新分布。

限制心腔扩张的另一个方法在一定程度上更直接——就是对心脏运用一个包围膜作为一个弹性被动的遏制物[8-10]。原则上，这提供了一个大小的提示物使心脏不能超过，可能类似于一条昂贵的裤子即使几年过去了你仍然希望能合身，结果是心脏能间歇性膨胀而不受限制的生理学过程，但不能过度，因而提供一个有效的限制以防止慢性扩张。

有几个原因使心包不能完成一个治疗性限制任务。实际上它一旦牵张超过它的静息容量是无柔韧性，它要么不能提供有效限制要么提供过度限制[11]。慢性心力衰竭时心包也会扩张/重构。但是扩张的程度看似不会恢复到对容量扩张的正常储备空间，因此衰竭的心脏看似靠近心包的限制而运行[12]。最初由骨骼肌组织以及最近由人工材料构成的其他膜看似具有对于一个弹性限制的必备特性。骨骼肌心肌成形术[13]作为一个令人惊奇的观察开始出现已经引领一项新的心力衰竭治疗，即非生物性被动性包裹被应用于心脏周围使扩张保持在控制之中。这个策略不仅阻止进行性扩张，而且实际上逆转扩张以及其伴发的许多生物化学和分子异常。此章回顾了描述这个新方法发展的关键数据，纵使是初始的并且仍然有限。

一个概念的开端：心肌成形术的教训

在 20 世纪 80 年代中期，心血管外科医生中的先锋开始探索用背阔肌薄片作为心脏的肌肉推进泵的可行性。基础科学工作已经阐明有能力将快速抽动易疲劳的骨骼肌力通过周期性非痉挛性刺激转化表现为更慢的不疲劳的心脏表型。游离的骨骼肌被包裹在心脏周围，然后用猝发的电脉冲刺激，它将收缩以协助心脏收缩射血。在 20 世纪 90 年代中期，被称为动态心肌成形术(dCM)[14,15]的这项治疗在欧洲和美国作为多中心研究的一部分开始进入临床试验。然而，尽管曾有作为辅助心室收缩的构想，但此后的试验和临床试验数据似乎表明，其主导益处(若不是主要益处)来自于包裹的被动围绕作用[13,16]。当然，围绕作用的观点已经被列于可能机制中，但极少人认为这可能起到一个主要作用。

可能被动作用比主动辅助作用更重要的最早暗示来自于 1995 年后报道的一个小规模煽动性研究[13]。3 位患者接受 dCM 治疗，每位患者在手术前经历了有创性导管压力-容量法分析心脏收缩和舒张功能，然后连续随访一年。试验比较了主动辅助功能开启和关闭的数据。如图 36-1A 和 B 中所描述，dCM 导致显著的重构逆转，压力-容量环数据向左漂移，尽管维持射血量，并不影响舒张功能。收缩末压力-容量关系向左漂移，但舒张压力-容量关系保持不变。重要的是，这与 dCM 被急性开启（猝发刺激）或关闭时对心功能无任何可表明的作用，相反它影响慢性作用（参见图 36-1C）。这引出这样一种观念，即慢性重构逆转不可能由直接收缩辅助导致，而是可能与肌肉的束缚作用有关。事实上，作者推测，如果正确的话，一个人工的心脏套衬（heart sock）可能达到同样作用，而避免了不必要的更加繁复的肌肉手术。这个预言后来被试验研究所证实。在一项随访研究中，在犬中采用快速起搏模式诱发心力衰竭，然后用心肌成形术包裹处理这个动物[16]。为了保证不可能存在收缩辅助作用，肌肉被不能诱发肌肉收缩的标准的单脉冲起搏器刺激，尽管它将肌肉转化为心脏表型。结果引人注目，显示逆转慢性重构并改善收缩功能参数，降低舒张压力和容量。这些结果与来自相同研究者的平行研究的对照甚至更引发人们对其的兴趣。在后者中肌肉成形包裹是动态的，用猝发刺激来产生收缩辅助功能[17]。心腔重构逆转的程度和心功能的改善与单纯被动包裹的观察相比，如果不是轻度不如就是相似的，这进一步强调了束缚机制的价值。公正地说，经几项对于动物和人类的其他研究发现，dCM 能够提供一些收缩辅助效果[18]。然而，明显的心腔扩张逆转发生在没有证据表明收缩辅助的个体中提示人工被动包裹可能具有同样效用。

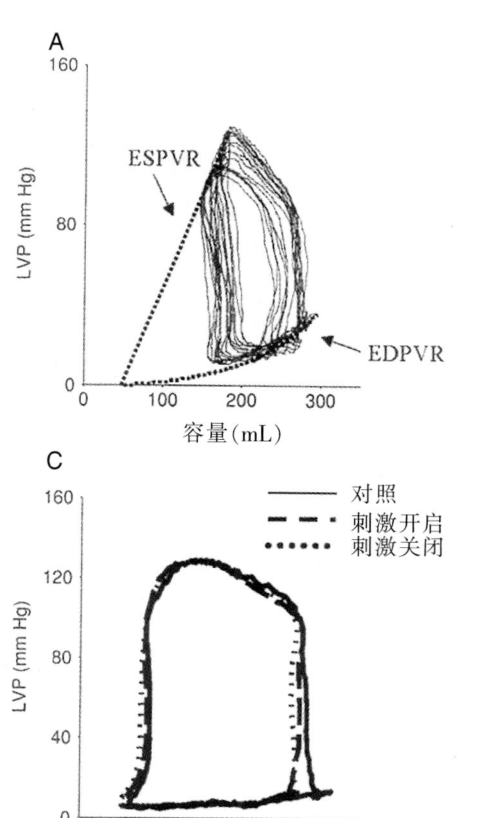

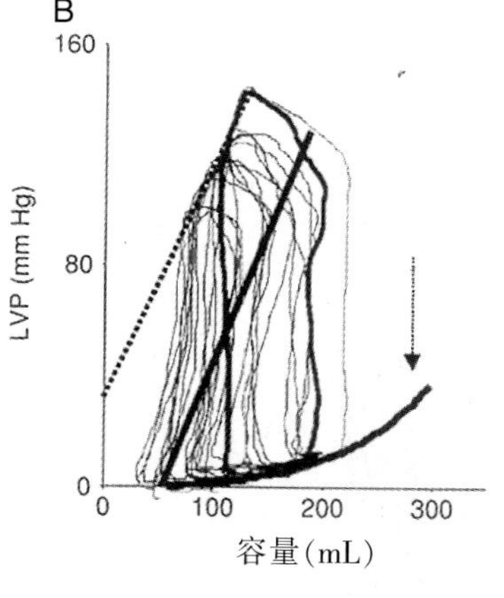

图 36-1　(A，B)人类个体中与心肌成形术有关的重构逆转。在一位慢性扩张型心肌病患者获得的压力-容量关系，在一过性阻塞腔静脉以改变前负荷的过程中启动的心动周期，得出收缩末期和舒张末期压力-容量关系（分别为 ESPVR 和 EDPVR）。A 中显示的是基线数据；B 中显示的是慢性肌肉成形的作用（垂直箭头，初始舒张末期容量）。基线的 ESPVR 和 EDPVR 添加在后图中以显示变化。ESPVR 明显左移，而慢性肌肉成形的 EDPVR 无明显变化。重要的是，尽管这种重构效应和收缩功能的改善，在同一患者中并没有可表明的主动辅助作用(C)。LVP，左室压力。（Reproduced from Kass DA，Baughman KL，Pak PH，et al：Reverse remodeling from cardiomyoplasty in human heart failure：External constraint versus active assist. Circulation 91：2314-2318，1995，with permission.）

被动遏制:心腔重构

受心肌成形的经验激发,科学家开始研究一种单纯的被动的聚合物为基础的能包绕心脏并提供弹性遏制的护套。到目前为止大多数进展和实验室及临床试验已经采用由 Acorn Cardiovascular(St. Paul,MN)开发的聚酯网格材料(CorCap)[9,19-21]。一个由 Nitinol 制造的替代装置正由 Paracor(Sunnyvale,CA)研发中,尽管目前还没有公开数据报道。因此,本章的剩余篇幅集中讨论 Acorn Cardiovascular 装置。

正如图 36-2A 和 B 中所描述,CorCap 或心脏支持装置(CSD)被用于右室(RV)和左室(LV)周围,沿一单缝缝合以提供合身的但不压缩的包裹围绕着心脏。这种材料具有二轴不均一特性,长轴比圆轴轻微更可膨胀。目前植入需要开胸手术,尽管最小限度有创布置方法正在研发之中。图 36-2C 显示了 CorCap 的非线性弹性特性。它比心包更易膨胀,特别是以更大的比例膨胀。

A

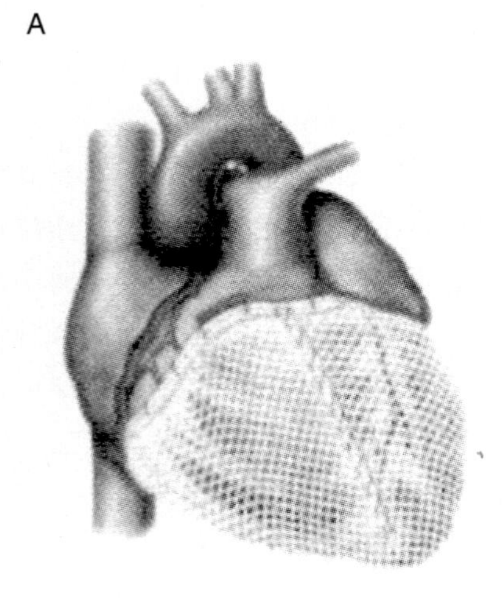

B

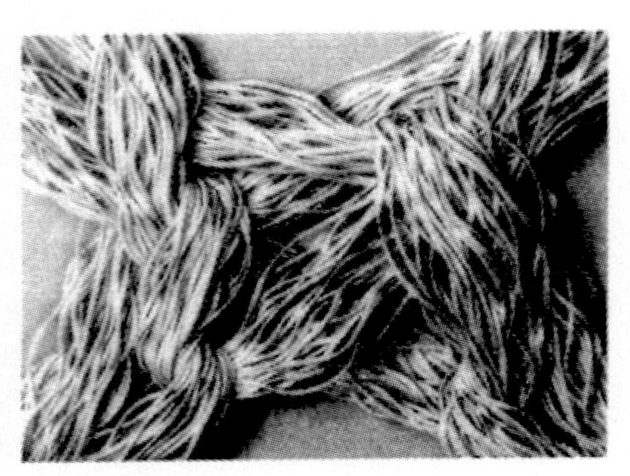

C

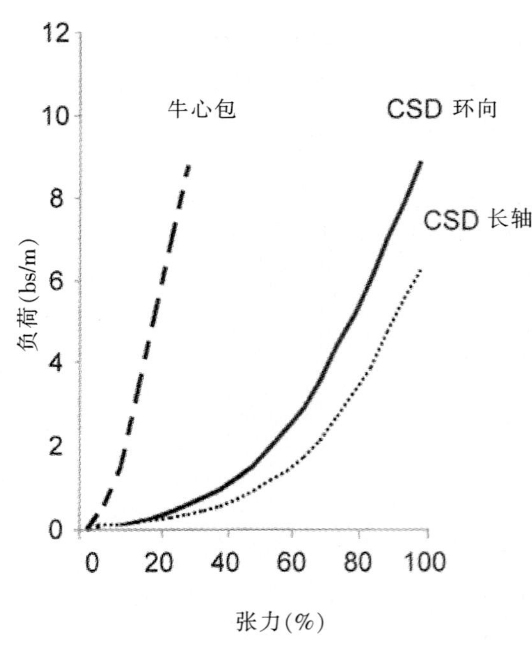

图 36-2 (A)来自 Acorn Cardiovasular(St. Paul,MN)的心脏支持装置(CSD)。聚酯网格材料被帖服地应用于心外膜表面缝合缝口,连接在心底单一纵向接缝沿着前室间沟。(B)网格材料的高功率放大图像。这种编织构成本身纤维材料的基础,最终遏制是聚酯网和纤维的合成物。(C)正常心包(显示的是牛心包)与 CSD 在纵轴和环方向上的压力-张力曲线。纵向可轻度膨胀得更大,这有助于使心脏朝向更椭圆(即正常)的方向发展。(A from Saavedra WF,Tunin RS,Paolocci RN,et al: Reverse remodeling and enhanced adrenergic reserve from passive external support in experimental dilated heart failure. J Am Coll Cardiol 39:2069-2076,2002,with permission.)

对 CSD 的最初研究很大程度聚焦在扩张型心肌病的动物上。在羊体内用快速起搏致心力衰竭模型，Power 等[9]报道左室收缩分数改善，二尖瓣反流减少，用被动遏制组相对于对照组纵轴尺寸更小。随后的研究检查了 CSD 对于由相同模型诱发更严重的心力衰竭的心脏效果，并且也阐明对阻止进行性扩张的有效性而无导致限制性生理反应[22]。

然而，由于起搏模型甚至在植入包裹之后仍需要持续的快速心率，因此难以阐明遏制治疗所带来的益处。在出现慢性顺序冠脉内微血栓的弥漫性缺血犬模型中这个限制被消除[8,21]。一旦确立，这些动物中的心力衰竭会随着心腔扩张和收缩功能不全而加重。动物接受 Acorn Cardiovascular 装置表现为舒张末期和收缩末期的心腔大小较小，缩短分数增加以及肌细胞肥大和间质纤维化的减轻。

在随后的研究中，相同的这些调查者们问询是否在植入 Acorn Cardiovascular 支持装置的过程急性容量减少导致更多的收益[19]。在手术植入的过程中给予静脉点滴多巴酚丁胺，心脏的容量减小。净效果是 3 个月后舒张末期容量降低 25%，而对照个体大小增加 16%。二尖瓣反流伴心腔球形缩小。然而，是否遏制治疗时应当有目的地运用急性降低心脏容量仍不清楚。无对照的临床试验提示，太积极的遏制能转化为一种制约，并且可能当突然需要急性心脏扩张的空间而无法提供是有害的。重要的是，研究已经显示即使当急性容量极少甚至没有减少时 CSD 也伴有慢性重构逆转。

Saavedra 等[23]报道了一个对逆转重构的更全面的以压力-容量关系为基础的分析。在这项研究中，发生心力衰竭状态之后和在植入遏制装置后 3~6 个月之后获得一系列压力-容量关系。图 36-3A 显示压力-容量环的示例以及长期植入 CSD 之前和之后的关系。CSD 植入导致静息压力-容量环向左移动（见图 36-3A，黑线），收缩末期压力-容量关系（ESPVR）也同样，符合逆转重构。这个 ESPVR 左移定量为在生理范围内匹配的压力下心室收缩末容量（V_{110}，110mmHg）降低。通过长期 CSD 治疗 V_{110} 从 44.7±5.2mL 下降到 33.9±3.9mL。尽管舒张期压力-容量曲线的个体变化有些不同，却表现以单指数幂弹性模型为基础的心腔顺从性（植入 CSD 前的 0.09±0.03 与 CSD 后的 0.11±0.02mL^{-1}；$P>0.4$）。图 36-2B 显示了总结数据揭示收缩末期和舒张末期容量都几乎下降了 20%（两者的 $P<0.0001$），但是射血分数（EF）和舒张末期压力没有明显改变。收缩功能的其他参数如压力峰速率增加（2025±130 比 1765±67mmHg/s），心脏功率与前负荷之间的线性关系（从同一套压力-容量环而来如图 36-1A；54.1±11.1 比 54.4±9.4mmHg），以及等容松弛（49.9±4.5 比 51.7±5.4ms）不被 CSD 改变。这些稳定的结果与心力衰竭模型本身的自然进程相反，后者进行性收缩功能下降并且心腔扩张。

心肌梗死后研究

被动遏制装置的最早的概念性目标之一是近期的梗死后心室。由于缺血性心力衰竭的进展，这样的心脏通常经历梗死扩展和心腔扩大。Pilla 等检验了由被动遏制改善这种重构的能力[24]，他们用开胸冠状动脉结扎的方法造成羊心肌梗死模型，1 周后植入 CSD 或伴装手术。用磁共振成像法评价心功能。结果指出这种治疗的几个新奇的特点。尽管梗死导致左室室壁的 25%~30%不运动，接受 CSD 的动物表现为不运动面积绝对值和相对值都下降 50%以上，而在对照的动物中则不变。尽管心腔的容量和大小没有报道，室壁厚度（包括 CSD 和在 CSD 动物中的相对纤维化）在治疗的动物中明显更厚。这个分析缺少的也是心室压力数据，它能识别梗死面积的减少是否与舒张压改变相关。然而，这些令人惊奇的结果提示，对梗死心肌的束缚可能是一种降低对心腔几何学和重构的慢性副作用的有效途径。

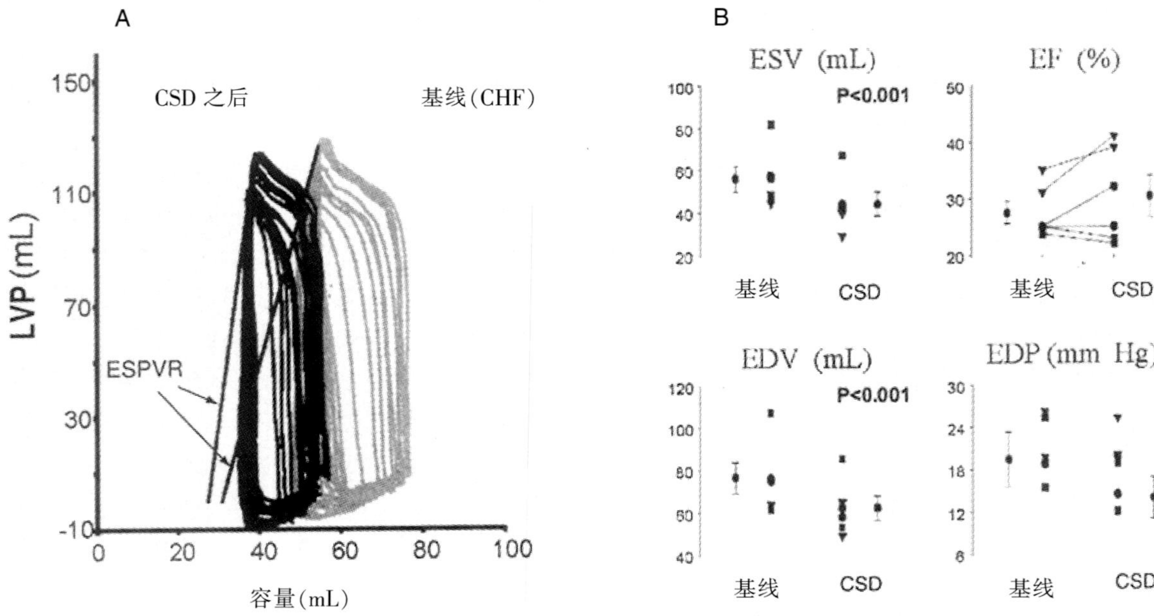

图 36-3 (A)CSD 的血流动力学作用。在一个充血性心力衰竭(CHF)动物中长期植入 CSD 之前和之后的左室压力-容量关系。浅灰色环反映基础状态;深色环是在长期植入 CSD 治疗之后测量的。收缩末期压力-容量关系左移,舒张末期心腔容量(EDV)和收缩末期容量(ESV)都下降。(B)右栏显示 6 个动物的总数据。观察到 ESV 和 EDV 显著下降,射血分数(EF)倾向于增加而舒张末期压力(EDP)倾向于下降(两者个体数据和组平均数据±标准差)。LVP,左室压力;ESPVR,收缩末期压力容量关系。(From Saavedra WF,Tunin RS,Paolocci RN,et al: Reverse remodeling and enhanced adrenergic reserve form passive external support in experimental dilated heart failure. J Am Coll Cardiol 39: 2069-2076,2002,with permission.)

对心脏储备功能的影响

有关 CSD 装置的研究报道集中于基础表型。然而,有限的数据提示收益可能更广泛。特别是 Saavedra 等[23]检验了在缺血性心力衰竭模型中长期 CSD 对 β-肾上腺素能储备的作用。在基础衰竭状态,静脉内多巴酚丁胺仅诱发出适度收缩反应,与肾上腺素能信号下调相协调。然而,在长期 CSD 治疗之后其被相当大地增强了,这反映在多种测量心脏性能方法中所包括的心输出量和外部功率、EF 和收缩指数。这些数据与通过辅助装置达到心室长期解除负荷观察到的结果类似。但是,在左室辅助的情况下,心输出量正常,但左室本身的工作负荷被极大地减少,全身性和局部神经内分泌刺激降低,CSD 方法本身没有替代心脏的收缩功能。在这种情况下,必然引起与重构逆转相关的心功能改善的继发反应。事实上,来自于 CSD 治疗的心脏中的心肌与无 CSD 的心力衰竭的对照个体相比异丙肾上腺素刺激将(信使核糖核酸等)转换成腺苷酸环化酶的活动增强。然而,β-肾上腺素能受体密度和结合能力没有改变[23]。

附属于外部遏制装置主要关注的是它们是否限制舒张充盈,以及进而影响 Frank-Starling 储备能力。衰竭的心脏的心包扩张以适应心肌扩大,但这种扩张总体说来不足以防止对前负荷储备的限制[12]。CSD 的被动性特性与心包相比更小呈非线性,容量扩张 20%,压力增加 7mmHg；容量扩张 30%，压力增加 9mmHg。这使该种材料能够更好地伸展以适应容量的充盈。有人研究了长期 CSD 对前负荷储备的作用[23]，这些作用提示维护该种机制。CSD 治疗的动物被给予血容量扩张（右旋糖苷）并显示收缩功能对前负荷发生反应（参见图 36-4）。例如，心输出量增加接近 100%，压力增加和下降的最大速率都被增强。如果存在功能性病理生理压缩就不会出现这种反应。

一项近期结合心脏储备力两种机制的研究报道，在快速起搏诱发心力衰竭的绵羊中，用 Acorn Cardiovascular 遏制装置治疗后基础和运动能力得到改善[22]。

细胞与分子重构

最近的数据进一步支持被动遏制装置的逆转重构观念包括细胞和分子水平的改变。Sabbah 等[25]发现离体肌细胞缩短改善，以及尽管与对照个体相比抑制仍显著，缩短和再伸长的峰速率仍然几乎比未治疗的衰竭心脏超出 100%。通过遏制治疗，心肌细胞的面积、长度和宽度均明显下降，达到的数值接近健康对照（图 36-5）。此外，这些研究者阐明心力衰竭的

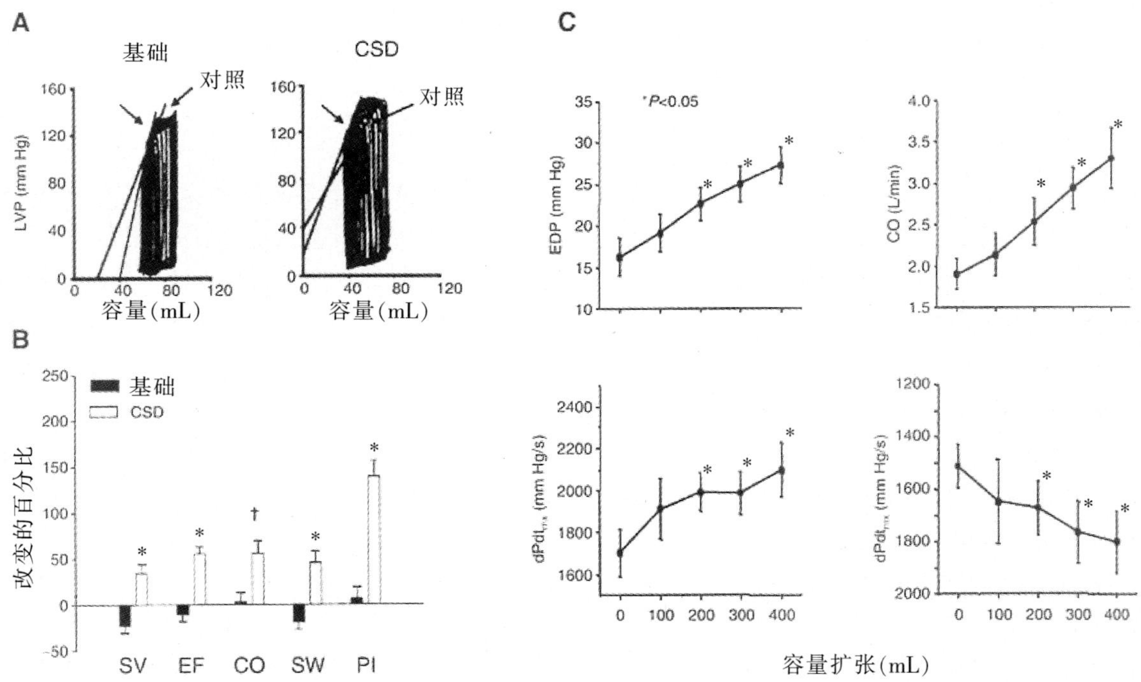

图 36-4 CSD 对心脏收缩（β-肾上腺素能-刺激）和前负荷储备的作用。（A）在基础状态和长期 CSD 治疗之后给予急性输注多巴酚丁胺（Dob）刺激过程中压力-容量环及关系的例子。给予多巴酚丁胺之前的 ESVPR 被显示在每个示例中（对照）。在 CSD 植入之前，多巴酚丁胺反应较小，ESPVR 仅轻微左移。但是，在长期 CSD 治疗之后相同剂量使反应幅度明显扩大。（B）在 CSD 治疗前后多巴酚丁胺-增强收缩功能的总结数据。观察多个收缩参数显著增加。功率指数（PI）：最大功率/ EDV^2，*P<0.05，†P<0.02；相对于基础反应。（C）接受长期 CSD 治疗的衰竭的心脏用右旋糖苷急性扩张容量时收缩和舒张功能改善。EDP 几乎增高 10mmHg，心输出量增加接近 100%，压力变化速率的最大值（$dPdt_{mx}$）和最小值（$dPdt_{mn}$）均有显著变化。因此前负荷依赖的储备功能被 CSD 抑制。CO，心输出量，EF，射血分数；LVP，左室压力；SV，每搏射血量；SW，射血功率。（Reproduced from Saavedra WF，Tunin RS，Paolocci RN，et al：Reverse remodeling and enhanced adrenergic reserve from passive external support in experimental dilated heart failure. J Am Coll Cardiol 39：2069-2076，2002，with permission.）

A

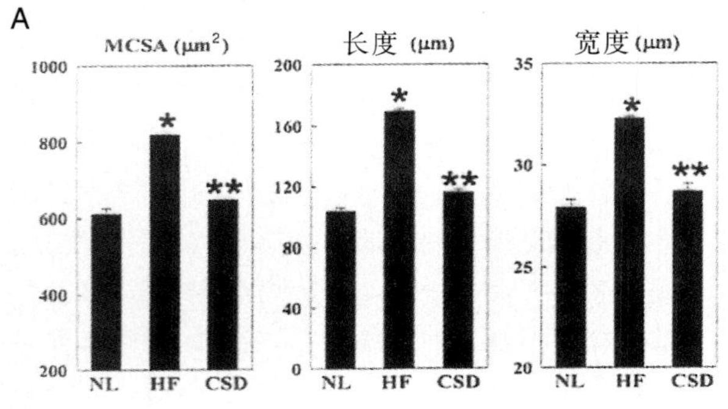

B

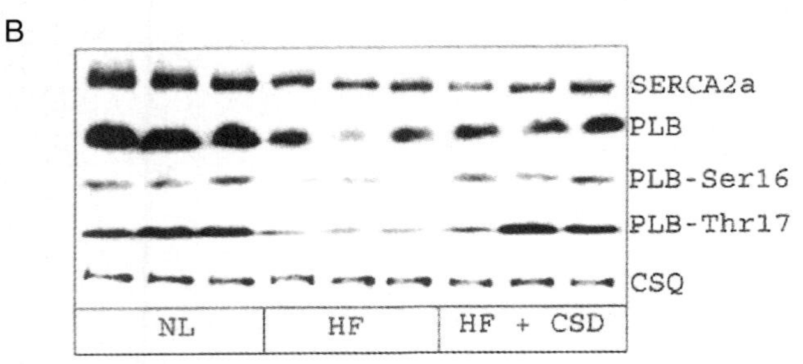

图 36-5 在缺血性扩张型心肌病的动物模型中，由于长期 CSD 治疗导致心肌细胞形态学及分子信号重构逆转。(A)显示的是正常心脏(NL)、衰竭心脏(HF)和用 CSD 治疗的衰竭心脏的肌细胞截面的面积(MCSA)、长度和宽度。(B)在同样 3 组中肌浆网腺苷三磷酸酶(SERCA2a)、受磷蛋白(PLB)、磷酸化 PLB (PLB-Ser16 和 PLB-Thr17) 以及集钙蛋白(calsequestrin，CSQ，对照)的蛋白免疫印迹。最值得注意的是 PLB 和磷酸化 PLB 的降低被长期 CSD 治疗所改善。(Reproduced from Sabbah HN，Sharov VG，Gupta RC，et al：Reversal of chronic molecular and cellular abnormalities due to heart failure by passive mechanical ventricular containment. Circ Res 93：1095-1101，2003，with permission.)

典型改变的异常分子表达显著的逆转，包括钙调控和牵张反应蛋白。类似于 p38 分裂素-激活激酶和 p21ras 等蛋白是肥大反应中涉及的重要信号蛋白，它们的增加与收缩功能失常和纤维化相关。两者都在未治疗的心力衰竭中明显增加，但在长期 CSD 治疗下向基线水平减小。

钙调控蛋白[如受磷蛋白(phospholamban，PLB)和肌浆网腺苷三磷酸酶(SERCA2a)]的异常在衰竭心脏的收缩功能抑制和松弛延迟中起着核心作用。PLB 表达下降 40%，在未治疗的心力衰竭中低于对照值(见图 36-5B)，但是在用装置治疗的心脏中它几乎增加 2 倍。此外还伴有丝氨酸 16 和苏氨酸 17 的 PLB 磷酸化增加。这样的磷酸化很重要，因为它会合并有 SERCA2a 钙摄取的增强。尽管 SERCA2a 钙结合亲和力有明显增加，但肌浆网钙摄取的最大速率却不会被 CSD 治疗所改变。

人类试验数据

Acorn Cardiovascular CSD 的临床试验开始于 1999 年。在最初 27 位患者经验的早期报道中，Konertz 等[10]报道心功能分级的改善，90%的个体心功能为 I 级或 II 级，而手术前则有 35%。在这些人中有一部分进行了超声心动图检查，调查者报道 EF 改善(由 22%到 3 个月时为 28%而 6 个月时为 33%)而舒张末期容量下降 15%。

由于 Lembcke 等[26]进行的一项研究，近期更细致的分析被展示出来。进行了 CSD 植入的 14 例患者实施了强化对照检查、触发后的心电图、电子光束 CT。舒张末期容量从 383±140mL 下降到 311±139mL，收缩末期容量从 310±132 下降到 237±134mL。心肌质量也下降 10%。EF 增加与先前类似。在该分析中没有真正的对照比较，尽管年龄和性别匹配有相似心力衰竭程度的个体具有更大的容量和更小的 EF。

与 CSD 有关的外科和内科并发症总体上很少。在一篇总结 2003 年全球外科经验的综述中，Oz 等[27]报道在这一系列的 48 个安全而可行的研究中，平均植入手术耗时 27 分钟，手术中心脏容量平均减少仅 4.6±1%，没有装置相关性术中并发症。在经历了伴随冠状动脉搭桥术的缺血性心脏病的亚组中,无压缩性疾病的依据,遏制没有改变冠脉血流或血流储备[28]。

在 2003 年 6 月,CorCap 一个多中心前瞻性随机对照临床试验完成了患者登记[29]。这项研究从北美洲的 29 个中心征集了 300 例患者。这些患者包括两个临床组:扩张型心肌病患者(107 例)没有其他指征需要开心手术,以及需要手术修复二尖瓣的心力衰竭患者(193 例)。征集的患者中有半数没有植入 CSD(对照组)。所有患者均接受最佳的内科治疗,97%接受血管紧张素转换酶抑制剂或血管紧张素受体阻滞剂,大约 85%接受 β-阻滞剂治疗。自最后一位患者被登记 12 个月后(随访中间数为 22 个月),这些患者被随访到共同截止日。初级终点是根据出现死亡,提示心脏衰竭进展的主要心脏程序,以及 NYHA 分级改变等临床组合情况,患者被分为改善、相同或恶化。初步结果于 2004 年 11 月在美国心脏协会科学会议年会上被公布[30]。与对照相比,根据组合终点的改善让步比为 1.73(1.07,2.79;P=0.02)有利于 CSD 治疗。CSD 治疗的患者显示左室收缩和舒张容量明显降低,根据一份生活质量问卷的评价症状改善。在两组之间反复住院和不良事件无差别。这些结果鼓舞并且似乎支持遏制装置治疗的技术上和临床上的可行性,同样从这种方法的临床获益。

未来方向和意义

中止或逆转进行性心腔重构仍然是心力衰竭治疗的重要目标。CSD 看似达到了这个目的——非凡地完成这些而与心脏分子信号之间没有任何初级的相互作用,或通过直接辅助收缩或舒张功能。还有许多重要问题需要回答。例如,插入 CSD 材料(或被测试的替代材料)的纤维状壳在决定整体作用方面有多重要?它看起来很有可能遏制材料的净膨胀性加纤维较小,并且未受力的容量更小,可能在重构逆转中发挥一定作用。这使得存在这样的可能性即硬度较小的材料可能也会工作。遏制装置能够发挥像特洛伊木马一样的作用,释放激素、蛋白以刺激血管生长,或者在需要的心脏中电刺激再同步收缩吗?可能通过剑突方法用最小的有创手术植入这样装置具有怎样的可行性?如果需要后继手术或装置必须被撤走,危险是什么以及需要什么方法解决?这种可能装置能被设计成生物能分解的材料——在特定的时期提供机械遏制,但是然后逐渐降解。

不考虑它的最终临床命运,已经报道的观察改变了认为当这样的进行性扩张被阻止时重构的影响和衰竭心脏的可塑性观点。目前的研究还未确定遏制装置对电生理重构和致心律失常作用的影响。但是,这些特点被识别心力衰竭死亡率的通常原因以及其严重程度经常与心脏扩张/重构相关。通过遏制装置的方法逆转重构可能很好地证实具有抗心律失常性,并且临床研究有希望提供一些洞察这个主题的见解。一个应用于心外膜表面的单纯被动支持衬套能够上调 β-肾上腺素能反应,逆转心肌重构和增加 PLB 磷酸化,这些观念可能开始的时候看起来很奇特。然而,这是清楚的事实,它预报了一种新型并且令人激动的治疗心力衰竭的方法。

(王立群 郭继鸿 译)

参考文献

1. Udelson JE, Konstam MA: Relation between left ventricular remodeling and clinical outcomes in heart failure patients with left ventricular systolic dysfunction. J Card Fail 8:S465–S471, 2002.
2. Jessup M, Brozena S: Heart failure. N Engl J Med 348: 2007–2018, 2003.
3. Cohn JN, Ferrari R, Sharpe N: Cardiac remodeling—concepts and clinical implications: A consensus paper from an international forum on cardiac remodeling. Behalf of an International Forum on Cardiac Remodeling. J Am Coll Cardiol 35: 569–582, 2000.
4. Konstam MA, Patten RD, Thomas I, et al: Effects of losartan and captopril on left ventricular volumes in elderly patients with heart failure: Results of the ELITE ventricular function substudy. Am Heart J 139:1081–1087, 2000.
5. Konstam MA, Kronenberg MW, Rousseau MF, et al: Effects of the angiotensin converting enzyme inhibitor enalapril on the

long-term progression of left ventricular dilatation in patients with asymptomatic systolic dysfunction. SOLVD (Studies of Left Ventricular Dysfunction) Investigators. Circulation 88:2277–2283, 1993.

6. Doughty RN, Whalley GA, Walsh HA, et al: Effects of carvedilol on left ventricular remodeling after acute myocardial infarction: The CAPRICORN Echo Substudy. Circulation 109:201–206, 2004.
7. St John Sutton MG, Plappert T, Abraham WT, et al: Effect of cardiac resynchronization therapy on left ventricular size and function in chronic heart failure. Circulation 107:1985–1990, 2003.
8. Chaudhry PA, Mishima T, Sharov VG, et al: Passive epicardial containment prevents ventricular remodeling in heart failure. Ann Thorac Surg 70:1275–1280, 2000.
9. Power JM, Raman J, Dornom A, et al: Passive ventricular constraint amends the course of heart failure: A study in an ovine model of dilated cardiomyopathy. Cardiovasc Res 44:549–555, 1999.
10. Konertz WF, Shapland JE, Hotz H, et al: Passive containment and reverse remodeling by a novel textile cardiac support device. Circulation 104:I270–I275, 2001.
11. Chew PH, Yin FCP, Zeger SL: Biaxial stress-strain properties of canine pericardium. J Mol Cell Cardiol 18:567–578, 1986.
12. Dauterman K, Pak PH, Maughan WL, et al: Contribution of external forces to left ventricle diastolic pressure: Implications for the clinical use of the Frank-Starling Law. Ann Intern Med 122:737–742, 1995.
13. Kass DA, Baughman KL, Pak PH, et al: Reverse remodeling from cardiomyoplasty in human heart failure: External constraint versus active assist. Circulation 91:2314–2318, 1995.
14. Carpentier A, Chachques JC: Clinical dynamic cardiomyoplasty method and outcome. Semin Thorac Cardiovasc Surg 3:136–139, 1991.
15. Moreira LF, Bocchi EA, Stolf NA, et al: Dynamic cardiomyoplasty in the treatment of dilated cardiomyopathy: Current results and perspectives. J Cardiac Surg 11:207–213, 1996.
16. Patel HJ, Polidori DJ, Pilla JJ, et al: Stabilization of chronic remodeling by asynchronous cardiomyoplasty in dilated cardiomyopathy: Effects of a conditioned muscle wrap. Circulation 96:3665–3671, 1997.
17. Patel HJ, Lankford EB, Polidori DJ, et al: Dynamic cardiomyoplasty: Its chronic and acute effects on the failing heart. J Thorac Cardiovasc Surg 114:169–178, 1997.
18. Schreuder JJ, van der Veen FH, van der Velde ET, et al: Left ventricular pressure-volume relationships before and after cardiomyoplasty in patients with heart failure. Circulation 96:2978–2986, 1997.
19. Chaudhry PA, Anagnostopouls PV, Mishima T, et al: Acute ventricular reduction with the Acorn cardiac support device: Effect on progressive left ventricular dysfunction and dilation in dogs with chronic heart failure. J Card Surg 16:118–126, 2001.
20. Sabbah HN, Kleber FX, Konertz W: Efficacy trends of the acorn cardiac support device in patients with heart failure: A one year follow-up. J Heart Lung Transplant 20:217, 2001.
21. Sabbah HN, Sharov VG, Chaudhry PA, et al: Chronic therapy with the Acorn cardiac support device in dogs with chronic heart failure: Three and six months hemodynamic, histologic and ultrastructural findings. J Heart Lung Transplant 20:189, 2001.
22. Raman JS, Byrne MJ, Power JM, Alferness CA: Ventricular constraint in severe heart failure halts decline in cardiovascular function associated with experimental dilated cardiomyopathy. Ann Thorac Surg 76:141–147, 2003.
23. Saavedra WF, Tunin RS, Paolocci RN, et al: Reverse remodeling and enhanced adrenergic reserve from passive external support in experimental dilated heart failure. J Am Coll Cardiol 39:2069–2076, 2002.
24. Pilla JJ, Blom AS, Brockman DJ, et al: Ventricular constraint using the Acorn cardiac support device reduces myocardial akinetic area in an ovine model of acute infarction. Circulation 106:I207–I211, 2002.
25. Sabbah HN, Sharov VG, Gupta RC, et al: Reversal of chronic molecular and cellular abnormalities due to heart failure by passive mechanical ventricular containment. Circ Res 93:1095–1101, 2003.
26. Lembcke A, Wiese TH, Dushe S, et al: Effects of passive cardiac containment on left ventricular structure and function: Verification by volume and flow measurements. J Heart Lung Transplant 23:11–19, 2004.
27. Oz MC, Konertz WF, Kleber FX, et al: Global surgical experience with the Acorn cardiac support device. J Thorac Cardiovasc Surg 126:983–991, 2003.
28. Raman JS, Power JM, Buxton BF, et al: Ventricular containment as an adjunctive procedure in ischemic cardiomyopathy: Early results. Ann Thorac Surg 70:1124–1126, 2000.
29. Mann DL, Acker MA, Jessup M, et al: Rationale, design, and methods for a pivotal randomized clinical trial for the assessment of a cardiac support device in patients with New York Health Association class III-IV heart failure. J Card Fail. 10:185–92, 2004.
30. Mann, DL for the Acorn Trial Investigators: Results of a multicenter randomized clinical trial for the assessment of a cardiac support device (CSD) in patients with heart failure. Presented at Scientific Sessions 2004 of the American Heart Association, New Orleans, LA, 7–10 November, 2004.

第 37 章

心脏辅助装置:对重构逆转的作用

Stefan Klotz, Daniel Burkhoff

左室辅助装置 (left ventricular assist device,LVAD) 是通常在危重的心力衰竭患者中用来等待心脏移植的桥梁。所有 LVAD 用于解除左室(LV)的容量和压力负荷,同时保持总的系统血压和血流的这个适应证[1,2]。

尽管在过去人们通常相信重症终末阶段的心力衰竭患者严重扩张和功能不全的心脏是不容改变地被损坏的, 在大多数患者中,循环支持 LVAD 导致心腔扩大逆转,减轻左室质量, 改善整体的泵功能使活体舒张末期压力-容量关系(EDPVR)正常化[2-5]。这个过程被命名为结构重构逆转(reverse structural remodeling)。对于游离的心肌细胞和完整等容积左室肌小梁的附加研究显示在 LVAD 支持之后收缩功能增强以及对于 β-肾上腺素能刺激的变力反应增强, 这与细胞溶质中的瞬时 Ca^{2+}离子流改善和线粒体能量学的某些方面的正常化协同出现[6-8]。综合起来,这些数据提示改善的左室泵功能不单纯是心腔大小、几何学和顺从性变化的结果。最近的数据提示 LVAD 支持也产生在心肌细胞内的其他亚细胞改变促成结构功能正常化,或者是其结果。这个过程被命名为分子重构逆转 (reverse molecular remodeling)。此外,LVAD 支持可能通过解除血流动力学负荷而使机械电反馈作用正常化。这种机械诱导电学重构逆转的概念和意义在第 16、17 和 24 章中详细讨论。

首先,本章提供了不同类型的心脏辅助装置的介绍,然后,综述了逆转结构和分子重构观点的支持证据和这个过程的意义。

心脏辅助装置

机械性心脏支持与心脏移植的发展是平行进步的。在 1963 年,由 Hall 等[9]在一例主动脉瓣置换术后经历心源性休克的患者中实现了在人类中第一次使用可植入的 LVAD。尽管循环支持是充分的,这个装置在使用 4 天之后停止继续使用,因为在装置植入前有严重的神经损伤。第一例成功的 LVAD 植入是在 1966 年由 DeBakey 在一例心切开术后衰竭患者中完成的[10]。第一次 LVAD 植入作为移植桥梁是在 1978 年由 Cooley 完成[11]。

左室辅助装置的不同分类

作为心力衰竭患者等待移植桥梁的 LVAD 的基本两种不同类型是推动器碟形泵和轴向或离心泵,前者以脉动方式将血液由左室推进主动脉,后者提供非脉动持续血流。这些泵被植入在身体内部或身体外部。

身体内部的推动器碟形泵是气动或电排装置,其泵腔位于右上腹壁内。需要胸骨切开术,但是植入经常可能不用心肺旁路循环。一个流入导管插入到左室心尖部,一个流出导管经常连接到升主动脉或者有时连接到降主动脉上。这个装置的移植是在心脏移植过程中经胸骨切开术或在万一心脏痊愈时经左侧胸廓切开术进行的。在图 37-1 中显示的是可植入式脉动流动装置的示例。最常用的装置是 TCI HeartMate LVAD IP/VE (加州 Pleasanton 的 Thoratec 公司)和 Novacor LVAD(加拿大渥太华的世界心脏公司)。两种 LVAD 都是气动或电推进器碟式装置，最大每搏射血量约 85mL 重约 1kg。猪瓣膜或生物合成瓣膜被用来达到单向血流。

轴向血流泵的新一代装置目前正进行临床试验。由于轴向血流泵的持续流动的特性在这个系统中不需要瓣膜或顺从腔。泵腔明显更小,因此这种 LVAD 可以用于个头更小的患者(见图 37-1)。相对简单的机械学并且没有顺从腔,可能使设备故障更少,并且需要的能量更低。持续流动的模式对于终末器官功能的影响和对心脏解除负荷与脉动式流动的 LVAD 看起来类似，但进一步研究已被授权[12,13]。MicroMed DeBakey（德克萨斯休斯敦的 MicroMed 技术公司)泵是一个电磁促进的钛轴向流动泵。这种轴向流发动机包含旋转叶片以 7500~12 500 转/min 的速度旋转，能够泵出接近 5~6L/min。Jarvik 2000 是德克萨斯心脏研究所（德克萨斯休斯敦）与 Jarvik 心脏有限公司(纽约)研发的。与 MicroMed DeBakey LVAD 相似,它是一个无瓣膜的轴向流动泵由磁驱动在焊接钛壳内的钕-铁硼推动器。这种装置的独特之处在于它直接植入左室而不需要流入导管。HeartMate II LVAD(Thoratec 公司)是一种可植入的旋转血流泵,用于需要长期心脏支持患者的终点治疗。一项欧洲和美国多中心临床试验正在进行。INCOR LVAD(德国,柏林,柏林心脏 AG)是一种轴向流动泵,在欧洲和亚洲已获批准,但在美国未获批准。

所有这些脉动式和非脉动装置需要经皮动力传动系统,后者位于右腹壁并且与体外控制器和电池组件连接,而由患者在体外佩戴。

另一组心脏辅助装置是体外可植入式泵。其优点是不仅可以作为左室辅助用,而且可以作为双心室辅助装置(BiVAD)或单纯作为右室辅助[右室辅助装置(RVAD)]结合一种更简单的植入技术。缺点是经常相对较大的驱动控制台使患者部分或完全不能行动,从而限制了生活质量。体外装置的泵腔放在患者的上腹壁上,流入和流出环管经常是金属加固的并在肋弓下方穿过皮肤。对于右心辅助而言,流入导管插入右房,流出导管插入肺动脉。对左心辅助而言,连接与体内 LVAD 一样。Thoratec 装置(Thoratec 公司）和 EXCOR VAD（柏林心脏 AG)是在美国和欧洲主要使用的体外装置。

左室辅助装置——诱发结构重构逆转

解除左室压力和容量负荷

在大多数患者中,在 LVAD 植入之后即刻主动脉瓣极少开放,提示 LVAD 为机体提供了

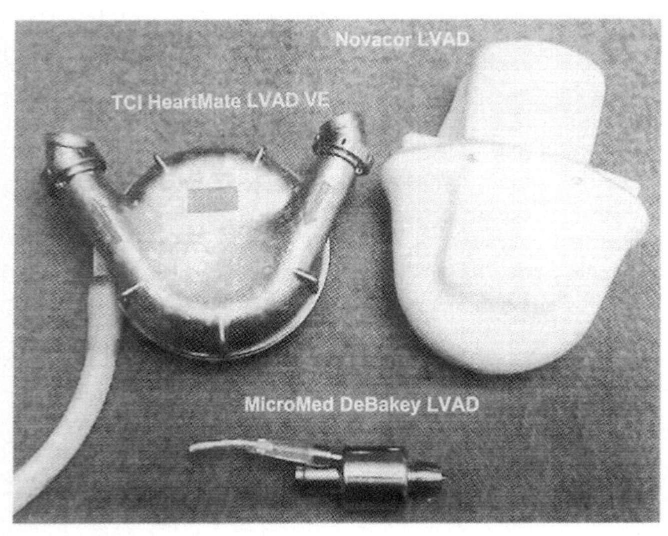

图 37-1　脉动式 TCI HeartMateVE（加州 Pleasanton 的 Thoratec 公司）和 Novacor LVAD(加拿大渥太华的世界心脏公司)及非脉动式 MicroMed DeBakey 轴向流动泵(德克萨斯休斯敦的 MicroMed 技术公司)。在两种不同类型的心脏辅助装置之间大小存在明显差异。LVAD,左室辅助装置。(From Klotz S, Deng MC, Stypmann J, et al: Left ventricular pressure and volume unloading during pulsatile versus nonpulsatile left ventricular assist device support. Ann Thorac Surg 77:143-150,2004, with permission.)

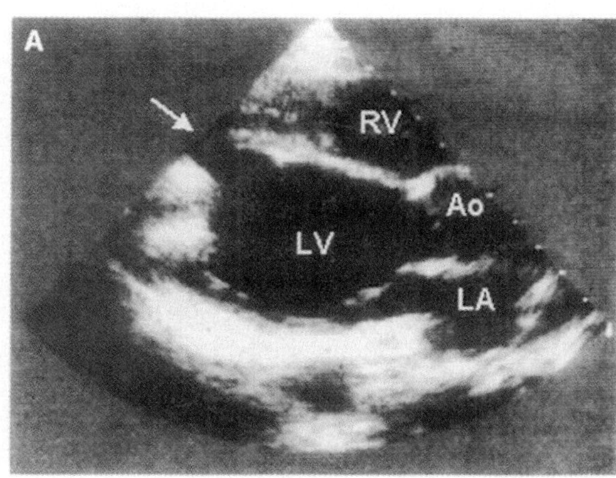

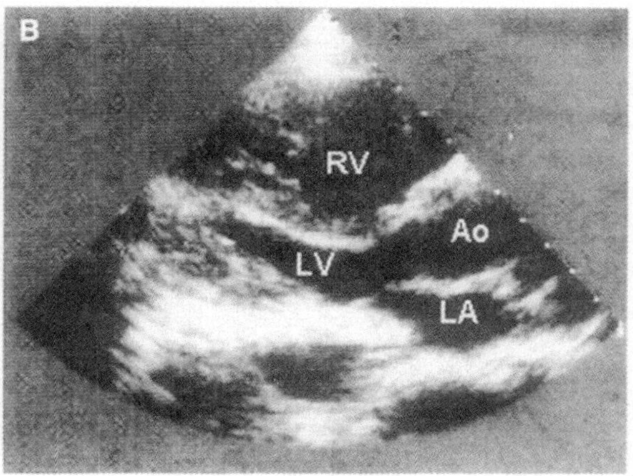

图 37-2 LVAD 植入 1 周后在舒张末期摄下的超声心动图。(A)在常规排出程序过程中暂时延缓 LVAD 功能(箭头指示的是 LVAD 流动导管的位置)。舒张末期大小超过 6cm,提示心室腔扩张。(B)这个图像在恢复 LVAD 功能 1 分钟之后所摄,显示内部尺寸为 3cm,提示大量心室容量被卸载。Ao,升主动脉;LA,左心房;LV,左心室;RV,右心室。(From Levin HR,Oz MC,Chen JM,et al: Reversal of chronic ventricular dilation in patients with end-stage cardiomyopathy by prolonged mechanical unloading. Circulation 91:2717-2720,1995,with permission.)

极大的血流动力学支持,而且也为左室解除了容量和压力负荷(图 37-2)。在图 37-2 中的超声心动图显示二维超声心动图,在短排出周期过程中(当 LVAD 支持被暂时延缓,见图 37-2A)和重新开始泵功能之后的数分钟内(见图 37-2B)的左室腔的长轴图像。

当装置排气过程中,左室被看做一个扩张的结构。当装置被开启时,可以见到心室塌陷,提示左室容量被显著卸载。

在表 37-1 中列出 LVAD 支持的压力卸载的作用。由于左室腔容量卸载,左房压力下降,导致肺部压力显著下降。尽管心室压力和容量解除负荷,心输出量和系统性血压增加。

因而,很清楚 LVAD 使患病的左室的压力

表 37-1　在有和无左室辅助装置支持时的血流动力学参数

血流动力学参数	在移植时无 LVAD 支持	LVAD 支持	
		在植入时	在移植时
CVP(mmHg)	9.5±6.3	13.1±5.3	10.3±5.9
PCWP(mmHg)	19.8±8.6*	27.1±6.6	12.9±7.2
mPAP(mmHg)	26.9±9.6*	37.3±9.7	18.2±7.3
mAP(mmHg)	79.7±11.8†	74.6±8.4	87.9±9.3
CO(L/min)	3.7±1.1‡	4.0±1.2	5.9±1.5
变力支持	52%‡	88%	0%

数据为平均值±标准差。

与在移植时 LVAD 支持相比 *P<0.01;†P<0.05;‡P<0.001。

CVP,中心静脉压;PCWP,肺毛细血管楔压;mPAP,平均肺动脉压;mAP,平均动脉压;CO,心输出量;LVAD,左室辅助装置。

和容量解除负荷，而保持了适当的系统灌注。此外，LVAD 引起的血流动力学卸载可能对于终止室性心律失常具有有益作用。(参见第 34 章对此课题的详细讨论)

体外被动舒张末期压力-容量关系

强加于衰竭的心脏上的慢性增加的充盈压以及加强神经激素对心肌细胞的作用被假定为引起心力衰竭的特征性心室腔扩张。到了近期 20 世纪 90 年代，大多数人相信这样的重构是长期而严重的(如在等待心脏移植的患者中所观察到的)，这些结构异常将是不可逆的。

然而，在引进 LVAD 之后不久，人们了解到这些异常不是永久性的，而有可能是可逆的，至少在一定程度上是可逆的。对于大多数特别研究长期压力和容量解除负荷对于心脏结果的作用来说采用的是体外被动舒张末期压力-容量关系(EDPVR)技术。在移植后并保存在 4℃心脏停搏溶液中，将一个顺应性好的充水胶乳球囊放置在左室腔内。当测量球囊内压力，容量变化使腔内压力从 0mmHg 到 30mmHg。在每一个容量时描记压力-容量点，最终为心脏的被动压力-容量关系。从正常的不适于移植的心脏、进行移植而不需要 LVAD 支持的被摘除的心脏以及在移植前进行 LVAD 的心脏中获得这样的曲线。在图 37-3 中显示了典型的体外 EDPVR。与正常心脏(见图 37-3 中空心菱形)相比，非 LVAD 支持的心脏(见图 37-3 中空心圆圈)的 EDPVR 显著地移向容量更大的方向，反映了在扩张型心肌病的终末阶段的典型特征性心脏严重扩张和结构重构。相反，LVAD 支持的心脏表现出 EDPVR 显著地移向容量更小的方向 (见图 37-3 中空心圆圈)。考虑到在植入 LVAD 的时候 LVAD 接受者的血流动力学状态比在接受心脏移植时无 LVAD 支持的患者更差，显然 LVAD 支持与左室显著的功能重构逆转相关联。这是由心脏几何学的真正改变所引起的，而不是单纯地反映心脏减压。伴随着 EDPVR 向左偏移，心脏质量有下降的趋势(正常：300±71g；心力衰竭：454±143g；LVAD 支持：346±94g)。

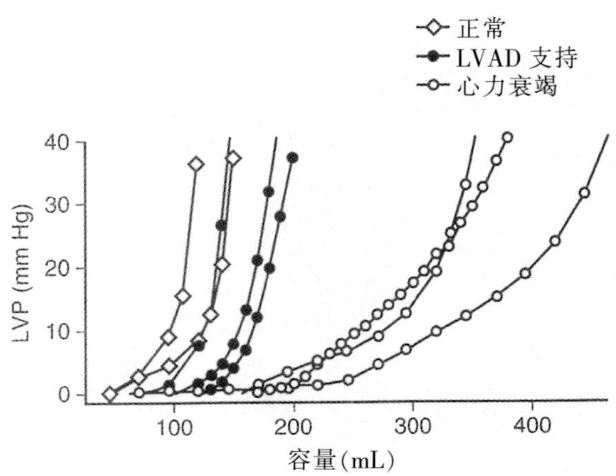

图 37-3 在正常心脏(空心菱形)、无 LVAD 支持的心力衰竭(空心圆圈)以及 LVAD 支持的心脏(实心圆圈)中体外舒张末期压力-容量关系，LVAD 支持的心脏呈现出显著的向左移向正常心脏。LVP，左室压力。

右室 EDPVR 没有观察到显著改变。这可能被认为结构重构逆转的主要机制是否由血流动力学解除负荷所致，因为右室没有接受到和左室一样的解除负荷。然而，正如所认为的通过 RVAD 的心脏支持显示 EDPVR 移向容量更小的方向，与在 LVAD 支持之后的左室所观察到的一样。

左室辅助装置支持对于心肌肥大的影响

逆转心室腔重构的基础必须是逆转心肌肥大和拉长。这也被认为是由于在心力衰竭中心肌细胞肥大的主要触发因素是血流动力学超负荷和神经激素的激活，而这两者在 LVAD 支持的过程都正常化。因此，LVAD 支持应当可以使心肌细胞肥大逆转甚至正常化。Zafeiridis 等[14]用离体心肌细胞来评价在 LVAD 支持之后心肌细胞的大小和形状的改变，他们观察到大小复原 60%。在 Terracciano 等[15]进行的一项类似研究中，LVAD 支持导致细胞容量显著缩小。在我们的一项研究中，我们的结果能够显示在 LVAD 持续的心脏中心肌细胞直径正常化(25.7±4.0μm；正常心脏 24.4±3.6μm)而衰竭的心脏中为 42.5±8.4μm。图 37-4 显示的是一些组织学样本。此外，肥大逆转的程度是 LVAD 支持时间的函数并且在 LVAD 支持的 40 天之内就变得明显[16]。

A

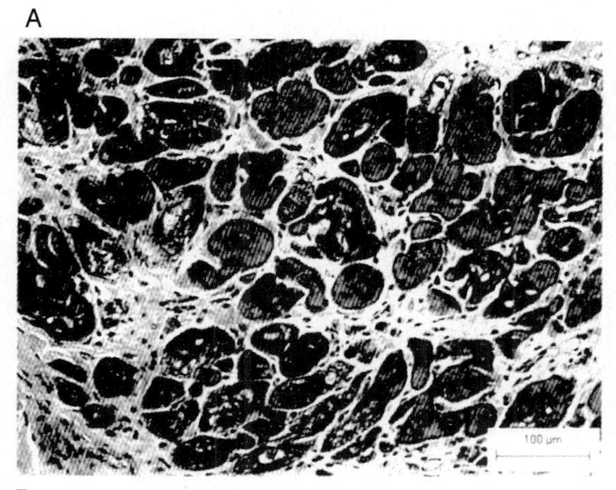

B

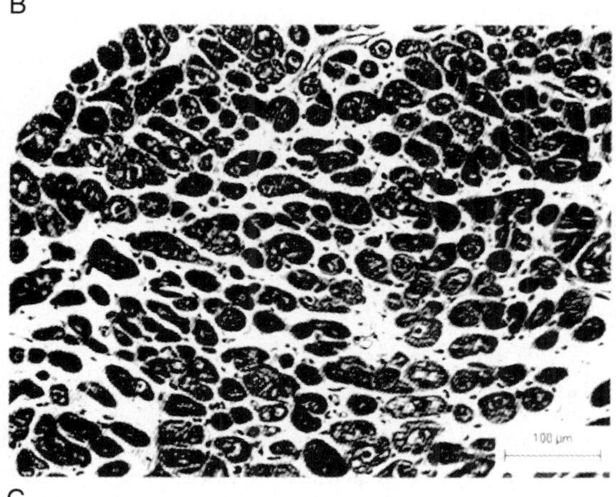

C

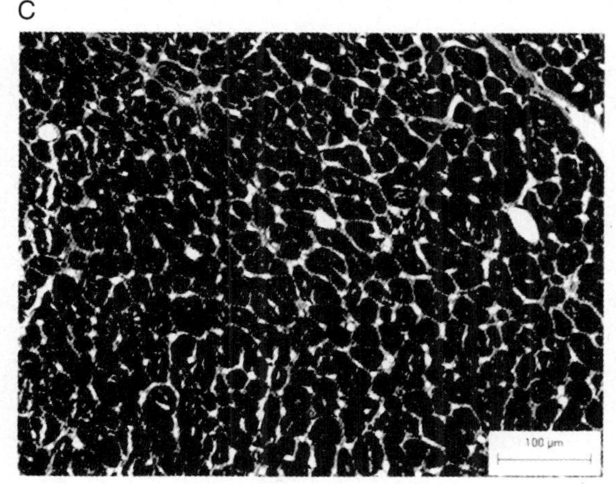

图 37-4 有 LVAD 支持的心脏中心肌细胞直径正常化。组织学样本分别为心力衰竭终末期(A)、LVAD 支持的心脏(B)和正常心脏(C)。(见彩色插图)

左室辅助装置支持对于心肌收缩表现的影响

为了测量心肌的收缩力,将离体心脏内的肌小梁从新鲜摘除的正常心脏、衰竭的心脏和 LVAD 支持后的心脏切割下来，并固定在肌肉浴池中连接在力量转换器上。在逐步牵张到产生最大力量的长度，刺激频率每次增加 0.5Hz 直到最大 2.5Hz，并测试了对 β-肾上腺素能激动剂异丙肾上腺素(4×10^{-6}M)的反应。

在 1Hz 刺激频率下,正常的、LVAD 支持的和无 LVAD 支持的心脏（使截面面积标准化）产生的力量相似。然而在更高频率的刺激下[力量-频率关系(FFR)]来自于非 LVAD 支持的衰竭心脏的肌小梁力量下降(负向 FFR),而正常的和 LVAD 支持的心脏的肌小梁增加(正向 FFR)。图 37-5 显示的是代表这些患者肌肉力量的描记。重要的是,LVAD 后的右室肌小梁的 FFR 没有明显恢复。

在同一项研究中,在 LVAD 支持的肌小梁中心肌的收缩力对于 β-肾上腺素能刺激反应改善,而在 LVAD 治疗之前对异丙肾上腺素的变力反应明显迟钝(图 37-6)。不仅解除负荷的左室的 β-肾上腺素能反应性恢复,右室也同样恢复。Dipla 等[6]在离体的心肌细胞中观察到类似改善。

从植入 LVAD 的缺血性(ICM)和特发性扩张型心肌病(CDM)患者中得到了 FFR 和 β-肾上腺素能反应的比较结果。另外,实验结果提示在这些反应中定量差别取决于患者在接受移植前是否接受变力支持。这个观察提示,在 LVAD 支持之后对 β-肾上腺素能反应性改善可能反映了变力支持的撤退以及神经激素状态的改善作用比左室慢性机械解除负荷的作用更密切[17]。

然而,这些结果表明,尽管静息力量可能未受明显影响，有两个重要机制调节了收缩力——β-肾上腺素能反应性和收缩频率——在 LVAD 支持过程中恢复。

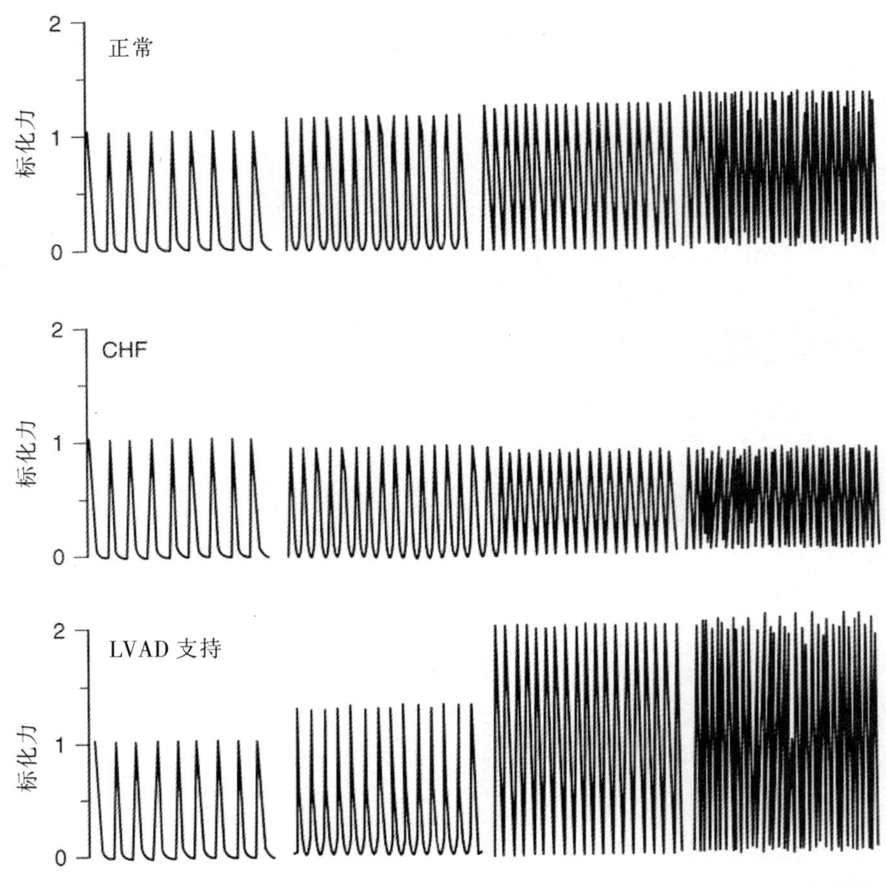

图 37-5 从正常、衰竭的(CHF)和 LVAD 支持的衰竭心脏中切割下来的心内肌小梁的收缩力描记。对不同频率(1,1.5,2 和 2.5Hz)起搏的反应显示在衰竭的心脏中收缩力逐渐下降。而 LVAD 支持后(下图)力量–频率关系是增加的。(From Heerdt PM, Holmes JW, Cai B, et al: Chronic unloading by left ventricular assist device reverses contractile dysfunction and alters gene expression in end-stage heart failure. Circulation 102: 2713–2719, 2000, with permission.)

左室辅助装置诱导分子重构逆转

分子重构逆转的证据

在任何心腔内压力和容量增加伴发的心肌细胞的变形触发了一系列事件,其中有许多是钙调节[18],最终导致单个细胞的重构。尽管对心肌的物理牵张被认为是这个过程的主要调节因素,还涉及自主神经递质和心内旁分泌/自分泌介质。这些个性化的因素联合产生一系列即刻和最终持续很久的分子和细胞事件,在某种程度上是通过改变心肌细胞和心肌的非收缩成分中的多种基因的表达完成的[19]。

肌浆内质网钙–三磷酸腺苷亚型 2a(SERCA2a)与心肌 FFR 有关联,而另一方面在心力衰竭中编码 SERCA2a 的基因下调相似与负性 FFR 有关[5,20]。与这些发现一致,在 LVAD 之后收缩力和 FFR 改善伴随 SERCA2a 的上调。在 SERCA2a 表达和(或)功能的改变,利阿诺定(ryanodine)敏感的钙释放通道(RyR)和肌纤维膜钠–钙交换器(NCX)看似在严重的心力衰竭中与收缩功能障碍的不同方面有关[21–25]。

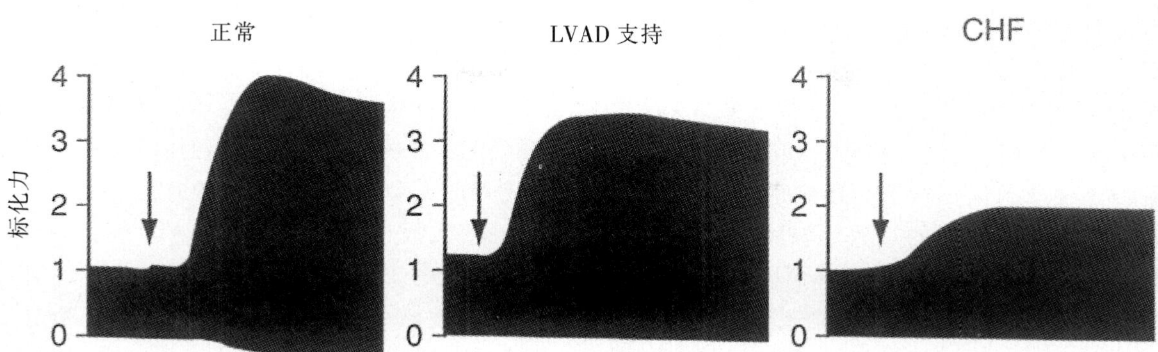

图 37-6 在异丙肾上腺素刺激(箭头)过程中从正常、衰竭的(CHF)和 LVAD 支持的衰竭心脏中切割下来的心内肌小梁的收缩力描记。正常的和 LVAD 支持的肌小梁显示反应改善，而心力衰竭的反应是迟钝的。[Modified from Marx SO, Reiken S, Hisamatsu Y, et al: Pka phosphorylation dissociates fkbp 12.6 from the calcium release channel (ryanodine receptor): Defective regulation in failing hearts. Cell 101:365-376, 2000, with permission.]

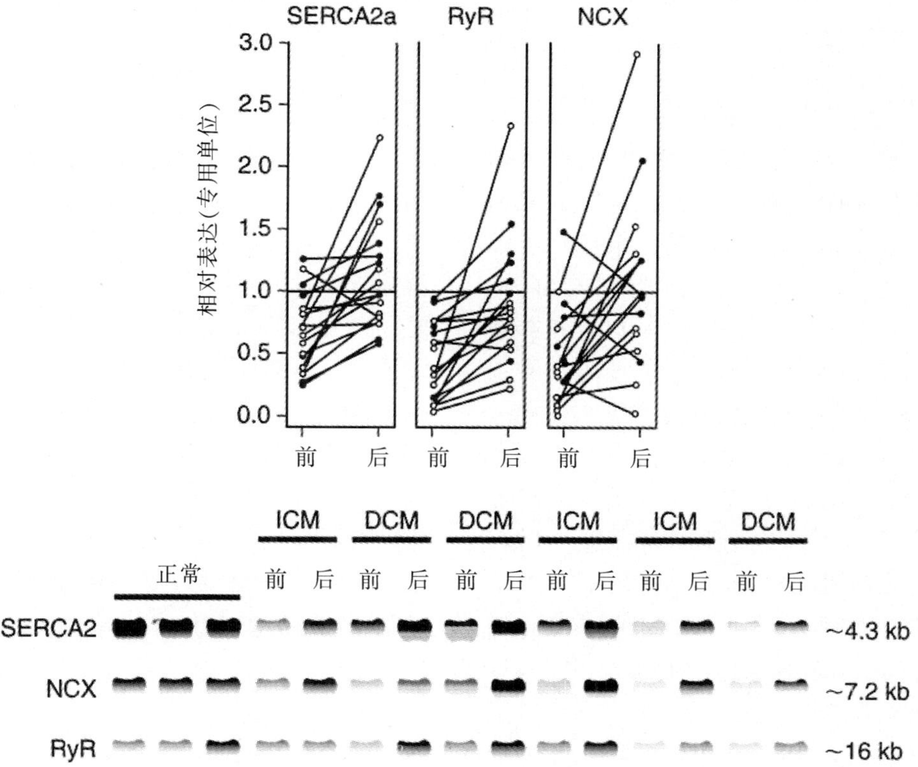

图 37-7 上图个体的肌浆内质网钙-三磷酸腺苷亚型 2a(SERCA2a), ryanodine 受体(RyR)和肌纤维膜钠-钙交换器(NCX)的 mRNA 数值(规范到非衰竭状态)。下图代表描述心肌的 SERCA2a、NCX 和 RyR 的 mRNA 的 Northern 斑点杂交结果(按从同一例患者在 LVAD 之前和之后采样配对)。基因被连续探测放射能照片根据条带的亮度采用不同的时间显像。DCM，特发性扩张型心肌病;ICM，缺血性扩张型心肌病。(Modeified from Heerdt PM, Holmes JW, Cai B, et al: Chronic unloading by left ventricular assist device reverses contractile dysfunction and alters gene expression in end-stage heart failure. Circulation 102:2713-2719, 2000, with permission.)

为了限制可变性的影响通过让每位患者作为自身的对照，从各实验个体的心脏上在 LVAD 支持之前和之后获得组织样本，与那些从未衰竭的心脏上获取的样本进行比较，通过 Northern 斑点杂交进行检测。如图 37–7 所示，平均 3 种基因全都在 LVAD 之后表达增加[5]。尽管在 LVAD 支持的过程中右室和左室分享共同的生化环境，左室被明显解除负荷而右室则不然[26]。我们利用这个区别来测试改变的血流动力学负荷是 SERCA2a 表达增加的主要刺激因素[7]。用从同一心脏两个心室采取的样本，LVAD 支持的左室的 SERCA2a 蛋白成分达 2 倍以上。相反，在 LVAD 支持之后右室内的 SERCA2a 蛋白没有明显改变。

RyR 蛋白负责调节 Ca^{2+}释放到肌丝中，也在肌浆网(SR)储存和快速释放 Ca^{2+}的能力方面起到关键性作用[21]。在 LVAD 之后编码 RyR 的基因表达上调，但蛋白质成分几乎无改变；这种发现与用过量 ryanodine 阻滞 RyR 具有对于从心力衰竭和 LVAD 支持的心脏分离的 SR 膜摄取 Ca^{2+}作用相同的事实一致。然而，在衰竭的人类心肌中 RyR 的过度磷酸化破坏了正常耦联的相邻受体门，导致整体门模式异常，在兴奋过程中同等 $SRCa^{2+}$释放更少，以及在舒张期 Ca^{2+}漏出[27]。在 LVAD 支持之后，这些异常逆转，可能与 β-肾上腺素能信号途径正常化相适应。因此，尽管基因表达、蛋白成分或两者兼有精细改变，看起来通道或泵功能可能受到移植后事件的影响更多。一些研究结果提示，随着心力衰竭中 SERCA2a 功能的降低，NCX 活动中的代偿性会增强，表现为肌纤维膜蛋白在舒张期 Ca^{2+}的排出中发挥的作用更大[20,28,29]。与这个过程一致数据提示，在人类心力衰竭中心肌对 NCX mRNA 的表达上调[25]。然而，近期的数据提示 NCX 蛋白水平在严重的人类心力衰竭中并不是必须改变的[24]，而动物研究提示在心力衰竭的情况下可能有基因表达的减少和经 NCX 的 Ca^{2+}流下降[30–32]。我们的数据显示 LVAD 支持导致基因表达上调，但 NCX 蛋白成分没有改变。因此，对于 RyR 而言，孤立的测量基因表达不能完整地阐明 NCX 特性的病生理或 LVAD 诱发的改变。在 Terracciano 等的一项近期研究中[15]，在 LVAD 支持之后，仅在显示出移植这种装置后出现恢复征象的患者中，其 SR 的 Ca^{2+}含量增加。这伴随着在离体心肌细胞中测量的 L 型 Ca^{2+}流失活的增加。

此外，报道的数据显示 LVAD 诱导 β-肾上腺素能和内皮素-A 受体上调[33,34]；调节抗凋亡基因[35]；使核因子-κB 失活[36]；使线粒体超微结构正常化[37]以及下调基质金属蛋白酶、肿瘤坏死因子-α 和 β-tubulin[38–40](表 37–2)。

年龄、性别及药物治疗

如同基础疾病一样，诸如年龄、性别和药物治疗等其他因素对于重构逆转的影响仍在很大程度上未被探明。单纯年龄就已经被显示可改变钙循环基因(特别是 SERCA2a)的表达[41]，并且可抑制对压力或容量增加，或两者兼有所引起的重构过程[42]。相似的，有数据表明在心力衰竭中 SR 钙循环的性别–相关的差别[43]显示，基本分子异常可能受性别影响，伴随对 LVAD 诱发的逆转性质的作用。试验和临床研究已经清楚地表明如血管紧张素转换酶抑制剂和 β-阻滞剂能够阻止或逆转在心力衰竭情况下的结构以及可能的分子重构[44,45]。血管紧张素转换酶抑制剂对心室的前负荷和后负荷发挥了直接作用，同样也作用于神经激素系统。已经假说血流动力学和神经激素因素有助于对重构的有益作用。然而，是否在 LVAD 支持的过程中使用这些药物改变了逆转的本质和时间过程，仍然是未知的。

讨论

正如先前展示的数据以及在其他实验室中的研究所表明的那样，由 LVAD 提供的心肌机械性解除负荷与相应的心输出量、系统血压和神经激素环境的一致正常化被显示诱发心室病生理学几个方面重构逆转，包括：(1)心腔扩大逆转和 EDPVR 正常化[2]；(2)左室质量整

表 37-2 左室辅助装置诱发的分子水平的改变

分子过程/蛋白	LVAD 诱发的改变	参考文献
SERCA2a，RyR，NCX	↑	5，7
PKA，RyR2 的磷酸化	正常化（↓）	27
β-肾上腺素能受体	↑	33
内皮素受体 A	正常化（↑）	34
抗凋亡基因	↓	35
NF-κB	↓	36
线粒体超微结构	正常化（↑）	37
MMP-1 和 MMP-9	↓	38
TIMP-1	↑	46
TNF-α	↓	46
β-微管蛋白	↓	40
心肌 ANP 和 BNP	↓	4
心肌线粒体功能	↑	8
金属硫因	↓	48
ERK	↓	47

SERCA2a，肌浆内质网钙-三磷酸腺苷亚型 2a；RyR，ryanodine 敏感的钙释放通道；NCX，肌纤维膜钠-钙交换器；PKA，蛋白激酶 A；NF-κB，核因子 κB；MMP，基质金属蛋白酶；TIMP，MMP 的组织抑制剂；TNF-α，肿瘤坏死因子-α；ANP，心房利钠多肽；BNP，脑利钠多肽；ERK，细胞外信号相关激酶；↓，下调；↑，上调。

体下降和肌细胞肥大衰退[4,14]；(3)收缩特性增强，对于β-肾上腺素能刺激的变力反应增强，刺激的频率增加，细胞质的 Ca^{2+} 流改善（高峰增加，加速衰退）[6]；(4)编码钙代谢中涉及的蛋白质的基因表达接近正常化。

此外，LVAD 支持引起变力激活受体密度增加[33,34]，减少了调节凋亡的蛋白质和基因成分或表达[35,36,46]，改善了线粒体和细胞的功能和超微结构[8,37,40]，降低了压力-诱导的蛋白质活动和转换途径的过度增大[47,48]，以及使细胞外基质蛋白和活动正常化[38]。

尽管逆转重构的多个方面已经被确定，可能有很多更多目前尚未研究的心脏病理生理方面由于 LVAD 支持作为直接机械解除负荷的作用而改善。改善的收缩表现表明了这个事实，也是整体细胞过程重新获得正常特性的基本标识。此外，在 LVAD 支持过程中，心脏性猝死全面下降，这是通过终止致命性室性心律失常实现的（见第 34 章），是电学重构的另一个方面。随着对这一性质的研究发展到包括更多患者，分析不同病因的心力衰竭患者各自的结果逐渐重要起来；心肌对 LVAD 的反应可能在慢性缺血性心肌病的情况下与其他类型的扩张型心肌病相比有所不同。

不同重构逆转的精确基础机制仍待确定。对于心肌的压力和容量负荷反应导致肥大和心腔重构的基础机制，涉及错综复杂的细胞内大量信号上调和下调的综合结果；尽管这些机制已经被研究了 30 余年，仍然未被理解。我们的假说是重构逆转涉及的机制与重构产生相同，只是方向相反。然而，附加的机制可能也发挥作用。通过恢复心输出量、血压和肾灌注，LVAD 支持导致神经激素和细胞因子环境正常化，这可能在细胞特性正常化中有着深远作用。

一些证据提示，在部分患者中，LVAD 支持可能导致整体泵功能改善的幅度足以允许移植这种装置而不需要后继的移植[26,49]。这引出用 LVAD 作为恢复的桥梁的概念。这种潜在的可能性由说明重构逆转发生的全局程度的数据所强调。然而，近期的研究显示在兴奋耦联的特异性改变和细胞肥大的不衰退与在 LVAD 支持之后临床恢复有关[15]。附加的数据提示，在 LVAD 支持的过程中，将装置输出调低进行运动试验评价仅有较低比例的“全面”恢复[50]。此外，数量较小的一组进行移植的患者的结果并非一致地好[49]。因此，从 LVAD 支持中戒断不是目前标准的护理方法。然而，用 LVAD 作为恢复的桥梁是一项有价值的追求目标，因为在需要移植的患者数目与心脏供体的数目之间存在严重的不平衡。更好地理解重构逆转的过程有助于发展附加治疗和更好患者选择标准，并且能优化规程以改善植入 LVAD 患者的预后。

（王立群　郭继鸿　译）

参考文献

1. McCarthy PM, Savage RM, Fraser CD, et al: Hemodynamic and physiologic changes during support with an implantable left ventricular assist device. J Thorac Cardiovasc Surg 109:409–418, 1995.
2. Levin HR, Oz MC, Chen JM, et al: Reversal of chronic ventricular dilation in patients with end-stage cardiomyopathy by prolonged mechanical unloading. Circulation 91:2717–2720, 1995.
3. McCarthy PM, Nakatani S, Vargo R, et al: Structural and left ventricular histologic changes after implantable LVAD insertion. Ann Thorac Surg 59:609–613, 1995.
4. Altemose GT, Gritsus V, Jeevanandam V, et al: Altered myocardial phenotype after mechanical support in human beings with advanced cardiomyopathy. J Heart Lung Transplant 16:765–773, 1997.
5. Heerdt PM, Holmes JW, Cai B, et al: Chronic unloading by left ventricular assist device reverses contractile dysfunction and alters gene expression in end-stage heart failure. Circulation 102:2713–2719, 2000.
6. Dipla K, Mattiello JA, Jeevanandam V, et al: Myocyte recovery after mechanical circulatory support in humans with end-stage heart failure. Circulation 97:2316–2322, 1998.
7. Barbone A, Holmes JW, Heerdt PM, et al: Comparison of right and left ventricular responses to left ventricular assist device support in patients with severe heart failure: A primary role of mechanical unloading underlying reverse remodeling. Circulation 104:670–675, 2001.
8. Lee SH, Doliba N, Osbakken M, et al: Improvement of myocardial mitochondrial function after hemodynamic support with left ventricular assist devices in patients with heart failure. J Thorac Cardiovasc Surg 116:344–349, 1998.
9. Hall CW, Liotta D, Henly WS, et al: Development of artificial intrathoracic circulatory pumps. Am J Surg 108:685–692, 1964.
10. DeBakey ME: Left ventricular bypass pump for cardiac assistance. Clinical experience. Am J Cardiol 27:3–11, 1971.
11. Cooley DA: Two-staged cardiac replacement. Indian Heart J 34:341–348, 1982.
12. Potapov EV, Loebe M, Nasseri BA, et al: Pulsatile flow in patients with a novel nonpulsatile implantable ventricular assist device. Circulation 102(19 suppl 3):III183–III187, 2000.
13. Klotz S, Deng MC, Stypmann J, et al: Left ventricular pressure and volume unloading during pulsatile versus nonpulsatile left ventricular assist device support. Ann Thorac Surg 77:143–150, 2004.
14. Zafeiridis A, Jeevanandam V, Houser SR, Margulies KB: Regression of cellular hypertrophy after left ventricular assist device support. Circulation 98:656–662, 1998.
15. Terracciano CMN, Hardy J, Birks EJ, et al: Clinical recovery from end-stage heart failure using left-ventricular assist device and pharmacological therapy correlates with increased sarcoplasmatic reticulum calcium content but not with regression of cellular hypertrophy. Circulation 109:2263–2265, 2004.
16. Madigan JD, Barbone A, Choudhri AF, et al: Time course of reverse remodeling of the left ventricle during support with a left ventricular assist device. J Thorac Cardiovasc Surg 121:902–908, 2001.
17. Estrada-Quintero T, Uretsky BF, Murali S, et al: Neurohormonal activation and exercise function in patients with severe heart failure and patients with left ventricular assist system. A comparative study. Chest 107:1499–1503, 1995.
18. Calaghan SC, White E: The role of calcium in the response of cardiac muscle to stretch. Prog Biophys Mol Biol 71:59–90, 1999.
19. Swynghedauw B: Molecular mechanisms of myocardial remodeling. Physiol Rev 79:215–262, 1999.
20. Houser SR, Piacentino V III, Weisser J: Abnormalities of calcium cycling in the hypertrophied and failing heart. J Mol Cell Cardiol 32:1595–1607, 2000.
21. Arai M, Alpert NR, MacLennan DH, et al: Alterations in sarcoplasmic reticulum gene expression in human heart failure. A possible mechanism for alterations in systolic and diastolic properties of the failing myocardium. Circ Res 72:463–469, 1993.
22. Linck B, Boknik P, Eschenhagen T, et al: Messenger RNA expression and immunological quantification of phospholamban and SR-Ca^{2+}-ATPase in failing and nonfailing human hearts. Cardiovasc Res 31:625–632, 1996.
23. Go LO, Moschella MC, Watras J, et al: Differential regulation of two types of intracellular calcium release channels during end-stage heart failure. J Clin Invest 95:888–894, 1995.
24. Hasenfuss G, Reinecke H, Studer R, et al: Relation between myocardial function and expression of sarcoplasmic reticulum Ca^{2+}-ATPase in failing and nonfailing human myocardium. Circ Res 75:434–442, 1994.
25. Studer R, Reinecke H, Bilger J, et al: Gene expression of the cardiac Na^+-Ca^{2+} exchanger in end-stage human heart failure. Circ Res 75:443–453, 1994.
26. Muller J, Wallukat G, Weng YG, et al: Weaning from mechanical cardiac support in patients with idiopathic dilated cardiomyopathy. Circulation 96:542–549, 1997.
27. Marx SO, Reiken S, Hisamatsu Y, et al: Pka phosphorylation dissociates fkbp12.6 from the calcium release channel (ryanodine receptor): Defective regulation in failing hearts. Cell 101:365–376, 2000.
28. Flesch M, Schwinger RH, Schiffer F, et al: Evidence for functional relevance of an enhanced expression of the Na^+-Ca^{2+} exchanger in failing human myocardium. Circulation 94:992–1002, 1996.
29. Hasenfuss G, Schillinger W, Lehnart SE, et al: Relationship between Na^+-Ca^{2+}-exchanger protein levels and diastolic function of failing human myocardium. Circulation 99:641–648, 1999.
30. Yoshiyama M, Takeuchi K, Hanatani A, et al: Differences in

expression of sarcoplasmic reticulum Ca^{2+}-ATPase and Na^{+}-Ca^{2+} exchanger genes between adjacent and remote noninfarcted myocardium after myocardial infarction. J Mol Cell Cardiol 29:255–264, 1997.
31. Yao A, Su Z, Nonaka A, et al: Abnormal myocyte Ca^{2+} homeostasis in rabbits with pacing-induced heart failure. Am J Physiol 275(4 pt 2):H1441–H1448, 1998.
32. Dixon IM, Hata T, Dhalla NS: Sarcolemmal calcium transport in congestive heart failure due to myocardial infarction in rats. Am J Physiol 262(5 pt 2):H1387–H1394, 1992.
33. Ogletree-Hughes ML, Stull LB, Sweet WE, et al: Mechanical unloading restores β-adrenergic responsiveness and reverses receptor downregulation in the failing human heart. Circulation 104:881–886, 2001.
34. Morawietz H, Szibor M, Goettsch W, et al: Deloading of the left ventricle by ventricular assist device normalizes increased expression of endothelin ET(a) receptors but not endothelin-converting enzyme-1 in patients with end-stage heart failure. Circulation 102(19 suppl 3):III188–III193, 2000.
35. Bartling B, Milting H, Schumann H, et al: Myocardial gene expression of regulators of myocyte apoptosis and myocyte calcium homeostasis during hemodynamic unloading by ventricular assist devices in patients with end-stage heart failure. Circulation 100(19 suppl):II216–II223, 1999.
36. Grabellus F, Levkau B, Sokoll A, et al: Reversible activation of nuclear factor-κB in human end-stage heart failure after left ventricular mechanical support. Cardiovasc Res 53:124–130, 2002.
37. Heerdt PM, Schlame M, Jehle R, et al: Disease-specific remodeling of cardiac mitochondria after a left ventricular assist device. Ann Thorac Surg 73:1216–1221, 2002.
38. Li YY, Feng Y, McTiernan CF, et al: Downregulation of matrix metalloproteinases and reduction in collagen damage in the failing human heart after support with left ventricular assist devices. Circulation 104:1147–1152, 2001.
39. Razeghi P, Mukhopadhyay M, Myers TJ, et al: Myocardial tumor necrosis factor-α expression does not correlate with clinical indices of heart failure in patients on left ventricular assist device support. Ann Thorac Surg 72:2044–2050, 2001.
40. Aquila-Pastir LA, McCarthy PM, Smedira NG, Moravec CS: Mechanical unloading decreases the expression of β-tubulin in the failing human heart. J Heart Lung Transplant 20:211, 2001.
41. Lakatta EG: Myocardial adaptations in advanced age. Basic Res Cardiol 88(suppl 2):125–133, 1993.
42. Isoyama S, Grossman W, Wei JY: Effect of age on myocardial adaptation to volume overload in the rat. J Clin Invest 81:1850–1857, 1988.
43. Dash R, Frank KF, Carr AN, et al: Gender influences on sarcoplasmic reticulum Ca^{2+}-handling in failing human myocardium. J Mol Cell Cardiol 33:1345–1353, 2001.
44. Weber KT: Cardioreparation in hypertensive heart disease. Hypertension 38(3 pt 2):588–591, 2001.
45. Reiken S, Wehrens XH, Vest JA, et al: β-Blockers restore calcium release channel function and improve cardiac muscle performance in human heart failure. Circulation 107:2459–2466, 2003.
46. Torre-Amione G, Stetson SJ, Youker KA, et al: Decreased expression of tumor necrosis factor-α in failing human myocardium after mechanical circulatory support: A potential mechanism for cardiac recovery. Circulation 100:1189–1193, 1999.
47. Baba HA, Stypmann J, Grabellus F, et al: Dynamic regulation of MEF/Erks and Akt/GSK-3^{β} in human end-stage heart failure after left ventricular mechanical support: Myocardial mechanotransduction-sensitivity as a possible molecular mechanism. Cardiovasc Res 59:390–399, 2003.
48. Baba HA, Grabellus F, August C, et al: Reversal of metallothionein expression is different throughout the human myocardium after prolonged left-ventricular mechanical support. J Heart Lung Transplant 19:668–674, 2000.
49. Mancini DM, Beniaminovitz A, Levin H, et al: Low incidence of myocardial recovery after left ventricular assist device implantation in patients with chronic heart failure. Circulation 98:2383–2389, 1998.
50. El-Banayosy A, Arusoglu L, Kizner L, et al: Hemodynamic exercise testing reveals a low incidence of myocardial recovery in LVAD patients. J Heart Lung Transplant 20:209–210, 2001.

第 38 章

心力衰竭患者的心脏再同步治疗

Angelo Auricchio, Andrew Kramer

在心力衰竭(HF)中表现出的结构、血流动力学和神经激素改变与传导性和收缩性异常有关，减弱泵功能并增加心律失常的发生率。大约 1/3 的心力衰竭和左室射血分数下降的患者具有心室传导延迟(VCD),大多数表现为体表心电图(ECG)左束支阻滞(LBBB)模式[1]。越来越多的证据显示心室传导延迟是心力衰竭住院率、死于泵衰竭和死于心律失常的独立危险因子[2]。药物治疗不能纠正心室传导延迟以及其相关的负性电机械后果。一种相对较新的治疗用心房顺序左室或双心室起搏预先激动左室游离壁,能够通过作为电旁路重新使心室同步激动,从而使心室恢复更协调地收缩。这种心脏再同步治疗 (CRT)能够改善心脏的机械学,有利于重构逆转,并且降低了伴心室传导延迟的心力衰竭患者的致病率和死亡率。

心室传导延迟引发的电机械异常

给人印象深刻的 CRT 临床结果更新了对于与心室传导延迟有关的电激动模式的研究兴趣。大约 2/3 的 CRT 候选人有 QRS 延长伴 LBBB 形态，而其余的 1/3 表现为右束支阻滞(RBBB)形态(10%~15%)或弥散型心室传导延迟(5%~10%)。心室传导延迟也与机械性不同步有关,这抑制了心室的泵功能,恶化心力衰竭的症状并激起重构。这些机械性后果构成心力衰竭状态中严重的组成部分,特别是在伴左束支传导阻滞模式的患者中。

异常的电激动顺序

详细的电激动顺序可以利用三维导管非荧光检查采用接触式和非接触式标测技术进行最佳的评估[3,4]。这些技术允许在活体内重建心脏解剖，并用高度空间分辨率评估激动顺序,使人们能够详尽地了解各个心室异常电激动顺序的特点。接触式标测利用双极记录反映了心内膜电学事件的局部改变对快速变化的信号高度敏感而对缓慢变化的信号敏感性差[5]。非接触式标测由一个放置在心腔内的篮状导管提供单极记录,结果表明跨壁电事件对快慢信号的敏感性一样[5]。

左束支阻滞时心室的激动顺序

右室(RV)激动顺序在心力衰竭伴 LBBB 的患者是相当多变的[6],通常右室激动模式是顺序的而不是同时的(图 38-1)。LBBB 与左室跨间隔时间(或者说是从 QRS 波群的开始时间到左室最早激动时间)、左室心内膜时间和左室跨壁时间(包括中间层和心外膜)明显延迟有关[6,7,8]。

大约 2/3 的伴 LBBB 的心力衰竭患者的形态学有正常跨间隔时间(即≤20ms)左室突破点位于前壁或间隔基底部，可能经过希-浦系的一个或多个间隔支[6]。

其余患者的左室突破点在中间隔或间隔心尖部,这与跨间隔时间急剧增加有关,这可能是由于经过间隔的心肌传导而不是传导束传导所导致[6]。

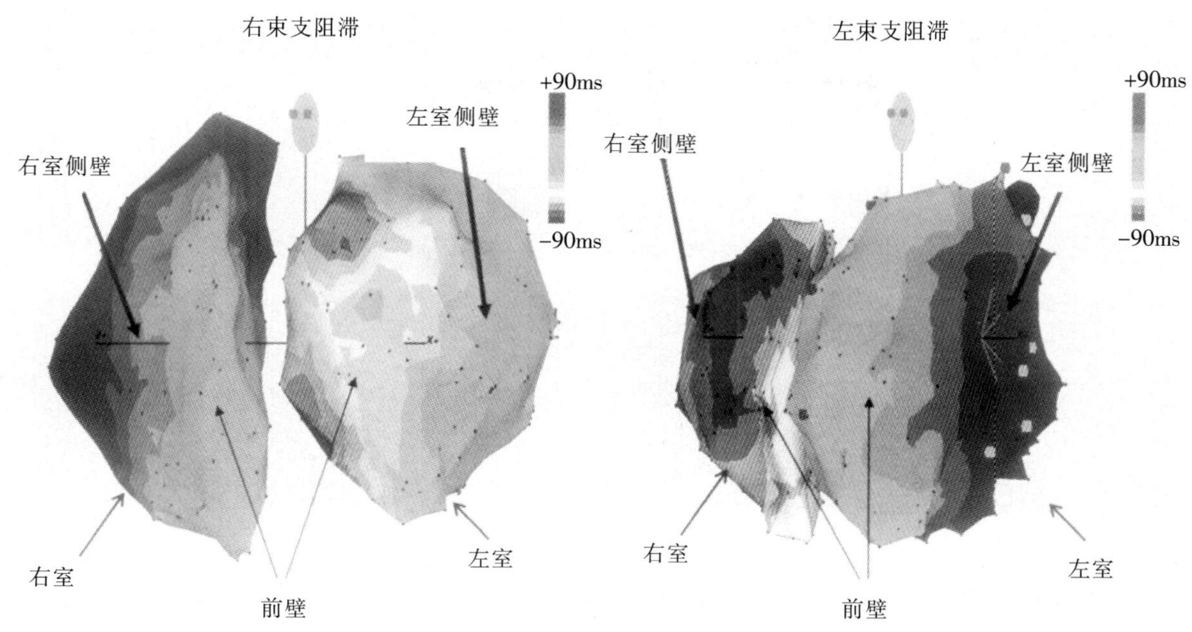

图 38-1 在右束支阻滞(左图)和左束支阻滞(右图)患者记录到的等时图[浅灰(红色):-90ms;深灰(蓝色):+90ms]。右束支阻滞时,左室突破点在间隔部,从该点起激动缓慢传向前壁区域,右室侧壁和流出道最晚激动。右束支阻滞时整个右室的激动时间总是明显长于左束支阻滞。心内膜激动的传播在两个患者相似。左束支阻滞患者有一个单一的前侧壁突破点。与 QRS 波起点相比,左室激动延迟,从间隔开始,随后是后壁而最终是侧壁和后侧壁激动。(见彩色插图)

在心力衰竭患者中心内膜和跨壁时间通常是延长的,后者延迟最为显著[7]。在几乎所有的左束支阻滞患者中可以观察到一个"U 型"跨壁激动(图 38-2)。阻滞的功能线可能从各心肌层的各向异性传导中出现而可能发展为对心力衰竭反应的不同电生理缺陷,而且因此具有不同的传导特性。特别是阻滞线可能代表一个在各层的连通性或传导速度的过渡区域。这些传导过渡可能出现在同一患者的不同区域,这依赖于激动起源的部位, 是自发的或起搏的。因而,在这些有缺陷的心室中每个特定的传导模式可能遭遇到不同的传导过渡区。类似于结构性传导阻滞,在伴 LBBB 的心力衰竭患者中,这些功能性阻滞可能是折返性心动过速的常见起源,而可能是导致非缺血性心力衰竭患者猝死率较高的原因。

特异的左室激动顺序不能由心电图中的 LBBB 所预测。独立于 QRS 时间,有 LBBB 图形的患者可能有前壁、侧壁或下壁的阻滞线[6]。这种电学异质性与相应的左室区域性机械收缩延迟的异质性有关[9]。因为在功能性阻滞线与延迟收缩区域之间看似有关联,在阻滞线的部位可能预测了左室需要起搏使收缩再同步的位置。

通过在延迟收缩的部位起搏左室达到再同步[10];通过扩展,这可能需要在功能性阻滞线的远端。在 QRS 时限小于 150ms 的心力衰竭患者中,在前壁局部起搏左室经常使心功能恶化,而在同一位患者起搏侧壁可能会改善心功能[11]。电学标测研究已经显示接近 2/3 的 QRS 时限小于 150ms 的患者表现为侧壁部位的阻滞线,这与在前壁起搏左室结果较差相一致, 因为其可能最接近阻滞线。在机械运动最延迟的部位起搏左室与在接受 CRT 治疗数月后左室射血分数增加和左室收缩末容积减少相关[10]。

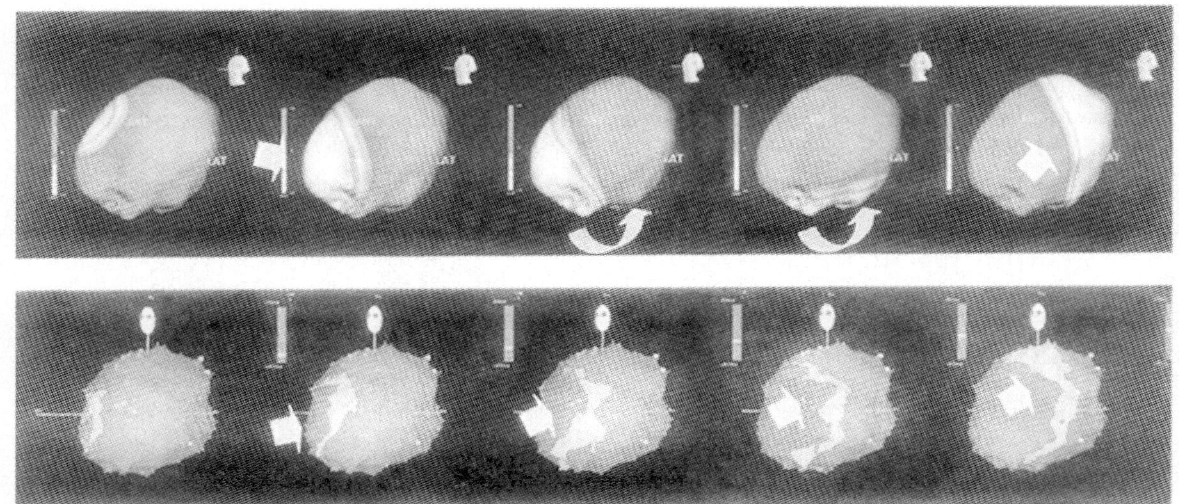

图 38–2 在一例 QRS 波形态呈左束支阻滞患者中左室激动跨壁[上图,灰度编码:白色–5mV,灰色(紫色)+5mV]和在心内膜[下图,灰色编码:浅灰色(红色)表明激动的传播,时间条线代表从–87ms 到+22ms]的传播。心内膜激动推进速度一致并且直接指向侧壁和后壁,终止在二尖瓣环附近的基底部。相反,跨壁激动不是从前壁到侧壁,而是通过向下传导绕过心尖部和下壁到达侧壁和后侧壁。这种明显的传导阻滞出现在没有任何能被观察到结构缺陷的区域,如缺血性瘢痕,因此看似为功能性阻滞线。(见彩色插图)

右束支阻滞时左右心室的激动

右束支阻滞可能与左束支阻滞一样,是心力衰竭患者死亡率的一个重要预测因子[12]。目前,对于在伴 RBBB 的心力衰竭患者中 CRT 能否以及如何工作的理解还差强人意,尽管回顾性分析和小规模的研究已经提示 CRT 可能有益于这些患者[13,14]。

伴 RBBB 形态的心力衰竭患者具有独特的左室和右室激动模式。事实上,右室的前壁、侧壁和流出道的激动延迟,因此作为在心脏右侧的镜像,类似于 LBBB 患者左室所观察的延迟激动模式(见图 38–1)。此外,左室激动时间和激动顺序经常在 RBBB 或 LBBB 患者之间没有显著不同。

机械性不同步与血流动力学抑制

LBBB 与心室收缩顺序异常之间的联系已经被了解许多年了[15]。动物模型提示这是一个因果关系[16,17]。在心力衰竭患者中,由 LBBB 引起 3 个机械性时间问题:异常左房室时间,延迟的室间时间以及延迟的左室内时间。

左房室时间被改变是因为在左房收缩很长时间之后左室才收缩[18]。在这个延迟过程中,左室收缩压在二尖瓣关闭之前下降,经常导致收缩前二尖瓣反流。同样,当左室最终开始收缩时左房压降低,左室有效前负荷降低,通过 Frank-Starling 机制导致射血量下降。这个延迟还导致左室收缩期延长,而缩短了充盈时间,并且可能导致(或恶化)限制性充盈。

心室间期被延迟是因为左室收缩晚于右室[19]。与此密切相关的是,左室区域性收缩模式是不同步的,最常见的是间隔部位,首先收缩随后侧壁异常延迟收缩[20,21]。

心室间期和心室内时间不同步,降低了左室泵功能的效率,特别是降低了每搏输出量,因为当侧壁收缩时先前收缩的间隔不再坚硬,导致间隔矛盾运动丧失效率,并且侧壁区域在主动脉瓣关闭之后无效延迟收缩。因此,延迟收缩的侧壁经历异常的后负荷增加并且是其正常工作的近两倍功率。相反地,间隔在收缩期延迟伸展,可能触发钙释放而诱发后除极和心律失常[22]。

结构重构与预后

心室收缩不同步产生不一致的区域性张力和工作负荷[23]。作为结果，在早期收缩的区域代偿性增生不良而在延迟收缩区域过度增生。这些不一致已经被显示与区域性牵张激酶和在高张区域钙控蛋白的表达改变有关[24]。因此，从传导异常引发的机械不同步看似是心室重构的一个直接原因(图 38-3)。

心室重构是收缩性心力衰竭中疾病过程的标志。因为它与心室传导延迟导致的机械性不同步的相关性如此之强，可能料想不同步性应当可预测心力衰竭过程。最近，这点被利用超声心动图测量左室机械性不同步观察到，人们发现这是心力衰竭患者住院率或死亡率的独立危险因子[25,26]。

通过心脏再同步调整电机械异常

与治疗心动过缓的传统起搏不同，CRT 需要同时起搏右室和左室（即通常所说的双室起搏）或单独起搏左室，以便在心室传导延迟的患者(典型的是左室延迟)中恢复更加同步的心室激动和收缩模式。尽管这种起搏能够提供频率支持，CRT 的唯一功能是改善心室泵功能，特别是增加每搏输出量。因此，CRT 通常跟随自身的窦性心率发放起搏并在可程控的 AV 延迟之后起搏心室。CRT 的临床效益现在已经充分确定，尽管其功能的精确机制仍在研究中。

心脏再同步治疗的机制

一般人们认为 CRT 通过改善左室的收缩功能而增加心肌代谢需要工作的[27]。通过比

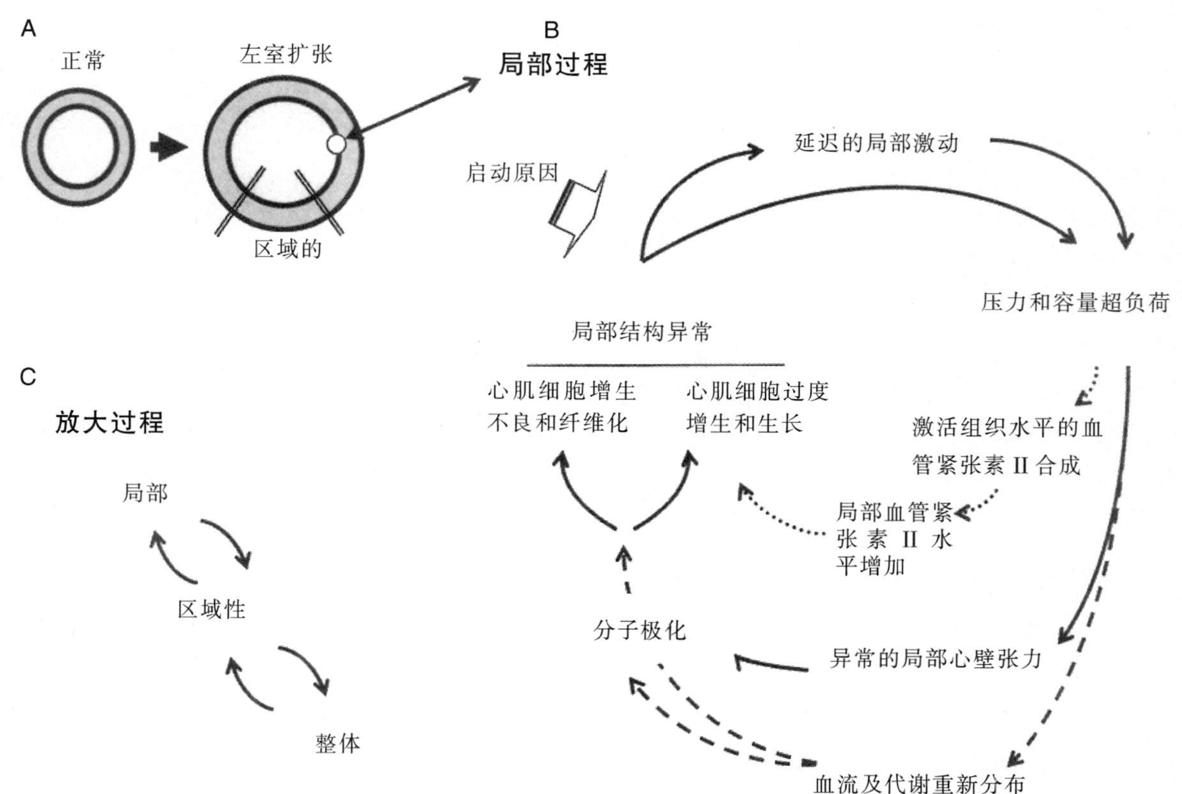

图 38-3　假设的恶性循环，经过这个循环可能引起局部传导异常，并最终诱发局部和区域水平的分子极化。

较，变力性药物增加细胞的收缩性是以增加代谢需要为代价的，当长期治疗时会恶化患者状况。双室和左室单独起搏能够改善大部分与心力衰竭患者中心室传导延迟有关的时间缺陷[22]。

CRT的房室起搏延迟控制了左室充盈模式的有效性和左室预先激动或自身融合的程度。在左房和左室之间的房室时间可以用房室起搏延迟完全正常化，使左室收缩恰好在左房收缩结束时开始，使左室的有效前负荷最大化[28]。恢复最佳的左房室机械时间降低或消除收缩前二尖瓣反流并增加充盈时间。有趣的是，右室单独起搏也能恢复左房室时间，但需要更短的房室起搏延迟，这可能产生三尖瓣提前关闭。

室间时间和左室的心室内时间通过CRT得到改善，但是它们没有完全正常化。心室收缩的完全正常化需要恢复自身的浦肯野纤维激动顺序。反而，双室和左室起搏从典型的侧壁左室起搏部位通过非固有顺序心肌内传导传播电激动。起搏的激动顺序与异常的固有基线相比改善了心室收缩模式，反过来与基线相比改善了血流动力学的功能。然而，起搏引起的收缩不如在传导分支内传导引起的激动同步，后者推进的速度是起搏激动的4倍，并且从心尖流出向上到心室各壁产生最佳的挤压运动[29,30]，此外，CRT不可能使跨壁时间正常化，因为通过一个非固有顺序的不同层次之间的激动前进[31]并且在每一层内的传导可能随细胞变动，这不可能立即通过起搏而纠正。

心脏再同步治疗过程中传导收缩关系

在心室传导异常的心力衰竭患者中传导与收缩的复杂关系已经通过比较双室起搏和单纯左室起搏作用而阐明。从开始时，双室和左室起搏被发现提供了类似的血流动力学[32,33]和临床改善[34,35]。这是未被预料到的，因为似乎左室起搏可能替代一种传导延迟（右室到左室）为另一种（左室到右室），因此，不应该能够使心室收缩再同步。

在正常犬心脏和非心衰的人类心脏中，在侧壁起搏左室，事实上，产生两种传导延迟和机械不同步合并血流动力学恶化，尽管不如右室起搏严重[30]。在伴LBBB的心力衰竭犬模型中左室起搏也产生了预料中的心室传导异常，但是令人惊奇的是，导致左室收缩更加同频化[17]。此外，这些结果是在用短AV延迟起搏，以避免起搏与自身激动融合时观察到的。

然而，在这项研究中仅仅测量了心外膜传导。机械同步不需要电学同步这个似是而非的论点，可能被在心外膜和心内膜传导模式之间的差别所确定。在一项不同的关于非心衰的LBBB犬心脏的研究中，左室起搏最佳的血流动力学改善事实上与心内膜电学同步有关，表面上是由起搏和自身的激动的融合所引起[36]。尽管在正常犬中心内膜和心外膜传导与自身的激动几乎在同时融合[37]，衰竭的心脏可能不同。如果例如在衰竭的心脏中心内膜的传导是缓慢的，而心外膜在一定的程度上稍快一些，结果尽管心外膜传导与左室非同步，和观察到的一样，心内膜的电学和机械同步是协调的，这个似是而非的论点就被确定，而这需要被评定。

心脏再同步治疗对心功能和心室重构的作用

目前临床证据支持CRT对诊断由缺血或非缺血性心肌病引起且体表心电图QRS时限增宽（一般>120ms）的中重度慢性心力衰竭［纽约心脏协会（NYHA）功能分级III或IV级］患者十分有价值。临床试验一致地显示在这样的患者中，在几个月的CRT治疗后心功能、生活质量和运动耐受力明显改善[38]。然而，大约1/3的CRT患者看似没有改善。是否能预测心衰患者能够从CRT中获得收益仍然是一个需要深入研究的问题[39]。对NYHA II级的患者接受CRT的数据很少；目前，这组患者并不常规推荐使用CRT。

一些左室射血分数降低的心衰患者，尽管QRS波群时限正常，但可能具有超声心动图评价的机械非同步，其程度与QRS时限延长相当严重的患者相似[40]。尽管初步数据提示机械不同步的患者，QRS时限正常也可能获益，没有前瞻性随机研究，CRT治疗不应扩展到这组患者。

与血流动力学改善一起，几个前瞻性非随机和随机试验已经显示在CRT治疗的前几个月后即有重构逆转伴心功能改善出现。不幸的是，尚无长期随访的数据，因此，目前不清楚重构过程是被CRT明确的终止了还是仅仅被延迟。

CRT过程中有多个机制可能参与逆转重构，包括重新分配心室区域性负荷，并且可能与左室内心肌对改变的区域性负荷模式的反应，降低了心肌氧耗，减少或消除二尖瓣反流，以及降低交感活动和增加副交感活动（图38-4）等机制。

心脏再同步治疗对死亡率和发病率的作用

我们可以推测CRT有3种不同的治疗阶段（参见图38-4）。最初的急性期在植入后就立即开始了并且可能持续2~4天，在这段时间内最主要的改变是由于血流动力学和机械功能改善所导致的。第二个阶段可能跟随着与心脏机械重构逆转有关的形态和结构改变。根据公

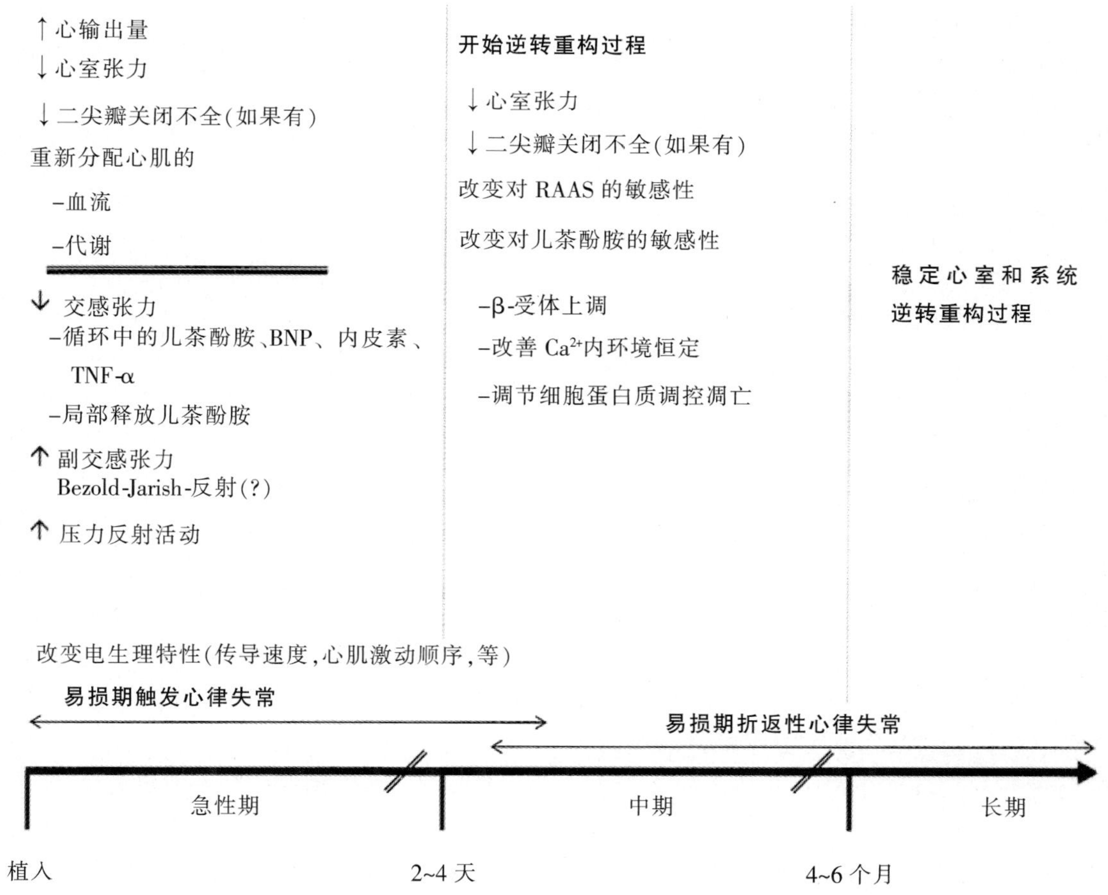

图38-4 心脏再同步治疗随时间诱发的血流动力学、机械和电生理学改变。RAAS，肾素-血管紧张素-醛固酮系统；TNF-α，肿瘤坏死因子-α；BNP，B型利钠肽。

布的数据，这个阶段可能持续6个月。最后是6~8个月之后，可能是一个慢性维持期，在这个阶段过程中患者的健康状况相对稳定，延长了他们的寿命并使他们不必住院。但仍然需要判断CRT是否使心衰状况稳定以及稳定的时间。

最近在心力衰竭中内科治疗、起搏及除颤的比较(COMPANION)试验阐明在NYHA III级和IV级的射血分数低于35%并且QRS时限大于120ms的心衰患者中接受单独CRT或伴除颤支持治疗与最佳的药物治疗相比明显降低了所有原因的住院和全因死亡的联合终点[42]。

单独CRT治疗使全因死亡率非显著性下降24%，而CRT加除颤器则显著性下降34%。然而，CRT伴或不伴可植入式心脏复律除颤器明显地降低了心力衰竭的入院率，这可能显著地降低了心力衰竭对卫生保健的负担。这些发现得到最近的一项荟萃分析的支持，它计算出在CRT试验中由于心衰恶化的死亡率显著下降(51%)，而由于心衰失代偿的住院率也明显下降(29%)。

心脏再同步治疗对室性心律失常的作用

由于心室激动的延迟和变缓、复极改变、过度交感活动以及与纤维化和缺血相关的结构异常，使心衰患者的室性心律失常的风险增加。心衰患者中1/3到一半的死亡是突发性的，并且很有可能与室性心律失常有关。药物抗心律失常治疗最小限度预防心衰患者的心脏性猝死，而在任何原因所致的心衰患者中ICD与最佳的内科治疗相比已被显示能显著降低全因死亡率[43,44]。

人们期待CRT通过改善泵功能、降低交感驱动和刺激扩张逆转而减少心律失常的风险。在电生理实验室环境下双室起搏过程中交感神经活动降低[45]。根据植入的CRT装置所连续记录的心率数据，在CRT数个月后心率变异性(HRV)增加，平均心率和最低心率降低，提示交感活动可能下降。在最初的10~12周内HRV典型地加速增加而在CRT开始之后的另8~10个月内缓慢持续增加。这些改变可能反映了由于CRT立即增加了每搏输出量所导致交感张力在初始时下降，随后由于逆转重构使左室泵功能进一步改善而引起持续性交感活性改变。这些交感活动的下降可能与减少快速性心律失常的可能性有关。

相反，双室起搏引入新的电学激动模式而可能是心律失常新的源头；这点最近在非缺血性心力衰竭患者中被研究[31]。正常情况下，心内膜被浦肯野网首先激动，随后是心外膜，然而两层在相似的时间复极，因为心外膜动作电位时程(APD)更短。CRT时，通过左室心外膜起搏跨膜激动顺序被逆转，产生长跨膜复极延迟，因为心内膜最后激动并且具有更长的APD。这样的改变在有QT延长风险的患者(如接受延长APD的药物患者）将会导致心律失常，可能与早后除极(EAD)有关。在动物中心外膜左室起搏可以促进早后除极跨膜传播，导致R-on-T型的期前收缩。这也在一些心衰患者中观察到了，在这些患者中单纯起搏左室或双室起搏可能触发反复非持续性多形性室性心动过速(PVT)或尖端扭转型室速[31]。

尽管对某些个体而言是理论上的风险，在临床研究的人群中，CRT对室性心律失常具有中性的作用。在CONTAK CD和InSync ICD研究中，比较了接受ICD和标准内科治疗的心衰患者与那些接受ICD和CRT治疗心衰患者的心律失常发生率。在这些研究的荟萃分析中，在接受CRT治疗的患者中室性心律失常没有明显下降[38]。CONTAK CD研究中在治疗组之间在患者接受适当的ICD治疗数目上、单纯室性心动过速(VT)、单纯心室颤动(VF)或VT和VF无差别[46]。当根据ICD存储的心电图将心律失常性事件分类为单形性室速(MVT)和多形性室速(PVT)时，MVT事件没有差别，而接受CRT患者中PVT事件更多，但是差别没有显著性，并且看似因为在少数接受CRT的患者中PVT发作的数目不成比例[47]。表面上，CRT对MVT的正性作用很小，然而一些个体可能增加了PVT的风险。

心脏再同步治疗对房性心律失常的作用

心房颤动是一种常见的室上性心律失常，在充血性心力衰竭患者中高达 30%。在心衰患者中观察到的阵发性和接续性心房颤动发生频率相似。缺血和慢性炎症过程或血流动力学异常如心室充盈受损和房室瓣关闭不全可能导致结构异常而引起心房扩张，这促进了心房颤动的发作和维持。

心力衰竭可能也通过神经激素机制和血流动力学状态的改变而促进心房颤动的发作。逐渐增多的依据证实在心力衰竭中激活的相同的神经激素代偿机制也在心房重构中涉及，因此，产生了心房颤动的解剖基质[48]。在心力衰竭患者中另一个（可能未得到正确评价的）机制是舒张期和收缩期的二尖瓣反流。在心房易损期反流喷射产生的心房机械刺激可能是心力衰竭患者中心房颤动发生的另一个明显的贡献者。

目前尚缺乏 CRT 对房性心律失常作用的确定数据。有可能 CRT 会影响房性心律失常特别是心房颤动的发作和持续时间。已经有少数病例被报道心房颤动自动转变为窦性节律，或在 CRT 之后先前短暂的心脏复律变得更持久了。心房大小可能在 CRT 数个月之后下降，因为舒张期和收缩期二尖瓣反流减少，同样交感性心房驱动下降这可能有利于恢复和稳定正常窦性心律。

小结

治疗心力衰竭相关的心室传导异常和机械性不同步有利于心脏机械和电学功能。它产生一个新的心力衰竭与心律失常的电机械和病理生理概念，以及以新的设备为基础的治疗：CRT。通过纠正由心室传导异常造成的机械不同步，与最佳的药物治疗心力衰竭相比，CRT 明显地改善了心功能分级、运动能力和生活质量。CRT 也可能阻止或逆转与心力衰竭的进程和恶性预后密切相关的心脏重构，并且降低心力衰竭的住院率以及可能的全因死亡率。尽管 CRT 看似对心律失常具有中性作用，ICD 能够有助于预防与心室电机械非同步相关的心律失常性死亡。

（王立群　郭继鸿　译）

参考文献

1. Xiao H, Roy C, Fujimoto S, Gibson DG: Natural history of abnormal conduction and its relation to prognosis in patients with dilated cardiomyopathy. Int J Cardiol 53:163–170, 1996.
2. Baldasseroni S, De Biase L, Fresco C, et al: Cumulative effect of complete left bundle-branch block and chronic atrial fibrillation on 1-year mortality and hospitalization in patients with congestive heart failure. A report from the Italian network on congestive heart failure (in-CHF database). Eur Heart J 23:1692–1698, 2002.
3. Gepstein L, Hayan G, Ben-Haim SA: A novel method for nonfluoroscopic catheter-based electroanatomical mapping of the heart. In vitro and in vivo accuracy results. Circulation 95: 1611–1622, 1997.
4. Schilling RJ, Peters NS, Davies DW: Simultaneous endocardial mapping in the human left ventricle using a noncontact catheter: Comparison of contact and reconstructed electrograms during sinus rhythm. Circulation 98:887–898, 1998.
5. De Bakker JMT, Hauer RNW, Simmens TA: Activation mapping: Unipolar versus bipolar recording. In Zipes DP, Jalife J (eds): Cardiac Electrophysiology: From Cell to Bedside, 3rd ed. pp 1068–1078, Philadelphia, Saunders, 1999.
6. Auricchio A, Fantoni C, Regoli F, et al: Characterization of left ventricular activation in patients with heart failure and left bundle branch block. Circulation 109:1133–1139, 2004.
7. Vassallo JA, Cassidy DM, Marchlinski FE, et al: Endocardial activation of left bundle branch block. Circulation 69:914–923, 1984.
8. Rodriguez L-M, Timmermans C, Nabar A, et al: Variable patterns of septal activation in patients with left bundle branch block and heart failure. J Cardiovasc Electrophysiol 14:135–141, 2003.
9. Fung JW-H, Yu C-M, Yip G, et al: Variable left ventricular activation pattern in patients with heart failure and left bundle branch block. Heart 90:17–19, 2004.
10. Ansalone G, Giannantoni P, Ricci R, et al: Doppler myocardial imaging to evaluate the effectiveness of pacing sites in patients receiving biventricular pacing. J Am Coll Cardiol 39:489–499, 2002.
11. Butter C, Auricchio A, Stellbrink C, et al: Pacing Therapy for Chronic Heart Failure II Study Group. Effect of resynchronization therapy stimulation site on the systolic function of heart failure patients. Circulation 104:3026–3029, 2001.
12. Hesse B, Diaz LA, Snader CE, et al: Complete bundle branch block as an independent predictor of all-cause mortality: Report of 7073 patients referred for nuclear exercise testing. Am J Med 110:253–259, 2001.
13. Garrigue S, Reuter S, Labeque J-N, et al: Usefulness of biventricular pacing in patients with congestive heart failure and right bundle branch block. Am J Cardiol 88:1436–1441, 2001.
14. Dubin AM, Feinstein JA, Reddy VM, et al: Electrical resynchronization: A novel therapy for the failing right ventricle. Circulation 107:2287–2289, 2003.

15. Grines CL, Bashore TM, Boudoulas H, et al: Functional abnormalities in isolated left bundle branch block. The effect of interventricular asynchrony. Circulation 79:845–853, 1989.
16. Liu L, Tockman B, Girouard S, et al: Left ventricular resynchronization therapy in a canine model of left bundle branch block. Am J Physiol Heart Circ Physiol 282:H2238–H2244, 2002.
17. Leclercq C, Faris O, Tunin R, et al: Systolic improvement and mechanical resynchronization does not require electrical synchrony in the dilated failing heart with left bundle-branch block. Circulation 106:1760–1763, 2002.
18. Auricchio A, Salo RW: Acute hemodynamic improvement by pacing in patients with severe congestive heart failure. Pacing Clin Electrophysiol 20:313–324, 1997.
19. Kerwin WF, Botvinick EH, O'Connell JW, et al: Ventricular contraction abnormalities in dilated cardiomyopathy: Effect of biventricular pacing to correct interventricular dyssynchrony. J Am Coll Cardiol 35:1221–1227, 2000.
20. Curry CW, Nelson GS, Wyman BT, et al: Mechanical dyssynchrony in dilated cardiomyopathy with intraventricular conduction delay as depicted by 3D tagged magnetic resonance imaging. Circulation 101:e2, 2000.
21. Breithardt OA, Stellbrink C, Kramer AP, et al: Echocardiographic quantification of left ventricular asynchrony predicts an acute hemodynamic benefit of cardiac resynchronization therapy. J Am Coll Cardiol 40:536–545, 2002.
22. Leclercq C, Kass DA: Retiming the failing heart: Principles and current clinical status of cardiac resynchronization. J Am Coll Cardiol 39:194–201, 2002.
23. Vernooy K, Verbeek XA, Peschar M, Prinzen FW: Relation between abnormal ventricular impulse conduction and heart failure. J Interv Cardiol 16:557–562, 2003.
24. Spragg DD, Leclercq C, Loghmani M, et al: Regional alterations in protein expression in the dyssynchronous failing heart. Circulation 108:929–932, 2003.
25. Bader H, Garrigue S, Lafitte S, et al: Intra-left ventricular electromechanical asynchrony. A new independent predictor of severe cardiac events in heart failure patients. J Am Coll Cardiol 43:248–256, 2004.
26. Cho G-Y, Park W-J, Han S-W, et al: Doppler tissue imaging assessment of dyssynchronicity is a powerful predictor of mortality in severe congestive heart failure with normal QRS duration [abstract]. J Am Coll Cardiol 43:361A, 2004.
27. Nelson GS, Berger RD, Fetics BJ, et al: Left ventricular or biventricular pacing improves cardiac function at diminished energy cost in patients with dilated cardiomyopathy and left bundle-branch block. Circulation 102:3053–3059, 2000.
28. Auricchio A, Ding J, Spinelli JC, et al: Cardiac resynchronization therapy restores optimal atrioventricular mechanical timing in heart failure patients with ventricular conduction delay. J Am Coll Cardiol 39:1163–1169, 2002.
29. Yu Y, Kramer A, Spinelli J, et al: Biventricular mechanical asynchrony predicts hemodynamic effect of uni- and biventricular pacing. Am J Physiol Heart Circ Physiol 285:H2788–H2796, 2003.
30. Peschar M, de Swart H, Michels KJ, et al: Left ventricular septal and apex pacing for optimal pump function in canine hearts. J Am Coll Cardiol 41:1218–1226, 2003.
31. Medina-Ravell VA, Lankipalli RS, Yan G-X, et al: Effect of epicardial or biventricular pacing to prolong QT interval and increase transmural dispersion of repolarization. Circulation 107:740–746, 2003.
32. Kass DA, Chen CH, Curry C, et al: Improved left ventricular mechanics from acute VDD pacing in patients with dilated cardiomyopathy and ventricular conduction delay. Circulation 99:1567–1573, 1999.
33. Auricchio A, Stellbrink C, Block M, et al: The effect of pacing chamber and atrioventricular delay on acute systolic function of paced patients with congestive heart failure. Circulation 99:2993–3001, 1999.
34. Auricchio A, Stellbrink C, Sack S, et al: Long-term clinical effect of hemodynamically optimized cardiac resynchronization therapy in patients with heart failure and ventricular conduction delay. J Am Coll Cardiol 39:2026–2033, 2002.
35. Touiza A, Etienne Y, Gilard M, et al: Long-term left ventricular pacing: Assessment and comparison with biventricular pacing in patients with severe congestive heart failure. J Am Coll Cardiol 38:1966–1970, 2001.
36. Verbeek XA, Vernooy K, Peschar M, et al: Intra-ventricular resynchronization for optimal left ventricular function during pacing in experimental left bundle branch block. J Am Coll Cardiol 42:558–567, 2003.
37. Faris OP, Evans FJ, Dick AJ, et al: Endocardial versus epicardial electrical synchrony during LV free-wall pacing. Am J Physiol Heart Circ Physiol 285:H1864–H1870, 2003.
38. Bradley DJ, Bradley EA, Baughman KL, et al: Cardiac resynchronization and death from progressive heart failure: A meta-analysis of randomized controlled trials. JAMA 289:730–740, 2003.
39. Auricchio A, Yu CM: Beyond the measurement of QRS complex toward mechanical dyssynchrony: Cardiac resynchronisation therapy in heart failure patients with a normal QRS duration. Heart 90:479–481, 2004.
40. Yu CM, Lin H, Zhang Q, Sanderson JE: High prevalence of left ventricular systolic and diastolic asynchrony in patients with congestive heart failure and normal QRS duration. Heart 89:54–60, 2003.
41. St John Sutton MG, Plappert T, Abraham WT, et al: Effect of cardiac resynchronization therapy on left ventricular size and function in chronic heart failure. Circulation 107:1985–1990, 2003.
42. Bristow MR, Saxon LA, Boehmer J, et al: Cardiac-resynchronization therapy with or without an implantable defibrillator in advanced chronic heart failure. N Engl J Med 350:2140–2150, 2004.
43. Moss AJ, Zareba W, Hall WJ, et al: Prophylactic implantation of a defibrillator in patients with myocardial infarction and reduced ejection fraction. N Engl J Med 346:877–883, 2002.
44. Grimm W, Alter P, Maisch B: Arrhythmia risk stratification with regard to prophylactic implantable defibrillator therapy in patients with dilated cardiomyopathy: Results of MACAS, DEFINITE, and SCD-HeFT. Herz 29:348–352, 2004.
45. Hamdan MH, Zagrodzky JD, Joglar JA, et al: Biventricular pacing decreases sympathetic activity compared with right ventricular pacing in patients with depressed ejection fraction. Circulation 102:1027–1032, 2000.
46. Higgins SL, Hummel JD, Niazi IK, et al: Cardiac resynchronization therapy for the treatment of heart failure in patients with intraventricular conduction delay and malignant ventricular tachyarrhythmias. J Am Coll Cardiol 42:1454–1459, 2003.
47. McSwain RL, Schwartz RA, deLurgio DB, et al: Cardiac resynchronization therapy does not increase the incidence of polymorphic ventricular tachycardia in patients with CHF [abstract]. Heart Rhythm 1(suppl):S60, 2004.
48. Goette A, Honeycutt C, Langberg JJ: Electrical remodeling in atrial fibrillation: Time course and mechanisms. Circulation 94:2968–2974, 1996.
49. Malinowski K: Spontaneous conversion of permanent atrial fibrillation into stable sinus rhythm after 17 months of biventricular pacing. Pacing Clin Electrophysiol 26:1554–1555, 2003.

第 39 章

药物与机械电反馈的相互作用：致心律失常作用、重构和凋亡

Paulus Kirchhof, *Günter Breithardt*

机械电反馈的时间表：一个连续的统一体

尽管机械电反馈一词最常用于描述短牵张(毫秒或秒)的电生理作用，对于慢性增加的心脏牵张反映出的电生理和致心律失常性改变在临床中相关性更高。长期的压力超负荷(如未治疗动脉高血压或主动脉瓣狭窄)不仅引起适应性心脏肥厚，也同时发生几个心脏电生理改变：心脏的动作电位延长，可能是因为离子电流发生了变化，细胞间的耦联降低，以及缝隙蛋白重新分布，心肌肥大或间质纤维化[1-4]。此外，细胞内钙(Ca^{2+})调控以适应尝试使对动作电位的收缩反应最大化。为了达到对长期增加的牵张的分子适应，细胞可以使胎儿基因程序重新激活。另外，机械牵张诱发的致凋亡信号[5]。这个作用发生在数分钟内，提示在急性和慢性形式的机械电反馈之间可能存在连续区，尽管它们是被不同机制介导的，从离子通道激活和蛋白调节改变到收缩重构表现为细胞肥大和间质纤维化(图 39-1)。

牵张激活性通道介导的电生理作用对急性机械电反馈的反应与对慢性压力超负荷的反应部分地对立——就是动作电位缩短与动作电位延长[6]。这一章讨论心脏对慢性牵张的

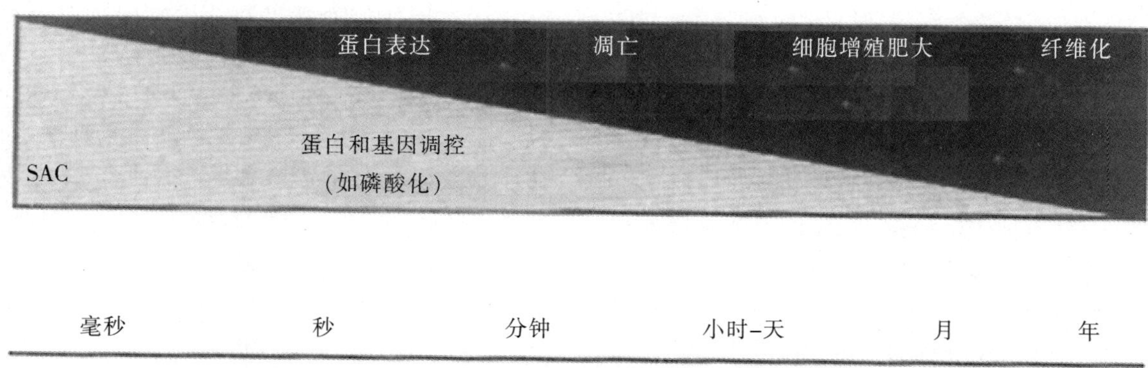

图 39-1 时间依赖不同细胞以及由机械电反馈依赖于机械压力时间过程所引起的结构适应性机制的时间依赖性。急性牵张-毫秒到秒-激活的牵张激活性通道(SAC；在这本书中贯穿始终在讨论这个课题)。当牵张持续数秒，调整的细胞过程如蛋白质的磷酸化和基因表达发生改变。这影响蛋白质的表达并且因而影响细胞的功能。当一个增加的牵张持续数秒到数分钟，致凋亡的信号途径就被激活，导致更多的心肌细胞凋亡。更长时程的机械刺激导致其他结构性适应过程，细胞肥大、间质纤维以及细胞间的耦联下降。

适应性电生理后果。这些改变部分是对增加的心脏工作负荷的适应——动作电位延长导致收缩延长——但可能倾向使心脏对作用于心脏或非心脏的药物产生危险的致心律失常作用。本章总结了如何用药物预防和治疗这些电生理不良适应的观点。

复极电流下降、结构重构和细胞内 Ca^{2+}调控促进药物诱发的心律失常

对于慢性压力超负荷的电生理适应通过降低外向复极电流延长了心脏的动作电位。细胞大小增加、局部纤维化，以及缝隙连接的表达和功能发生了改变(如连接负责细胞内的电流流动)降低了细胞间的接触。这些改变着重强调动作电位时程和形态的区域性不同，使心脏对一种特殊形式的多形性室性心动过速即尖端扭转型室性心动过速更加敏感[7-9]。尽管尖端扭转型室性心动过速经常被认为是在遗传性长 QT 综合征患者常见的心律失常，所谓获得性尖端扭转型室性心动过速是罕见的，但是延长心脏动作电位的心血管或其他药物令人担忧的副作用，通常是通过减弱延迟整流钾电流中的快速激活成分 I_{Kr}[9,10]。(可能导致致心律失常作用的药物的最新明细表见于 Arizona 大学健康科学中心网址：www.torsades.org.)

遗传因素与慢性牵张减低复极储备

由延长动作电位的药物引起的致心律失常作用是一种“患者特异性”作用——也就是对药物诱发的致心律失常作用有一种个人倾向[11]。基因因素——例如，复极电流基因编码的突变或多形性[12]，药物代谢涉及的蛋白质的基因编码改变，或者性别——可能使个人倾向于出现致心律失常作用。尽管存在复极储备下降、心脏肥厚和纤维化，大多数患者从未经历过心律失常[9,11]。由于机械张力慢性增加导致的适应性过程激发了相似的功能改变——即降低了净复极电流[13]。这些基因决定的或适应性改变的最终结果就是所谓的复极储备下降[14]。当获得性尖端扭转型室性心动过速患者受到钾通道阻滞剂的挑战时，这样的复极储备下降可以临床评价为 QT 间期异常延长[15]。一阵药物诱发的尖端扭转型室性心动过速的发作可能被像心动过缓[16]或低钾血症等一过性因素所启动。

慢性牵张反应引起的结构改变

对于压力增加的慢性适应性反应也会产生结构性后果，包括细胞大小增大，缝隙连接的表达和功能变化，以及通过间质纤维化使细胞间的耦联降低。这些微结构改变加重了激动和复极区域性差别，这些可以作为传导的各向异性和心室复极的区域性离散度而被测量[17]。复极异质性的增加提高了在易损期对异位搏动反应的室性心律失常的易感性[18]，而在另一方面，传导的各向异性能够引起传导波中断和功能性折返[19,20]。

慢性牵张反应引起的 Ca^{2+}调控改变

在肥厚的心脏中细胞内 Ca^{2+}调控也发生变化，可能是作为每个细胞对慢性增加的工作负荷的一种反应。肥厚的模型经常显示 Ca^{2+}一过性增加但舒张期 Ca^{2+}正常[3,21,22]。在其他转译和调节机制中，这个适应性过程导致钙调蛋白依赖的蛋白激酶 II(CaMKII)的表达和活动增加[3,23,24]。

这种增加的表达促进了 Ca^{2+}向细胞内的内流以及 Ca^{2+}诱发的从肌浆网释放 Ca^{2+}，随后导致触发活动和后除极[3,23,25]。图 39-2 总结了这些变化。当在肥厚的心脏中结合时，这些适应性改变形成了功能性折返的基质，并且可能为室性心动过速提供一个触发因素。事实上，对于长期动脉高压和容量过多反应形成的心室过度肥厚[3]，或对心脏直接表达的 CaMKII 反应[23]，当合并心动过缓时足以激发多形性室性心动过速，与心动过缓和引起长 QT 综合征突变的 SCN5A 通道合并相似[16]。有趣的是，直接阻滞 CaMKII 或通过阻滞 Ca^{2+}通道防止 CaMKII 的激活都足以预防这样的心律失常[3]，与 CaMKII 阻滞剂预防药物诱发尖端扭转型室性心动过速的作用相

似[26,27]。这些数据可以解释临床观察到的延长动作电位药物奎尼丁与 Ca^{2+}通道阻滞剂维拉帕米联合应用可能降低药物诱发的致心律失常作用的发生率[28]。

牵张诱发凋亡:不同种类的机械电反馈

凋亡,或称程序性细胞死亡,描述一种特殊形式的首要特征是缺乏炎症的组织学"无痕迹"细胞死亡[29]。凋亡是正常出生以前和出生之后心脏发育的一部分[30],但也会出现在异常的情况下[31,32]。更特异地,对长期增加的左室压力(如高血压性心肌病中)反应性凋亡增加[33]。在长期牵张增加之外,左室压力和容量短暂增加可逆性激活致凋亡信号通路(见参考文献 5 中图 4),并且通过左室辅助装置解除慢性压力

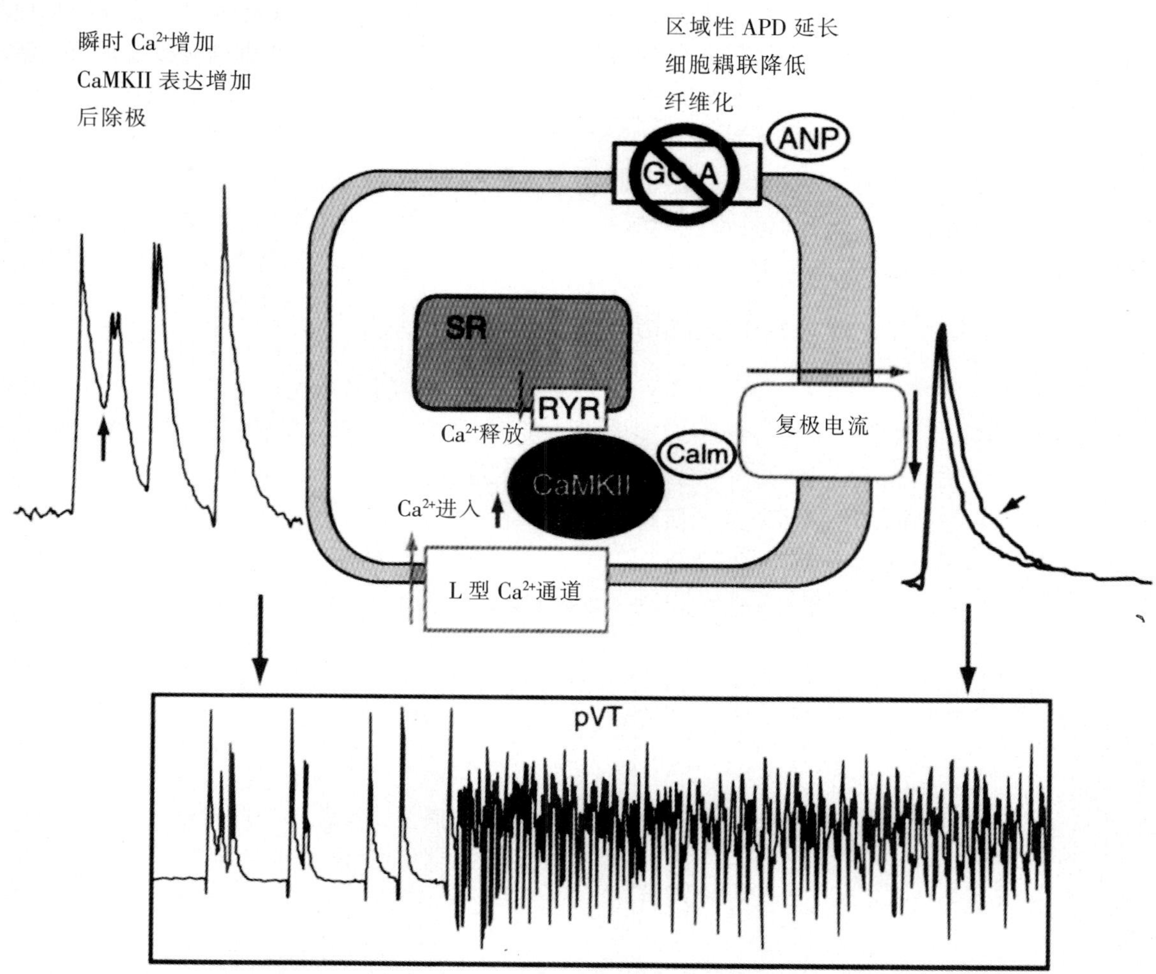

图 39-2　去除了心房利钠肽(ANP)受体鸟苷酸环化酶 A(GC-A)的鼠模型中长期容量和压力超负荷的电生理效应和分子机制。心肌动作电位的净复极电流减低,表现为心室动作电位时程(APD)延长。心脏肥厚,细胞大小增加,间质纤维增生,牵张信号占优势使左室内的区域性 APD 不均匀性增加。局灶性心肌纤维化也构成了潜在的折返环路。这些过程产生了功能性折返(上图右)的基质。此外,Ca^{2+}瞬时幅度增加,以及 Ca^{2+}-钙调蛋白依赖的蛋白激酶 II(CaMKII)的表达水平增加。这些改变是后除极和多形性室性心动过速(pVT;上图左及下图)发生的触发因素。这种 CaMKII 依赖的心律失常触发因素与折返的功能性基质结合使得在心动过缓时自发出现 pVT。在这种模型中,药物阻滞 CaMKII 抑制室性心律失常。在 CaMKII 和 CaMKIV 表达增加的模型中识别出心律失常的相似机制[23]。RYR,兰尼碱受体;SR,肌浆网;Calm,钙调蛋白。(见彩色插图)

超负荷逆转致凋亡信号通路[5]。对长期-持续牵张信号，凋亡可能被分裂素-激活的蛋白激酶/外部调节的激酶[5]、钙调神经磷酸酶的激活[34]、或细胞内 Ca^{2+}超负荷(如由心脏 Na^{+}-Ca^{2+}交换器的功能下降所激发)[35]所诱发。因此,激活凋亡性细胞死亡不仅是张力和压力长期增加的后果,也可能由一些细胞对张力增加之后数分钟出现的反应所介导。

在包括心房颤动[36]和致心律失常性右室心肌病[37]等几种致心律失常性疾病中凋亡增加。凋亡增加的致心律失常作用可能包括细胞间耦联降低和在凋亡细胞岛周围的微折返环路的形成。有直接的证据证实凋亡的增加有利于心房颤动的维持("驯化")[38]。如果潜心的研究证实了其电生理后果，对牵张的反应牵张-诱发的凋亡可能促进心律失常的产生基质。

药物可以预防对心脏牵张的急性和慢性适应

阻滞牵张-激活通道的毒蜘蛛衍生肽能够防止由急性牵张诱发的心房颤动[39](参见第 42 章)。长期用维拉帕米治疗看起来能预防药物诱发的致心律失常作用 [28]，可能是通过防止 Ca^{2+}介导的 CaMKII 激活和随后抑制药物诱发尖端扭转型室性心动过速的触发因素后除极。

相反地,在心力衰竭的实验模型中[40,41]和临床实验中[42,43]长期药物抑制血管紧张素原-血管紧张素系统能部分地防止对慢性增加的心脏负荷的适应性心脏反应。有趣的是,这些抗肥厚作用可能转变为抗心律失常作用:血管紧张素转换酶(ACE)抑制剂部分地防止在心房颤动中的结构重构[38],药物阻滞 ACE 降低了器质性心脏病患者的心房颤动的发生率[44,45]并且降低了实验性心力衰竭中的心房纤维化[46]。

防止对工作负荷增加的肥厚性反应也可能是理解为什么药物阻滞肾素-血管紧张素-醛固酮系统——例如血管紧张素受体阻滞剂[47](见第 7 章)或醛固酮拮抗剂——在临床试验中预防猝死。在干扰肾素-血管紧张素-醛固酮系统之外，醛固酮拮抗剂可能预防低钾，后者是已知的尖端扭转型心律失常的触发因素。这些假学需要实验和临床证实。表 39-1 总结了这些作用。

表 39-1 对慢性牵张的致心律失常反应和药物干预的治疗目标

因素		干预
先天性倾向		
遗传倾向	性别、长 QT 综合征的种类(如引起长 QT 综合征的突变不伴明显表型)药物代谢改变	—
基质改变		
复极储备降低	离子通道表达和功能下降	避免延长动作电位的药物
结构重构	使心肌细胞凋亡增加,细胞肥大,间质纤维增生,细胞间耦联下降,心脏大小增加	抗高血压药物(?);ACE 抑制剂/血管紧张素受体阻滞剂,醛固酮阻滞剂
触发因素		
Ca^{2+}调控改变	L-型 Ca^{2+}通道活动增加,CaMKII 活动增加,肌浆网释放 Ca^{2+}增加,肌浆网的 Ca^{2+}负荷增加,从肌浆网泄露的 Ca^{2+}增加	维拉帕米;抑制 CaMKII 抑制剂(尚无临床用药);防止心动过缓(?)

ACE,血管紧张素转换酶;CAMKII,钙调蛋白激酶 II。

小结

药物能够恶化牵张诱发的致心律失常作用以及防止与急性或慢性牵张有关的电生理改变。在心脏受到长时间的牵张刺激下细胞内的 Ca^{2+}调控改变、复极储备降低、诱导心肌细胞凋亡以及刺激细胞肥厚增生所有结合起来构成功能性折返的基质。此外，Ca^{2+}调控的改变、特别是细胞质内的 CaMKII 活动增加，在肥厚的心脏中激发后除极以及触发室性心律失常。这些对长期持续牵张的适应具有适应不良的电生理后果，看起来有助于药物诱发的致心律失常、猝死和心房颤动的作用。

药物阻滞肾素–血管紧张素–醛固酮系统减轻了重构和肥厚，因此降低了心室和心房对慢性牵张反应的致心律失常后果。药物阻滞 L 型 Ca^{2+}通道（如维拉帕米）防止了 CaMKII 的激活，因此消除了药物诱发致心律失常的触发因素[28]。

理解对心律失常的遗传倾向之间的相互作用，对慢性牵张刺激反应而构成的致心律失常基质，触发事件，以及潜在的、在已经处于慢性牵张的心脏中急性牵张刺激的危险作用，是未来研究的任务。

（王立群　郭继鸿　译）

参考文献

1. Cerbai E, Barbieri M, Li Q, Mugelli A: Ionic basis of action potential prolongation of hypertrophied cardiac myocytes isolated from hypertensive rats of different ages. Cardiovasc Res 28:1180–1187, 1994.
2. Spach MS, Heidlage JF, Dolber PC, Barr RC: Electrophysiological effects of remodeling cardiac gap junctions and cell size: Experimental and model studies of normal cardiac growth. Circ Res 86:302–311, 2000.
3. Kirchhof P, Fabritz L, Begrow F, et al: Ventricular arrhythmias, increased cardiac calmodulin kinase II expression, and altered repolarization kinetics in ANP-receptor deficient mice. J Mol Cell Cardiol 36:691–700, 2004.
4. Zhuang J, Yamada KA, Saffitz JE, Kleber AG: Pulsatile stretch remodels cell-to-cell communication in cultured myocytes. Circ Res 87:316–322, 2000.
5. Baba H, Stypmann J, Grabellus F, et al: Dynamic regulation of MEK/Erks and Akt/GSK-3β in human end-stage heart failure after left ventricular mechanical support: Myocardial mechanotransduction-sensitivity as a possible molecular mechanism. Cardiovasc Res 59:390–399, 2003.
6. Guo W, Kamiya K, Yasui K, et al: Paracrine hypertrophic factors from cardiac non-myocyte cells downregulate the transient outward current density and Kv4.2 K^+ channel expression in cultured rat cardiomyocytes. Cardiovasc Res 41:157–165, 1999.
7. Dessertenne F: La tachycardie ventriculaire à deux foyers opposés variables [Ventricular tachycardia with 2 variable opposing foci]. Arch Mal Coeur 59:263–272, 1966.
8. Vos MA, Verduyn SC, Gorgels AP, et al: Reproducible induction of early afterdepolarizations and torsade de pointes arrhythmias by d-sotalol and pacing in dogs with chronic atrioventricular block. Circulation 91:864–872, 1995.
9. Haverkamp W, Breithardt G, Camm AJ, et al: The potential for QT prolongation and proarrhythmia by non-antiarrhythmic drugs: Clinical and regulatory implications. Report on a policy conference of the European Society of Cardiology. Eur Heart J 21:1216–1231, 2000.
10. Redfern WS, Carlsson L, Davis AS, et al: Relationships between preclinical cardiac electrophysiology, clinical QT interval prolongation and torsade de pointes for a broad range of drugs: Evidence for a provisional safety margin in drug development. Cardiovasc Res 58:32–45, 2003.
11. Haverkamp W, Mönnig G, Schulze-Bahr E, et al: Physician-induced torsade de pointes—therapeutic implications. Cardiovasc Drugs Ther 16:101–109, 2002.
12. Paulussen AD, Gilissen RA, Armstrong M, et al: Genetic variations of KCNQ1, KCNH2, SCN5A, KCNE1, and KCNE2 in drug-induced long QT syndrome patients. J Mol Med 82:182–188, 2004.
13. Swynghedauw B, Chevalier B, Charlemagne D, et al: Cardiac hypertrophy, arrhythmogenicity and the new myocardial phenotype. II. The cellular adaptational process. Cardiovasc Res 35:6–12, 1997.
14. Roden DM: Mechanisms and management of proarrhythmia. Am J Cardiol 82:491–571, 1998.
15. Kääb S, Hinterseer M, Näbauer M, Steinbeck G: Sotalol testing unmasks altered repolarization in patients with suspected acquired long-QT-syndrome: A case-control pilot study using i.v. sotalol. Eur Heart J 24:649–657, 2003.
16. Fabritz L, Kirchhof P, Franz MR, et al: Effect of pacing and mexiletine on dispersion of repolarisation and arrhythmias in hearts of SCN5A ∂-KPQ (LQT3) mice. Cardiovasc Res 57:1085–1093, 2003.
17. Spach MS, Josephson ME: Initiating reentry: The role of nonuniform anisotropy in small circuits. J Cardiovasc Electrophysiol 5:182–209, 1994.
18. Kirchhof P, Fabritz L, Zabel M, Franz MR: The vulnerable period for low and high energy T wave shocks: Role of dispersion of repolarisation and effect of d-sotalol. Cardiovasc Res 31:953–962, 1996.
19. van Rijen HV, Eckardt D, Degen J, et al: Slow conduction and enhanced anisotropy increase the propensity for ventricular tachyarrhythmias in adult mice with induced deletion of connexin43. Circulation 109:1048–1055, 2004.
20. Derksen R, van Rijen HV, Wilders R, et al: Tissue discontinuities affect conduction velocity restitution: A mechanism by which structural barriers may promote wave break. Circulation 108:882–888, 2003.
21. Sipido KR, Volders PG, de Groot SH, et al: Enhanced Ca^{2+} release and Na/Ca exchange activity in hypertrophied canine ventricular myocytes: Potential link between contractile adaptation and arrhythmogenesis. Circulation 102:2137–2144, 2000.
22. Shorofsky SR, Aggarwal R, Corretti M, et al: Cellular mechanisms of altered contractility in the hypertrophied heart: Big hearts, big sparks. Circ Res 84:424–434, 1999.
23. Wu Y, Temple J, Zhang R, et al: Calmodulin kinase II and arrhythmias in a mouse model of cardiac hypertrophy. Circulation 106:1288–1293, 2002.

24. Zhang T, Maier LS, Dalton ND, et al: The δC isoform of CaMKII is activated in cardiac hypertrophy and induces dilated cardiomyopathy and heart failure. Circ Res 92:912–919, 2003.
25. Maier LS, Zhang T, Chen L, et al: Transgenic CaMKIIδC overexpression uniquely alters cardiac myocyte Ca^{2+} handling: Reduced SR Ca^{2+} load and activated SR Ca^{2+} release. Circ Res 92:904–911, 2003.
26. Mazur A, Roden DM, Anderson ME: Systemic administration of calmodulin antagonist W-7 or protein kinase A inhibitor H-8 prevents torsade de pointes in rabbits. Circulation 100:2437–2442, 1999.
27. Anderson ME, Braun AP, Wu Y, et al: KN-93, an inhibitor of multifunctional Ca^{++}/calmodulin-dependent protein kinase, decreases early afterdepolarizations in rabbit heart. J Pharmacol Exp Ther 287:996–1006, 1998.
28. Fetsch T, Bauer P, Engberding R, et al: Prevention of atrial fibrillation after cardioversion: Results of the PAFAC trial. Eur Heart J 25:1385–1394, 2004.
29. Kerr J, Wyllie A, Currie A: Apoptosis: A basic biological phenomenon with wide ranging implications in tissue kinetics. Br J Cancer 26:239–257, 1972.
30. James TN: Normal and abnormal consequences of apoptosis in the human heart. Annu Rev Physiol 60:309–325, 1998.
31. Narula J, Haider N, Virmani R, et al: Apoptosis in myocytes in end-stage heart failure. N Engl J Med 335:1182–1189, 1996.
32. Pacifico A, Henry PD: Structural pathways and prevention of heart failure and sudden death. J Cardiovasc Electrophysiol 14:764–775, 2003.
33. Gonzalez A, Fortuno MA, Querejeta R, et al: Cardiomyocyte apoptosis in hypertensive cardiomyopathy. Cardiovasc Res 59:549–562, 2003.
34. Wang Z, Kutschke W, Richardson KE, et al: Electrical remodeling in pressure-overload cardiac hypertrophy: Role of calcineurin. Circulation 104:1657–1663, 2001.
35. Wakimoto K, Kobayashi K, Kuro OM, et al: Targeted disruption of Na^+/Ca^{2+} exchanger gene leads to cardiomyocyte apoptosis and defects in heartbeat. J Biol Chem 275:36991–36998, 2000.
36. Aime-Sempe C, Folliguet T, Rucker-Martin C, et al: Myocardial cell death in fibrillating and dilated human right atria. J Am Coll Cardiol 34:1577–1586, 1999.
37. Mallat Z, Tedgui A, Fontaliran F, et al: Evidence of apoptosis in arrhythmogenic right ventricular dysplasia. N Engl J Med 335:1190–1196, 1996.
38. Cardin S, Li D, Thorin-Trescases N, et al: Evolution of the atrial fibrillation substrate in experimental congestive heart failure: Angiotensin-dependent and -independent pathways. Cardiovasc Res 60:315–325, 2003.
39. Bode F, Sachs F, Franz M: Tarantula peptide inhibits atrial fibrillation. Nature 409:6818–6819, 2001.
40. Rials SJ, Wu Y, Xu X, et al: Regression of left ventricular hypertrophy with captopril restores normal ventricular action potential duration, dispersion of refractoriness, and vulnerability to inducible ventricular fibrillation. Circulation 96:1330–1336, 1997.
41. Cerbai E, Crucitti A, Sartiani L, et al: Long-term treatment of spontaneously hypertensive rats with losartan and electrophysiological remodeling of cardiac myocytes. Cardiovasc Res 45:388–396, 2000.
42. Pfeffer MA, McMurray JJ, Velazquez EJ, et al: Valsartan, captopril, or both in myocardial infarction complicated by heart failure, left ventricular dysfunction, or both. N Engl J Med 349:1893–1906, 2003.
43. McMurray JJ, Ostergren J, Swedberg K, et al: Effects of candesartan in patients with chronic heart failure and reduced left-ventricular systolic function taking angiotensin-converting-enzyme inhibitors: The CHARM-Added trial. Lancet 362:767–771, 2003.
44. Vermes E, Tardif JC, Bourassa MG, et al: Enalapril decreases the incidence of atrial fibrillation in patients with left ventricular dysfunction: Insight from the Studies Of Left Ventricular Dysfunction (SOLVD) trials. Circulation 107:2926–2931, 2003.
45. Pedersen OD, Bagger H, Kober L, Torp-Pedersen C: Trandolapril reduces the incidence of atrial fibrillation after acute myocardial infarction in patients with left ventricular dysfunction. Circulation 100:376–380, 1999.
46. Li D, Shinagawa K, Pang L, et al: Effects of angiotensin-converting enzyme inhibition on the development of the atrial fibrillation substrate in dogs with ventricular tachypacing-induced congestive heart failure. Circulation 104:2608–2614, 2001.
47. Lindholm LH, Dahlof B, Edelman JM, et al: Effect of losartan on sudden cardiac death in people with diabetes: Data from the LIFE study. Lancet 362:619–620, 2003.
48. Pitt B, Remme W, Zannad F, et al: Eplerenone, a selective aldosterone blocker, in patients with left ventricular dysfunction after myocardial infarction. N Engl J Med 348:1309–1321, 2003.
49. Pitt B, Zannad F, Remme WJ, et al: The effect of spironolactone on morbidity and mortality in patients with severe heart failure. Randomized Aldactone Evaluation Study Investigators. N Engl J Med 341:709–717, 1999.

第七部分

展　　望

心室应变测量的进展

正常及梗死心室模型中心肌细胞牵张、压力及功率的分布

牵张通道阻滞剂:一种新型的抗心律失常药物

第 40 章

心室应变测量的进展

Elliot McVeigh

磁共振成像技术及硬件设备的改进

磁共振成像(MRI)能够测量心肌的运动,主要由于心肌组织可以被标记并随着时间进行跟踪。可以以饱和磁化的方式或者编码信号时相的方式进行标记;这两种方式可在数毫秒以内被应用于整个心肌。不同方式变形的成像可以用各种标准方法进行。目前在商品化的MRI扫描器中可以获得的成像梯度转变速率加速已经导致获取数据的效能极大提高,使心脏电影具有较高的瞬时分辨率并且成像时间较短[1]。同时,视野缩小的技术,或者变焦到单独的心脏区域周围,使获取数据的时间缩短2~4倍;已经在加速成像技术的标准下获得了这些技术[2-4]。

这些改进使得实时图像获取速度已经达到每秒30帧2mm×2mm×8mm的图像。同时,如果大约10个重复的心跳是完全相同的,可以被用来累积数据,从这些合成数据得到的电影可达每秒200帧以上。如果需要更大的空间分辨率,对重复心跳进行的数据累积可以被用来将该限度推进到代表心脏逐次跳动的位置具有可重复性的分辨率。

利用无线门控策略(通过测量原始数据的特性以推断在获取数据的瞬间心脏和呼吸时相)使与心电图同时相获取心脏数据的传统门控策略变得完善[5]。这些技术目前是可行的,因为获取数据的速度可以很快而足以支持部分图像重建且其质量足以评估数据是在心脏/呼吸周期中的哪一点获取的。这是一个活跃的研究课题,可能在5年内即可见到重要的进展。

运动-编码策略

本章调查了两种主要类型的运动编码:心肌标记法(myocardial tagging)和脉冲场梯度法(pulsed field gradient)。心肌标记法在预定模式中(如一套平行图表)改变了图像像素的灰阶数值,并且随时间进展将模式的形变记录成像[6]。在脉冲场梯度法中,通过用一个短梯度脉冲诱发位置依赖时相而同步"标记"磁化位置。稍后用一个反向的梯度脉冲来重新调焦磁化;然而,如果在这两个梯度脉冲之间的时间内组织发生了移动,磁化有剩余时相而与位移成比例。

心肌标记

心肌标记运用的是一个简单的原理。在成像区域内设置一个饱和模式,在一定的时间延迟后将该区域成像;在图像中的饱和模式形状的变化反映了包含饱和模式的基础主体形状的变化[6,7]。"标记"的原则由Morse和Singer[8]首先提出用于测量容积血流。Zerhouni等[9]论证了同一原则可以用于直观标明被标记磁化的组织以测量心脏更复杂的变形。Axel及Dougherty[10,11]后来提出一个有效的方案在整个成像区域内生成饱和平行层。许多研究者已经提出对这些在二维(2D)和三维(3D)图像中生成更复杂饱和模式的方法的修正和扩展[12-22],近期还出现标记与快速回声链成像[23,24]及定常态自由进动成像[25,26]联用。已经通过投射重建成像方法达到了对标注栅格的高分辨率成像[27-29]。

在过去的几年内,标记方法得到了持续的发展。下文审视了空间和时间分辨率已经达到的极限。

高时空分辨率标记的磁共振成像

获取高分辨率 MR 图像的直接方法是运用三维傅立叶编码技术。这种方法在分隔一薄层图像层时不使用层面选择脉冲；在层面选择方向使用时相编码。这种三维傅立叶获取技术可以达到薄层成像，但需要一段延长的成像时间以得到所有的必需数据;因此,必须使用心脏及呼吸门控获取技术。通过三维成像获得更薄层面可以使标记层之间的空间显著减少，因为在高通层面剪切应变过程中相邻的标记层面不会模糊在一起。Ennis 等[30]已经采用心脏/呼吸门控及简化数据获取技术[31]以得到在整个心脏区域按 8ms 时间分辨率及 0.5mm×1.4mm×5mm 体素对标记心肌进行的三维容积计算。高分辨率方向指向垂直于水平标记层面，这样对标记位置的检测最精确[6]。标记层面可能紧密地排列在一起,穿过心壁共 5 个标记层(图 40-1)。在短轴图像中这些数据包含大约 1500 个单独的标记交点以追踪整个心肌组织的运动。这种成像模式的缺陷是总获取时间长;因此,测量的运动必须在 0.5~2 小时内逐跳可重复。这种条件可以在健康的、通气的、被动起搏的动物中达到。无线门控技术不断发展使得高分辨率成像技术可以用于自由呼吸非起搏个体中。

标记磁共振成像的图像分析

直接观察用标记模式获得的电影提供了评价心肌功能和局部缩短及松弛开始时间的一种优秀方法。然而,如果需要对全部心肌定量测量心肌应变,心肌必须进行分割并建立标记层面的位置[32-36]。在过去的 10 年内,这种图像分析任务已经经历了持续的发展；但是,在利用心肌标记进行定量分析中,其仍保持频率限制步骤。在心肌标记发展的早期,一次全面研究要包括近 200 幅图像被分割；当前,用高分辨率在时间和空间大小，共有 5000 幅图像需要进行分割。因此,取决于获得的图像的数量,标记检测可能用很多小时甚至数天进行分析。如果进行大型研究,对于研究者而言这简直是噩梦。尽管从灰度标记图像直接计算运动场的一些早期工作已被报道[37],标记方向的问题已经成为研究者将注意力转移到不需要图像分割而进行定量分析(如在脉冲场梯度法中描述的方法)的主要动机。

从标记磁共振成像计算应变

在标记 MRI 电影中,标记模式应用后以不同时间间隔在空间中形成一个单一层面成像。在整个心动周期中,心脏移进或移出这单一层面；因此,必须应用插值(interpolation)在心动周期中从多次的成像中抽样计算心肌某个位置的轨道。插值(时间和空间)的本质是在用于运动跟踪的不同方法之间差异[38-40]。一旦在 Lagrangian 坐标系统(即配属心脏的坐标系统)中将位移场计算出来,就可以通过计算位移场的空间导数而得到心肌的应变。Declerck 等[41]对 4 种技术进行了比较,结果显示心肌位移场的四维 B 样条模型[42,43]看似为计算应变场的最佳的全面性方法。

脉冲场梯度法

调和相成像法

在调和相(Harmonic Phase,HARP)成像法[44]中，对心肌采用一个简单的正弦曲线标记模型。这些标记由一种被称为空间调制磁化(SPAtial Modulation Magnetization,SPAMM)的方法提供[10]。如果图像是采用集中在傅立叶空间中的这条正弦曲线的频率周围的原始数据重建的,巨大的图像会以低分辨率评估正弦曲线模式中的信号数量。图像的时相将会显示一种随心肌运动而变形的结合模式。在 HARP 图像的电影画面之间的相对运动可以从不同帧

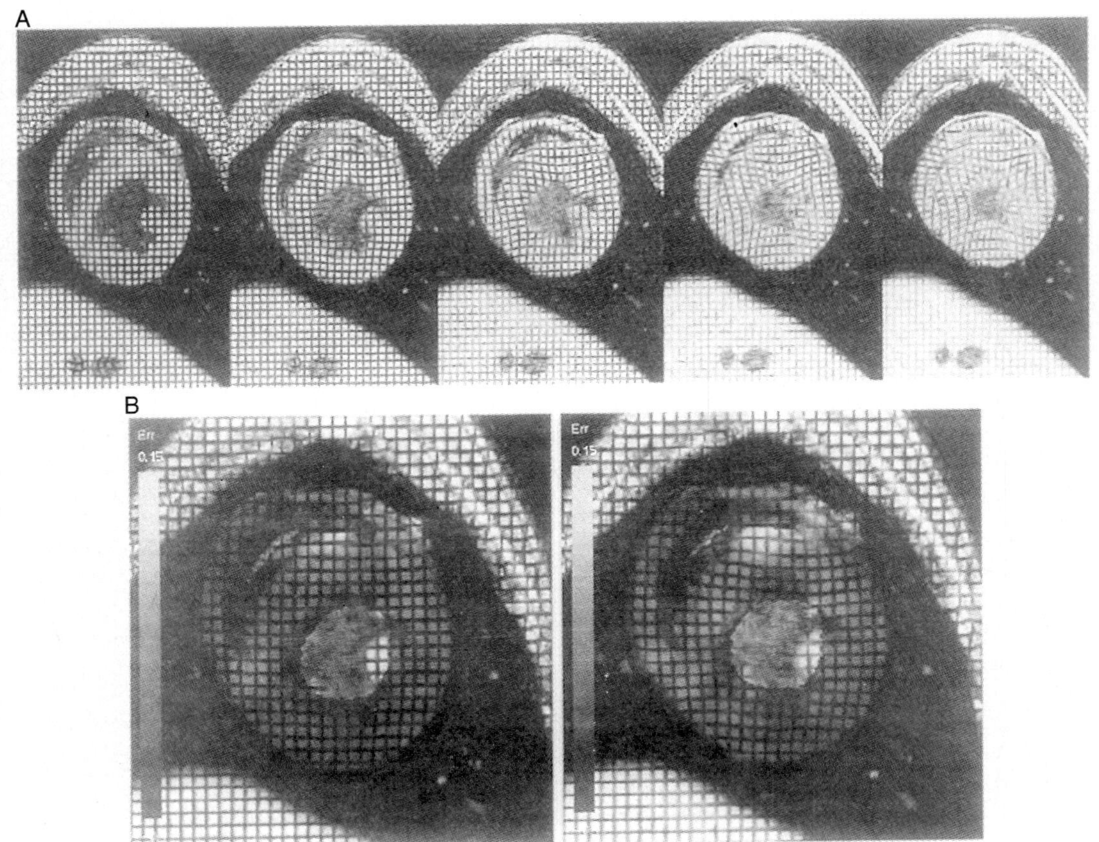

图 40-1　(A)用心脏/呼吸门控获取的高时空分辨率标记的三维标记磁共振成像的示例。这组图像显示的是从一个55帧影像中筛选出的5帧;每帧间隔56ms。注意经心壁标记的数目较高。(B)在起搏的犬心脏收缩时两倍放大图像。校准栏代表通过标记形变计算出的在每个局部径向增厚的量;浅灰(黄色)代表增厚15%(校准栏的顶部),深灰(蓝色)代表变薄15%(校准栏的底部)。左图为收缩初始;右图为40ms后。可见在前间隔(左室12点处)观察到跨壁梯度增厚现象。这种早期收缩可能由于起搏引起的心房激动传导到间隔。(图B见彩色插图)(Data provided by Dan Ennis, National Heart Lung and Blood lnstitute.)

之间的时相差异计算出来;因此,能够不用监测基础标记的位置而对运动进行测量。其缺陷是由于用于重建HARP图像的原始数据窗口较小,图像对形变场表现的分辨率相对较低。然而,仅需要一个小范围的原始数据意味着成像可以快速进行[45]。当在短轴平面成像时,相同的编码原则可以被用于测量纵向应变[46]。

受激回波位移编码

受激回波位移编码(DENSE)成像技术[47]采用图像像素的时相来编码一块组织的随时间的净位移。横向磁化通过一个短梯度脉冲进行位置编码,在“混合时间”(指示TM)过程中贮存为纵向磁化,然后在图像数据获取之前通过一个解码梯度脉冲重新聚焦。解码梯度脉冲引起横向磁化,以一个时相角度来重新聚焦,与在混合时间内发生的位移成线性比例。不幸的是,仅有一半的初始横向磁化被恢复。然而,DENSE成像通过与图像像素栅格相同的空间刻度评估位移,位移的评估不需要分割图像。图40-2显示的是用DENSE技术获取的对心肌位移的高分辨率

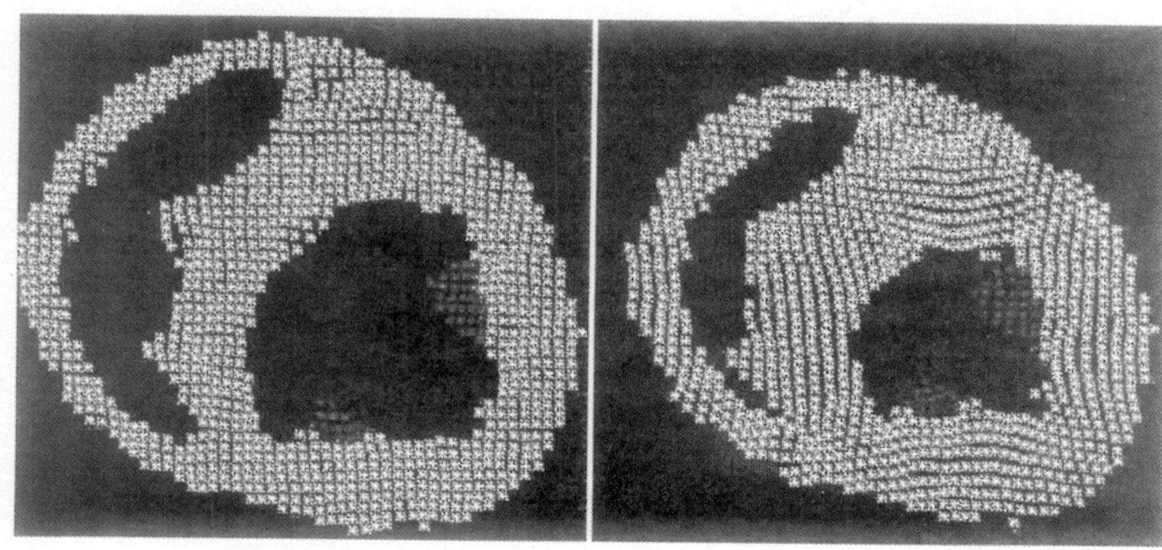

图 40-2　应用受激回波位移编码(DENSE)技术获得的犬心脏从开始收缩到收缩中期的两帧图像。可见位移数目评估为左室壁和右室壁应变生成了极好的数据。利用这项技术可以标测心肌应变的跨壁模式。(Data Courtesy Han Wen, National Heart Lung and Blood Institute.)

评估示例。这些特性使得 DENSE 成为一项具有吸引力的定量评估应变和位移的方法。虽然目前尚无法获得对心肌变形的直视方法，但可以通过已经测定的基础的心脏上人工标记的位移进行测量。DENSE 技术已经发展了许多变量来提高位移评估的信号-噪音比[48,49]。DENSE 的一个弊端是，它是一项以时相为基础的技术。在环绕着心脏的图像像素中有许多原因可导致时相误差，例如磁场的不均一性、化学迁移(在不同化学种类共振中频率迁移)、血液的流动以及呼吸运动等。不幸的是，当一个像素的时相值为运动评估时，其评估容易受到这些许多来源的误差的影响。

心肌标记法的临床应用

在本章中先前描述的所有方法近期都可用于人类的临床应用，因为 MRI 广泛用于临床而且实际上不会带来风险。心肌标记可以被用于产生一个对局部心壁运动和应变的直观评价方法，使医生更容易地发现在缺血组织中的非同步性或运动功能减退。目前这些方法不经常使用，是因为对于心脏病学家而言，MRI 扫描仪并不能广泛应用于其患者中。正如先前所阐明的，在临床中广泛应用这些技术来定量评价运动和应变的一个重要阻碍是需要大量工作来分割心脏壁的边界标记模式。

对应变和电活动的同步测量

为评价电激动与机械收缩起始之间的关系，已经在对被麻醉的健康犬进行异位起搏过程中进行 MR 标记实验[50-52]。当通过右房起搏激发收缩期收缩时，左室通过正常的浦肯野系统途径被激动，而发现机械活动作为位置的函数的模式是相同的。然而，当从心室部位起搏心脏时，则观察到收缩具有明显的不同步和空间异质性，反映了电激动的基础延迟。新近，人们利用一个 128-或 256-心外膜电极套列阵(electrode sock array)以获取在心肌标记研究前后即刻的电学标测，并且利用电极套列阵外部的标志记录这两组数据[53]。令人意外的是利

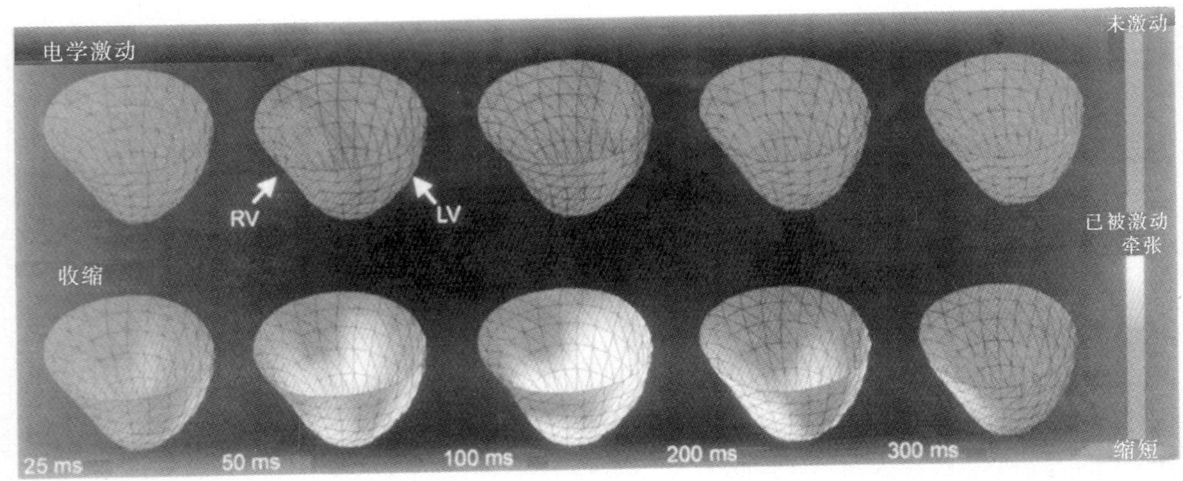

图 40–3 左束支阻滞的犬心脏，采用心肌标记和 128-电极套列阵获取的被配准的机械收缩数据与电学激动数据。其表面的灰阶水平代表左室(LV)和右室(RV)的心外膜。在电学激动数据(上幅)中深灰色(蓝色)区域显示在右室起搏后表面上被激动的局灶点。在环形应变的机械图(下幅)中亮灰色(黄色)区域显示的是在 100ms 时左室游离壁的预牵张,其后跟随着收缩[深灰色(蓝色)]。(见彩色插图)

用处于适当的位置心外膜套所获取的这种被标记的 MR 成像具有良好的质量。这种实验性设置目前赋予我们在活体内研究心肌收缩和舒张过程中电学和机械功能短时间内的动力学关系,正如图 40–3 中的结果所显示。在同一心脏内采用高分辨率、配准的(coregistered)、纤维角绘图也使得研究这个功能的基础结构基质成为可能[54]。

可以利用实验准备来获取心肌的机械状态与电活动之间关系的基础模型。关于机械电反馈可以提出许多悬而未决的疑问。例如,在第 20 章中所讨论的，已经观察到 U 波出现的时间似乎依赖于机械活动事件。当 T 波终末与第二心音之间的关系发生改变时,U 波紧跟着第二心音而不是 T 波[55]。这种精确的一过性关系可以在心脏的环层心室肌和心内膜成分松弛过程中通过 U 波与牵张开始的间隔来测量。人们假定心内膜成分牵张发生于环层之后;现在这个假说可以被实验证实。

在心肌梗死模型中,可以准确测量梗死周围的机械预牵张,而且可以标测出机械异常与出现局灶异位搏动和稳定折返的倾向之间的任何关联。在空间记录应变图之外,MRI 生成高反差、高分辨率、梗死形态学三维图像的性能,使其成为研究梗死心脏行为的优先选择的方法[56]。

小结

尽管在心脏收缩过程中心肌应变对其产生的力量仅呈现出一个未完成的图像,目前它是能够在研究局部现象时对整个心脏采用无创方法进行测量的最重要参数。理论上,进一步研究将会产生更多的提炼基本参数的方法,如局部收缩和舒张开始的时间,并且这些参数将会被用于个体化患者中来评估致死性事件的风险,指导介入治疗以及监测治疗后的恢复情况。

(王立群 郭继鸿 译)

参考文献

1. Reeder SB, McVeigh ER: The effect of high speed gradients on fast gradient echo imaging. Magn Reson Med 32:612–621, 1994.
2. Madore B, Glover GH, Pelc NJ: Unaliasing by Fourier-encoding the overlaps using the temporal dimension (UNFOLD) applied to cardiac imaging and fMRI. Magn Reson Med 42:813–828, 1999.
3. Pruessmann KP, Weiger M, Scheidegger MB, Boesiger P: SENSE: Sensitivity encoding for fast MRI. Magn Reson Med 42:952–962, 1999.
4. Kellman P, McVeigh ER: Adaptive sensitivity encoding incorporating temporal filtering (TSENSE). Magn Reson Med 45:846–852, 2001.
5. Larson AC, White RD, Laub G, et al: Self-gated cardiac cine MRI. Magn Reson Med 51:93–102, 2004.
6. McVeigh ER: MRI of myocardial function: Motion tracking techniques. Magn Reson Imaging 14:137–150, 1996.
7. Ozturk C, Derbyshire JA, McVeigh ER: Estimating motion from MRI data. Proc IEEE 91:1627–1648, 2003.
8. Morse OC, Singer JR: Blood velocity measurement in intact subjects. Science 170:440–441, 1970.
9. Zerhouni EA, Parish DM, Rogers WJ, et al: Human heart: Tagging with MR imaging—a method for noninvasive assessment of myocardial motion. Radiology 169:59–63, 1988.
10. Axel L, Dougherty L: MR imaging of motion with spatial modulation of magnetization. Radiology 171:841–845, 1989.
11. Axel L, Dougherty L: Heart wall motion: Improved method of spatial modulation of magnetization for MR imaging. Radiology 172:349–360, 1989.
12. Hennig J: Generalized MR interferography. Magn Reson Med 16:390–402, 1990.
13. Bolster BD Jr, McVeigh ER, Zerhouni EA: Myocardial tagging in polar coordinates with use of striped tags. Radiology 177: 769–772, 1990.
14. Mosher TJ, Smith MB: A DANTE tagging sequence for the evaluation of translational sample motion. Magn Reson Med 15:334–339, 1990.
15. Pipe JG, Boes JL, Chenevert TL: Method for measuring three-dimensional motion with tagged MR imaging. Radiology 181:591–595, 1991.
16. Fischer SE, McKinnon GC, Maier SE, Boesiger P: Improved myocardial tagging contrast. Magn Reson Med 30:191–200, 1993.
17. McVeigh ER, Bolster BD Jr: Improved sampling of myocardial motion with variable separation tagging. Magn Reson Med 39:657–661, 1998.
18. Kuijer JP, Marcus JT, Gotte MJ, et al: Simultaneous MRI tagging and through-plane velocity quantification: A three-dimensional myocardial motion tracking algorithm. J Magn Reson Imaging 9:409–419, 1999.
19. Ryf S, Spiegel MA, Gerber M, Boesiger P: Myocardial tagging with 3D-CSPAMM. J Magn Reson Imaging 16:320–325, 2002.
20. Spiegel MA, Luechinger R, Schwitter J, Boesiger P: RingTag: Ring-shaped tagging for myocardial centerline assessment. Invest Radiol 38:669–678, 2003.
21. NessAiver M, Prince JL: Magnitude image CSPAMM reconstruction (MICSR). Magn Reson Med 50:331–342, 2003.
22. Aletras AH, Freidlin RZ, Navon G, Arai AE: AIR-SPAMM: Alternative inversion recovery spatial modulation of magnetization for myocardial tagging. J Magn Reson 166:236–245, 2004.
23. Reeder SB, Atalar E, Faranesh AZ, McVeigh ER: Multi-echo segmented k-space imaging: An optimized hybrid sequence for ultrafast cardiac imaging. Magn Reson Med 41:375–385, 1999.
24. Epstein FH, Wolff SD, Arai AE: Segmented k-space fast cardiac imaging using an echo-train readout. Magn Reson Med 41: 609–613, 1999.
25. Herzka DA, Kellman P, Aletras AH, et al: Multishot EPI-SSFP in the heart. Magn Reson Med 47:655–664, 2002.
26. Herzka DA, Guttman MA, McVeigh ER: Myocardial tagging with SSFP. Magn Reson Med 49:329–340, 2003.
27. Peters DC, Epstein FH, McVeigh ER: Myocardial wall tagging with undersampled projection reconstruction. Magn Reson Med 45:562–567, 2001.
28. Peters DC, Ennis DB, McVeigh ER: High-resolution MRI of cardiac function with projection reconstruction and steady-state free precession. Magn Reson Med 48:82–88, 2002.
29. Fischer SE: Assessment of Human Heart Wall Motion by Magnetic Resonance Imaging (DISS. ETH No. 10926) [PhD thesis]. Zurich, Swiss Federal Institute of Technology, 1994.
30. Ennis DB, Thompson RB, Derbyshire JA, et al: Respiratory and cardiac gated 3D imaging for improved spatial and temporal resolution. Proc Intl Soc Magn Reson Med 10:1681, 2002.
31. Doyle M, Walsh EG, Blackwell GG, Pohost GM: Block regional interpolation scheme for k-space (brisk): A rapid cardiac imaging technique. Magn Reson Med 33:163–170, 1995.
32. Guttman MA, Prince JL, McVeigh ER: Tag and contour detection in tagged MR images of the left ventricle. IEEE Trans Med Imag 13:74–88, 1994.
33. Atalar E, McVeigh ER: Optimum tag thickness for the measurement of position with MRI. IEEE Trans Med Imag 13: 152–160, 1994.
34. Amini AA, Chen Y, Elayyadi M, Radeva P: Tag surface reconstruction and tracking of myocardial beads from SPAMM-MRI with parametric B-spline surfaces. IEEE Trans Med Imaging 20:94–103, 2001.
35. Denney TS Jr: Estimation and detection of myocardial tags in MR image without user-defined myocardial contours. IEEE Trans Med Imaging 18:330–344, 1999.
36. Chen Y, Amini AA: A MAP framework for tag line detection in SPAMM data using Markov random fields on the B-spline solid. IEEE Trans Med Imaging 21:1110–1122, 2002.
37. Young AA: Model tags: Direct three-dimensional tracking of heart wall motion from tagged magnetic resonance images. Med Image Anal 3:361–372, 1999.
38. Young AA, Axel L: Three-dimensional motion and deformation of the heart wall: Estimation with spatial modulation of magnetization—a model-based approach. Radiology 185:241–247, 1992.
39. O'Dell WG, Moore CC, Hunter WC, et al: Displacement field fitting for calculating 3D myocardial deformations from tagged MR images. Radiology 195:829–835, 1995.
40. Denney TS, McVeigh ER: Model-free reconstruction of three-dimensional myocardial strains from planar tagged MR images. J Magn Reson Imag 7:799–810, 1997.
41. Declerck J, Denney TS, Ozturk C, et al: Left ventricular motion reconstruction from planar tagged MR images: A comparison. Phys Med Biol 45:1611–1632, 2000.
42. Huang J, Abendschein D, Davila-Roman VG, Amini AA: Spatio-temporal tracking of myocardial deformations with a 4-D B-spline model from tagged MRI. IEEE Trans Med Imaging 18:957–972, 1999.
43. Ozturk C, McVeigh ER: Four-dimensional B-spline based motion analysis of tagged MR images: Introduction and in vivo validation. Phys Med Biol 45:1683–1702, 2000.
44. Osman NF, Kerwin WS, McVeigh ER, Prince JL: Cardiac motion tracking using CINE harmonic phase (HARP) magnetic resonance imaging. Magn Reson Med 42:1048–1060, 1999.
45. Sampath S, Derbyshire JA, Atalar E, et al: Real-time imaging of two-dimensional cardiac strain using a harmonic phase magnetic resonance imaging (HARP-MRI) pulse sequence. Magn Reson Med 50:154–163, 2003.
46. Osman NF, Sampath S, Atalar E, Prince JL: Imaging longitudinal cardiac strain on short-axis images using strain-encoded MRI. Magn Reson Med 46:324–334, 2001.
47. Aletras AH, Ding S, Balaban RS, Wen H: DENSE: Displacement encoding with stimulated echoes in cardiac functional MRI. J Magn Reson 137:247–252, 1999.

48. Aletras AH, Wen H: Mixed echo train acquisition displacement encoding with stimulated echoes: An optimized DENSE method for in vivo functional imaging of the human heart. Magn Reson Med 46:523–534, 2001.
49. Kim D, Gilson WD, Kramer CM, Epstein FH: Myocardial tissue tracking with two-dimensional cine displacement-encoded MR imaging: Development and initial evaluation. Radiology 230:862–871, 2004.
50. McVeigh ER, Prinzen FW, Wyman BT, et al: Imaging asynchronous mechanical activation of the paced heart with tagged MRI. Magn Reson Med 39:507–513, 1998.
51. Wyman BT, Hunter WC, Prinzen FW, McVeigh ER: Mapping propagation of mechanical activation in the paced heart with MRI tagging. Am J Physiol 276(3 pt 2):H881–H891, 1999.
52. Wyman BT, Hunter WC, Prinzen FW, et al: Effects of single and bi-ventricular pacing on the temporal and spatial dynamics of ventricular contraction. Am J Physiol Heart Circ Physiol 282:H372–H379, 2002.
53. Faris OP, Evans FJ, Ennis DB, et al: Novel technique for cardiac electromechanical mapping with magnetic resonance imaging tagging and an epicardial electrode sock. Ann Biomed Eng 31:430–440, 2003.
54. Hsu EW, Henriquez CS: Myocardial fiber orientation mapping using reduced encoding diffusion tensor imaging. J Cardiovasc Magn Reson 3:339–347, 2001.
55. Surawicz B: U-wave: Facts, hypotheses, misconceptions, and misnomers. J Cardiovasc Electrophysiol 9:1117–1126, 1998.
56. Kim RJ, Wu E, Rafael A, et al: The use of contrast-enhanced magnetic resonance imaging to identify reversible myocardial dysfunction. N Engl J Med 343:1445–1453, 2000.

第 41 章

正常及梗死心室模型中心肌细胞牵张、压力及功率的分布

Espen W. Remme, Martyn P. Nash, Peter J. Hunter

现已经研发出猪的左室(LV)和右室(RV)的几何形状和纤维层结构模型[1]。在心动周期中,机械改变可以通过解决指定心室边界条件下的运动平衡及利用心肌组织主动和被动性质确定的构成法则计算出来。这个工作对应用相对简单边界条件的早期研究来说是一个改进[2]。心动周期中的不同时相已经通过应用更多的生理边界条件模拟出来。本章讲述了可计算的局部心脏配位牵张比、纤维牵张比及整个正常心动周期中的应激, 这些都具有纤维应激-应变工作环。本章也例证了这些测量在异常心脏中的不同,而这种异常心脏将通过在心室模型中制造出梗死区域而得到。我们的数据预测了已报道过的机械环境中的局部差异,心壁不同区域的细胞暴露在这个机械环境中,通过潜在的机制——机械电反馈有助于机械性诱导出心电生理行为中的异质性。

心室组织的结构和几何学

心脏组织包括分离的肌细胞层(大约有 4~6 层细胞厚度),它们的三维排列与复杂的细胞外结缔组织的分层有关[3]。模型中,我们假设组织是具有垂直生长特性[4]的连续体,即在心肌细胞各个角度的微结构观察的基础上,将组织定义成 3 个物质坐标轴是有可能性的。第一个轴(纤维轴)与肌纤维方向相吻合;第二个轴(层面轴)在肌层平面上与纤维方向垂直;第三个轴(“标准”轴)与其他两个轴正交,故也垂直于肌层(图 41-1)。

对 LV 和 RV 心内膜和外膜面几何学以及纤维轴和层面轴向上的透壁变异的精确测量已被用在解剖形状的数学描述(以有限元素方法为基础) 和利用结节参数 [3,5-7] 的流畅持续(tricubic-Hermite)性内插法得到的心室微结构公式化上。在 Sreven 等[1]的一篇文章中,关于应用于此研究的猪心室的数学模型得到了完整描述。图 41-2 描述了心室几何形状和典型的纤维轴向上的透壁旋转。

下面部分描述了一些数学模型的细节(对此方向有兴趣的读者可以浏览“心室周期的模拟”中的详细解释)。

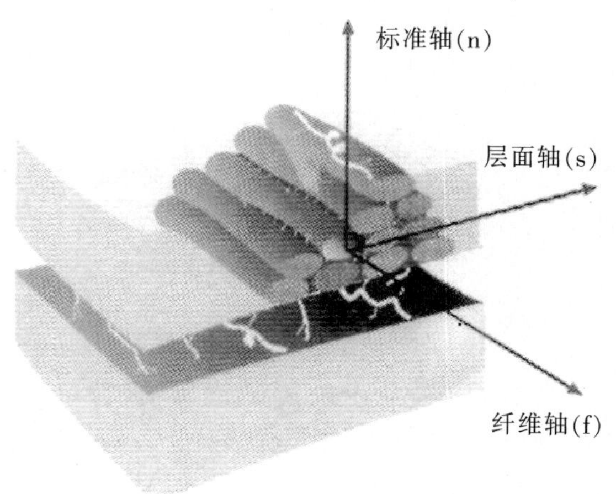

图 41-1 用于描述心肌组织结构的微结构物质坐标轴。(From LeGrice IJ, Smaill BH, Chai LZ, et al: Laminar structure of the heart: Ventricular myocyte arrangement and connective tissue architecture in the dog. Am J Physiol 269: H571 -H582, 1995, with permission.)

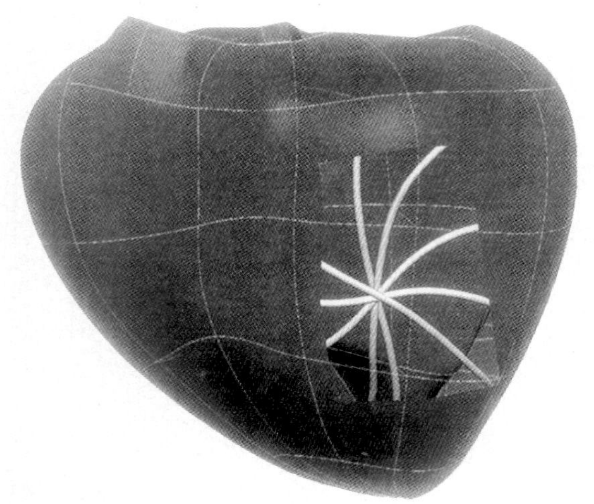

图 41-2 猪心室几何图形和从心外膜面大约-60°到心内膜面+90°(圆周方向；正角度为逆时针方向)的跨膜肌细胞定向旋转。(见彩色插图)

室性机制

在心动周期中，肌细胞可以耐受较大的弹性变形而且其长度改变可达到20%，因此心脏机制的任何分析都要以有限变形的弹性理论为基础。支配柔软并能变形组织的应激平衡方程是以物理守恒定律(质量和动量)为基础的[8,9]。对于室性机制，就未变形构型中与心肌微结构轴成直线的正交曲线实质坐标系统而言，将管理方程中的术语公式化是很方便的[4]。以下部分概述了变形、应激、平衡方程及边缘负荷，这些对猪心室的局部变形和应激的分析是适用的。

实质坐标、变形及应激

所有软体生物组织都具有非均质性特征，在不同的方向展现不同的物质特性。对心室组织的双轴张力和切应力试验显示了图41-1中肌细胞层具有心脏组织的机械性行为（见图41-3)。为概括心肌细胞的非均质性的物质行为，我们定义了关于组织应变（Cauchy-Green应变张量，$E_{\alpha\beta}$）和机械应激（第二Piola-Kirchhoff应激张量，$T^{\alpha\beta}$)的Lagrangian(拉格朗日)描述，在微结构实质坐标[以V_α表示，$\alpha\in$(f, s, n); f, fiber; s, sheet; n, normal］上用下列公式描述：

$$E\alpha\beta=\frac{1}{2}\left(a_{\alpha\beta}^{(\upsilon)}-A_{\alpha\beta}^{(\upsilon)}\right) \quad (1)$$

$$T^{\alpha\beta}=\frac{1}{2}\left(\frac{\partial W}{\partial E\alpha\beta}+\frac{\partial W}{\partial E\beta\alpha}\right)-pa_{(\upsilon)}^{\alpha\beta}+T_a\frac{\partial V_\alpha}{\partial v_f}\frac{\partial V_\beta}{\partial v_f} \quad (2)$$

在上述公式中$\alpha_{\alpha\beta}^{(\upsilon)}$，$A_{\alpha\beta}^{(\upsilon)}$和$\alpha_{(\upsilon)}^{\alpha\beta}$均是度规张量，定义在微结构实质坐标上(详见参考文献13)；p是壁内静水应力场；$\partial V_\alpha/\partial v_f$是定义在微结构实质坐标上的变形梯度张量$F_\alpha^\beta=\partial \upsilon_\beta/\partial v_\alpha$反函数的分量（$V_\alpha$=非变形的微结构实质坐标；$v_\beta$=变形的微结构实质坐标)；W和$T_\alpha$是被定义的标量，以相对地表现心肌组织被动和主动的机械性行为(见下一部分)。有假设认为主动张力T_α是一种Cauchy应激，只能沿着变形的纤维轴(v_f)产生，但坐标转换[即公式(2)中的最后一项]却将T_α分配到第二Piola-Kirchhoff应激张量的所有分量上。

伸展或牵张比是用以下方程由Cauchy-Green应变分量计算出来的：

$$\lambda_{\alpha\alpha}=\sqrt{2E_{\alpha\alpha}+1}\ (\alpha\ 无最大值) \quad (3)$$

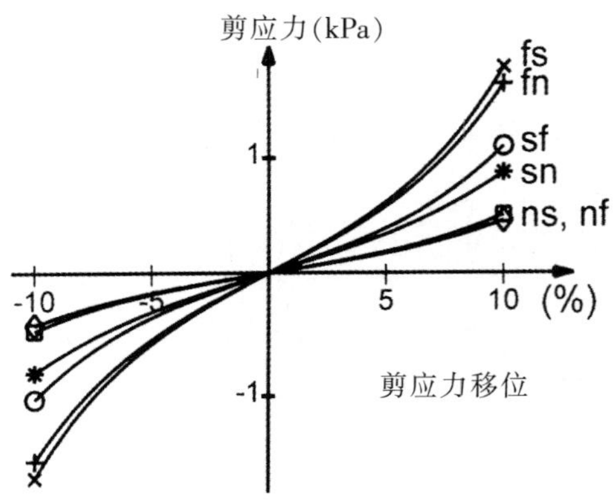

图 41-3 从猪心室的小细胞团记录的实验性切应力应激-应变数据(f：纤维；s：层面；n：标准)。fs表示纤维-层面平面上的剪切(即，垂直于纤维轴的层面方向上的位移)。其他5个切应力模式也被简单标记。(Regenerated from the raw data in：Dokos S.Smaill BH, Young A, LeGrice I: Shear properties of passive ventricular myocardium Am J Physiol 283: H2650-H2659, 2002.)

应激平衡和不可压缩性

如果体积力和刚体的加速作用消失，那么控制组织力学的应激平衡方程就能以一组无重叠元素整体的形式进行公式化，而这些整体是以有限元素实质坐标的形式表达出来的(详见参考文献 4)。额外的动力学约束被用来模拟组织的不可压缩性本质。固定的位移约束(如硬质瓣环）消除了来自全球系统的相关残差，压力边缘约束(心室腔压)能通过增加额外的右侧负荷界限应用于元素表面。

所有元素整体都可利用 Gaussian 积分法对其进行数字化评估，而第二 Piola-Kirchhoff 应激张量 $T^{\alpha\beta}$ 的分量可利用组成性方程（定义见下部分)在各个积分点上得到评估。就用全牛顿迭代法得到的(未知)变形几何参数而言，非线性残差方程可以实现最小化，全牛顿迭代法应用 UMFPACK（LU factorization; University of Florida, Gainesville, FL)[14] 来解决线性方程的运算结果系统。猪心室的有限元素网格包括了 5784 几何自由度和 142 静水压自由度的总和。

心肌组织的性质

应激-应变关系有 3 种形式［见公式(2)］。应激的被动偏差分量由一个标量应变能密度函数（SEDF,W）的导数来定义。我们应用了 SEDF 的一个零极点分式，如下所述。体积分量通过设置一个标量场来定义静水压场 p。假设应激的主动收缩分量只能沿肌细胞轴产生，那么主动性张力就可以应用稳态 Hunter-McCulloch-ter Keurs(HMT)模型[15]来建模。组织的机械性质包含在对 SEDF 和 HMT 模型的描述中(见下述)。

心脏组织的被动机械性质

为描述心肌的被动偏差性质，将用来自心室肌小部分(见图 41-3)上的双轴张力[5,10]和剪应力[11,12]机械试验数据来定义 SEDF 的形式。一般组成性理论提示应激张量的 6 个非依赖性分量都依赖于应变张量的 6 个非依赖性分量。然而，实验结果却显示出应激的一个分量和横向应变分量之间高度的非依赖性。例如，已发现纤维应激在层面轴和标准轴上几乎是不依赖于横向牵张的[10]。

对于每个变形的正常模式和剪应力模式来说，实验性应激-应变数据典型地展现出了非线性特点(见图 41-3)，而这个性质也能应用以下零极点型函数来表示：

$$W=k\frac{E^2}{(a-E)^b} \tag{4}$$

其中 E 是 Cauchy-Green 应变张量的一个分量；a, b 和 k 是适用于实验性应激-应变数据的实质参数。参数 a 代表了给出的实质轴上的弹性应变范围；b 控制非线性应激-应变曲线的曲率；k 是各定标参数(即，特殊项对于整个应变能的相对分布)。可用以下公式来总结变形的 6 个非依赖模式的应激能分布：

$$\begin{aligned}W=&k_{ff}\frac{E_{ff}^2}{(a_{ff}-E_{ff})^{b_{ff}}}+k_{ss}\frac{E_{ss}^2}{(a_{ss}-E_{ss})^{b^{ss}}}+\\&k_{nn}\frac{E_{nn}^2}{(a_{nn}-E_{nn})^{b_{nn}}}+k_{fs}\frac{E_{fs}^2}{(a_{fs}-E_{fs})^{b^{fs}}}+\\&k_{fn}\frac{E_{fn}^2}{(a_{fn}-E_{fn})^{b_{fn}}}+k_{sn}\frac{E_{sn}^2}{(a_{sn}-E_{sn})^{b^{sn}}}\end{aligned} \tag{5}$$

其中 $E_{\alpha\beta}$ 是 Cauchy-Green 应变张量的分量［公式(1)］，实质参数由变形模式相关的指数来鉴定。表 41-1 列出了用于该实验的参数值。应变分量 W 的导数被用于公式(2)计算被动偏离应激分量。

肌细胞的主动收缩应激

心肌细胞当受到电刺激时会产生收缩力。我们利用稳态 HMT 模型[15]模拟在收缩过程中发展的主动应激［公式(2) 中的 T_α］，并由以下方程概括：

$$\begin{aligned}&T_\alpha=T_{ref}[1+\beta_0(\lambda_{ff}-1)]z_{SS}\\&z_{SS}=\frac{[Ca]^n}{[Ca]^n+[Ca_{50}]^n}\end{aligned} \tag{6}$$

$n=n_{ref}[1+\beta_1\lambda_{ff}-1)]$

$Ca_{50}=10^{(6-pCa_{50})}$

$pCa_{50}=pCa_{50ref}[1+\beta_2(\lambda_{ff}-1)]$

这些用于稳态 HMT 模型的参数总结于表 41-2 中。目前,为使该模型简单完成,我们将 β_1 和 β_2 参数设置为 0,使 Ca-依赖的反曲项(z_{SS})因子不依赖于纤维牵张。

表 41-1 零极点组成性定律中的被动性实质参数

类型	轴性		剪应性	
相关系数	k_{ff}	2.0kPa	k_{fs}	1.0kPa
	k_{ss}	2.0kPa	k_{fn}	1.0kPa
	k_{nn}	2.0kPa	k_{sn}	1.0kPa
极点	a_{ff}	0.475	a_{fs}	0.8
	a_{ss}	0.619	a_{fn}	0.8
	a_{nn}	0.943	a_{sn}	0.8
曲率	b_{ff}	1.5	b_{fs}	1.2
	b_{ss}	1.5	b_{fn}	1.2
	b_{nn}	0.442	b_{sn}	1.2

见公式(5)。

表 41-2 Hunter-MeCulloch-ter-Keurs 力学模型中的主动性实质参数

T_{ref}	n_{ref}	pCa_{50ref}	β_0	β_1	β_2
100kPa	3	6.3010	1.45	0	0

pCa_{50ref} 的值已确定,故 Ca_{50}=0.5[见公式(6)]。

心室周期的模拟

心动周期的模拟开始于快速充盈期后舒张末期前。在快速充盈期间,心室壁中在收缩期由于纤维收缩而储存下来的弹性能作为一种弹性反冲力而释放,因此有假设认为心肌细胞在舒张末期开始处于最低负荷状态。在这个低负荷相关构型中,应用 Rodriguez 等[17]的方法包括残余应变[16]。残余纤维应变被设置使其随着一个 5%的心外膜牵张和一个 5%的 LV 心内膜[18]收缩成线性变化,从而产生基点和顶点元素之间的节点。整个模拟过程中,所有基本节点都被固定以避免刚体运动。

由于心尖周围成分的锥形衰减引起了数值趋同问题,所以对这些成分的处理不同于剩余的其他成分,即减少公式(2)中的静水压项,有效放宽对这个小成分环的不可压缩性限制。活化参数在 Gauss 点上被设置成更小的值,以降低主动产生的纤维张力。与余下成分的值相比较,在这些成分中,从心尖到基底在 Gauss 点的 3 个纵向环上将 Ca 参数值设置成 0%、20% 和 60%。同时,公式(5)中可变项的定标实质参数($k_{\alpha\beta}$)增加 10 倍以减少顶点元素的变形。正因如此使得在顶端元素中发展的应力和应变变得不太准确;然而根据 Saint-Venant 原则[19],不准确的应力和应变预测在模型的顶部区域中是受限的。以下部分给出的所有结果都是围绕模型的中纬线元素的,不包括顶部区域。

被动扩张

将压力应用于心室内膜面通过心房收缩可以模拟扩张。在舒张初期,LV 压和 RV 压从相关构型中的零压力分别增加到 0.9 kPa 和 0.18kPa,导致在舒张期末各自的腔内容积的增加分别达到 45%和 19%。在被动扩张过程中,主动张力为零[公式(6)中 Ca=0]。

图 41-4 显示了在心动周期的各个时期中适用的 LV 压以及容量结果和压力-容量环(扩张时相在图中标记为 A)。图中显示的适用的 LV 压是从 Wiggers 图表中获得 (见参考文献 20,稍作修改)。周期的时间标量并不直接给出(我们采用了准静态方法)。由特定心内膜压力引起的不同变形状态的时间由图 41-4 中的压力-时间图决定。

等容收缩

在收缩期,Ca 参数从零开始增加来模拟发展的主动纤维张力,该张力可引起模型的收缩变形。为模拟等容收缩(IVC,此时所有心室瓣膜是关闭的),腔内容积对于每个 Ca 参数值都保持不变,而这是通过反复调整心室腔内压来获得的。IVC 时相在图 41-4 中标记为 B。

射血

当 LV 压超过 10kPa 时，射血期开始，表现为主动脉瓣开放。在射血时，LV 压将增加 15kPa。RV 压的增量被设置成 LV 增量的 20%。在射血时特定的 LV 容量以图 41-4 中的 P-V 环为基础分配给每个 LV 压力值。为得到这个容量，Ca 参数将分别为每个压力增量值进行调整(最大喷射时期在图 41-4 中标记为 C)。

通过保持 Ca 值固定在压力峰值的水平并将 LV 压力减少 14kPa 来模拟减慢射血期，RV 压力减少 0.2kPa，射血期末 LV 和 RV 射血分数分别是 48%和 52%(减慢射血期在图 41-4 中标记为 D)。

等容舒张

除了 Ca 参数是减少的之外，等容舒张(IVR)期的模拟均与 IVC 期相似。在每个减量上，腔室容积是通过反复调整腔内压来保持在每个容量水平上的恒定的 (IVR 期在图 41-4 标记为 E)。

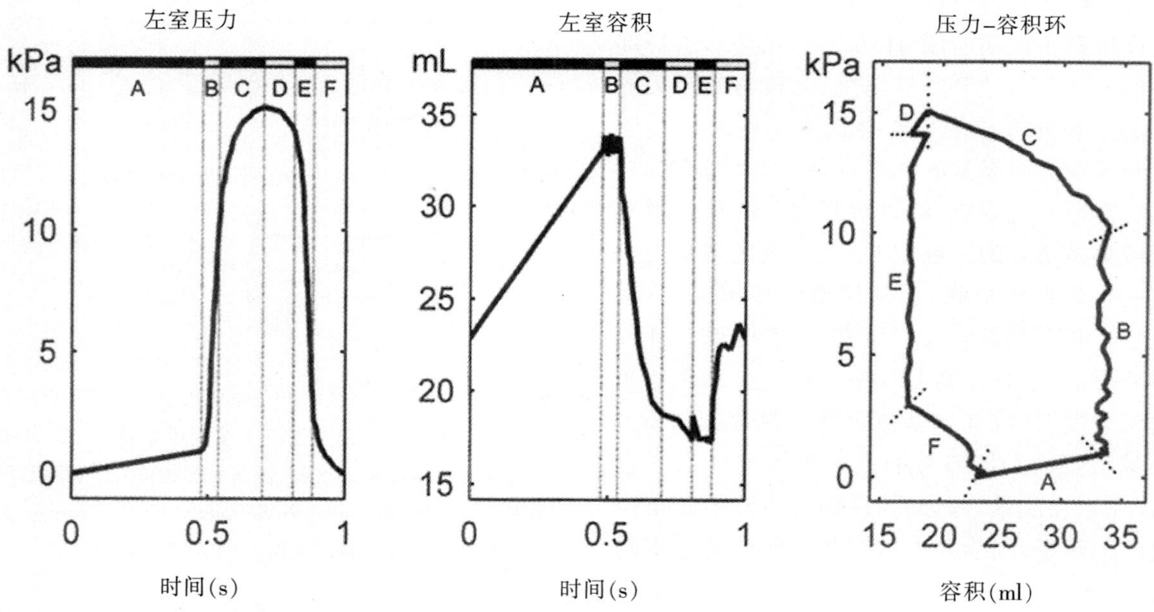

图 41-4 左室(LV)心内膜压(左)，容量(中)及压力-容量环(右)。心动周期中的不同时相被虚线隔开：A，被动扩张；B，等容收缩；C，最大射血；D，减慢射血；E，等容舒张；F，快速充盈。

快速充盈

当 LV 压减少到少于 3kPa(表现为左房的压力和二尖瓣的开放)，Ca 参数和 LV 和 RV 压力以同一减少量减少，并同时减至零。(快速充盈期在图 41-4 中标记为 F)

含有梗死区域的心动周期的模拟

为观察心肌梗死对心室变形的影响，选择前中纬线左室游离壁上的一个因素来展现与冠脉左前降支的一个侧枝阻塞有关的梗死区域。所选区域直径大约有 25mm，覆盖了从心外膜到心内膜的整个透壁方向，与整个 LV 和 RV 心肌壁容积的 4.2%相当。指定的梗死组织主要具有强直机械性质而不产生主动纤维张力。而这将通过在模型中增加零极点系数 $k_{\alpha\beta}$ 以及在整个周期中将 Ca 参数设置为零来实现。没有梗死的组织仍然保持正常的被动和主动的物质特性。心动周期的模拟方式与上述相似。

心脏应变、肌节长度和纤维应激的分析

在心室中纬线上 5 个不同的定位对透壁心脏配位牵张比[用公式(3)计算]进行分析。图 41–5 例证了在心内膜下、中层及心外膜下组织部位的周围、纵向及桡侧的牵张比。图 41–5 中的每一行都表示一个不同的周围特定区域，与图 41–6 中的每一行相对应。肌节牵张比、纤维应力及纤维应力–牵张环在图 41–6 中同样得到了证明。图 41–6 第一列显示了局部心壁的几何形状和纤维角度，比较与其有关的心脏壁和纤维应变可能会提供一些对发生于心动周期的局部力学中的不均一性的理解。

在第一充盈期，纤维牵张在心脏壁的所有区域都是增加的。在 IVC 中，一些区域发生了进一步的纤维牵张，而其他部位却相反，特别是心外膜下纤维。在射血期，所有区域的纤维都缩短了，以心外膜下纤维为甚。在 IVR 和快速充盈期，纤维在大多数定位上都延长（关于纤维牵张的局部差异的进一步评论详见“总结、评论和前景”部分）。纤维应力并不总是反映纤维牵张，因为侧向应变在不同区域是不同的。

心肌梗死对应力和牵张的影响

牵张和应力强度除了在两个相邻定位上有较小的变化之外(图 41–5 和 41–6 的第二和第三行)，在梗死模型上显示的 5 个周围定位上的结果保持了相对稳定（图 41–5 和 41–6）。图 41–7 和 41–8 显示了梗死区域的定位：在梗死区，有些很明显的不同。图 41–7 反映了纤维牵张、应力和应力–牵张环，以及梗死前的心脏壁/配位牵张比。图 41–8 显示了梗死后的相同结果。心肌梗死逆转了纤维牵张，在收缩期中从大部分压缩（正常周期中）到伸长（梗死时），这些同样也作为在临床设置中伸长的反常片段而被提及。纤维应力强度明显增强，而且纤

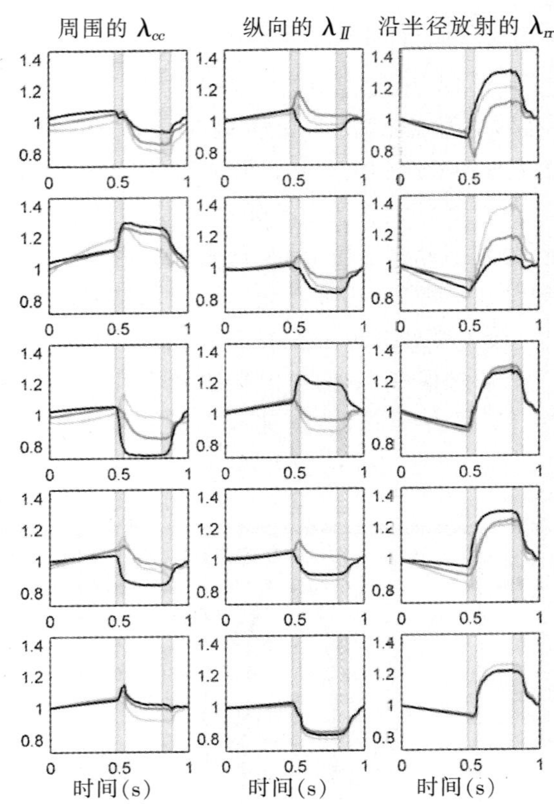

图 41–5 周围(左)纵向(中)和放射状(右)牵张比，在心动周期中心室中纬线上的 5 个周围定位，与图 41–6 中的每一行相对应。浅灰、深灰和黑线(红、绿、蓝线)各代表心内膜下、中层和心外膜下定位。垂直带表示心动周期中的等容收缩和舒张期。(见彩色插图)

维应力–牵张环倾向于单纯的被动应力–应变关系。周围和纵向应变从大部分压缩向伸长转变，而大面积心脏壁的增厚反而在梗死病例中显著减少。

总结、评论以及前景

本章所讨论的心室力学模型包含了对心室解剖（尽管目前还不包括乳头肌，见后）的准确描述和对心肌纤维–层面结构的准确描述。虽然这些描述里还不包括蛋白如胶原蛋白密度的空间分布，但是已经建立了框架，一旦数据适用，就可以将其并入其中。目前胶原密度测量的建议已被采纳，而且将被加入以后的模

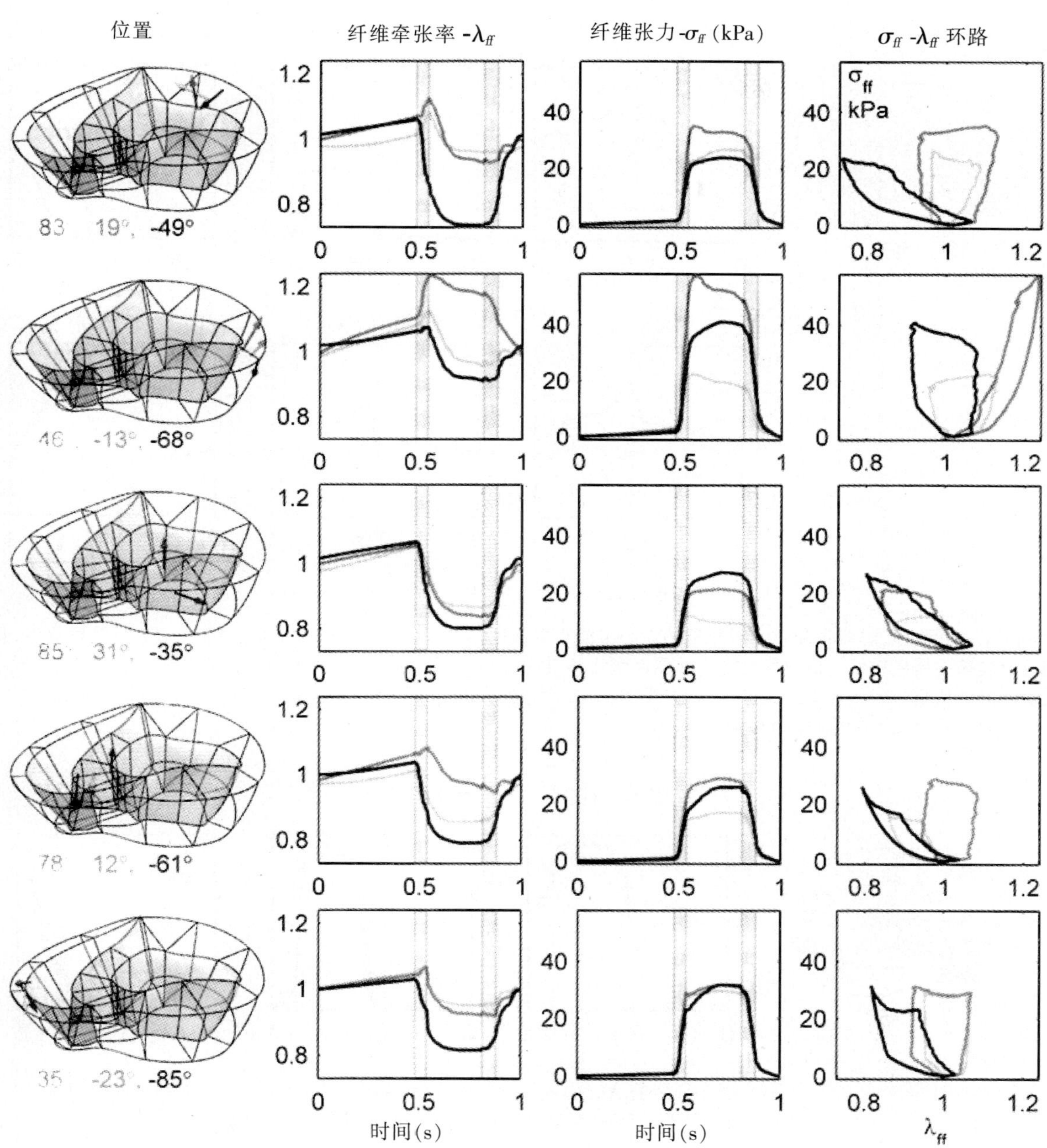

图 41–6　透壁肌节牵张比和在心动周期中心室中纬线上的 5 个周围定位上的应力，左列例图中以箭头表示纤维走向，角度表示相关的周向轴线。浅灰、深灰和黑线(红、绿、蓝线)各代表心内膜下、中层和心外膜下定位。第二列显示了贯穿心动周期的纤维应力–牵张环。垂直带表示心动周期中的等容收缩和舒张期。(见彩色插图)

型版本里。同时，细胞电–机械性质被假设具有同质性，因此还有重要的透壁参数梯度需要测量[21,22]。

主动力产生的模型只是一个更复杂的肌细胞力学模型的一种简单化处理[15]。模型的另一个限制就是瞬时激活的假设。事实上，从最初浦肯野纤维的兴奋开始到心室肌细胞的激活需要 50ms 的时间。目前我们应用离子流模

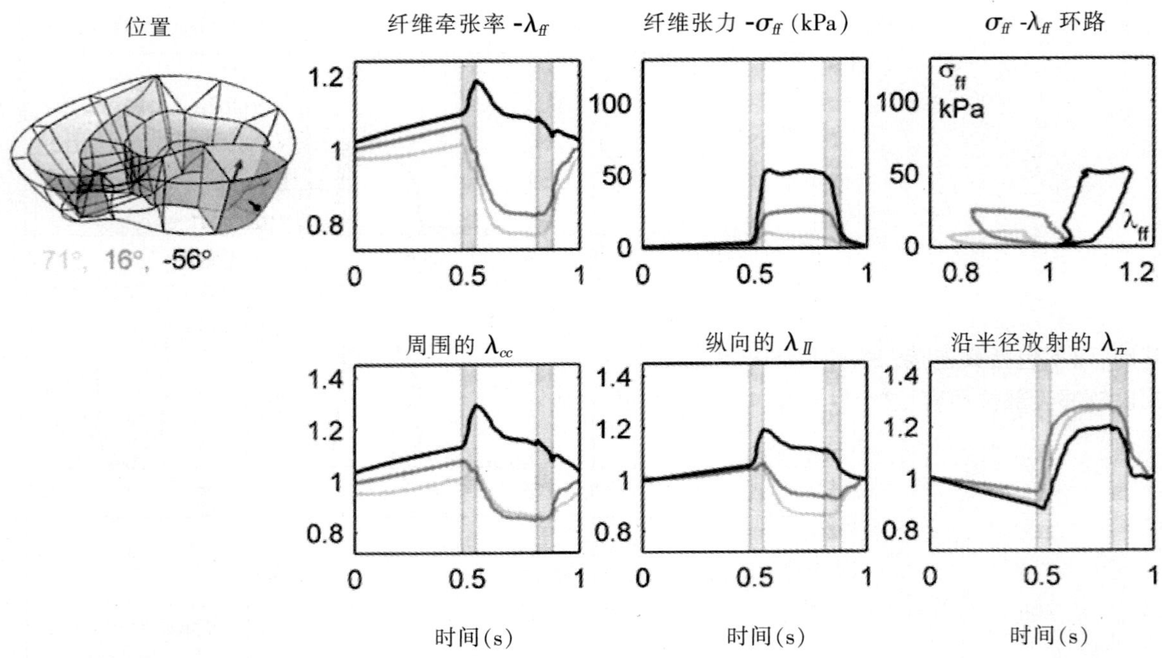

图 41–7 在梗死之前牵张和应力所导致的左心室游离壁前区。此区在左边图中被显亮,用箭头表示其纤维走向,角度表示其相关周向轴线。第一行显示了纤维牵张比和贯穿心动周期的应力以及纤维应力–应变环。第二行显示了心脏壁坐标上的相应牵张比。浅灰、深灰和黑线(红、绿、蓝线)各代表心内膜下、中层和心外膜下定位。垂直带表示心动周期中的等容收缩和舒张期。(见彩色插图)

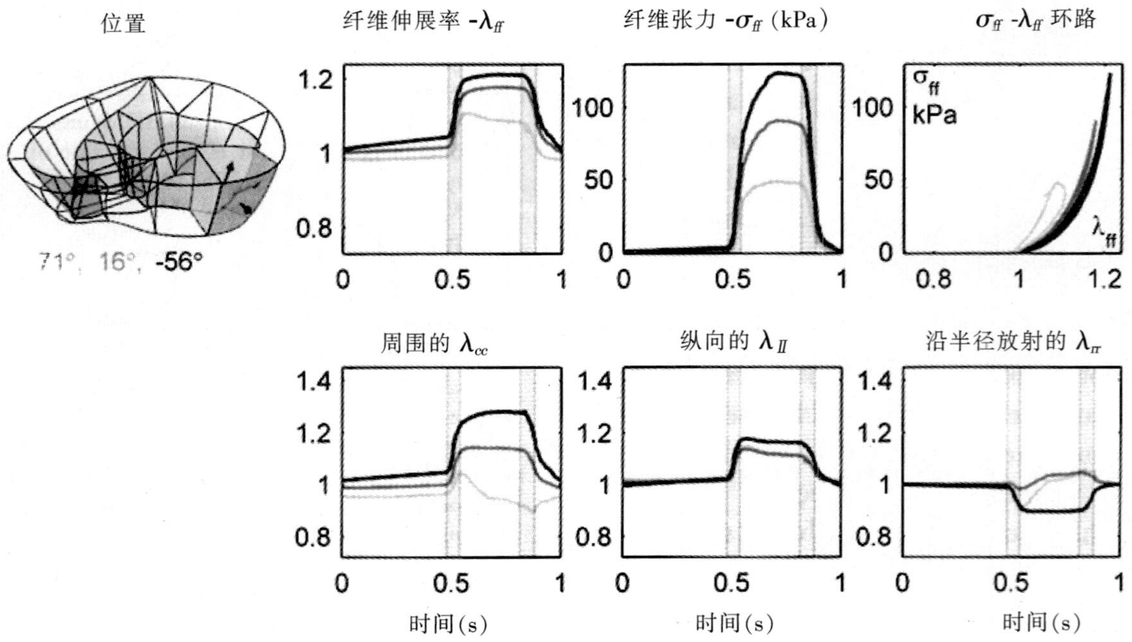

图 41–8 梗死后引起的左心室游离壁前区的牵张和应力。此区在左边图中被显亮,用箭头表示其纤维走向,角度表示其相关周向轴线。第一行显示了纤维牵张比和贯穿心动周期的应力以及纤维应力–应变环。第二行显示了心脏壁坐标上的相应牵张比。浅灰、深灰和黑线(红、绿、蓝线)各代表心内膜下、中层和心外膜下定位。垂直带表示心动周期中的等容收缩和舒张期。(见彩色插图)

型[23]制作激活顺序的模型，但是仍不能完全耦合全心脏力学模型。类似地，LV 和 RV 的空间上同一压力的假定也仍然只是个简单化处理，因为事实上在射血期压力是按梯度发展的。目前的模型已与心室流体力学的计算模型逐渐相耦合。

不能够对乳头肌和腱索进行准确描述很可能是一个主要限制，因为目前的模型只部分包括作为 LV 游离壁的一种增厚的乳头肌模型的基础，而不包括其连接二尖瓣叶的模型。因此，相比较邻近部位而言，这个区域中的 LV 游离壁被模拟加厚，而这只能在相对较低的周围应变和应力下被反映出来。如果附于二尖瓣的乳头肌也包含在模型中，那么纵向力的平衡很有可能会在 IVC 时受到影响，因为作用于二尖瓣的 LV 压力可能会产生一个纵向力，这个力会通过腱索和乳头肌传递到 LV 游离壁的顶端。

本章得到了贯穿于整个心动周期的肌节长度变化的局部分布结果，而这个结果很可能会受到模型不断改进的影响，但是它们肯定不会改变整个模式，因为主要机械性影响（解剖、纤维层结构、质量和动量的守恒以及压力–容量边缘条件）都已被解释过。肌节长度的改变对牵张激活性离子通道的影响将在本书的另外章节讨论。例如，White（见第 9 章）检测了在整个心动周期中 MEF 对牵张激活性离子通道的影响，Markhasin 和 Solovyova（见第 22 章）检测了遍及心肌细胞的机电不均一性的生理作用。本章提到的模拟实验将被用于集合关于从实验（单个细胞水平）到临床（整个心脏水平和临床研究，见第 40 章关于对心脏局部应激和应变的非侵入性评估的讨论）心脏机械–电相互作用的观点。

致谢

感谢奥克兰生物工程研究所的 Carey Stevens 博士提供的猪心脏的原始有限元网格。

（史钰芳 张涛 程龙献　译）

参考文献

1. Stevens C, Remme E, LeGrice IJ, Hunter PJ: Ventricular mechanics in diastole: Material parameter sensitivity. J Biomech 36:737–748, 2003.
2. Stevens C, Hunter PJ: Sarcomere length changes in a model of the pig heart. Prog Biophys Mol Biol 82:229–241, 2003.
3. LeGrice IJ, Smaill BH, Chai LZ, et al: Laminar structure of the heart: Ventricular myocyte arrangement and connective tissue architecture in the dog. Am J Physiol 269:H571–H582, 1995.
4. Nash PM, Hunter PJ: Computational mechanics of the heart: From tissue structure to ventricular function. J Elasticity 61:113–141, 2000.
5. Nielsen PM, LeGrice IJ, Smaill BH, Hunter PJ: Mathematical model of geometry and fibrous structure of the heart. Am J Physiol 260:H1365–H1378, 1991.
6. LeGrice IJ, Hunter PJ, Smaill BH: Laminar structure of the heart: A mathematical model. Am J Physiol 272:H2466–H2476, 1997.
7. Hunter PJ, Smaill BH, Nielsen PM, LeGrice IJ: A mathematical model of cardiac anatomy. In: Panfilov AV, Holden AV (eds): Computational Biology of the Heart. West Sussex, UK, John Wiley & Sons, 1997, pp 171–215.
8. Malvern LE: Introduction to the Mechanics of a Continuous Medium. Englewood Cliffs, NJ, Prentice-Hall, 1969.
9. Eringen AC: Mechanics of Continua. New York, Krieger, 1980.
10. Smaill BH, Hunter PJ: Structure and function of the diastolic heart: Material properties of passive myocardium. In: Glass L, Hunter PJ, McCulloch AD (eds): Theory of Heart: Biomechanics, Biophysics, and Nonlinear Dynamics of Cardiac Function. New York, Springer-Verlag, 1991, pp 1–29.
11. Dokos S, Young A, Smaill BH, LeGrice IJ: A triaxial-measurement shear-test device for soft biological tissues. J Biomech Eng 122:471–478, 2000.
12. Dokos S, Smaill BH, Young A, LeGrice IJ: Shear properties of passive ventricular myocardium. Am J Physiol 283:H2650–H2659, 2002.
13. Hunter PJ, Nash MP, Sands GB: Computational electromechanics of the heart. In: Panfilov AV, Holden AV (eds): Computational Biology of the Heart. West Sussex, UK, John Wiley & Sons, 1997, pp 345–407.
14. Davis TA: UMFPACK Version 4.0 User Guide. Gainesville, FL, University of Florida, 2002. University of Florida CISE online: Available at http://www.cise.ufl.edu/research/sparse/umfpack.
15. Hunter PJ, McCulloch A, ter Keurs HEDJ: Modelling the mechanical properties of cardiac muscle. Prog Biophys Mol Biol 69:289–331, 1998.
16. Omens JH, Fung YC: Residual strain in the rat left ventricle. Circ Res 66:37–45, 1990.
17. Rodriguez EK, Hoger A, McCulloch AD: Stress-dependent finite growth in soft elastic tissue. J Biomech 27:455–467, 1994.
18. Costa KD, May-Newman K, Farr D, et al: Three-dimensional residual strain in midanterior canine left ventricle. Am J Physiol 273:H1968–H1976, 1997.
19. Malvern LE: Introduction to the Mechanics of a Continuous Medium. Englewood Cliffs, NJ, Prentice-Hall, 1969, p 508.
20. Katz AM: Physiology of the Heart, 2nd ed. New York, Raven Press, 1992, p 362.
21. Antzelevitch C: Transmural dispersion of repolarization and the T wave. Cardiovasc Res 50:426–431, 2001.
22. Taggart P, Sutton PMI, Opthof T, et al: Transmural repolarisation in the left ventricle in humans during normoxia and ischaemia. Cardiovasc Res 50:454–462, 2001.
23. Hunter PJ, Pullan AJ, Smaill BH: Modeling total heart function. Annu Rev Biomed Eng 5:147–177, 2003.

第 42 章

牵张通道阻滞剂：一种新型的抗心律失常药物

Frank Bode, Michael R. Franz

越来越多的证据表明在心脏和非心脏细胞中存在牵张激活性通道(SAC)。这些通道在细胞对机械刺激的反应中发挥作用——也就是在细胞容量调节，细胞增殖、压力感受器的激活，或者耳蜗细胞动作电位的产生。在这一系列例子，SAC 是“机械感知通道”大家族的一部分(参见第 1 章)。在心脏中，SAC 已经被提出能介导在心肌牵张过程中所观察的动作电位改变和致心律失常反应。药物阻滞 SAC 已经被用于实验模型中，以进一步分辨这类通道对心脏电生理的作用。本章聚焦于 SAC 对心房肌的作用以及阻滞其功能的药物工具，特别是在牵张促进的心房颤动的环境条件下。

阻滞牵张激活通道的物质

目前，已经发现了不同组物质能抑制牵张激活的膜电流，包括利尿剂阿米洛利、氨基糖苷抗生素如链霉素，以及镧系元素钆 (Gd^{3+})。Gd^{3+}是一种强有力的阳离子 SAC 阻滞剂，以一种剂量依赖的方式缩短通道开放时间和延长关闭时间[1]。在受到短时牵张脉冲的离体心室中，Gd^{3+}抑制牵张诱发的除极和期外收缩[2]。在心房压力增加过程中的后除极被 Gd^{3+}抑制[3]。这些作用不能归因于 Gd^{3+}与 L 型钙通道的交叉作用[4]，因为特定的钙通道阻滞剂不能干扰心律不齐反应[2,3]。非特异性 SAC 阻滞剂链霉素，抑制牵张诱发的心室细胞的钙内流，但是常规的钙拮抗剂没有作用[5]。细胞内钙浓度的增加是产生后除极的关键因素[5]。在离体工作的鼠心脏中，链霉素减少了在后负荷和心室压力增加过程中期外收缩和复杂室性心律失常的发生率[6]。在离体兔心脏中牵张诱发的室性异位搏动和动作电位缩短可以被链霉素所拮抗[7]。其他物质如阿米洛利在单细胞制剂具有 SAC 阻滞活性，其对 SAC 的亲和力在 100μmol 范围内[8]。应用这些 SAC 阻滞剂已经被限制在实验环境中，因为由于诸如钆的钙通道阻滞作用[4,9]，或链霉素的 SAC 阻滞剂量由于有导致听力丧失的严重副作用而不适用[6]，因而在活体中的应用被阻止。

已经有报道从智利的一种狼蛛 Grammostola spatulata(图 42-1)的毒液中提取的肽可阻滞 SAC。这是一种由 34 个氨基酸构成的 4kD 肽，被命名为 Grammostola Mechnotoxin #4(GsMTx-4)。这种肽表现出在离体心肌及其他类型细胞中对阳离子 SAC 的特异性阻滞作用，而在另一方面，电压门通道如 L 型钙通道和 K^+通道不受影响[10,11]。GsMTx-4 与半胱氨酸群家族的其他神经活性肽部分相同，已经发现其能阻滞不同钠、钙和钾通道。在兔心房细胞(参见第 1 章)或鼠星形胶质细胞中，GsMTx-4 对正常动作电位没有可觉察的作用，因而可能具有治疗价值[11]。

牵张促进心房颤动

心房颤动是最常见的持续性心律失常，然而导致心房颤动的机制仍未被完全了解。心房颤动的发生经常与血流动力学或心脏机械异常有关联——即二尖瓣疾病、高血压或心力衰竭[12]。同样的，心房扩张是常见的临床发现并可能在对房颤的易感性中发挥重要作用[13]。机械电反馈的存在——即对机械紊乱或血流动

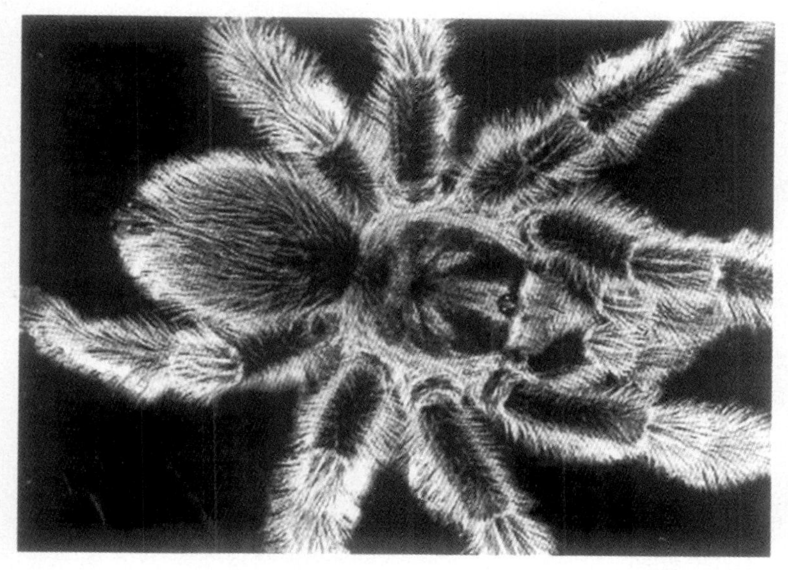

图 42-1　智利狼蛛。(见彩色插图)(From Bode F, Sachs F, Franz MR: Tarantula peptide inhibits atrial fibrillation. Nature 409:35-36,2001, with permission.)

力学负荷改变反应的电生理性改变——已经在人类心房心肌中被确定。在人类中由于心室收缩引起的心房牵张调节心房扑动的周期长度[14]。实验条件下显示急性心房扩张有利于心房颤动的诱发和维持[15]。

因此，我们假设通过像 Gd^{3+}和 GsMTx-4 这样的抑制剂来阻滞 SAC 可能拮抗在完整的心脏中心肌牵张的致心律失常作用。我们在一个牵张促进的心房颤动模型中测试了那些作用[16,17]。

离体心脏的准备

对心房施以不同等级的牵张,心脏根据先前描述的模型进行准备[15]。将腔静脉和肺静脉结扎。将一个 Y 形气压计插入上腔静脉和一个肺静脉内,以测量双心房的压力。房间隔被刺穿,以保证在左右心房之间压力平衡。灌注的液体专门经过肺动脉内的环管离开心脏。心房压力和心房扩张的程度通过调节肺动脉流出环管的高度来控制。为了防止由于心室收缩引起的心房压力改变,通过连接在左心室的双极钩状电极来猝发起搏,刺激诱发心室颤动。房室结被压碎,以防止逆向心房激动。

电生理测量

通过下腔静脉口和一个肺静脉口引入双极 4F 导管来记录心内膜电图。为了测试心房颤动的可诱发性,经过连接在两个心耳的双极心外膜钩状电极进行猝发起搏。给予 1ms 的脉冲时程和 3 倍舒张期起搏阈值的刺激以 50Hz 应用 15s。

实验方案

心房内压力从 $0cmH_2O$ 开始每次递增 $2.5cmH_2O$。在顺序发放猝发起搏之前心脏先适应每个压力水平 2 分钟。心房颤动被定义为在猝发起搏停止后可诱发的能持续 2s 以上的快速不规则节律。持续性心房颤动被定义为在猝发起搏停止后持续超过 60s 以上的快速不规则节律,并且只能被降低压力终止。增加压力直到诱发出持续性心房颤动或压力水平达到 $30cmH_2O$。

数据分析

在不同心房压力下诱发心房颤动的可能性应用公式: $y=1/[1+\exp(-(x-a)/b)]$ 进行对数回归分析,a 和 b 是拟合参数,即这两个参数由递次求近法求得的集中标准小于 0.01%。可计算出心房压力与50%的心房颤动诱发率(P_{50})之间的一个剂量反应关系。不同药物浓度的P_{50}值通过t-检验进行比较。用成对t-检验进行统计学评估在不同程度的心房扩张下心房颤动和有效不应期(ERP)。统计学显著性的定义为P值小于0.05。

急性牵张对心房颤动可诱发性的作用

在压力为0cmH_2O的未扩张的心房中,猝发起搏不能诱发心房颤动。在心房压力增加之后,在每种准备过程中可以诱发心房颤动(图42-2)。在阶梯式压力增加过程中观察到的最初的心房颤动反应主要为非持续性的,而在更大的压力水平出现持续性心房颤动。心房颤动的可诱发性对增加的压力的反应符合一个S形曲线(图42-3)。平均,心房内压力需要增加到8.8±0.2cmH_2O(P_{50})在猝发起搏停止后产生心房颤动。心房内压力需要进一步增加到11.6±0.6cmH_2O($P<0.01$)才能诱发持续性心房颤动(>60s)。在压力放松时持续性心房颤动迅速终止。图42-4表明心房颤动发作的平均时间随心房内压力的增加而延长。当心房内压力增加13.8±3.3cmH_2O时有5个心脏自发心房颤动。在心房颤动发作之前经常有过早除极。

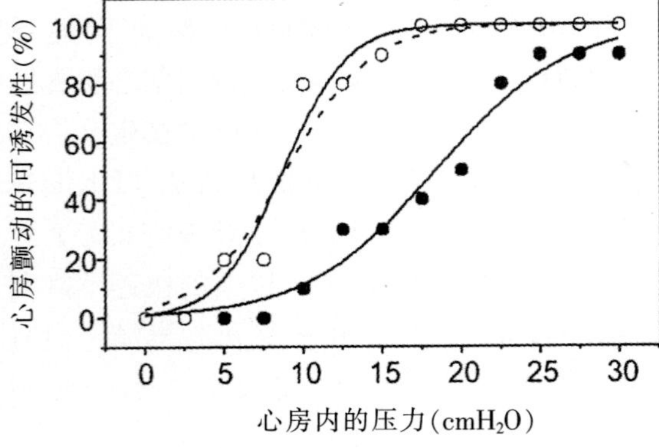

图42-3 在基础状态(空心圆圈)和应用170nmol GsMTx-4(实心圆点)过程中心房颤动(>2s)的可诱发性作为心房压力的函数的点状图;n=10。(From Bode F, Sachs F, Franz MR: Tarantula peptide inhibits atrial fibrillation. Nature 409:35-36,2001,with permissions.)

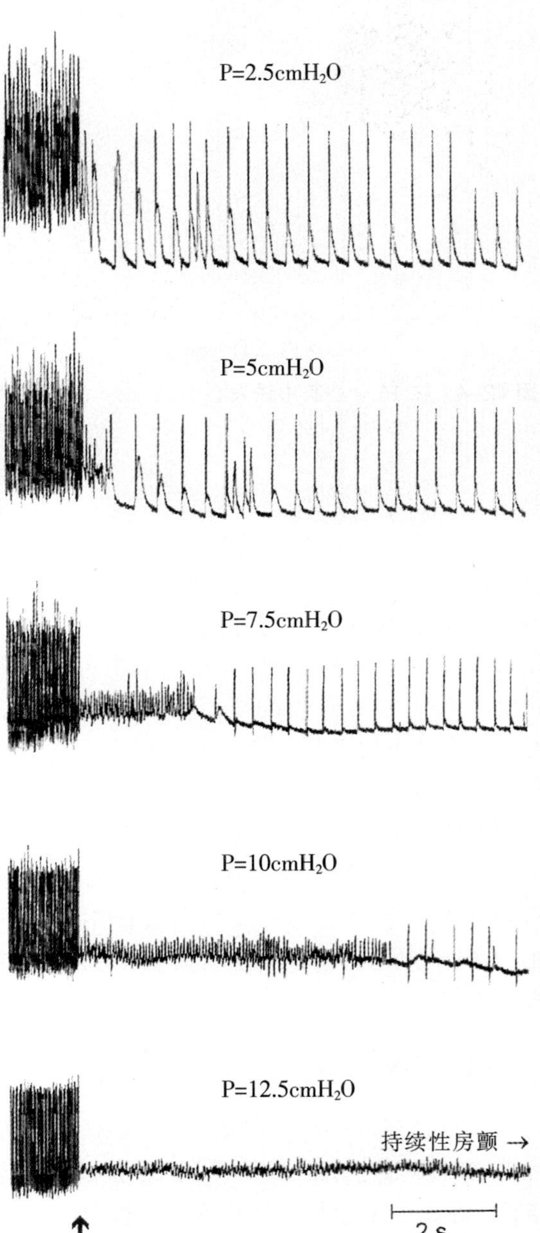

图42-2 心房压力(P)对心房颤动可诱发性和持续时间的作用。在心房压力阶梯性增加的过程中猝发起搏性停止后记录的双极心房电图。尽管在P=2.5cmH_2O时没有观察到对猝发起搏的房颤反应,在心房压力逐渐增加之后房颤持续的时间逐渐延长,在P=12.5cmH_2O时,心房颤动变为持续性。(From Bode F, Sachs F, Franz MR:Tarantula peptide inhibits atrial fibrillation. Nature 409:35-36,2001,with permissions.)

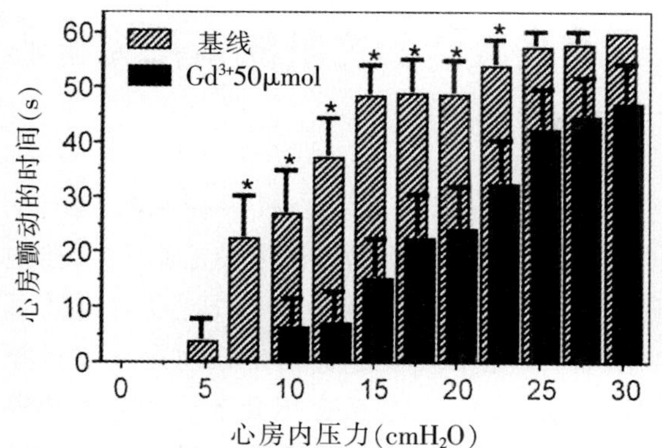

图 42-4 在 16 个心脏中诱发心房颤动的时间与心房内压力(平均值±标准差)。与基础状态相比给予 50μmol Gd^{3+}降低了平均心房颤动时间。*P<0.05。(From Bode F, Katchman A, Woosley RL, Franz MR: Gadolinium decreases stretch -induced vulnerability to atrial fibrillation. Circulation 101:2200 -2205,2000,with permission)

Gd^{3+}对心房颤动可诱发性的作用

在所有被研究的心脏中 50μmol Gd^{3+}抑制了心房颤动的可诱发性。随后，通过增加 Gd^{3+}在灌注液的浓度 12.5、25 和 50μmol，允许 15 分钟的平衡时间,测试了剂量依赖的 Gd^{3+}对心房颤动可诱发性的作用。在 20 分钟洗脱时间之后在每个浓度下评估心房压力增加时心房颤动对猝发刺激的反应。

在 0~50μmol 剂量范围之间 P_{50} 有关的心房内压力显示出与 Gd^{3+}浓度的线性关系 (r=0.99;P<0.005)。P_{50} 随每微摩尔Gd^{3+}增加 0.15cm H_2O。在每一步增加 Gd^{3+}剂量的过程中 P_{50} 显著增加(P<0.01)。每个实验持续大约 3 小时。然而,在准备中时间相关的改变不能解释观察到心房颤动易损性，因为在 20 分钟的洗脱之后 Gd^{3+}的作用很大程度上是可逆的 (与 25 和 50μmol Gd^{3+}相比 P<0.01)。

在一共 16 个实验中研究了 50μmol Gd^{3+}的作用。在每种准备中,在对照心脏中能够诱发心房颤动的最低心房压力在 Gd^{3+}过程中不再足以维持心房颤动。反而,心房内的压力需要增加到明显的更高水平才能引发心房颤动。诱发心房颤动的 P_{50} 移动到 19.0±0.5cmH_2O (P<0.001)。平均而言,在加入 Gd^{3+}以后心房压力需要增加到 21.9±0.4cmH_2O 才能诱发持续性心房颤动(与基线比 P<0.001)。压力在 7.5 和 22.5cmH_2O 之间时 Gd^{3+}(50μmol)明显降低诱发的心房颤动的平均时间(P<0.05,见图 42-4)。在加入 Gd^{3+}之后阶梯式增加心房压力不再观察到自发的心房颤动。

维拉帕米对心房颤动易损性的作用

Gd^{3+}已经被报道也能阻断钙、钾和钠通道[9,18]。通过 5 个研究中应用维拉帕米,本章仅提出牵张过程 L 型钙通道可能对心房颤动的易感性负责。

在应用 1μmol 维拉帕米之间和 15 分钟之后进行测量。在 20 分钟的洗脱时间，应用 50μmol 的 Gd^{3+}以比较两种物质的作用。在离体心脏中,1μmol 维拉帕米能够明显阻断钙通道[2,19],据报道 Gd^{3+}的剂量高达 80μmol 才能期待其超过钙通道阻滞的作用[3,20]。起搏阈值不受维拉帕米的影响 (0.21±0.04mA 与基线的 0.20±0.03mA)。在急性扩张过程中维拉帕米不能抑制心房颤动的诱发。P_{50} 在基线时是 6.3±0.1cmH_2O,在应用维拉帕米后为 4.9±0.2cmH_2O (P 值没有显著性)。在同样的准备中,50μmol Gd^{3+}使 P_{50} 增加到 12.9±0.5cm H_2O(P<0.001)。

GsMTx- 4 对心房颤动易损性的作用

在 10 个心脏中应用 GsMT- 4(170nmol) 后，诱发心房颤动需要明显更高的心房压力 18.5±0.5cm H_2O(P<0.001;见图 42-3)。这表现为与基线相比压力增加 9.7±0.6cmH_2O (P<0.001)。在用 GsMT- 4 后在 24.8±0.6cmH_2O 才能得到持续性心房颤动，比基线压力高出 13.2±0.6cmH_2O(P<0.001)。在图 42-4 中与 Gd^{3+}(50μmol)作用相比,心房内压力在 10~27.5cm H_2O 之间心房颤动的平均时间明显下降 (P<0.05)。在洗脱下 GsMTx- 4 作用是可逆的。

心房不应性

在 15 个心脏中评价了阻滞 SAC 对心房不应性的作用。在记录电极的近端以两倍的舒张期阈值强度起搏右心房游离中壁。

以 250ms 基础周长连续起搏 10 次之后，在电舒张期过程中引入一次早搏刺激。联律间期每次递减 1ms 直至不能诱发可传导的反应以确定 ERP。在基础状态，用 50μmol Gd^{3+}(n=8)和 170nmol GsMTx-4(n=7)灌注 15 分钟后，增加心房压力水平分别进行测定。而且，在 ERP 测定之前，允许心房在每个压力水平下先适应 2 分钟。随心房压力增加右房的 ERP 逐渐缩短(图 42-5)。平均而言，ERP 从 0.5cmH_2O 时的 78±3ms 到 20cmH_2O 时的 52±3ms。在应用 50μmol Gd^{3+}后，ERP-压力的关系保持不变。ERP 从 0.5cmH_2O 时的 73±3ms 到 20cmH_2O 时的 54±2ms。在每个压力步骤，在基础状态 ERP 不变。

同样的，在应用 GsMTx-4 之后，与基础状态相比，ERP 没有明显改变。然而，在心房压力大于 2.5cmH_2O 时有 ERP 轻微延长的倾向（见图 42-5）。

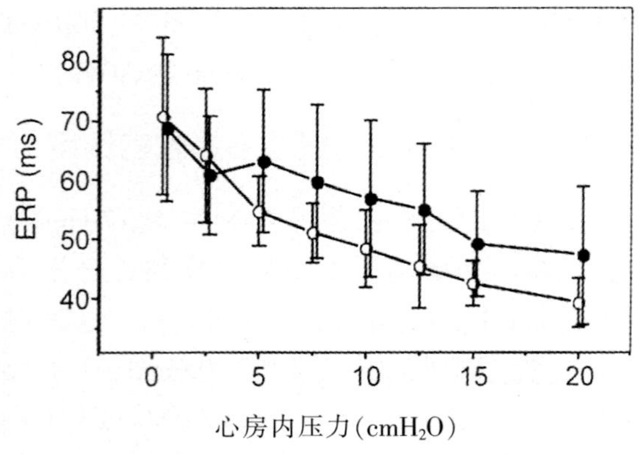

图 42-5 在 7 个心脏中测量的右房有效不应期(ERP)作为心房压力(平均数的函数±标准差)。ERP 在对照组（空心圆圈）随心房压力的增加而逐渐降低。在给予 170nmol GsMTx-4 之后(实心圆圈，与对照组没有显著差异）也类似。(From Bode F, Sachs F, Franz MR: Tarantula peptide inhibits atrial fibrillation. Nature 409: 35-36,2001,with permission.)

牵张激活的钙阻滞剂作为抗心律失常药物

已经很确定在心室心肌中存在机械电反馈。业已在离体心脏准备、原位心脏和人类中观察到这点。心室牵张导致动作电位和有效不应期缩短。急性心室扩张可能诱发过早除极和触发活动。SAC 已经被提出介导这些电生理现象。目前，仅数个研究聚焦于在多细胞准备中阻滞 SAC 的作用。在离体的犬心室中，当在电舒张期应用短暂的牵张时 Gd^{3+}可抑制牵张诱发的除极[2]。

已经研究了在工作的鼠心脏中持续性牵张过程中 SAC 的作用。由于左室压力增加而出现的室性过早搏动可被链霉素减少[6]。在离体兔心脏中，链霉素可以防止牵张诱发心室动作电位的缩短[7]。在心房组织中由持续性牵张产生的后除极可被 Gd^{3+}抑制。据报道 Gd^{3+}阻滞 SAC 可以减少在牵张过程中的 [Ca^{2+}]i 并抑制心房利钠肽的释放[20]，后者可能有利于在心房牵张过程动作电位的缩短。

在我们的研究中，最强的 SAC 阻滞剂 Gd^{3+}和 GsMTx-4 降低了在急性心房扩张过程中对心房颤动的易感性。它们阻止电脉冲对心房颤动的启动，阻止了猝发刺激诱发的心房颤动的持续，并且抑制了在牵张过程中的自发心房颤动的发生。这是阻滞 SAC 可抵制急性心肌扩张对持续性心律失常的可诱发性和持续性的致心律失常作用。这也是证实当被用于完整的心脏模型中时 GsMTx-4 肽可调节电组织特性的第一个报道。

对牵张的电易损性已经归因于同时发生的动作电位时程和有效不应期的缩短，导致心房激动的波长缩短。在最近的由 Ravelli 和 Allessie 进行的一项研究[15]支持有效不应期的缩短与心房颤动的可诱发性之间的高度相关性这个假学。我们的数据说明，通过随着心房牵张的进行性加重，有效不应期缩短和心房颤动的持续性增加，而确认了先前的这些结果。

然而，我们发现在应用 Gd^{3+}和 GsMTx-4 后，局部心房有效不应期反应很大程度不发生改变，而在另一方面对心房颤动的易感性显著下降。显然，单纯有效不应期缩短不足以解释在牵张过程中对心房颤动的易感性增加。急性心房扩张增加了心房不应性的空间离散性[23]。心房的不同结构和心壁厚度能够在心房内压力增加的过程中使房壁张力产生区域性差别。由不同的心壁张力导致的局部性心房不应期分布不一致，可能在牵张过程中提供心房折返的启动和维持的基础[23]。由 Gd^{3+}或 GsMTx-4 阻滞 SAC 可能干扰依赖区域性心壁张力的局部电特性，并且可能降低有效不应期的离散。

心房冲动的波长也由心肌的传导特性决定。最近人们评估了在兔心房中急性心肌牵张对心房内传导时间的作用。在没有牵张的心房中观察到均匀的传导[24]。随着心房压力的增加，在传导延迟的区域传导速度下降，并且发生局部传导阻滞。依赖于心房负荷的传导时间的改变可能影响对心房折返的易感性。如果在心房传导时间中依赖牵张的改变涉及 SAC，阻滞 SAC 可能被认为会减轻这些改变。然而，这需要进一步阐明。

心房颤动的自动发生表明在牵张过程中心房应激性增强。心房压力的增加引出由过早除极启动的非持续性心房颤动的发作。这与先前在心房气囊扩张时自发房性心律失常的犬心脏中观察到的一致[25]。一个过早除极的可能解释是发生了后除极。持续性心房牵张诱发后除极可以被 SAC 阻滞消除[3]。已经有报道后除极是能退化为心房颤动的多形性房性心动过速发生的原因[26,27]。

小结

这些研究显示，在急性扩张过程中 SAC 阻滞能调节完整的兔心房的电学特性，对正常的兴奋性作用很小。尽管化学结构不同，GsMTx-4 和 Gd^{3+}以相似的方式抑制颤动而改变牵张依赖的有效不应期。牵张诱发的对心房颤动的易感性下降与 SAC 介导有利于心房颤动的概念相一致。阻断 SAC 可能因而作为新奇的抗心律失常方法，特异性减轻急性心房牵张引发的促进心房颤动的致心律失常作用。而在另一方面，Gd^{3+}缺乏特异性并且不能用于生理条件下，GsMTx-4 应当证实有益于研究从分子水平到有机体的机械转换，它可能是一类新型抗心律失常药物的最早成员。

（王立群　郭继鸿　译）

参考文献

1. Yang XC, Sachs F: Block of stretch-activated ion channels in Xenopus oocytes by gadolinium and calcium ions. Science 243:1068–1071, 1989.
2. Hansen DE, Borganelli M, Stacy GP Jr, Taylor LK: Dose-dependent inhibition of stretch-induced arrhythmias by gadolinium in isolated canine ventricles. Evidence for a unique mode of antiarrhythmic action. Circ Res 69:820–831, 1991.
3. Tavi P, Laine M, Weckstrom M: Effect of gadolinium on stretch-induced changes in contraction and intracellularly recorded action- and afterpotentials of rat isolated atrium. Br J Pharmacol 118:407–413, 1996.
4. Lacampagne A, Gannier F, Argibay J, et al: The stretch-activated ion channel blocker gadolinium also blocks L-type calcium channels in isolated ventricular myocytes of the guinea-pig. Biochim Biophys Acta 1191:205–208, 1994.
5. Gannier F, White E, Lacampagne A, et al: Streptomycin reverses a large stretch induced increases in $[Ca^{2+}]_i$ in isolated guinea pig ventricular myocytes. Cardiovasc Res 28:1193–1198, 1994.
6. Salmon AH, Mays JL, Dalton GR, et al: Effect of streptomycin on wall-stress-induced arrhythmias in the working rat heart. Cardiovasc Res 34:493–503, 1997.
7. Eckardt L, Kirchhof P, Monnig G, et al: Modification of stretch-induced shortening of repolarization by streptomycin in the isolated rabbit heart. J Cardiovasc Pharmacol 36:711–721, 2000.
8. Lane JW, McBride DW Jr, Hamill OP: Amiloride block of the mechanosensitive cation channel in Xenopus oocytes. J Physiol (Lond) 441:347–366, 1991.
9. Caldwell RA, Clemo HF, Baumgarten CM: Using gadolinium to identify stretch-activated channels: Technical considerations. Am J Physiol 275:C619–C621, 1998.
10. Hu H, Sachs F: Mechanically activated currents in chick heart cells. J Membr Biol 154:205–216, 1996.
11. Suchyna TM, Johnson JH, Hamer K, et al: Identification of a peptide toxin from *Grammostola spatulata* spider venom that blocks cation-selective stretch-activated channels. J Gen Physiol 115:583–598, 2000.
12. Kannel WB, Abbott RD, Savage DD, McNamara PM: Coronary heart disease and atrial fibrillation: The Framingham Study. Am Heart J 106:389–396, 1983.
13. Henry WL, Morganroth J, Pearlman AS, et al: Relation between echocardiographically determined left atrial size and atrial fibrillation. Circulation 53:273–279, 1976.
14. Ravelli F, Disertori M, Cozzi F, et al: Ventricular beats induce variations in cycle length of rapid (type II) atrial flutter in humans: Evidence of leading circle reentry. Circulation 89:2107–2116, 1994.
15. Ravelli F, Allessie M: Effects of atrial dilatation on refractory period and vulnerability to atrial fibrillation in the isolated Langendorff-perfused rabbit heart. Circulation 96:1686–1695,

1997.
16. Bode F, Katchman A, Woosley RL, Franz MR: Gadolinium decreases stretch-induced vulnerability to atrial fibrillation. Circulation 101:2200–2205, 2000.
17. Bode F, Sachs F, Franz MR: Tarantula peptide inhibits atrial fibrillation. Nature 409:35–36, 2001.
18. Li GR, Baumgarten CM: Modulation of cardiac Na^+ current by gadolinium, a blocker of stretch-induced arrhythmias. Am J Physiol Heart Circ Physiol 280:H272–H279, 2001.
19. Hearse DJ, Yamamoto F, Shattock MJ: Calcium antagonists and hypothermia: The temperature dependency of the negative inotropic and anti-ischemic properties of verapamil in the isolated rat heart. Circulation 70:I54–I64, 1984.
20. Laine M, Arjamaa O, Vuolteenaho O, et al: Block of stretch-activated atrial natriuretic peptide secretion by gadolinium in isolated rat atrium. J Physiol (Lond) 480:553–561, 1994.
21. Sigurdson W, Ruknudin A, Sachs F: Calcium imaging of mechanically induced fluxes in tissue-cultured chick heart: Role of stretch-activated ion channels. Am J Physiol 262:H1110–H1115, 1992.
22. Kecskemeti V, Pacher P, Pankucsi C, Nanasi P: Comparative study of cardiac electrophysiological effects of atrial natriuretic peptide. Mol Cell Biochem 160-161:53–59, 1996.
23. Satoh T, Zipes DP: Unequal atrial stretch in dogs increases dispersion of refractoriness conducive to developing atrial fibrillation. J Cardiovasc Electrophysiol 7:833–842, 1996.
24. Eijsbouts SC, Majidi M, van Zandvoort M, Allessie MA: Effects of acute atrial dilation on heterogeneity in conduction in the isolated rabbit heart. J Cardiovasc Electrophysiol 14:269–278, 2003.
25. Solti F, Vecsey T, Kekesi V, Juhasz-Nagy A: The effect of atrial dilatation on the genesis of atrial arrhythmias. Cardiovasc Res 23:882–886, 1989.
26. Satoh T, Zipes DP: Cesium-induced atrial tachycardia degenerating into atrial fibrillation in dogs: Atrial torsades de pointes? J Cardiovasc Electrophysiol 9:970–975, 1998.
27. Kirchhof P, Eckardt L, Monnig G, et al: A patient with "atrial torsades de pointes." J Cardiovasc Electrophysiol 11:806–811, 2000.

结 语

机械电反馈:新方向,新工具

Michael R, Franz, Frederick sachs, pter Kohl

人们已经在整个心脏中正确识别和描绘出大量而看似无穷无尽的离子通道和离子交换体,包括 Na^{+}、Ca^{2+}、Cl^{-}和 K^{+}通道,后者正被不断增长的多样性识别出来。尽管这个离子运输器的武器库掌管着心脏动作电位,令人吃惊的是缺乏一类离子通道的知识:机械敏感性通道(MSC)。

本书总结了关于 MSC 知识的目前状况。这种通道是无所不在的,出现在所有物种和细胞类型中,看似是在机械电反馈(MEF)中涉及的首要感受器之一。

在大多数组织中 MSC 的生理作用仍不清楚。很容易理解在血细胞中需要渗透压调节,或甚至在微生物中也是如此,有对根据环境大幅度地改变而膨胀或收缩进行反应的需要。

MSC 可能是一种"感知"容量改变(因而感知膜张力)的直接方法,并且改变通道门控,导致渗透质的必要传送。

MSC 的一个重要亚组对细胞的长度或张力的改变直接反应,而不是对容量反应,并且被命名为牵张激活通道(SAC)。平滑肌可能直接受益于这类 SAC。血管或肠壁的伸展导致平滑肌收缩,并且可能涉及 SAC。这并不意味其他代谢的(氧化一氮)或神经激素途径(乙酰胆碱、去甲肾上腺素)和 Ca^{2+}内环境恒定不发挥作用。

在心脏细胞中 SAC 的存在已经得以证明。通过膜片钳及利用跨膜或(细胞外)单相动作电位探针记录动作电位已经测量了牵张对肌细胞的作用。在实验研究中,牵张导致舒张性膜除极,早期动作电位缩短,晚期动作电位延长,以及在复极末期出现"早后除极"样电位。因而,牵张能够引起过早搏动以及更持续的心律失常,或者作为直接的结果,牵张诱发膜除极或增加动作电位时程的异质性,两者都有可能促进折返性激动。

然而,必须承认在实验条件下应用的整体性牵张大小在人类跳动着的原位心脏中很少能经历。在大多数研究中应用的容量和压力负荷远超过临床情况, 甚至超过严重的后负荷(主动脉狭窄、高血压)和严重的前负荷(二尖瓣反流、充血性心力衰竭)超载。在实验室中应用大幅刺激是一种实验性便利以使作用更大和更快,进而指导随后的生理性研究。

尽管对于整个心脏而言较大的张力并不常见,在原位局部张力可能是相对的。心肌梗死、瘢痕或局部收缩力下降引起机械不同-性(并且随后导致电异质性)。僵硬的瘢痕组织,或顺从性更强的缺血区域,能够导致在正常和缺血心肌片断之间的边界较大的张力。假如瘢痕牢固,牵张的区域可能在不能存活心肌的外侧,反之,在急性缺血的情况下,牵张区域可能在虚弱但仍具电学活性肌肉边界的内部。目前,仅收集到轶事趣闻一样的证据能够确定这个假说。这是将来研究的关键领域。

已知 SAC 正常会随时间而失活,而且这种失活依赖于细胞骨架的完整性。破坏细胞骨架能够由于丧失失活机制而导致 MSC 活动增加。因而,较大的张力可能不是 SAC 活动而影响心律失常的唯一方式。

心房颤动,已被显示可通过心房扩张而促发, 仅在非生理性高负荷的过程中实验性出现。在临床状况下牵张诱发或牵张促发室性心律失常的证据仍不足,尽管主要起源于易感组织的局部张力如果是可能的。机械电反馈的致心律失常作用可能在许多患者中是无法发现的，因为没有工具识别和测量这些作用。

众所周知，体表心电图不适宜检测缓慢的局部除极。心磁图可能是一种更有用的方法，然而它不能广泛应用。单相动作电位可能解决缓慢电位变化，但它们有创性的本质妨碍了广泛的临床应用于急性心肌梗死患者。这些患者需要快速治疗性处置。这使得为探究的目的额外放置导管困难并且伦理上有疑问。一套新的工具——高度特异性而且无毒性的 SAC 阻滞剂（或者潜在的激活剂），如 GsMTx-4——可能有助于阐明细胞机制与临床世界之间的联系。

同样有趣的是，一个未来研究的领域，识别 SAC 的生理性作用。心脏 SAC 当然不是为了引起麻烦的"目的"被"研发"的。心脏中的 SAC 有几种潜在的生理性作用。

首先，心脏具有旁分泌的功能可以在心脏经受异常高容量负荷的时候释放利钠肽到血流中。

其次，有 Frank-Starling 效应，当前负荷增加时收缩力加强。"Frank-Starling 效应"看似涉及对延长的肌丝具有更强的 Ca^{2+}敏感性，更强的 Ca^{2+}内流经过 MSC（或者直接的，或者经过钠-钙交换），并且改变通过肌浆网的 Ca^{2+}调控。

第三点，SAC 的另一个作用可能是调节细胞骨架的机械特性。SAC 激活依赖于细胞骨架的状态，而 SAC 的激活影响局部离子浓度，特别是 Ca^{2+}。

第四点，SAC 可能作为配合基-门控通道，对两性分子第二信使反应，而且直接机械性敏感性单纯是一个副作用。

第五点，已经确定在心肌纤维之间存在电干扰。它使得动作电位时程适应于心室激动后顺序的心室复极更好地排列。在本文中 MEF 可能作用于使细胞收缩表现与其邻近细胞匹配并且与整体的血流动力学需要（万亿个心肌细胞怎样知道该如何平衡它们的 Ca^{2+}负荷?）。针对心肌需要的局部机械表现的匹配在平衡右室和左室输出中是必要的，这受流入和流出改变的个别影响。

第六点，机械的诱导反应毫无疑问地被涉及在心脏组织的生长和构造中。在个体发生的过程中在其开始液体充盈的那一刻心脏管腔开始跳动。已经显示出可以单纯通过膨胀而刺激静止管腔跳动。机械地诱发"重构"可能跟随于对于细胞序列以及肌细胞与非肌细胞之间平衡的生理性关联程序。纤维原细胞是机械敏感的，含有 SAC，并与心肌细胞有电学耦联。

MEF 是心脏生理的重要一面。尽管基础的机制在基础科学中经历了高度详细的研究，MEF 在致心律失常和心源性猝死中的重要性的临床证据仅仅刚出现。我们希望这本书会促进对 MEF 这个内容丰富而处于各学科之间的领域的研究。

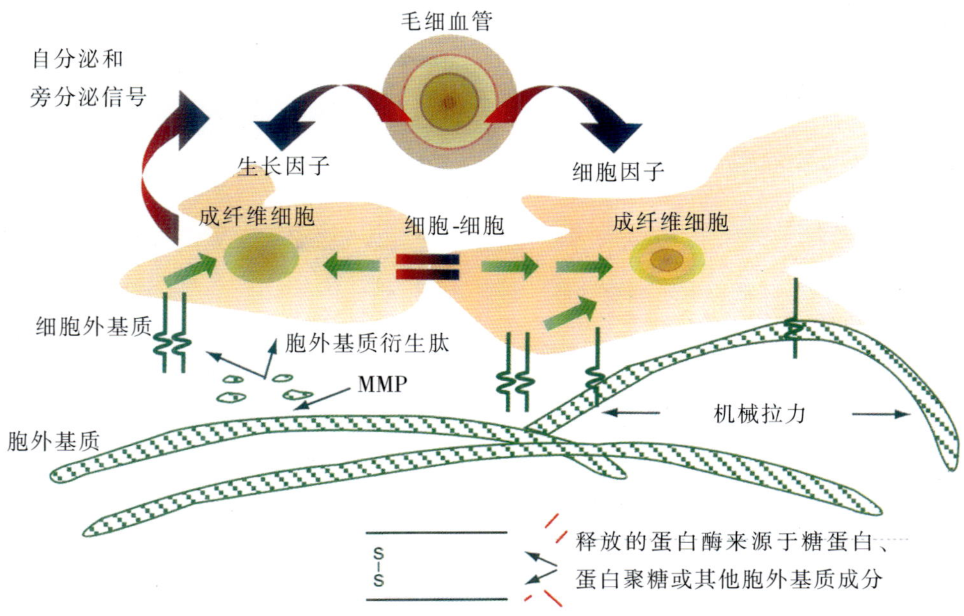

图 10–2

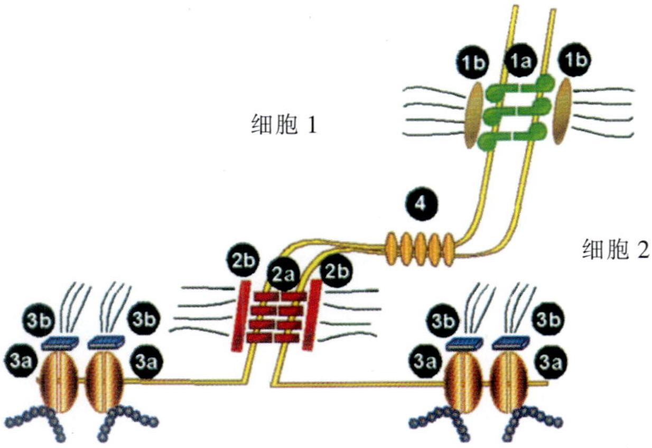

图 11–1

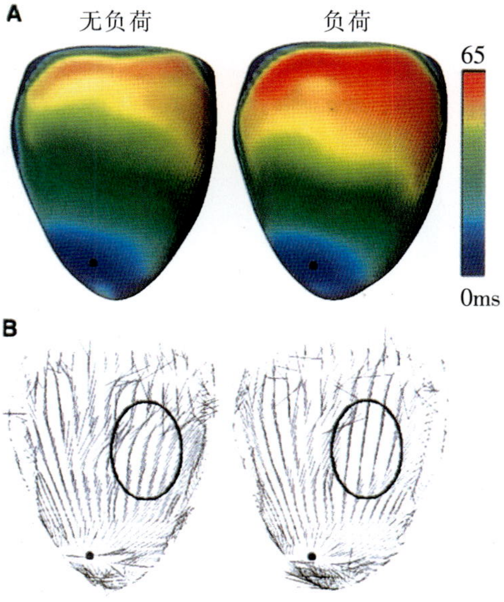

图 14–2

A
A 带
I 带
Z 盘
正常
肌动蛋白
Titin
中间细丝
收缩
舒张
肌球蛋白
α-肌动蛋白
T- Cap
MLP
室壁张力
被动性机械牵张反应(舒张)
舒张期室壁张力增加触发Z盘相关的机械性感受器
灶性黏附复合体
Z 盘
DCM(MLPKO)
收缩
舒张
室壁张力
舒张期室壁张力增加不能触发牵张激动的相应反应
T- Cap
B
Z
Z
I_{ks} 通道
mink
Ser 157
T- Cap / Telethonin
M 线
Titin
M 线
Z 线

图 28–4

60 mV
A
-100 mV
A1 5ms
A2 15ms
A3 25ms
A4 35ms
A5 45ms
60 mV
B
-100 mV
B1 5ms
B2 15ms
B3 25ms
B4 35ms
B5 45ms
60 mV
C
-100 mV
C1 5ms
C2 15ms
C3 25ms
C4 35ms
C5 45ms

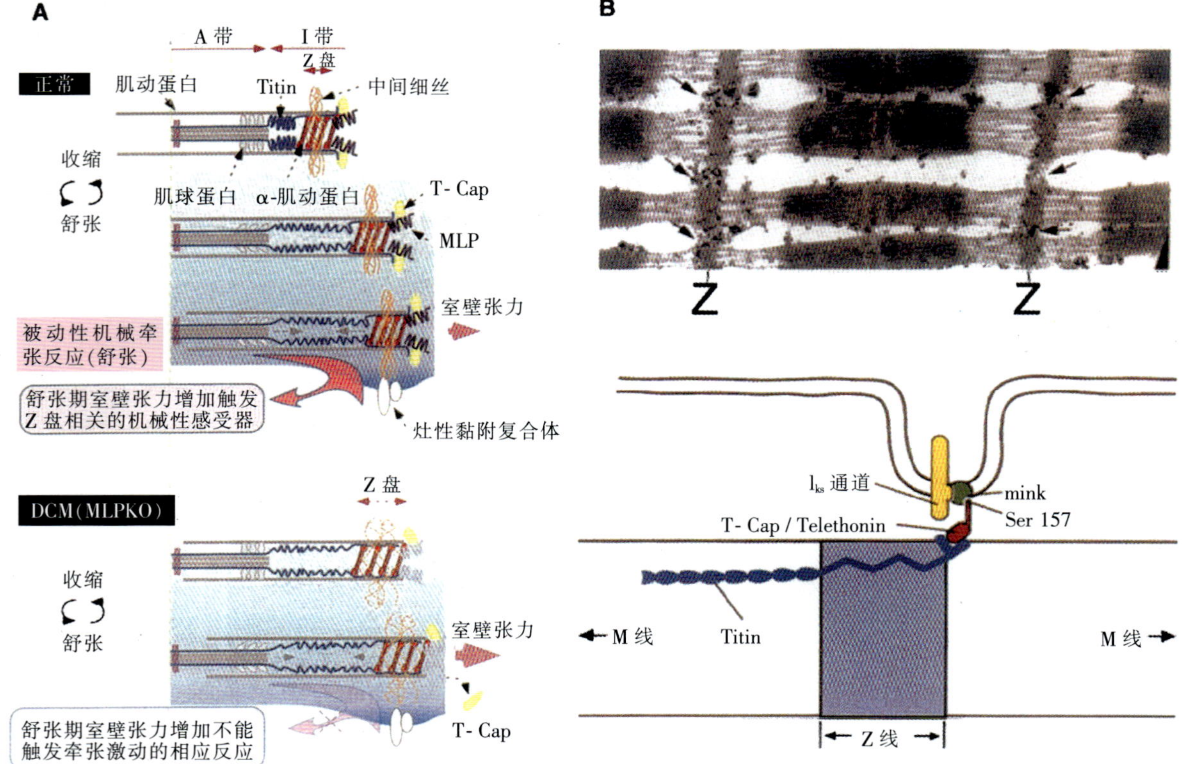

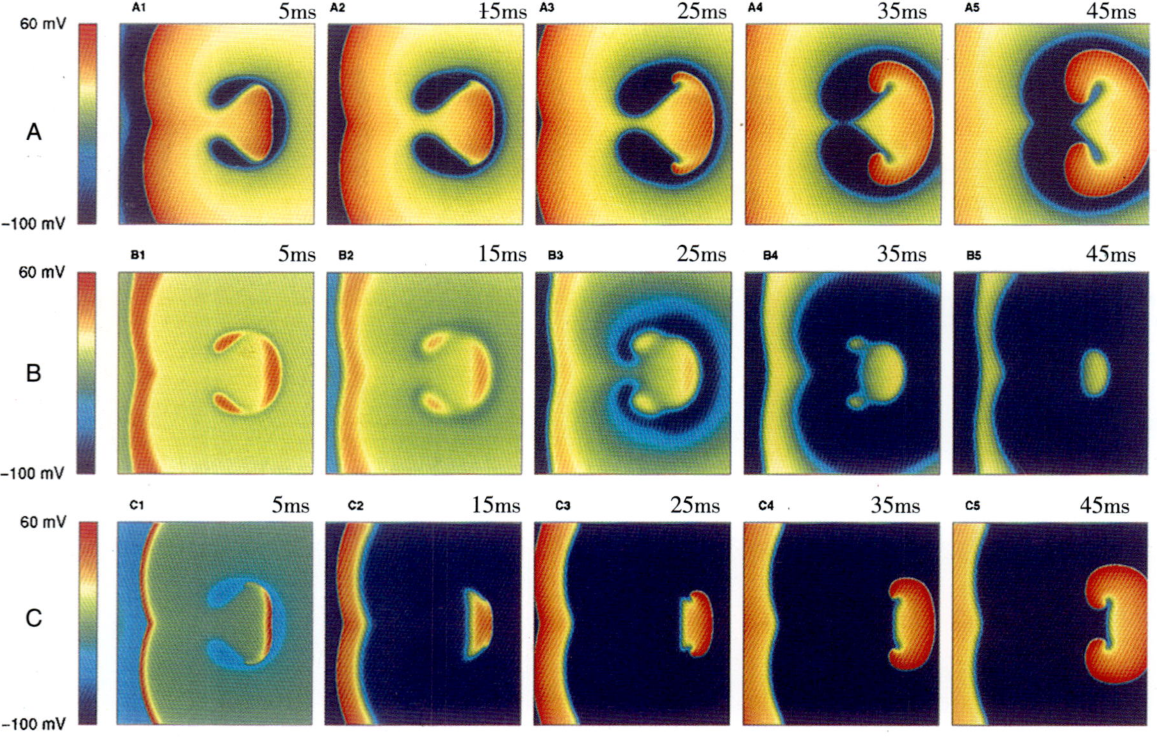

图 33–6

A
内部半径 3.0cm
B
内部半径 5.0cm
V/cm
>40
35
30
25
20
15
10
5
0

图 35-3

A
100 μm
B
100 μm
C
100 μm

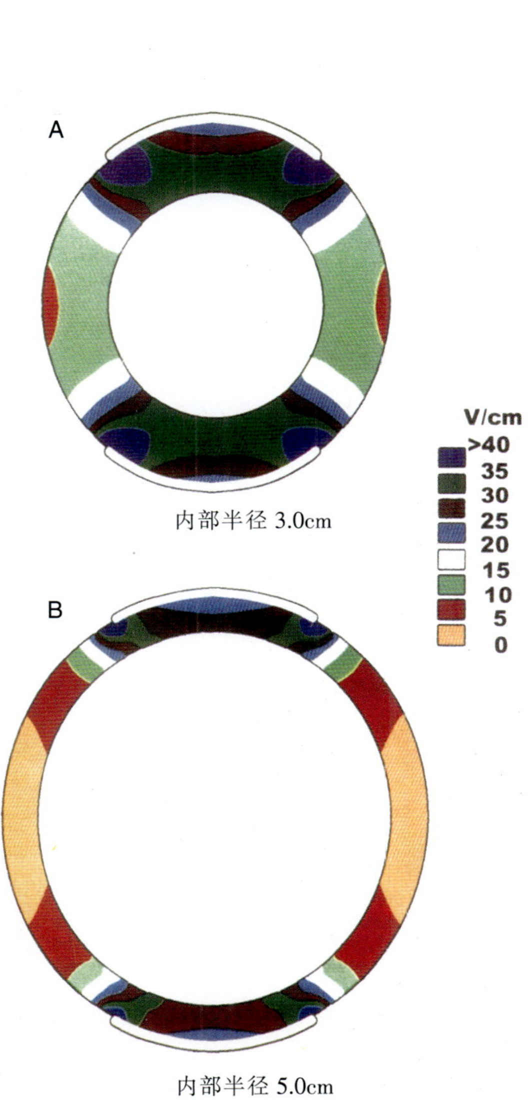

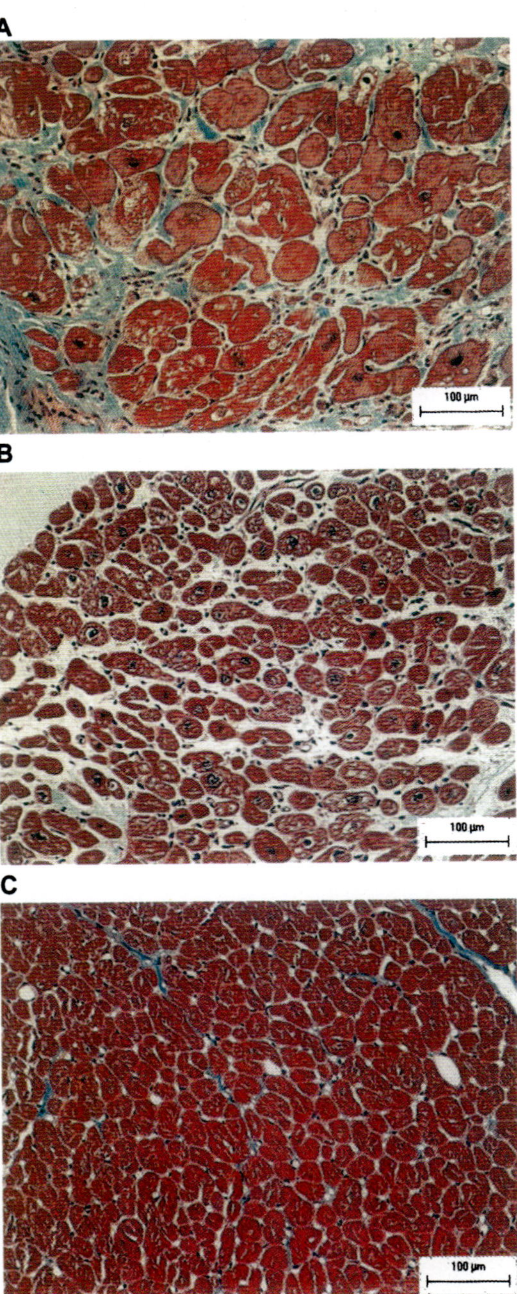

图 37-4

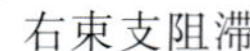

左束支阻滞

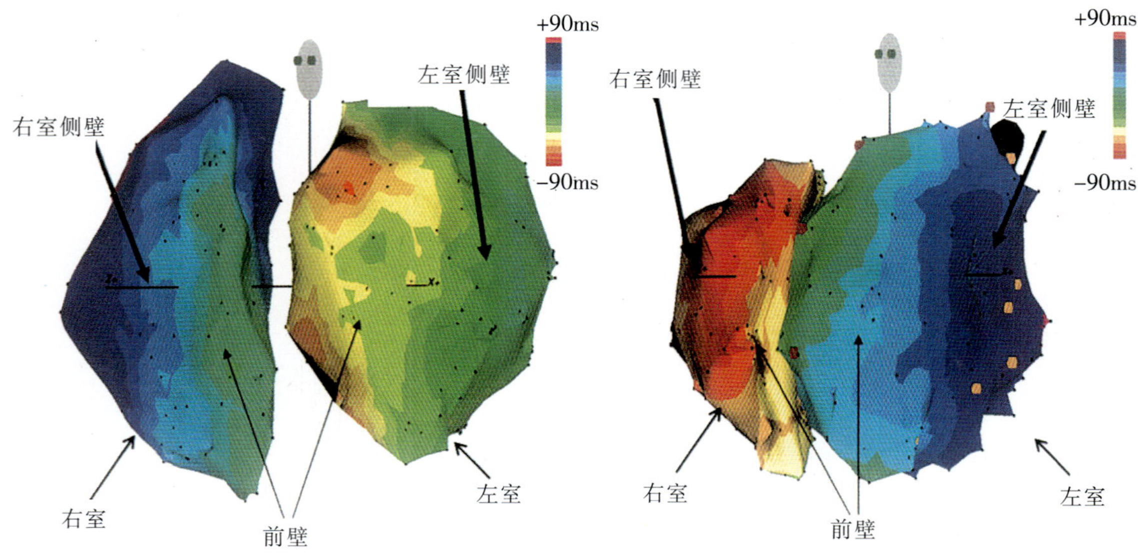

图 38-1

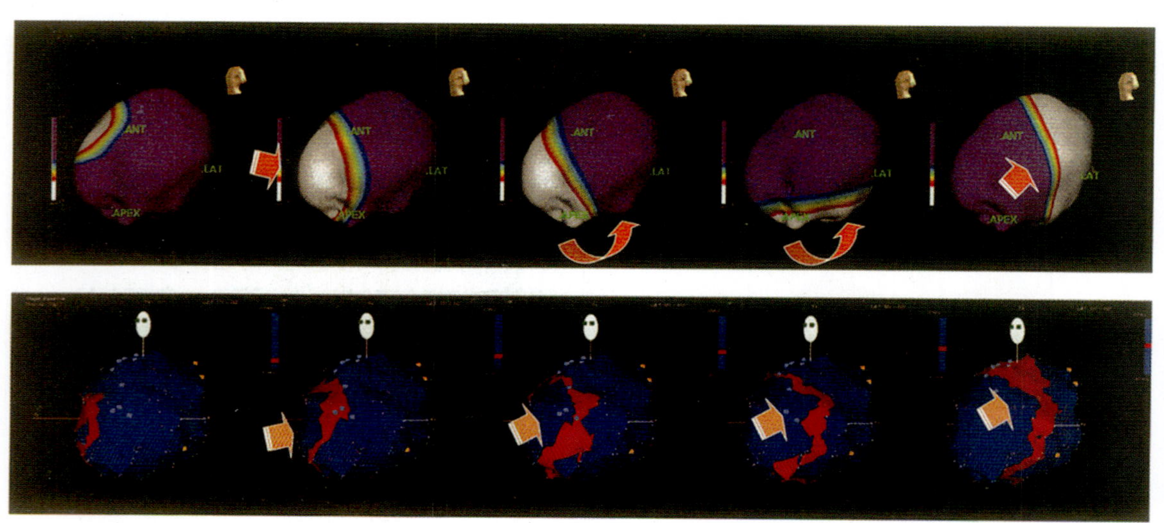

图 38-2

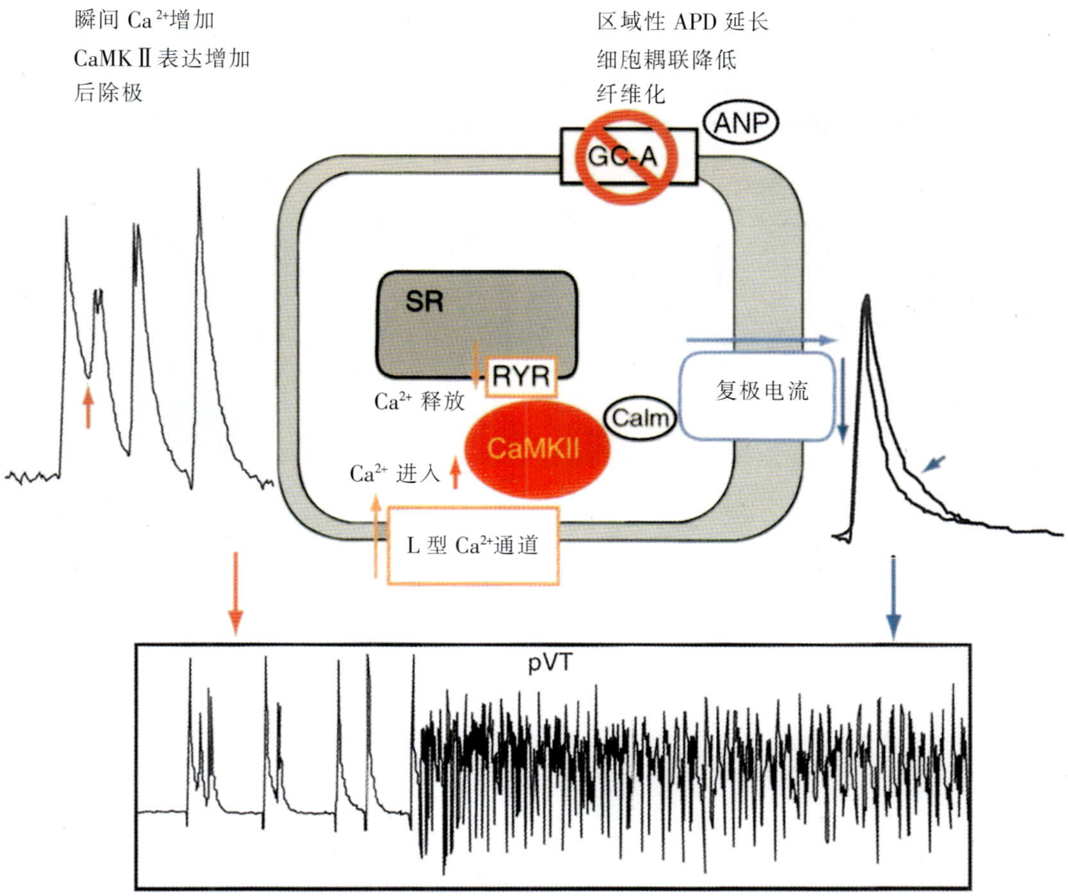

瞬间 Ca^{2+}增加
CaMKⅡ表达增加
后除极

区域性 APD 延长
细胞耦联降低
纤维化

ANP
GC-A
SR
RYR
Ca^{2+} 释放
Calm
CaMKII
复极电流
Ca^{2+} 进入
L 型 Ca^{2+}通道
pVT

图 39-2

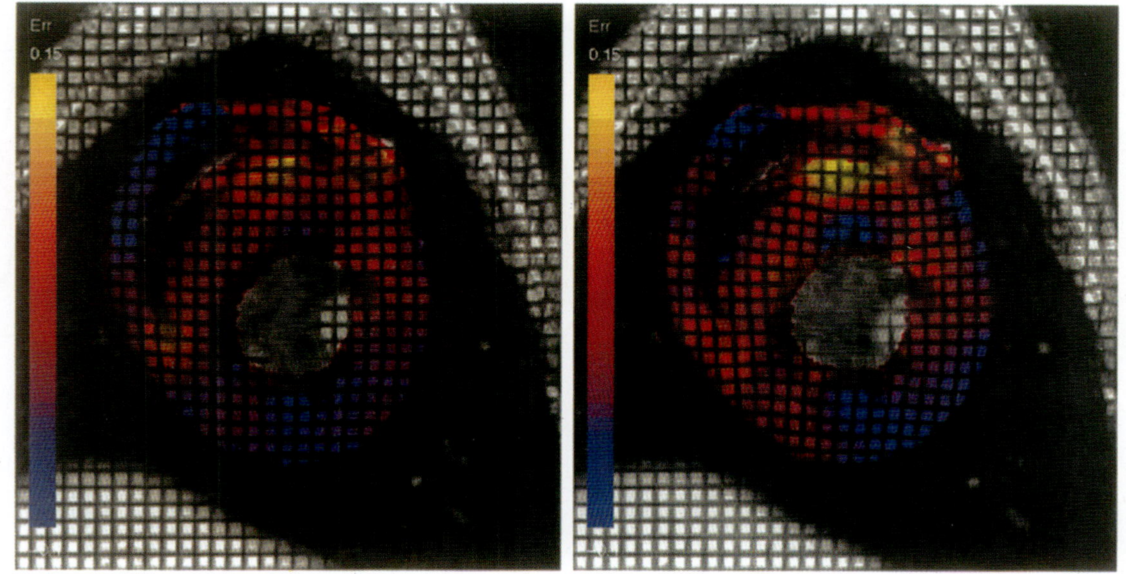

图 40-1B

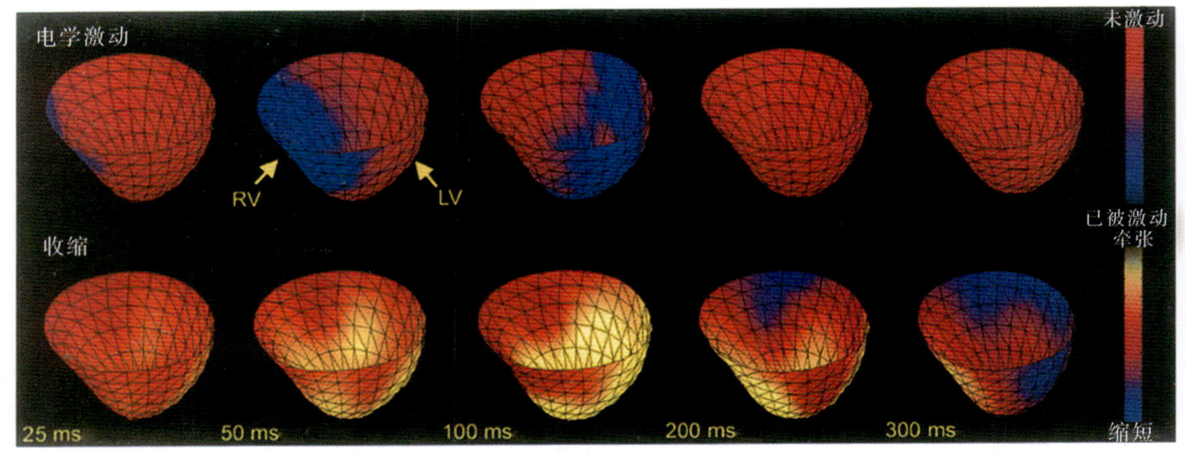

图 40-3

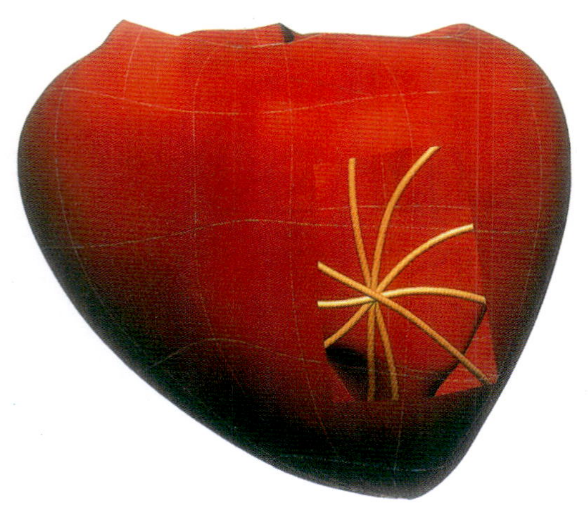

图 41-2

周围的 λ_{cc} 纵向的 λ_{ll} 沿半径放射的 λ_{rr}

时间(s) 时间(s) 时间(s)

图 41-5

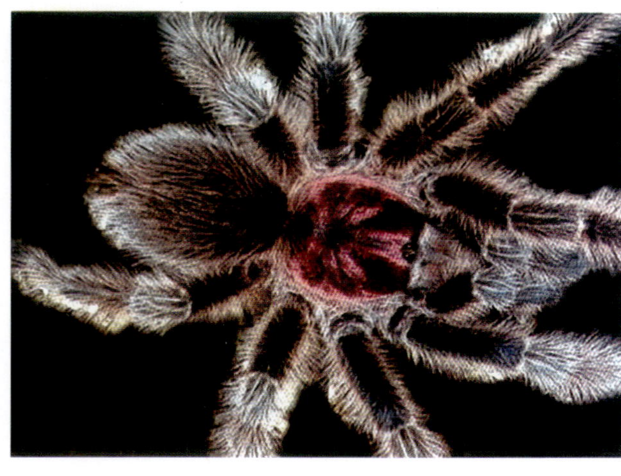

图 42-1

位置
纤维牵张率-λ_{ff}
纤维张力-σ_{ff} (kPa)
σ_{ff} -λ_{ff} 环路
83°, 19°, -49°
46°, -13°, -68°
85°, 31°, -35°
78°, 12°, -61°
35°, -23°, -85°
σ_{ff}
kPa
时间(s)
时间(s)
λ_{ff}

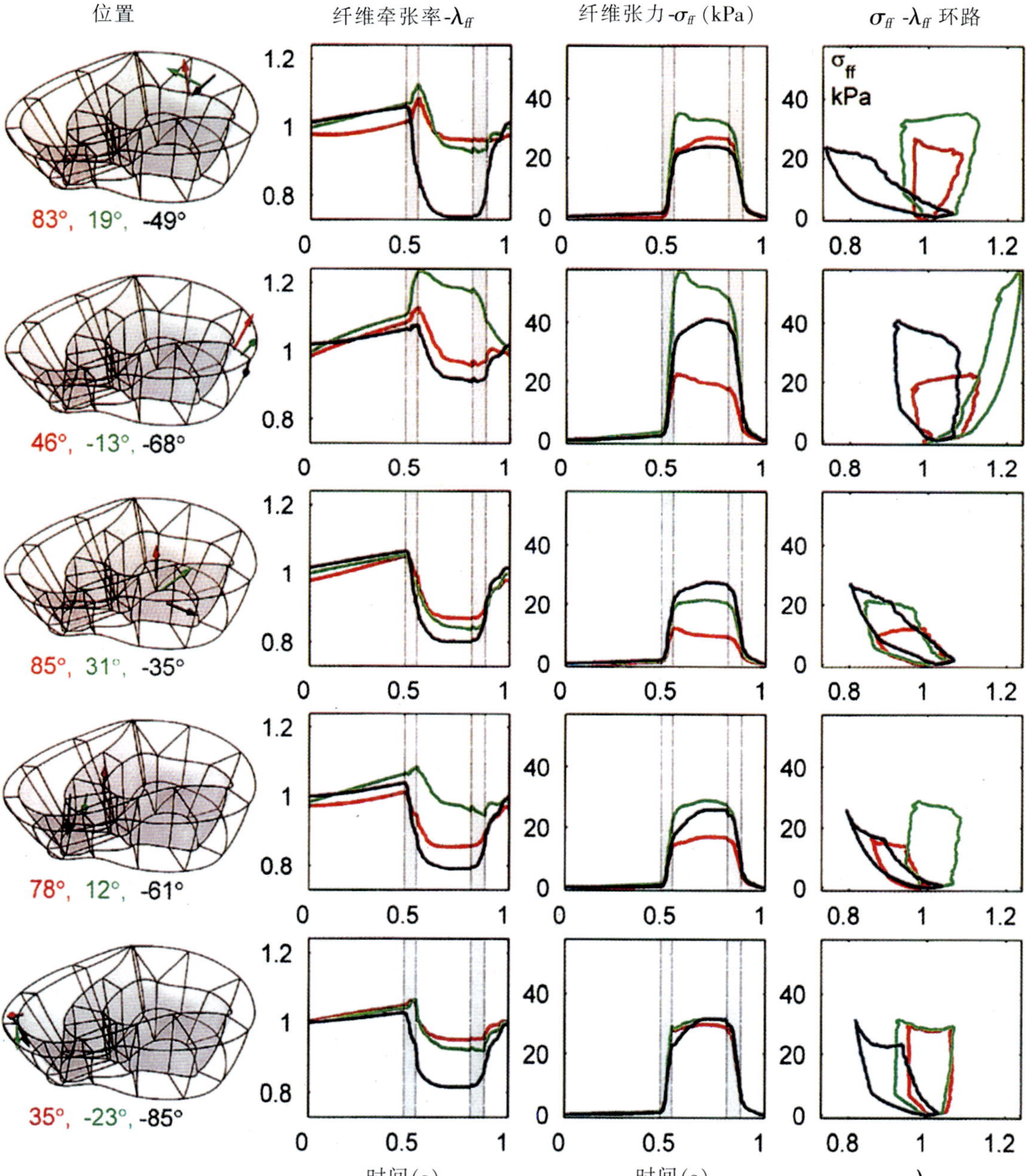

图 41-6

位置
71°, 16°, -56°
纤维牵张率 -λ_{ff}
纤维张力 -σ_{ff} (kPa)
σ_{ff} -λ_{ff} 环路
σ_{ff}
kPa
λ_{ff}
周围的 λ_{cc}
纵向的 λ_{ll}
沿半径放射的 λ_{rr}
时间(s)
时间(s)
时间(s)

图 41–7

位置
71°, 16°, -56°
纤维伸展率 -λ_{ff}
纤维张力 -σ_{ff} (kPa)
σ_{ff} -λ_{ff} 环路
σ_{ff}
kPa
λ_{ff}
周围的 λ_{cc}
纵向的 λ_{ll}
沿半径放射的 λ_{rr}
时间(s)
时间(s)
时间(s)

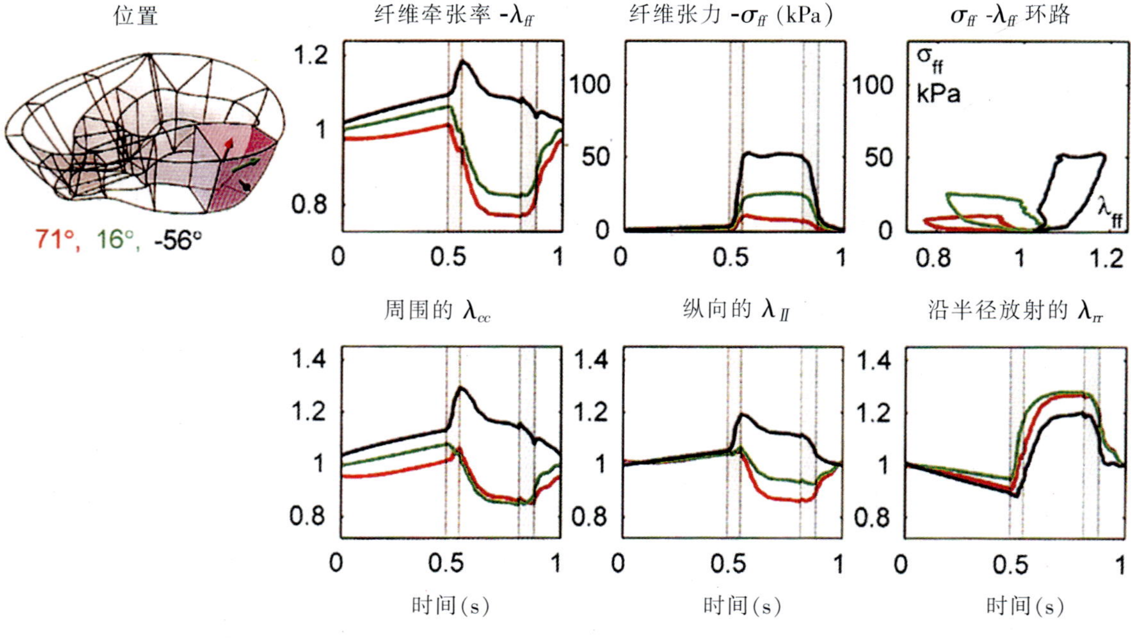

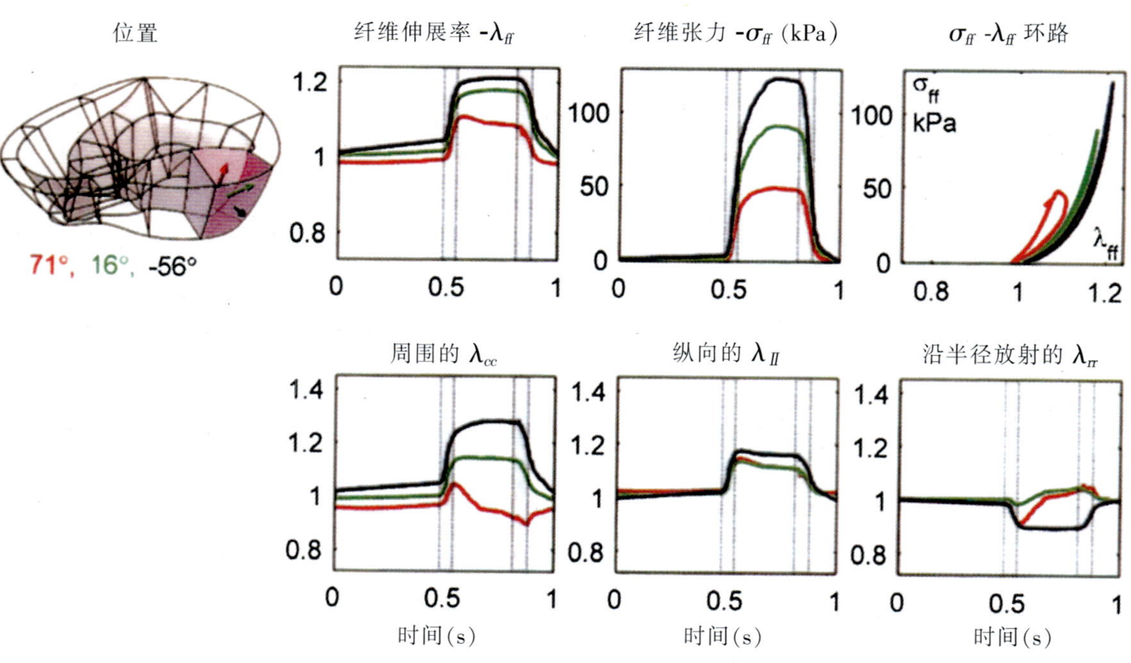

图 41–8